国家卫生健康委员会“十三五”规划教材

专科医师核心能力提升导引丛书

供专业学位研究生及专科医师用

临床医学示范案例分析

Demonstrative Cases Analyse in Clinical Medicine

主　编　胡翊群　李海潮

副主编　沈国芳　罗小平　余保平　吴国豪

人民卫生出版社

·北　京·

图书在版编目（CIP）数据

临床医学示范案例分析／胡翊群，李海潮主编．—北京：人民卫生出版社，2021.10
ISBN 978-7-117-31689-7

Ⅰ．①临… Ⅱ．①胡… ②李… Ⅲ．①临床医学－教材 Ⅳ．①R4

中国版本图书馆 CIP 数据核字（2021）第 110763 号

临床医学示范案例分析
Linchuangyixue Shifan Anlifenxi

主　　编：胡翊群　李海潮
出版发行：人民卫生出版社（中继线 010-59780011）
地　　址：北京市朝阳区潘家园南里 19 号
邮　　编：100021
E - mail：pmph @ pmph.com
购书热线：010-59787592　010-59787584　010-65264830
印　　刷：三河市潮河印业有限公司
经　　销：新华书店
开　　本：850 × 1168　1/16　　印张：26　　插页：10
字　　数：734 千字
版　　次：2021 年 10 月第 1 版
印　　次：2021 年 10 月第 1 次印刷
标准书号：ISBN 978-7-117-31689-7
定　　价：126.00 元
打击盗版举报电话：010-59787491　E-mail：WQ @ pmph.com
质量问题联系电话：010-59787234　E-mail：zhiliang @ pmph.com

编　　者（按姓氏笔画排序）

王　莹　上海交通大学医学院附属上海儿童医学中心
王东红　遵义医科大学附属医院
朱亚琴　上海交通大学医学院附属第九人民医院
刘　军　上海交通大学医学院附属瑞金医院
许丽莉　复旦大学附属中山医院
孙兴怀　复旦大学附属眼耳鼻喉科医院
牟利军　浙江大学医学院附属第二医院
李　岩　北京大学第一医院
李海潮　北京大学第一医院
吴国豪　复旦大学附属中山医院
邱志祥　北京大学第一医院
何燕玲　上海交通大学医学院附属上海市精神卫生中心
余保平　武汉大学人民医院
沈国芳　上海健康医学院 / 上海交通大学医学院附属第九人民医院
陆远强　浙江大学医学院附属第一医院
陈　晟　上海交通大学医学院附属瑞金医院
陈世耀　复旦大学附属中山医院
罗小平　华中科技大学同济医学院附属同济医院
周　梁　复旦大学附属眼耳鼻喉科医院
郑春泉　复旦大学附属眼耳鼻喉科医院
郑荣秀　天津医科大学总医院
郝峻巍　首都医科大学宣武医院
胡翊群　上海交通大学医学院
姚志荣　上海交通大学医学院附属新华医院
钱　江　复旦大学附属眼耳鼻喉科医院
徐向荣　浙江大学医学院附属妇产科医院
康　骅　首都医科大学宣武医院
董　艳　上海交通大学医学院
喻安永　遵义医科大学附属医院
廖永德　华中科技大学同济医学院附属协和医院
熊世熙　武汉大学中南医院
戴春富　复旦大学附属眼耳鼻喉科医院

主 编 简 介

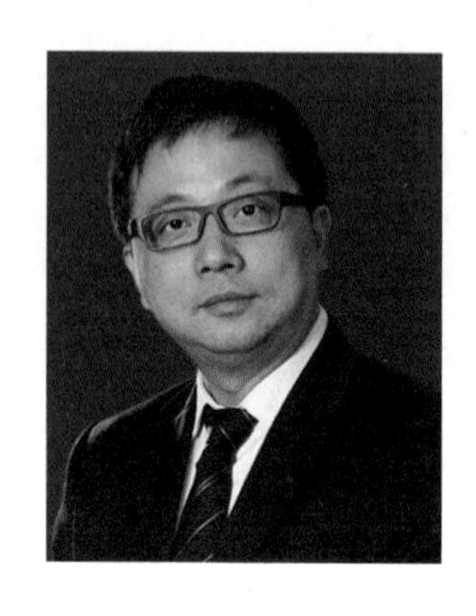

胡翊群 主任医师。上海交通大学医学院副院长、研究生院院长。中华医学会医学教育分会常务委员，上海市医学会医学教育专科分会副主任委员，教育部高等学校临床医学类专业教学指导委员会委员，教育部临床医学专业认证工作委员会副主任，上海市临床研究伦理委员会副理事长。

主讲“血液系统”“临床血液学检验”“实验诊断学”等课程，负责的“临床血液学”“临床血液学检验”课程分别入选国家级精品课程和第四批国家级精品资源共享课（网络教育课程）；主编《临床血液学检验》《新技术在医学检验中的应用——现代医学检验仪器的分析技术》《实验诊断学》《系统血液学》和《血液和肿瘤疾病》等规划教材。《检验医学》《诊断学理论与实践》等杂志副主编。长期从事红细胞疾病和肿瘤相关血栓形成研究和临床工作，报道首例血小板 HPA3a、HPA5b 双抗原不合引起的母婴同种免疫血小板减少症和国内首例血红蛋白 lepore（Boston）病；证实了凝血因子Ⅻ对纤溶活性的影响和对纤溶活性的调节作用，凝血因子Ⅻ活性下降（缺陷）可导致脑血栓形成；参与制定的单克隆抗体特异性血小板抗原固定术（MAIPA）成为国际血液学标准委员会（ICSH）推荐的血小板抗体检测参考方法。曾获中华医学科技奖和国家科学技术进步奖二等奖（第三和第四完成人），国家级教学成果奖一、二等奖（第三完成人），上海市质量金奖，上海交通大学医学院院长奖等。

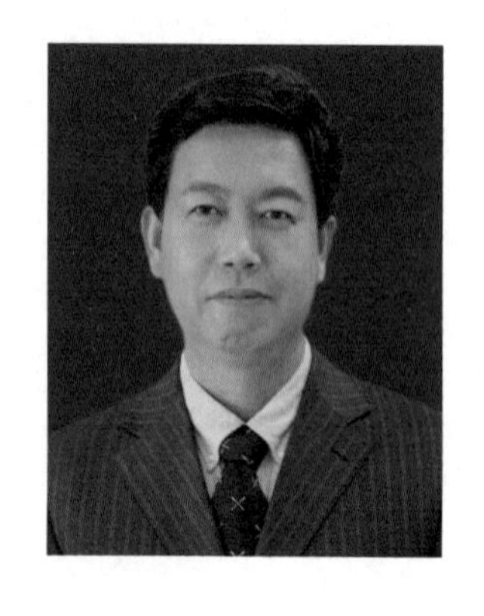

李海潮 教授，主任医师，北京大学第一医院副院长，大内科主任。中华医学会内科学分会常务委员，中华医学会呼吸病学分会委员、感染病学组成员，教育部高等学校临床医学类专业教学指导委员会秘书长，教育部临床医学专业认证工作委员会委员，国家医学考试中心临床命题组主任委员，中国医师协会毕业后医学教育委员会委员，北京市住院医师规范化培训内科专业委员会主任委员。《中国毕业后医学教育杂志》副主编，《中华结核和呼吸杂志》《中华全科医师杂志》《中国实用内科学杂志》编委。

研究领域为呼吸系统疾病诊治、间质性肺疾病、肺血管炎等。2006 年组织和实施了以器官系统为主线的临床医学课程整合和基于问题学习（PBL）的教学改革，2008 年获得教育部“国家级以器官系统为主线教学模式的临床医学教学团队”称号。2012 年北京大学第一医院和加拿大皇家内科与外科医师学院（RCPSC）合作成立毕业后教育合作中心，在国内率先探索“胜任力导向的医学教育”，2019 年在我国首获 RCPSC 国际机构认证。曾获北京大学医学部教学名师，北京市教学名师，国家住院医师规范化培训十佳管理者称号。

副主编简介

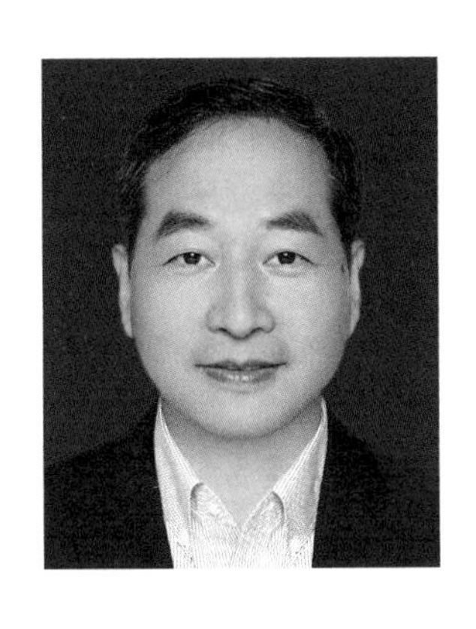

沈国芳 医学博士，二级教授，博士生导师。上海健康医学院副院长，上海交通大学医学院附属第九人民医院口腔颅颌面科学科带头人。中华口腔医学会副会长、计算机专业委员会副主任委员，中国医师协会口腔医师分会副会长，第七届国务院学位委员会学科评议组成员，国际口腔颌面外科医师协会理事，国际颅颌面坚固内固定协会国际教员。

主持国家科技部重点专项、国家高技术研究发展计划(863 计划)重点项目子课题、国家自然科学基金项目(6 项)、“十一五”国家科技支撑计划项目子课题、上海市科学技术委员会启明星及启明星追踪项目、上海市教育委员会曙光计划等国家及省部级课题 30 余项。在国内外杂志上发表论文 295 篇，主编专著 2 部，主译 1 部。曾获得全国医药卫生系统先进个人，上海市卫生计生系统先进工作者，上海市领军人才，上海市优秀学科带头人等荣誉称号。

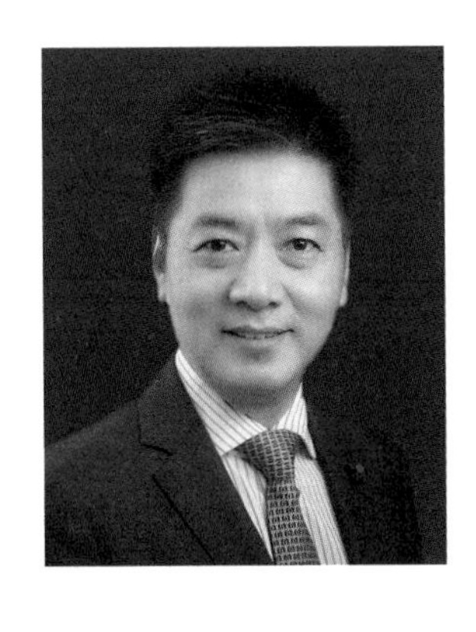

罗小平 教授，主任医师，医学博士，博士生导师，国家杰出青年科学基金获得者。华中科技大学二级教授，同济医学院儿科学系主任，同济医院儿科学系主任。中华医学会儿科学分会副主任委员及内分泌遗传代谢学组名誉组长，中华医学会围产医学分会胎儿医学学组副组长，中国医师协会常务委员及儿科医师分会内分泌遗传代谢学组副组长，青春期医学专业委员会副主任委员及内分泌学组副组长，中国医疗保健国际交流促进会妇儿医疗保健分会及儿科学分会副主任委员，中华预防医学会出生缺陷预防与控制专业委员会新生儿筛查学组副组长。亚洲遗传代谢病学会常务理事，生长激素研究学会理事，国际儿科内分泌联盟理事。湖北省医学会儿科学分会名誉主任委员、围产医学会主任委员。

主持国家和省部级项目 40 余项，发表论文 460 余篇，主编、参编、参译教材及专著 60 余部，获国家发明专利 5 项。获国家科学技术进步奖二等奖、湖北省科学技术进步奖一等奖、湖北省自然科学奖一等奖、湖北省高等学校教学成果奖一等奖、首届中国儿科医师奖和首届国之名医•优秀风范奖等。获评“卫生部有突出贡献中青年专家”“享受国务院政府特殊津贴专家”“新世纪百千万人才工程”国家级人选。

副主编简介

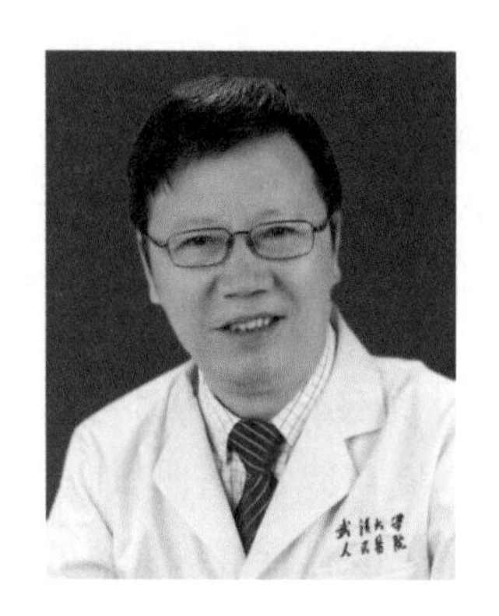

余保平　教授，博士生导师。武汉大学医学部副部长。

内科消化专业，从事消化系统功能性疾病研究，主持了 2 项国家自然基金。主编专著 2 部。发表 SCI 论文 30 余篇。

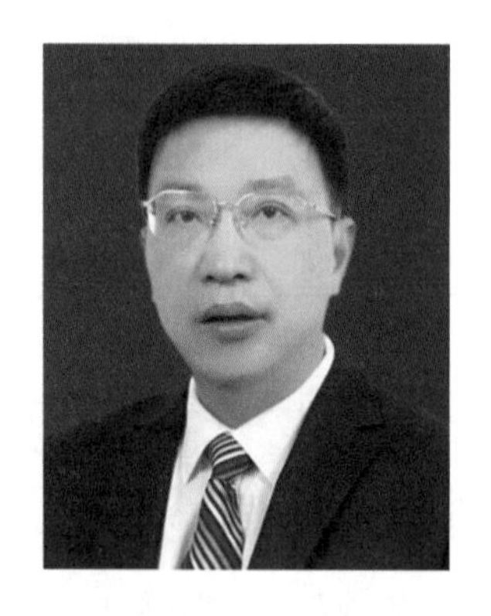

吴国豪　主任医师，教授，外科学博士，博士生导师。复旦大学外科学系主任。复旦大学附属中山医院外科教研组主任、普外科副主任、外科基地主任、营养科主任，复旦大学普通外科研究所副所长。上海市临床营养研究中心主任，中华医学会肠外肠内营养学分会副主任委员、外科学分会临床营养学组副组长，中国医师协会外科医师分会临床营养委员会副主任委员，中国医药教育协会加速康复外科专业委员会副主任委员，上海市医学会肠外肠内营养学专科分会首届主任委员。

全国高等学校医学研究生“国家级”规划教材第三轮修订说明

进入新世纪，为了推动研究生教育的改革与发展，加强研究型创新人才培养，人民卫生出版社启动了医学研究生规划教材的组织编写工作，在多次大规模调研、论证的基础上，先后于2002年和2008年分两批完成了第一轮50余种医学研究生规划教材的编写与出版工作。

2014年，全国高等学校第二轮医学研究生规划教材评审委员会及编写委员会在全面、系统分析第一轮研究生教材的基础上，对这套教材进行了系统规划，进一步确立了以“解决研究生科研和临床中实际遇到的问题”为立足点，以“回顾、现状、展望”为线索，以“培养和启发读者创新思维”为中心的教材编写原则，并成功推出了第二轮（共70种）研究生规划教材。

本套教材第三轮修订是在党的十九大精神引领下，对《国家中长期教育改革和发展规划纲要（2010—2020年）》《国务院办公厅关于深化医教协同进一步推进医学教育改革与发展的意见》，以及《教育部办公厅关于进一步规范和加强研究生培养管理的通知》等文件精神的进一步贯彻与落实，也是在总结前两轮教材经验与教训的基础上，再次大规模调研、论证后的继承与发展。修订过程仍坚持以“培养和启发读者创新思维”为中心的编写原则，通过“整合”和“新增”对教材体系做了进一步完善，对编写思路的贯彻与落实采取了进一步的强化措施。

全国高等学校第三轮医学研究生“国家级”规划教材包括五个系列。①科研公共学科：主要围绕研究生科研中所需要的基本理论知识，以及从最初的科研设计到最终的论文发表的各个环节可能遇到的问题展开；②常用统计软件与技术：介绍了SAS统计软件、SPSS统计软件、分子生物学实验技术、免疫学实验技术等常用的统计软件以及实验技术；③基础前沿与进展：主要包括了基础学科中进展相对活跃的学科；④临床基础与辅助学科：包括了专业学位研究生所需要进一步加强的相关学科内容；⑤临床学科：通过对疾病诊疗历史变迁的点评、当前诊疗中困惑、局限与不足的剖析，以及研究热点与发展趋势探讨，启发和培养临床诊疗中的创新思维。

该套教材中的科研公共学科、常用统计软件与技术学科适用于医学院校各专业的研究生及相应的科研工作者；基础前沿与进展学科主要适用于基础医学和临床医学的研究生及相应的科研工作者；临床基础与辅助学科和临床学科主要适用于专业学位研究生及相应学科的专科医师。

全国高等学校第三轮医学研究生“国家级”规划教材目录

序号	书名	编者
1	医学哲学（第2版）	主　编　柯　杨　张大庆 副主编　赵明杰　段志光　边　林　唐文佩
2	医学科研方法学（第3版）	主　审　梁万年 主　编　刘　民　胡志斌 副主编　刘晓清　杨土保
3	医学统计学（第5版）	主　审　孙振球　徐勇勇 主　编　颜　艳　王　彤 副主编　刘红波　马　骏
4	医学实验动物学（第3版）	主　编　秦　川　谭　毅 副主编　孔　琪　郑志红　蔡卫斌　李洪涛　王靖宇
5	实验室生物安全（第3版）	主　编　叶冬青 副主编　孔　英　温旺荣
6	医学科研课题设计、申报与实施（第3版）	主　审　龚非力　李卓娅 主　编　李宗芳　郑　芳 副主编　吕志跃　李煌元　张爱华
7	医学实验技术原理与选择（第3版）	主　审　魏于全 主　编　向　荣 副主编　袁正宏　罗云萍
8	统计方法在医学科研中的应用（第2版）	主　编　李晓松 副主编　李　康　潘发明
9	医学科研论文撰写与发表（第3版）	主　审　张学军 主　编　吴忠均 副主编　马　伟　张晓明　杨家印
10	IBM SPSS统计软件应用	主　编　陈平雁　安胜利 副主编　欧春泉　陈莉雅　王建明

11	SAS统计软件应用（第4版）	主　编　贺　佳 副主编　尹　平　石武祥
12	医学分子生物学实验技术（第4版）	主　审　药立波 主　编　韩　骅　高国全 副主编　李冬民　喻　红
13	医学免疫学实验技术（第3版）	主　编　柳忠辉　吴雄文 副主编　王全兴　吴玉章　储以微　崔雪玲
14	组织病理技术（第2版）	主　编　步　宏 副主编　吴焕文
15	组织和细胞培养技术（第4版）	主　审　章静波 主　编　刘玉琴
16	组织化学与细胞化学技术（第3版）	主　编　李　和　周德山 副主编　周国民　肖　岚　刘佳梅　孔　力
17	医学分子生物学（第3版）	主　审　周春燕　冯作化 主　编　张晓伟　史岸冰 副主编　何凤田　刘　戟
18	医学免疫学（第2版）	主　编　曹雪涛 副主编　于益芝　熊思东
19	遗传和基因组医学	主　编　张　学 副主编　管敏鑫
20	基础与临床药理学（第3版）	主　编　杨宝峰 副主编　李　俊　董　志　杨宝学　郭秀丽
21	医学微生物学（第2版）	主　编　徐志凯　郭晓奎 副主编　江丽芳　范雄林
22	病理学（第2版）	主　编　来茂德　梁智勇 副主编　李一雷　田新霞　周　桥
23	医学细胞生物学（第4版）	主　审　杨　恬 主　编　安　威　周天华 副主编　李　丰　杨　霞　王杨淦
24	分子毒理学（第2版）	主　编　蒋义国　尹立红 副主编　骆文静　张正东　夏大静　姚　平
25	医学微生态学（第2版）	主　编　李兰娟
26	临床流行病学（第5版）	主　编　黄悦勤 副主编　刘爱忠　孙业桓
27	循证医学（第2版）	主　审　李幼平 主　编　孙　鑫　杨克虎

42 消化内科学（第3版）
主　审　樊代明　李兆申
主　编　钱家鸣　张澍田
副主编　田德安　房静远　李延青　杨　丽

43 心血管内科学（第3版）
主　审　胡大一
主　编　韩雅玲　马长生
副主编　王建安　方　全　华　伟　张抒扬

44 血液内科学（第3版）
主　编　黄晓军　黄　河　胡　豫
副主编　邵宗鸿　吴德沛　周道斌

45 肾内科学（第3版）
主　审　谌贻璞
主　编　余学清　赵明辉
副主编　陈江华　李雪梅　蔡广研　刘章锁

46 内分泌内科学（第3版）
主　编　宁　光　邢小平
副主编　王卫庆　童南伟　陈　刚

47 风湿免疫内科学（第3版）
主　审　陈顺乐
主　编　曾小峰　邹和建
副主编　古洁若　黄慈波

48 急诊医学（第3版）
主　审　黄子通
主　编　于学忠　吕传柱
副主编　陈玉国　刘　志　曹　钰

49 神经内科学（第3版）
主　编　刘　鸣　崔丽英　谢　鹏
副主编　王拥军　张杰文　王玉平　陈晓春　吴　波

50 精神病学（第3版）
主　编　陆　林　马　辛
副主编　施慎逊　许　毅　李　涛

51 感染病学（第3版）
主　编　李兰娟　李　刚
副主编　王贵强　宁　琴　李用国

52 肿瘤学（第5版）
主　编　徐瑞华　陈国强
副主编　林东昕　吕有勇　龚建平

53 老年医学（第3版）
主　审　张　建　范　利　华　琦
主　编　刘晓红　陈　彪
副主编　齐海梅　胡亦新　岳冀蓉

54 临床变态反应学
主　编　尹　佳
副主编　洪建国　何韶衡　李　楠

55 危重症医学（第3版）
主　审　王　辰　席修明
主　编　杜　斌　隆　云
副主编　陈德昌　于凯江　詹庆元　许　媛

56	普通外科学（第3版）	主　编　赵玉沛 副主编　吴文铭　陈规划　刘颖斌　胡三元
57	骨科学（第3版）	主　审　陈安民 主　编　田　伟 副主编　翁习生　邵增务　郭　卫　贺西京
58	泌尿外科学（第3版）	主　审　郭应禄 主　编　金　杰　魏　强 副主编　王行环　刘继红　王　忠
59	胸心外科学（第2版）	主　编　胡盛寿 副主编　王　俊　庄　建　刘伦旭　董念国
60	神经外科学（第4版）	主　编　赵继宗 副主编　王　硕　张建宁　毛　颖
61	血管淋巴管外科学（第3版）	主　编　汪忠镐 副主编　王深明　陈　忠　谷涌泉　辛世杰
62	整形外科学	主　编　李青峰
63	小儿外科学（第3版）	主　审　王　果 主　编　冯杰雄　郑　珊 副主编　张潍平　夏慧敏
64	器官移植学（第2版）	主　审　陈　实 主　编　刘永锋　郑树森 副主编　陈忠华　朱继业　郭文治
65	临床肿瘤学（第2版）	主　编　赫　捷 副主编　毛友生　沈　铿　马　骏　于金明 吴一龙
66	麻醉学（第2版）	主　编　刘　进　熊利泽 副主编　黄宇光　邓小明　李文志
67	妇产科学（第3版）	主　审　曹泽毅 主　编　乔　杰　马　丁 副主编　朱　兰　王建六　杨慧霞　漆洪波 曹云霞
68	生殖医学	主　编　黄荷凤　陈子江 副主编　刘嘉茵　王雁玲　孙　斐　李　蓉
69	儿科学（第2版）	主　编　桂永浩　申昆玲 副主编　杜立中　罗小平
70	耳鼻咽喉头颈外科学（第3版）	主　审　韩德民 主　编　孔维佳　吴　皓 副主编　韩东一　倪　鑫　龚树生　李华伟

71	眼科学（第3版）	主　审	崔　浩　黎晓新
		主　编	王宁利　杨培增
		副主编	徐国兴　孙兴怀　王雨生　蒋　沁　刘　平　马建民
72	灾难医学（第2版）	主　审	王一镗
		主　编	刘中民
		副主编	田军章　周荣斌　王立祥
73	康复医学（第2版）	主　编	岳寿伟　黄晓琳
		副主编	毕　胜　杜　青
74	皮肤性病学（第2版）	主　编	张建中　晋红中
		副主编	高兴华　陆前进　陶　娟
75	创伤、烧伤与再生医学（第2版）	主　审	王正国　盛志勇
		主　编	付小兵
		副主编	黄跃生　蒋建新　程　飚　陈振兵
76	运动创伤学	主　编	敖英芳
		副主编	姜春岩　蒋　青　雷光华　唐康来
77	全科医学	主　审	祝墡珠
		主　编	王永晨　方力争
		副主编	方宁远　王留义
78	罕见病学	主　编	张抒扬　赵玉沛
		副主编	黄尚志　崔丽英　陈丽萌
79	临床医学示范案例分析	主　编	胡翊群　李海潮
		副主编	沈国芳　罗小平　余保平　吴国豪

全国高等学校第三轮医学研究生“国家级”规划教材评审委员会名单

吴文源　吴忠均　吴雄文　邹和建　宋尔卫　张大庆　张永学
张亚林　张抒扬　张建中　张绍祥　张晓伟　张澍田　陈实
陈彪　陈平雁　陈荣昌　陈顺乐　范利　范先群　岳寿伟
金杰　金征宇　周晋　周天华　周春燕　周德山　郑芳
郑珊　赵旭东　赵明辉　胡豫　胡大一　胡翊群　药立波
柳忠辉　祝墡珠　贺佳　秦川　敖英芳　晋红中　钱家鸣
徐志凯　徐勇勇　徐瑞华　高国全　郭启勇　郭晓奎　席修明
黄河　黄子通　黄晓军　黄晓琳　黄悦勤　曹泽毅　龚非力
崔浩　崔丽英　章静波　梁智勇　谌贻璞　隆云　蒋义国
韩骅　曾小峰　谢鹏　谭毅　熊利泽　黎晓新　颜艳
魏强

前　　言

研究生教育是大学和科研机构人才培养的关键，专业型研究生培养是临床医学、工程类和经管类等高级人才培训的重要途径。为配合高等医学教育改革，完善研究生课程和教材体系建设与创新，培养卓越医学人才，第三轮全国高等院校医学研究生国家级规划教材特纳入《临床医学示范案例分析》一书。

本教材将真实案例和优化的临床诊治过程合二为一，利用案例分析，将凝练或发现的临床问题与临床研究的探索有机结合，是一部主要针对专业学位研究生的教材，本着"淡化学科系统，注重临床分析"的原则，在保持教材的"三基"和"五性"基础上，融合编写团队近年来案例教学的经验及各参编专家的实践，通过内容的精心安排突出案例的连贯性和实用性，重点培养专业学位研究生的临床思辨能力和发现临床问题的能力。

本教材以临床真实案例分述，每个案例以病历资料、诊治过程、病例分析和要点讨论等为主线展开，穿插关键问题的思考、图表和分析展望，既相对独立又协调统一、衔接紧密，给学生更多临床思考和科研逻辑的启迪。

本教材的编写力求定义准确、概念清晰、布局合理、要点突出。每个案例的思考可以强化学生自学、讨论和拓展训练。希望满足专业型研究生的需要，并兼顾其他类型医学类研究生；不仅适用于长学制医学生，还能为住院医师和专科医师培养提供帮助。

本教材编写团队由来自全国多所院校从事研究生教育教学、临床研究和负责住院医师培养、专科医师培养的专家教授组成，花费了大量的心血和精力；学术秘书单炯老师在内容整理及审稿方面做了大量的工作，在此特别致谢！

由于编写时间和编者水平所限，书中难免有不完善之处，敬请批评指正。

编　者

2021 年 4 月

目　录

第一章 内科学示范案例

案例 1 急性心肌梗死

一、病历资料

1. 病史采集 男性，71 岁。因“发作性胸痛 5 年，持续胸痛 2 小时”就诊。患者 5 年前在劳累或情绪激动后出现心前区疼痛，持续 3～5 分钟，休息后可缓解，当时诊断为“冠心病，劳力型心绞痛”，平时未系统治疗，有时在胸痛发作时含服 1 片硝酸甘油，1～2 分钟缓解。2 小时前在家无明显诱因出现持续胸骨中段压榨样疼痛，开始较轻，以后逐渐加重，但尚能忍受，疼痛放射至左下颌、左肩、左上臂前内侧及无名指和小指，伴出汗，休息及含服硝酸甘油均不能缓解，无晕厥。由家人陪送到我院急诊中心。本次发病后精神较差，体力下降。

既往史：高脂血症病史 5 年。否认高血压病、糖尿病、脑梗死、出血性疾病、肝炎、结核病史，否认外伤手术及输血史，否认药物及食物过敏史。

个人史：退休工人。吸烟 20 余年，每天 20 支，已戒烟 5 年。偶尔少量饮酒。

家族史：否认传染病及遗传病家族史。

2. 体格检查 T 36.3℃，P 93 次 /min，R 19 次 /min，两上肢 BP 110/60mmHg。神志清楚，精神差，皮肤、巩膜无黄染。颈软，颈静脉无怒张。双肺呼吸音清晰，未闻及干湿性啰音。HR 93 次 /min，律齐，心音无减弱，各瓣膜区未闻及杂音。腹软，无压痛及反跳痛，肝脾肋下未触及，双肾区无叩击痛。两下肢无水肿。

3. 实验室及影像学检查（门诊急查）

（1）入急诊室后 5 分钟完成心电图的采集及解读：12 导联心电图见图 1-1，加做右胸及后壁导联见图 1-2。心电图诊断：急性下壁、后壁 ST 段抬高型心肌梗死。

（2）入急诊室后立即抽血查 cTnI，18 分钟得到检查结果：cTnI 0.082mg/L（参考值范围：0.010～0.023mg/L）。

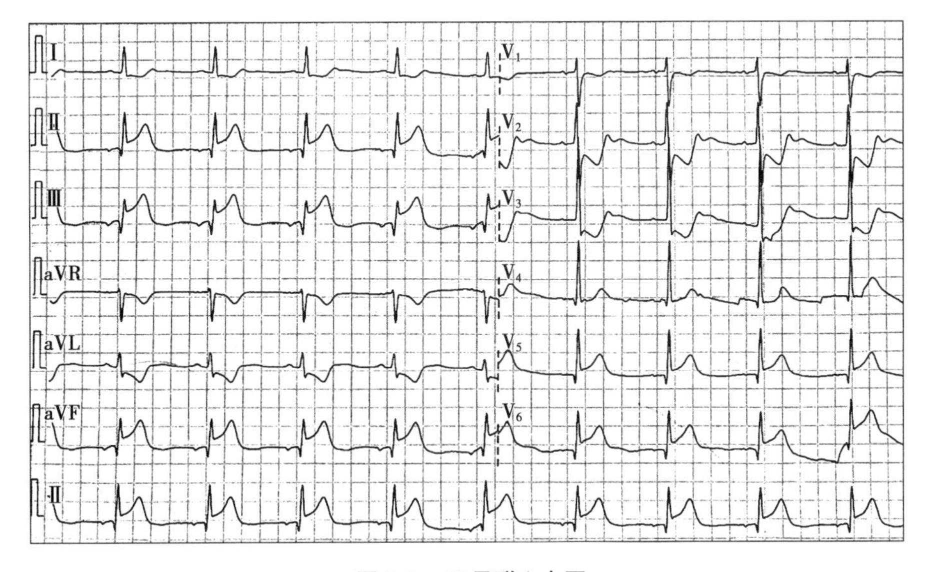

图 1-1 12 导联心电图

Ⅱ、Ⅲ、aVF 导联 QRS 波群呈 qR 型，ST 段抬高≥2.5mm，V_2、V_3 导联 ST 段下斜型下移 3.5～4mm

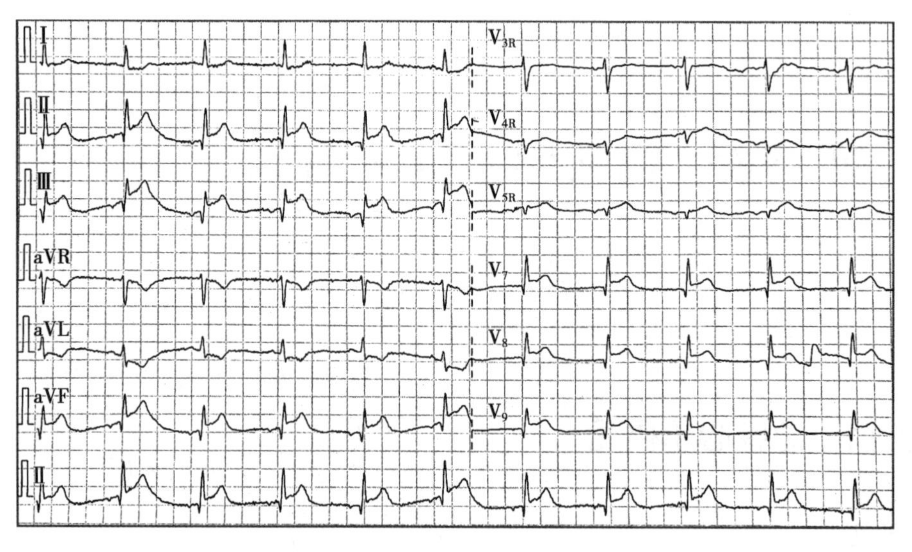

图 1-2 右胸及后壁导联心电图

V_7～V_9 导联 QRS 波群呈 qR 型，ST 段抬高≥2mm

（3）D- 二聚体：正常。

（4）血电解质：K^+ 3.5mmol/L，Na^+ 139.1mmol/L，Cl^- 106.2mmol/L，Ca^{2+} 2.12mmol/L。

（5）随机 Glu 11.4mmol/L。

（6）WBC 12.6×10^9/L，N 85.9%，L 9.8%，Hb 130g/L，Plt 152×10^9/L。

（7）SpO_2 97%（未吸氧）。

思考 1：为什么急性下壁心肌梗死时需加做右胸导联心电图？V_2、V_3 导联 ST 段下移时需加做后壁导联心电图？

右侧冠状动脉通常供应心脏膈面、后间隔和右室，下壁发生心肌梗死时，合并后壁、右室心肌梗死的概率较高，而常规 12 导联心电图不包括后壁及右胸导联，需加做后壁、右胸导联心电图来证实或排除。V_2、V_3 导联是后壁（V_7～V_9 导联）的对应导联，V_2、V_3 导联的 ST 段下移常提示后壁 ST 段的抬高，即后壁发生急性心肌梗死时的 ST 段抬高在对应导联（V_2、V_3）上的改变是 ST 段下移，V_7～V_9 导联持续存在 ST 段抬高≥0.5mm 时提示后壁急性心肌梗死。

注意有些情况下冠状动脉发生了急性闭塞也可以不出现 ST 段抬高：如左束支传导阻滞、心室起搏。有些仅出现超急性 T 波，胸前导联孤立性 ST 段压低，需要动态观察。

二、诊治经过

患者存在持续胸痛；心电图Ⅱ、Ⅲ、aVF 导联 QRS 波群呈 qR 型，ST 段抬高≥2.5mm，V_7～V_9 导联 QRS 波群呈 qR 型，ST 段抬高≥2mm；cTnI 0.082mg/L，高于正常。考虑冠心病急性下壁、后壁 ST 段抬高型心肌梗死，Killip 分级：Ⅰ级。接诊医生立即向家属告知病情危重，强调时间对于本病诊治的重要性。同时电话联系上级医生，做好介入治疗的准备。与患者及家属谈话后，患者及家属选择先做冠状动脉造影检查、必要时进行经皮冠状动脉介入治疗（percutaneous coronary intervention，PCI）的方案，并签署了心导管诊疗知情同意书。

思考 2：作为接诊医生，如何与患者及家属沟通，如何向上级医生汇报病情？

与家属谈话的要点：告知患者及家属目前考虑冠心病急性 ST 段抬高性心肌梗死，该疾病可能发生休克、心脏破裂、急性心力衰竭、恶性心律失常、甚至猝死，应该尽快恢复心肌的血流灌注以挽救濒死的心肌，防止梗死扩大，保护和维持心脏功能，使患者不但能度过急性期，而且在康复后还能保持尽可能多的有功能的心肌。达到上述目的方法主要是再灌注心肌治疗，用通俗的语言向家属解释以下三种方法的优劣，征求患者及家属的选择意见：

1. PCI　是在冠状动脉造影确定梗死部位后在闭塞部位植入支架，尽快恢复心肌的血流灌注。与溶栓疗法相比，PCI 的治疗优势在于：能治疗血栓和斑块，更好地恢复冠状动脉血流，保证血管通畅，并发症少。当然 PCI 也会有麻醉及造影剂导致的过敏，造影剂可引起肾损害，抗血栓药物可引起出血穿刺局部或全身感染、手术损伤、支架内血栓、再狭窄等风险。

2. 药物溶栓治疗　一般是在没有机会进行 PCI 时选用。药物溶栓治疗也可以恢复心肌的血流灌注，但有部分患者会有残余狭窄甚至无效，药物溶栓治疗术后出血的风险较大。溶栓治疗的患者在溶栓治疗后仍有明显胸痛，抬高的 ST 段无明显降低者，还是要进行冠状动脉造影，如果远端血流 TIMI 0～Ⅱ级，表明相关动脉未再通，需要立即进行补救性 PCI。

3. 冠状动脉旁路移植术（coronary artery bypass graft，CABG）　主要用于 PCI 失败或溶栓治疗无效的患者、左主干或左主干等同病变的严重病例、有急性心肌梗死并发症（如室壁瘤形成、室间隔穿孔、二尖瓣乳头肌断裂或功能失调）的患者。手术范围大，风险较大，术后恢复时间长。

综合患者的病情建议先做冠状动脉造影检查，必要时进行 PCI。

谈话时注意安抚患者及家属的不安与焦虑情绪。

向上级医生汇报病情的要点：主要是向上级医生报告患者的病情特点，考虑为冠心病急性 ST 段抬高型心肌梗死，有冠状动脉造影检查的适应证，以便及时安排人员，做好冠状动脉造影检查及 PCI 的准备工作。

术前给予负荷量的抗血小板药物口服：阿司匹林 300mg 及替格瑞洛 180mg。送至胸痛中心导管室做冠状动脉造影，结果显示：右冠状动脉近端闭塞（图 1-3）；前降支近端管腔狭窄 30%，中段管腔狭窄 70%；对角支狭窄 50%；回旋支细小；左主干未见明显病变。在右冠闭塞部位植入 4.0mm×36mm 雷帕霉素洗脱支架，再造影显示支架释放良好，远端血流 TIMI Ⅲ级（图 1-4）。

植入支架后患者胸痛消失。查体：P 75 次 /min，R 17 次 /min，两上肢 BP 130/70mmHg。神志清楚，精神尚可，SpO_2 97%。送患者至冠心病监护室（coronary care unit，CCU）进一步观察治疗。术后给予双联抗血小板治疗（dual antiplatelet therapy，DAPT）：阿司匹林 100mg 每天 1 次，替格瑞洛 90mg 每天 2 次。抗凝：低分子量肝素钙 0.4mL 皮下注射，每 12 小时 1 次。调脂：阿托伐他汀钙片 20mg 每天 1 次。抑制交感神经过度兴奋：美托洛尔 23.75mg 每天 1 次。抑制肾素 - 血管紧张素 - 醛固酮系统（renin-angiotensin-aldosterone system，RAAS）的过度激活：培哚普利 8mg 每天 1 次。降低心肌耗氧量：单硝酸异山梨酯片 20mg 每天 2 次。

就诊后第 6 小时检查结果：Glu 4.8mmol/L，BUN 5.0mmol/L，Scr 68.2μmol/L，K^+ 3.84mmol/L，Na^+ 138mmol/L，Cl^- 102mmol/L，Ca^{2+} 2.18mmol/L，TC 3.63mmol/L，TG 0.29mmol/L，HDL-C 0.93mmol/L，LDL-C 2.75mmol/L，RBC 4.0×10^{12}/L，Hb 130.4g/L，Plt 278 $\times10^9$/L。有复查的检查项目纳入表 1-1。

表 1-1　实验室检查结果

项目（参考值范围）	6 小时	第 3 天	第 7 天
hs-cTnI（0～26.2pg/mL）	>50 000	29 766	4 010
CK（<171U/L）	3 049	848	232
CK-MB（0～25U/L）	216	70	50
LDH（110～245U/L）	573	791	663
PT（9～13s）	12	11	
INR（0.85～1.15）	1.1	1.04	
APTT（25～35s）	26.4	32.7	
TT（12～16s）	14.1	18	
FIB（200～450mg/dL）	242	317	
D- 二聚体（0～500mg/L）	362	64	
ALT（9～50U/L）	94	66	48
AST（15～40U/L）	360	206	65
WBC［（4～10）$\times10^9$/L］	13.58	5.66	7.02

注：空白格表示未查该项目。

PCI 后 1 小时做 12 导联心电图，见图 1-5。2 天后心电图见图 1-6。

入院后第 5 天血管超声检查：双下肢动脉细小粥样硬化斑块形成（硬斑），双侧颈动脉粥样硬化斑块形成（硬斑、混合斑）。超声心动图：左心室稍扩大、左室舒张末期压力增高，二尖瓣、三尖瓣轻度反流，射血分数（EF）53%。

住院期间未发生急性心肌梗死的近期并发症，亦无PCI的术后并发症。第8天停用低分子量肝素钙，患者带药出院。

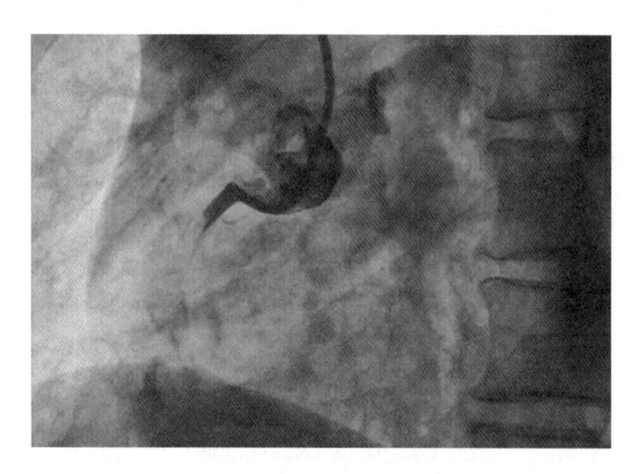

图1-3　右侧冠状动脉造影
右冠状动脉近端闭塞

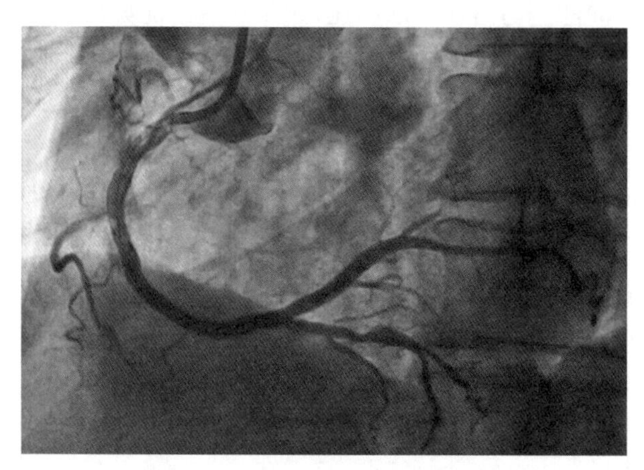

图1-4　PCI后右侧冠状动脉造影
支架释放良好，远端血流TIMI Ⅲ级

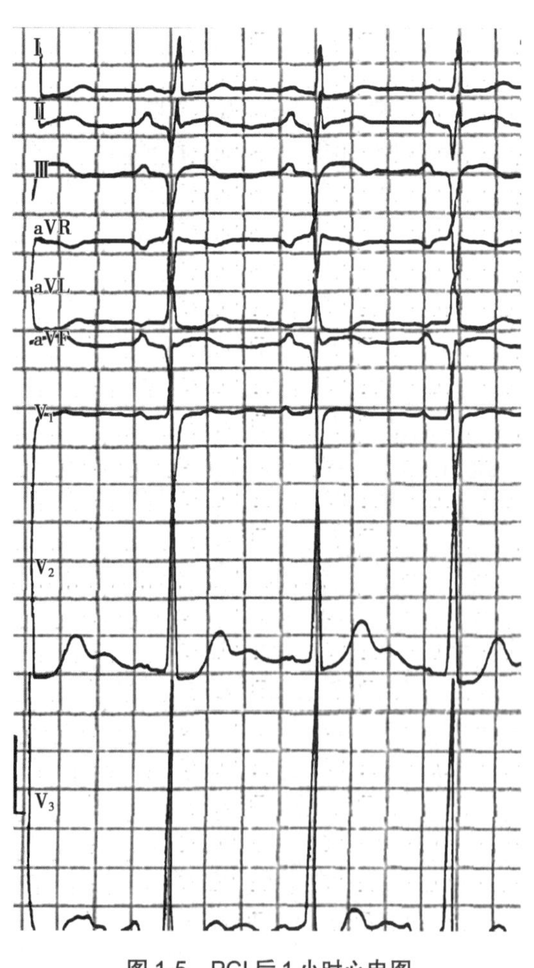

图1-5　PCI后1小时心电图
Ⅱ、Ⅲ、aVF导联抬高的ST段明显回落，Q波加深

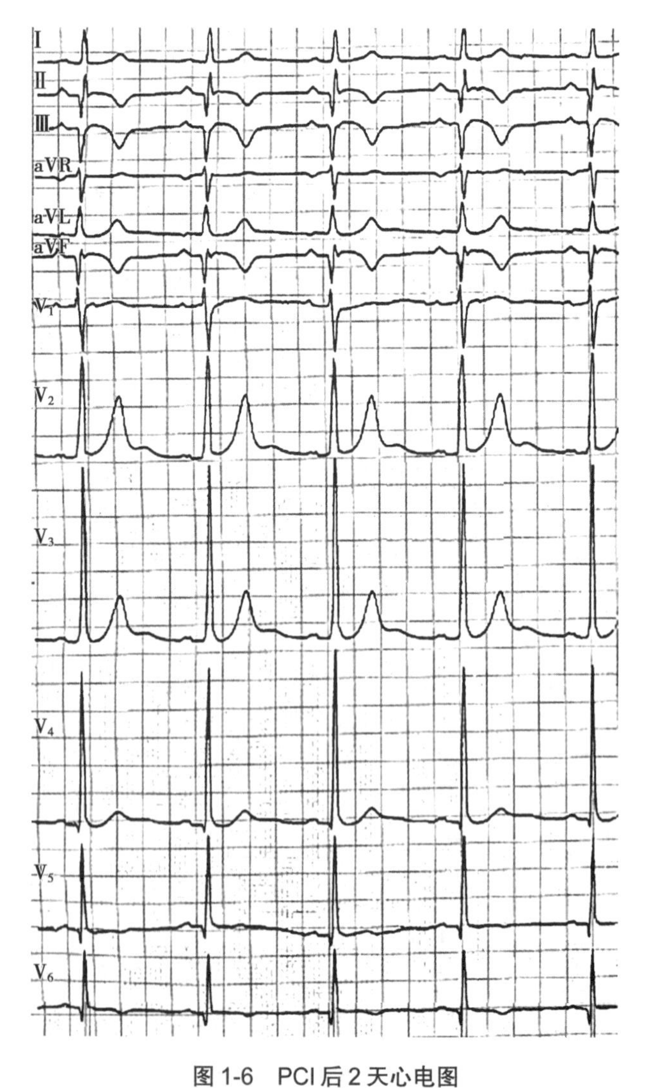

图1-6　PCI后2天心电图
Ⅱ、Ⅲ、aVF导联抬高的ST段进一步回落，T波倒置加深

思考3： 急性心肌梗死有哪些并发症（表1-2）？

表1-2　急性心肌梗死的并发症

名称	发生时间	发生率	临床特点
乳头肌功能失调（dysfunction of papillary muscle）	5天内	50%	心尖区出现收缩中晚期喀喇音和吹风样收缩期杂音，第一心音可不减弱。严重者可出现左心衰竭，轻症者可恢复，杂音可消失
乳头肌断裂（rupture of papillary muscle）	3天内	1%	多见于下壁心肌梗死，心尖部闻及响亮的吹风样收缩期杂音，第一心音减弱。出现严重心力衰竭和/或心源性休克，可迅速发生肺水肿，死亡率90%
室间隔破裂（rupture of compartment）	1周内	1%～3%	多见于前壁心肌梗死，在胸骨左缘第3～4肋间出现响亮的收缩期杂音，常伴有震颤，可引起心力衰竭和休克，死亡率90%
心脏游离壁破裂（rupture of free wall）	1～5天		多见于前壁心肌梗死，通常表现为低血压及心包积液，死亡率90%
栓塞（embolism）	1～2周	1%	左室附壁血栓脱落引起脑、肾、脾或四肢动脉栓塞。可合并下肢深静脉血栓形成，脱落后可造成肺动脉栓塞，严重者可致猝死
心室壁瘤（cardiac aneurysm）		5%～20%	病理性Q波，ST段抬高持续1个月以上，影像学检查可发现心室壁瘤的征象
心肌梗死后综合征（post-infarction syndrome，或称dresler syndrome）	数周～数月	1%～5%	可能为自身免疫反应所致。表现为心包炎、胸膜炎或肺炎，有发热、胸痛等

思考4： PCI术后有哪些主要并发症？

1. 药物副作用　麻醉及造影剂可致过敏性休克乃至危及生命，造影剂可引起肾损害，抗血栓药物可引起出血等。

2. 感染　穿刺局部或全身。

3. 手术损伤　血管痉挛、血管夹层、血管血栓；导管断裂、打结和介入器械的断裂；桡动脉闭塞、周围神经损伤、骨筋膜室综合征、气胸、血胸、脑栓塞；心肌穿孔、血管穿孔、血管破裂及心脏压塞；伤口渗血、血肿、封堵部位的残余瘘、假性动脉瘤或动静脉瘘。

4. 支架内血栓　急性、亚急性、晚期。

5. 支架晚期贴壁不良，支架断裂，靶血管再狭窄等。

三、病例分析

1. 病史特点

（1）病史：老年男性，劳力型心绞痛5年，持续胸骨中段后压榨性疼痛2小时，向左前臂放射，休息及含服硝酸甘油不能缓解。

（2）体格检查：两上肢血压110/60mmHg，对称，心肺无明显异常。

（3）辅助检查：心肌坏死标志物cTnI升高。

（4）心电图：急性下壁、后壁ST段抬高型心肌梗死。

2. 诊断与诊断依据

思考5： 如何确定急性心肌梗死？怎样判断ST段抬高型心肌梗死？

急性心肌梗死（acute myocardial infarction，AMI）是指有急性心肌缺血临床证据的急性心肌损伤。

（1）具备以下至少一项急性心肌缺血的临床证据：①心肌缺血性症状；②心电图提示新发的缺血性改变；③心电图提示病理性Q波形成；④影像学提示新发局部室壁运动异常或存活心肌丢失；⑤造影或尸检证实冠状动脉内血栓（此项不适用于2型或3型心肌梗死，见下文）。

（2）急性心肌损伤的证据：检测到 cTn（或 hs-cTn）值的上升和 / 或下降，其中至少一次超过 99% 参考上限值（upper reference limit，URL）。

提示 ST 段抬高型心肌梗死（ST-segment elevation myocardial infarction，STEMI）的心电图表现：测量 Q 波起点与 ST 段起点（J 点）间的高度。除外左室肥大、左束支传导阻滞，新发生的除了 V_2、V_3 以外的其他两个相邻导联 ST 段抬高≥1mm，V_2、V_3 导联在 40 岁以下的男性 ST 段抬高≥2.5mm，≥40 岁男性 ST 段抬高≥2.0mm，女性抬高≥1.5mm 时可确定为 ST 段抬高型心肌梗死。

本例既有急性心肌缺血的临床证据：①胸骨中段部位压榨样疼痛，程度较重，放射至左侧下颌、左肩、左上臂前内侧及无名指和小指，伴出汗，持续 2 小时，休息及含服硝酸甘油不能缓解，无心力衰竭迹象；②心电图下壁、后壁导联呈 qR 型，ST 段抬高达到 STIMI 的标准；③冠状动脉造影证实右冠状动脉近端闭塞。也有急性心肌损伤的证据：hs-cTnI 检测在第 6 小时 >50 000pg/mL，第 3 天为 29 766pg/mL，第 7 天为 4 010pg/mL。故诊断为冠状动脉粥样硬化性心脏病，急性下壁、后壁 ST 段抬高型心肌梗死，Killip 分级：Ⅰ级。

3. 鉴别诊断 本例患者胸痛发作部位、性质与心绞痛发作的特点相仿，但持续时间长达 2 小时，休息或含服硝酸甘油无效，且有支持急性心肌损伤的血清心肌坏死标志物的改变和心电图的明确变化，可排除心绞痛（angina pectoris）。主动脉夹层（aortic dissection）可出现严重、持续的胸痛，疼痛一开始就达顶点，多为突发性撕裂样或刀割样胸痛，极度难忍，常放射到背、肋、腹、腰和下肢，部分病例可有两上肢血压相差较大并明显增高的特点，本例胸痛特点和严重程度均不同于主动脉夹层，放射部位也不相同，两上肢血压正常且对称，所以不首先考虑主动脉夹层，必要时可做主动脉 CTA 加以鉴别。急性肺动脉栓塞（acute pulmonary embolism，PE）时心电图也可出现“假性心肌梗死图形”，同时可出现心肌损伤标志物的升高，但 PE 主要表现为肺动脉高压的临床表现，严重者可出现右心衰竭及低血压的表现，该患者体检无 P2 亢进或分裂等肺动脉高压的体征，无右心压力负荷增加和右心衰竭的体征或相应的超声心动图表现，可能性不大，必要时做 CTPA 以除外 PE。D- 二聚体在 AMI 和急性 PE 时均可升高，鉴别意义不大。

四、治疗方案

1. 治疗原则 尽可能在短时间内重建血流，更多地挽救濒死的心肌，缩小缺血范围，防止梗死面积（或范围）扩大，保护和维持心脏功能。及时发现和正确处理严重心律失常、泵衰竭及各种并发症，防止猝死，帮助患者渡过急性期。具体措施包括：监护、解除疼痛、双联抗血小板治疗、抗凝治疗、再灌注心肌治疗、血管紧张素转换酶抑制剂（ACEI）或血管紧张素受体拮抗剂（ARB）的使用、β 受体拮抗剂、调脂治疗等。

2. 经皮冠状动脉介入治疗（PCI） 最关键的是在短时间内重建血流，本例采用的是直接 PCI，理由是症状发生 12 小时以内并且有持续新发的 ST 段抬高，没有左主干或左主干等同病变，预计 120 分钟内可以完成 PCI。与溶栓疗法相比，PCI 的治疗优势在于：能治疗血栓和斑块，更好地恢复冠状动脉血流，保证血管通畅，并发症少。

3. 溶栓治疗 如果预计直接 PCI 时间大于 120 分钟，则采用溶栓治疗，在 10 分钟内给予患者溶栓药物（图 1-7）。

溶栓治疗前应确定符合溶栓治疗的三个条件：①两个或两个以上相邻导联 ST 段抬高，或 AMI 伴左束支传导阻滞；②起病时间 <12 小时（有些患者发病时间已达 12～24 小时，但如仍有进行性缺血性胸痛、广泛 ST 段抬高者也可考虑）；③患者年龄 <75 岁（ST 段显著抬高的 AMI 患者，年龄 >75 岁，亦可考虑）。

溶栓治疗前还要确定没有以下溶栓治疗的禁忌证：①入院时 BP>180/110mmHg 或有慢性严重高血压病史；②目前正在使用治疗剂量的抗凝药或已知有出血倾向；③近 2 周内曾有在不能压迫部位的大血管行穿刺术；④近 3 周内有外科大手术；⑤近 2～4 周有活动性内脏出血，未排除主动脉夹层；⑥近 2～4 周内有 >10 分钟的心肺复苏、头部外伤；⑦6 个月内发生过缺血性脑卒中或脑血管事件；⑧中枢神经系统受损、颅内肿瘤或血管畸形病史；⑨活动性溃疡及结核病。

4. 冠状动脉旁路移植术（CABG） CABG 用于 AMI 发生 6 小时内，PCI 失败或溶栓治疗无效的患者，左主干或左主干等同病变，由于容易致猝死，亦需尽快手术治疗。有 AMI 并发症（如室壁瘤形成、室间隔穿孔、二尖瓣乳头肌断裂或功能失调）以及 PCI 术后症状再次出现，不能再次行 PCI 者均考虑 CABG。

PCI 手术后患者送至 CCU，监测心律、心率、血压。观察 AMI 的近期并发症及术后并发症。术后联合应用阿司匹林和替格瑞洛抗血小板治疗。患者没有抗凝药物的禁忌证，加用低分子量肝素进行抗凝治疗。并选用培哚普利口服以改善恢复期心肌的重构，减少 AMI 的病死率和充血性心力衰竭的发生。患者没有明显低血压、严重的心动过缓和传导阻滞，给予美托洛尔口服以降低 AMI 的病死率和再梗率。使用阿托伐他汀钙片促使内皮细胞释放一氧化氮、扩张血管、抗炎及稳定斑块。

五、预后与预防

预后与梗死范围的大小、侧支循环产生的情况以及是否治疗及时有关。AMI 死亡多发生在入院后一周内，特别是在数小时内，多死于休克、心力衰竭及严重心律失常。

本例患者出院后治疗包括低盐低脂饮食，戒烟；适当的体力活动，避免过重体力劳动或精神过度紧张；长期服用阿司匹林片、阿托伐他汀钙片、美托洛尔缓释片、培哚普利片、单硝酸异山梨酯片。替格瑞洛片至少服药 12 个月。预防再次梗死和其他心血管事件。本例患者就诊较及时，在最短的时间内得到了及时有效的治疗，既往也没有太多的基础疾病，如果坚持按照医嘱治疗，远期预后比较好。

六、要点和讨论

1. 诊治要点

（1）冠状动脉造影及 PCI 的对象：①再灌注治疗适用于所有缺血症状 <12 小时或表现为持续性 ST 段抬高型心肌梗死的患者。②若无持续性 ST 段抬高，有疑似进行性缺血症状以及至少一种以下表现时：血流动力学不稳定或心源性休克；反复或进行性胸痛，药物保守治疗无效；危及生命的心律失常或心脏停搏；心肌梗死的机械性并发症；急性心力衰竭；反复 ST 段或 T 波改变特别是间断性 ST 段抬高。考虑行直接 PCI。③症状发作时间超过 12 小时，且呈进行性加重，提示缺血、血流动力学不稳定或危及生命的心律失常，亦推荐采用直接 PCI。④对于发病后 12～48 小时入院的患者，也考虑直接 PCI。⑤若症状完全缓解，ST 段抬高自发地或硝酸甘油治疗后恢复正常，在无 ST 段抬高反复发作的前提下则推荐早期（24 小时内）冠状动脉造影。

（2）急诊流程：冠状动脉粥样硬化的不稳定斑块破裂引起局部血小板激活、聚集、最终引起血栓形成，是 STEMI 的主要原因，心肌梗死的范围与缺血的时间有关，时间就是心肌。一旦确诊为 STEMI 就需要在尽量短的时间内重建血流（图 1-7）。

2. 总结 结合本病例的病情特点和诊治过程，对照最新的指南对急性 ST 段抬高型心肌梗死的诊治要点进行讨论和总结，见表 1-3。

3. 利用指南和其他证据进行临床决策 本病例以持续胸痛 2 小时就诊，在 FMC 后 5 分钟以内完成了心电图记录和解读（指南要求 10 分钟以内），入急诊室后立即抽血查 cTnI，18 分钟得到检查结果（升高）。经过对病史、体格检查，实验室及影像学检查结果的综合分析后，排除了可以引起持续胸痛的其他原因，对照指南定义，此时初步判断为冠心病急性下壁、后壁 STEMI。在给予负荷量的抗血小板药物口服后立即进行冠状动脉造影（没有等待第二次 cTnI 或 TnI 的结果），证实右侧冠状动脉完全堵塞，确定了诊断。在决定再灌注治疗时充分考虑了指南中再灌注治疗三种方法的适应证以及时间要求，决定采用急诊 PCI，在排除了不能使用 PCI 的证据和理由、征求了患者及家属的意愿后在相关血管堵塞处植入支架，开通了血管，使患者得到好的治疗。从图 1-7 及表 1-3 可以看出在本病例的诊治过程中是如何利用指南和其他证据来进行宏观决策和微观选择的。

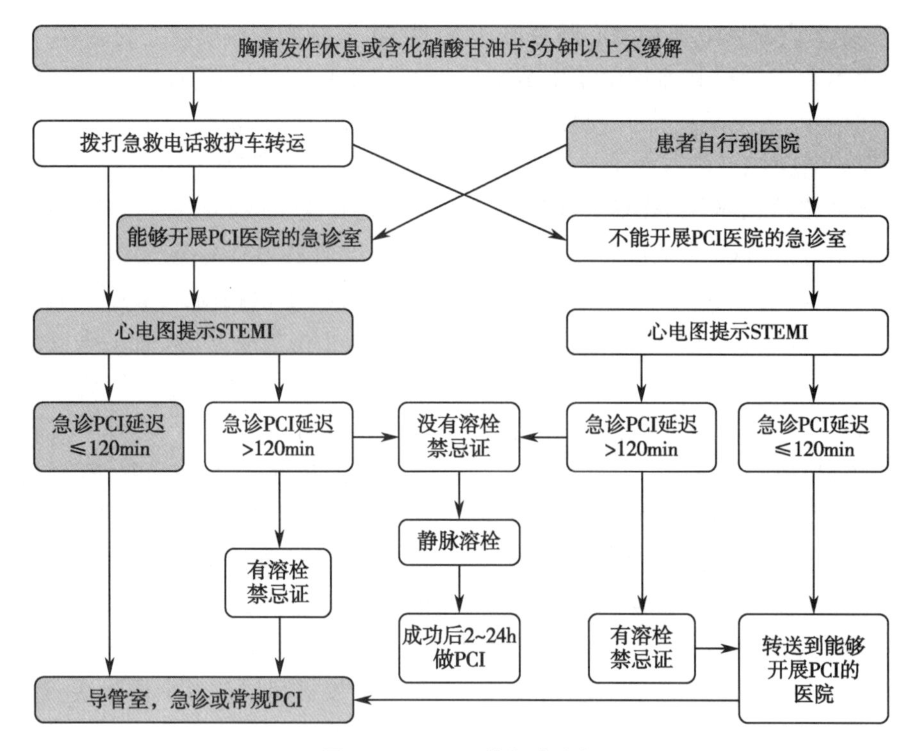

图 1-7 STEMI 的急诊流程

注意施行急诊 PCI 和静脉溶栓的前提条件和时间要求，有填充色框内为本例患者经过的流程。

表 1-3 急性 ST 段抬高型心肌梗死的诊治要点

本例病情及诊治过程	讨论及指南推荐要点	推荐类别
男性，71 岁	若≥ 75 岁，又选择了溶栓治疗，考虑替尼普酶剂量减半	Ⅱa，B
劳力型心绞痛、高脂血症史 5 年，胸痛时用硝酸甘油有效。本次发作持续胸痛 2 小时不缓解	劳力型心绞痛胸痛的持续时间多为 3～5 分钟，休息后或含服硝酸甘油片可以缓解。不稳定型心绞痛的胸痛在休息时发作，持续时间通常 >20 分钟。在短期分层中属于高度危险。容易发展成非致死性心肌梗死或者死亡	
	对疼痛、呼吸急促和焦虑者可静脉滴注阿片类药物。极度焦虑患者应考虑中度镇静药物（一般为苯二氮䓬类）	Ⅱa，C
两上肢血压对称 110/60mmHg	协助排除主动脉夹层（血压升高，两上肢血压不对称，是主动脉夹层的临床特点之一）	
HR 93 次 /min，律齐，心脏各瓣膜区未闻及明显病理性杂音，两肺无啰音	协助排除 STEMI 的某些机械性并发症。协助确定 Killip 分级，I 级：无心力衰竭迹象，病死率为 0～5%。Ⅱ级：有左心衰竭表现，肺部啰音的范围小于肺野 50%；病死率 10%～20%。Ⅲ级：急性肺水肿，肺部啰音的范围大于肺野 50%，病死率 35%～40%。Ⅳ级：心源性休克，病死率 85%～95%	
就诊后 5 分钟完成心电图采集及解读。12 导联心电图：Ⅱ、Ⅲ、aVF 导联 QRS 波群呈 qR 型，ST 段抬高≥2.5mm，加做后壁导联：V_7～V_9 导联 QRS 波群呈 qR 型，ST 段抬高≥2mm	首次医疗接触（first medical contact，FMC）后 10 分钟以内完成 12 导联心电图记录和解读	I，B
	怀疑后壁心肌梗死，应考虑使用后胸壁导联（V_7～V_9）	Ⅱa，B
	疑似下壁心肌梗死者，加做右心前导联，排除右心室梗死	Ⅱa，B
	本例就诊后 5 分钟完成心电图采集及解读，发现下壁 AMI 后加做右室导联及后壁导联，证实后壁 AMI 存在。另外注意，具有缺血症状的患者，发病时心电图不论合并左束支或右束支传导阻滞，都推荐急诊冠脉造影	
入急诊室后立即抽血查 cTnI，18 分钟得到检查结果。cTnI0.082mg/L	心肌梗死急性发作期时应尽快取血，检测血清中的标志物，但不可因此耽误再灌注治疗	I，C
	当症状及心电图都很典型，如果再灌注治疗的决策是 PCI，检查标志物为阴性，不必等到肌钙蛋白升高，先做冠状动脉造影来明确诊断是明智的，如果造影不支持诊断，就不再进行球囊扩张和支架的安置	

续表

本例病情及诊治过程	讨论及指南推荐要点	推荐类别
D-二聚体正常	肺栓塞、心肌梗死、脑梗死、静脉血栓形成、手术、肿瘤、弥散性血管内凝血、感染及组织坏死均可导致D-二聚体升高	
与患者及家属谈话：强调时间对于诊治的重要性，患者及家属选择了先做冠状动脉造影检查，必要时进行PCI的诊治方案，并签署了心导管诊疗知情同意书	再灌注治疗适用于所有缺血症状<12小时或表现为持续性ST段抬高型心肌梗死的患者。诊断STEMI到导丝穿过IRA的预期时间≤120分钟，PCI治疗优于溶栓治疗。确诊STEMI后无法及时行急诊PCI，推荐对无相对禁忌证者进行溶栓治疗	Ⅰ，A
	延迟PCI不作为常规推荐	Ⅲ
术前口服负荷量的抗血小板药物：阿司匹林片300mg，替格瑞洛180mg	若没有相对禁忌证（显著的出血风险），在PCI术前（最晚在实施手术的时候）推荐使用强效P_2Y_{12}抑制剂（普拉格雷或替格瑞洛）或氯吡格雷，维持12个月	Ⅰ，A
	对于无禁忌证的患者，推荐尽早口服或静脉注射阿司匹林	Ⅰ，B
	对于未接受P_2Y_{12}受体抑制剂治疗的患者，可考虑使用坎格雷洛	Ⅱb，A
桡动脉穿刺后插入6F鞘管，注入肝素3 000单位，经鞘置入指引导管	对于有经验的桡动脉入路术者，推荐选用桡动脉入路（优于股动脉）	Ⅰ，A
造影结果：右冠状动脉近端闭塞，前降支狭窄30%，中段较长狭窄，狭窄70%，对角支狭窄50%	合并多支血管病变的STEMI患者推荐完全性血运重建（立即处理或分期处理）	Ⅱa
	有多支血管病变的STEMI，出院前应考虑对非梗死相关动脉（infarction-related arterial，IRA）行常规血运重建	Ⅱa，A
追加肝素4 000单位，沿GC导管送导丝通过闭塞病变至远端	推荐对IRA行直接PCI	Ⅰ，A
	对于心源性休克的患者，应考虑在手术期间做非IRA的PCI（完全血运重建）	Ⅱa，C
再送入扩张球囊，以8个标准大气压预扩张，扩后造影显示远端血流TIMI Ⅲ级	常规开通IRA的时间限制：≤12小时（Ⅰ类）、>12～48小时（Ⅱa类）、>48小时（Ⅲ类）。但若患者生命体征或血流动力学不稳定，则不管症状持续时间，均应开通	
最后植入4.0mm×36mm雷帕霉素洗脱支架，造影显示支架释放良好，远端血流TIMI Ⅲ级	直接PCI推荐植入支架（优于球囊扩张）。直接PCI推荐新一代的药物洗脱支架（优于裸金属支架）	Ⅰ，A
	直接PCI时不推荐常规使用血栓抽吸术（但某些特殊的紧急情况下可考虑使用）	Ⅲ，A
	不推荐常规延迟支架植入	Ⅲ，B
手术完成后患者胸痛消失。PCI后12导联心电图Ⅱ、Ⅲ、aVF导联抬高的ST段明显回落	若有症状或反复发作的迹象或直接PCI后仍然有缺血表现，推荐重新冠状动脉造影	Ⅰ，C
	若有证据显示无复流或有栓塞并发症，应考虑使用糖蛋白Ⅱb/Ⅲa抑制剂	Ⅱa，C
	若IRA的PCI无法实施，而患者出现进行性缺血和大面积心肌损伤，则考虑CABG	Ⅱa，C
在CCU进行心电图、血压和呼吸的监测	推荐所有STEMI患者配备心电图监测，监测>24小时	Ⅰ，C
	所有疑似STEMI者需用有除颤功能的监测仪监测心电图	Ⅰ，B
严密观察AMI的近期并发症	AMI的近期并发症包括乳头肌功能失调、乳头肌断裂、室间隔破裂、心脏破裂（游离壁破裂）、栓塞、心室壁瘤	
鼻管吸氧	SaO_2< 90%或PaO_2< 60mmHg推荐吸氧	Ⅰ，C
	对于SaO_2≥90%的患者不推荐常规吸氧	Ⅲ，B

续表

本例病情及诊治过程	讨论及指南推荐要点	推荐类别
双联抗血小板：阿司匹林100mg每天1次，替格瑞洛90mg每天2次	STEMI后维持抗血栓形成策略：推荐低剂量阿司匹林（75～100mg）抗血小板治疗	Ⅰ，A
	溶栓48小时后，可考虑替换为强效P_2Y_{12}抑制剂（普拉格雷或替格瑞洛）	Ⅱb
	除非有出血风险等禁忌证，推荐PCI手术后的12个月内，采用DAPT（阿司匹林＋替格瑞洛或普拉格雷。如果替格瑞洛或普拉格雷不可用或有禁忌证可改用氯吡格雷）	Ⅰ，A
	胃肠道出血风险高的患者，推荐质子泵抑制剂（PPI）+DAPT	Ⅰ，B
	有指征接受口服抗凝的患者，推荐额外添加抗血小板药物	Ⅰ，C
	大出血风险高者，考虑间断给予P_2Y_{12}抑制剂	Ⅱa，B
	植入支架且口服抗凝药物的STEMI患者，考虑三联疗法（口服抗凝药物＋阿司匹林＋氯吡格雷）维持1～6个月	Ⅱa，C
	除非有禁忌证或出血风险高，未接受PCI患者应维持DAPT治疗12个月	Ⅱa，C
	DAPT治疗时间（在阿司匹林基础上联用替格瑞洛60mg每天2次）超过12个月的患者，如缺血风险高且可耐受双抗治疗（无出血并发症），考虑延长用药时间至3年	Ⅱb，B
	对于接受阿司匹林＋氯吡格雷的低出血风险患者，可考虑低剂量的利伐沙班2.5mg，每天2次	Ⅱb，B
	不推荐使用替格瑞洛或普拉格雷和阿司匹林与口服抗凝药物作为三联抗血栓疗法	Ⅲ，C
	高危缺血风险的患者可将替格瑞洛应用延长至36个月	Ⅱb
	可考虑应用复方制剂增加患者的服药依从性	Ⅱb
抗凝：低分子量肝素钙0.4mL皮下注射，每12小时1次	直接PCI期间，推荐所有患者抗凝＋抗血小板治疗。推荐常规使用普通肝素	Ⅰ，C
	对于肝素引起血小板减少的患者，直接PCI期间推荐改用比伐卢定进行抗凝治疗	Ⅰ，C
	不推荐磺达肝素用于直接PCI	Ⅲ，B
调脂：阿托伐他汀钙片20mg每天1次	接诊STEMI患者后，推荐抽血检查血脂	Ⅰ，C
	若无禁忌证，推荐早期开始高强度的他汀治疗，长期维持	Ⅰ，A
	LDL-C 1.8～3.5mmol/L时，推荐将其降至1.8mmol/L以下或者降低至少50%	Ⅰ，B
	推荐LDL-C≥1.8mmol/L的患者接受额外的降脂治疗，无需考虑他汀的最大耐受剂量	Ⅱa
	他汀剂量达最大耐受量，LDL-C水平仍≥1.8mmol/L，风险仍较高，考虑进一步降低LDL-C水平	Ⅱa，A
抑制交感：美托洛尔23.75mg每天1次	若无禁忌证，推荐所有患者住院期间以及之后都常规接受口服β受体拮抗剂	Ⅱa，B
	若无禁忌证，无急性心力衰竭的迹象以及SBP>120mmHg，发病后准备接受急诊PCI者静脉注射β受体拮抗剂	Ⅱa，A
	若无禁忌证，推荐心力衰竭和/或左心室射血分数（LVEF）≤40%的患者口服β受体拮抗剂	Ⅰ，A
	对于高血压、急性心力衰竭或AV传导阻滞或重度心动过速的患者，应避免静脉注射β受体拮抗剂	Ⅲ，B
抑制RAAS过度激活：培哚普利8mg每天1次	若无禁忌证，推荐所有患者使用ACEI	Ⅱa，A
	有证据支持心力衰竭、左室收缩功能不全、糖尿病或前壁心肌梗死STEMI的患者，推荐发病初24小时内开始ACEI治疗	Ⅰ，A
	有证据支持心力衰竭和左室收缩功能不全，但不能耐受ACEI的患者，可考虑替换为ARB类药物（优选缬沙坦）	Ⅰ，B

续表

本例病情及诊治过程	讨论及指南推荐要点	推荐类别
超声结果：左心室稍扩大，左室舒张末期压力增高，EF 53%。双侧颈动脉粥样硬化斑块形成。双下肢动脉细小，粥样硬化斑块形成	推荐心源性休克和／或血流动力学不稳定或怀疑有机械性并发症的患者，在不延迟造影的情况下紧急心脏超声检查	Ⅰ，C
	发病时若未能有效确诊，推荐冠状动脉造影前紧急心脏超声检查。不推荐因为常规心脏超声检查而延迟紧急造影	Ⅱa，C
	发病时不推荐冠脉 CT 造影	Ⅲ，C
	推荐所有患者行常规心脏超声检查评估静息状态下左、右室功能，检测早期心肌梗死后机械性并发症，排查左室栓塞	Ⅰ，B
	推荐血流动力学不稳定的患者行紧急心脏超声检查	Ⅰ，C
	紧急心脏超声检查结果不理想或无法确诊的话，需附加其他影像学检查，如心脏 MRI	Ⅱa，C
	可考虑使用负荷超声、心脏 MRI、SPECT 或 PET 评估心肌缺血和活力，包括多支血管病变者	Ⅱb，C
	对于出院前 LVEF≤40% 的心肌梗死患者，完全血运重建和合理的药物治疗后 6～12 周，再次行心脏超声检查，以评估是否需要植入 ICD 进行一级预防	Ⅰ，C
	若超声结果不理想或无法确诊，可考虑其他影像学检查（如心脏 MRI）	Ⅱa，C
第 8 天停用低分子量肝素钙，患者带药出院	对于某些低风险的患者，若已安排了合理地早期康复和随访计划，则可考虑早期出院（48～72 小时内）	Ⅱa，A

临床实践指南（方案、标准、推荐、实践政策、共识性声明、临床路径）是以循证医学为基础，由官方政府机构或学术组织针对特定临床问题，经系统研究后制定发布的用于帮助临床医生和患者做出恰当决策的指导性文件。指南不是法律和严格的规则，不干涉医生诊治的自由、亦不妨碍正确的临床实践。指南并非告诉医生应该作何决定，而是给出各种可能的方案，提供各种证据，以便医生根据个人经验和患者的意愿，来帮助医生做出最符合患者利益的临床决策。虽然指南来自临床试验的证据，又是临床实践的指南，但指南不是教条，也存在着一些局限或需要改进的内容，所以才会有指南的修订和新版本的不断推出。批判性地学习和理解最新版的指南才会对我们进行临床决策有所裨益。

4. 批判性思维在临床决策中的应用　本例患者在冠状动脉造影确定为 STEMI 后，在最短的时间内进行再灌注心肌治疗是当前主流方法，基于患者的临床症状、酶学和心电图的结果，特别是发病时间和冠状动脉造影的结果，决定进行 PCI 的决策过程就是在进行批判性思维。在介绍了再灌注心肌治疗 PCI、溶栓、CABG 三种方法的各自优劣后，再请患者及家属选择治疗方法，是批判性思维的技能之一，即：采取行动时应考虑利益相关的主体。

2018 年《心肌梗死的通用定义》指出："cTnI 和 cTnT 作为诊断或排除心肌损伤的首选生物学标志物，从而确定心肌梗死及其特定的亚型。"若本例患者发病 1 小时就来就诊，抽血检查 cTnI 和 cTnT 为阴性，以此为依据排除了心肌梗死的诊断，就会造成漏诊。如果我们具有批判性思维的习惯，在根据以上断言得出 cTnI 和 cTnT 阴性可以排除心肌梗死的结论之前会考虑排除假阴性的情况：①抽血检查的时间太早，cTnI 和 cTnT 尚未释放到周围循环中；②试剂不可靠；③cTnI 和 cTnT 尚未释放到周围循环中患者就已经猝死；④在经过积极的治疗或血运重建，血管再通，损伤心肌得到挽救，此时 cTnI 和 cTnT 也可不高。在利用心肌标志物检查诊断冠状动脉闭塞引起的急性心肌梗死时还要注意排除假阳性，很多非冠状动脉闭塞原因引起的各种心肌损伤也可导致 cTnI 和 cTnT 升高，如：①缺血性心肌损伤（斑块破裂，冠状动脉腔内血栓形成）；②快速和／或缓慢心律失常引起的心肌缺血；③某些疾病（肥厚性心肌病、休克、严重的呼吸衰竭、严重贫血、高血压病、冠状动脉痉挛、冠状动脉炎）造成的心肌损伤；④相关操作（手术心脏挫伤、除颤、消融）造成的心肌损伤；⑤其他原因（心肌炎、应激性心肌病、心力衰竭、严重的肺栓塞或肺动脉高压、败血症和危重患者、肾衰竭、中风、蛛网膜下腔出血、淀粉样变、剧烈运动、心脏毒性药物）所致的心肌损伤等。如果不排除 cTnI 或 cTnT 结果的假阳性，可能会造成误治。批判性思维的习惯和技能可以让我们在总体上更明智，使犯错误的概率降至最低。

5. 研究进展 近年来与临床有关的心肌梗死的研究进展主要在以下几个方面：

（1）心肌梗死的诊断及分型：区分心肌梗死与心肌损伤的关键是是否存在心肌缺血，当心肌肌钙蛋白（cTn）升高，超过了正常值，定义为心肌损伤。如果肌钙蛋白值存在升高或下降过程，称为急性心肌损伤。如果肌钙蛋白持续升高，则为慢性心肌损伤。心肌梗死除了存在急性心肌损伤外还必须有心肌缺血的临床证据，心肌缺血证据包括：心肌缺血症状；新发缺血性心电图改变；出现病理性 Q 波；新发存活心肌丢失或局部室壁运动异常的影像学证据与缺血性病因；通过血管造影或尸检确定冠状动脉血栓。换言之发现急性心肌损伤，有缺血证据者，可诊断为心肌梗死。明确有动脉粥样硬化血栓形成的，为 1 型心肌梗死，否则为 2 型心肌梗死。没有缺血证据，但存在肌钙蛋白升降变化的，为急性心肌损伤；没有肌钙蛋白升降变化的，则为慢性心肌损伤。

新近的研究丰富了心肌梗死分型的内涵。1 型心肌梗死：斑块破裂或斑块侵蚀引起的急性动脉粥样硬化血栓形成者。强调斑块破裂与冠状动脉粥样硬化血栓形成之间的因果关系。2 型心肌梗死：动脉粥样硬化性狭窄导致的心肌供氧和需求失衡、冠状动脉痉挛或微血管功能异常、非动脉粥样硬化型冠状动脉夹层都属于 2 型心肌梗死，系由心肌供氧和需求失衡所致，与急性动脉粥样硬化血栓形成无关。3 型心肌梗死：有心肌缺血症状，且有新出现的心电图缺血性改变或室颤但尚未得到 cTn 检测结果前患者已死亡，属猝死性心肌梗死，与心源性猝死不同。4 型心肌梗死：4a 型为 PCI 术后再梗死，要求 cTn 值升高 >5 倍；4b 型由支架内血栓导致；4c 型为再狭窄所致。5 型心肌梗死：为冠状动脉手术相关心肌梗死，要求 cTn 值升高 >10 倍。

（2）心肌梗死的心电图检查：强调在 FMC 后的 10 分钟内采集心电图并解读。尽量在院前就完成心电图的采集及解读。以方便 STEMI 患者转到具有 PCI 能力的医院。在初发心电图不能诊断的情况下，需要在 1～2 小时内每隔 15～30 分钟再做心电图或者做连续的心电监护。在无左室肥厚及束支传导阻滞前提下，测量 Q 波起始点到 ST 段起始点或 J 点起始点的高度，除 V_2、V_3 导联以外的其他导联有两个相邻导联上出现新的 ST 段抬高≥1mm（V_2、V_3 导联在男性≥40 岁≥2mm，<40 岁男性≥2.5mm，女性≥1.5mm）提示急性心肌缺血。长时间的新发弓背向上的 ST 段抬高，尤其是伴有对应导联 ST 段压低时，通常反映急性冠状动脉阻塞并导致心肌损伤伴坏死。涉及多个导联 / 区域的 ST 段下移或 T 波倒置越严重，心肌缺血程度越高，预后越差，例如 6 个或以上导联的 ST 段≥1mm 降低，伴有 aVR 或 V_1 导联 ST 段的抬高提示存在多支血管或左主干病变。心律失常、室内束支传导阻滞、房室传导延迟、心前 R 波振幅降低都与急性心肌缺血相关。心电图本身往往不足以诊断急性心肌缺血还是梗死，急性心包炎、左室肥厚、左束支传导阻滞、Brugada 综合征、应激性心肌病和早期复极化也有 ST 段的改变。一份先前的心电图通常有助于区分是新的改变还是慢性表现，但不应延迟治疗的决定。

（3）心肌肌钙蛋白检测：推荐 cTnI 和 cTnT 作为诊断或排除心肌损伤的首选生物学标志物，从而确定心肌梗死及其特定的亚型。由于不存在 cTn 阴性的 AMI，cTn 检测和心电图及缺血症状一起是临床早期确定 AMI 的关键组成部分。在确定 AMI 时，除了心电图及缺血症状以外，cTn 测量值至少有一次超过 99%URL。在首次评估时就应该抽血测定 cTn，并且在 3～6 个小时后复查，检测 hs-cTn 可更早。可以利用多次测定 cTn 来区别慢性心肌损伤与 AMI，前者多次测定都会高于 99%URL，但变化不大；而 AMI 患者多次结果则明显不同，可以由正常到升高，由升高到更高，亦可由很高到较高或升高到正常等，变化明显。所以两次或多次检测来了解 cTn 值上升或下降是必不可少的。

（熊世熙）

参考文献

[1] 中华医学会心血管病学分会介入心脏病学组、中国医师协会心血管内科医师分会血栓防治专业委员会、中华心血管病杂志编辑委员会组织专家组．中国经皮冠状动脉介入治疗指南（2016）．中华心血管病杂志，2016，44（5）：382-400．

[2] Ibanez B，James S，Agewall S，et al.2017 ESC Guidelines for the management of acute myocardial infarction in patients presenting with ST-segment elevation. European Heart Journal，2018，39（2）：119-177．

[3] Kristian T，Joseph S A，Allan S J，et al. Fourth universal definition of myocardial infarction（2018）.European Heart Journal，2019，40（3）：237-269．

案例2　咳嗽、劳力性呼吸困难

一、病历资料

1. 病史　男性，45岁。因“间断咳嗽、劳力性呼吸困难2年”就诊。患者2年前起无明显诱因出现咳嗽，干咳为主。有时出现活动后气短，无喘息，夜间无发作。不伴咳痰、胸痛、咯血等。曾行肺功能检查诊断为“支气管哮喘”（未见肺功能检查报告资料），给予“舒利迭”治疗，自觉症状逐渐消失，约在间断使用半年后自行停用。此后症状基本稳定，无明显发作。近1个月来自觉气短，但仍能进行日常工作，未治疗。为进一步诊治再次就诊。发病以来精神睡眠好，体重无明显变化，大小便正常。既往体健，否认其他慢性肺疾病、高血压、冠心病、糖尿病及肝肾疾病病史。吸烟20余年，每日半包，已戒2年。否认药物、食物等过敏性疾病史。无明确家族遗传病史。

2. 体格检查　T 36.5℃，P 76次/min，R 16次/min，BP 135/80mmHg。神志清楚，睑结膜无苍白充血，口唇无发绀，颈静脉无怒张。胸廓无畸形，呼吸动度双侧对称，叩诊呈清音，双肺呼吸音清晰，未闻及干湿性啰音。心界不大，心率76次/min，律齐，各瓣膜区未闻及杂音及附加音。腹平软，肝脾未触及。双下肢无水肿。

3. 实验室及影像学检查

（1）血常规及白细胞分类未见异常。CRP正常。

（2）胸部正位片：未见异常。

（3）肺功能检查：FEV_1/FVC 55.8%，FEV_1%（占预计值的百分比）44.2%，FVC% 67.1%，TLC% 87.4%，RV% 122.4%，RV/TLC 51.3%，FEV_1改善率12.5%（130mL），一氧化碳弥散量（DL_{CO}）占预计值的百分比37.9%（图2-1）。

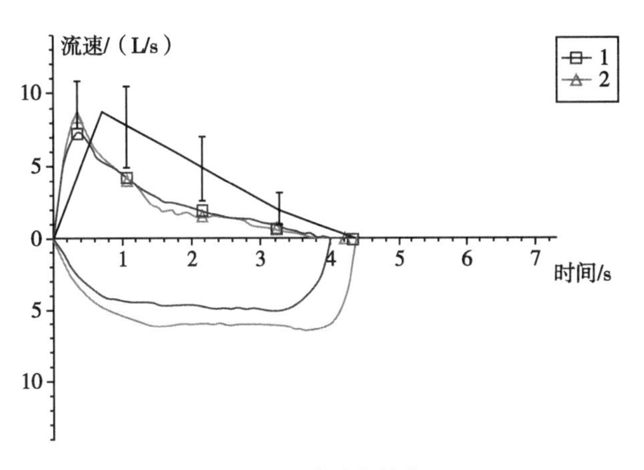

图2-1　肺功能检查

> **思考1：**该患者肺功能检查结果应如何判读，对于该患者诊断有何意义。
>
> 首先看FEV_1/FVC，患者该值<70%，为阻塞性通气功能障碍。FVC正常，故无限制性通气功能障碍。吸入支气管舒张剂后未达到支气管舒张试验阳性的标准，且FEV_1/FVC仍未恢复正常，为不完全可逆的气流受限。

该结果符合COPD的肺功能表现。

二、病例分析

1. 病例特点

（1）中年男性，慢性病程，长期吸烟史。

（2）近2年来出现间断咳嗽、劳力性呼吸困难。曾诊断为“哮喘”，对吸入激素+支气管舒张剂的复方制剂有一定疗效。停药后症状反复。

（3）体检未见异常。

（4）辅助检查：胸片未见异常。肺功能检查示不完全可逆的阻塞性通气功能障碍。

2. 诊断及诊断依据　慢性阻塞性肺疾病：该患者为中年男性，临床表现为咳嗽、劳力性呼吸困难等呼吸道症状，肺功能检查呈阻塞性通气功能障碍，吸入支气管舒张剂后未恢复正常。结合患者长期吸烟，且胸片未见异常。故首先考虑COPD的诊断。

3. 鉴别诊断 本病例主要围绕患者咳嗽和劳力性呼吸困难的病因进行鉴别。

> **思考2：**症状与体征特征在劳力性呼吸困难鉴别诊断中的意义。
>
> 劳力性呼吸困难往往是器质性疾病的临床表现，需要鉴别多种病因，包括心肺功能受损或者贫血等。部分心因性疾病所致呼吸困难特征与此类似，也需要鉴别。本例血常规已经除外贫血。
>
> 重点鉴别心肺疾病和心因性疾病。首先明确有无心肺功能异常。肺部疾病所致肺功能异常时，常常伴有肺部疾病的症状和体征，比如咳嗽、咳痰、胸痛等，尤其是性状异常的痰液，比如痰量较多、脓性痰等。心力衰竭时呼吸道症状常不明显，但也可以因为肺水肿等出现咳嗽的症状。同为咳嗽，心力衰竭的咳嗽更多地与体位相关，平卧时因为肺水肿的加重咳嗽也会随之而加重，且以干咳为主，具有一定的鉴别意义。体征方面需要注意有无肺气肿征，呼气相和吸气相的变化，有无哮鸣音或湿性啰音；心脏查体需要关注心界有无扩大，P_2有无亢进和分裂，有无杂音及附加音等。随体位变化而变化的湿性啰音是心力衰竭的典型特征。

（1）肺源性疾病所致呼吸困难：该患者肺功能表现为典型的阻塞性通气功能障碍，需要和慢性气道疾病进行鉴别，包括支气管哮喘、支气管扩张、肺结核、弥漫性泛细支气管炎、闭塞性细支气管炎（BO）等，其中，由于患者胸片基本正常，除支气管哮喘和BO外，其他疾病均常常有胸部影像学的异常，所以可基本除外。BO往往有特殊的病史，如结缔组织疾病、器官移植等，该患者无特殊病史，必要时可行胸部HRCT检查以了解有无相应的表现（空气潴留征 / 支气管扩张等）。该患者曾诊断为“支气管哮喘”，需要排除。该患者无明确的过敏性疾病表现、无过敏性疾病家族史，外周血嗜酸性粒细胞比例正常，不支持其为哮喘。但支气管哮喘的临床表现可不典型，肺功能舒张试验阳性对诊断有重要的价值。该患者当时诊断支气管哮喘的情况并不清楚。必要时需重复肺功能检查（支气管舒张试验）、支气管激发试验、血IgE及呼出气NO（FeNO）等进行鉴别。

> **思考3：**辅助检查在劳力性呼吸困难诊断中的选择和意义。
>
> 早期心肺功能减退的患者可能症状不典型，缺乏明确的鉴别性体征，此时辅助检查作为早期诊断的价值就变得明显。评价肺功能的主要方法有肺功能检查和血气分析，肺功能检查主要包括肺容积和肺通气功能及弥散功能。肺功能严重损害时，可以表现出阻塞性通气功能障碍或限制性通气功能障碍，可以有或无弥散功能障碍，不同的通气障碍类型对应不同的疾病。血气分析主要观察PaO_2、$PaCO_2$以及$DA\text{-}aO_2$，了解有无低氧血症及其机制。心功能的检查主要依赖超声心动图（UCG），了解有无心脏解剖结构的异常以及左心室的收缩和舒张功能等。
>
> 心因性呼吸困难的典型特征为与劳力无关的呼吸困难，呼吸困难常常在静息时更为明显，活动后反而减轻。但也有部分患者因为疾病造成不愿活动或运动习惯丧失，而出现心肺储备功能下降，即心肺功能去适应（deconditioning），表现出类似于劳力性呼吸困难的情况，详细询问，其运动后更典型的特征就是呼吸粗重、易疲劳，而呼吸困难的感受并不显著。当心因性疾病和心肺器质性疾病的鉴别困难时，还可以选择心肺运动功能检查，协助区分。

（2）心源性疾病所致呼吸困难：中年男性，劳力性呼吸困难需要除外心力衰竭的可能。该患者没有心脏疾病的病史，缺少心脏疾病及左心衰竭所致的异常心肺体征，胸片无心脏外形异常和肺淤血、肺动脉高压等表现，故可能性小。必要时可行超声心动图检查进一步除外。

（3）其他病因所致呼吸困难：贫血已排除。去适应和心因性呼吸困难临床症状均不相符，可基本除外。

三、诊治经过

该患者的诊疗经过可以简单区分为两个阶段，第一个阶段是被诊断为 COPD 的阶段，第二个阶段是修正诊断为支气管哮喘的阶段。

1. 第一阶段 该患者诊断为慢性阻塞性肺疾病，且为稳定期。此时需要结合患者的症状、年龄、急性加重次数等对患者进行评价。

追问病史并查看患者门诊病历手册：患者在过去一年时间内并无急性加重情况。对其呼吸困难状况进行评分：即 mMRC 和 CAT 评分，分别为 0 分和 2 分，因此该患者为 A 组。根据指南推荐，该患者应采用的治疗措施是：持续吸入 LAMA。随机给予患者噻托溴铵每日一吸治疗。患者病情持续平稳。

循证依据 1：慢性阻塞性肺疾病的评价和治疗原则。

应结合患者的临床情况及循证医学证据，主要参照 COPD 的指南进行评价。国际上为 GOLD（全球 COPD 防治创意），中国为慢性阻塞性肺疾病治疗指南。

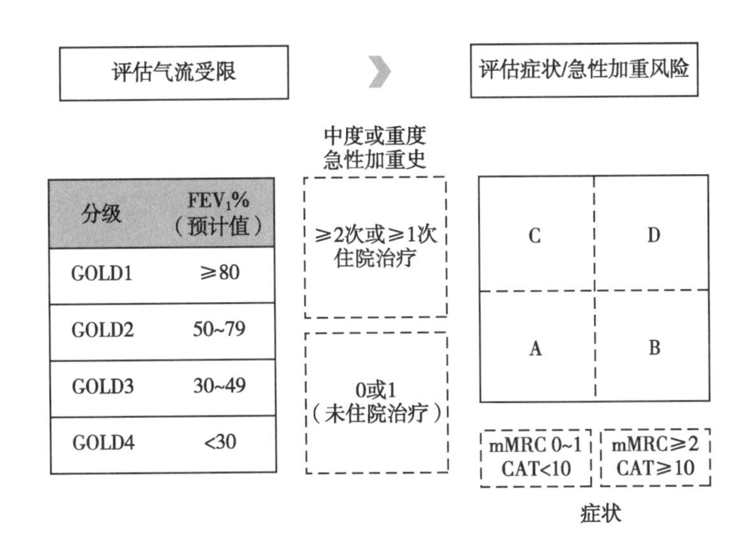

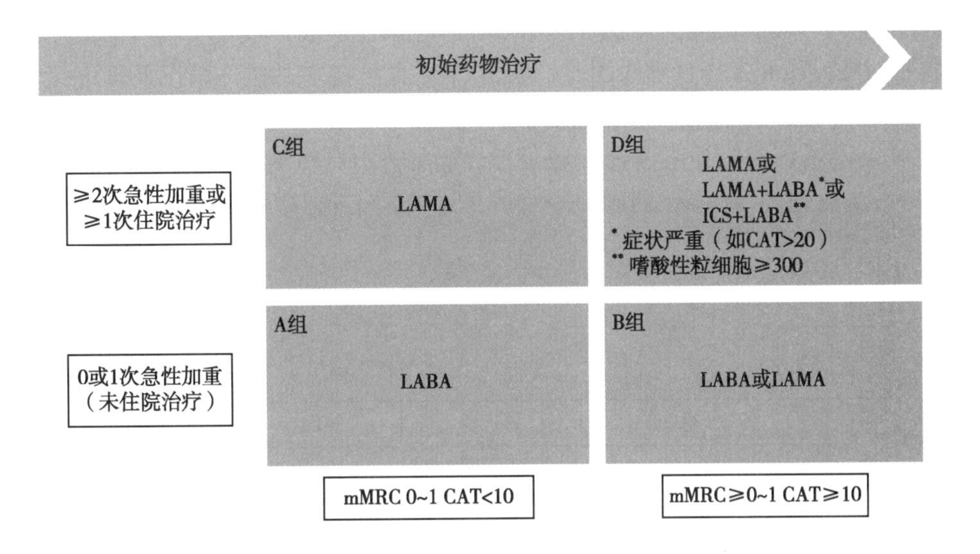

该患者病情相对平稳，属于稳定期。根据其分组为 A 推荐治疗措施为使用一种支气管舒张剂。

2. 第二阶段 该患者复查肺功能 3 个月后，患者于劳累时再次出现轻度憋气，不影响日常活动。复查肺功能示：FEV_1/FVC 62.9%，FEV_1% 71.4%，FVC% 93.2%，FEV_1 改善率 19.7%（490mL），吸入支气管舒张剂后 FEV_1/FVC 70.0%，FEV_1% 85.5%，FVC% 99.1%（图 2-2）。

根据 GINA，该肺功能检查结果符合支气管哮喘的诊断标准，与此同时，因为肺功能在吸入支气管舒张剂后完全恢复正常。追问患者第一次诊断“支气管哮喘”时的肺功能检查情况，结果显示：FEV_1 改善率 19.7%（490mL）支气管舒张试验阳性。结合两次肺功能检查结果，COPD 的诊断不再成立。

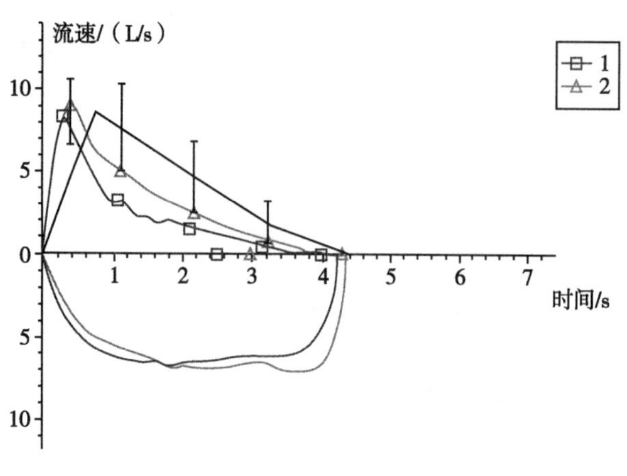

图 2-2 肺功能检查

给予患者吸入沙美特罗 / 替卡松治疗，患者病情稳定，复查肺功能基本正常。

四、讨论

1. 支气管哮喘和 COPD 的概念、定义和关系 该患者曾先后被诊断为哮喘和 COPD，究其原因，是该患者症状不典型，既非典型的支气管哮喘患者所具备的特异质和发作性呼吸困难，也非 COPD 患者典型的慢性咳嗽、咳痰，以及逐渐出现的劳力性呼吸困难。因为患者有长期吸烟史，且症状更符合劳力性呼吸困难，同时缺少特异质的表现，因此在临床上更倾向于 COPD 的诊断。在此种情况下肺功能检查成为鉴别哮喘和 COPD 的重要手段。这种情况和目前支气管哮喘和 COPD 的定义有关。

目前 GINA（2018）对支气管哮喘的定义为：“哮喘是一种异质性疾病，通常以慢性气道炎症为特征。表现为随时间不断变化的呼吸道症状病史，如喘息、气短、胸闷和咳嗽，强度亦可发生变化，同时具有可变性呼气气流受限。”其定义是从疾病的本质进行说明，其诊断的建立主要是通过典型的症状和体征，以及症状不典型时结合支气管舒张试验或支气管激发试验或呼气风流速变异率检查阳性建立诊断。COPD 的定义和哮喘有所不同，是通过症状、肺功能改变特征和可能的危险因素来定义的。其定义为：“COPD 是可预防可治疗的疾病，表现为持续性的呼吸道症状和气流受限，与显著地暴露于有毒颗粒或气体所造成的气道和 / 或肺泡异常有关”。由于 COPD 的可能病因和疾病之间因果关系的不确定性，无论症状是否典型，肺功能检查结果都是诊断 COPD 所必须具备的。因此，从定义出发，对于临床症状不典型的患者，如果符合哮喘的诊断标准即可诊断为哮喘，如果符合 COPD 则可以诊断为 COPD。

循证依据 2：支气管哮喘的治疗原则。

结合患者的临床情况及循证医学证据进行，主要参照 GINA 和我国的支气管哮喘指南。该患者病情相对平稳，属于非急性发作期，其建议方案可参照下述阶梯治疗方案进行。

← 降低　　　　增加 →

第一步	第二步	第三步	第四步	第五步
按需使用速效SABA				
可选择药物	选择一种	选择一种	加用一种或多种	加用一种或多种
	低剂量ICS	低剂量ICS+LABA	中/高剂量ICS +LABA	口服糖皮质激素（最小剂量）
	白三烯调节剂	中/高剂量ICS	白三烯调节剂	抗IgE治疗
		低剂量ICS +白三烯调节剂	缓释茶碱	
		低剂量ICS +缓释茶碱		

但问题在于，部分患者的肺功能表现既符合哮喘，也符合 COPD。如果患者的肺功能检查示支气管舒张试验阳性，即患者可以诊断为支气管哮喘，但如果患者在吸入支气管舒张剂后 FEV_1/FVC 不能恢复到 70% 以上，则该患者也同时符合 COPD 的诊断标准。

从支气管哮喘和 COPD 的经典描述看，支气管哮喘和 COPD 同属常见慢性气道疾病。支气管哮喘多有特异质，多于青少年时期发病，而 COPD 多于吸烟或其他有无颗粒的吸入有关，多表现为间断咳嗽、咳痰，进行性呼吸困难。因此典型的哮喘和 COPD 是比较容易鉴别的。但因为是常见病，存在哮喘合并 COPD 的情况，这种情况曾被称为哮喘 -COPD 重叠综合征，后因为该种情况不宜作为独立诊断，目前称为哮喘 COPD 重叠。

关于哮喘和 COPD 的直接关系，目前认为哮喘是 COPD 的危险因素，即有哮喘病史者，未来罹患 COPD 的可能性更大。

2. 鉴别哮喘和 COPD 的重要性　哮喘和 COPD 在发病机制、临床转归以及治疗策略上均存在一定的差异，其根本原因在于气道炎症的类型不同。研究表明控制哮喘气道炎症最为重要的药物为激素，其中首选吸入激素。而吸入激素在 COPD 中的应用，从最开始 GOLD 推荐的用于重度（50%>FEV_1%≥30%）和极重度（FEV_1%<30%），到目前具有较为严格的适应证，仅用于 COPD 反复急性加重和部分外周血嗜酸性粒细胞 >3% 的患者的二线治疗选择。即便是吸入激素与全身激素相比，其副作用显著减少，但长期使用，肺炎和真菌、结核等肺部感染的并发症也有一定程度的增加。如果患者不能从吸入激素的治疗中获益，那么避免损害就成为重要的考虑。因此，鉴别哮喘和 COPD 对于吸入激素的合理使用具有重要意义。

3. 哮喘和 COPD 的发病机制、病理生理及鉴别要点　哮喘和 COPD 的本质均为气道慢性炎症，但其炎症的性质和发生机制却存在明显的不同。表 2-1 列出了两种疾病在气道炎症、肺功能表现、气道高反应性、呼出气 NO（FeNO）、

表 2-1　哮喘和 COPD 的临床特征比较

	哮喘	COPD
气道炎症	1. Th2 细胞和 2 型天然淋巴细胞活化驱动的肥大细胞活化和嗜酸性粒细胞浸润 2. 重度哮喘患者黏膜活检标本中可有明显的中性粒细胞增多	1. Th1、Th17 和 $CD8^+T$ 细胞活化驱动的中性粒细胞和巨噬细胞浸润，无肥大细胞活化（导致缺乏可逆性） 2. 嗜酸性粒细胞可能在 10%～40% 的 COPD 中发挥作用
肺功能	1. FEV_1、FVC 及 FEV_1/FVC 与 COPD 无差异 2. DLco 正常	1. FEV_1、FVC 及 FEV_1/FVC 与哮喘无差异 2. RV/TLC 或 RV% 水平较高 3. 肺活量和肺容量正常时，DLco“孤立”减少提示肺气肿，但 DLco 正常不能排除肺气肿 4. FEV_1、TLC 及 DLco 综合判断对肺气肿严重程度的诊断意义更大
AHR 与气道可逆性	1. 对乙酰甲胆碱刺激呈较高的 AHR，AHR 主要由于哮喘的炎症性支气管收缩所致 2. 吸入沙丁胺醇后，主要表现为 FEV_1 单独或 FEV_1 和 FVC 均增加，且 FEV_1 的增量高于 FVC 的增量	1. AHR 通常仅限于直接刺激，如组胺，AHR 主要取决于气道口径的大小，而非气道的收缩反应（气道更为“僵硬”） 2. 吸入沙丁胺醇后主要表现为 FVC 单独增加
FeNO	1.FeNO 在哮喘患者水平最高 2. COPD 患者中，以 35ng/mL 为临界值，则哮喘占比为 16% 3. 对 FEV_1 改善量 >200mL 的患者，FeNO>35ng/mL 对诊断哮喘的敏感性为 80%，特异性为 66.7%	1. FeNO 在 COPD 患者水平较低，曾经吸烟的 COPD 患者 FeNO 水平高于当前吸烟的 COPD 患者，部分可逆性气流受限的 COPD 患者 FeNO 水平高于不可逆气流受限的 COPD 患者（24ng/mL vs 8.9ng/mL）
HRCT	1. 气道壁较厚	1. 以肺实质异常为主
合并症	1. 与胃食管反流，特别是过敏性鼻炎密切相关 2. 心血管病和高血压病、抑郁症、糖尿病、血脂异常、骨质疏松症及鼻窦炎关系不大	1. 心血管事件（缺血性心脏病、心律失常、心力衰竭及其他类型心脏病）、非精神病性精神障碍（抑郁症）、糖尿病、骨质疏松症和恶性肺肿瘤风险增加

HRCT以及合并症方面的差别。

从表2-1中可以看出，哮喘和COPD的主要区别在于气道炎症的类型以及是否存在肺实质损害。哮喘是以嗜酸性粒细胞和淋巴细胞等为主的气道炎症，没有肺实质的受累，而COPD则是以中性粒细胞为主的炎症，可有肺实质受累（肺气肿）。上述差别决定了哮喘和COPD临床表现的差异，包括肺功能、气道反应性、FeNO和HRCT等的差异。而这些差异可以为哮喘和COPD的鉴别提供重要的参考依据，尤其是在哮喘和COPD临床表现不典型时，上述检查结果对于鉴别诊断意义重大。

4. COPD的本质和特征 在以往的概念中，COPD包括慢性阻塞性支气管炎和阻塞性肺气肿两种情况，前者主要指病变累及小气道的情况，表现为慢性咳嗽、咳痰，与季节关系密切。后者可以独立发生或是在前者出现比较长的一段时间后发生。另外，部分哮喘也符合COPD的特征，被划归为COPD（图2-3）。

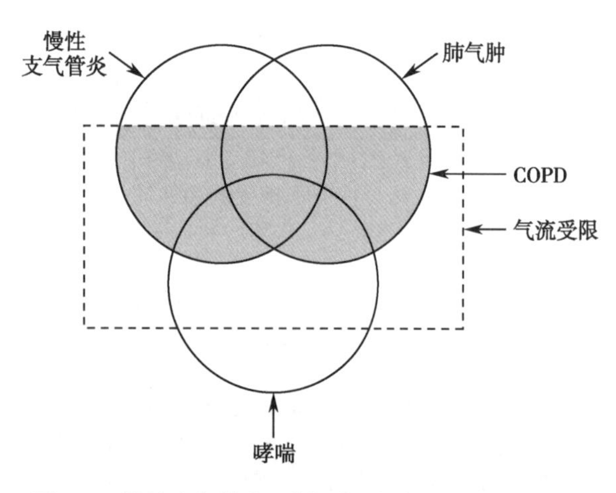

图2-3 慢性支气管炎、肺气肿、哮喘与COPD的关系

从该研究中可以更好地理解COPD的概念，COPD的实质是一组异质性疾病，其中慢性阻塞性支气管炎和阻塞性肺气肿是其经典构成，部分哮喘患者也在其中。由于其构成的复杂性，决定了其临床特征存在较为明显的不同，以及对治疗的反应的差异。

GOLD目前对COPD的定义取消了有关慢性支气管炎和阻塞性肺气肿的描述，主要原因在于慢性支气管炎主要依据临床症状作为重要的提示和判断依据，而阻塞性肺气肿则是病理诊断，在临床的判断依赖于影像学和肺功能等间接指标，上述定义在诊断时的操作性，以及对COPD疾病构成的覆盖都有一定的欠缺，所以目前的定义主要是基于肺功能的标准。

5. 关于该患者诊疗过程的讨论

（1）诊断与鉴别诊断：典型的哮喘的诊断通过典型的临床特征（特异质、发作性呼吸困难、可自行缓解或经过药物治疗后缓解，发作期双肺哮鸣音）而建立诊断，对于临床不典型，但高度怀疑哮喘的患者，结合肺功能检查（支气管舒张试验、激发试验或峰流速变异率）阳性可建立诊断。尤其是青少年时期发病，合并其他过敏性疾病的表现且有特异质，需要和表现为哮喘的其他疾病进行鉴别，如变异性支气管肺曲菌病（ABPA）和嗜酸性肉芽肿性多血管炎（EGPA）等。典型的COPD则主要依据长期吸烟史，以及间断咳嗽、咳痰、进行性呼吸困难等临床表现，肺功能检查表现为不完全可逆的气流受限，在排除了哮喘、支气管扩张、肺结核等疾病后，可建立诊断。

但临床症状该患者的诊断一波三折，从最开始被诊断为“哮喘”，到后来被诊断为COPD，再到后来重新回到哮喘的诊断。诊断变更的主要依据就是肺功能检查结果的不同，这反映了肺功能检查在慢性阻塞性气道疾病诊断中的重要性，也说明了主要根据单次肺功能检查结果诊断或排除某个疾病可能会存在严重的偏差。目前，在哮喘的定义中，强调了不断变化的症状以及可变性呼气气流受限是哮喘定义的核心要素，其中可变性呼气气流受限不仅是单次支气管舒张试验阳性，还包括在一段时期内的肺功能变化情况。与COPD相比，哮喘的可变性是其重要特征。因此，对于肺功能表现为阻塞性通气功能障碍，且支气管舒张试验阴性，而不能排除哮喘诊断的患者，需要进行必要的检查进行确认。可以选择的检查包括：①支气管激发试验；②测定FeNO；③根据症状变化复查肺功能或定期复查肺功能；④I型变态反应相关检查，包括外周血嗜酸性粒细胞计数、总IgE和/或过敏原特异性IgE、皮肤过敏原测试等；⑤口服糖皮质激素2周后复查肺脏通气功能变化。上述检查对于气道炎症性质的判断具有一定的参考价值。

（2）处理策略：目前关于哮喘和COPD的处理均有可以遵循的指南，分别为GINA和GOLD，我国也有自己相应的指南。总体而言我们的指南和国际指南没有本质上的区别。如何利用好指南是临床诊疗过程中的关键。指南制定和修订基于基础和临床研究的进展，在临床研究方面，循证医学证据最为关键。在实际临床工作中，诊治方案的制定应基于对患者临床和病理生理过程的准确理解和把握，对于指南的合理应用必须与患者的个体特征充分地结合起来，因为指南是基于循证医学的证据，是关于群体的研究结论，其所提供的建议往往基于不同人群之间的差异，而这些差异在很多时候并非是非此即彼的绝对性差异，而是程度上和可能性方面的差异。因此，合理运用循证医学需要注意以下情况：

1）患者是否属于指南中所建议的人群：以该患者为例，如果结合当时患者的诊断，无论是COPD还是哮喘，该患者选用指南进行治疗指导的原则都没有问题，问题在于其诊断的复杂性使得我们在选择具体指南时出现了偏差。这种偏差在诸如哮喘和COPD这类本身即是异质性疾病的类似于综合征的疾病中经常容易出现，因此，需要对疾病的诊断进行更为具体的细化：①患者到底是哮喘还是COPD，需要有相对明确的界定，如果根据现有的证据无法界定，则需要进一步的证据或者持续的追踪观察以进一步明确；②确定哮喘或COPD后，还需要对患者的特征进行更为详细的描述，比如诊断COPD时，根据COPD的构成，该患者更符合慢性支气管炎还是阻塞性肺气肿，或是两者兼而有之？该患者的病例特点既不符合慢性支气管炎（因为缺乏慢性咳嗽、咳痰症状），也不符合阻塞性肺气肿（因为缺少肺气肿的体征、影像学乃至肺功能的证据），因此该患者存在其他原因所致COPD的可能性，即由哮喘发展而来，而该患者正是这种情况。即便诊断了哮喘，也并非意味着诊断已经完成，需要对哮喘的特征进行更进一步的了解，比如有无特异质病史，如果有，除了单纯的哮喘需要考虑外，和特异质相关，并且具备哮喘特征的疾病均需要鉴别，其中常见的包括：变应性性支气管肺曲菌病（ABPA）、嗜酸性肉芽肿性多血管炎（EGPA）等；如果本身并不具备特异质，则哮喘的其他病理类型需要考虑，包括中性粒细胞性气道炎症和少细胞性气道炎症的特殊类型等。只有将人群进行更为精细的分类，才能更好地判断并选择相关的循证医学证据。

2）结合患者特征选择正确的治疗建议：以COPD为例，在2011年以前的GOLD中，治疗建议主要是基于患者肺功能损害程度，如果肺功能损害程度为轻度（$FEV_1\%\geq80\%$）和中度的情况（$80\%>FEV_1\%\geq50\%$），建议单独使用支气管舒张剂；若其肺功能损害程度为重度（$50\%>FEV_1\%\geq30\%$）和极重度（$FEV_1\%<30\%$），则需要首选吸入激素。假设：某患者肺功能损害被判定为重度或以上，则需要使用吸入大剂量的糖皮质激素（布地奈德500μg/d）。根据上面的介绍，该患者存在几种可能，即典型慢性支气管炎型、阻塞性肺气肿型、其他类型。从其构成看，单纯的阻塞性肺气肿显然没有明确的气道慢性炎症，因此，并不适用吸入糖皮质激素这种针对慢性气道炎症的药物。虽然这类患者在COPD中构成比较低，但具体到某个具备该特征的患者，则显然使用糖皮质激素是不恰当的。而如果该患者存在明确的特异质表现，或曾经被诊断为“哮喘”，则使用糖皮质激素就变得非常重要。

3）指南并非僵化的教条，需要不断地验证、提升乃至改变：所有关于疾病的认识都处于不断地发展变化中，临床的复杂性决定了对于疾病本质的认识往往持续处于深化的过程。仍以COPD为例，GOLD关于COPD治疗推荐最重要的变化应该是对激素作用的认识，从最开始的肺功能为重度或极重度的患者首选吸入激素+支气管舒张剂治疗，到后来吸入激素不再作为一线推荐治疗，而是需要有明确的特殊适应证，比如外周血的嗜酸性粒细胞比例>3%，或者患者存在单纯使用支气管舒张剂无法有效控制的反复急性加重等情况（图2-4）。这样的改变源于在吸入糖皮质激素广泛使用后，相关的患者群体并未达到预期的治疗效果，不能逆转肺功能异常，并且不一定都能减轻急性加重的次数。同时，使用吸入糖皮质激素还存在呼吸道感染，乃至结核和真菌等免疫功能受损患者更为常见的感染，发生次数增加的情况。综合考虑使用吸入激素的收益和风险情况，糖皮质激素的适用范围被逐渐缩小。从指南

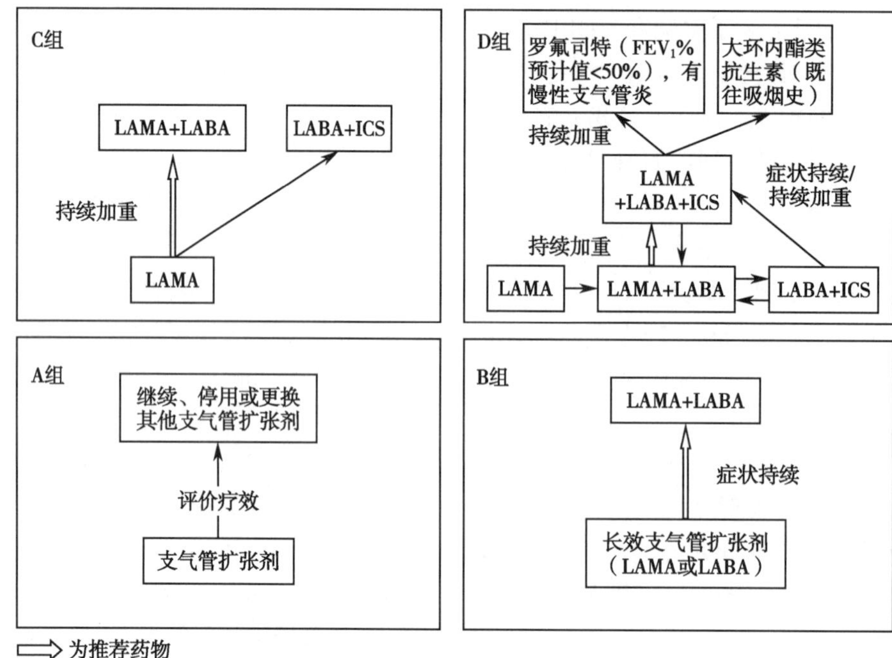

图 2-4 GOLD（2018）推荐的 COPD 治疗方案

修订的情况可以看到，指南是动态变化着的，临床医生有责任本着“患者利益至上”的原则，持续学习疾病诊疗的最新进展，并尽可能合理地进行临床应用。同时，又需要以客观、科学的态度持续进行临床分析和观察，不仅不要盲目地“唯指南”，机械执行，还要为指南修订和完善提供临床依据和新的问题，只有这样，才能使指南的修订更加合理。

五、总结

咳嗽/咳痰伴呼吸困难是临床常见现象，是多种常见病和多发病的临床表现，对这类人群进行准确地诊断和必要的鉴别诊断，以及正确的处理是呼吸内科医师，乃至内科医师需要掌握的重要内容。

1. 详细的病史询问和体格检查是明确方向，乃至明确诊断的重要的第一手资料 对相关的主要症状，包括咳嗽、咳痰、呼吸困难的特征要能非常准确地描述和归纳，包括诊疗及疗效评价等；对于重要的其他病史，如特异质相关疾病及家族史、早年的呼吸道疾病史、过敏原及可能致病因素暴露史（如职业史）、生活方式和习惯（如吸烟史）等要有详细的了解；对于可能出现的异常体征要有明确的认识和辨识能力，比如肺部体检相关内容。上述资料对明确诊断具有重要的价值。

2. 掌握肺功能检查的内容、方法和临床价值 肺功能是哮喘和 COPD 诊断的重要手段，熟悉肺功能检查中的肺容积、通气功能和换气功能（主要是弥散功能检查）的主要参数和相关项目。需要掌握和通气功能异常判断相关的指标如 FEV_1/FVC、FEV_1、FVC、VC、TLC、RV/TLC 等在阻塞性和限制性通气功能检查判定中的意义。掌握弥散功能测定（DL_{CO}）在 COPD 中对肺实质损害评价（主要是肺气肿）的意义。

在此基础上，对肺功能检查在哮喘和 COPD 中存在一定程度重叠的现象需要有更为深刻的认识，比如两者都可以出现支气管舒张试验和支气管激发试验阳性，只是哮喘的气道阻力波动性更大，而 COPD 相对而言更为稳定。因此对于哮喘和 COPD 的诊断除了关注肺功能检查结果以外，结合临床特征和其他辅助检查结果进行判断可以提高诊断的准确率。

3. 其他与疾病诊断和鉴别诊断相关的辅助检查 包括性质、形态和功能检查等。

（1）关于疾病的性质：应明确有无特异质，包括外周血嗜酸性粒细胞计数、血 IgE 和过敏原特异性 IgE、皮肤过敏原试验（针刺或斑贴试验），以及嗜酸性粒细胞阳离子蛋白（ECP）等。痰（包括诱导痰）嗜酸性粒细胞计数、FeNO 用于评价气道炎症的性质。包括可能情况下的支气管黏膜病理，重点观察慢性气道炎症的类型（嗜酸性粒细胞、肥大细胞、淋巴细胞，包括淋巴细胞亚群）、基底膜情况和气道重塑的特征等，一般临床很少使用。

（2）形态学检查：HRCT 对于早期识别肺气肿，以及对于肺气肿类型（小叶中央型肺气肿、泛小叶型肺气肿和混合型肺气肿）的判断具有重要价值；另外，通过三维重建等方法，可用于确定肺气肿的分布、程度和气道交通支形成的情况，为肺减容术提供重要信息。还可以观察气道的结构特征，有助于了解小气道病变情况，并了解有无支气管扩张、细支气管炎等可能被误诊为 COPD 等的情况；对于哮喘患者，可以提供有无合并中央型支扩或肺实质浸润等鉴别诊断所需的信息。

（3）功能检查见上述肺功能检查的叙述。

另外，血气分析中对于肺脏换气功能的评价（主要是肺泡动脉氧分压差 $D_{A\text{-}a}O_2$）和肺泡通气量的评价（重要是 $PaCO_2$）有助于判断疾病的严重程度。肺通气和灌注扫描对于了解 COPD 的通气和换气功能亦有帮助。

4. 治疗决策　重点在于明确诊断，并进行较为精细的疾病性质分类，以便确定患者的具体临床特征，然后有针对性地结合相关疾病的治疗指南进行治疗决策。在哮喘，主要是气道炎症的有效控制和支气管舒张剂的合理应用，以及重症哮喘的规范化治疗。在 COPD，主要是规律使用支气管舒张剂以及合理地使用吸入激素，关注急性加重的处理以及预防和康复。在治疗措施确定后，应准确地实施并及时观察疗效，以便进行必要的调整。同时，结合指南的要求，对于和疾病相关的危险因素识别、健康教育、疾病的预防和康复等进行必要告知并给出相应的建议。

六、研究展望

哮喘和 COPD 是两组复杂、且存在相互交叉重叠部分的疾病群，这对临床正确认识和处理带来了挑战。同时，尽管其诊疗效果已经有很大的进步，但由于对其本质的认识还有待进一步深入，探索更为有效治疗的新机制和新思路还一直在路上，我们应该有更为明确的方向和任务。

1. 落实相关的指南　指南存在的意义在于规范治疗，尽可能地维系医疗安全，规避风险。哮喘和 COPD 的指南同样如此，而且作为常见的呼吸系统疾病，其规范化治疗的意义更大。有关哮喘和 COPD 规范治疗的主要内容有：

（1）如何规范地使用吸入糖皮质激素和全身激素：规律吸入糖皮质激素是哮喘治疗的基石，目前存在的主要问题是吸入激素使用不规范，不能持续使用，或是减量不规律，造成疾病控制不理想；COPD 的问题则在于不恰当地使用吸入激素；同时，有限度地、适应证明确地使用全身激素同样需要规范。

（2）哮喘发作期和 COPD 急性加重时抗生素的合理使用。

（3）其他相关治疗的规范使用：如支气管舒张剂、白三烯受体调节剂、H_1 受体拮抗剂、祛痰药的合理使用；特异性免疫治疗（specific immunotherapy，SIT）、支气管热成型技术、抗 IgE 单抗的合理应用；流感和肺炎球菌疫苗等的合理使用；有效控烟和戒烟。

在疾病的诊疗过程中，关于群体健康和患者教育的问题常常被忽略，而这是慢病管理的重要内容，与目前我国的分级诊疗工作密切相关。患者对治疗的依从性关系到治疗的效果，需要构建相关的机制和方法，以便有效地提升医务工作者（医生和护士）的健康宣教水平，以及慢病患者的健康素养，这是临床医生胜任力培养的一部分，是促进整体健康水平提升的重要环节。目前，我国在建立患者俱乐部促进自我管理，以及专科医联体建设加强专病管理方面都有诸多的探索。

2. 关于哮喘和 COPD 疾病本质认识的提高　疾病的基础和临床研究和相关指南的制定是疾病诊疗水平提升的重要环节。优秀的指南依赖于高水平的基础研究和临床研究。从上述相关情况的介绍和临床应用中存在的问题可以看到，目前在哮喘和 COPD 的研究和指南制定中尚有诸多问题需要进一步解决：

（1）哮喘的发病机制：与哮喘发病机制相关联的重要进展使得我们认识到吸入激素治疗的重要价值（针对哮喘的慢性气道炎症）；关于同一

气道、同一疾病的认识提升了我们对过敏性鼻炎和哮喘之间相关性的认识和白三烯受体调节剂以及鼻喷激素的开发和运用；对于哮喘速发型变态反应发病机制的认识，使得SIT成为部分患者达到长期缓解的重要手段，使得抗IgE单抗成为治疗顽固性哮喘的有效手段；对于哮喘患者支气管哮喘气道重塑机制的认识，使得支气管热成形术成为控制顽固性哮喘的有效选项；对于顽固性哮喘气道炎症类型的研究使得我们对哮喘的复杂性有了进一步的认识。目前的研究和相应治疗措施的不断完善，使得哮喘的控制比例有了明显的增加，但排除管理因素外，仍然有超过1/3的患者无法获得理想的控制。因此，对哮喘气道炎症性质和气道重塑机制及干预研究仍然是以后的重要课题。

（2）COPD的发病机制：与哮喘相比，COPD对人群健康的危害更大，不但在于其发病率较哮喘为高，其不可逆转地持续进展，以及造成较高比例的中老年患者逐渐丧失劳动力乃至死亡率位居疾病谱的第三位，医疗负担位居疾病谱的第六位等都是医疗卫生领域面临的重要课题。对于COPD气道炎症和肺气肿发病机制的认识在实际的诊疗措施方面的提升有限，目前的主要治疗仍然是控制致病因素的暴露（如戒烟和控制生物燃料的使用等），防治幼年时期呼吸道感染，以减少疾病的发生率；有关COPD的药物治疗最关键的是以M受体拮抗剂，尤其是M_2受体拮抗剂，为代表的长效和短效支气管舒张剂，以及β_2受体激动剂等的使用；其他治疗则更多地在于如何控制COPD的急性加重，如合理使用抗菌药物、全身激素、呼吸支持等，以及重症患者的介入治疗或手术肺减容、器官移植等；还有就是营养支持、康复和并发疾病的处理。因此，进一步识别高危人群（包括遗传易感人群）、有效控制危险因素仍是未来的研究重点，在COPD的处理中，预防是更为有效和简便的措施。对于COPD慢性气道炎症发生机制和治疗措施的研究是亟待突破的瓶颈，而在此之前，是对COPD异质性构成中不同类型疾病的准确界定，而非仅仅是相关的表型研究，以便进一步提升指南指导的针对性和有效性。

（李海潮）

参考文献

[1] Soriano J B, Davis K J, Coleman B, et al. The proportional Venn diagram of obstructive lung disease: two approximations from the United States and the United Kingdom[J]. Chest, 2003, 124: 474-481.

[2] So Ri K. Overlap between asthma and COPD: Where the two diseases converge[J]. Allergy Asthma Immunol Res, 2010, 2(4): 209-214.

[3] 中华医学会呼吸病学分会哮喘学组. 支气管哮喘防治指南(2016年版)[J]. 中华结核和呼吸杂志, 2016, 39(9): 1-24.

[4] 中华医学会呼吸病学分会慢性阻塞性肺疾病学组. 慢性阻塞性肺疾病诊治指南[J]. 中华结核和呼吸杂志, 2007, 30(1): 8-17.

案例3 消化性溃疡并出血

一、病历资料

1. 病史采集 患者，男，32岁。因“反复中上腹痛3年，呕血3小时”就诊。患者自诉3年前出现中上腹疼痛，间断发作，多出现于秋冬和冬春季节交替时，呈隐痛，饥饿时加重，进食后缓解，有时夜间痛。曾按消化性溃疡治疗，服质子泵抑制剂（PPI）有效，但未治愈，病情反复。

患者3小时前大量饮酒后出现呕血3次，每次100～150mL，为暗红色，解柏油样黑便一次，量约300mL。伴心悸、头晕、大汗淋漓、乏力，但无晕厥、胸痛、呼吸困难等不适。急来我院就诊，患者精神差，未进食，排小便1次，量少，大便如前述。3年来体重无明显变化。

既往史：否认高血压、糖尿病、冠心病、脑卒中、血脂异常等病史，否认传染病史，预防接种史不详，否认食物药物过敏史，否认手术外伤史及输血史，近期无服用药物史。

个人史：长居武汉，无地方病地区居住史，饮酒10年，每日300g，吸烟14年，每日10支，喜饮浓茶，无毒品接触史。

家族史：父亲死于肺癌，母亲体健，无兄弟姐妹，无家族遗传病史。

2. 体格检查 T 36.2℃，P 120次/min，R 20

次 /min，BP 86/61mmHg。急性痛苦面容，贫血貌，神志清楚，查体合作。浅表淋巴结未及肿大，皮肤巩膜无黄染，睑结膜苍白，未见肝掌及蜘蛛痣。双肺呼吸音清，未闻及干、湿啰音。叩诊心界不大，心率 120 次 /min，律齐，各瓣膜听诊区未闻及杂音。腹平软，未见肠型及蠕动波，剑突下轻压痛，无反跳痛，余腹无压痛及反跳痛，肝脏未触及，墨菲征阴性，腹部未触及包块，无移动性浊音，肠鸣音 7 次 /min。四肢皮温稍低，毛细血管充盈时间约 2s，双下肢不肿。四肢活动正常，肌力及肌张力正常。双侧巴宾斯基征阴性。

3. 实验室及影像学检查

（1）血常规：RBC 2.60×10^{12}/L，Hb 63g/L，MCV 86.9fL，MCH 29.29pg，MCHC 333.00g/L，WBC 8.37×10^{9}/L，Plt 194×10^{9}/L。

（2）血生化：ALT 17.00U/L，AST 25.00U/L，TBIL 6.41μmol/L，DBIL 2.50μmol/L，TP 52.10g/L，ALB 35.69g/L，BUN 27.93mmol/L，Na^{+} 138mmol/L，K^{+} 3.9mmol/L，Cl^{-} 97mmol/L，Ca^{2+} 2.5mmol/L。

（3）乙型肝炎病毒检查：HBsAg（-），HBsAb（-），HBeAg（-），HBeAb（-），HBcAb（-）；丙型肝炎病毒检查：HCV-IgG（-），HCVAg（-）。

（4）尿常规：尿蛋白阴性，比重 1. 020。

（5）大便常规：大便潜血 ++++。

（6）血型：O 型，Rh 阳性。

（7）凝血功能：正常。

（8）胸腹部立位片：未见异常。

二、诊治经过

患者此次以呕血、黑便伴心悸、头晕就诊，主要考虑为上消化道出血；既往有慢性周期性、节律性上腹部疼痛的病史，服用 PPI 后症状可缓解，此次发病前曾大量饮酒，消化性溃疡可能性大，需要做胃镜检查予以确诊；因患者生命体征不稳定，仍可能存在活动性出血，接诊医生向家属告知病情危重，并联系上级医生，将患者收入 ICU 进一步诊治。

思考 1：作为青年医生，应如何向上级医师汇报病情并与患者及家属沟通？

向上级医生汇报病情的要点：患者呕血及便血的症状、血常规及大便常规的异常均提示上消化道出血。患者目前血压低、脉压差小、心率快提示有效血容量不足，需要转 ICU 病房紧急救治，尽快纠正血容量不足，尽早明确病因，治疗和预防上消化道再次出血。

与患者及家属谈话要点：告知患者及家属目前存在上消化道大量出血，生命体征不稳定，考虑消化性溃疡伴出血可能性大，需要收到 ICU 诊治，争取 24 小时内行内镜检查，必要时行内镜下止血治疗。如果再次出现消化道大出血，会引起窒息、心跳呼吸骤停等危及生命的情况，必要时需要气管插管机械通气、心肺复苏等抢救措施。

思考 2：本患者紧急处理应采取什么措施？

患者初步诊断为上消化道出血且伴有有效血容量不足，应密切监测生命体征，积极纠正低血容量；静脉滴注大剂量 PPI，有助于止血和预防再出血；在生命体征稳定后，行急诊内镜检查以明确出血原因，并酌情行内镜下止血治疗。

患者入住 ICU 后立即予以平卧位、心电监护、开放静脉通道和吸氧。静脉快速滴注乳酸林格液 1.5L，滴注浓缩红细胞 4U、新鲜冰冻血浆 400mL，奥美拉唑 40mg，每 8 小时 1 次，静脉快速滴注，监测出入量和中心静脉压，并请消化内科专科医生会诊。4 小时后患者 P 91 次 /min，BP 98/62mmHg，与患者及家属充分沟通，告知行急诊胃镜检查的必要性和存在的风险，患者及其家属知情后同意该项检查。急诊胃镜结果示胃底黏膜可见大量咖啡色液体及暗红色血凝块，十二指肠球腔形态正常，前壁近球降交界处可见一溃疡面，表面可见新鲜血液渗出，用两枚钛夹封闭创面，反复冲洗后未见新鲜渗血（图 3-1，见文末彩插）。胃镜诊断为十二指肠球部溃疡并出血。

思考 3：上消化道出血的急诊内镜检查的适应证和禁忌证有哪些？

当发生上消化道出血时，急诊内镜检查的适应证比较广泛。急性上消化道出血时，通过早期内镜检查可查明出血原因，亦可同时进行治疗，如消化道溃疡出血的热凝疗法、止血夹置入以及食管静脉曲张的硬化剂注射与套扎等。

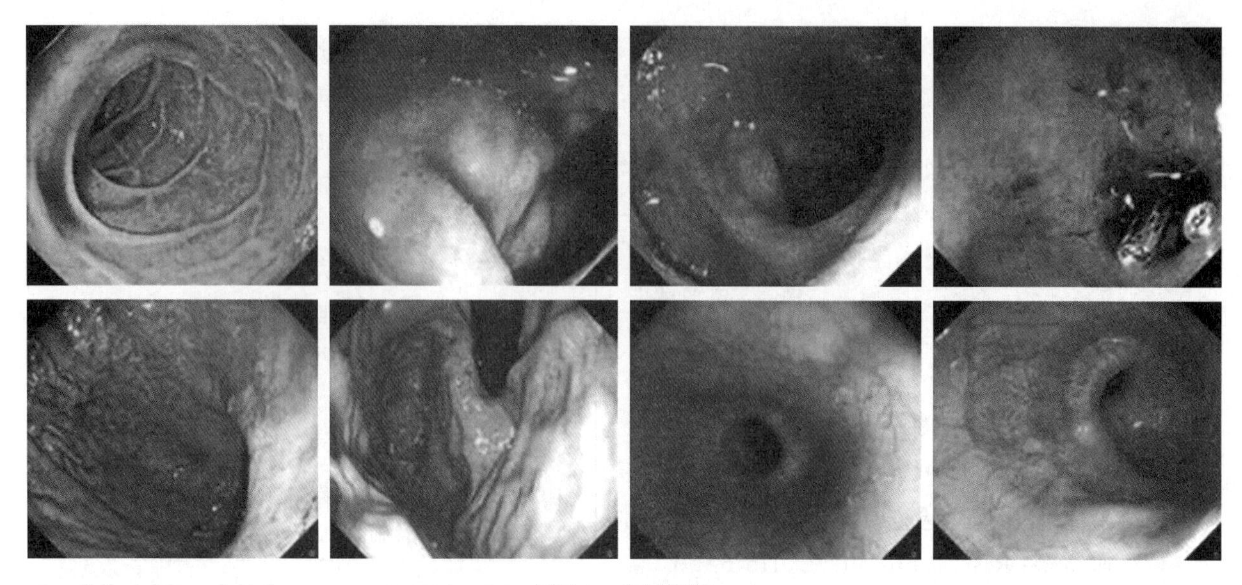

图 3-1 电子胃镜

禁忌证包括：①怀疑食管、胃、十二指肠急性穿孔；②严重心肺疾病者，轻症心肺功能不全者必要时在监护条件下进行；③休克、昏迷等危重状态；④神志不清、精神失常检查不能合作；⑤严重咽喉部疾患、腐蚀性食管炎和胃炎、巨大食管憩室、主动脉瘤及严重颈胸段脊柱畸形等。

思考 4： 消化道出血内镜治疗的方法有哪些？

消化道出血的内镜治疗方法包括热凝疗法、止血夹、注射疗法、套扎、纤维蛋白黏合剂、氩气刀等。标准内镜治疗方法包括热凝疗法和置入止血夹。目前，多主张热凝疗法或止血夹治疗，联合或不联合注射治疗。用稀释的肾上腺素进行注射治疗可产生局部填塞和血管收缩作用，但注射治疗不应单独使用，因为与热凝疗法、止血夹置入或联合疗法相比，单独注射治疗的再出血发生率较高。消化性溃疡、急性胃黏膜病变以及胃血管畸形引起的出血多采用热凝疗法、止血夹置入或联合治疗，而食管静脉曲张破裂出血常采取硬化剂注射与套扎治疗。本患者采用内镜下止血夹置入治疗取得了良好效果。

入院治疗第 3 天，患者生命体征平稳，T 37.2℃，P 74 次 / min，R 17 次 /min，BP 102/68mmHg，停止呕血超过 48 小时，停止解黑便超过 24 小时，无心悸、胸闷等不适。复查血常规：RBC 3.10×10^{12}/L，Hb 85g/L。考虑暂无活动性出血，转入消化内科普通病房继续抑酸、维持水电解质平衡等治疗。1 周后行 ^{13}C 呼气试验示幽门螺杆菌（Hp）阳性，加行抗 Hp 治疗。经治 14 天后复查血常规：RBC 3.40×10^{12}/L，Hb 92g/L，大便常规：大便潜血阴性，遂出院。出院后继续 Hp 治疗至 2 周，PPI 治疗 1 个半月，消化内科门诊随访。

思考 5： 如何判断出血是否停止？

判断出血是否停止对决定治疗措施极有帮助。若患者症状好转、心率及血压稳定、尿量>0.5mL/（kg·h），提示出血停止。临床上出现下列情况考虑有活动性出血：① 呕血或黑便次数增多，呕吐物由咖啡色转为鲜红色或排出的粪便由黑色干便转为稀便或暗红血便，或伴有肠鸣音活跃；② 经快速输液输血，周围循环衰竭的表现未见显著改善，或虽暂时好转而又再恶化，中心静脉压仍有波动，稍稳定后又再下降；③ 红细胞计数、血红蛋白与血细胞比容继续下降，网织红细胞计数持续增高；④ 补液与尿量足够的情况下，血尿素氮持续或再次增高；⑤ 胃管抽出物有较多新鲜血。本患者入院后经过 PPI 抑制胃酸、胃镜下止血治疗后，没有再次出现呕血和黑便，生命体征趋于稳定，出血停止。

三、病例分析

1. 病史特点

（1）患者，男，32 岁，反复中上腹痛 3 年，呕血伴黑便半天。

（2）体格检查：P 120 次 /min，BP 86/61mmHg。急性痛苦面容，贫血貌，神志清楚，睑结膜苍白，未见肝掌及蜘蛛痣；双肺呼吸音清，未闻及干、湿啰音；心率 120 次 /min，律齐，各瓣膜听诊区未闻及杂音；剑突下轻压痛，无反跳痛，余腹无明显压痛及反跳痛，肠鸣音 7 次 /min；四肢皮温稍低，末梢循环稍差，毛细血管充盈时间约 2s。

（3）实验室及影像学检查：血常规 RBC 2.60×10^{12}/L，Hb 63g/L，MCV 86.9fL，MCH 29.29pg，MCHC 333.00g/L，WBC 8.37×10^{9}/L，Plt 194×10^{9}/L；大便常规：大便潜血 ++++；胃镜示：十二指肠球部溃疡并出血；^{13}C 呼气试验示幽门螺杆菌阳性。

2. 诊断及诊断依据 患者诊断为十二指肠球部溃疡并出血。诊断依据包括：青年男性患者，反复中上腹痛 3 年，呕血伴黑便半天；出现心慌、大汗淋漓、乏力、四肢皮温稍低，收缩压低于 90mmHg、心率>100 次 /min 等有效血容量灌注不足的征象；患者既往有慢性周期性节律性上腹疼痛的病史，服用 PPI 后症状可缓解；此次出现症状存在诱因（大量饮酒）；实验室检查提示消化道出血，胃镜诊断为十二指肠球部溃疡并出血，^{13}C 呼气试验示幽门螺杆菌阳性。

该患者应与以下疾病鉴别：

（1）急性胃黏膜病变：患者大量饮酒后出现呕血、黑便，应考虑此病，既往慢性周期性和节律性疼痛，以及服用 PPI 治疗有效不支持此病诊断，但也不能作为排除诊断的依据。需要胃镜检查予以鉴别。

（2）Dieulafoy 病变：此病由恒径动脉破裂引起，青年患者多见，表现为无明显诱因消化道大出血。本患者既往病史不支持此病诊断，确诊需要内镜和 / 或者血管造影予以证实。

（3）食管 - 贲门黏膜撕裂综合征［又称马洛里 - 魏斯综合征（Mallory-Weiss syndrome）］：患者大量饮酒后出现呕血、黑便应考虑此病，但此病先有剧烈干呕或呕吐，随后出现呕血，与本患者病情不符合。

（4）胃癌：中晚期胃癌可以出现上消化道出血，青年胃癌患者临床上并不少见，需与本病鉴别，但本患者无消瘦、持续性腹痛或上腹不适、慢性失血等胃癌相关病史，不支持此病诊断。

（5）胃食管静脉曲张破裂出血：本患者上消化道出血量较大，应考虑此病，但患者既往无慢性肝病病史，乙型和丙型肝炎病毒检测，不支持此病诊断。

四、治疗方案

1. 液体复苏 严重低血容量或低血容量性休克患者需要快速补充容量，延误治疗可导致缺血性损伤，并有可能导致不可逆性休克和多器官系统衰竭。液体复苏是失血性休克的一线救治方案。液体复苏的根本目标是纠正低血容量，增加有效循环血量，以保证有效的心输出量和器官的血流灌注。对于血流动力学不稳的患者，液体复苏要优先于内镜止血治疗。

复苏液体主要应用等渗生理盐水、乳酸林格液、白蛋白、血浆和各种血液制品。消化道大出血时，应迅速建立静脉通道，宜选择粗大血管，建议留置中心静脉导管。发生低血容量性休克时，早期纠正容量不足对预防组织不可逆性低灌注至关重要。在短时间内输入足量液体，并根据患者生命体征适当加快补液速度。补液过程中应注意晶体和胶体的搭配，初始阶段应尽可能快地滴注至少 1～2L 等张晶体液，以恢复组织灌注。只要体循环血压仍较低，就应以初始的快速率继续补液。对于急性大量出血者，应尽可能施行中心静脉压监测以指导液体的输入量。在积极补液的前提下，可以适当选用血管活性药物（如多巴胺），以改善重要脏器的血流灌注。在心率、血压基本平稳后可减慢补液速度，在血流动力学稳定后，应尽早限制液体输注，避免补液量大引起肺水肿或再次出血，以改善预后。

紧急时输液、输血可同时进行，出现下列情况时考虑输血：

（1）收缩压 <90mmHg，或较基础收缩压降低幅度 >30mmHg。

（2）血红蛋白 <70g/L，血细胞比容 <25%。

（3）心率增快（>120 次 /min）。

对于存在伴随疾病如冠状动脉粥样硬化患者，重度贫血时会增加不良事件风险；或有证据提示持续活动性出血的患者，输血的目标则是维持血红蛋白≥90g/L。

本患者入院时出现心悸、头晕，P 120 次 /min，BP 86/61mmHg，考虑上消化道出血且伴有有效血容量不足，经静脉快速滴注乳酸林格液 1.5L、浓缩红细胞 4U、新鲜冰冻血浆 400mL，4 小时后患者心悸、头晕好转，P 91 次 /min，BP 98/62mmHg，低血容量得到及时纠正。

2. 出血治疗

（1）抑酸治疗：PPI 抑酸治疗降低胃内酸度，促进血小板聚集和纤维蛋白凝块的形成，稳定血凝块，有利于止血和预防再出血，促进溃疡愈合和减少相关并发症，从而改善临床结局。临床研究表明：PPI 的抑酸效果显著优于 H_2RAs，起效快，可显著降低再出血。因此，推荐所有消化性溃疡出血的患者使用 PPI。

2018 版《急性非静脉曲张性上消化道出血诊治指南》指出，应尽可能早期应用 PPI，并建议在内镜诊疗前静脉给予大剂量（80mg）PPI，再持续静脉滴注（8mg/h）至内镜检查开始。内镜检查前应用 PPI 可以改善出血病灶的内镜下表现，从而减少内镜下止血的需要。内镜诊疗后，应用大剂量 PPI 可以降低高危患者再出血的发生率，并降低病死率。

对于低危患者，可采用常规剂量 PPI 治疗，如奥美拉唑 40mg 静脉滴注，每天 2 次。对内镜止血治疗后的高危患者，如 Forrest 分级 Ia～Ⅱb 的溃疡、内镜止血困难或内镜止血效果不确定者、合并服用抗血小板药物或 NSAIDs 者，给予静脉大剂量 PPI（如奥美拉唑）72 小时，并可适当延长大剂量 PPI 疗程，然后改为标准剂量 PPI 静脉滴注，每日 2 次，用 3～5 天，此后口服标准剂量 PPI 至溃疡愈合。

（2）生长抑素：生长抑素及其长效类似物奥曲肽等常用于治疗静脉曲张破裂出血。因其具有抑制胃酸、胃泌素和胃蛋白酶的分泌，收缩内脏血管从而减少内脏血流等作用，理论上对溃疡病出血有益。该类药物对溃疡病出血的临床益处已有报道，但由于 PPI 和内镜治疗的有效性，这类药物通常仅用于无法进行内镜治疗时，或在确定性治疗前帮助稳定患者病情。

（3）内镜治疗：对于消化性溃疡并出血的病例，内镜下止血起效迅速、疗效确切。在液体复苏、药物治疗生命体征平稳后，应尽早胃镜下检查和治疗。推荐对 Forrest 分级Ⅰa～Ⅱb 的出血病变行内镜下止血治疗。静脉使用 PPI（静脉注射 80mg 后 8mg/h 静脉滴注）可降低内镜检查时出血征象高危患者的比例以及接受内镜治疗患者的比例。推荐常用的内镜止血方法包括药物局部注射、热凝止血和机械止血 3 种。对部分初始止血后再出血风险高的患者，例如血流动力学状态不稳、严重贫血（Hb<80g/L）、活动性出血（Forrest 分级 Ia～Ib）、巨大溃疡（>2cm）、呕血和 Forrest Ⅱa 类溃疡等，在使用 PPI 后可考虑复查内镜。

（4）介入治疗：对内镜止血失败或外科手术风险过大的患者，数字减影血管造影（DSA）有助于明确出血的部位与病因，必要时可行栓塞治疗。选择性胃左动脉、胃十二指肠动脉、脾动脉或胰十二指肠动脉血管造影，在造影剂外溢或病变部位经血管导管滴注血管升压素或去甲肾上腺素，使小动脉和毛细血管收缩，进而使出血停止，无效者可用明胶海绵栓塞。

（5）手术治疗：在内镜广泛普及和药物治疗不断革新的背景下，外科手术治疗消化性溃疡并出血已明显减少等，应用手术治疗的适应证包括：内镜和介入治疗失败、穿孔、瘢痕性幽门梗阻、怀疑胃溃疡恶变等。病情紧急时可考虑剖腹探查，可在术中结合内镜检查，明确出血部位后进行治疗。

按照 Forrest 分级，本患者属于消化性溃疡并 Forrest Ⅱb 类出血，入院后在积极补充血容量的基础上，奥美拉唑 40mg，每 8 小时 1 次静脉滴注，并行内镜止血夹置入治疗，出血得到有效控制。

3. 抗幽门螺杆菌治疗 在成功止血后，应积极采取针对原发病的病因治疗，预防再出血。由于胃内出血和 PPI 的使用，使得急性期患者幽门螺杆菌（Hp）组织学检测的假阴性率升高，故而对于急性期检测 Hp 阴性的溃疡病出血患者，建议出血停止 4 周后重复行 Hp 检测。根除 Hp 是溃疡愈合和预防复发的重要手段，对于 Hp 阳性的消化性溃疡并出血患者，成功止血后应尽早开始根除 Hp 治疗。《第五次全国幽门螺杆菌感染处理共识报告》关于 Hp 感染的治疗指征见表 3-1。

表 3-1 Hp 感染的治疗指征

伴幽门螺杆菌感染的疾病	强烈推荐	推荐
消化性溃疡无论是否活动和有无并发症	√	
胃黏膜相关淋巴组织淋巴瘤	√	
慢性胃炎伴消化不良症状		√
慢性胃炎伴胃黏膜萎缩、糜烂		√
早期胃肿瘤已行内镜下切除术或手术胃次全切除		√
长期服用质子泵抑制剂		√
胃癌家族史		√
计划长期服用非甾体抗炎药(包括低剂量阿司匹林)		√
不明原因的缺铁性贫血		√
特发性血小板减少性紫癜		√
其他幽门螺杆菌相关性疾病如淋巴细胞性胃炎、增生性胃息肉 Menetrier		√
证实幽门螺杆菌感染		√

随着 Hp 耐药率的上升，标准三联疗法的根除率已显著下降。不同国家或地区的 Hp 耐药率、药物可获得性、经济条件等存在差异，因此根除方案的选择应根据各地不同情况，基于药敏试验结果治疗和经验治疗是抗感染治疗的两种基本策略。定期监测人群抗菌药物耐药率，可为经验治疗抗菌药物的选择提供依据；是否实施基于药敏试验结果的个体化治疗，很大程度上取决于经验治疗的成功率。抗 Hp 的治疗应规范、联合、足疗程、个体化，以提高疗效，降低患者的耐药性。而根除治疗结束后应注意随访评估根除的效果，在根除治疗结束后至少 4 周进行复查，复查前至少停用 PPI 2 周，一般采用非侵入性的检查方法，包括尿素呼气试验和粪便 Hp 抗原试验。目前经验性治疗推荐铋剂 +PPI+2 种抗生素四联方案。四联方案中抗菌药物组合、剂量和用法见表 3-2。

标准剂量 PPI 为艾司奥美拉唑 20mg、雷贝拉唑 10mg(或 20mg)、奥美拉唑 20mg、兰索拉唑 30mg、泮托拉唑 40mg、艾普拉唑 5mg，以上选一。标准剂量铋剂为枸橼酸铋钾 220mg(果胶铋标准剂量待确定)。铋剂 +PPI+2 种抗生素四联方案为标准剂量 PPI、铋剂 2 次 /d，餐前半小时口服，加 2 种抗生素餐后口服。

表 3-2 推荐的 Hp 根除四联方案中抗菌药物组合、剂量和用法

方案	抗生素 1	抗生素 2
1	阿莫西林 1 000mg，2 次 /d	克拉霉素 500mg，2 次 /d
2	阿莫西林 1 000mg，2 次 /d	左氧氟沙星 500mg，1 次 /d，或 200mg，2 次 /d
3	阿莫西林 1 000mg，2 次 /d	呋喃唑酮 100mg，2 次 /d
4	四环霉素 500mg，3 次 /d 或 4 次 /d	甲硝唑 400mg，3 次 /d 或 4 次 /d
5	四环霉素 500mg，3 次 /d 或 4 次 /d	呋喃唑酮 100mg，2 次 /d
6	阿莫西林 1 000mg，2 次 /d	甲硝唑 400mg，3 次 /d 或 4 次 /d
7	阿莫西林 1 000mg，2 次 /d	四环霉素 500mg，3 次 /d 或 4 次 /d

青霉素过敏者的推荐方案为：①克拉霉素 + 左氧氟沙星；②克拉霉素 + 呋喃唑酮；③四环素 + 甲硝唑或呋喃唑酮；④克拉霉素 + 甲硝唑。方案中抗菌药物的剂量和用法同含阿莫西林的方案(表 3-2)。需注意的是，青霉素过敏者初次治疗失败后，抗菌药物选择余地小，因此应尽可能提高初次治疗根除率。对铋剂有禁忌者或证实 Hp 耐药率仍较低的地区可选用非铋剂方案，包括标准三联方案、序贯疗法或伴同疗法。疗程一般为 10 天或 14 天。

本患者为消化性溃疡并出血，具有抗 Hp 治疗的适应证，采用艾司奥美拉唑 40mg 1 次 /d+ 枸橼酸铋钾 220mg 2 次 /d+ 阿莫西林 1 000mg 2 次 /d+ 四环霉素 500mg 3 次 /d，疗程 14 天。

五、预后

多个国际指南均推荐应用预后评分体系以评估上消化道出血患者的病情危重度或死亡率，预判患者需进行内镜干预或外科手术治疗的风险。

1. 再出血评估 内镜检查时如发现溃疡出血，可根据溃疡基底特征进行改良的 Forrest 分级(表 3-3)，判断患者发生再出血的风险。除洁净基底外的任何内镜下表现都表明存在近期出血征象。一般认为只有存在活动性出血(喷射性出血或渗血)、非出血性血管显露或者附着血凝块的患

者才有较高的再出血风险。大多数有高危征象的患者都需要进行内镜治疗，以降低再出血风险。而不存在这些高危征象的患者再出血风险较低，无需内镜治疗。

表 3-3 消化性溃疡并出血改良 Forrest 分级及再出血风险

Forrest 分级	溃疡病变	再出血概率 /%
Ⅰa	喷射样出血	55
Ⅰb	活动性渗血	55
Ⅱa	血管裸露	43
Ⅱb	附着血凝块	22
Ⅱc	黑色基底	10
Ⅲ	基底洁净	5

2. 预后评估 可使用经过临床验证的预后评分体系来评估患者的病情严重程度，以指导后续治疗。其中应用较为广泛的有 Blatchford 评分系统和 Rockall 评分系统。

Blatchford 评分（也称 Glasgow Blatchford 评分）不将内镜下表现计入评分，因此可用于患者初诊时。该评分的依据是 BUN、血红蛋白、收缩压、脉搏，以及是否有黑便、晕厥、肝病和 / 或心功能衰竭。评分值为 0～23 分，分值越高，需要内镜干预的风险就越大。一项 meta 分析发现，Blatchford 评分为 0 分提示需要紧急内镜干预的可能性低（LR 0.02，95% 置信区间 0～0.05）。另一项纳入 3 012 例患者的研究发现，评分≤1 分可用于识别低危患者。

Rockall 评分依据患者年龄、休克状况、伴发病、内镜诊断和内镜下出血征象 5 项指标，将患者分为高危、中危或低危人群，其取值范围为 0～11 分。该评分系统纳入了内镜检查指标，能较好地反映上消化道出血的危险程度，对患者的死亡风险具有良好的预测价值。

2011 年提出的 AIMS65 评分系统相对较为简便，包括以下几项指标（危险因素）：白蛋白 <30g/L，国际标准化比值（INR）>1.5，神志改变，收缩压 <90mmHg，年龄 >65 岁。随着危险因素的增加，其预测消化道出血患者病死率的准确性也逐渐增高。

需要注意的是，不同评分系统对预测住院病死率、ICU 入住率等结论并不一致，目前已发表的风险评分均尚未被广泛采用。因此，应用评分系统评估患者预后时仍需关注生命体征、血红蛋白水平、并发症或合并症及上消化道内镜检查。

本患者为消化性溃疡合并 Forrest Ⅱb 类出血，如不行内镜止血治疗，有较高的再次出血的发生率，经内镜止血夹置入治疗后无再次出血。根除 Hp 能有效预防消化性溃疡复发，从根本上预防再出血发生。

六、要点和讨论

1. 诊治要点 本患者起病急、病情重、病史相对简单，诊断的关键是积极创造条件行急诊内镜检查。治疗上由于本患者入院时出现心悸、头晕、P 120 次 /min、BP 86/61mmHg，考虑上消化道出血且伴有有效血容量不足。在病因不明确的情况下尽快纠正患者的血容量不足，恢复有效的组织灌注。在患者入院 4 小时内静脉快速滴注乳酸林格液 1.5L，滴注浓缩红细胞 4U、新鲜冰冻血浆 400mL，4 小时后患者心悸、头晕好转，P 91 次 /min，BP 98/62mmHg，符合急诊内镜条件，与患者及家属告知行急诊胃镜检查的必要性和存在的风险，患者及其家属知情同意后行急诊内镜检查，胃镜结果示胃底黏膜可见大量咖啡色液体及暗红色血凝块，十二指肠球腔形态正常，前壁近球降交界处可见一溃疡面，表面可见新鲜血液渗出，诊断为十二指肠球部溃疡并出血。同时内镜下用两枚钛夹封闭创面，反复冲洗后未见新鲜渗血。快速静脉滴注奥美拉唑 40mg，每 8 小时 1 次，以利止血和降低再出血的发生率。

业已证实，Hp 感染是消化性溃疡重要的致病因素，根除 Hp 感染能有效减少溃疡病复发，本患者 ^{13}C 呼气试验示幽门螺杆菌阳性，在出血停止后采取 4 联疗法治疗 Hp 感染。PPI 治疗消化性溃疡愈合率高，由于本患者十二指肠溃疡合并了上消化道出血，适当延长了艾司奥美拉唑疗程至 6 周。

最后需要强调，在整个救治过程中，要密切监测患者病情变化，与患者和家属保持有效沟通，耐心、明确解释病情和相关治疗措施，尽量舒缓患者的紧张情绪。图 3-2 是消化道溃疡出血的处理流程。

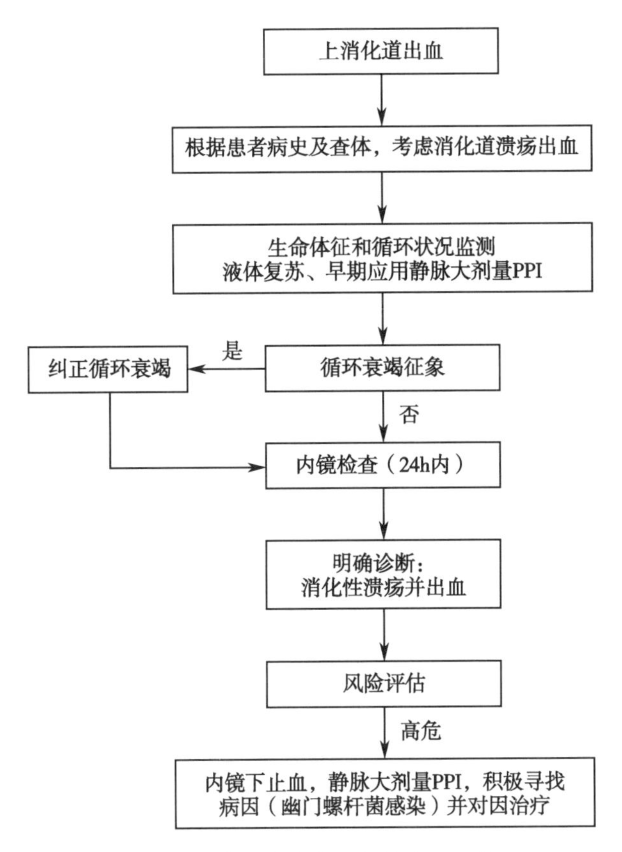

图 3-2 消化道溃疡出血的处理流程

2. 分析讨论 消化性溃疡是指在各种致病因子的作用下，消化道黏膜发生炎性反应与坏死、脱落、形成溃疡，溃疡的黏膜坏死缺损穿透黏膜肌层，严重者可达固有肌层或更深。病变可发生于食管、胃或十二指肠，也可发生于胃 - 空肠吻合口附近或含有胃黏膜的麦克尔憩室内，其中以胃、十二指肠最常见。本病在全世界均常见，一般认为人群中约有 10% 在其一生中患过消化性溃疡。本病可见于任何年龄，以 20～50 岁居多，男性多于女性[(2～5)∶1]，临床上十二指肠溃疡多于胃溃疡，两者之比约为3∶1。

消化性溃疡有中上腹痛、反酸等典型症状，通过胃镜检查可以明确诊断。上消化道出血是消化性溃疡的主要并发症之一，也是消化道出血最常见的部位。溃疡病出血患者常因呕血、黑便就诊，在出现消化道大出血时，容易引起低血容量休克，病情评估时对血流动力学稳定性进行判断并根据需要进行液体复苏十分重要。推荐在就诊 24 小时内使用内镜来诊断和治疗上消化道活动性出血，同时静脉给予 PPI 治疗，预防复发性出血，病情恢复平稳后应寻找病因，积极治疗原发病。所有消化性溃疡出血的患者都需要评估溃疡形成的易感因素（例如幽门螺杆菌感染），消化性溃疡的复发性很高，要想达到彻底治愈的目的，就要加强对 Hp 的根治，提高治疗效果，促进患者的溃疡愈合。

3. 研究进展 有近期出血征象的溃疡病发生再出血的风险增加，大多需要内镜治疗。如果治疗得当，高危病变的再出血率仅为 5%～20%。标准内镜治疗方法包括热凝疗法和置入止血夹，这两种方法都可与注射治疗联合使用。

热凝疗法是使用接触性探头进行热凝固，能使溃疡基底下的动脉接合凝固（coaptive coagulation），从而起到急性止血的效果，并且防止再出血。而内镜下置入止血夹是热凝疗法的一种替代，会以类似外科结扎的方式达到止血效果。

标准内镜治疗的一些替代方法正处于研究阶段，其中，内镜下注射纤维蛋白黏合剂可实现初步止血和降低再出血率。一项多中心随机试验纳入了 854 例胃十二指肠溃疡并活动性出血的患者，比较了单次应用纤维蛋白黏合剂、每日多次应用纤维蛋白黏合剂或者单次应用组织硬化剂聚桂醇 3 种治疗策略的安全性和有效性，结论是虽然 3 种策略的安全性相似，但多次应用纤维蛋白黏合剂患者的再出血率显著低于聚桂醇 400 组（15% vs 23%），且紧急治疗失败更少（8% vs 13%）。然而，反复内镜治疗需耗费大量医疗资源，并且纤维蛋白黏合剂对于上消化道出血治疗的确切作用仍有待确定。

此外，止血纳米粉末（hemospray）在接触到水分时会变得有黏性和附着力，从而在出血部位形成稳定的止血屏障，可增强血凝块形成并缩短凝血时间。纳米粉末经内镜引导下由导管送入并喷撒到出血部位，不需要直接接触组织。这种止血方法的优点在于操作简便，且不需要看到溃疡的正面视野，也不需要直接接触组织。据报道，非静脉曲张性上消化道出血患者采用止血纳米粉末后初步止血成功率大于 75%，再出血率小于 50%。在一项多中心前瞻性研究中，63 例患者因非静脉曲张性上消化道出血接受了止血纳米粉末治疗，在溃疡出血患者中，初步止血率为 76%。该疗法在加拿大和欧洲已投入使用，美国 FDA 也于 2018 年批准了该疗法。

（余保平）

参考文献

[1] 中华医学会消化病学分会，幽门螺杆菌和消化性溃疡学组，全国幽门螺杆菌研究协作组. 第五次全国幽门螺杆菌感染处理共识报告[J]. 中华消化杂志，2017，37(6)：364-378.

[2] Hungin A P，Mitchell C R，Whorwell P J，et al. Systematic review：probiotics in the management of lower gastrointestinal symptoms-an updated evidence-based international consensus[J]. Alimentary Pharmacology & Therapeutics，2018，47(8)：1054-1070.

[3] Sugano K，Tack J，Kuipers E J，et al. Kyoto global consensus report on Helicobacter pylori gastritis[J]. Gut，2015，64(9)：1353-1367.

[4] Freedberg D E，Kim L S，Yang Y.The Risks and Benefits of Long-term Use of Proton Pump Inhibitors：Expert Review and Best Practice Advice From the American Gastroenterological Association[J]. Gastroenterology，2017，152(4)：706-715.

[5] Saverio S D，Bassi M，Smerieri N，et al. Diagnosis and treatment of perforated or bleeding peptic ulcers：2013 WSES position paper[J]. World Journal of Emergency Surgery，2014，9(1)：45-45.

[6] 中华消化杂志编委会. 消化性溃疡诊断与治疗规范(2016年，西安)[J]. 中华消化杂志，2016，36(8)：508.

[7] 《中华内科杂志》编辑委员会，《中华医学杂志》编辑委员会，《中华消化杂志》编辑委员会，等. 急性非静脉曲张性上消化道出血诊治指南(2018年，杭州)[J]. 中华内科杂志，2019，58(3)：173-180.

[8] Karstensen J，Ebigbo A. Nonvariceal upper gastrointestinal hemorrhage：European Society of Gastrointestinal Endoscopy(ESGE) Cascade Guideline[J]. Endoscopy International Open，2018，06(10)：E1256-E1263.

[9] Farrar F C.Management of Acute Gastrointestinal Bleed[J]. Critical Care Nursing Clinics of North America，2018. 30(1)：55-66.

[10] Troland D，Stanley A. Endotherapy of Peptic Ulcer Bleeding[J]. Gastrointestinal Endoscopy Clinics of North America，2018，28(3)：277-289.

[11] Nehra A K，Alexander J A. Proton Pump Inhibitors：Review of Emerging Concerns[J]. Mayo Clinic Proceedings，2018，93(2)：240-246.

案例4 克罗恩病

一、病历资料

1. 病史采集 患者，男，27岁。因“反复腹泻4年余，加重3个月”就诊。患者4年前出现大便次数增多，每天3～5次黄色稀便，无腹痛，未予重视，近3个月无明显诱因下大便次数增多达8～10次，黄色稀便，含黏液、无脓血，无发热，腹痛不明显，无恶心呕吐，于门诊就诊行肠镜检查，示结肠黏膜充血糜烂，节段性鹅卵石样改变伴纵行溃疡，回盲部狭窄，无法进镜，肛指检查结节样增生，距肛缘70cm处活检5块，病理检查示黏膜慢性炎症伴局灶性肉芽肿性炎，今为进一步诊治收入院。患者4年前在外院行肛瘘手术，病程中，患者体重下降10余千克，食纳欠佳，小便量正常，神志清，精神软。

既往史：否认慢性病史，否认传染病史，预防接种按时按序，否认食物药物过敏史。

手术外伤史：4年前在外院行“肛瘘”手术。

个人史：否认吸烟史。

家族史：父母身体健康，否认恶性肿瘤、遗传病、自身免疫性疾病家族史。

2. 体格检查 T 37.3℃，P 80次/min，R 20次/min，BP 120/80mmHg。神志清晰，精神软，营养欠佳，中度贫血貌。全身皮肤无黄染，无肝掌、蜘蛛痣。全身浅表淋巴结无肿大，巩膜无黄染。颈软，气管居中，甲状腺未及肿大，胸廓无畸形，双肺叩诊清音，听诊呼吸音清。叩诊心界不大，心率80次/min，律齐。腹部平软，无压痛、反跳痛，肝脾肋下未及，未触及腹部包块，肝肾区无叩击痛，肠鸣音5次/min。右臀部可见一细小瘘管口，无溢液。

3. 实验室及影像学检查

(1) 血常规：RBC 4.38×10^{12}/L，Hb 85g/L，Hct 29.6%，MCV 67.6fL，MCH 19.4pg，MCHC 287g/L，Plt 280×10^{9}/L，WBC 4.61×10^{9}/L，N 59.0%，L 26.5%。

(2) 肝功能：TBIL 4.3μmol/L，DBIL2.5μmol/L，TP68g/L，ALB 37g/L，GLB 31g/L，ALT10U/L，AST20U/L，AKP 53U/L，γ-GT 51U/L，TBA 3.0μmol/L，

LDH 158U/L，ChE 5 654U/L，PA0.31g/L。

（3）肾功能：BUN 5.0mmol/L，Scr 62μmol/L，BUA 200μmol/L。

（4）血电解质：Na^+ 141mmol/L，K^+ 4.0mmol/L，Cl^- 106mmol/L。

（5）凝血功能：PT 11.2s，PTR 0.93，INR 0.94，TT 18.8s，APTT 29.1s，FIB 220mg/dL，D-二聚体0.22mg/L。

（6）ESR：40mm/h。

（7）CRP：40mg/L。

（8）病毒性肝炎血清标志物：阴性。

（9）胸部正位片：左肺外带细带状影，胸膜增厚可能。

4. 肠镜检查 全结肠黏膜充血糜烂，节段性鹅卵石样改变伴纵行溃疡，回盲部狭窄，无法进镜，距肛缘70cm处取活检5块，病理检查示黏膜慢性炎伴局灶性肉芽肿性炎。

二、病例分析

1. 病史特点

（1）患者为青年男性，因“反复腹泻4年余，加重3个月”就诊。患者4年前出现大便次数增多，每天3～5次黄色稀便，无腹痛，近3个月无明显诱因下大便次数增多达8～10次黄色稀便，4年前在外院行肛瘘手术，近4年来患者体重下降10余千克。

（2）体检示中度贫血貌，右臀部见一细小瘘管口。余无异常。

（3）实验室及影像学检查：

1）血常规：RBC 4.38×10^{12}/L，Hb 85g/L，Hct 29.6%，MCV 67.6fL，MCH 19.4pg，MCHC 287g/L。

2）ESR：40mm/h。

3）CRP：40mg/L。

4）结肠镜检查：全结肠黏膜充血糜烂，节段性鹅卵石样改变伴纵行溃疡，回盲部狭窄，病理检查示黏膜慢性炎伴局灶性肉芽肿性炎。

5）胸部正位片：左肺外带细带状影，胸膜增厚可能。

2. 诊断和诊断依据

（1）克罗恩病（结肠型）：患者为青年男性，处于克罗恩病的发病高峰年龄段，以克罗恩病的典型症状慢性腹泻起病，病程4年余，无黏液脓血；不明原因出现肛瘘，手术后长年不愈；肠镜检查可见典型的克罗恩病的表现：结肠黏膜充血糜烂，节段性鹅卵石样改变伴纵行溃疡，回盲部狭窄，病理检查示黏膜慢性炎伴局灶性肉芽肿性炎，未见肿瘤病变，支持克罗恩病的诊断。

（2）疾病活动指数：克罗恩病患者明确诊断后需要评估其疾病的活动指数，以指导制定治疗方案；根据成人克罗恩病疾病活动指数计算法，该患者的成人克罗恩病疾病活动指数（CADI）为362分，疾病属于中-重度活动期。

思考1：如何判断克罗恩病患者的疾病活动指数？

克罗恩病患者的完整诊断除了病变部位，还包括疾病的活动度，目前最常用的疾病活动度评估方法为CADI计算方法。

成人克罗恩病疾病活动指数（CADI）

（1）大便习惯：近7天内水样/稀便次数，一次记14分；

（2）服用苯乙哌啶或洛哌丁胺止泻，30分；

（3）腹痛程度（近7天）：无腹痛，0分；轻度腹痛，35分；中度腹痛，70分；重度腹痛，105分

（4）总体情况（近7天）：

好，0分；稍差，49分；差，98分；很差，147分；极差，196分

（5）并发症

关节炎或关节痛，20分

虹膜炎或葡萄膜炎，20分

结节性红斑、坏疽性脓皮病或口疮性口炎，20分

肛瘘、肛周瘘管或脓肿，20分

其他部位瘘管，20分

（6）近一周体温超过37.8℃，20分

（7）腹部包块无，0分，可疑腹部包块，20分，明确腹部包块，50分

（8）贫血和体重改变血细胞比容男性以47%、女性42%为基准值，每下降一个百分点记6分；

（9）体重下降占标准体重的百分值，每个百分点记1分

CDAI判断标准：

0～149分，无症状缓解

150～220分，轻-中度活动期

221～450分，中-重度活动期

451～1 100分，重度活动-暴发期

3. 鉴别诊断

（1）肠结核：常有低热、盗汗、纳差、乏力、消

瘦等中毒症状，腹痛、腹泻，血沉和C反应蛋白增高，与本病例相似，但肠结核PPD试验强阳性，T-SPOT强阳性，病变以回盲部为主，常表现为环形溃疡，同时伴有肠外如肺部、淋巴结结核表现，而本病例病变范围为全结肠，目前无肠外结核证据，这些均不支持肠结核的诊断。

（2）溃疡性结肠炎：以黏液脓血便为主要症状，病变局限在结肠，无肛瘘表现，肠镜下典型表现为病变自肛门起向乙状结肠、降结肠蔓延，呈弥漫性、连续性病变，黏膜充血、水肿、质脆、易出血，可有浅表溃疡、隐窝炎、隐窝脓肿，而本病例肠镜下表现为鹅卵石样改变，部分憩室穿孔，多发溃疡，回盲部狭窄，不支持溃疡性结肠炎的诊断。

（3）肠易激综合征：表现为大便习惯改变伴有反复腹痛或腹部不适，腹泻型者以不成形或稀水便为主，发病高峰年龄为20～40岁，与本病例相似，但肠易激综合征患者不会出现贫血、体重下降、发热等症状，实验室检查血沉、C反应蛋白不会增高，肠镜检查无病理发现，这些情况和本病例不符，可以排除。

（4）结直肠恶性肿瘤：该患者有大便习惯、性状的改变，如大便次数增多，且进行性加重，伴有贫血、体重下降等，需要考虑肿瘤的可能性。但该患者肠镜检查未见肿瘤征象，病理活检结果亦不支持，故目前不考虑结直肠恶性肿瘤的诊断。

三、诊治经过

患者入院后完善检查，克罗恩病（结肠型），中-重度活动期的诊断明确，给予泼尼松40mg/d，美沙拉嗪1g，4次/d，治疗1周后症状缓解，泼尼松逐渐减量至10mg/d，并加用硫唑嘌呤50mg/d治疗后5天，出现间歇发热，以下午为高，体温最高39.5℃，查血白细胞：0.8×10^9/L，中性粒细胞<0.5×10^9/L。

思考2：硫唑嘌呤的使用指征及用药方案是什么？使用过程中需要监测哪些实验室指标？

（1）第一至第四周：起始剂量50mg/d，顿服，每周监测全血细胞计数、肝功能和血淀粉酶。

（2）第五至第八周：如果患者耐受药物，血白细胞计数大于4×10^9/L，血小板计数大于150×10^9/L，硫唑嘌呤的剂量可增加到100mg/d（不超过每日最大剂量），硫唑嘌呤的每日最大剂量为2.5mg/kg。每两周监测全血细胞计数、肝功能和血淀粉酶。

（3）第九至第十二周：如果患者耐受药物，血白细胞计数大于4×10^9/L，血小板计数大于150×10^9/L，硫唑嘌呤的剂量可增加到150mg/d（不超过每日最大剂量），硫唑嘌呤的每日最大剂量为2.5mg/kg。每两周监测全血细胞计数、肝功能和血淀粉酶。

（4）第十二周以后：如果患者耐受药物，维持硫唑嘌呤的剂量150mg/d（不超过每日最大剂量），同时至少每3个月监测一次全血细胞计数、肝功能和血淀粉酶。

检测*TPMT*基因型可帮助决定初始用药剂量，对于*TPMT*基因型正常的患者初始剂量可用到最大量[2.5mg/(kg·d)]；由于*TPMT*纯合子变异体的发生率为1/300，检测TPMT价格昂贵，筛检TPMT的费用-效果比不高。另外，NUDT15基因变异也和硫唑嘌呤的活性和药物毒性相关，筛查该基因型有助于预测发生早期骨髓抑制的风险。

思考3：如何应对硫唑嘌呤治疗后出现的不良反应？

（1）骨髓抑制：用药期间出现白细胞计数小于4×10^9/L或血小板计数小于150×10^9/L，硫唑嘌呤剂量减半或直接停药，剂量减半后两周之内复查白细胞或血小板计数，若仍不上升，则需停药，且终身不能再服硫唑嘌呤。

（2）肝脏毒性：用药期间出现轻度的肝酶增高可考虑硫唑嘌呤的剂量减半，每两周监测肝功能指标，若肝酶呈两倍以上升高则需要停药直到肝酶恢复正常，以后可以再次服用硫唑嘌呤，但需减量。硫唑嘌呤引起黄疸的情况较少见，一旦出现需立即停药，停药后黄疸仍可继续加重。

硫唑嘌呤引起的药物不良反应发生率 10% 左右，其中 10%～20% 需要停药，大多出现在用药第一个月期间，包括剂量依赖性（骨髓抑制和肝脏毒性）和非剂量依赖性（胰腺炎、感染、恶性肿瘤），硫唑嘌呤起效时间至少 3 个月，停药后容易复发，因此需要长期用药（1～5 年）。

立即停用硫唑嘌呤，并收治入院，给予“左氧氟沙星、奥硝唑”抗感染治疗 5 天，升白细胞治疗后白细胞回升，大便仍有每天 5～6 次，不成形，评估患者的病情，该患者存在高风险因素，排除禁忌证后给予英夫利昔单抗 200mg 静脉滴注治疗，过程顺利。

思考 4：如何评估本例患者的病情？哪些临床特征提示其预后不佳？

提示克罗恩病预后不佳的高风险因素包括初次诊断年龄小于 30 岁、抽烟、C 反应蛋白和 / 或粪钙卫蛋白增高、肠镜检查见深溃疡、病变范围广、肛周病变、有肠外表现、有肠道切除手术史、对激素治疗反应不佳或激素诱导治疗缓解后又复发者；本例患者初次诊断年龄小于 30 岁、C 反应蛋白增高、有肛周病变，病变范围广（全结肠累及），激素治疗减量后复发，这些临床特征均提示本例患者为高风险中 - 重度克罗恩病，正确评估这些风险因素有助于后续治疗方案的制定。

思考 5：本例患者是否适合肿瘤坏死因子抗体的治疗？其治疗方案是什么？需要考虑哪些因素？

英夫利昔单抗（Infliximab）是人鼠嵌合型抗肿瘤坏死因子 -α 单抗，通过抑制性结合肿瘤坏死因子 -α 受体达到中和肿瘤坏死因子 -α 的生物学活性，英夫利昔单抗还可以激活肠黏膜活化淋巴细胞的凋亡。

适应证：中 - 重度活动期克罗恩病

治疗前筛查：乙肝病毒指标和干扰素 -γ 释放试验如 T-SPOT

禁忌证：处于活动期的感染、未经治疗的结核病、脱髓鞘疾病（如多发性硬化症，视神经炎）及心功能衰竭

剂量用法：诱导剂量 5mg/kg，静脉滴注，第 0 周、第 2 周、第 6 周各一次；对于反应良好的患者需要每 8 周一次维持用药，5mg/kg，静脉滴注。

副作用：感染、恶性肿瘤、自身免疫性疾病、脱髓鞘疾病、心功能衰竭、注射部位反应、中性粒细胞减少、输液反应、皮肤反应（如银屑病）。

是否采用生物制剂治疗还需视患者的意愿、依从性、医疗条件而定。

患者在第 2 周、第 6 周再次入院予英夫利昔单抗 5mg/kg 静脉滴注，反应良好，大便次数保持 2～3 次 /d，便成形，无黏液脓血，无腹痛、发热，胃纳较前有所改善，曾出现左肛门口疼痛，考虑为肛周脓肿，行切开引流。继续英夫利昔单抗正规疗程治疗，每八周入院，持续治疗 4 年，病情稳定，因经济原因患者要求停用英夫利昔单抗治疗，故加用甲氨蝶呤 25mg，1 周 1 次肌内注射，3 个月后改用口服甲氨蝶呤片 15mg，1 周 1 次服用，大便成形，次数保持 2～3 次 /d，复查 C 反应蛋白、血沉维持在正常范围内，结束英夫利昔单抗治疗，长期随访。

四、治疗方案

1. 饮食指导　克罗恩病患者常发生营养不良或营养素缺乏，原因包括营养素摄入减少、吸收不良和炎症，对克罗恩病患者进行膳食干预可改善营养状况及消除食物诱发因素，营养补充治疗是指给予患者市售营养补充剂以增加热量和蛋白质摄入量；对于不能耐受肠内营养或标准药物治疗无效的严重活动性克罗恩病患者需给予全肠外营养；膳食剔除疗法，将能诱发或加重病情的食物从膳食中移除，关于增加膳食纤维对炎症性肠病患者的益处，目前尚存争议。

2. 药物治疗　克罗恩病患者的治疗目标在于达到缓解（内镜下缓解、组织学缓解和临床缓解），表现为黏膜完全愈合。

（1）轻度克罗恩病：口服药物门诊治疗适用于轻度克罗恩病患者，治疗方法取决于病变分布情况。对于低危的轻度活动性回肠和近端结肠克

罗恩病患者，推荐肠溶性布地奈德作为一线治疗药物来诱导缓解，初始剂量为9mg/d，持续至少4周，但不要超过8周，以每2～4周3mg的速率逐渐减量，持续8～12周，不超过12周。对于主要累及回肠末段和右侧结肠的轻度克罗恩病患者，一旦获得缓解，且已经减量或停用布地奈德，便可启动维持治疗。回肠和/或近端结肠受累的轻度克罗恩病患者也可选用口服糖皮质激素（泼尼松和泼尼松龙）作为一线药物替代布地奈德，泼尼松的初始剂量为40mg/d，持续1周，然后以每周5～10mg的速率逐渐减量，目标为在1～2个月内停用泼尼松。糖皮质激素有显著的副作用，不应长期使用。使用5-ASA治疗克罗恩病存在争议，我们只对局限性回结肠受累，且不愿意使用糖皮质激素的轻度克罗恩病患者采用该类药物。轻度左半结肠克罗恩病患者可选择柳氮磺吡啶，该药的副作用包括发热、白细胞减少和粒细胞缺乏（极少发生）等。

（2）中-重度克罗恩病

1）肾上腺皮质激素等治疗：适用于急性活动的中重度克罗恩病，常用剂量泼尼松0.75～1mg/kg；病变局限于直肠、乙状结肠者，可予肾上腺皮质激素，每晚睡前保留灌肠1次，2周1疗程，待症状缓解后逐渐减量到停用。肾上腺皮质激素无维持缓解作用，长期使用有严重不良反应，因此不能长期应用。

2）免疫抑制剂治疗：适用于激素依赖或无效以及激素诱导缓解后的维持治疗。硫唑嘌呤（Azathioprine，AZA）是维持缓解最常用的药物，剂量1～2mg/kg。AZA不能耐受者可换用甲氨蝶呤（Methotrexate，MTX）。甲氨蝶呤是不耐受巯基嘌呤类药物患者的替代维持治疗方案，当用于克罗恩病相关关节病患者时，甲氨蝶呤可能优于硫唑嘌呤，该药的起始剂量应为一周1次，一次25mg，肌内注射，临床疗效3个月内出现。患者接受肌内注射甲氨蝶呤治疗后一旦获得疗效，则可改为口服、皮下注射或肌内注射甲氨蝶呤，一周1次，一次15mg。甲氨蝶呤治疗时可能出现胃肠道问题，如恶心、胃部不适和稀便，口炎或口腔疼痛，肝脏化学指标异常，通常是肝脏转氨酶轻度升高，斑点状皮疹，中枢神经系统症状包括头痛、乏力、不适或不能集中精力，脱发，与药物相关的发热，血液系统异常，特别是大红细胞症，危及生命的肝毒性、肺损伤和骨髓抑制很少见。使用甲氨蝶呤的患者应以1mg/d的剂量补充叶酸，可减少药物相关的恶心、呕吐和腹部不适，此外，甲氨蝶呤为一种堕胎剂，育龄期妇女慎用。加用免疫抑制剂后可逐渐减少激素用量直至停用。

3）生物制剂：目前最常用的生物制剂为肿瘤坏死因子抗体，排除禁忌证后可考虑使用，对于缓解急性期症状有明显效果，并可用于维持治疗。

（3）具有高危因素的中-重度克罗恩病：初次诊断年龄小于30岁，抽烟、C反应蛋白和/或粪钙卫蛋白增高、肠镜检查见深溃疡、病变范围广、肛周病变、有肠外表现、有肠道切除手术史、对激素治疗反应不佳或激素诱导治疗缓解后又复发者为克罗恩病的高危因素，对于这些患者需要早期使用最强的治疗方案（生物制剂联合免疫抑制剂）诱导缓解，待病情缓解/好转后再考虑转用单一药物（免疫抑制剂）维持治疗，即降阶梯（top-down）治疗策略，生物制剂联合免疫抑制剂的益处是：两类药物通过不同的作用机制治疗克罗恩病起到药物的协同作用；免疫抑制剂的使用可以减少生物制剂的免疫原性，后者会诱导人体产生针对生物制剂抗体从而减弱生物制剂的疗效；改善生物制剂的药代动力学。早期联合用药可提高黏膜愈合率、最大限度地减少肠道狭窄、梗阻、穿孔等并发症，从而改善疾病预后，提高患者生活质量。

3. 手术治疗 出现肠穿孔、肠梗阻、脓肿、瘘管等并发症时需要手术治疗以防止威胁生命的急症情况恶化，但手术治疗并不能改变疾病本身的自然病程。

五、预后

对于累及小肠和/或大肠的克罗恩病患者，其典型病程为间歇性症状发作期与之后的缓解期交替出现。10%～20%的患者在初次起病后会经历长期缓解。有研究发现10年之内近一半的患者出现狭窄或穿透性病变。预测疾病严重程度的因素包括年龄小于40岁、存在肛周或直肠病变、吸烟、受教育水平低以及初始治疗需要糖皮质激素，回肠病变患者的风险明显高于结肠病变患者。很多克罗恩病患者最终都会因难以控制的症状、梗阻或穿孔而需要外科行肠切除术干预。一些患者往往遵循要么梗阻复发要么穿孔复发的模式；已有报道显示穿孔复发是克罗恩病更为严重的一种形式，会导致术后较早复发和需要更多手术，术后5年症状的复发率约为50%。

关于长期存在克罗恩结肠炎的患者发生结肠癌的风险的研究结果并不一致。病变扩展至结肠肝曲或更近端的患者发生结直肠癌（CRC）的风险最高。与年龄匹配的人群相比，出现症状后8～10年时CRC的风险开始增加。发病20年后CRC的累积发病率为5%～10%，而发病30年后为12%～20%。但另一项人群研究中，CRC的发生风险与普通人群相比并无差异；据报道，克罗恩病患者的肛门和皮肤鳞状细胞癌、十二指肠肿瘤形成、睾丸癌、白血病和其他各种不同癌症的发病率均有升高，不过尚不明确这些关联的强度。对于接受巯基嘌呤类药物治疗的患者，发生淋巴细胞增生性疾病的风险升高。肝脾T细胞淋巴瘤主要发生于接受抗TNF和硫唑嘌呤联合治疗的年轻男性患者中。

有关克罗恩病患者总体期望寿命是否下降的研究结论不一，和研究人群、患者病情的严重程度、随访时间等相关，目前的研究结果提示克罗恩病仅引起总体期望寿命轻微下降。

六、要点和讨论

克罗恩病的诊治需要考虑病变的部位和范围、疾病的严重程度、评估高风险因素、对药物治疗的反应性和耐受程度、患者的依从性和社会经济状况；对于本病例，诊治的难点和关键在于疾病的早期诊断和克罗恩病治疗方案的个体化。

1. 克罗恩病的早期诊断　克罗恩病早期症状为慢性腹泻伴或不伴腹痛，由于腹泻多为稀水便，没有脓血，如果次数不多往往被患者忽视，腹痛早期也比较轻微，所以患者常常不会去就诊，即便就诊也可能被误诊为肠易激综合征，或由食物等引起的腹泻，比如本例患者在慢性腹泻了四年之后才去医院就诊；有些患者在出现肠梗阻、肠瘘、贫血、低蛋白血症、发热等并发症甚至需要手术时才考虑到克罗恩病，因此早期诊断尤为重要，早期给予治疗可预防或延缓并发症的出现，提高患者的生活质量。

2. 克罗恩病病变范围的确定　克罗恩病是一种病因不明、以胃肠道透壁性炎症为特征的疾病，可以累及从口腔到肛周区域的整个消化道，大约80%的患者有小肠受累，通常位于远段回肠，1/3的患者仅有回肠炎，大约20%的患者病变局限于结肠，另外5%～15%的患者表现为口腔（阿弗他溃疡或口腔和牙龈疼痛）或胃十二指肠病变。需要通过内镜（结肠镜、胃镜）查找结肠、胃、十二指肠的病变，小肠病变可通过小肠镜，胶囊内镜或放射影像学途径如小肠CT或MRI检查发现。明确病变范围有助于制定最佳治疗方案。

3. 克罗恩病治疗方案的个体化　根据病情轻重、病变部位、范围、有无高危险因素、并发症、肠外表现等制定治疗方案，根据患者对治疗药物的耐受性及疗效，选择最合适的药物。轻度克罗恩病患者，病变发生在结肠和小肠时应给予不同剂型的5-ASA，中-重度患者首选免疫抑制剂，但要视患者对药物的耐受程度选择合适的免疫抑制剂，具有高危险因素的中-重度患者，需要用强疗效的药物联合治疗，生物制剂联合免疫抑制剂，需要患者有较强的依从性，另外经济因素也会影响治疗方案的选择。对于有严重并发症的患者需要多学科合作制定治疗方案包括手术切除病变肠段、肠外营养支持等。本病例患者病变部位在结肠，存在高风险因素（起病年龄>30岁，肛周病变，激素治疗诱导缓解后又复发），给予硫唑嘌呤治疗后出现严重的骨髓抑制，不能再服用巯基嘌呤类药物，患者对生物制剂反应佳，英夫利昔单抗正规疗程治疗后较快得到缓解，维持治疗4年余，后加用甲氨蝶呤维持治疗，病情得以长时间稳定。

4. 研究进展　克罗恩病是由肠黏膜内异常的T辅助细胞1型（Th1）免疫应答反应引起的慢性炎症，黏膜免疫学相关进展为该病的治疗提供了多个新靶点，目前在研究的治疗方法包括通过调控T细胞、T细胞产物或炎症通路，给予细胞因子以刺激固有免疫或使用益生元（复合碳水化合物）来改变肠道菌群等，随着维多珠单抗（Vedolizumab）的批准，选择性黏附分子拮抗剂也成为克罗恩病新疗法的研发重点。

新型的抗TNF治疗包括CDP571（Humicade）、依那西普（Enbrel）、奥那西普，现有的临床试验均未显示出有益的疗效；塞马莫德是一种经静脉给药的c-Jun氨基末端激酶（c-Jun N-terminal kinase，JNK）和p38丝裂原活化蛋白激酶（mitogen-activated protein kinase，MAPK）抑制剂，已有的临床试验未能得到明确的结果；沙利度胺能降低促炎症细胞因子（包括TNF-α和IL-12）的生成，在针对成人和儿童克罗恩病的临床试验表明能有效地诱导难治性儿童克罗恩病的缓解，但其毒副作用限制了临床应用；一种针对IL-6受体的人源化单克隆抗体正处于早期临床试验阶段；黏附分子参与白细胞向炎症部位的迁移和募集，阻断白细胞迁移已被认为是一种下调炎症的方法，维多珠单抗是一种抑制黏附分子α-4-β-7结合的单克隆抗体，通过阻断白细胞向炎症部位的迁移和募集抑制炎症反应，已获美国FDA批准用于治疗克罗恩病和溃疡性结肠炎，Etrolizumab是异源二聚体整合素α-4-β-7和α-E-β-7的β-7亚基的抑制剂，可以通过整合素配体黏膜地址素黏附分子（mucosal addressin cell adhesion molecule-1，MAdCAM-1）和E-钙黏着蛋白抑制整合素的相互作用，目前正在进行相关的临床研究。

上述的各项临床研究有些疗效不明确，有些结果存在争议。有关克罗恩病的发病机制和相关治疗方法的研究仍有许多难点需要攻克。

（陈世耀　许丽莉）

参考文献

[1] Terdiman J P，Gruss C B，Heidelbaugh J J，et al. American Gastroenterological Association Institute guideline on the use of thiopurines，methotrexate，and anti-TNF-α biologic drugs for the induction and maintenance of remission in inflammatory Crohn's disease. Gastroenterology，2013，145：1459.

[2] Lichtenstein G R，Loftus E V，Isaacs K L，et al. ACG Clinical Guideline：Management of Crohn's Disease in Adults. Am J Gastroenterol，2018，113：481.

[3] Lemaitre M，Kirchgesner J，Rudnichi A，et al. Association Between Use of Thiopurines or Tumor Necrosis Factor Antagonists Alone or in Combination and Risk of Lymphoma in Patients With Inflammatory Bowel Disease. JAMA，2017，318：1679.

[4] Peyrin-Biroulet L，Panés J，Sandborn W J，et al. Defining Disease Severity in Inflammatory Bowel Diseases：Current and Future Directions. Clin Gastroenterol Hepatol，2016，14：348.

[5] Colombel J F，Sandborn W J，Reinisch W，et al. Infliximab，azathioprine，or combination therapy for Crohn's disease. N Engl J Med，2010，362：1383.

[6] Costa J，Magro F，Caldeira D，et al. Infliximab reduces hospitalizations and surgery interventions in patients with inflammatory bowel disease：a systematic review and meta-analysis. Inflamm Bowel Dis，2013，19：2098.

[7] Laube R，Liu K，Schifter M，et al. Oral and upper gastrointestinal Crohn's disease. J Gastroenterol Hepatol，2018，33：355.

[8] Chaparro M，Ordás I，Cabré E，et al. Safety of thiopurine therapy in inflammatory bowel disease：long-term follow-up study of 3931 patients. Inflamm Bowel Dis，2013，19：1404.

[9] Lemaitre M，Kirchgesner J，Rudnichi A，et al. Association Between Use of Thiopurines or Tumor Necrosis Factor Antagonists Alone or in Combination and Risk of Lymphoma in Patients With Inflammatory Bowel Disease. JAMA，2017，318：1679.

[10] Kotlyar D S，Osterman M T，Diamond R H，et al. A systematic review of factors that contribute to hepatosplenic T-cell lymphoma in patients with inflammatory bowel disease. Clin Gastroenterol Hepatol，2011，9：36.

[11] Vande Casteele N，Herfarth H，Katz J，et al. American Gastroenterological Association Institute Technical Review on the Role of Therapeutic Drug Monitoring in the Management of Inflammatory Bowel Diseases. Gastroenterology，2017，153：835.

[12] Lichtenstein G R，Loftus E V，Isaacs K L，et al. ACG Clinical Guideline：Management of Crohn's Disease in Adults. Am J Gastroenterol，2018，113：481.

[13] Thia K T，Sandborn W J，Harmsen W S，et al. Risk factors associated with progression to intestinal complications of Crohn's disease in a population-based cohort. Gastroenterology，2010，139：1147.

案例5 急性髓细胞白血病 M_2

一、病历资料

1. 病史采集 患者，男，20岁。因“间断鼻出血伴牙龈出血1个月余”入院。患者近1个月来间断出现鼻出血及牙龈出血，于当地医院口服云南白药，上述症状好转。25天前又发鼻出血伴乏力，活动后气促，就诊于当地人民医院，行血常规检查提示白细胞明显增高、贫血及血小板降低（具体不详）。遂来我院行血常规显示 WBC 102.3×10^9/L，Hb 61g/L，Plt 82×10^9/L，外周血涂片可见大量原幼细胞，考虑为急性白血病，遂行骨髓穿刺涂片提示骨髓增生明显活跃，原始粒细胞占23.2%，异常中幼粒细胞43.6%，细胞化学染色POX强阳性（98%），以急性髓细胞白血病（AML）-M_2b收入我院。发病以来，食欲、睡眠、大小便均正常，体重无明显变化。

既往史：体健，否认心、肝、肾等重要脏器病史，否认高血压、糖尿病史，否认肝炎、结核等传染病史，否认药物、食物过敏史，无烟酒嗜好。

家族史：否认家族遗传病史，且家族成员中无类似病史。

2. 体格检查 T 36.4℃，P 96次/min，R 16次/min，BP 100/60mmHg，皮肤黏膜苍白无黄染，双下肢皮肤可见散在出血点，全身浅表淋巴结未及肿大。眼睑无水肿，巩膜无黄染，结膜苍白、未见出血点。口唇苍白无发绀，伸舌居中，舌乳头正常，口腔黏膜未见血疱，咽无充血，扁桃体不大。颈无抵抗，未见颈静脉怒张及异常颈动脉搏动，气管居中，甲状腺不大。胸廓无畸形，胸骨有压痛，双肺听诊清音、未闻及干湿啰音及胸膜摩擦音。心前区无隆起，叩诊心界不大，HR 96次/min，律齐，心音有力，心尖区可闻及3/6收缩期杂音。腹软，无压痛，肝脾肋下未及，移动性浊音（-）。脊柱四肢无畸形，双下肢无水肿。双侧膝腱反射对称引出，双侧巴宾斯基征（Babinski sign）（-）。

3. 实验室及影像学检查（门诊检查）

（1）血常规：WBC 102.3×10^9/L，Hb 61g/L，Plt 82×10^9/L；外周血涂片：L 15%，M 5%，N 52%，原幼细胞28%。

（2）骨髓细胞学：增生极度活跃，原始粒细胞占23.2%，异常中幼粒细胞43.6%，细胞化学染色POX强阳性（98%），红系占12.5%，全片见巨核细胞5个。（图5-1，见文末彩插）

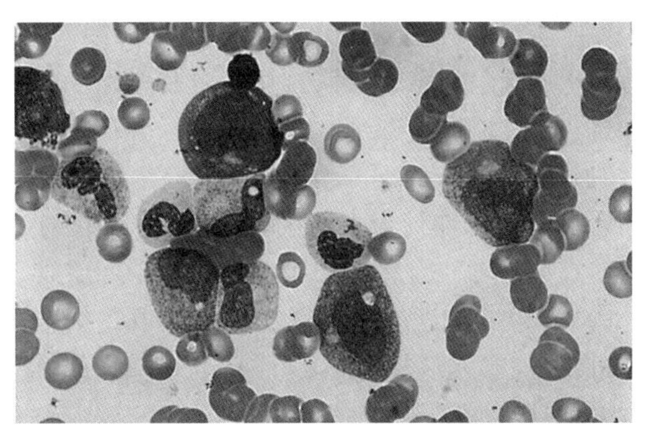

图5-1 骨髓细胞学

（3）血生化：ALT 26U/L，AST 38U/L，TBIL8.2μmol/L，Cr 64μmol/L，Na^+ 138mmol/L，K^+ 4.34mmol/L，Cl^- 97.0mmol/L，CO_2CP 22mmol/L，Glu 5.8mmol/L。

（4）尿、便常规：正常

（5）胸片：正常

（6）心电图：正常

（7）腹部B超：肝胆胰脾双肾未见异常

二、诊治经过

患者血常规显示 WBC 102.3×10^9/L，Hb 61g/L，Plt 82×10^9/L，外周血涂片可见大量原幼细胞，考虑为急性白血病，遂行骨髓穿刺涂片提示骨髓增生明显活跃，原始粒细胞占23.2%，异常中幼粒细胞43.6%，细胞化学染色POX强阳性（98%），为急性髓细胞白血病AML-M_2b，且为高白细胞白血病，收住院。

> **思考1：**患者以出血起病，常见于哪些疾病？当地医院处理合理吗？你如何处理？
>
> 出血常见原因有凝血功能异常、血小板计数及功能异常及血管异常。
>
> 当地医院处理不合理，因为只给了对症治疗，未查原因。
>
> 应该在行止血治疗同时，进一步检查出血原因，如做血常规检查看血小板计数是否正常，血小板功能检测是否有问题，同时行凝血功能筛查，如PT、APTT、FIB、D-二聚体及FDP等。

思考 2：血常规显示 WBC 102.3×10^9/L，Hb 61g/L，Plt 82×10^9/L，外周血涂片可见大量原幼细胞，下一步你将如何处理？

该患者外周血涂片可见大量原幼细胞，常见原因包括急、慢性白血病、骨髓增殖性肿瘤、类白血病反应、骨髓增生异常综合征等血液病，结合年龄、发病情况及体检，考虑以急性白血病可能性最大，因此应尽快安排做骨髓穿刺，同时因患者白细胞明显增高，超过 100×10^9/L，如考虑急性白血病，则为高白细胞白血病，属血液科急症之一，应联系白细胞单采，尽快将白细胞降下来。

思考 3：高白细胞白血病存在哪些风险？

高白细胞白血病是指 WBC>100×10^9/L，因急性白血病的细胞胞体较大，当外周血白细胞数量明显增多时，容易造成血流瘀滞、白血病细胞栓塞及血尿酸增高而致尿酸性肾病，并且可损伤血管内皮而导致 DIC。而此时若直接进行化疗，又很容易诱发溶瘤综合征。因而此患者初始治疗时，应该首先应用血细胞分离机进行连续的白细胞单采，可使白细胞短期内迅速降低，同时应给予大量补液并滴注碳酸氢钠，即水化和碱化，可防止上述合并症的发生。当 WBC<50×10^9/L 时，再行化疗，可明显减少溶瘤综合征的发生。

注：溶瘤综合征是指肿瘤放化疗后的 24～48 小时内，患者出现的以高血钾、高尿酸、高血磷、低血钙、严重者出现心律失常和 / 或肾衰竭为主要表现的并发症。

思考 4：白细胞单采需要注意的事项有哪些？

血细胞单采术应用血细胞分离机，根据密度梯度离心原理将血液分成血浆、白细胞血小板及红细胞 3 个层面，再根据临床需要将要去除的血细胞导出来。此患者白细胞明显增高，需将白细胞导出，即为白细胞单采。由于血液离心后白细胞和血小板在相同层面，因此单采白细胞过程中会损失血小板，而急性白血病患者多数会血小板减少，原则上应该在血小板>50×10^9/L 时做单采，如血小板低于 50×10^9/L，应静脉滴注血小板后再行白细胞单采，以免造成血小板进一步减少而出血。由于单采过程中需加枸橼酸钠抗凝，会造成患者低血钙，单采过程中应密切观察患者有无口唇麻木，及时予以葡萄糖酸钙补钙，以防低钙抽搐发生。

思考 5：如诊断考虑为急性白血病，骨髓检查应包括哪些项目？

考虑急性白血病，需行 MICM 分型，以判断患者预后，指导治疗。因此骨髓检查应包括：骨髓细胞形态学检查涂片病例分析、流式细胞检测、G 显带染色体核型分析和荧光原位杂交（FISH）、急性白血病相关融合基因检测。

三、病例分析

1. 病例特点

（1）年轻男性，急性起病。

（2）出血为首发表现，后伴贫血。

（3）既往、个人、家族史无特殊发现。

（4）查体有贫血和出血表现，有胸骨压痛。

（5）辅助检查：高白细胞伴贫血、血小板减少，有大量原幼细胞；骨髓增生极度活跃，原始粒细胞占 23.2%，异常中幼粒细胞 43.6%，POX 强阳性。

2. 诊断与诊断依据 急性髓细胞白血病 M_2b：患者以间断黏膜出血为首要临床表现，很快伴有贫血表现，体检示胸骨有压痛，血常规提示贫血伴血小板减少，白细胞计数明显增高，伴有大量原幼细胞。骨髓细胞学提示增生极度活跃，原始粒细胞占 23.2%，异常中幼粒细胞 43.6%，POX 强阳性，故考虑该诊断 M_2b 成立。

M_2b 为一种特殊类型的 AML，1964 年由中国学者首先提出。其特征是以异常形态的中幼粒细胞增生为主，这类细胞核、质发育失调，核染色质疏松、肿胀，核仁显著，胞质充满特异性中性颗粒，此种细胞常 >30%，同时原始及早幼粒细胞亦增多。多数 M_2b 伴有 t（8；21）（q22；q21），*AML1/ETO*（现称之为 *RUNX1-RUNX1T1*）融合基因阳性。可进一步行骨髓细胞免疫学、细胞遗传学和分子生物学检查，以助分型和分层诊断。

3. 鉴别诊断

（1）骨髓增生异常综合征（MDS）：MDS 老年人高发，突出表现为病态造血，但骨髓原始细胞 <20%，骨髓活检可显示 ALIP 病理现象。本患者年轻男性，发病前无长期贫血或白细胞、血小板异常病史，骨髓检查原始粒细胞占 23.2%，异常中幼粒细胞 43.6%，无其他病态造血表现，因此目前不考虑 MDS。

（2）骨髓增殖性肿瘤（MPN）：MPN 发病以老年人多见，其中，PV 以红系增多为主，ET 以巨核，BPC 增多为主，原发骨髓纤维化（PMF）以髓外造血及纤维化为主；NAP 正常或升高；体检多有脾大，可为巨脾。结合本患者临床及实验室检查，不考虑 MPN。

（3）再生障碍性贫血：再障患者表现为全血细胞减少，无胸骨压痛及肝、脾、淋巴结肿大，骨髓增生极度低下，原始细胞 <20%。本患者外周血白细胞计数明显升高，有胸骨压痛，骨髓检查原始粒细胞占 23.2%，因此不诊断再生障碍性贫血。

四、治疗方案

化疗是治疗急性白血病的基本治疗，化疗的原则为早期、足量、联合、间歇、多疗程、个体化。

1. 化疗方案　初治急性髓细胞白血病（非 M_3）的化疗包括：诱导缓解及缓解后化疗，其中诱导治疗的经典方案为 IA（去甲氧柔红霉素、阿糖胞苷）、DA（柔红霉素、阿糖胞苷）或 HA（高三尖杉酯碱、阿糖胞苷），缓解后的化疗主要强调大剂量阿糖胞苷的应用。

患者入院后检查：乙肝相关抗原和抗体、抗 HCV、抗 HIV 阴性；血 CMV、EBV-IgG（+），IgM（−），G 和 GM 试验均为阴性，血型鉴定 B 型，Rh（+）。出凝血功能筛查示 PT、APTT、FIB、FDP 和 D- 二聚体均正常，外周血涂片未见破碎红细胞。复查血常规示 WBC 112.6×10^9/L，Hb 63g/L，Plt 61×10^9/L，血生化（含肝肾功能、血糖、血脂、血电解质）未见异常。胸片无明显肺部感染表现，心电图正常。即刻进行白细胞单采，单采后复查血常规示 WBC 53.6×10^9/L，Hb 58g/L，Plt 36×10^9/L，予以静脉滴注红细胞悬液 400mL，并预约单采的血小板悬液 1U。当天开始给予 DA 方案化疗。同时给予水化和碱化尿液，监测血常规、血生化、出凝血筛查和心电图，防治溶瘤综合征和 DIC。化疗后 2 天内，未出现溶瘤综合征和 DIC 的临床表现及实验室检查异常。化疗后第 5 天，血常规示 WBC 1.6×10^9/L，Hb 72g/L，Plt 23×10^9/L。化疗后第 8 天，血常规示 WBC 0.8×10^9/L，Hb 66g/L，Plt 16×10^9/L，予以静脉滴注单采的血小板悬液 1U，并静脉滴注抗生素预防感染。化疗后第 10 天血常规示 WBC1.2×10^9/L，Hb 68g/L，Plt 26×10^9/L，复查骨髓，增生低下，原始细胞 3.5%，红系占 8.5%，全片见巨核细胞 2 个。化疗后 16 天，血常规示 WBC 2.6×10^9/L，Hb 66g/L，Plt 42×10^9/L，再次复查骨髓示增生活跃，原始细胞 1.5%，红系占 18.5%，全片见巨核细胞 10 个。化疗后 18 天，血常规示 WBC 4.6×10^9/L，Hb 76g/L，Plt 105×10^9/L，予以第 2 疗程 DA 方案化疗。

2. 基于危险度分层的治疗方案　目前急性白血病的总体治疗方案，需根据患者化疗前的各项检查结果，尤其是染色体和基因结果将患者进行危险度分层，即将患者分为低危组、中危组和高危组，不同危险组患者的治疗方案不同。急性髓细胞白血病影响患者预后的主要因素包括：年龄、白细胞数、是否继发于 MDS、是否治疗相关的 AML、达到 CR 的疗程数、细胞遗传学和分子生物学异常的类型，其中最重要的是细胞遗传学和分子生物学异常的类型。根据细胞遗传学和分子生物学类型进行危险度分层，见表 5-1。

首次骨穿结果完整回报：骨髓细胞学检查，原始粒细胞占 23.2%，异常中幼粒细胞 43.6%，细胞化学染色 POX 强阳性（98%）；骨髓细胞免疫分型示异常细胞表达 CD33、CD38、CD117、CD7、HLA-DR、CD64、MPO，不表达 CD9、CD10、CD11b、CD15、CD19、CD36、cyCD79a、cyCD3；骨髓细胞染色体检查结果回报 46XY，−7；+8，t（8；21）（q22；q21）；融合基因检测示 *AML1/ETO* 阳性，*c-KIT* 基因突变（−），*FLT3* 基因突变（−）。根据初诊时的血常规和骨髓检查结果，确认诊断为急性髓细胞白血病 M_2b，本例患者从 M_2b 危险分层角度看，伴有 −7，属高危急性髓细胞白血病，因此建议行异基因造血干细胞移植。

3. 化疗期间的对症支持治疗　包括各种感染的防治、血制品滴注及化疗药物副作用处理等。

表 5-1 根据细胞遗传学和分子生物学类型进行危险度分层

预后等级	细胞遗传学	分子遗传学
预后良好	inv(16)(p13; q22) t(16; 16)(p13; q22) t(8; 21)(q22; q22)	正常核型伴 NPM1 突变但不伴 *FLT3-ITD* 突变 正常核型伴有 *CEBPA* 双突变
预后中等	正常核型 t(9; 11)(p22; q23) 其他异常	inv(16)(p13; q22)或 t(16; 16)(p13; q22)伴有 *C-kit* 突变 t(8; 21)(q22; q22)伴有 *C-kit* 突变
预后不良	单体核型 复杂核型(≥3 种),不伴有 t(8; 21)(q22; q22)或 inv(16)(p13; q22)或 t(16; 16)(p13; q22)或 t(15; 17)(q22; q12) −5 −7 5q− −17 或 abn(17p) 11q23 染色体易位,除外 t(9; 11) inv(3)(q21; q26.2)或 t(3; 3);(q21; q26.2) t(6; 9)(p23; q34) t(9; 22)(q34.1; q11.2)	*TP53* 或 *FLT3-ITD* 突变 *ASXL1* 突变 *RUNX1*(*AML1*)突变 另:DNMT3a、RNA 剪接染色质修饰基因突变(*SF3B1*、*U2AF1*、*SRSF2*、*ZRSR2*、*EZH2*、*BCOR*、*STAG2*),同时不伴有 t(8; 21)(q22; q22)、inv(16)(p13; q22)或 t(16; 16)(p13; q22)或 t(15; 17)(q22; q12)

五、预后

急性髓细胞白血病的自然病程短,不予以治疗患者多在 6 个月内死亡,平均病程约 3 个月。随着联合化疗、根据危险度分组的分层治疗、靶向药物以及骨髓移植技术的相继应用,成人急性髓细胞白血病的预后已经有了显著提高。

有关 M_2b,传统观点认为预后良好,多数患者通过化疗即可达到长期缓解,甚至治愈。随着对 M_2b 这一类型白血病的深入研究,发现 M_2b 的异质性很强,不同情况的 M_2b 预后大不相同,需要区别对待,有关这一点会在下面的讨论中详细介绍。

六、要点和讨论

1. 诊治要点 对于本病例,诊治的关键在于起病为高白细胞白血病,即白细胞计数超过 100×10^9/L,高白细胞白血病由于显著增高的白细胞中白血病细胞占主要成分,而急性白血病细胞胞体较成熟白细胞大,再加上数量多,从而很容易导致白血病细胞栓塞,同时还导致血流瘀滞、血管内皮损伤,从而诱发弥散性血管内凝血(DIC)。再有就是患者处于高白细胞情况下进行化疗,短时间内(24～48 小时)由于大量白血病细胞被化疗药物杀死,细胞内容物入血,会导致高血钾、高尿酸、高血磷、低血钙,甚至出现心律失常及肾功能不全等表现,即溶瘤综合征,因此高白细胞白血病是血液科急症之一,需尽早治疗。

高白细胞白血病的治疗原则为白细胞单采,尽快将白细胞计数降至 100×10^9/L 以下,最好降至 50×10^9/L 以下,再进行化疗,同时给予患者水化及碱化尿液,并给予别嘌醇等药物防治高尿酸,所谓水化,就是保证患者每天液体入量不低于 3 000mL/m^2 体表面积,碱化尿液就是通过使用碳酸氢钠,使患者尿液 pH 轻度偏碱,通过水化和碱化,缓解血流瘀滞,减少白细胞栓塞机会,降低溶瘤综合征发生概率。

2. 分析讨论 急性髓细胞白血病是成人常见的恶性肿瘤,年发病率为(2～5)/100 000,病因尚不十分明确,可能与辐射、污染、病毒感染、遗传、免疫缺陷等因素有关。急性白血病常见的起病症状为发热、出血症状及面色苍白、头晕、乏力、心悸等贫血表现。

急性髓细胞白血病的诊断需根据 WHO 的 MICM 诊断标准,即形态学(morphology)、免疫学(immunology)、细胞遗传学(cytogenetics)、分子生物学(molecular biology)。形态学是诊断急性白血病的基础,包括光镜下骨髓涂片瑞氏染色细胞形态学检查及细胞化学染色检查，骨髓涂片中原始细胞≥20%，过氧化物酶染色阳性，M_2b 的骨髓涂片特征性的表现还包括异常中幼粒细胞增多，异常中幼粒细胞核、质发育失调，核染色质疏松、肿胀，核仁显著，胞质充满特异性中性颗粒，此种细胞常 >30%。应用流式细胞术进行免疫分型，急性髓细胞白血病细胞多表达髓系及造血细胞标记，如 CD33、CD38、CD13 等，不表达淋巴细胞标记，有时会异常表达 CD7。此患者免疫表型结果为，表达 CD33、CD38、CD117、CD7、HLA-DR、CD64、MPO，不表达 CD9、CD10、CD11b、CD15、CD19、CD36、cyCD79a、cyCD3。细胞遗传学检测包括染色体核型分析和荧光原位杂交技术（FISH）。分子生物学主要是应用逆转录聚合酶链式反应（RT-PCR）检测融合基因。成人急性髓细胞白血病常见细胞遗传学及分子生物学异常包括：t（8；21）、inv（16）、t（16；16）、t（15；17）、t（9；11）、t（6；9）、+8、−5、7、5q−、7q−及 *C-KIT*、*FLT3*、*NPM1*、*MLL* 等基因突变。根据患者细胞遗传学和分子生物学检测结果，将急性髓细胞白血病分为高危、中危和低危三组。对于低危患者，多疗程大剂量阿糖胞苷（HDAC）的巩固治疗或一疗程 HDAC 巩固治疗后行自体干细胞移植（auto-HSCT）均可得到良好的长期生存率（50%～65%）；对于中危患者，选择同胞全相合或自体干细胞移植是适合的，异基因造血干细胞移植（allo-HSCT）和 auto-HSCT 的 4 年 DFS 均接近 50%；对于高危患者，应采取 allo-HSCT 方可取得长期生存的机会。

对于伴有 t(8；21) 的急性髓系白血病 M_2b 患者，NCCN 指南和欧洲白血病网（ELN）专家共识均认为属于预后良好组 AML，初始治疗目前国际上采取常规“3+7”DA 或 IA 方案。标准剂量的 DA 或 IA 方案治疗 t（8；21）AML 1 个疗程 CR 率为 64%～75%。国内采用 HAA 方案 1 个疗程 CR 率超过 90%，因此国内推荐 HAA 作为 t（8；21）AML 的一线首选方案。国际上对于 t（8；21）AML 的缓解后治疗均推荐 HDAC（$3g/m^2$，每 12h 1 次，第 1～3 天）巩固治疗 3～4 个疗程，然而其远期复发率接近 40%。国内北京大学人民医院血液病研究所研究显示，t（8；21）AML 患者的预后具有异质性，因此需要对其进行进一步的危险分层。t（8；21）AML 的进一步危险分层主要依据两个指标，一是治疗前 *c-KIT* 是否突变，二是治疗后微小残留病（MRD）的动态变化。高危患者包括 *c-KIT* 突变者、巩固治疗 2 个疗程未获得主要分子学缓解（MMR）者及巩固治疗 2 个疗程获得 MMR 但随后丧失 MMR 者；其余为低危患者。低危组患者选择标准的大剂量化疗，而高危组患者选择 allo-HSCT。研究结果显示，通过危险分层治疗后 5 年复发率为 15%，5 年总体生存率达到 82.7%，取得了目前国际最好的疗效。

本例患者根据细胞遗传学和分子生物学类型进行危险度分层属高危急性髓细胞白血病，因此建议行异基因造血干细胞移植。患者与其父 HLA 配型为 4/6 相合。予以 2 次 DA 方案化疗后，又予大剂量阿糖胞苷［$2g/(m^2 \cdot d) \times 5d$］和 HA 方案行缓解后治疗，随后进入骨髓移植仓行异基因造血干细胞移植：改良 Bu/Cy+ATG 预处理方案，CsA+MMF+MTX 预防 GVHD。移植后 12 天，白细胞植活，移植后 15 天，血小板植活。移植后 1 个月，出现Ⅱ度 aGVHD，并间断出现 CMV 血症，均经调整治疗后得以控制。移植后 1 个月，血常规示 WBC $3.2 \times 10^9/L$，Hb 74g/L，Plt $34 \times 10^9/L$；骨髓检查示：增生活跃，粒系占 30.0%，原始粒细胞 0.5%，红系占 21%，全片见巨核细胞 6 个；流式细胞仪检测示 CD33、CD38、CD117 占 0.2%；染色体检查示 46XY（10），AML_1/ETO（−）。移植后 1.5 个月，血常规示 WBC $3.6 \times 10^9/L$，Hb 82g/L，Plt $56 \times 10^9/L$，肝肾功能正常，出院门诊随诊。

3. 研究进展　随着 AML 发病的基因及信号传导通路被不断发现，对 AML 患者实施个体化精准治疗已成为临床的热点，而靶向治疗使个体化精准治疗成为可能，这将使得 AML 患者，尤其是老年患者治疗效果更进一步提高。目前针对 AML 的新的治疗包括：

（1）针对 *FLT3* 基因突变的药物：*FLT3* 是表达在造血干细胞上的特异性细胞因子受体，具有调节造血干祖细胞生存及生长的作用，约 20% 的 *FLT3* 突变为内部串联重复突变（*FLT3/ITD*），为 AML 预后不良因素之一，近年来多种 *FLT3* 抑制剂在单药或联合传统化疗应用于 AML 的临床试验中取得了较大的进展，主要包括第一代 *FLT3* 抑制剂如索拉非尼和米哚妥林，二代抑制剂如奎扎替尼等，单药治疗 AML 患者的完全缓解（CR）率可达 30% 左右；而联合阿糖胞苷或表观遗传学调控药物可显著提高疗效。

（2）针对表观遗传学靶点的药物：如 DNMT 抑制剂，通过去甲基化药物通过抑制 DNMT 来阻断 DNA 甲基化，成为不能耐受强烈化疗的老年 AML 患者的选择之一。阿扎胞苷和地西他滨是目前已被批准用于临床治疗的去甲基化药物，且具有一定的临床疗效；再如 IDH 抑制剂 Enasidenib，是首个 IDH2 抑制剂，也是首个针对肿瘤代谢的抗癌药物，Enasidenib 单药治疗 AML 的有效率仅为 18%～35%，联合阿糖胞或联合免疫治疗可显著提高患者的总生存时间，例如，IDH1/2 抑制剂联合化疗可使 44%～50% 的初发 AML 患者达到完全缓解，总反应率达 70% 左右，目前已经在国内开展临床一期试验。

（3）*BCL-2* 抑制剂 Venetoclax：*BCL-2* 过表达可使 AML 细胞失去凋亡能力，是 AML 治疗的研究热门。Venetoclax 单药治疗难治 / 复发 AML，总反应率为 19%，Venetoclax 联合去甲基化药物或小剂量阿糖胞苷可将 AML 患者的缓解率提高至 60%～70% 以上。另外，Venetoclax 联合地西他滨或阿扎胞苷可明显增加 AML 患者的总生存时间。

（4）免疫治疗：免疫治疗 AML 主要包括抗体药物耦联、双抗（CD3 为基础的）、免疫检查点抑制剂 CAR-T（CAR-NK）。

（邱志祥）

参考文献

[1] 张之南，沈悌．血液病诊断及疗效标准．第 3 版．北京：科学出版社，2008.

[2] 成人急性髓系白血病（非急性早幼粒细胞白血病）中国诊疗指南（2017 年版）. 中华血液学杂志，2017，38（03）：177-182.

[3] 主鸿鹄，黄晓军．我如何治疗 t（8；21）急性髓系白血病．中华血液学杂志，2017，38（01）：6-9.

[4] Dohner H，Weisdorf D J，Bloomfield C D. Acute myeloid leukemia. N Engl J Med.2015，373：1136-1152.

[5] Hospital M A，Green A S，Maciel T T，et al. FLT3 inhibitors：clinical potential in acute myeloid leukemia. Onco Targets Ther，2017，10：607-615.

[6] Perl A E，Altman J K，Cortes J E，et al. Final results of the chrysalis trial：A first-in human phase1/2dose-escalation，dose-expansion study og Gilteritinib（ASP2215）in patients with relapsed/refractory acute myeloid leukemia（R/R AML）. Blood，2016，128：1069.

案例6 低钾血症

一、病历资料

1. 病史采集 男性，31 岁，因“反复呕吐伴乏力 5 个月余”于 2016 年 6 月 23 日入院。患者 5 个月余前无诱因下出现恶心呕吐，非喷射状，呕吐物量多，有酸臭味，伴上腹胀痛，呕吐后减轻，无腹泻。次日起感头晕及全身乏力，活动受限，尿量明显减少，无颜面及双下肢水肿，无头痛、意识不清，无胸闷、气促，无发热、寒战，无关节肿痛，无皮疹，无口齿不清、口角㖞斜、行走不稳，无特殊服药史。至当地县人民医院就诊，查血生化：Scr 315μmol/L，BUN 23.9mmol/L，K^+ 2.51mmol/L，血气分析：pH 7.690。予补液、补钾、止吐等治疗后（具体不详），尿量增加，但恶心、呕吐未见明显好转，建议住院治疗，但患者拒绝。20 余天后，患者因呕吐乏力加重，再次出现少尿，遂于 2016 年 2 月 16 日在当地市中心医院住院治疗，查血生化：K^+ 2.0mmol/L，Na^+ 127.1mmol/L，Cl^- 55.2mmol/L，Scr 727μmol/L，BUN 30.62mmol/L。血气分析：pH 7.658，PaO_2 60.6mmHg，$PaCO_2$ 56mmHg，BE 32.9mmol/L。泌尿系 B 超：双肾大小正常，皮质回声增强，皮髓质分界清，皮质厚度正常，双侧输尿管未见扩张。诊断为急性肾损伤、电解质紊乱、代谢性碱中毒。继续予补液、补钾、止吐等对症支持治疗，尿量逐渐恢复，恶心、呕吐明显较前缓解，于 2016 年 3 月 3 日复查血生化：K^+ 3.39mmol/L，Na^+ 131.9mmol/L，Cl^- 88.4mmol/L，Ca^{2+} 2.14mmol/L，Mg^{2+} 0.82mmol/L，Scr 141.0μmol/L，BUN 7.1mmol/ L，遂于次日出院。但出院后患者仍有恶心呕吐，平均 2～3 日一次，且低钾、低钠、低氯血症持续存在。遂于 2016 年 3 月 9 日至某省级三甲医院住院治疗，入院后次日查血气分析：pH 7.67，PaO_2 143mmHg，$PaCO_2$ 45.4mmHg，

HCO_3^- 53.2mmol/L，BE 26.6mmol/L；血生化：K^+ 3.06mmol/L，Na^+ 119mmol/L，Cl^- 60mmol/L，Mg^{2+} 1.65mmol/L，Scr 410μmol/L；尿 pH 7.5，随机尿：K^+ 24.49mmol/L，Na^+ 40mmol/L，Cl^- 15mmol/L，Ca^{2+} 0.45mmol/L，尿钾 / 尿肌酐为 4.77（mmol/mmol），当日患者突发呼之不应，神志不清，四肢抽搐，持续约 2 分钟后自行缓解，神经内科会诊考虑继发性癫痫，予左乙拉西坦治疗，后未再出现类似发作，查头颅 MRI 未见明显异常。全腹 CT 示胃明显扩张（图 6-1），并行肾脏穿刺活检见肾小球 20 个，未见明显异常，未见球旁器增生。慢性肾小管间质病变。根据尿钾和肾活检结果，多学科联合会诊考虑肾前性因素引起急性肾损伤，失盐性肾病引起电解质紊乱，原因为有机溶剂或遗传因素所致可能性大。予补钾、补钠、补氯、补镁等治疗纠正电解质紊乱，维生素 B_1 止吐，埃索美拉唑镁肠溶片抑酸护胃，恶心呕吐及电解质紊乱好转，最终诊断为①Gitelman 综合征，急性肾衰竭，电解质紊乱，代谢性碱中毒；②癫痫（继发性），于 2016 年 3 月 21 日出院，出院后予螺内酯 20mg/次，每日两次保钾治疗。出院后患者仍有乏力反复发作，恶心、呕吐，具体症状基本同前。2016 年 4 月 19 日再次至当地一家三乙医院住院，其间查全腹 CT 示胃明显扩大，胃镜示：慢性非萎缩性胃炎，食管炎，十二指肠球炎，予再次补钾、补钠、补氯、补镁、螺内酯等纠正电解质紊乱治疗，疗效不佳。为求进一步诊治于 2016 年 6 月 23 日收住我科。

患者发病以来精神及食纳差，夜眠可，尿量减少，大便约 2 天 1 次，近 5 个月体重下降 20kg。

既往史：近 3 年感上腹部疼痛，2 年前胃镜提示十二指肠球部溃疡，但未行规律治疗。否认其他慢性病史，否认传染病史，否认药物食物过敏史，否认手术外伤史及输血史，预防接种按时按序。

个人史：出生生长于原籍，职业油漆工人，吸烟 10 余年，每日 10～20 支，现未戒烟，否认饮酒史，否认异地长期居留史，否认疫区居留史，否认疫水、疫源接触史，否认其他特殊嗜好。

婚育史：未婚未育，家庭关系和睦。

家族史：父母健在，独生子，否认类似疾病史，否认传染病、精神病、家族性遗传病及肿瘤性疾病史。

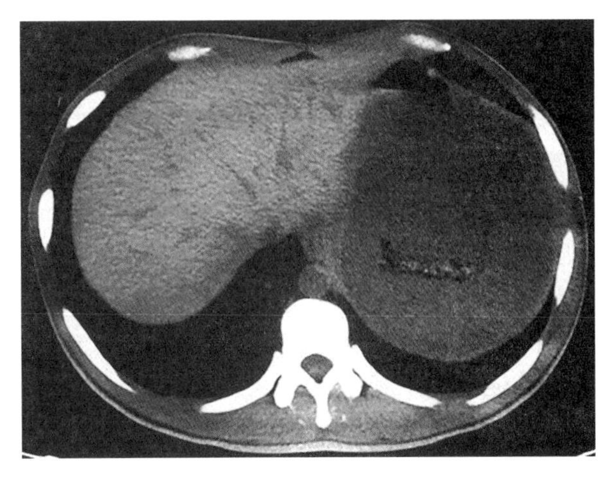

图 6-1 全腹 CT 平扫
胃明显扩张，腹腔少量积液

2. 体格检查 T 37 ℃，P 75 次 /min，R 19 次 /min，BP 99/63mmHg。神清，精神软，消瘦面容，全身皮肤黏膜无黄染，无出血点，全身浅表淋巴结未及肿大。颈无抵抗。左侧胸廓稍隆起，双肺呼吸音清，未及干湿啰音。心律齐，各瓣膜区未及杂音。未见胃肠型及蠕动波（图 6-2），全腹无压痛、反跳痛，肝脾肋下未及，四肢肌力Ⅴ级，双下肢无水肿。病理征阴性。

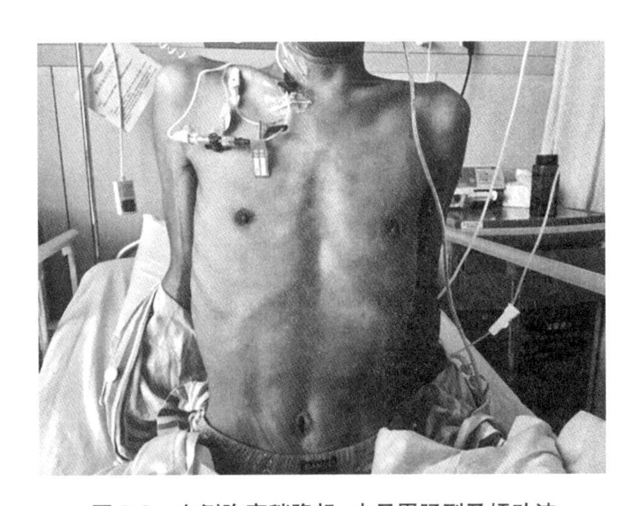

图 6-2 左侧胸廓稍隆起，未见胃肠型及蠕动波

3. 实验室及影像学检查 按时间顺序列出相关检查结果如下：

（1）2016 年 2 月

1）血常规：WBC 23.3×10^9/L，N 88.5%，Hb 166g/L，Plt 369×10^9/L。

2）尿常规：比重 1.010，pH 8.0，蛋白、红细胞均阴性。

3）24 小时尿液分析（尿量 4 165mL）：K^+ 39.98mmol，Na^+ 205.33mmol，Ca^{2+} 2.04mmol，P 8.45mmol，肌酐 11 395μmol，蛋白 370mg（正常范围：28～141mg）。

4）血浆肾素醛固酮（卧位）：肾素 59.2pg/mL（正常范围：4～38pg/mL），醛固酮 318pg/mL（正常范围：40～310pg/mL）。

5）全腹部 CT 平扫：腹腔及盆腔少量积液。

（2）2016 年 3 月

1）血浆肾素醛固酮（立位）：肾素活性 28.27ng/（mL·h）[正常范围：0.10～6.56ng/（mL·h）]，醛固酮 455.98pg/mL（正常范围：70～300pg/mL）。

2）尿常规：pH 7.5，蛋白、葡萄糖、红细胞均阴性。

3）24 小时尿电解质（尿量 2 500mL）：K^+ 61.23mmol，Na^+ 100mmol，Cl^- 37.5mmol，Ca^{2+}1.125mmol/L，Mg^{2+}12.275mmol，PO_4^{3+} 22.225mmol。

4）B 超：肝胆胰脾未见明显异常，双肾实质回声增强，慢性肾病图像，双侧输尿管、膀胱、前列腺未见明显异常。

（3）2016 年 6 月

胃镜：慢性非萎缩性胃炎（胃窦为主），食管炎，十二指肠球炎。

食管活检：黏膜慢性炎伴糜烂及炎性肉芽组织形成及局灶区坏死渗出。

二、诊治经过

患者以反复呕吐伴乏力为主要症状，外院血检提示急性肾损伤，低钾、低钠、低氯血症及失代偿代谢性碱中毒，肾脏失钾，肾素血管紧张素醛固酮系统（renin angiotensin aldosterone system，RAAS）激活但血压正常。入院后接诊医生详细询问病情，并告知上级医生，通知家属病情极其危重，需密切监测生命体征。

思考 1：作为该患者的床位医生，这时该如何与患者及家属进行谈话，需如何告知其病情及有哪些可能存在的风险？

该患者病情重，需要予患方病重通知，并告知患方即使通过积极治疗，亦可能出现下列风险：

（1）严重低钾血症会引起的危险情况：横纹肌溶解，肢体软瘫，甚至膈肌、呼吸肌麻痹，呼吸困难，重者可窒息；心律失常，甚至发生室性心动过速或室颤，心搏骤停，危及生命；昏迷；肠麻痹。

（2）严重代谢性碱中毒可引起头晕、躁动、谵妄甚至昏迷。

（3）急性肾损伤加重，出现持续少尿或无尿，需要急诊血液透析治疗。

急性肾损伤（AKI）的病因多样，可分为肾前性、肾性及肾后性。该患者起病时尿常规血尿、蛋白尿、白细胞均阴性，泌尿系 B 超未见梗阻表现，因此肾性及肾后性 AKI 依据不足。呕吐明显，呕吐后出现少尿，经止吐补液后患者肾功能明显好转，故仍应首先考虑呕吐失液所致肾前性 AKI，但患者后出现反复呕吐，可因肾脏持续缺血引起急性肾小管坏死。故继续补液，补充氯化钾及浓氯化钠以期纠正容量不足及电解质紊乱。

思考 2：作为首诊医生，如何判断低钾血症病因？

低钾血症根据病因，可分为摄入不足、丢失过多、细胞内转移等三种情况。肾脏有强大的调节尿钾排泄功能，多吃多排，少吃少排，因此单纯钾摄入不足一般不会引起低钾血症；因细胞内钾远多于细胞外，钾向细胞内转移可引起低钾血症，比如低钾性周期性麻痹、代谢性碱中毒、换气过度综合征、使用胰岛素等情况，此种低钾血症只持续数小时至数天，表现为急性低钾血症；数月至数年的持续钾丢失可引起慢性低钾血症，根据钾丢失途径，慢性低钾血症可分为肾性和肾外失钾。经详细询问病史可明确是否有摄入不足及经下消化道、皮肤等肾外丢失过多因素，再进一步查 24 小时尿钾明确是否存在肾脏失钾。在低血钾情况下，24 小时尿钾 >30mmol 可诊断为肾脏失钾。虽然 24 小时尿钾是判断是否为肾脏失钾的最准确检测，但 24 小时尿液收集耗时较长，若因病情紧急需要立即补钾，使血钾在留 24 小时尿期间恢复正常，则 24 小时尿钾 >30mmol 不能诊断肾脏失钾，此时可考虑在补钾前，测血钾时同步检测单次尿钾 / 尿肌酐比值或跨肾小管尿钾梯度（transtubular potassium gradient，TTKG）明确是否存在肾脏失钾[TTKG=（尿钾×血渗透压）/（血钾×尿渗透压），前提是尿钠>25mmol/L，尿渗透压>血渗透压]。在低钾血症状态下，随机尿钾 / 尿肌酐<13mmol/g.Cr 或<2.5mmol /mmol（不同研究诊断界值不一致），或 TTKG<3 考虑可排除肾脏失钾，而随机尿钾 / 尿肌酐>13mEq/g 或>2.5mEq /mmol，或 TTKG>7 考虑可诊断肾脏失钾。

入院后急查动脉血气分析：pH 7.726，PaO_2 141mmHg，$PaCO_2$ 49mmHg，HCO_3^- 66.3mmol/L，BE 35.9mmol/L，提示失代偿性代谢性碱中毒；尿常规 pH 9.0，碱性尿；急诊生化：K^+ 1.6mmol/L，Na^+ 127mmol/L，Cl^- 66mmol/L，Scr 186μmol/L，BUN 8.18mmol/L，并同步检测随机尿电解质：K^+ 107.7mmol/L，Na^+ 103.1mmol/L，Cl^- 21.8mmol/L；血渗透压 272mOsm/（kg·H_2O），尿渗透压 460mOsm/（kg·H_2O），计算 TTKG 为 39.5，提示存在明显肾脏失钾。次日查血生化：ALB 29.6g/L，TC 3.93mmol/L，Scr 139μmol/L，BUN 6.90mmol/L，BUA 581μmol/L，K^+ 2.7mmol/L，Na^+ 125.4mmol/L，Cl^- 72mmol/L，Mg^{2+} 0.62mmol/L，Ca^{2+} 2.09mmol/L。立位肾素活性 3.71μg/（L·h）[正常范围：0.10～6.56μg/（L·h）]，立位醛固酮 462ng/L（正常范围：70.0～300.0ng/L）。同步 24 小时尿钾 148.7mmol，进一步明确患者存在肾脏失钾。那么问题来了，如果是肾脏失钾，如何解释如此严重的反复呕吐？呕吐是低钾血症引起的后果吗？反过来，如果考虑呕吐引起的低钾血症，又怎么会表现为肾脏失钾呢？

思考 3： 低钾血症的诊断思路？

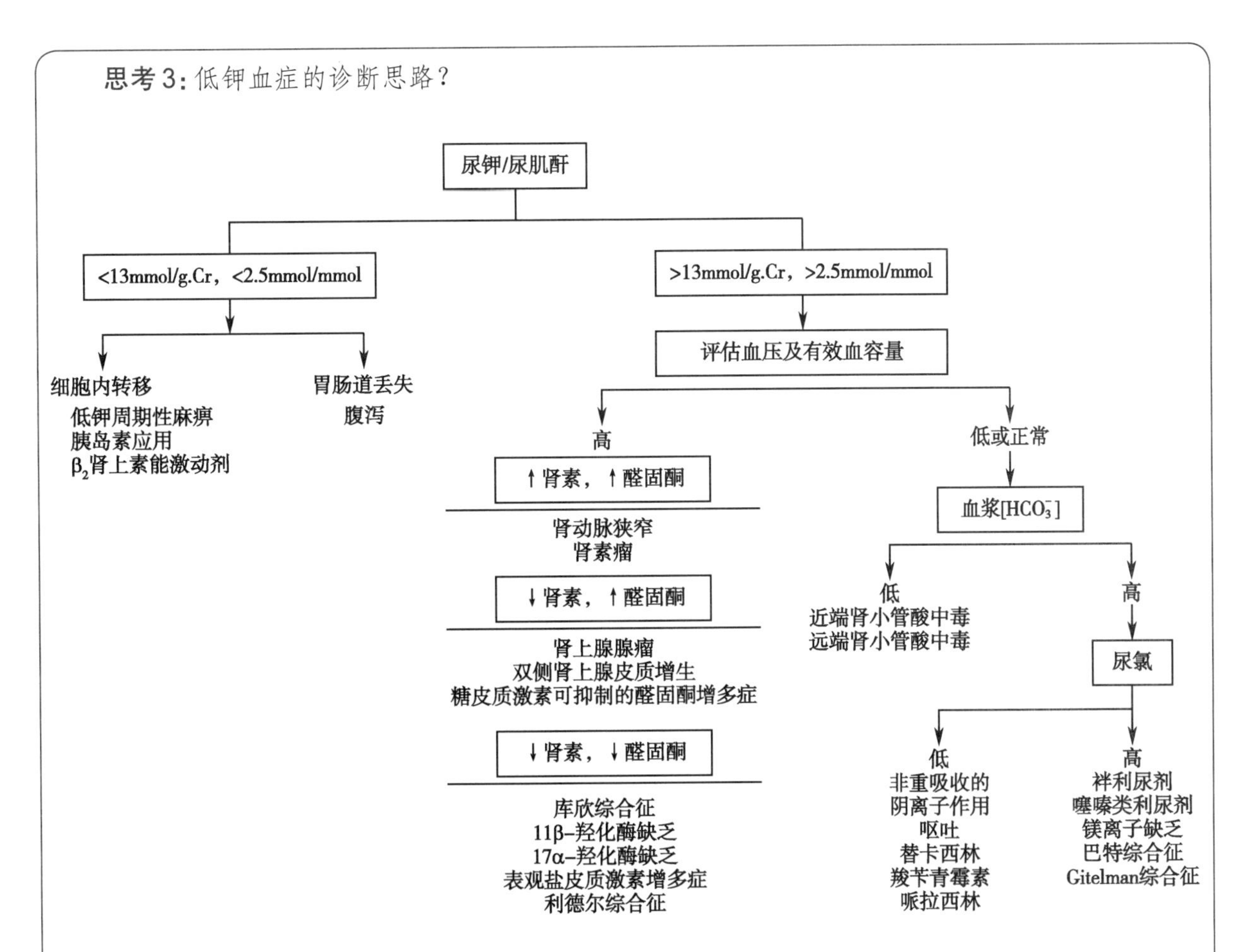

注：尿钾 / 尿肌酐在判断是否为肾脏失钾时的诊断界值有两个，原因在于不同的研究得出的结果不一致，因此无法统一。13mmol/g.Cr=1.5mmol/mmol。

根据前面化验结果，患者肾脏失钾诊断明确。根据思考3的诊断流程，患者血压偏低，因此可以排除肾动脉狭窄，肾上腺腺瘤，库欣综合征，利德尔综合征（Liddle syndrome）等表现为低钾高血压的疾病。患者代谢性碱中毒，血浆 HCO_3^- 高，因此可以排除肾小管酸中毒。最后该患者可能的病因需考虑非重吸收的阴离子作用（包括呕吐，使用替卡西林、羧苄青霉素等药物），或利尿剂应用、Mg^{2+} 缺乏、Gitelman综合征、巴特综合征（Bartter syndrome）等病因。鉴别的关键点在于尿氯离子浓度。利尿剂使用，Gitelman综合征及Bartter综合征，Mg^{2+} 缺乏等病因造成的低钾血症均有尿氯高（>25mmol/L），而该患者尿氯持续 <25mmol/L，因此可以排除这些病因。患者剩下需要考虑的病因为非重吸收的阴离子作用，患者未使用过替卡西林、羧苄青霉素等药物，故低钾血症病因仅剩下呕吐。因此，我们治疗的重点就集中于控制呕吐，于入院后第三天，予禁食、留置胃管、胃肠减压、肠外营养，质子泵抑制剂（proton pump inhibitor，PPI）抑制胃酸分泌（泮托拉唑40mg静脉滴注，每日两次）等治疗。入院第四天复查血生化：K^+ 3.50mmol/L，Na^+125.0mmol/L，Cl^-89.0mmol/L，SCr 101μmol/L，血气分析：pH 7.46，PaO_2 113mmHg，$PaCO_2$ 36.60mmHg，HCO_3^- 25.60mmol/L，BE 2.2mmol/L。入院第七天，复查血生化：K^+3.63mmol/L，Na^+133.7.0mmol/L，Cl^-102.7mmol/L，SCr 106μmol/L，血气分析：pH 7.363，PaO_2 100mmHg，$PaCO_2$ 37.5mmHg，HCO_3^-20.8mmol/L，BE−3.6mmol/L，同步尿钾57.8mmol/24h，尿pH 5.5，均已明显改善。从治疗反应看，呕吐控制后，电解质紊乱及酸碱失衡均得到纠正，进一步支持呕吐是低钾血症病因而不是低钾血症的后果。下一步就是寻找呕吐的病因。

思考4：对于呕吐的患者，有哪些常见病因需要鉴别诊断？

呕吐的病因按发病机制一般考虑有3类，分别为反射性呕吐、中枢性呕吐及神经性呕吐。具体需鉴别的疾病有急性胃肠炎、幽门梗阻、各型肠梗阻、颅内感染、脑血管疾病和尿毒症等。

患者无持续意识障碍，无发热，查体无颈项强直，无神经定位体征，外院头颅MRI未见明显异常，因此目前颅内感染、脑血管病等所致呕吐依据不足；患者腹部CT未见肠梗阻，有大便排出，故肠梗阻所致呕吐不考虑；患者肾功能好转后，仍有呕吐，因此尿毒症所致呕吐不考虑；患者无发热，无腹泻，急性胃肠炎依据也不足，因此呕吐原因最可能为幽门梗阻。外院曾有全腹CT提示胃明显扩张，入我院后全腹增强CT提示：胃壁广泛水肿增厚，以胃体及胃窦部为著，胃窦至幽门部管腔狭窄（图6-3），请消化内科、普外科会诊读片，并结合其有胃十二指肠溃疡病史，未规律治疗，有呕吐宿食，考虑存在瘢痕性幽门梗阻可能，故建议再次行胃镜以明确诊断，胃镜提示“反流性食管炎、胃潴留、幽门狭窄”（图6-4，见文末彩插）。普外科认为有手术治疗指征，遂转普外科全麻下行“剖腹探查+粘连松解+远端胃大部切除+十二指肠旷置+胃空肠毕Ⅱ式吻合+空肠营养管造瘘+肠排列术”，术中见胃体积增大明显，内有大量胃液潴留，十二指肠处瘢痕增生，局部粘连，形成狭窄。手术过程顺利，病理：远端胃切除标本，可见胃黏膜慢性中度浅表性炎伴淋巴滤泡形成，黏膜下纤维化，局部胃壁平滑肌变薄，经广泛取材未见肿瘤性病变。术后第10天，血生化：K^+4.0mmol/L，Na^+140mmol/L，Cl^- 106mmol/L，血肾功能正常而出院，门诊随诊。

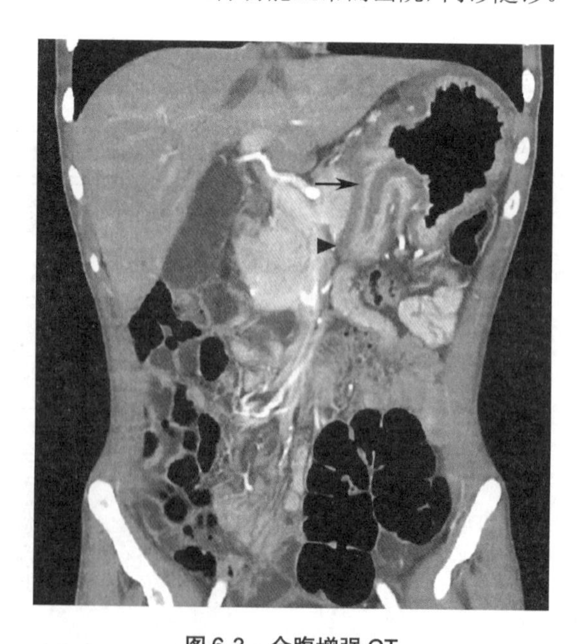

图6-3 全腹增强CT

胃壁广泛水肿增厚，以胃体及胃窦部为著（箭头），胃窦至幽门部管腔狭窄（箭）

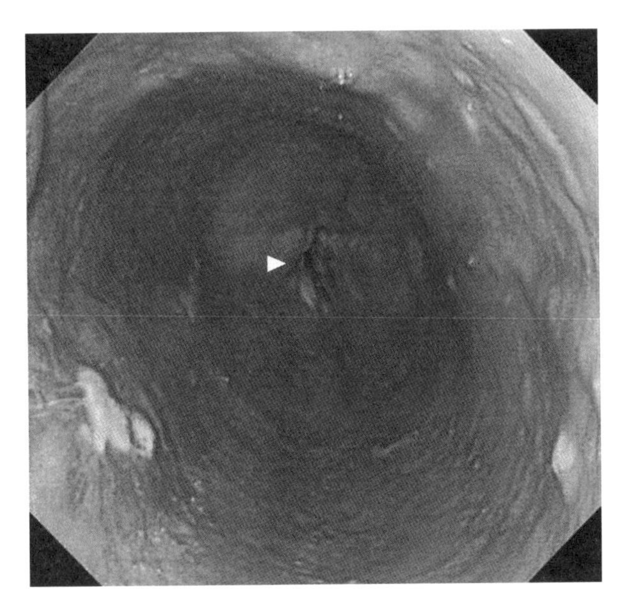

图 6-4 胃镜

反流性食管炎、胃潴留、幽门狭窄(箭头)

思考 5: 胃十二指肠溃疡瘢痕性幽门梗阻的诊断与治疗要点?

胃十二指肠溃疡瘢痕性幽门梗阻见于胃幽门、幽门管或十二指肠球部溃疡反复发作,形成瘢痕狭窄,通常伴有幽门痉挛和水肿。主要临床表现为腹痛和反复呕吐,呕吐物有酸臭味,提示为宿食,严重呕吐可引起脱水、低钾、低氯血症、代谢性碱中毒、营养不良及消瘦。查体可见胃蠕动波及振水音,根据患者有长期的溃疡病史,典型的症状和临床表现,多可明确诊断。需要区分是水肿性还是瘢痕性幽门梗阻,还需要鉴别是否为胃、十二指肠降部或胰头部的肿瘤压迫。可行胃镜、腹部 CT 等明确。治疗上,先行保守治疗,放胃管,进行胃肠减压和引流。高渗温盐水洗胃,以减轻胃壁水肿。同时补液,补充电解质,纠正酸碱失衡电解质紊乱。如保守治疗症状未能缓解,可考虑手术治疗,首选胃大部切除术。

该患者既往有十二指肠球部溃疡,但未规律诊治,因此溃疡反复发作,形成了幽门瘢痕狭窄。但因患者就诊科室均在肾内科,问诊及查体均存在缺陷,比如问诊时未关注呕吐发生的时相、次数和进食的关系,查体时未闻及振水音。因此要加强多学科学习和合作。患者瘢痕狭窄较严重,经放胃管,进行胃肠减压和引流等保守治疗,纠正酸碱失衡电解质紊乱后,予手术治疗。

三、病例分析

1. 病例特点

(1) 患者,年轻男性,反复呕吐伴乏力 5 个月余。

(2) 既往有十二指肠球部溃疡,但未规律治疗。

(3) 体格检查:血压偏低,体型消瘦,左侧胸廓稍隆起,未见胃肠型及蠕动波。

(4) 实验室及影像学检查:血气分析提示严重失代偿性代谢性碱中毒;尿常规提示极度偏碱;低钾低钠低氯血症,肾脏失钾,但尿氯偏低;RAAS 有激活;血肌酐波动大,最高曾达到 727μmol/L,止吐补液治疗后可明显下降;全腹 CT:胃窦壁增厚伴胃腔扩张;胃镜:幽门狭窄,病理:胃黏膜慢性炎。

2. 诊断依据

(1) 十二指肠球部溃疡瘢痕性幽门梗阻:患者既往胃镜检查有十二指肠球部溃疡,未规律诊治,本次发病表现为反复较剧烈恶心呕吐,呕吐宿食,呕吐后感腹胀明显缓解,我院全腹 CT 见胃壁广泛水肿增厚,以胃体及胃窦部为著,胃窦至幽门部管腔狭窄,胃镜见幽门有狭窄。

(2) 肾前性急性肾损伤:剧烈呕吐后尿量减少,血肌酐短期内迅速升高,经过止吐补液扩容等治疗,血肌酐水平恢复,诊断可明确。

(3) 电解质紊乱(低钾血症、低钠血症、低氯血症):实验室检查反复低钾血症、低钠血症、低氯血症。

(4) 代谢性碱中毒:患者血气分析 pH 极度偏高,同时 HCO_3^-、BE 均偏高,提示为失代偿性代谢性碱中毒。

3. 鉴别诊断 本病例需对低钾血症的病因进行鉴别诊断,鉴别流程见思考 2、思考 3,最需要鉴别的是 Gitelman 综合征,该病是一种罕见的常染色体隐性遗传性肾小管疾病,由 *SLC12A3* 基因失活突变引起,该基因编码远端肾小管噻嗪类利尿剂敏感钠氯共同转运子。多在儿童期起病,可表现为呕吐、乏力、全身肌肉无力、手足搐搦、夜尿增多、多饮多尿及心悸等,实验室检查可见慢性低钾血症、代谢性碱中毒、RAAS 系统激活、血压正常或低血压、低镁血症（<0.7mmol/L）、低尿钙症。因 Gitelman 综合征本身可以有呕吐表现，有时的确容易与呕吐引起的低钾血症相混淆。与本病例的鉴别点在于 Gitelman 综合征尿氯增高，一般 >25mmol/L，而呕吐所致的低钾血症尿氯 <25mmol/L。

本病例在诊疗过程中尚需围绕“恶心呕吐”的症状进行鉴别诊断，见思考 4。

四、治疗方案

该疾病主要难点为病因诊断，可予留置胃管、胃肠减压和引流等保守治疗，减少胃液丢失，PPI 抑制胃酸分泌，静脉补充氯化钠、氯化钾等，严重瘢痕性幽门梗阻必须经过手术治疗方能解除梗阻，从根本上解决代谢性碱中毒及电解质紊乱。手术方式首选胃大部切除术。

五、预后

患者出院后 2 个月当地医院拔除腹部空肠营养管，复查血电解质、肾功能、血气分析等指标均在正常范围，体重逐渐恢复正常。胃大部切除后，可出现倾倒综合征、碱性反流性胃炎、溃疡复发、营养障碍、残胃癌等并发症，需定期随访，必要时需再次胃镜检查。

六、要点和讨论

1. 诊治要点 青年男性患者，反复呕吐伴乏力 5 个月余，低钾低钠低氯血症，失代偿性代谢性碱中毒及肾前性急性肾损伤，护胃补钾补钠补氯及补液治疗，效果尚可，但停药后病情反复。本病例的难点在于疾病的病因诊断，所有异常之核心在于低钾血症。

低钾血症指血钾 <3.5mmol/L，低钾血症是临床工作中最常见的电解质紊乱之一，超过 20% 的住院患者有低钾血症，患者常表现为四肢乏力、便秘，严重的出现软瘫、心律失常、心搏骤停、呼吸肌麻痹等，由于其诊断难，致死风险高，目前已受到临床医生越来越广泛关注。临床上很多低血钾患者由于不能明确病因，仅给予静脉或口服补钾对症治疗，导致低钾血症反复发作，漏诊、误诊多年，本病例的患者在外院也出现多次误诊情况，曾考虑为遗传因素所致的 Gitelman 综合征。低钾血症根据病因，可分为摄入不足、丢失过多、细胞内转移三种情况，其中丢失过多又以肾脏失钾最多见，亦是诊断的难点所在。判别是否存在肾脏失钾，思考 2 中已详述了 3 种检测方法。根据肾脏失钾的诊断流程（思考 3），患者外院低钾血症时，尿钾 / 尿肌酐为 4.77（mmol/mmol），提示肾脏失钾，我院 24 小时尿钾、TTKG 均偏高，进一步确认了肾脏失钾诊断，患者无高血压，血气分析提示代谢性碱中毒，引出可能的诊断有不可重吸收阴离子作用，利尿剂、Gitelman 综合征及 Bartter 综合征等。而鉴别这些疾病的关键点在于尿氯浓度，正常情况下，血氯可以 100% 从肾小球自由滤过进入肾小管中，但滤过的氯绝大部分在近端肾小管、髓袢升支粗段、远曲小管等部位完成重吸收，最终仅有 0.4% 肾小球滤过的氯从尿中排出。若尿氯 >25mmol/L，提示利尿剂使用，Gitelman 综合征及 Bartter 综合征可能，这些情况下的尿氯偏高原因为在髓袢升支粗段或远曲小管，因药物抑制或相关基因失活性突变，氯无法重吸收。若尿氯 <25mmol/L 则提示上消化道丢失，原因在于胃液氯离子浓度极高，胃液大量丢失可以引起血氯下降和容量不足，肾小球滤过进入肾小管中的氯浓度随之下降，且机体为了保留氯离子，各段肾小管氯重吸收增加，尿氯浓度进一步下降。在本例患者，入我院后行尿氯及外院尿氯均 <25mmol/L，支持呕吐引起肾脏失钾的诊断，最终其病因为瘢痕性幽门梗阻所致的剧烈呕吐引起的低钾血症。

2. 分析讨论 剧烈呕吐致电解质紊乱及代谢性碱中毒的病理生理机制较为复杂。正常胃液中的阴离子为 120～160mmol/L 的 Cl^-，相对应的阳离子为 K^+、Na^+ 及 H^+。在静息状态下，阳离子主要为 Na^+，进食状态下，受到饮食的刺激，H^+ 会迅速升高至 100mmol/L。两种状态下 K^+ 浓度基本维持稳定，约 10mmol/L。呕吐时会丢失大量含 Cl^- 及 H^+ 的溶液，体内缺氯，引起低氯血症及低尿氯，H^+ 的丢失则导致血 HCO_3^- 升高，同时又会抑制胰腺分泌 HCO_3^- 入十二指肠，其结果便导致早期代谢性碱中毒的发生。

低钾血症是胃液持续丢失的常见后果。尽管丢失的胃液中含有一定量的 K^+，但大部分的 K^+

是从尿液中丢失的。胃液中含有高浓度的 HCl，胃液的丢失会使血浆中 HCO_3^- 升高以及肾小球滤过 HCO_3^- 负荷增加（肾小球滤过率乘以血浆 HCO_3^- 浓度），低血容量，以及继发性高醛固酮血症。肾小球滤过的 HCO_3^- 过多，超过近端小管的重吸收能力，小管液中 HCO_3^- 主要与 Na^+ 结合形成 $NaHCO_3$，则运送至远端肾单位的 $NaHCO_3$ 及水便会增加，随之而来的是皮质集合管对 Na^+ 的重吸收增加，因 HCO_3^- 为不可吸收阴离子，为保持集合管管腔电中性，集合管上皮细胞需分泌钾离子至管腔中，最终导致钾离子从尿液中丢失，此时因尿中 HCO_3^- 浓度高，尿液就偏碱，pH 会升高至 7 或 8，本例患者尿 pH 一直 >7，说明尿不可吸收阴离子为 HCO_3^-。因此，此时的低钾血症原因为肾脏失钾，而不是消化道失钾。这也是该患者虽然在病程中出现反复呕吐，影像学及胃镜检查均提示上消化道疾病，但因尿钾排泄增多，在前三次住院过程中，均认为是肾脏疾病所致低钾血症，造成误诊，原因在于大家想当然地认为消化道问题无论是呕吐（上消化道）还是腹泻（下消化道）引起的低钾血症，均是消化液失钾，即肾外失钾，实际上绝大多数的腹泻引起的低钾血症才是消化液失钾所致，而呕吐引起的早期低钾血症是肾脏失钾。因此，肾脏失钾，不一定就是肾脏惹的祸，有可能是上消化道疾病引起的胃液丢失，进而通过复杂的病理生理机制，造成的肾脏失钾。此种 K^+ 的丢失状态是一过性的，在 48～72 小时后，作为对低血容量的反应，近端小管对 Na^+ 及 HCO_3^- 的重吸收会增加，到达远端肾单位 HCO_3^- 减少，尿 K^+ 分泌随之下降。之后 K^+ 的丢失则主要因为胃液的持续流失所致。

低钾血症的风险已在思考 3 中阐述，而严重的代谢性碱中毒，尤其是 pH>7.65 的病例极为少见。血 pH 高于 7.55 者死亡率达 45%，高于 7.65 者死亡率高达 80%。由于此时蛋白结合钙增加、游离钙减少，乙酰胆碱释放增多，神经肌肉兴奋性增高，临床上常有面部及四肢肌肉抽动、手足搐搦，口周及手足麻木；血红蛋白对氧亲和力增加致组织缺氧，则会出现头晕、躁动、谵妄甚至昏迷。本例患者在第二次住院时，曾发作过一次短暂意识障碍，四肢抽搐，当时 pH 为 7.67。但在我院住院时，血 pH 最严重时达 7.726，未再出现意识障碍，可能是由于患者已经耐受。

对于该患者的治疗，予禁食、留置胃管、胃肠减压等保守控制呕吐，减少胃液丢失，PPI 抑制胃酸分泌，阻止 H^+ 和 Cl^- 的继续丢失，而不是单纯的予以补钾补氯补钠治疗，数天后，患者酸碱失衡电解质紊乱得到很好的控制，最终通过手术，从根本上解决了问题。

本病例需要肾脏内科、消化内科及普外科医生的联合诊治，在专业进一步细化的今天，对于电解质紊乱及酸碱失衡，尤其是表现为肾脏失钾，但是用肾病无法解释的低钾患者，应进行严谨细致的病理生理学分析，以期避免误诊或漏诊。

3. 研究进展　根据钾丢失途径，慢性低钾血症可分为肾脏和肾外失钾。对经肾脏或消化道失钾引起的慢性低钾血症得出正确的诊断，非常具有挑战性。在慢性低钾血症时，尿钾排泄率（24 小时或单次尿钾）是众所周知的区分肾性失钾与肾外失钾的第一步检测，那么单纯检测尿钾排泄率就可以准确找出低钾血症的病因了吗？答案是否定的。首先，一些神经性厌食 / 暴食症患者，或隐蔽使用利尿剂或泻药的患者，常常会隐瞒相关病史，即使详细询问病史，也可能无法得知真实情况，因此容易造成诊断困难或误诊；其次，在一些造成低钾血症的肾外病因，比如呕吐或少部分腹泻，可因大量碳酸氢盐尿或共存的低镁血症，造成尿钾排泄增多，表现为肾脏失钾。因此，单纯检测尿钾排泄情况无法明确低钾血症病因，也无法明确低钾血症的潜在机制。所以，综合检测包括尿钠、尿氯在内的尿电解质，而不仅仅是尿钾，可以提供更多的信息，有助于明确一些慢性低钾血症的病因。研究表明，在血压正常的慢性低钾患者中，病因为肾小管疾病的患者，其尿钠与尿氯排泄均升高而且程度相当（尿 Na^+/ 尿 Cl^- 比值约为 1），病因为神经性厌食 / 暴食症的患者（主要表现为自我诱导性呕吐）尿钠很高而尿氯低，尿 Na^+/ 尿 Cl^- 比值升高至 5.0±2.2，以尿 Na^+/ 尿 Cl^- 比值 >1.6mmol/mmol 为界值，诊断神经性厌食 / 暴食症引起的低钾血症敏感性与特异性分别为 95.2% 与 98.7%，对于使用泻药引起的低钾血症，尿钠相对尿氯偏低，其比值下降至 0.4±0.2，

以尿 Na^+/ 尿 Cl^- 比值 <0.7mmol/mmol 为界值，诊断泻药引起的低钾血症敏感性与特异性分别为86.5% 与 100%。因此，综合解释尿钠值、尿氯值、尿钠 / 尿氯比值，对一些血压正常的慢性低钾血症患者的准确诊断和治疗非常重要。

（牟利军）

参考文献

[1] Blanchard A, Bockenhauer D, Bolignano D, et al. Gitelman syndrome: consensus and guidance from a Kidney Disease: Improving Global Outcomes (KDIGO) Controversies Conference. Kidney Int, 2017, 91 (1): 24-33.

[2] Paltiel O, Salakhov E, Ronen I, et al. Management of severe hypokalemia in hospitalized patients: a study of quality of care based on computerized databases. Arch Intern Med, 2001, 161 (8): 1089-1095.

[3] Gennari F J, Weise W J. Acid-Base Disturbances in Gastrointestinal Disease. Clinical Journal of the American Society of Nephrology, 2008, 3 (6): 1861-1868.

[4] Palmer B F, Clegg D J. The Use of Selected Urine Chemistries in the Diagnosis of Kidney Disorders. Clinical Journal of the American Society of Nephrology, 2019, 14 (2): 306-316.

[5] Kassirer J P, Schwartz W B. The response of normal man to selective depletion of hydrochloric acid. Factors in the genesis of persistent gastric alkalosis. Am J Med, 1966, 40 (1): 10-18.

[6] Wilson R F, Gibson D, Percinel A K, et al. Severe alkalosis in critically ill surgical patients. Arch Surg, 1972, 105 (2): 197-203.

[7] Wu K L, Cheng C J, Sung C C, et al. Identification of the Causes for Chronic Hypokalemia: Importance of Urinary Sodium and Chloride Excretion. The American Journal of Medicine, 2017, 130 (7): 846-855.

案例 7 糖尿病酮症酸中毒

一、病历资料

1. 病史采集 女性，25 岁，因“口渴、多饮、多尿 3 天，乏力、恶心呕吐 1 天”就诊。患者于 3 天前出现口渴、多饮、多尿，日间小便 10 余次，夜间小便 3～4 次，尿量每次 200～300mL，无尿急、尿痛表现。就诊当天上午感乏力、胃纳明显减退，勉强进食少许午餐，至晚餐前出现恶心，呕吐 2 次，非喷射性，呕吐为胃内容物，伴轻度中上腹痛，无发热、腹泻、头晕、头痛、胸痛、多汗。即去医院急诊查血常规“WBC 15.82×10^9/L，N 72.5%”，腹部立位 X 线检查“未见异常”，拟诊“急性胃炎”，予以头孢呋辛抗感染、奥美拉唑制酸、0.9% 氯化钠液 500mL 补液支持治疗，患者乏力、恶心、呕吐症状加重，呕吐物为少量液体，无明显臭味，为求进一步诊治来本院急诊。发病以来患者大便正常，体重下降约 3kg。否认食用不洁食物，单位和家中其他人无类似症状出现。追问病史，患者于 1 周前出现咽痛、发热，体温最高达 39℃，自服头孢拉定、泰诺林，4 天后体温逐渐降至正常。

既往史：否认慢性病史，否认传染病史，预防接种按时按序，否认食物药物过敏史，否认手术外伤史及输血史。2 个月前单位体检测空腹血糖 5.3mmol/L。

个人史：生于原籍，在当地生活与工作，否认烟酒等不良嗜好。否认疫水疫地接触史，否认冶游史。

月经史：15 $\frac{4\text{～}5\text{天}}{28\text{～}30\text{天}}$ 末次月经为 8 天前。

家族史：父母身体健康，否认糖尿病及其他遗传病家族史。

2. 体格检查 T 37.0℃，P 126 次 /min，R 40 次 /min，BP 95/65mmHg，身高 163cm，体重 64kg，SpO_2 98%。意识模糊，精神萎靡，全身皮肤黏膜未见黄染，皮肤弹性较差，浅表淋巴结未触及肿大。口唇干燥，咽不红，双侧扁桃体无肿大和渗出。双眼球无突出。颈无抵抗，气管居中，甲状腺未及明显肿大。呼吸急促，呼气有烂苹果味。呼吸音清，未闻及干湿啰音。心律齐，未闻及额外心音，各瓣膜区未闻及杂音。腹软，剑突下可疑压痛，肝脾肋下未触及，肠鸣音正常。双手无震颤。双下肢无水肿，双侧足背动脉搏动对称。双侧奥本海姆征（Oppenheim sign）阴性，双侧巴宾斯基征（Babinski sign）阴性，双侧布鲁津斯基征（Brudzinski sign）阴性，双侧凯尔尼格征

(Kernig sign)阴性。

3. 实验室及影像学检查(急诊检查)

(1)血常规:WBC 19.30×10^9/L,N 70.3%,Plt 372×10^9/L,RBC 5.54×10^{12}/L,Hct 50%。

(2)尿液分析:尿蛋白25mg/dL(<30mg/dL),WBC(镜检)1～2/HP,RBC(镜检)0/HP,尿糖500mg/dL,尿酮体150mg/dL(<5mg/dL),尿比重1.020。

(3)粪常规检查:阴性。

(4)肝功能:ALT 23U/L,AST 19U/L,DBIL 5.6μmol/L,TBIL 10.8μmol/L。

(5)肾功能:BUN 13.1mmol/L(2.86～7.14mmol/L),Scr 127μmol/L(35～97μmol/L),BUA 468μmol/L(89～357μmol/L)。

(6)随机血糖:30.6mmol/L。

(7)血酮体:5.6mmol/L。

(8)血气分析:pH 6.92(7.35～7.45),$PaCO_2$ 16.3mmHg(35～45mmHg),PaO_2 110mmHg(95～100mmHg),HCO_3^- 3.10mmol/L(22～26mmol/L),BE− 28.68mmol/L(−3～3mmol/L)。

(9)血电解质:Na^+ 135mmol/L,K^+ 6.7mmol/L,Cl^- 103mmol/L。

(10)血淀粉酶:257U/L(30～110U/L)。

(11)ECG:窦性心动过速。

(12)腹部CT:胰腺饱满,胰周脂肪间隙清晰,右肾小结石,脾脏后缘小结节,副脾可能。

二、诊治经过

思考1: 患者以恶心呕吐为主要表现,伴腹痛,血淀粉酶升高,如何与急性胰腺炎相鉴别?

急性胰腺炎的诊断标准包括腹痛、血淀粉酶至少高于正常上限的3倍、影像学检查(腹部CT或MRI)有胰腺肿大和胰腺周围组织的渗出等炎性改变。而该患者腹痛程度轻,血淀粉酶升高幅度仅为正常上限的2.3倍,腹部CT无典型的胰腺炎影像学表现,故可能性小,入院后可监测血淀粉酶,必要时复查CT或磁共振。值得注意的是糖尿病酮症酸中毒(diabetic ketoacidosis,DKA)可有一过性血淀粉酶增高,若随着DKA的改善上述症状缓解、血淀粉酶下降,则考虑与DKA相关。

根据患者的临床表现和实验室检查结果,急诊医生初步诊断"糖尿病酮症酸中毒、高钾血症、肾前性肾衰竭",遂安排患者进入急诊监护室治疗。

思考2: 患者糖尿病酮症酸中毒诊断明确,如何与患者家属沟通收治重症监护室?

酮症酸中毒为糖尿病的急性并发症之一,若抢救不及时可出现休克、昏迷甚至死亡的风险。治疗过程中需要开放多路静脉,必要时深静脉置管,在监测心肺功能的基础上积极补液扩容,小剂量胰岛素静脉治疗时需要密切监测血糖变化。另外,患者出现的高钾血症可导致严重心律失常甚至心搏骤停。故有入住重症监护室的指征。

入院后予心电监护、鼻导管吸氧、开放静脉通路,滴注0.9%氯化钠液纠正脱水。

思考3: 是什么原因导致患者肌酐、尿酸升高?面对一个酮症酸中毒的患者,首要治疗措施是什么?

1. 患者肌酐、尿酸升高,结合血常规显示白细胞计数升高、血细胞比容增高,这些是糖尿病酮症酸中毒脱水的表现。故其诊断为肾前性肾功能不全,随着纠正脱水和酮症酸中毒,上述指标可恢复正常。

2. 补液是纠正糖尿病酮症酸中毒的首要治疗措施,其重要性甚于降血糖治疗。酮症酸中毒可导致患者出现严重脱水,有时可达体重的10%以上。其脱水原因主要是:高血糖、高血酮可引起血浆渗透压增高,进一步引起渗透性利尿伴细胞脱水;大量酸性代谢产物的排泄带出水分;库斯莫尔呼吸(Kussmaul respiration)造成液体丢失;厌食、恶心、呕吐使水摄入减少、丢失过多。脱水不仅可引起血容量不足、血压下降甚至循环衰竭,也可影响胰岛素生物效应的充分发挥。

同时,予以小剂量胰岛素静脉滴注降血糖:予以0.9%氯化钠液500mL+短效胰岛素24U,静脉滴注,维持4小时,每小时监测血糖。该患者小剂量胰岛素治疗临近结束时血压110/70mmHg、尿量 500mL、测得血糖为 13.2mmol/L，此时将原 0.9% 氯化钠液补液改为 5% 葡萄糖液 500mL+ 短效胰岛素 8U，静脉滴注，同时静脉滴注胰岛素剂量减少至 3～6U/h。

思考 4: 在酮症酸中毒治疗中，胰岛素治疗方案如何选择？

酮症酸中毒的降糖治疗推荐采用小剂量胰岛素连续静脉滴注疗法，即短效胰岛素 0.1U/（kg·h）。在此浓度时可以有效抑制酮体的生成，且具有相当强的降血糖作用，同时可避免血糖、血浆渗透压降低过快所致的风险。通常血糖以每小时 2.8～4.2mmol/L 的速率下降。若在第 1 小时内血糖下降不足 2.8mmol/L（或不足 10%），同时脱水已基本纠正时，则增加胰岛素剂量 1U/h。待血糖下降至 13.9mmol/L 时，可减少胰岛素输入量至 0.05～0.1U/（kg·h），并开始给予 5% 葡萄糖液静脉滴注（按葡萄糖 2～4g 加胰岛素 1U）。

患者急诊查血气分析 pH 6.92、血 K^+ 6.7mmol/L，入监护室后计出入量、避免用含钾的液体，5% 碳酸氢钠补液 100mL 经注射用水稀释至 1.25% 静脉滴注，每 2 小时复查血气分析、血电解质，上述治疗 4 小时后复查血 K^+ 4.3mmol/L，血气分析 pH 7.11，BE- 22.6mmol/L，尿量约 500mL，遂予以静脉补钾（1 000mL 补液中加入 10% 氯化钾 20mL），之后血钾维持于 3.6～4.3mmol/L。经过上述治疗，患者神志逐渐转清。

思考 5: 患者发生高钾血症的原因是什么？其高钾血症该如何处理？

酸中毒时失水甚于失盐，血液浓缩，同时酸中毒可使 K^+ 从细胞内转移至细胞外，pH 每降低 0.1，血钾将上升约 0.6mmol/L，因此酸中毒时患者常常出现高血钾。但此时体内总钾量减少，平均失钾 5～12mmol/kg，所以经补液和胰岛素治疗后，血钾即可明显下降。故在轻至中度高钾血症时，一般不需特殊降血钾处理，但补液和胰岛素治疗同时需密切监测血钾水平，如有条件最好给予心电监护，待血钾降至正常范围、尿量正常（尿量 >40mL/h），即可予以补钾治疗。

思考 6: 患者代谢性酸中毒，是否需要补碱治疗？

糖尿病酮症酸中毒是酮体堆积所致阴离子间隙增高型代谢性酸中毒，酮体是脂肪代谢的中间产物，其堆积主要因为胰岛素缺乏、脂肪过度分解超过肝脏处理能力所致。因为酮体呈酸性，可以结合 HCO_3^-，而使 HCO_3^- 降低。但单纯补碱不能改变已存在的代谢紊乱，需要纠正原发疾病。当给予胰岛素治疗后，脂肪分解回归正常，堆积的中间代谢产物——酮体将逐渐转化为 CO_2 和 H_2O 而消失，这时结合的 HCO_3^- 将被释放出来，酸中毒则得以纠正。如果不改善原发病，只是补碱，则当原发病纠正后，被结合的 HCO_3^- 释放出来，和先前补充的碱结合，则会出现医源性的代谢性碱中毒，应予避免。因此随着血酮体水平下降，酸中毒可自行纠正，故一般不需补碱。但严重的酸中毒可使心肌收缩力减弱、扩张周围血管使血压下降、抑制呼吸中枢和中枢神经系统，则需进行补碱治疗。当 pH≥7.0 时，不需补碱；pH<7.0 时，50～100mmol 碳酸氢钠稀释成 1.25% 溶液，静脉滴注，每 2 小时测定 1 次 pH，直至其维持在 7.0 以上。

入院第二天，患者腹痛、恶心、呕吐缓解，可进食少量忌糖半流质。空腹血糖 11.6mmol/L，血 K^+ 3.8mmol/L，血酮体 2.6mmol/L；血气分析：pH7.30，BE−16.6mmol/L，HCO_3^- 7.9mmol/L；肌酸激酶 85U/L，血淀粉酶 136U/L。鼓励患者饮水，予以静脉补液 4 000mL，0.9% 氯化钠液和 5% 葡萄糖液 + 短效胰岛素（葡萄糖 2～4g 加胰岛素 1U），静脉补钾 6g/d，静脉滴注胰岛素剂量 0.05～0.1U/（kg·h），根据血糖调整胰岛素补液的滴速。当日尿量约 3 400mL。

思考 7: 酮症酸中毒治疗过程中，何时可停止胰岛素静脉治疗？

酮症酸中毒发病机制为胰岛素水平的绝对或相对缺乏，胰岛素治疗酮症酸中毒的作用机制是：抑制脂肪分解和酮体生成，抑制肝糖原产生，以及增加外周组织摄取葡萄糖及利用酮体。因此只有当患者的酸中毒纠正、酮体基本消失时才能认为其代谢状态从脂肪动员转变为葡萄糖供能，并且脱水状态已获得完全缓解，这时方可停止患者的胰岛素静脉滴注治疗。

入院第三天，转入内分泌科继续治疗，患者已可正常进食，无恶心、呕吐、腹痛等不适。入量2 500mL，尿量2 000mL，血酮体0.6mmol/L；血气分析pH 7.37，BE−8.38mmol/L，HCO_3^-15.6mmol/L；血K^+ 3.6mmol/L；BUN 6.55mmol/L，Scr 76μmol/L，BUA 352μmol/L；血常规：WBC 7.9×10^9/L，N 75.1%，Plt 250×10^9/L，RBC 4.14×10^{12}/L，Hct 34.7%；AMS 90U/L，HbA1c 6.6%。提示该患者脱水、酮症酸中毒已基本纠正，故停止静脉补液和胰岛素静脉治疗，改用胰岛素泵治疗（持续皮下胰岛素输注）控制血糖，空腹和餐前血糖维持于7～10mmol/L。

思考8：患者脱水、酸中毒基本纠正，开始进食，可开始胰岛素皮下注射，有哪些方案可供选择？

患者的诊断考虑为1型糖尿病，由于胰岛β细胞破坏而导致胰岛素绝对缺乏，因此治疗上需终身依赖胰岛素维持生命。胰岛素治疗方案主要有以下几种：

（1）胰岛素泵治疗：是目前最能模拟生理性胰岛素分泌模式的方案，同时可减少胰岛素吸收的变异度，从而更好地控制血糖，且低血糖发生率低。适用于1型糖尿病患者。对于糖尿病住院患者，还可以根据胰岛素泵治疗的基础剂量和追加剂量不同，为后续选择合适的降糖方案提供依据。但由于操作相对复杂，价格昂贵，限制了它的广泛应用。

（2）三餐前短效人胰岛素或速效胰岛素类似物，联合睡前中效胰岛素或长效胰岛素类似物，能较好地模拟生理性胰岛素分泌模式，调整胰岛素剂量方便。适用于多数1型糖尿病患者，但需要每日多次注射，患者依从性差，影响生活质量。

（3）预混胰岛素皮下注射，每日2～3次，适用于尚存部分内生胰岛功能的1型糖尿病患者，可良好控制空腹血糖和早晚餐后血糖，而且注射次数少，患者依从性高。不足之处在于不易平稳控制血糖，而且当早晚餐后2小时血糖控制达标时，易造成午餐前或夜间低血糖。

入院1周后查血C肽水平：0min 0.07nmol/L，120min 0.07nmol/L，谷氨酸脱羧酶抗体（GADA）、胰岛细胞抗体（ICA）、胰岛素自身抗体（IAA）均阴性，提示非自身免疫性1型糖尿病可能。结合患者的发病特点，诊断为“暴发性1型糖尿病，糖尿病酮症酸中毒”。

思考9：测定谷氨酸脱羧酶抗体、胰岛细胞抗体、胰岛素抗体等抗体对糖尿病分型诊断有何临床意义？

糖尿病可分为1型糖尿病、2型糖尿病、其他特殊类型和妊娠期糖尿病。1型糖尿病是由于体内胰岛素绝对不足引起，又可分为自身免疫性（1A型）和特发性（1B型）两个亚型，其中自身免疫性1型糖尿病患者常有一种或多种抗胰岛β细胞自身抗体存在，主要有谷氨酸脱羧酶抗体（GADA）、胰岛细胞抗体（ICA）、胰岛素自身抗体（IAA）、酪氨酸磷酸酶抗体（IA-2 2A）和锌转运体8自身抗体（ZnT8A）等。这些抗体均是胰岛β细胞损伤的标志物，在糖尿病发病前，某些抗体已存在于血循环中，因而对自身免疫性1型糖尿病的诊断和预测有一定意义。暴发性1型糖尿病临床发病突然，胰岛素会在很短时间内严重缺乏而造成机体代谢异常紊乱，是特发性1型糖尿病中的一个新亚型，多数患者缺乏自身免疫表现，因而发病时胰岛相关抗体常常阴性。2型糖尿病的病因与遗传和环境因素相关，胰岛自身抗体多为阴性。

根据监测的血糖情况，调整胰岛素泵的基础量和追加量，血糖稳定后改为门冬胰岛素三餐前皮下注射、甘精胰岛素晚上9点皮下注射联合治疗，出院。在住院过程中和出院前，床位护士和医师多次为患者做了糖尿病教育，并嘱患者2周后到内分泌科门诊随访。

思考 10：患者为初发糖尿病，对她的糖尿病教育应该包含哪些内容？

糖尿病教育是糖尿病综合治疗的前提，内容应包括：

（1）向患者及家属介绍有关糖尿病的知识，以及控制血糖的重要性。

（2）明确血糖控制的目标（空腹血糖控制良好指标为 <6.1mmol/L，至少应 <7.8mmol/L，餐后 2 小时血糖 <8.0mmol/L，不应高于 10mmol/L），以及血糖控制不达标的危害性。

（3）教会患者进行饮食计算及换算方法，并主动遵守饮食计划。

（4）教会患者糖尿病治疗管理的基本方法，包括尿糖定性试验、快速血糖测定，服药或注射胰岛素的方法、低血糖的识别及处理、足部护理、自我监测并及时与医生联系。

三、病例分析

1. 病史特点

（1）青年女性，“口渴、多饮、多尿 3 天，乏力、恶心呕吐 1 天”。

（2）体格检查：T 37.0℃，P 126 次 /min，R 40 次 /min，BP 95/65mmHg，BMI 24.0kg/m^2。意识模糊，精神萎靡，皮肤弹性较差，口唇干燥。呼气有烂苹果味。腹软，剑突下可疑压痛。余心肺腹及神经系统查体无异常发现。

（3）实验室及影像学检查：血糖显著升高、尿酮体阳性，血气分析显示代谢性酸中毒；外周血白细胞计数和血细胞比容增高，为应激和脱水血液浓缩所致；血 BUN、Scr、BUA 升高反映了肾灌注不足；血钾升高，血钠在正常范围；血淀粉酶升高，但腹部 CT 未见典型胰腺炎的表现。

2. 诊断与诊断依据

（1）暴发性 1 型糖尿病（fulminant type 1 diabetes，FT1D）：患者的三多一少症状典型，短期内血糖迅速升高，起病 1 周内出现糖尿病酮症酸中毒，就诊时血糖 30.6mmol/L，而糖化血红蛋白仅 6.6%，空腹和餐后血 C 肽水平均显著降低，故符合诊断。其胰岛相关抗体阴性也符合多数暴发性 1 型糖尿病患者的诊断。

（2）糖尿病酮症酸中毒（DKA）：患者出现口渴、多饮、多尿 3 天，乏力、恶心呕吐 1 天，就诊时血糖 30.6mmol/L，尿酮体 150mg/dL，血气分析提示代谢性酸中毒，故诊断明确。

（3）肾前性肾衰竭：患者血尿素氮、肌酐升高，由肾灌注不足所致，脱水纠正后上述指标恢复正常，故诊断。

（4）高钾血症：患者血钾 6.7mmol/L，明显增高，考虑与酸中毒、脱水有关。

3. 鉴别诊断　本病例诊断为暴发性 1 型糖尿病，需要与以下糖尿病分型做鉴别：

（1）2 型糖尿病：多见于超重或肥胖的成年人，起病缓慢而隐袭，往往无典型多饮、多食、多尿和体重下降的症状，很少自发性酮症酸中毒，由于患者起病时胰岛 β 细胞尚存有一定的功能且合并胰岛素抵抗，故胰岛素释放试验常常显示峰值延迟或不足。该患者为青年女性，三多一少症状极其典型，在无感染等应激情况下出现糖尿病酮症酸中毒，空腹和餐后血 C 肽显示胰岛素绝对缺乏，故可排除 2 型糖尿病。

（2）自身免疫性 1 型糖尿病（1A 型）：是 1 型糖尿病的亚型，具有 1 型糖尿病的共同特点：多见于青少年和 25 岁以下的年轻人，三多一少症状典型，有自发性酮症酸中毒倾向，胰岛素释放试验显示胰岛素低下或缺乏。与暴发性 1 型糖尿病的区别在于，1A 型糖尿病胰岛 β 细胞破坏的程度和速度没有暴发性那么严重和急骤，初诊时血浆葡萄糖水平与糖化血红蛋白同步、显著升高；虽胰岛素绝对缺乏但空腹 C 肽可 >0.1nmol/L，餐后 2 小时 C 肽可 >0.17nmol/L。由于自身免疫是其主要发病机制，故胰岛相关抗体检测阳性支持 1A 型的诊断，而绝大多数暴发性 1 型糖尿病胰岛相关抗体常为阴性。该患者符合 1 型糖尿病特点，但起病 3 天即进展为酮症酸中毒，血糖与糖化血红蛋白水平分离，胰岛自身抗体均阴性，故不支持 1A 型糖尿病的诊断。

四、治疗方案

糖尿病酮症酸中毒所引起的病理生理改变，经及时、正确的治疗是可以逆转的。一旦确诊，应按以下原则积极治疗。

1. 补液　积极补液是糖尿病酮症酸中毒治

疗成功与否的关键。补液可以纠正脱水，恢复血容量、改善肾灌注，也有利于血糖下降和酮体清除。治疗过程中先给予生理盐水，待血糖降至13.9mmol/L 以下可补 5% 葡萄糖液或糖盐水。补液速度应遵循先快后慢原则，第 1～2 小时输入 1 000～2 000mL，以后根据患者的脱水程度、电解质水平、血压、尿量、心功能和肾功能等进行调整，第 1 个 24 小时输入量 4 000～5 000mL，严重脱水者可达 6 000～8 000mL。对老年人或心脏病患者可以在中心静脉压监测下调节输液速度和输液量，意识清醒者可鼓励饮水，24h 饮水 1 500～2 000mL，直至酮症酸中毒纠正。对于昏迷患者可通过鼻饲注水增加补液量，经胃管每 4 小时注入温开水 300～400mL，直至能主动饮水。

2. 胰岛素治疗　糖尿病酮症酸中毒的降糖治疗推荐采用小剂量胰岛素连续静脉滴注疗法，即短效胰岛素 0.1U/(kg·h)。通常血糖以每小时 2.8～4.2mmol/L 的速率下降，若在第 1 小时内血糖下降不足 2.8mmol/L（或不足 10%），同时脱水已基本纠正，则增加胰岛素剂量 1U/h。当血糖下降到 13.9mmol/L 时，可减少胰岛素输入量至 0.05～0.1U/(kg·h)，并开始给予 5% 葡萄糖液静脉滴注（按葡萄糖 2～4g 加胰岛素 1U），此后根据血糖水平来调整胰岛素剂量，并持续进行胰岛素静脉滴注直至酮症酸中毒纠正：血 pH>7.3，血 HCO_3^-≥15mmol/L，血酮体 <0.3mmol/L，血糖 <11.1mmol/L。

3. 纠正电解质紊乱　电解质 Na^+ 和 Cl^- 的补充可通过输入生理盐水而实现，故对本症患者纠正电解质紊乱主要是补钾。当开始胰岛素及补液治疗后，若患者尿量正常，血钾低于 5.2mmol/L 即应静脉补钾，一般在 500mL 液体中加入 10% 氯化钾 10～15mL（钾 1～1.5g）静脉滴注。治疗前已有低钾血症且尿量≥40mL/h 时，在胰岛素及补液治疗同时必须补钾。当血钾 <3.3mmol/L 时，则应优先补钾，待血钾升至 3.5mmol/L 再开始胰岛素治疗，以免出现心律失常、心搏骤停和呼吸肌麻痹。

4. 纠正酸中毒　轻、中度糖尿病酮症酸中毒患者无需额外补碱。但当 pH<7.0 时，应当给予补碱治疗。可予以 5% 碳酸氢钠 100mL，注射用水稀释至 1.25% 后静脉滴注，每 2 小时测定 1 次 pH，直至维持于 7.0 以上。输入碱液时应避免与胰岛素使用同一通路输液，以免降低胰岛素效价。

5. 去除诱因和治疗并发症　对糖尿病酮症酸中毒患者的治疗除纠正代谢紊乱外，还必须积极寻找诱发因素并予以相应治疗。例如，严重感染、心肌梗死、外科疾病、胃肠疾患等。此外并发症常为死亡的直接原因，必须及早防治，特别是休克、心律失常、心力衰竭、脑水肿、急性肾衰竭等。

值得注意的是，在糖尿病酮症酸中毒治疗过程中，如患者由神志清醒转为意识障碍，或虽血糖下降酸中毒改善，但意识障碍没有好转，必须考虑以下情况：

（1）血糖下降过快：胰岛素治疗过程中血糖下降过快，可引起细胞内高糖而细胞外低糖，导致脑细胞水肿。

（2）补碱过早、过快、过多：快速补碱后致血 pH 上升较快，而脑脊液尚为酸性，易引起脑细胞酸中毒；血 pH 骤然升高，而红细胞低 2，3- 二磷酸甘油和高糖化血红蛋白状态改变较慢，使血红蛋白与氧的亲和力增加，加重组织缺氧，诱发脑水肿。

（3）糖尿病酮症酸中毒未能及时纠正，使原有的脑缺氧、酸中毒持续或进一步加剧，诱发脑水肿。

五、预后

积极和及时治疗可使糖尿病酮症酸中毒死亡率降至 5% 以下。本例患者发病时虽为重度糖尿病酮症酸中毒，但由于就诊及时、治疗积极，成功纠正了酮症酸中毒，并通过胰岛素皮下治疗方案继续控制血糖。

患者于出院 1 个月后重新返回工作岗位，定期门诊随访。分别于出院后 3 个月、7 个月复查 C 肽水平，未见明显好转，糖化血红蛋白波动于 7%～8%，有多次症状性低血糖发生。由此可见，暴发性 1 型糖尿病患者的胰岛 β 细胞损伤严重且不可逆，易引起血糖波动较大，在临床治疗中应加强糖尿病宣教，尤其对低血糖防治的宣教。

六、要点和讨论

1. 诊治要点　糖尿病酮症酸中毒是糖尿病

的急性并发症之一，重在早期诊断，一旦确诊应及时治疗，其有效率与治疗初期 12 小时内的处理方法是否得当直接相关，治疗措施根据患者严重程度不同而定。初期出现三多一少症状或症状加重，之后出现恶心、呕吐、腹痛，常伴烦躁、嗜睡，后期则可有不同程度的意识障碍。体检可见呼吸深快，呼气中有烂苹果味；严重者可见皮肤黏膜干燥、脉快而弱、血压下降、四肢厥冷。实验室检查可见，血糖常在 13.9mmol/L 以上（一般为 16.7～33.3mmol/L），血酮体升高（>5.0mmol/L），尿酮体阳性，血 HCO_3^- 下降（<18mmol/L），失代偿时 pH<7.3，根据上述临床表现、体征和实验室检查，明确诊断为糖尿病酮症酸中毒。

本例患者糖尿病的分型诊断考虑为暴发性 1 型糖尿病，属于 1 型糖尿病的新亚型，是由日本学者 Imagawa 等于 2000 年首先提出。在日本约占以酮症或酮症酸中毒起病的 1 型糖尿病的 20%，在中国约为 9%。由于起病急骤、代谢紊乱极其严重，可合并多脏器功能损害，死亡率高于经典 1 型糖尿病所致的糖尿病酮症酸中毒。因此，作为糖尿病的急危重症，暴发性 1 型糖尿病已经越来越引起临床医生的重视。其诊断目前采用日本糖尿病协会的诊断标准：①出现糖代谢紊乱症状后迅速（一般 1 周内）发生酮症或酮症酸中毒；②初诊时血浆葡萄糖水平≥16mmol/L，且糖化血红蛋白 <8.7%；③血清空腹 C 肽 <0.1nmol/L（0.3ng/mL），而餐后 2 小时 C 肽 <0.17nmol/L（0.5ng/mL）。胰岛素自身抗体可以阴性，但不作为诊断标准。该病以胰岛 β 细胞呈现超急性、不可逆性破坏为特点，致使血糖急骤升高，迅速进展为糖尿病酮症酸中毒，从正常功能的胰岛 β 细胞和正常血糖到完全衰竭的 β 细胞和酮症酸中毒，两者之间仅历时数日，这与经典 1A 型糖尿病从自身抗体阳性到出现酮症往往历时数年差异巨大。正是由于病程极短，故患者起病时的糖化血红蛋白接近正常或轻度升高。超过 90% 的暴发性 1 型糖尿病以酮症酸中毒起病，且高血糖、酸中毒和电解质紊乱也比经典的 1 型糖尿病更加严重。部分患者可合并肝、肾、横纹肌、胰腺外分泌等多脏器损害，实验室检查表现为肝酶、胰酶、肌酶等升高，严重者可并发横纹肌溶解、急性肾衰甚至心搏骤停。

本例患者出现高血糖症状口渴、多饮、多尿 2 天，即进展为酮症酸中毒，初诊时血糖高达 30.6mmol/L，进一步查糖化血红蛋白 6.6%，空腹 C 肽和餐后 2 小时 C 肽均低于 0.1nmol/L，符合暴发性 1 型糖尿病的诊断标准。就诊时血淀粉酶升高，也符合胰腺外分泌受累的表现。

对于有糖尿病酮症或酮症酸中毒的患者均应常规筛查暴发性 1 型糖尿病，筛查标准：①出现糖代谢紊乱症状 1 周内发生酮症或酮症酸中毒；②初诊时血浆葡萄糖水平≥16mmol/L，达到筛查标准者进一步检测胰岛功能、糖化血红蛋白水平等确诊。

暴发性 1 型糖尿病的治疗原则同酮症酸中毒，值得注意的是：

（1）重症患者可能发生横纹肌溶解及其导致的急性肾衰竭。所以在诊治过程中要注意患者是否合并肌肉乏力、茶色尿，并将血肌酸激酶作为暴发性 1 型糖尿病常规检测项目之一，以期早期诊断和处理。

（2）因为该病可累及胰腺外分泌，故而绝大多数患者伴有胰酶水平升高，需与酮症酸中毒合并急性胰腺炎相鉴别。

（3）该病患者胰岛功能极差，血糖波动大，易于出现低血糖。故在酮症酸中毒纠正后，长期降糖方案推荐餐时短效或速效胰岛素联合基础胰岛素（中效人胰岛素或长效胰岛素类似物），或胰岛素泵治疗。

2. 分析讨论 糖尿病（diabetes mellitus，DM）是因胰岛素分泌、胰岛素作用或两者同时存在缺陷所致的，以慢性高血糖伴有碳水化合物、脂肪和蛋白质代谢紊乱为特征的一组代谢性疾病。目前我国采用 WHO（1999 年）的糖尿病病因学分型体系，主要依据病因学证据，即分为 1 型糖尿病、2 型糖尿病、妊娠糖尿病和特殊类型的糖尿病：

（1）1 型糖尿病病因和发病机制尚不清楚，其典型的病理生理学和病理学特征是胰岛 β 细胞数量显著减少和消失所致的胰岛素分泌显著下降或缺失。

（2）2 型糖尿病的病因和发病机制目前亦不明确，其病理生理学特征为胰岛 β 细胞功能缺陷所致的胰岛素分泌减少（或相对减少）或胰岛素抵抗所致的胰岛素在机体内调控葡萄糖代谢能力的下降或两者共同存在。

(3) 妊娠糖尿病是在妊娠期间被诊断的糖尿病，不包括已诊断为糖尿病患者在妊娠时的高血糖状态。

(4) 特殊类型糖尿病是在不同水平上(从环境因素到遗传因素或两者间相互作用)病因学相对明确的一些高血糖状态。

糖尿病酮症酸中毒是糖尿病主要急性并发症之一，是由于胰岛素不足以及胰升糖素不适当升高，引起糖、脂肪和蛋白质代谢紊乱，导致水、电解质和酸碱平衡失调，以高血糖、高血酮和代谢性酸中毒为主要表现的临床综合征。1 型糖尿病易出现自发性酮症酸中毒倾向；2 型糖尿病在感染、胰岛素或其他降糖药物减量、饮食不当以及一些应激状态如急性脑卒中、急性心肌梗死、创伤手术、妊娠分娩、激素等情况下也可发生酮症酸中毒。

糖尿病酮症酸中毒的发病基础是胰岛素缺乏。胰岛素通过抑制脂肪组织内的激素敏感性脂肪酶，可减缓脂肪动员的速率。脂肪动员生成的脂肪酸在肝脏线粒体中产生乙酰乙酸和 β- 羟基丁酸酯，乙酰乙酸可自发脱羧生成丙酮，这三种物质统称为“酮体”，酮体自肝脏输出，供肝外组织(心、肾、脑、骨骼肌等)线粒体利用。胰岛素还可促进肌肉、脂肪组织等的细胞膜葡萄糖载体将葡萄糖转运入细胞；通过抑制磷酸烯醇式丙酮酸羧激酶的合成以及促进氨基酸进入肌组织并合成蛋白质，抑制肝内糖异生等。当胰岛素严重缺乏时，胰岛素对葡萄糖的摄取和利用发生障碍，肝脏葡萄糖生成增加，加重了高血糖和代谢紊乱。同时，脂肪动员和分解加速，大量游离脂肪酸在肝内经氧化生成酮体，超过肝外组织的利用能力而使血酮体升高、尿酮体排出增多，统称为“酮症”。酮体中的乙酰乙酸和 β- 羟基丁酸均为强有机酸，消耗体内的储备碱，当代谢紊乱进一步加剧，酮体进一步升高，超过机体的处理能力，即发生代谢性酸中毒。

3. 研究进展 暴发性 1 型糖尿病的发病机制尚未明确，普遍认为主要与遗传、病毒感染、自身免疫及妊娠等因素相关。研究显示，人类白细胞抗原(*HIA*)-*Ⅱ*是暴发性 1 型糖尿病和 1A 型糖尿病的易感基因，但二者 *HLA-Ⅱ*单倍型有差异，暴发性 1 型糖尿病的主要易感单倍体为 *DRB1*0405-DQB1* 0401*，而 1A 型易感单倍体为 *DRB1*0901-DQB1* 0303*，因此，2012 版日本糖尿病学会(JDS)的诊断标准增加了“暴发性 1 型糖尿病与 *HLA DRB1*0405-DQB1*0401* 相关”这一观点。中国人群暴发性 1 型糖尿病的易感基因可能有所不同。一项研究结果显示，19 例中国 FT1D 患者中，15.8% 携带有 *DQA1*0102-DQB1*0601*，明显高于 T1DM 患者的 1.3% 及正常对照组的 3.9%。

在遗传易感基础上，病毒感染是引起暴发性 1 型糖尿病的关键因素。多数患者在起病前 2 周内有前驱感染史，而且研究发现部分患者在病毒感染后体内多种抗体升高，提示并不是病毒本身而是病毒感染后诱发的免疫反应引发了本病。日本一项研究发现暴发性 1 型糖尿病患者埃可病毒血清 IgA 抗体滴度较 1A 型及正常对照组明显升高。免疫组化试验证明，在暴发性 1 型糖尿病患者的胰岛细胞和胰腺外分泌组织中发现肠病毒衣壳。且病毒的模式识别受体在胰岛细胞和浸润胰岛的单核细胞中显著表达，而在 1A 型患者和正常对照组中没有表达或表达极弱。

由于绝大多数文献报道暴发性 1 型糖尿病患者发病时胰岛相关抗体阴性，故长期以来普遍认为暴发性 1 型糖尿病与自身免疫无关。但是，目前的研究发现，自身免疫参与了本病的发生。病毒感染能够触发自身免疫反应，推测其分子机制如下：在病毒感染时 β 细胞中显著表达的趋化因子配体 10、干扰素和白细胞介素 18 等细胞趋化因子或细胞毒素相互作用，激活树突细胞、巨噬细胞和自身免疫性 T 细胞介导的免疫反应，通过内源性和外源性途径触发 β 细胞凋亡，β 细胞内质网压力也是激活内源性凋亡途径的因素之一。本例患者起病前 1 周出现上呼吸道感染样症状(发热、咽痛)提示可能存在病毒感染，从而诱导上述免疫反应。Onuma 等报道，发生药物超敏反应综合征(drug-induced hypersensitivity syndrome，DIHS)的患者其暴发性 1 型糖尿病发生率较普通人群高，从出现 DIHS 到发生暴发性 1 型糖尿病平均时间为 39.9 天，其易感基因为 *HLAB62*。由此推测，在遗传易感基础上，DIHS 引发的免疫反应与本病的发生有关。

妊娠女性是本病的高危人群，有研究显示妊娠期新发生的1型糖尿病几乎都是暴发性1型糖尿病，而且多在妊娠中晚期及分娩后2周内发病。妊娠期间T细胞出现免疫耐受，而孕期出现1型糖尿病的可能又很低，提示妊娠相关性暴发性1型糖尿病更多是由非免疫机制引起的。妊娠期间的特殊生理改变，与本病的发生也可能有关，但具体机制有待进一步研究。

暴发性1型糖尿病起病急骤，病情凶险，预后较差。目前对本病的病死率尚无统计资料。暴发性1型糖尿病患者β细胞几乎完全破坏，胰岛功能远比1A型差，迄今为止尚无β细胞功能恢复的报道。由于本病β细胞功能极差，严重低血糖的发生率也更高。此外，本病微血管并发症的发病率也较1A型高。

（董 艳 陈雪茹）

参考文献

[1] 陆菊明，郭清华. 糖尿病急性并发症 // 临床内分泌学[M]. 陈家伦. 上海：上海科学技术出版社，2011，1107-1111.

[2] 中华医学会糖尿病学分会. 中国2型糖尿病防治指南(2017年版)[J]. 中华内分泌代谢杂志，2018，10(1)：4-67.

[3] 黄惠彬，巩雪莹，林丽香，等. 暴发性1型糖尿病的临诊应对. 中华内分泌代谢杂志，2014，30(1)：83-86.

[4] 应令雯，马晓静，周健. 暴发性1型糖尿病病因及发病机制的研究进展. 中华糖尿病杂志，2017，9(2)：139-142.

[5] Imagawa A，Hanafusa T，Awata T，et al. Report of the committee of the Japan Diabetes Society on the research of fulminant and acute-onset type 1 diabetes mellitus：new diagnostic criteria of fulminant type 1 diabetes mellitus[J]. J Diabetes Investig，2012，3(6)：536-539.

[6] Liu L，Zeng L，Sang D，et al. Recent findings on fulminant type 1 diabetes. Diabetes Metab Res Rev，2018，34(1)：e2928.

[7] Farrant M T，Rowan J A，Cundy T. Fulminant type 1 diabetes in pregnancy. Intern Med J，2016，46(10)：1212-1215.

案例8 强直性脊柱炎

一、病历资料

1. 病史采集 患者，男，24岁。因"反复下腰痛3年，加重伴髋部疼痛3周"入院。患者3年前无明显诱因下出现晨起及久坐后下腰痛，活动后可好转，无其他关节痛，无眼红，无腹泻，无尿痛，无口腔溃疡，曾于当地医院查腰椎MRI提示"腰3/4，腰4/5椎间盘轻度膨出"，考虑"腰椎间盘突出症"，给予塞来昔布及外用贴膏后，患者下腰痛可好转。3年来患者晨起及久坐后下腰痛反复发作。3周前，患者下腰痛较前加重，出现夜间睡眠时翻身痛，髋部疼痛，左侧为重，疼痛时需拄拐行走，无法正常工作，当地查髋关节MRI提示"双髋关节面毛糙，关节面下水肿和小囊变，考虑双髋关节炎"，予洛索洛芬治疗，上述症状可稍好转。为进一步诊治来我院。起病以来，患者神志清，精神可，食欲胃纳可，大小便正常，体重无明显增减。

既往史：否认慢性病史，否认传染病史，预防接种按时按序，否认食物药物过敏史，否认手术外伤史及输血史。

个人史：出生并生长于浙江省杭州市，职员，否认烟酒嗜好。

婚育史：未婚未育。

家族史：父母健在，独子，祖父"驼背"，否认家族中Ⅱ系Ⅲ代传染病、遗传病、精神病、家族性疾病及肿瘤性疾病史。

2. 体格检查 T 36.9℃，P 90次/min，R 18次/min，BP 125/80mmHg，未见皮疹。两肺呼吸音清，未及明显干湿啰音，心律齐，未及明显病理性杂音。腰3～5棘突压痛，骶部叩痛。双髋部叩痛，双髋关节内旋外展受限，双侧4字征阳性，骨盆分离试验阳性。未见膝关节、踝关节及足跟肿胀，其余四肢关节无压痛。指地距80cm，枕墙距3cm，胸廓活动度4cm，Schober试验3cm。外生殖器检查未见异常。四肢肌力正常，脑膜刺激征阴性，双侧巴宾斯基征阴性。

3. 实验室及影像学检查(门诊检查)

(1) 血常规：WBC 8.3×10^9/L，Hb 131g/L，Plt

426×10^9/L。

（2）血生化：Scr 42μmol/L，BUN 3.7mmol/L，ALT 36U/L，AST 23U/L，K^+ 4.02mmoL/L，CRP 36.2mg/L。

（3）ESR：42mm/h。

（4）髋关节 MRI：双髋关节面毛糙，关节面下水肿和小囊变，考虑双髋关节炎。

二、诊治经过

患者入院时仍有明显下腰痛，伴髋部疼痛，行走困难，接诊医师在完成病史询问后及查体后，告知患者目前应注意休息，等待进一步的检查明确诊断。

> **思考 1：**作为接诊医生，首先应对患者作何处理？
>
> 患者目前亟待解决的问题为下腰及髋部疼痛，并已影响活动。入院主要为明确诊断并制定治疗方案，但缓解当前的疼痛同样重要。对疼痛患者，应常规进行疼痛评分，告知患者急性腰背痛期应保证充分的休息，明确无用药禁忌后，给予足量 NSAIDs，注意应用 PPI 抑酸护胃，动态评估疼痛评分。

患者疼痛评分 4 分，给予双氯芬酸钠 50mg，2 次 /d，泮托拉唑 40mg，1 次 /d。

> **思考 2：**下腰痛常见于哪些疾病？
>
> 下腰痛病因复杂，局部及全身病变均有可能引起下腰痛。根据下腰部的脏器分布可分类为脊柱源性疼痛、神经源性疼痛、血管源性疼痛和内脏源性疼痛。最常见的是脊柱源性疼痛，其中又以机械性疼痛多见，如腰椎间盘突出症等，炎症性、创伤性、肿瘤、感染、骨质疏松也是脊柱相关下腰痛的常见原因。

进一步完善辅助检查：HLA-B27、骨盆 X 线检查、骶髂关节 CT、腰椎 MRI、胸部 CT、完善肝胆胰脾以及泌尿生殖系统 B 超、抗环瓜氨酸肽抗体、抗核抗体、免疫球蛋白、补体、肿瘤标志物。结果：HLA-B27 阳性。骨盆 X 线片：双侧骶髂关节关节面模糊糜烂、轻度骨质增生，左侧髋关节间歇变窄，关节面骨质增生。双侧骶髂关节改变，考虑强直性脊柱炎，左髋关节炎（图 8-1）。骶髂关节 CT：双骶髂关节和左髋关节间隙狭窄，双侧骶髂关节部分融合，骨性关节面糜烂毛糙，关节面缘增生，关节面下小囊形成。双骶髂关节炎，关节强直，考虑强直性脊柱炎。并可见左髋关节炎，右髋关节可疑炎性改变（图 8-2）。腰椎 MRI：未见明显异常。胸部 CT：未见明显异常。抗环瓜氨酸肽抗体阴性，抗核抗体阴性，免疫球蛋白与补体正常，肿瘤标志物正常，肝胆胰脾及泌尿生殖系统 B 超正常。

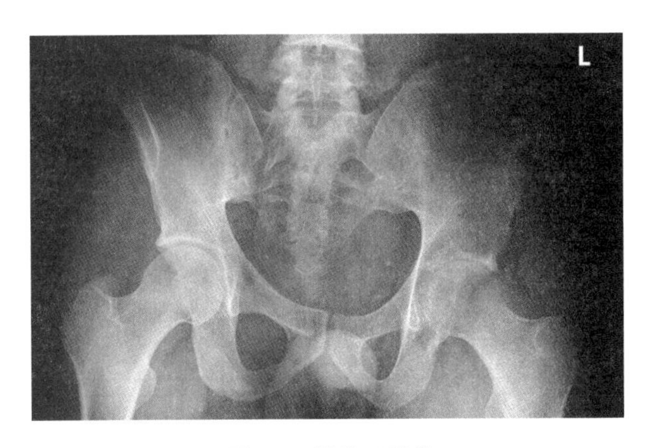

图 8-1 骨盆 X 线片

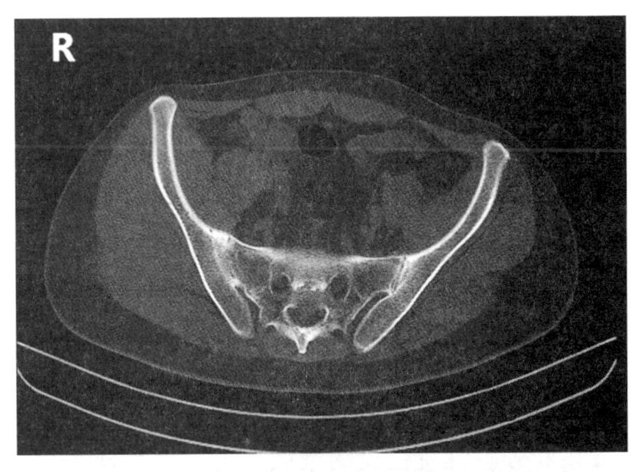

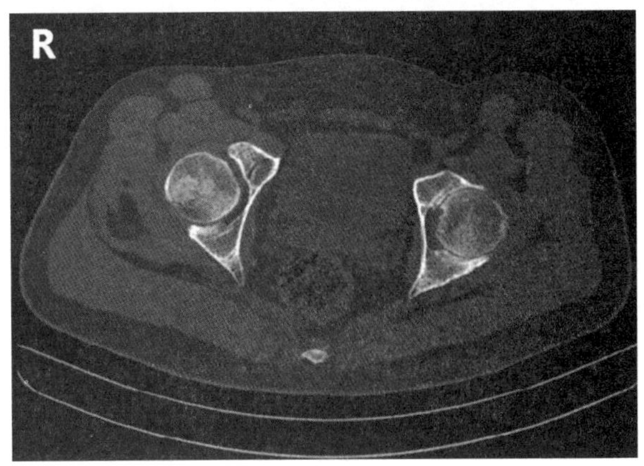

图 8-2 骶髂关节 CT
提示骶髂关节改变

思考3: 完善检查后的诊断?

患者有3年的炎性腰背痛病史，胸廓活动度低，骶髂关节平片提示骶髂关节炎（双侧2级），符合1984年强直性脊柱炎纽约标准，诊断强直性脊柱炎。

1984年强直性脊柱炎纽约标准
临床标准
1. 下腰痛至少持续3个月，活动后疼痛改善，但休息后不减轻
2. 腰椎前曲、后伸和侧弯时活动受限
3. 胸廓活动度范围小于同年龄、同性别人群的正常值
放射学标准
单侧骶髂关节炎3～4级，或双侧骶髂关节炎2～4级
确认标准
满足放射学标准，并符合临床标准中的任意1条
可能AS: 符合3条临床标准，或符合放射学标准而不具备任何临床标准，除外其他原因所致骶髂关节炎者

思考4: 此患者HLA-B27阳性，临床工作中，对于疑诊强直性脊柱炎的患者都会有HLA-B27检查，而1984年强直性脊柱炎纽约标准中并不包括HLA-B27，HLA-B27对诊断强直性脊柱炎究竟有何意义?

研究显示85%～95%的强直性脊柱炎患者（白种人）HLA-B27阳性，而同样是白种人中HLA-B27阳性人群的强直性脊柱炎患病率约为5%。因此仅凭HLA-B27检测结果阳性不能确诊强直性脊柱炎，HLA-B27阴性也不能排除强直性脊柱炎。但HLA-B27阳性可以增加诊断强直性脊柱炎的把握。

2009年国际脊柱关节炎评估工作组为早期诊断强直性脊柱炎，制定了中轴型脊柱关节病的分类标准：对腰背痛≥3个月且发病年龄<45岁的患者满足影像学显示骶髂关节炎且具有≥1个脊柱关节病特征，或HLA-B27阳性且具有≥2个脊柱关节病特征可诊断为中轴型脊柱关节病，脊柱关节病特征包括：炎性腰背痛，关节炎，附着点炎，葡萄膜炎，指/趾炎，银屑病，炎症性肠病，NSAIDs反应好，脊柱炎家族史，HLA-B27阳性，CRP升高。HLA-B27的加入显著提高了早期诊断的效能。

诊断：强直性脊柱炎，髋关节炎。

思考5: 风湿病常有评价疾病活动度的工具，除了常用的疼痛评分，是否有强直性脊柱炎特有的活动度评价工具?

目前常用的强直性脊柱炎活动度/严重度评估指数包括：Bath强直性脊柱炎活动性指数（Bath ankylosing spondylitis disease activity index，BASDAI），强直性脊柱炎疾病活动度评分（ankylosing spondylitis disease activity score，ASDAS）及Bath强直性脊柱炎功能指数（Bath ankylosing spondylitis functional index，BASFI）。

其中BASDAI为经典强直性脊柱炎活动度指标，而ASDAS与外周血中反映炎性程度的生物学标志物的相关性更强。BASFI可在短期内发生明显变化，因此是用来评价药物治疗对患者功能改善程度的敏感指标。

患者BASDAI评分7分，提示高疾病活动度。

思考6: 应给予此患者何种治疗?

目前我国强直性脊柱炎治疗指南于2010年由中华医学会风湿病学分会发布，而临床中最常应用的指南为2016年国际脊柱关节炎评估协会（ASAS）及欧洲抗风湿病联盟（EULAR）联合发布的治疗指南（以下简称EULAR指南）。

EULAR指南首先推荐应根据患者的受累部位：中轴、外周及关节外表现，综合制定治疗方案及合理的治疗目标。

所有活动期的强直性脊柱炎患者，NSAIDs均应作为一线用药。入院后已排除禁忌并给予双氯芬酸治疗。

对于有外周关节受累的患者，可加用柳氮磺吡啶，现有的临床研究结果已不推荐只有中轴症状的患者使用柳氮磺吡啶。

除非有NSAIDs使用禁忌，否则一般不全身使用糖皮质激素，特别是长期全身使用糖皮质激素。

目前治疗方案：患者强直性脊柱炎诊断明确，予一线用药双氯芬酸钠50mg，2次/d，患者髋关节受累，予柳氮磺吡啶 0.5g，2 次 /d。

> **思考 7**：是否应用生物制剂治疗？
>
> EULAR 指南推荐对 NSAIDs 充分治疗（至少两种 NSAIDs，足量使用 1 个月），仍有高疾病活动度的患者（ASDAS≥2.1 或 BASDAI≥4），使用生物制剂，包括肿瘤坏死因子抑制剂（TNFi）和 IL-17 抑制剂（IL-17i）。
>
> 由于髋关节受累、反复虹膜睫状体炎等患者的预后较差，也可早期应用生物制剂。
>
> 若一种 TNFi 失败，可考虑换用另一种 TNFi 或 IL-17i。

因患者疾病活动度评分较高，有髋关节受累，可考虑早期应用生物制剂，予充分告知后，患者同意生物制剂治疗，查 HIV 抗体阴性，T-SPOT 阴性，乙肝表面抗原阴性，乙肝核心抗体及 e 抗体阴性，丙肝抗体阴性。给予肿瘤坏死因子受体融合蛋白 25mg，皮下注射，2 次 / 周治疗。

经 1 周治疗，患者感下腰痛及髋部疼痛明显好转，疼痛评分 2 分，BASDAI 评分 4 分（提示疾病活动度减低），可不借助拐杖行走，复查 CRP 12.4mg/L，ESR 16mm/h。予带药出院，肿瘤坏死因子受体融合蛋白 25mg，皮下注射，2 次 / 周维持治疗。

三、病例分析

1. 病史特点

（1）患者，青年男性，慢性病程，急性加重。

（2）以炎性腰背痛起病，此次因腰背痛加重并髋部疼痛入院。

（3）查体：腰 3～5 棘突压痛，骶部叩痛。双髋部叩痛，双髋关节内旋外展受限，双侧 4 字征阳性，骨盆分离试验阳性。指地距 80cm，枕墙距 3cm，胸廓活动度 4cm，Schober 试验 3cm。

（4）HLA-B27 阳性，炎症指标高，骨盆 X 线片提示骶髂关节炎，左髋关节炎。

2. 诊断与诊断依据　患者为年轻男性，夜间及晨起时腰背痛并伴有晨僵，活动后可缓解，为典型的炎性腰背痛特征。炎性腰背痛标准：①起病年龄<40 岁；②隐匿起病；③夜间痛；④活动后缓解；⑤休息后无改善；若患者症状 >3 个月，并符合上述 5 条中的 4 条，即可考虑为炎性腰背痛。炎性腰背痛常见于脊柱关节病，包括强直性脊柱炎、银屑病关节炎、炎症性肠病性关节炎及反应性关节炎等。患者查体未见“银屑病样”皮疹及生殖器病变，无反复腹泻、尿痛等病史，初步诊断：强直性脊柱炎。

3. 鉴别诊断　患者为年轻男性，无发热，无创伤病史，无神经系统受累表现，重点需鉴别机械性、肿瘤性（脊柱肿瘤或转移瘤）及内脏源性下腰痛，尚需与类风湿关节炎及其他常见可引起关节症状的结缔组织病鉴别。从临床特征考虑，机械性腰背痛一般为劳累后加重，休息后缓解，与炎性腰背痛临床特征截然不同。肿瘤性腰背痛一般为持续性，仅靠活动或休息难以缓解。

四、治疗方案

1. 非甾体抗炎药（NSAIDs）治疗　NSAIDs 是强直性脊柱炎治疗的一线药物，其应用原则如下：

（1）对于所有活动期强直性脊柱炎患者，排除禁忌证后，都应给予 NSAIDs 治疗。NSAIDs 对中轴及外周关节都有效。

（2）非选择性 NSAIDs 与选择性 COX-2 抑制剂对强直性脊柱炎疗效无明显差异，可根据药物副作用及患者合并症情况选用，对于活动期患者，应给予足量 NSAIDs。

（3）对于持续性、活动性和有症状的患者，应采取 NSAIDs 连续治疗以控制症状。而目前对于缓解期应用 NSAIDs 是否获益仍不明确，需要进一步的临床研究证实。

2. 抗风湿药

（1）柳氮磺吡啶：柳氮磺吡啶可用于强直性脊柱炎外周关节受累的患者。对于仅有中轴受累的患者，不推荐使用。

（2）甲氨蝶呤：目前缺乏证据支持甲氨蝶呤在强直性脊柱炎治疗中的应用。甲氨蝶呤与 TNFi 联用也不能提高疗效或降低不良反应，联用甲氨蝶呤是否能延长 TNFi 长期应用的持续时间仍不明确。

（3）沙利度胺：有研究认为沙利度胺对难治性强直性脊柱炎的中轴症状部分有效，因其对胚胎有致畸效应，妊娠期妇女使用需谨慎。

3. 生物制剂　见思考 7。

4. 糖皮质激素 不应长期全身使用糖皮质激素。可在骶髂关节、外周关节及足底筋膜症状明显时，局部注射糖皮质激素。但不推荐对跟腱区注射糖皮质激素。

5. 调整治疗 对于患者的各种治疗都要考虑进行及时评估，以保证合适的治疗，如：足量应用至少两种 NSAIDs 1 个月后，若病情仍为高活动度，建议可开始生物制剂治疗；若一种 TNFi 失败，可考虑换用另一种 TNFi 或 IL-17i。

6. 康复锻炼 急性期以休息为主，病情缓解期可考虑轻负重的活动，如游泳等，以帮助疾病康复。

五、要点和讨论

1. 诊治要点 对于本病例，诊治的关键在于明确下腰痛的性质，识别强直性脊柱炎的受累部位并制定合理的治疗方案。

下腰痛是风湿免疫科、骨科常见的患者主诉，如能在问诊中寻找线索，明确下腰痛的性质并为鉴别诊断提供线索，对后续的进一步检查及治疗方案的制定有很大帮助。

对于年轻患者的下腰痛，首先需明确其是否为炎性腰背痛，患者起病年龄定义为<40 岁，而对于中老年患者，在问诊中也应注意询问起病年龄，不能因就诊时患者年龄已 >40 岁而排除炎性腰背痛的可能，因常有患者诉“年轻时”即有腰背痛。但并非所有年轻患者的下腰痛均为炎性腰背痛，特别是随着肿瘤患病的年轻化，有患者因“腰背痛”就诊而最终明确诊断恶性肿瘤骨转移。

确定强直性脊柱炎受累部位时，在明确中轴症状后，首先应考虑是否存在外周关节炎，最常受累的关节依次为踝关节、髋关节、膝关节、肩关节和胸锁关节。若明确有外周关节受累，应在 NSAIDs 的基础上加用柳氮磺吡啶，也有研究提示甲氨蝶呤可能有效。上述关节中以髋关节尤为重要，髋关节是连接躯干与下肢的重要关节，也是全身负荷体重最多、受力最重的关节，在人们的日常运动中起关键作用。髋关节受累在强直性脊柱炎患者中并不少见，应积极治疗，若 NSAIDs 及柳氮磺吡啶等药物无效，需尽早考虑生物制剂。起止点是指肌腱、韧带在骨上的附着区域，起止点炎是发生在起止点的炎症，也是强直性脊柱炎的典型特征，可累及的脊柱外区域包括跟腱和足底筋膜在跟骨的附着处、肩部、肋软骨连接、胸锁关节以及沿髂骨上脊处。局部注射糖皮质激素对外周关节炎及足底筋膜炎有效，但不推荐对跟腱处进行局部注射。葡萄膜炎也是强直性脊柱炎常见的关节外并发症，常发生在单侧，表现为疼痛、畏光和视物模糊，在眼科局部治疗的基础上可考虑单克隆抗体类 TNFi 治疗。对于同时患有炎症性肠病或银屑病的强直性脊柱炎患者，需要与消化内科或皮肤科医生共同制定治疗方案。

本例中患者有典型的炎性腰背痛病史，X 线证实骶髂关节炎，强直性脊柱炎诊断明确。同时有髋关节症状及髋关节 MRI 证实的髋关节炎，在应用 NSAIDs 的基础上，给予 TNFi 治疗，症状及炎症指标明显好转。

2. 分析讨论 强直性脊柱炎的主要临床表现为腰背痛、进行性的脊柱强直以及外周关节炎、起止点炎和指 / 趾炎等，若诊断或治疗不当，可致畸致残。强直性脊柱炎好发于年轻成人，随着医疗水平及患者认识的提高，本病的预后也在不断改善。

脊柱关节病主要包括强直性脊柱炎、反应性关节炎、银屑病关节炎及炎症性肠病性关节炎，其中强直性脊柱炎是“原型”。1984 年标准需特定的临床及 X 线表现才能满足强直性脊柱炎的分类标准，然而在发病初期，X 线常无法观察到骶髂关节的病变，导致疾病诊断及治疗的滞后。2009 年国际脊柱关节炎评估工作组引入了 HLA-B27 及骶髂关节 MRI 作为脊柱关节病分类标准中的主要条件，以早期识别强直性脊柱炎。分类标准中提到的脊柱关节病的特征性表现包括：炎性腰背痛，关节炎，附着点炎，葡萄膜炎，指 / 趾炎，银屑病，炎症性肠病，NSAIDs 反应好，脊柱炎家族史，HLA-B27 阳性，CRP 升高。上述特征对于识别及理解脊柱关节病的中轴外及关节外表现有重要意义。

NSAIDs 是强直性脊柱炎治疗的一线药物，若无禁忌，对于活动期的患者均应给予 NSAIDs 治疗，同时患者宣教也很重要，NSAIDs 往往应用时间较长，需使患者充分意识到药物的“抗炎”作用，而非仅仅“止痛药”，提高治疗的依从性。对于仅有中轴症状的强直性脊柱炎患者，除有研究证实沙利度胺有部分疗效外，包括柳氮磺吡啶在内的其他 DMARDs 均疗效不佳。应避免全身使用糖皮质激素，而对于外周关节炎及部分起止点炎，局部糖皮质激素治疗有效且可避免全身应用糖皮质激素的副作用。

对于 NSAIDs 治疗效果不佳的患者，可考虑生物制剂治疗。目前普遍认为有髋关节受累、反复虹膜睫状体炎的患者预后较差，此类患者可尽早考虑生物制剂治疗。对于合并银屑病的患者，甲氨蝶呤、TNFi 对皮疹及外周关节炎均有效。有研究认为受体融合蛋白类 TNFi 可能会加重虹膜睫状体炎，因此对于此类患者首选单克隆抗体类 TNFi。合并炎症性肠病的患者在考虑应用生物制剂时，也应选用单克隆抗体类 TNFi。

3. 研究进展 强直性脊柱炎的发病被认为是由免疫介导，但目前尚无自身免疫直接参与发病的依据。反应性关节炎及炎症性肠病性关节炎与强直性脊柱炎的重叠提示细菌可能参与发病，但目前尚未明确触发疾病的病原微生物或其他外源性物质。*HLA-B27* 转基因小鼠可出现自发的脊柱炎和关节炎，为 HLA-B27 参与强直性脊柱炎发病提供了直接依据，但缺失 $CD8^+$ T 细胞的小鼠，仍可出现脊柱炎和关节炎，因此，*HLA-B27* 基因在发病中的作用仍未完全揭示。也有研究证实自然杀伤细胞和树突状细胞参与强直性脊柱炎的发病。

除 TNFi 外的生物制剂是强直性脊柱炎治疗药物的重要进展。美国和欧洲已批准抗 IL-17 单克隆抗体用于对其他治疗（包括 TNFi）反应不充分的强直性脊柱炎患者，抗 IL-17 单克隆抗体对银屑病关节炎患者的皮疹及关节炎也有很好的疗效。而目前的研究提示该药物似乎对克罗恩病无效。JAK 抑制剂托法替布在美国也被批准用于强直性脊柱炎的治疗。抗 IL-12/23 单抗在一些临床研究中体现了强直性脊柱炎的部分改善效果。

（牟利军 刘 磊）

参考文献

[1] 葛均波，徐永健，王辰. 内科学[M]. 第 9 版. 北京：人民卫生出版社，2018.

[2] van der Heijde D. 2016 update of the ASAS-EULAR management recommendations for axial spondyloarthritis. Ann Rheum Dis，2017，76：978-991.

[3] Sieper J，Poddubnyy D. Axial spondyloarthritis. Lancet. 2017，390（10089）：73-84.

[4] Molto A，Gossec L，Meghnathi B，et al. An Assessment in SpondyloArthritis International Society（ASAS）-endorsed definition of clinically important worsening in axial spondyloarthritis based on ASDAS. Ann Rheum Dis，2018，77（1）：124-127.

[5] Strand V，Singh J A. Evaluation and Management of the Patient With Suspected Inflammatory Spine Disease. Mayo Clin Proc，2017，92（4）：555-564.

案例 9 暴发性心肌炎

一、病历资料

1. 病史采集 患者，女性，36 岁。因“发热乏力 9 天，胸闷 2 天，加重 1 天”就诊。患者于 9 天前无明显诱因下出现发热伴乏力，伴干咳、咽痛，无胸闷、气促，无腹痛、腹泻，无头晕、黑矇，至卫生院就诊，测体温 38.2℃，考虑“感冒”，给予布洛芬片治疗。4 天后症状好转。2 天前患者出现胸闷，伴恶心、呕吐，呕吐物为胃内容物，再次就诊。查肝胆胰脾超声提示：胆囊壁水肿增厚。予抗炎、补液（具体不详）等对症支持治疗后无好转。1 天前胸闷加重，呼吸困难，难以平卧，四肢湿冷，当地就诊时发现 BP 85 / 50mmHg，SpO_2 83%，立即予去甲肾上腺素持续静脉微泵、氧疗等治疗维持患者生命体征，查 TnI 7.50mg/L，LDH 1 533U/L，CK 688U/L，CK-MB 70.5U/L，动脉血气分析示 pH 7.388，$PaCO_2$ 34.8mmHg，PaO_2 52mmHg，HCO_3^- 20.5mmol/L，SaO_2 85.6%；CRP 28mg/L；心电图示窦性心动过速，V_1～V_3 ST-T 改变（图 9-1）；超声心动图示三尖瓣轻度反流，左心搏动弥漫减弱，左心收缩功能下降（左室射血分数 41.5%），心包腔少量积液，心动过速；胸部 CT 示两肺弥漫渗出性病变，肺门为主，两侧胸腔积液（图 9-2）。今为进一步诊治转来我院。

既往史：患者既往身体健康，否认高血压、糖尿病、心脏病、肾脏病史；无肺结核、病毒性肝炎和其他传染病史；无手术、外伤及输血史；无长期

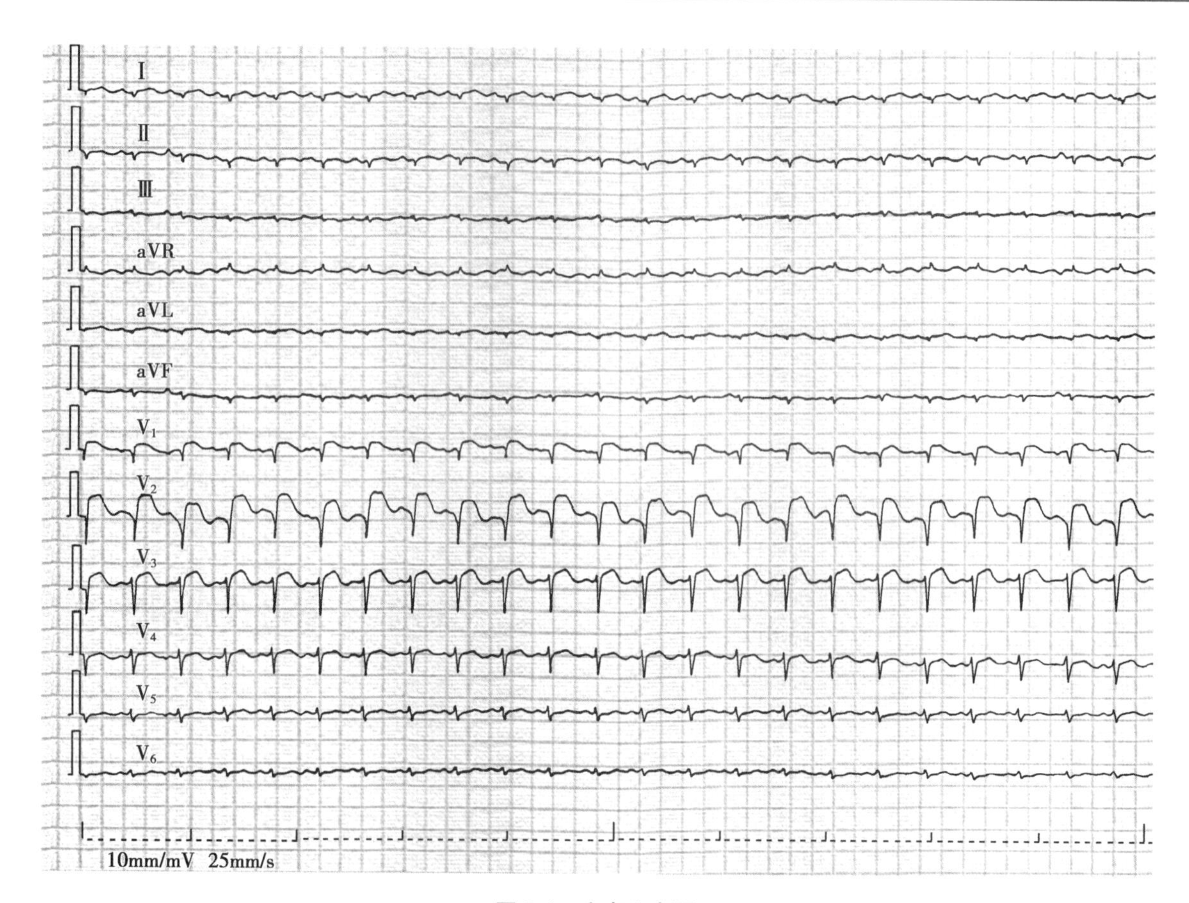

图 9-1 患者心电图

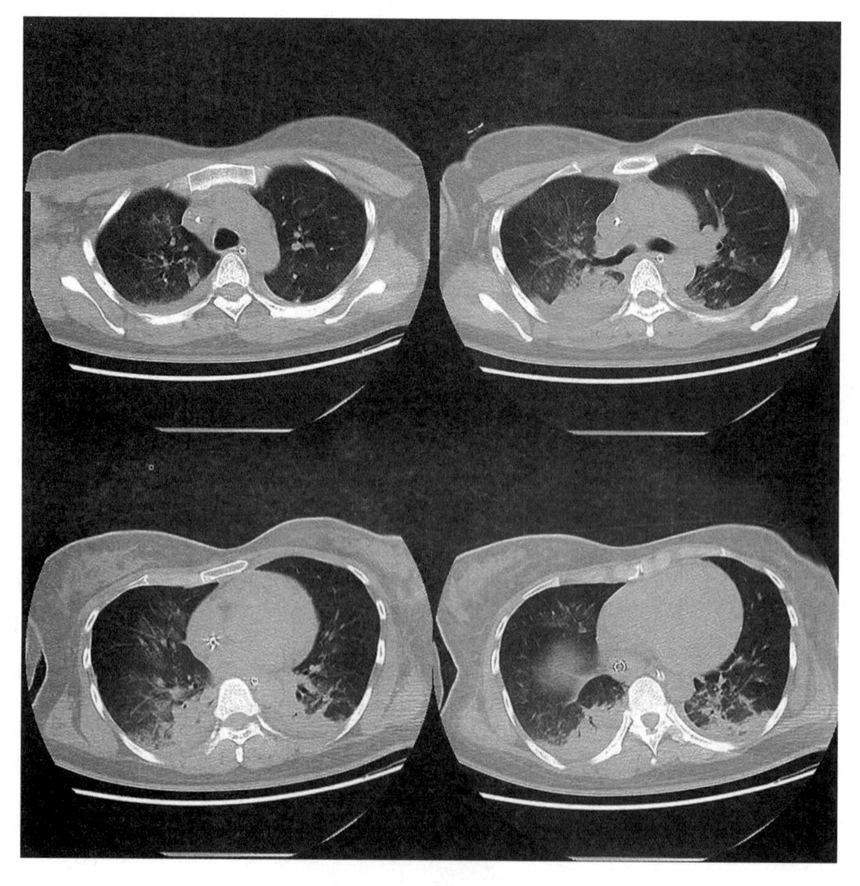

图 9-2 患者胸部 CT

用药史；否认食物、药物过敏和中毒史。

个人史及婚育史：个体经商，初中学历。无疫区居留史。无冶游史。无烟酒嗜好。无毒物及放射性物质接触史。配偶及2子女身体健康。

家族史：父母身体健康，否认恶性肿瘤及遗传病家族史。

思考1：如何理解“胸闷”？

本患者以“胸闷”为主诉，胸闷也是临床工作中常见急危重症的主诉之一。但胸闷是一个口语化的表述，并非标准的诊断术语，患者会将多种症状表述为“胸闷”，此时需临床医生仔细问诊鉴别。常见以下四种症状会被患者称为胸闷：①呼吸困难，包括肺源性、心源性及混合性呼吸困难。此时患者通常不能指出明确的部位，仔细询问患者会以“气急、透气累”等更为明确的表述代替胸闷。②心肌缺血所致心前区不适感。这种情况下患者往往能指出不适的位置位于心前区，多呈压榨样，症状易在体力负荷的高峰时出现或加重。③心悸。④心脏神经症时的一些非特异性表现，这种情况下患者往往会因多种不适反复就诊，且症状很少在注意力高度集中（如看电视、打牌等）或体力活动负荷的高峰时出现。

2. 体格检查 T 37.2℃，P 135次/min，R 22次/min，BP 100 / 72mmHg［去甲肾上腺素0.1μg/(kg·min)维持下］，血氧饱和度98%（无重复呼吸面罩氧疗下）。神志清，精神差，面色苍白，全身浅表淋巴结未及肿大，皮肤湿冷，颈静脉无怒张，无声嘶。双肺可闻及弥漫细湿啰音及哮鸣音，HR135次/min，律齐，心尖部第一心音低钝，可闻及第三心音奔马律，肺动脉瓣区可闻及P_2亢进。腹平坦，肝脾未及，未见肠型及蠕动波，无压痛及反跳痛，未扪及包块。四肢肌力肌张力正常，生理反射存在，病理反射阴性。

3. 实验室及影像学检查（门诊检查）

（1）血常规：WBC 4.2×10^9/L，N 48.6%，Hb 124g/L，MCV 93.4fL，Plt 108×10^9/L（发病后第2天，外院）。

（2）肝胆胰脾超声：胆囊壁水肿增厚（发病后第7天，外院）。

（3）心肌酶谱＋肌酐蛋白：TnI 7.50mg/L；LDH 1 533U/L，CK 688U/L，CK-MB 70.5U/L（发病后第8天，外院）。

（4）动脉血气分析：pH 7.388，$PaCO_2$ 34.8mmHg，PaO_2 52mmHg，HCO_3^- 20.5mmol/L，SaO_2 85.6%（发病后第8天，外院）。pH 7.41，$PaCO_2$ 35.8mmHg，PaO_2 76.4mmHg，HCO_3^- 22.2mmol/L，SaO_2 94.4%（无重复呼吸面罩氧疗下），Lac 3.1mmol/L（发病后第9天，本院）。

（5）CRP：28mg/L，ESR 8mm/h（发病后第8天，外院）。

（6）血清钾4.02mmol/L；肾功能：Cr 79μmol/L，BUN 5.3mmol/L；肝功能：ALT 40U/L，AST 182U/L（发病后第8天，外院）。

（7）心电图（图9-1）：窦性心动过速，V_1～V_3 ST-T改变（发病后第8天，外院）。

（8）超声心动图：三尖瓣轻度反流，左心搏动弥漫减弱，左心收缩功能下降（左室射血分数41.5%），心包腔少量积液，心动过速（发病后第8天，外院）。

（9）胸部CT（图9-2）：两肺弥漫渗出性病变，肺门为主，两侧胸腔积液（发病后第8大，外院）。

（10）氨基末端脑钠肽前体（N-terminal pro-brain natriuretic peptide，NT-proBNP）：> 9 000pg/mL（发病后第9天，本院）。

4. 初步诊断 胸闷待查：暴发性心肌炎？急性冠脉综合征？重症肺炎？

思考2：如何考虑此患者的诊断及鉴别诊断？

一般将暴发性心肌炎定义为急骤发作且伴有严重血流动力学障碍的心肌炎症性疾病，因此暴发性心肌炎更多是一个临床诊断而非组织学或病理学诊断，因而诊断需要结合临床表现、实验室及影像学检查综合分析。当出现发病突然，有明显病毒感染前驱症状尤其是全身乏力、纳差，继而迅速出现严重的血流动力学障碍、实验室检测显示心肌严重受损、超声心动图可见弥漫性室壁运动减弱时，即可临床诊断暴发性心肌炎。

综合患者发病特点，发病突然，有感染的前驱症状，继而出现心脏受累症状，迅速出现血流动力学障碍，体格检查提示左心衰竭体征，实验室检测显示心肌受损，超声心动图可见弥漫性室壁运动减弱，胸部 CT 提示两肺弥漫渗出性病变，肺门为主。临床诊断首先考虑暴发性心肌炎，结合该患者病例特点，应与以下疾病鉴别：

（1）急性心肌梗死：该患者心电图提示 V_1～V_3 ST-T 改变，需要与心肌梗死相鉴别。然而，急性心肌梗死患者往往伴有糖尿病、高血脂、高血压等基础性疾病，心肌炎在身体健康、无器质性疾病的青壮年中更多见，且常有感染的前驱症状。急性心肌梗死心电图往往符合某一心脏血管阻塞的分布范围，心肌炎的心电图异常表现通常提示病变弥漫，不符合血管分布。急性心肌梗死超声心动图多为典型的室壁节段性运动异常，而心肌炎典型表现为弥漫性室壁运动减低。因为两种疾病的治疗思路差别较大，故如果通过上述要点鉴别困难时，应尽早进行冠状动脉造影检查明确诊断。本病例患者较为典型，故未行冠脉造影检查。

（2）细菌性肺炎合并中毒性心肌病：本例患者有上呼吸道感染病史，肺部 CT 提示两肺弥漫性渗出样改变，应考虑此诊断。然而，该患者仅在前驱症状时有发热，随后即缓解，发热症状并不持续，而细菌性肺炎在得到有效治疗前很少能自行缓解；患者肺部 CT 为典型的心源性肺水肿表现，不符合细菌性肺炎的特点；患者血常规、CRP 等炎症指标均为正常或轻微升高，亦不符合细菌性肺炎的特点。

（3）亚急性感染性心内膜炎：本例患者有上呼吸道感染伴发热病史，后出现胸闷及心力衰竭改变，需考虑亚急性感染性心内膜炎。但同细菌性肺炎类似，本例患者的热型、血常规、CRP 水平等不符合细菌性感染的特点，同时心脏超声未见瓣膜病变，不符合亚急性感染性心内膜炎特点。

二、诊治经过

患者发病突然，有明显病毒感染前驱症状继而出现血流动力学障碍、实验室检测显示心肌受损、超声心动图可见弥漫性室壁运动减弱，初步考虑暴发性心肌炎，动态监测患者生命体征、心脏功能变化，完善相关辅助检查。

思考 3：如何通过辅助检查进一步明确患者是否存在心肌炎的心脏功能性及器质性损伤？

（1）实验室检查：肌钙蛋白、肌酸激酶及其同工酶、肌红蛋白等升高，其中以肌钙蛋白最为敏感和特异，心肌酶谱持续性增高说明心肌持续进行性损伤和加重，提示预后不良。脑钠肽（brain natriuretic peptide，BNP）或 NT-proBNP 水平通常显著升高，提示心功能受损严重，是诊断心功能不全、评价其严重性、判断病情发展及转归的重要指标。

（2）心电图：敏感度较高，但特异度低。窦性心动过速最为常见，另外频发房性期前收缩或室性期前收缩、短阵室性心动过速、束支传导阻滞或房室传导阻滞、肢体导联及胸前导联低电压、ST-T 改变均可出现，部分患者心电图甚至可表现类似急性心肌梗死图形，呈现 ST 段弓背向上抬高。增宽的 QRS 波或病理性 Q 波的出现提示患者预后较差。

（3）超声心动图

1）弥漫性室壁运动减低：严重时呈蠕动样，为心肌严重弥漫性炎症导致心肌收缩力显著下降所致，早期变化和加重很快。

2）心脏收缩力异常：可见左心室射血分数显著降低。

3）心腔大小变化：多数患者心腔大小正常，仅少数患者心腔稍增大，极少数明显扩大。

4）室间隔或心室壁可稍增厚，系心肌炎性水肿所致。

超声心动图检查的意义还在于帮助及时排除其他心脏疾病，诸如心脏瓣膜疾病、肥厚型或限制型心肌病等，如发现典型的室壁节段性运动异常有助于心肌梗死的诊断。心包积液提示病变累及心包。

（4）心脏磁共振成像（cardiac magnetic resonance imaging，CMR）：心脏磁共振成像作为诊断心肌炎的无创手段的应用越来越多。

诊断标准包括：①T_2加权图像中的局灶性或弥漫性心肌水肿；②早期钆增强显示炎症；③晚期钆增强（late gadolinium enhancement，LGE）显示心外膜下或心肌中部区坏死和纤维化。异常可能是弥漫性或斑片状的，通常局限于左心室的侧游离壁或室间隔底部。当符合2条或3条标准时，心肌磁共振的诊断准确度为78%。CMR在症状出现7天以上时更可能出现异常。CMR也可用于指导心肌局部受累患者的活检。

（5）心内膜心肌活检（endomyocardial biopsy，EMB）：是诊断心肌炎的"金标准"。对于临床疑似心肌炎患者，应评估EMB指征。EMB指征包括：2周内新发不明原因心力衰竭伴血流动力学损害，或2周到3个月新发不明原因心力衰竭伴左室扩张和新发室性心律失常。

由于患者存在明显低氧血症、心源性休克表现，需要去甲肾上腺素维持血压，随时可能心跳呼吸骤停，接诊医生向家属告知病情危重，并联系ICU，将患者收入急诊监护室进一步治疗。

思考4：作为接诊医生，如何与家属沟通收入ICU治疗的必要性。

与家属谈话的要点：告知家属目前患者初步诊断为暴发性心肌炎，存在严重的心力衰竭及休克表现，处于生命体征不稳定的情况，随时可能发生恶性心律失常、心跳呼吸骤停，需要严密的监测与及时有效的有创性脏器支持治疗，需要收入ICU治疗。

患者入ICU后给予氧疗，持续心电、血压、血氧饱和度监护，监测血常规、CRP、降钙素原（procallcitonin，PCT）、血气分析、乳酸、凝血功能、肝肾功能、电解质、心肌酶谱、肌钙蛋白，留置右股静脉深静脉导管及股动脉导管行脉搏指数连续心输出量监测（pulse-indicated continuous cardiac output，PiCCO）。复查血气分析示：Lac 7.6mmol/L，pH 7.26，$PaCO_2$ 22mmHg，PaO_2 105mmHg，HCO_3^- 10.6mmol/L，患者乳酸进行性升高及代谢性酸中毒明显进展，提示病情极其危重。给予去甲肾上腺素维持血压，气管插管机械通气，并准备留置体外膜肺氧合（extracorporeal membrane oxygenation，ECMO）导管。准备期间患者突发呼吸心搏骤停，立即予以心肺复苏，复苏10min后患者恢复自主循环，心电图示室性心动过速（图9-3），血压以25μg/(kg·min)去甲肾上腺素维持，皮肤湿冷，意识丧失，两侧瞳孔直径4mm，对光反应迟钝。

立即给予ECMO置管术，30min后管路建立成功，开始静脉-动脉模式（VA模式）转流，转速3 700转/min，流速3.7L/min，给予去甲肾上腺素及多巴酚丁胺维持平均动脉压在70mmHg左右。术后患者中昏迷，双侧瞳孔直径6mm，对光反应消失，遂将ECMO水箱温度调至33℃行亚低温脑保护治疗。同时ECMO管路并联血液透析机，行连续肾脏替代治疗（continuous renal replacement therapy，CRRT）。患者于ECMO运行24小时后复查胸片见肺部渗出病灶明显好转（图9-4）。术后48h神志转清，7天后撤除ECMO，ECMO撤机后5天心电图基本恢复正常（图9-5），1个月后康复出院。出院后1年随访，患者心功能恢复正常。

思考5：此患者使用ECMO的适应证是什么？其工作原理如何？

ECMO原理是将体内的静脉血引出体外，经过特殊材质人工心肺旁路氧合后注入患者动脉或静脉系统，起到部分心肺替代作用，维持人体脏器组织氧合血供。临床中，通常通过股静脉置管，使管道头端到达右心房，通过动力泵抽吸未氧合血液至密闭式膜氧合器（膜肺），再将膜肺内氧合的血液通过导管回输，如通过颈内静脉回输至右心房，此模式称为静脉-静脉模式（VV模式），主要用于呼吸衰竭患者的支持；如通过股动脉回输至主动脉，进而灌注全身器官，此称为静脉-动脉模式（VA模式），主要用于循环衰竭的患者。该患者为心源性休克，选择VA模式。

思考6：如何选择暴发性心肌炎运用ECMO的时机？

ECMO对暴发性心肌炎的救治作用已得到大量临床数据支持。对于出现心源性休克的暴发性心肌炎患者，应尽早开始运用 ECMO。因为心搏骤停一旦发生，心脏搏出急剧下降，动脉塌陷，此时再开始穿刺置管的难度极大，同时尽早开始运用 ECMO 可让心脏得到更充分的休息，为其功能恢复赢得时间。亦可预先在股动脉及股静脉预留 PiCCO 导管和深静脉导管，如此若心功能急剧变化，可通过预留的导管置入导丝，省略穿刺环节，从而快速完成置管过程。在无条件开展 ECMO 的单位，如预计患者病情较重，可考虑转运患者至有能力开展 ECMO 的医疗单位。

三、病例分析

1. 病例特点

（1）患者，女，36 岁，主诉：发热乏力 9 天，胸闷 2 天，加重 1 天。

（2）体格检查：休克状态，需血管活性药物及吸氧维持生命体征尚平稳，心肺查体可见肺淤血体征。

（3）实验室及影像学检查：心肌酶谱及血清肌钙蛋白定量提示心肌受损，NT-proBNP > 9 000pg/mL，血气分析提示代谢性酸中毒、I 型呼吸衰竭、乳酸明显升高提示循环血容量不足，血

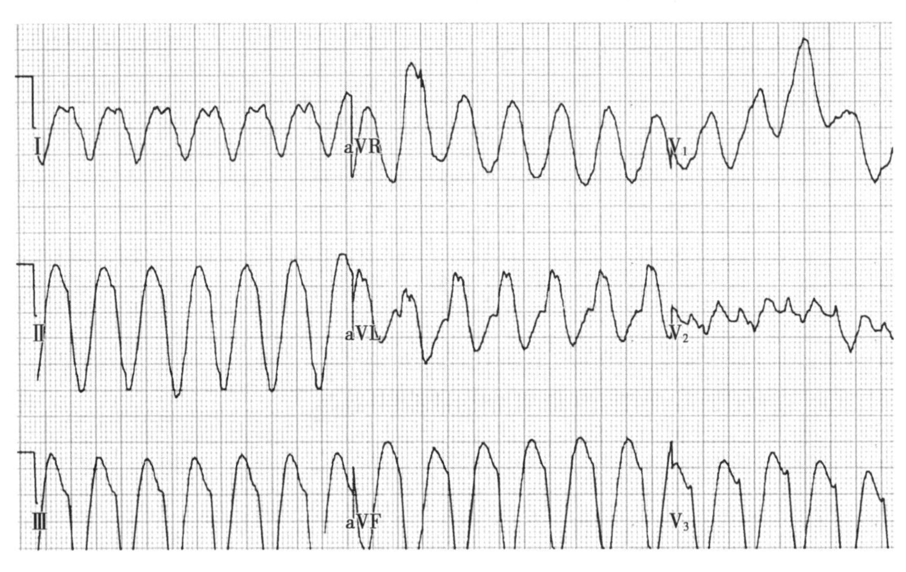

图 9-3 患者心电图提示室性心动过速

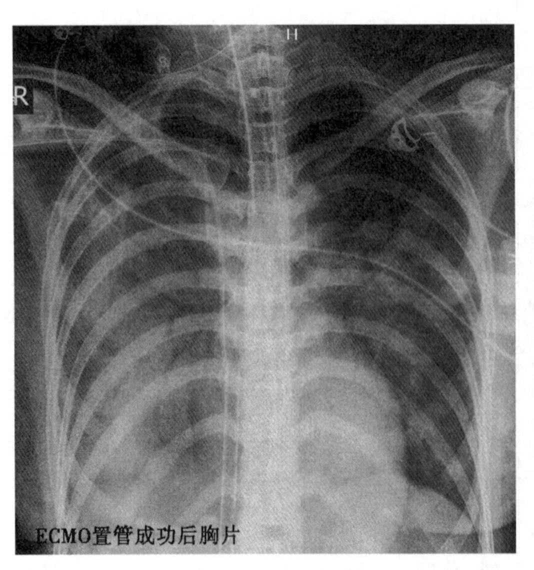

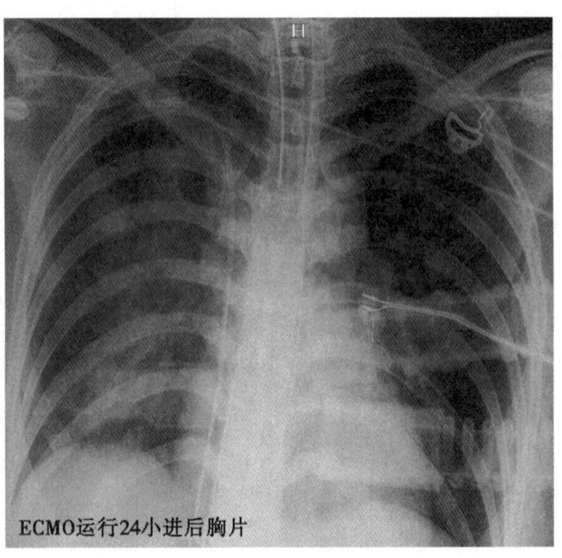

图 9-4 ECMO 置管后及运行 24 小时后患者胸片

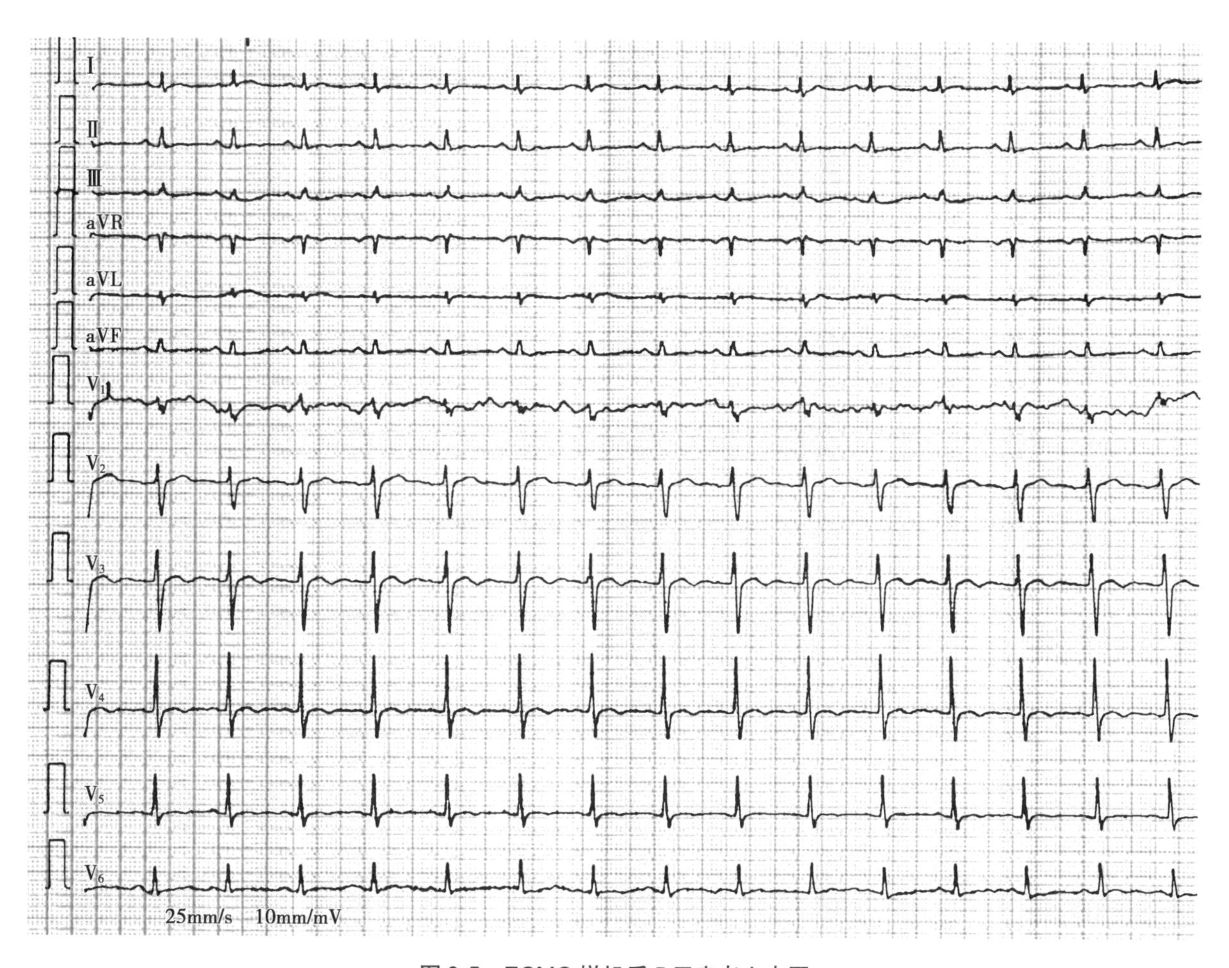

图 9-5 ECMO 撤机后 5 天患者心电图

常规、尿常规、肾功能、电解质、红细胞沉降率正常。心电图示窦性心动过速，V_1～V_3 ST-T 改变。超声心动图提示左心搏动弥漫减弱，左心收缩功能下降（左室射血分数 41.5%）。胸部 CT 提示双肺渗出性表现。

2. 诊断及诊断依据

（1）诊断：暴发性心肌炎。

（2）诊断依据

1）前驱症状：年轻女性，既往体健，以发热乏力咽痛起病，首先考虑上呼吸道病毒感染，起病时间明确。

2）前驱症状出现后 1 周患者出现胸闷等心脏受累症状。病情迅速进展，出现严重心力衰竭及休克表现。符合暴发性心肌炎的临床表现。

3）体格检查：血压下降、皮肤苍白，心率快，第一心音低钝，闻及舒张期奔马律，两肺广泛湿啰音等心力衰竭、休克的表现。符合暴发性心肌炎的体格检查结果。

4）辅助检查提示心肌损伤，如肌钙蛋白、肌酸激酶及同工酶升高，NT-proBNP 显著升高，心电图提示 V_1～V_3 ST-T 改变，超声心动图见心脏搏动弥漫减弱、收缩功能下降，肺部 CT 呈现心源性肺水肿的表现。符合暴发性心肌炎的实验室及影像表现。

思考 7：如何能够早期识别暴发性心肌炎？

有报道指出，约 2% 的婴儿、5% 的儿童和 5%～12% 的年轻运动员因心肌炎猝死。早期识别心肌炎具有重要意义。急性心肌炎的临床表现差异极大，轻症者症状轻微易恢复，重症者可出现心肌梗死样表现甚至是致死性休克。典型的暴发性心肌炎患者具有病毒感染前驱症状期 - 心肌受损表现期 - 血流动力学障碍期的过程。①前驱症状期：通常为上呼吸道或胃肠道病毒性感染的全身或局部表现，如发热、乏力、纳差、肌肉酸困、鼻塞、流涕、咽痛、咳嗽、呕吐、腹泻等，临床表现个体差异较大，这些症状可持续 3～5 天或更长，可因程度轻微而被患者忽视，多不会因此就诊，却是诊断心肌炎的重要线索，因此详细询问病史至关重要。②心肌受损表现期：通常是患者就诊的主要原因。病毒感染前驱症状后的数天至3周，出现呼吸困难、胸痛、心悸、头昏、黑矇、晕厥、极度乏力、恶心呕吐、食欲明显下降等症状。欧洲的一项研究表明72%的患者发生呼吸困难，32%患者发生胸痛，而18%患者出现心律失常。③血流动力学障碍期：暴发性心肌炎的患者，往往迅速（数天内）发生急性左心衰竭或心源性休克、严重心律失常，症状包括严重的呼吸困难、端坐呼吸、咯粉红色泡沫痰、焦虑不安甚至意识障碍、大汗、少尿或无尿、晕厥甚至猝死；可出现皮肤湿冷、苍白、发绀、可呈现皮肤花斑样改变、经皮动脉血氧饱和度测不出等。心肌炎的症状常常为非特异性，部分患者心脏系统症状被其他系统症状所掩盖，导致诊疗延误，如本病例就因排查消化系统症状而耗费不少时间。了解疾病各个时期尤其是早期的表现，有利于一线临床医生熟悉心肌炎特点，提高对暴发性心肌炎的警惕性，尽早发现高危患者，及早治疗。

3. 鉴别诊断

（1）普通急性心肌炎：暴发性心肌炎通常有前期感染史、起病急骤、发展迅速、病情重且心功能损害明显，治疗后迅速好转并恢复正常，长期预后好。相反，急性心肌炎上述特点均不突出，病情可长期迁延而成为慢性或持续性心肌炎或心肌病改变。

（2）非病毒性暴发性心肌炎：包括自身免疫性疾病、药物毒性和药物过敏等所致的急性暴发性心肌炎，临床上通常没有病毒感染的前期表现，而有自身免疫疾病史、使用毒性药物尤其是抗肿瘤药物或致过敏药物史，疾病发生同样迅速凶险。临床治疗除不用抗病毒药物外，其他与本病相似。

（3）脓毒血症性心肌炎：严重细菌感染休克时毒性损害也可致心肌损伤而加重休克，并可出现明显心脏抑制性表现。早期出现的感染灶及血白细胞计数早期即显著升高及其他全身表现有助于鉴别。

四、治疗方案

暴发性心肌炎早期死亡率极高，无有效的对因治疗手段，一旦度过急性期，长期预后良好。暴发性心肌炎的治疗可概括为"以生命支持为依托的综合救治方案"。治疗原则包括：①严密的监护，应尽快将患者收到或转至有呼吸循环监护和支持治疗条件医院的重症监护病房，予以24小时特别护理；②及时的生命支持措施：包括IABP、ECMO、机械通气、CRRT；③药物治疗：包括多巴酚丁胺、米力农、去甲肾上腺素、肾上腺素等；④针对心律失常的治疗；⑤急性期后心力衰竭治疗。

1. 严密监护 尽快将患者收到或转至有呼吸循环监护和支持治疗条件医院的重症监护病房，予以24小时特别护理，包括：

（1）持续心电、血氧饱和度监测。

（2）有创血流动力学监测，包括有创动脉血压监测、中心静脉压（central venous pressure，CVP）监测、PiCCO监测。

（3）24小时逐小时出入量监测。

（4）血常规、血气分析、乳酸、凝血功能、肝肾功能、电解质、心肌酶谱、肌钙蛋白、脑钠肽等指标监测。

（5）每日至少行一次床边胸片、心脏超声评估。

（6）心电图监测。

2. 生命支持 此为暴发性心肌炎治疗的核心内容。

（1）体外膜肺氧合：简述参见思考5、思考6。

（2）主动脉内球囊反搏（intra-aortic balloon pump counterpulsation，IABP）：其方法是由动脉系统植入一根带气囊的导管至降主动脉内左锁骨下动脉开口远端，进行与心动周期相应的充盈扩张和排空，使血液在主动脉内发生时相性变化，在心脏舒张期球囊充气时，球囊占据主动脉内空间，可升高舒张压力，增加心脑等重要脏器的循环灌注；在心脏收缩期前球囊放气瞬间，主动脉内压力降低，可降低心脏收缩时的后负荷，减少心脏做功，增加每搏输出量，增加前向血流，增加体循环灌注。对于血流动力学不稳定的暴发性心肌炎患者推荐尽早使用IABP进行治疗。

（3）气管插管机械通气：人工气道可以起到保护气道、避免误吸的作用，呼吸机辅助通气可改善肺功能，降低患者劳力负荷和心脏做功，呼气末正压可改善肺水肿，是暴发性心肌炎合并左心功能衰竭时重要治疗手段之一，建议尽早使用，当患者有呼吸急促、呼吸窘迫时，即使血氧饱和度正常亦应给予呼吸支持，以减轻患者劳力负荷和心脏做功。

（4）血液净化及连续肾脏替代治疗：对于暴发性心肌炎特别是伴有急性左心功能不全的患者，应尽早考虑使用。暴发性心肌炎往往合并急性肾衰竭，血液净化治疗还可以通过超滤减轻心脏负荷，保证体内水、电解质及酸碱平衡，对暴发性心肌炎的患者改善心功能有较大帮助。心肌炎的发生往往伴随着细胞免疫和体液免疫，单核细胞和淋巴细胞浸润、细胞黏附分子表达增加、大量抗体形成等，CRRT 治疗通过清除各种小分子毒素，清除各种水溶性炎性递质，下调炎症反应，降低器官损伤程度。

3. 药物治疗 包括强心药物及升压药物。

多巴酚丁胺是一种有效的 β_1 激动剂，具有较小的 β_2 和 α 激动剂特性。多巴酚丁胺增加心肌收缩力，降低全身血管阻力，降低肺毛细血管楔压。但多巴酚丁胺有致心律失常作用，患者可能对药物产生耐受性。米力农是另一种静脉用强心药物，通过抑制心肌细胞磷酸二酯酶起作用，从而增加心肌力、每搏量和心脏指数，并减少全身血管阻力、全身血压和肺毛细血管楔压。米力农有降压作用，不适合已经低血压的患者，但可与升压药物合用。

升压药物主要是动脉血管收缩剂，如去甲肾上腺素和肾上腺素，用于顽固性低血压患者。

4. 心律失常的治疗 暴发性心肌炎的急性期可出现心律失常和传导异常，治疗方法与其他心脏病患者相似，根据需要使用抗心律失常药物或临时起搏器。由于一旦度过急性期，暴发性心肌炎痊愈概率较大，故不建议过早植入永久性起搏器或心脏复律除颤器（implantable cardioverter-defibrillator，ICD）。

5. 急性期后心力衰竭的治疗 一旦患者度过急性期，血流动力学改善，即应开始考虑防止心肌重塑及左心功能衰竭慢性化的药物治疗。主要药物包括血管紧张素转换酶抑制剂、血管紧张素Ⅱ受体拮抗剂、β 受体拮抗剂以及醛固酮受体拮抗剂，这些药物的使用原则与其他心脏病患者相似。

五、预后

暴发性心肌炎起病急骤，病情进展极其迅速，患者很快出现血流动力学异常（泵衰竭和循环衰竭、严重心律失常），并可伴有呼吸衰竭和肝肾衰竭，早期病死率极高。但是，若救治得当，患者心功能可完全恢复，预后较好，极少出现后遗症。

六、要点和讨论

1. 诊治要点 心肌炎是一种由心肌炎症引起的疾病，最常由病毒感染引起，自身免疫机制是疾病发病机制的关键。心肌炎可以是轻微的和自限性的，也可以导致严重心力衰竭和休克。暴发性心肌炎作为心肌炎的一个特殊类型，主要特点是起病急骤，病情进展极其迅速，患者很快出现血流动力学异常以及严重心律失常。暴发性心肌炎通常由病毒感染引起，在组织学和病理学上与普通病毒性心肌炎比较并没有特征性差别，其更多的是一项临床诊断。一般认为，当急性心肌炎发生突然且进展迅速，很快出现严重心力衰竭、低血压或心源性休克，需要应用正性肌力药物、血管活性药物或机械循环辅助治疗时，可以诊断为暴发性心肌炎。尽管早期病情危重，可能需要静脉强心药物及升压药物，甚至需要机械循环支持，但一旦度过危险期，大多数患者有机会存活，并且左心室功能方面得到显著改善。因此临床医师应高度重视本病，提高警惕，全力救治，不轻易放弃，以期提高救治成功率，挽救患者生命。图 9-6 是暴发性心肌炎处理流程图。

2. 研究进展 心肌炎指由各种原因引起的心肌炎性损伤所导致的心脏功能受损，包括收缩、舒张功能减低和心律失常。病因包括感染、自身免疫疾病和毒素 / 药物毒性 3 类，其中感染是最主要的致病原因，病原体以病毒最为常见，包括肠道病毒（尤其是柯萨奇 B 病毒）、腺病毒、巨细胞病毒、EB 病毒和流感病毒等。临床上可以分为急性期、亚急性期和慢性期。急性期一般

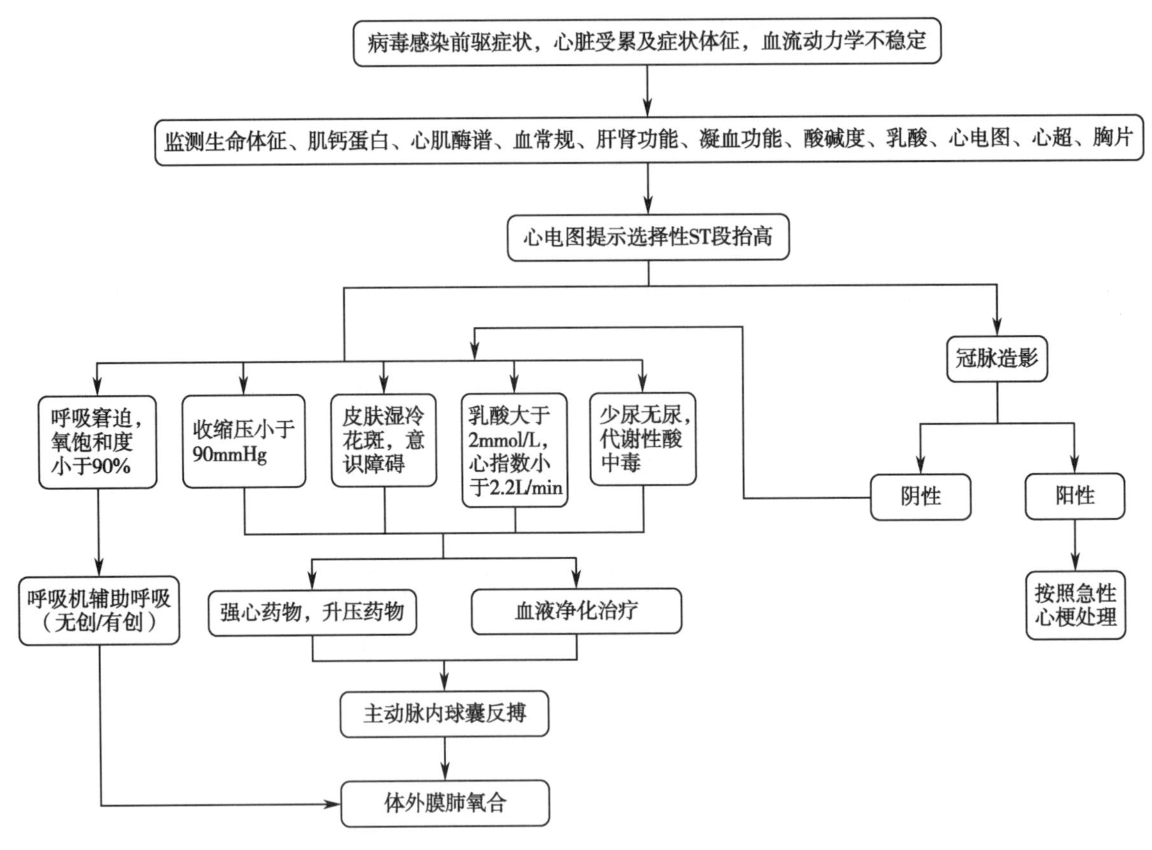

图 9-6 暴发性心肌炎处理流程

持续 3～5d，主要以病毒侵袭、复制对心肌造成损害为主；亚急性期以免疫反应为主要病理生理改变；少数患者进入慢性期，表现为慢性持续性及突发加重的炎症活动，心肌收缩力减弱、心肌纤维化、心脏扩大。暴发性心肌炎是心肌炎最为严重且特殊的类型，此类患者有明确的起病时间（通常在 2 周内），病情进展迅速，出现严重心力衰竭症状、心律失常、低血压或心源性休克，需要强心、升压药物或机械循环支持治疗。本病症早期病死率虽高，但一旦度过急性危险期，长期预后良好。

心内膜心肌活检（endomyocardial biopsy，EMB）是诊断心肌炎的“金标准”。心肌炎确诊依赖于 EMB，包括组织学（Dallas 标准）和免疫组化标准，以及分子学检测[主要是聚合酶链式反应（polymerase chain reaction，PCR）发现病毒基因组]。Dallas 标准将活动性心肌炎定义为存在炎症性心肌浸润（每个高倍镜下超过 5 个淋巴细胞）伴有心肌细胞坏死，临界性心肌炎定义为有炎症而无心肌细胞坏死。但是这两者的预后并没有区别，所以淋巴细胞浸润（有或无心肌细胞坏死）是最重要的诊断标准。各种系列报道右心室活检确诊率 10%～67% 不等。这些结果可能与活检时疾病所处的时期有关，另外心肌炎症有时不是弥漫性的，而是局灶性的，或者主要累及左心室，因此随机右心室活检可能会错过受影响的心肌。在患者的早期临床过程中进行活检、采集多个活检标本和进行左心室活检是提高诊断率的方法。需要强调活检结果阴性并不能排除心肌炎的诊断。心肌炎的免疫组化标准包括异常炎症浸润，定义为白细胞≥14 个 /mm^2，其中单核细胞最多可达 4 个 /mm^2，同时 CD3$^+$ T 淋巴细胞≥7 个 /mm^2。美国心脏协会 / 美国心脏病学院 / 欧洲心脏病学会建议，暴发性心肌炎患者以及严重的室性心律失常或高度传导阻滞患者应进行 EMB，有利于对淋巴细胞性心肌炎和适合进行免疫抑制治疗的巨细胞性心肌炎、嗜酸细胞性心肌炎进行鉴别。而 2017 年发表的《成人暴发性心肌炎诊断与治疗中国专家共识》认为急性期患者病情危重，并且病理诊断对于临床诊断和治疗的指导作用有限，故不推荐急性期的心肌活检。

目前关于抗病毒、免疫抑制以及免疫球蛋白

治疗的研究主要针对的是普通急性心肌炎。暴发性心肌炎，作为最严重及特殊的急性心肌炎，这些治疗方式只有动物模型的证据以及一些零星的病例报道，缺乏高质量的临床证据，在现有支持疗法下暴发性心肌炎本身就有较高的恢复概率，疾病诊断时通常已超出抗病毒治疗的有效窗口期，故一般认为这些治疗是有争议的。2017年《成人暴发性心肌炎诊断与治疗中国专家共识》认为所有暴发性心肌炎患者均应尽早给予免疫调节治疗，建议早期、足量使用抗病毒药物、糖皮质激素以及免疫球蛋白。患者一旦渡过危险期，长期预后好，因此对于该病的治疗，应采用各种可能手段，尽力挽救患者生命。该共识提出按照"以生命支持为依托的综合救治方案"进行救治。临床上应尽早采取积极的综合治疗方法。

（陆远强　徐　佳）

参考文献

[1] Sun D, Ding H, Zhao C, et al. Value of SOFA, APACHE IV and SAPS II scoring systems in predicting short-term mortality in patients with acute myocarditis [J]. Oncotarget, 2017, 8(38): 63073-63083.

[2] Cooper L T, Baughman K L, Feldman A M, et al. The role of endomyocardial biopsy in the management of cardiovascular disease: a scientific statement from the American Heart Association, the American College of Cardiology, and the European Society of Cardiology[J]. Circulation, 2007, 116(19): 2216-2233.

[3] Ginsberg F, Parrillo J E. Fulminant myocarditis[J]. Crit Care Clin, 2013, 29(3): 465-483.

[4] Felker G M, Boehmer J P, Hruban R H, et al. Echocardiographic findings in fulminant and acute myocarditis [J]. J Am Coll Cardiol, 2000, 36(1): 227-232.

[5] 中华医学会心血管病学分会精准医学学组，中华心血管病杂志编辑委员会，成人暴发性心肌炎工作组. 成人暴发性心肌炎诊断与治疗中国专家共识[J]. 中华心血管病杂志，2017，45(9): 742-752.

[6] ALP C, Malipiero G, Marcolongo R, et al. Myocarditis: A Clinical Overview[J]. Curr Cardiol Rep, 2017, 19(7): 63.

[7] Luyt C E, Hékimian G, Ginsberg F. What's new in myocarditis [J]. Intensive Care Med, 2016, 42(6): 1055-1057.

[8] Pollack A, Kontorovich A R, Fuster V, et al. Viral myocarditis--diagnosis, treatment options, and current controversies[J]. Nat Rev Cardiol, 2015, 12(11): 670-680.

[9] Frustaci A, Chimenti C, Calabrese F, et al. Immunosuppressive therapy for active lymphocytic myocarditis: virological and immunologic profile of responders versus nonresponders. Circulation, 2003, 107: 857.

[10] McCarthy R E 3rd, Boehmer J P, Hruban R H, et al. Long-term outcome of fulminant myocarditis as compared with acute (nonfulminant) myocarditis[J]. N Engl J Med, 2000, 342(10): 690-695.

[11] Hufnagel G, Pankuweit S, Richter A, et al. The European Study of Epidemiology and Treatment of Cardiac Inflammatory Diseases (ESETCID). First epidemiological results[J]. Herz, 2000, 25(3): 279-285.

案例10　蛇　咬　伤

一、病历资料

1. 病史采集　女，46岁。因"蛇咬伤致右小腿疼痛、肿胀10小时"入院。患者10小时前于贵州遵义一树林中做农活时不慎被蛇咬伤，当即出现右小腿疼痛、肿胀、出血，无头晕、头痛，无胸闷、胸痛及呼吸困难，无恶心、呕吐，无少尿及酱油色尿。受伤后立即就诊于当地医院，诊断为"右小腿毒蛇咬伤"，并予肌内注射破伤风抗毒素等治疗（具体不详），患者病情无缓解，遂转至我院。急诊完善相关检查后，以"右小腿毒蛇咬伤，继发性凝血功能障碍"收入EICU进一步治疗。病程中患者精神、饮食差，小便如常。

既往史：既往体健。

个人史：无特殊。

家族史：无特殊。

2. 体格检查　T 36.9℃，P 96次/min，R 20次/min，BP 116/68mmHg。神志清楚，对答切题，痛苦面容，全身皮肤无黄染，心肺腹部查体未见异常。右小腿远端近内踝处见长约3cm的"+"切口，有渗血，右小腿呈紫红色，肿胀明显，无水疱，可扪及足背动脉搏动。余肢体无水肿，活动正常，生理反射存在，病理反射未引出（图10-1）。

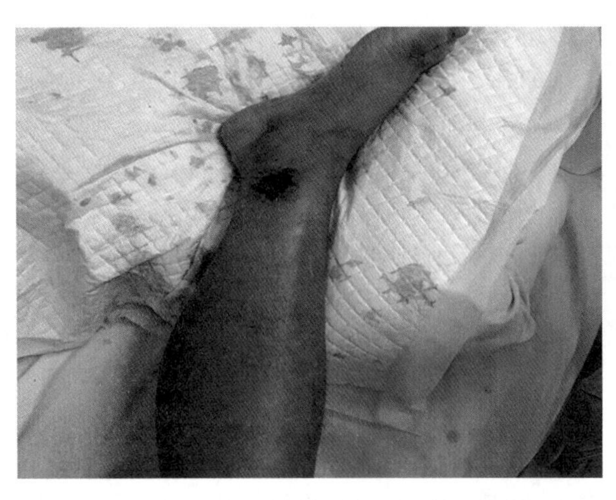 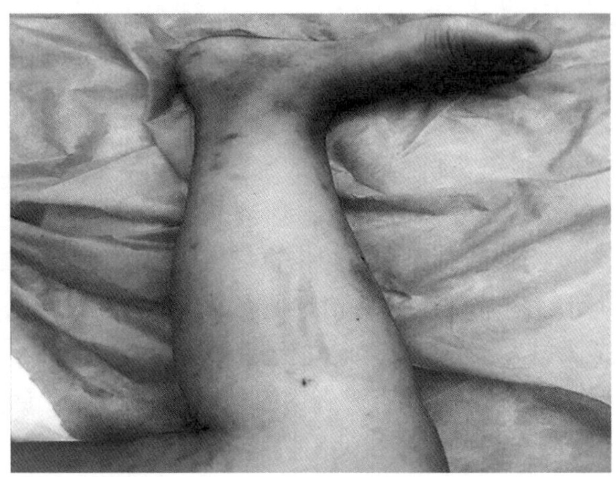

图 10-1 伤者右小腿图片

3. 实验室检查

（1）血常规：WBC 19.55×10^9/L，RBC 3.18×10^{12}/L，Hb 102g/L，N 86%，Plt 5×10^9/L。

（2）凝血功能：PT>120s，TT>120s，APTT>120s，FIB<50mg/dL，D- 二聚体（-）。

（3）肝肾功能、电解质、血气分析：未见异常，肝功能：ALT 20U/L，AST 30U/L；肾功能：Scr 60μmol/L，BUN 220μmol/L；电解质：Na^+ 142mmol/L，K^+ 3.6mmol/L，Ca^{2+} 2.5mmol/L，Cl^- 105mmol/L；血气分析：PO_2 90mmHg，PCO_2 40mmHg，Lac 1.2mmol/L。

（4）心肌酶、肌红蛋白、肌钙蛋白 T：未见异常，心肌酶：CK 56U/L，CK-MB 15U/L，LDH 180U/L，Mb 45ng/ml，Tn 8ng/L。

4. 初步诊断 右小腿毒蛇咬伤，继发性凝血功能障碍。

二、诊治经过

患者被毒蛇咬伤后出现右小腿肿胀，皮肤变色，清创切口渗血不止，凝血功能明显异常，出血风险大，随时可能并发脏器出血及弥散性血管内凝血（disseminated intravascular coagulation，DIC），危及生命，故联系上级医生，将患者收入 EICU 进一步治疗。

思考 1：作为接诊医生，应如何向上级医生汇报病情，并告知患者家属收入 EICU 监护治疗的必要性？

向上级医生汇报病情要点：目前生命体征、右小腿伤口情况、血小板降低及凝血功能明显异常，初步判断考虑什么毒素？

与家属沟通要点：患者有明确蛇咬伤史，但尚不明确蛇种。考虑到患者自蛇咬伤至就诊时间较长，目前各项凝血指标明显异常及血小板极度低下，随时可能出现脏器出血及弥散性血管内凝血，危及生命，建议收入 EICU 进一步监护治疗。

患者入 EICU 后，因该患者病情危重，立即予吸氧（因患者咬伤后主要影响血液及心血管系统，临床表现以血液循环毒素为主，伤后数小时即出现贫血及凝血功能明显异常，吸氧可提高氧合，改善组织缺氧）、心电监护、禁食、留置胃管（通过对留置胃管吸出物的判断，可观察病情变化和协助诊断；改善胃肠壁血液循环，促进消化功能的恢复）、有创动脉血压监测（适用于高危患者的监护，不受人工加压、袖带宽度及松紧度影响，准确可靠，随时取值；早期发现动脉血压的变化；反复采集血气标本，减少患者痛苦）、监测动脉血气、建立静脉通道、监测出入量。患肢制动，帮助患者平复情绪。

思考 2：如何判断患者是毒蛇咬伤？医生在没有见到蛇的情况下如何区别有毒蛇与无毒蛇？需要了解哪些情况及完善何种检查进一步明确？

若患者意识清楚，对患者本人进行详细问诊（患者不能配合的情况下询问家属）。若能提供明确蛇咬伤史，则需要判断是否为毒蛇咬伤，有毒蛇一般有以下表现：

（1）牙痕：毒蛇牙痕为2个针尖样单排大牙痕；无毒蛇为2～4排锯齿状小牙痕（图10-2）。

（2）蛇外形：毒蛇一般头大颈细，头呈三角形，尾短而突然变细，体表花纹鲜艳；无毒蛇一般头钝圆形，颈不细，尾部细长，体表花纹多不明显。

（3）局部伤口：毒蛇咬伤后出现明显的疼痛、水肿、渗血和坏死；无毒蛇咬伤后局部无明显症状。

（4）全身症状：毒蛇咬伤后全身症状明显（头晕、呼吸困难、恶心、呕吐、出血、心律失常、呼吸循环衰竭等），无毒蛇咬伤后无明显全身症状。

思考3：如何判断该患者所中的蛇毒类型？

按照蛇毒对人体的危害，可分为神经毒素、血液循环毒素、肌肉毒素和混合毒素。

（1）神经毒素：包括突触前神经毒和突触后神经毒。咬伤后局部症状不明显，出血少，但是伤后数小时内可出现急剧的全身症状，患者兴奋不安、眼睑下垂、全身肌肉颤抖、呼吸困难、吞咽困难等，最终出现中枢性和周围性呼吸衰竭。常见的有金环蛇、银环蛇、海蛇等。

（2）血液循环毒素：包括凝血毒和抗凝血毒、出血毒和溶血毒、心脏血管毒。咬伤后局部症状明显，可有红肿、疼痛、常伴有水疱、出血和坏死，全身中毒症状有恶心、呕吐、全身广泛出血、心肌变性，最终出现心律失常、循环衰竭和急性肾衰竭。常见的有蝰蛇、五步蛇、竹叶青等。

（3）肌肉毒素：主要为肌肉毒素。咬伤后引起肌细胞溶解，组织坏死，出现全身肌肉疼痛，肌红蛋白尿和高钾血症。常见的有眼镜王蛇和海蛇。

（4）混合毒素：兼有神经毒和血液循环毒素，毒素被吸收后，全身症状严重而复杂，既有神经症状，又有血液循环毒素造成的损害，这时要分清临床表现的主次，主要处理致命的症状。常见的有蝮蛇、眼镜蛇和眼镜王蛇等。

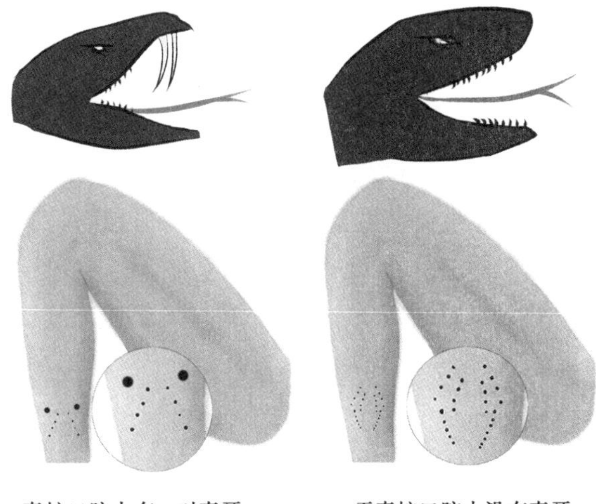

毒蛇口腔内有一对毒牙，下图为毒蛇咬伤的牙痕　　无毒蛇口腔内没有毒牙，下图为咬伤的细小牙痕

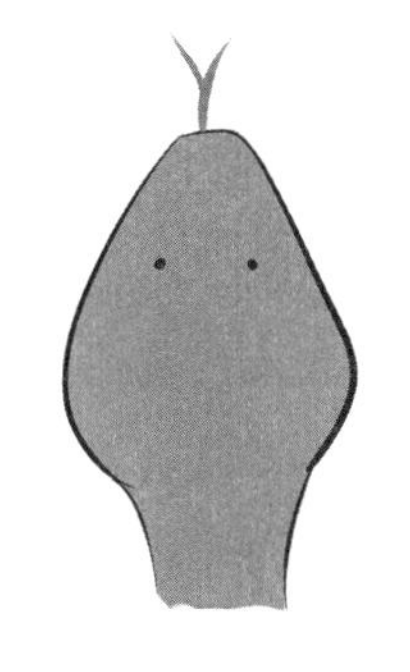

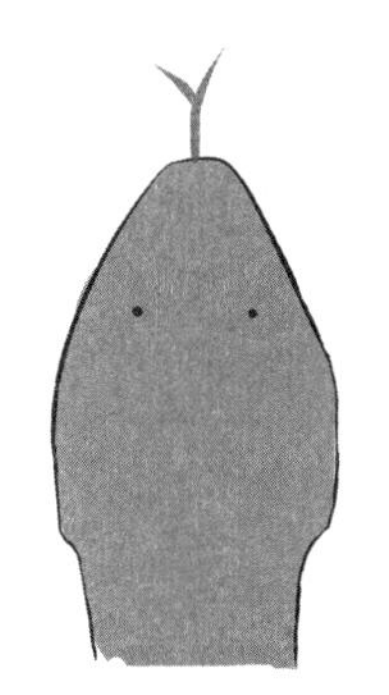

毒蛇一般头大颈细，头呈三角形。无毒蛇一般头钝圆形，颈不细

图10-2　有毒蛇和无毒蛇区别

思考4：患者入院前已行伤口处理，不能通过牙痕判断有毒蛇与无毒蛇，下一步该如何快速制定治疗方案？

在没有牙痕和咬伤蛇实物参考的情况下，需要凭借经验通过症状和各项化验指标来判断是哪种蛇毒。该患者入院时已于当地医院进行伤口处理，患者目前神志清楚，暂无神经系统受累迹象。化验肌红蛋白、肌钙蛋白T及心肌酶水平正常，说明暂无肌肉受累。通过目前的凝血功能及血常规来看，诊断思路倾向于血液循环毒素为主的蛇种，暂不能排除混合毒素的蛇种。患者目前治疗的关键是尽快纠正凝血功能，升高血小板，避免各脏器出血及DIC的发生。同时需关注患者各脏器功能，应尽早应对可能出现的并发症。

思考 5：既已确定为有毒蛇所致咬伤，那么蛇毒为何种物质？哪些治疗是行之有效的措施呢？治疗前该如何和家属沟通呢？

蛇毒含有多种蛋白质、酶、多肽、氨基酸等具有广泛生物活性的物质。除了可以通过抗蛇毒血清中和之外，大分子有毒物质还可以直接通过血浆置换（plasma exchange，PE）清除，并且 PE 治疗对各脏器具有保护作用，血浆置换越早进行，所需的血浆量及次数就越少。

向患者家属告知，PE 疗法抢救危重蛇咬伤，尤其是严重凝血功能障碍的患者，占有一定优势。但是治疗过程中，也有相应的风险，比如血浆过敏、凝血、低血压等。且治疗费用和患者后期可能出现的脏器功能衰竭等，都需要患者家属有思想准备。但要给家属一定的信心，因为一旦尽早清除毒素，患者康复的可能性还是很大的。

家属签署知情同意书后，针对患者凝血功能明显异常，立即予纤维蛋白原 2g、血小板 3 个治疗量、冷沉淀 10 单位、新鲜冰冻血浆 400mL 静脉滴注补充纤维蛋白原及凝血因子。并给予 4 000mL 血浆行 PE 清除毒素；根据患者症状，考虑血液循环毒的可能性大，且患者居住地遵义系贵州北部，为五步蛇频现区，故予抗五步蛇毒血清 8 000U 加入 250mL 生理盐水中缓慢静脉滴注；氨甲环酸氯化钠注射液 0.5g+ 维生素 K_1 30mg 静脉滴注、尖吻蝮蛇凝血酶 2U 静脉注射；头孢米诺钠 1g，每 12 小时 1 次，静脉滴注抗感染；泮托拉唑 40mg、1 次 /d 静脉滴注抑酸护胃；甲泼尼龙琥珀酸钠 40mg、1 次 /d 静脉滴注减轻炎症反应及预防过敏；维持水电解质平衡及营养支持治疗，监测凝血功能及各项生化指标。20h 后复查凝血功能：PT 27.5s，TT 15.9s，APTT 50.5s，FIB 238mg/dL，D- 二聚体 0.97mg/L（参考值 <1.0mg/L）。血常规：WBC 13.9×10^9/L，RBC 3.2×10^{12}/L，Hb 102g/L，N 80%，Plt 176×10^9/L。

思考 6：该患者凝血功能异常的主要表现及引起凝血功能障碍的机制是什么？

主要表现：凝血、抗凝和纤溶系统紊乱。

机制：引起凝血功能障碍的机制目前尚不明确，可能与以下几种因素有关：

（1）蛇毒中的凝血成分如动物 C 型凝聚素（C-type lectin）等直接激活凝血因子和凝血酶原，促进血小板聚集，促进纤维蛋白原变成纤维蛋白。

（2）蛇毒中促凝成分在促凝过程中除了消耗大量 FIB 和凝血因子外，还消耗大量血小板，造成血小板减少，形成“消耗性低凝状态”而发生出血。

（3）蛇毒中的磷脂酶 A2（phospholipase A2，PLA2）、类凝血酶（thrombin-like enzyme，TLE）等成分可抑制血小板的黏附聚集，影响血小板功能，导致出血。

（4）蛇毒中的抗凝成分可抑制多种凝血因子活性，导致出血。

（5）蛇毒中的出血毒素（hemorrhagin）破坏毛细血管内皮，导致血管通透性增加，引起广泛出血。

（6）蛇毒中含有纤溶酶、纤溶酶原激活物（trimeresurus stejnejeri venom plasminogen activator，TSV-PA）等，能直接或间接溶解纤维蛋白，导致纤溶亢进，引起出血。

思考 7：在处理患者凝血功能障碍和中和毒素的同时，还应预防哪些并发症？

（1）蛇咬伤除了释放毒素，其牙齿中还带有各种致病菌；其次，EICU 病房中均是重症患者，存在着各种耐药菌，此时应预防性使用抗生素，预防感染。

（2）患者在治疗过程中使用激素，且蛇咬伤后可应激性引起急性胃黏膜病变，应使用抑酸药物保护胃黏膜，预防消化道出血。

（3）监测患者动脉血气，不能排除迟发性的神经肌肉受累，必要时需使用呼吸机辅助呼吸。

（4）监测患者尿量及肾功能，维持水、电解质平衡。

（5）监测患者心功能及肝功能，防止出现心力衰竭、肝衰竭等。

（6）监测患者神志、瞳孔及生命体征，警惕脑出血或脑梗死的发生。

3 天后患者右小腿局部肿胀好转，疼痛较入院时明显减轻，切口换药无明显渗血、渗液，遂转入急诊病房继续治疗。入急诊病房后予一级护理、吸氧、心电监测；继续抗五步蛇毒血清 8 000U 静脉注射、季德胜蛇药口服；甲泼尼龙琥珀酸钠 40mg 静脉滴注减轻炎症反应；维生素 C 降低毛细血管通透性、刺激凝血功能；甘露醇静脉滴注、消肿；动态监测血常规、凝血功能、生化等指标。患者经积极治疗 8 天后病情平稳，凝血功能：PT 9.6s，TT 17.2s，APTT 30.8s，FIB 256mg/dL，D- 二聚体 1.27mg/L（参考值 <1.0mg/L）。血常规：WBC 4.36×10^9/L，RBC 2.93×10^{12}/L，Hb 100g/L，Plt 106×10^9/L，N 78%。肝功能、肾功能正常，予办理出院。

三、病例分析

1. 病史特点

（1）中年女性，因“蛇咬伤致右小腿疼痛、肿胀 10 小时”入院。院外处理后病情仍进行性加重。

（2）体格检查：可见右小腿远端近内踝处“+”切口，局部渗血，皮肤呈紫红色，肿胀明显。心肺腹部查体未见明显异常。余肢体无水肿，活动可。

（3）实验室检查：血常规 Plt 5×10^9/L；凝血功能 PT>120s，TT>120s，APTT>120s，FIB<50mg/dL。

2. 诊断与诊断依据

（1）右小腿毒蛇咬伤：患者有明确蛇咬伤史；查体可见右小腿远端长约 3cm 的“+”切口，有渗血，右小腿呈紫红色，肿胀明显，故诊断明确。

（2）继发性凝血功能障碍：患者有明确蛇咬伤史，既往无特殊病史；查体可见右小腿远端长约 3cm 的“+”切口，有渗血，右小腿呈紫红色。实验室检查提示凝血功能：PT>120s，TT>120s，APTT>120s，FIB<50mg/dL，故诊断明确。

3. 鉴别诊断　其他动物咬伤：患者有明确蛇咬伤史，诊断明确，故不考虑。

如蛇咬伤病史明确，首先应鉴别是有毒蛇还是无毒蛇咬伤；其次，明确毒蛇咬伤后，需进一步明确患者所中的蛇毒类型。

四、治疗方案

毒蛇咬伤是一种极度危害人类健康的疾病，常危及生命，治疗包括院前急救和入院后治疗。目前已有相关国际指南及适合我国国情的专家共识，但仍有一些技术、方法未被纳入指南和共识，而在部分临床案例中取得了有效的疗效。

1. 现场急救

（1）保持安静和镇定。

（2）防止毒液吸收

1）绑扎法：用绳子、植物藤绑扎伤口近心端 5cm 处，减慢毒素经静脉和淋巴回流入心；患肢低于心脏水平。

2）患肢制动：蛇咬伤后不要奔跑，防止毒液快速向全身扩散；迅速请求救援，转运途中每隔 15～20min 松绑扎 1～2min。

2. 急诊处理

（1）伤口处理：该患者已于外院进行伤口处理。首先进行伤口冲洗，使用 1∶5 000 高锰酸钾溶液或 3% 过氧化氢溶液进行伤口冲洗，并检查伤口内是否存在毒牙，若有及时拔除。局部皮肤切开（“+”或“-”字）排毒，负压吸引。

（2）局部封闭：糜蛋白酶、胰蛋白酶 4 000U 以 2% 利多卡因（0.5% 普鲁卡因）溶解，在伤口、周围皮下进行浸润注射及伤处近心端做环形注射封闭降解伤口内蛇毒。

（3）抗蛇毒血清：尽早足量使用抗蛇毒血清，抗蛇毒血清的使用主要遵守以下三项基本原则：早期用药、同种专一、异种联合。目前国内批准生产的抗蛇毒血清有 4 种，均为单价血清，分别是抗眼镜蛇毒血清、抗银环蛇毒血清、抗五步蛇毒血清、抗蝮蛇毒血清。使用前要严格皮试，因其具有很强的抗原性，必要时给予抗过敏治疗。抗蛇毒血清采用静脉滴注，病情危重者也可稀释后静脉注射，在蛇咬伤后 24h 内（最好是在 6～8h 内）应用，如患者病情进行性加重，应重复使用抗蛇毒血清，必要时可联用多种抗蛇毒血清。

（4）血浆置换（plasma exchange，PE）及连续性血液净化（continuous renal replacement therapy，CRRT）：我们知道抗蛇毒血清只能中和游离的蛇毒，对于已经结合的毒素无效，且对已经受损的器官基本无效。蛇毒可以造成多器官及系统损害：心脏、肺、肝脏、肾脏、血液等。PE 和 CRRT 有其独特的优势，可稳定持续地清除血浆中有毒成分，防止对重要脏器的序贯性损害，有效降低死亡率。

(5) 中医中药治疗：我国针对毒蛇研制的中药制剂有广东蛇药、南通蛇药（季德胜蛇药片）、上海蛇药、云南蛇药、福建蛇药等普适性药物。治疗时间根据症状缓解情况而定。

(6) 对症与支持治疗：出现呼吸困难时及时予呼吸机辅助呼吸；利尿，必要时行血液净化加速蛇毒排出；常规注射破伤风抗毒素；肾上腺皮质激素大剂量及短疗程应用，对抗炎症反应、组织损伤及溶血反应；山莨菪碱与地塞米松合用，可改善微循环、减轻蛇毒的中毒反应，有防治 DIC 及 MODS 的作用；维持水和电解质酸碱平衡等。

五、预后及预防

毒蛇咬伤的预后与多种因素有关，如伤者年龄、受伤部位、蛇毒种类、院前处理、就诊时间、病情分型等。据统计，我国每年毒蛇咬伤致死率 5%～10%，致残率 25%～30%。毒蛇咬伤严重威胁着人类身体健康，应做好预防和宣传措施，尽量减少蛇咬伤的发生率。从事野外劳动生产的人员进入草丛前应先用棍棒驱赶毒蛇，进入山区、树林、草丛地带应穿戴防护手套和鞋靴、帽子等。遇到毒蛇时应远道绕行，不要惊慌失措，应采用左、右拐弯的走动来躲避追赶的毒蛇。且不可触碰已经被打死的蛇，避免造成二次毒蛇咬伤。

六、要点和讨论

1. 诊治要点 对于本病例，诊治的难点是识别患者所中何种蛇毒和及时纠正凝血功能。及早中和游离毒素和清除已经结合的毒素，尽可能减少脏器损伤和并发症的发生，成了本例的关键点。

如何判断所中何种蛇毒，前文已经分析。

血浆置换（plasma exchange，PE）是一种将血液引出体外，分离成血浆和细胞成分，将患者血浆舍弃，用新鲜血浆和白蛋白、平衡液等替代分离出的血浆，回输回体内的过程，达到清除体内毒素的目的。

连续性血液净化（continuous renal replacement therapy，CRRT）是一种通过弥散、对流、吸附的方式缓慢、连续性清除有毒物质的血液净化技术。目前已广泛应用于非肾脏疾病。

在这个案例中，患者就诊时病程已达 10 小时，已出现明显凝血功能障碍，血小板骤降，内科常规应用抗蛇毒血清未能阻止病情进一步恶化，故选择血液净化治疗。必要时两种方式可联合进行，减少重要脏器损害。

最后需要强调的是，对于本例患者成分血的输注和应对蛇毒的清除是同等重要的。若不能给予积极地预防 DIC 及重要脏器出血的措施，很可能导致治疗失败。

2. 分析讨论 毒蛇咬伤是世界上许多地区的公共卫生问题。蛇毒是含有药理活性蛋白质和多肽的复杂混合物。最常见的毒素是蛇毒金属蛋白酶（snake venom metalloproteinases，SVMPs），磷脂酶 A2（phospholipase A2，PLA2），蛇毒丝氨酸蛋白酶（snake venom serine proteases，SVSPs），乙酰胆碱酯酶（acetyl choline esterase，AChE），L-氨基酸氧化酶（L-amino acid oxidase，LAAOs），核苷酸酶（nucleotidase）和蛇毒透明质酸酶（snake venom hyaluronidases，SVHs）。蛇毒成分的生物学特性是每个物种特有的，蛇毒的主要临床作用是即刻出现的局部组织损伤（包括肌坏死、皮肤坏死、出血和水肿）、凝血障碍、心血管损伤、急性肾损伤、神经毒性作用（下行麻痹，从上睑下垂和眼外肌麻痹进展到球、呼吸肌和完全弛缓性麻痹），广泛性横纹肌溶解伴肌红蛋白尿和血管内溶血等。

目前，我国尚未形成统一、规范的蛇咬伤诊疗标准。除了注射抗蛇毒血清，血液净化近些年治疗重症蛇咬伤已经得到了肯定，其次是蛇咬伤后常规注射破伤风抗毒素（tetanic antitoxin，TAT）以预防破伤风的发生，消肿、减轻炎症反应，保护主要脏器功能，及时抗休克治疗，补液、输血、补充凝血因子，纠正凝血功能；呼吸肌受累时给予呼吸兴奋剂和吸氧，必要时进行辅助性呼吸；肾上腺皮质激素及抗组胺类药物对中和毒素和减轻毒性症状有一定的作用；全身抗感染药物，防治机体感染及局部组织的坏死。

不可以徒手触碰被打伤的蛇或被砍下的蛇头，因可能出现二次蛇咬伤。这是因为蛇的头部构造的关系：蛇需要吞噬较大体形的猎物，因此它们的下颌骨可以随着韧带的伸缩张得很大，所以神经网络比身体更发达、更紧密。砍下蛇头，但没有破坏连接下颌与大脑相连的神经，也没有破坏大脑，它的中枢神经仍能单独维持各器官的动作功能，在这种情况下，蛇的大脑发出“张口-咬合”的信息，由于以上原因，蛇还能做出咬人的动作。因此砍下的蛇头一旦触碰，还是会出现咬人的条件反射，使触摸者被蛇咬伤，且蛇头中毒腺分泌的蛇毒仍可通过毒牙中的腺管进入机体而发生中毒。所以在处理被打死的蛇时，可借用厚手套或者木棍，不可直接徒手抓蛇，避免二次毒蛇咬伤。

3. 展望　目前对于蛇咬伤的诊断多是依靠牙痕和咬伤后的症状做出初步诊断，那么蛇毒检测便成了辨别患者体内毒素和蛇型的关键。大量临床实验研究，诸如凝集测试法、免疫电泳法、放射免疫法、酶联免疫吸附法、荧光免疫法、光学免疫法、生物传感器等众多新技术的出现，使得蛇毒的检测具备了可行性，但各种检测方法均有其弊端，仍不能有效降低假阳性率及交叉反应的发生。因此，寻求一种新的鉴别蛇毒的方法便成了当下蛇伤救治的热点。建立详细健全的蛇毒蛋白数据库，解析其中的生物学信息，可能为未来准确判定蛇伤及治疗提供更精准的治疗意义。

此外，若研制一种口服的蛇毒吸附剂，一部分化学基团通过解离络合胃肠道中因蛇毒造成的有毒物质；一部分基团通过解离释放入血，经过各种转氨基作用，使得蛇毒-血清蛋白复合物转变成无毒性的物质。或生产一种单克隆抗体，诸如市面上的各种生物制剂，可与血液中可能被蛇毒成分激活的炎性因子高度结合，使之失去生物活性，减少继发性脏器损伤的可能性，均可提高蛇咬伤的存活率、减少死亡率及致残率。

（喻安永）

参 考 文 献

[1] 陈灏珠，钟南山，陆再英. 内科学[M]. 8版. 北京：人民卫生出版社，2015.

[2] 王正国，王一镗，王声湧. 急诊与灾难医学[M]. 2版. 北京：人民卫生出版社，2016.

[3] 李其斌，吕传柱，梁子敬，等. 2018年中国蛇伤救治专家共识[J]. 蛇志，2018，30(04)，561-567.

[4] Felix-Silva J，Silva-Junior A A，Zucolotto S M，et al. Medicinal Plants for the Treatment of Local Tissue Damage Induced by Snake Venoms：An Overview from Traditional Use to Pharmacological Evidence. Evid Based Complement Alternat Med，2017，20175748256.

[5] Silva A，Hodgson W C，Isbister G K. Antivenom for Neuromuscular Paralysis Resulting From Snake Envenoming. Toxins(Basel)，2017，9(4)：143.

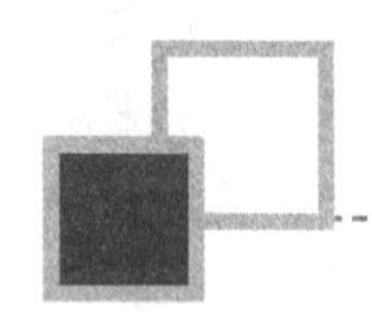

第二章　外科学示范案例

案例 11　急性梗阻性化脓性胆管炎

一、病历资料

1. **病史采集**　男性，75 岁，因“反复右上腹痛 5 年，腹痛加重并皮肤黄染 1 天”就诊。患者 5 年前开始进食油腻食物后出现右上腹疼痛并放射至右肩背部，疼痛不是十分严重，无发热，经休息后缓解，此后反复发作，每年 1～2 次。腹部超声检查提示胆囊多发结石。近 2 个月来腹痛发作频繁，1 天前突感右上腹疼痛，伴寒战、发热、皮肤黄染，就诊于居家附近医院急诊科，行腹部超声检查示胆囊结石，胆总管增宽。予输液、抗感染治疗。经治疗症状有所缓解，为进一步诊治至我院急诊就诊。患者发病以来，神志清，进食少，未排大便，小便色黄，体重无明显下降。

既往史：有高血压病史 20 年，最高 150/100mmHg，口服硝苯地平控释片 30mg，1 次 /d 治疗，血压控制在 110/70mmHg。有糖尿病史 18 年，行胰岛素治疗，胰岛素用量为早中晚餐前分别为 10IU、10IU 和 8IU，未规律监测血糖。无肝炎、结核等传染病病史。

个人史：无吸烟、酗酒史，否认食物、药物过敏史，无手术、外伤史。

家族史：父母已故，否认恶性肿瘤及遗传病家族史。

2. **体格检查**　T 38℃，P 108 次 /min，R 22 次 /min，BP 130/80mmHg。神志清，查体合作，皮肤巩膜黄染，心肺未发现异常，腹平坦，未见肠型及蠕动波，无腹肌紧张，右上腹压痛，无反跳痛，墨菲（Murphy）征（-），肝脾未触及，未扪及包块，肝区叩痛（+），移动性浊音（-），肠鸣音 5 次 /min。

3. **实验室及影像学检查（门诊检查）**

（1）血常规：Hb 150g/L，WBC 16.7×10^9/L，N 90%，Plt 246×10^9/L。

（2）血生化：ALT 165U/L，AST 255U/L，ALP 305IU/L（正常值 40.0～150.0IU/L），γ-GT 285U/L（正常值 7.0～50.0U/L），TBIL 124μmol/L（正常值 3.42～23.3μmol/L），DBIL 94μmol/L（正常值 0～8.2μmol/L）。

（3）血淀粉酶：116IU/L（正常值 40～110IU/L）。

（4）血清肿瘤标记物：CEA 3.08μg/L（正常值 0.01～5.0μg/L）、AFP 3.59μg/L（正常值 0.01～7.0μg/L）、CA19-9 18.25U/mL（正常值 0.01～37.0U/mL）。

（5）尿常规：尿潜血（-）、尿蛋白（+）、尿比重 1.02、尿白细胞（-）、尿胆红素（++++）。

（6）腹部超声：肝内胆管扩张，右肝内胆管内径 0.7cm，胆囊区未见正常胆囊影像，可见一不规则回声，范围约 4.1cm×1.7cm。其内隐约可见一强回声，直径约 1.1cm，后伴声影，胆总管内径 1.2cm，其内透声差，可见中等强度回声，范围约 3.2cm×0.8cm（图 11-1）。

（7）腹部 CT：胆总管及肝内外胆管明显扩张，胆总管直径约 1.6cm，其内见类圆形高密度影。胆囊内也见类圆形高密度影，胆囊壁增厚（图 11-2）。

二、诊治经过

患者由急诊收入普通外科病房，诊断：考虑胆道结石及急性胆道感染；糖尿病；高血压。嘱患者禁食，输液、抗感染治疗。

> **思考 1**：为了解胆道情况、明确诊断，你认为最有价值的检查方法是什么？
>
> 在辅助检查的选择上，《东京指南（2018）》（TG18）建议对于疑似急性胆管炎或急性胆囊

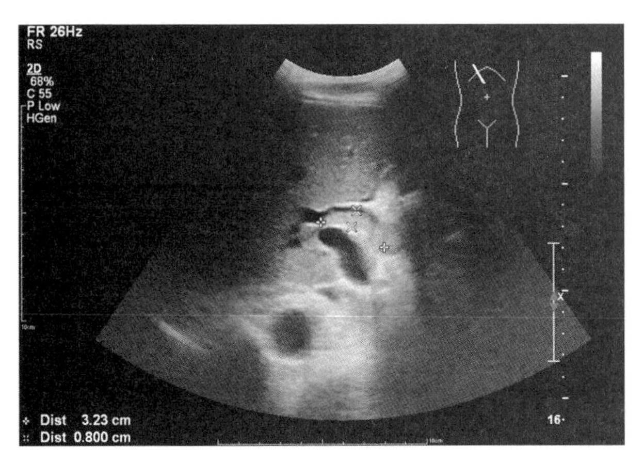

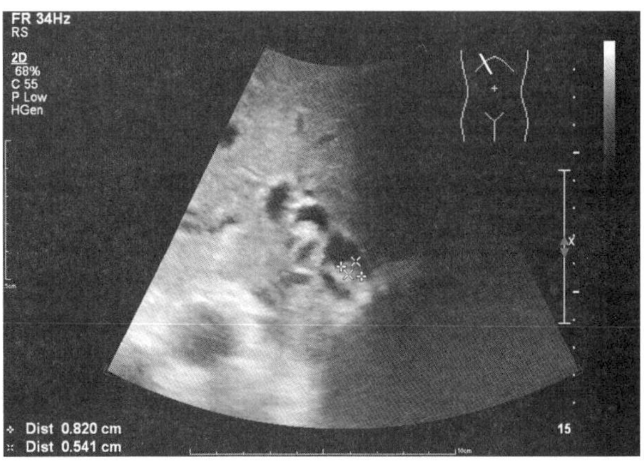

图 11-1　腹部超声

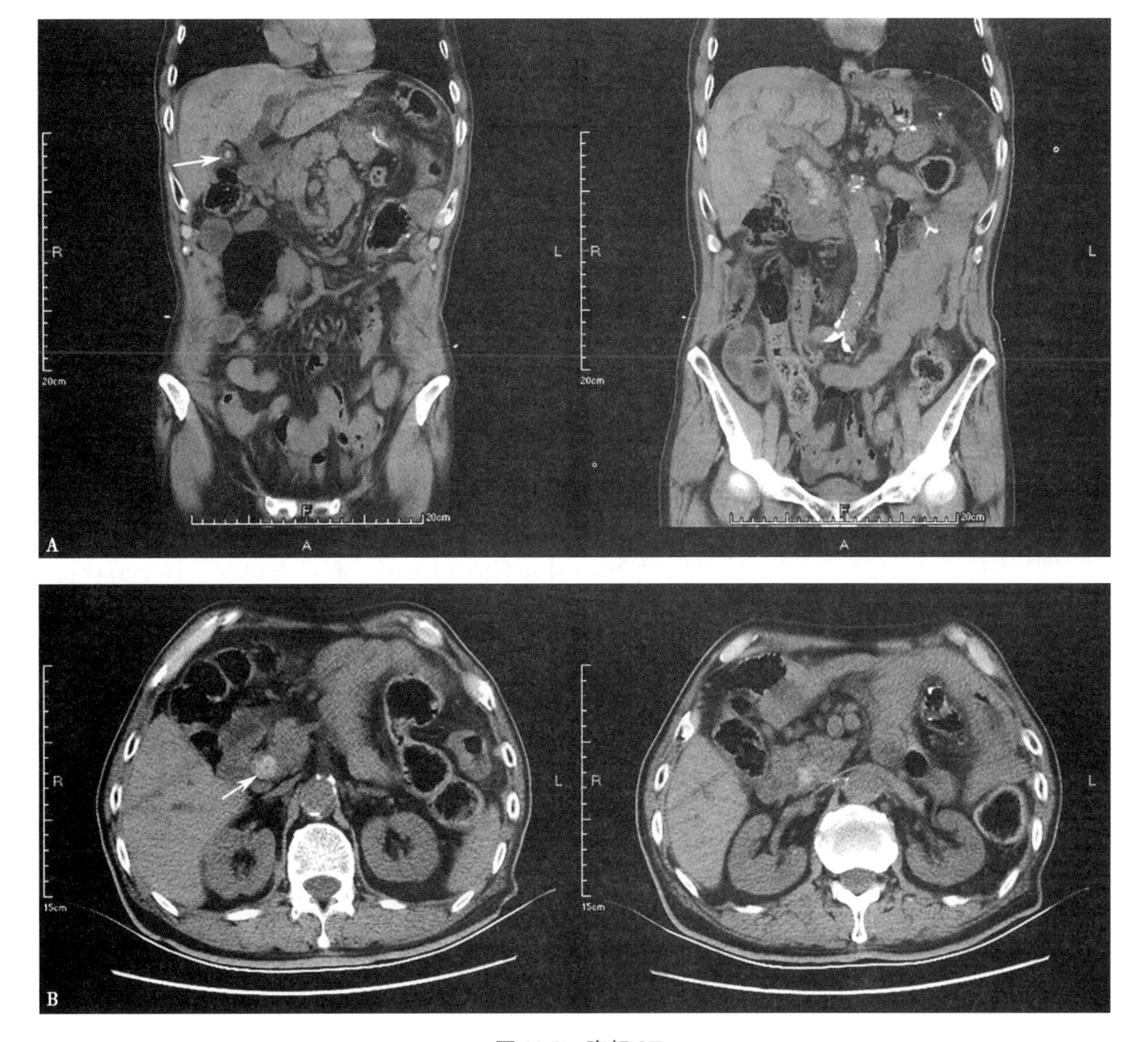

图 11-2　腹部 CT

炎的患者，均首选腹部超声作为初始检查。患者以急性腹痛就诊或考虑特殊类型胆囊炎（坏疽性胆囊炎、气肿性胆囊炎等）时，优先选择腹部CT、腹部增强CT。MRI和磁共振胰胆管成像（MRCP）在诊断急性胆管炎的病因和评估炎症时非常有效，病情复杂、腹部超声或CT诊断不清或困难的情况下推荐使用。

根据已有检查，目前诊断：急性胆管炎，胆总管结石，胆囊结石，高血压，糖尿病。为评估胆道的情况，可进一步行MRCP检查。

MRCP检查结果提示胆囊充盈，体积稍小，胆囊腔内可见多个类圆形低信号影，肝内及肝外胆管扩张，胆总管远端可见类圆形低信号影（图11-3）。

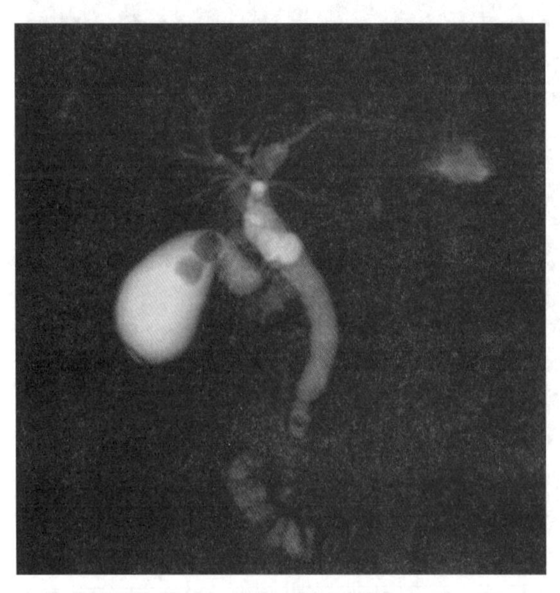

图11-3 磁共振胰胆管成像（MRCP）
于胆囊和胆总管内均可见小类圆形低信号影

为进一步治疗，完善了血生化、凝血功能、血气、心电图、胸片等检查，拟在全麻下行腹腔镜胆囊切除术+胆总管切开胆道镜胆管探查术，但患者突然诉腹痛加剧，伴寒战、发热，且有神志淡漠，复测生命体征：T 39.2℃，P 105次/min，R 25次/min，BP 80/50mmHg。

思考2：作为住院医师，你考虑患者出现了什么情况，依据是什么？

老年男性，慢性病程，在急性腹痛的基础上病情突然加重。以右上腹痛为主要症状，伴有右上腹压痛、发热及皮肤巩膜黄染。B超检查提示肝内外胆管扩张，胆道结石不除外。MRCP提示肝内外胆管扩张，胆囊结石、胆总管结石。因此，诊断为急性胆管炎，胆囊结石，胆总管结石。住院期间突发腹痛加重、血压下降，伴精神症状，呈现Reynold五联征，诊断急性梗阻性化脓性胆管炎（AOSC）。

向上级医生汇报病情后指示：在抗休克和做术前准备的同时，向患者家属交代病情。

思考3：患者病情突然加重，请给患者家属交待病情，并提出下一步处理意见？

与患者家属谈话的要点：根据临床表现、实验室检查、影像学资料，诊断急性梗阻性化脓性胆管炎，原因是胆道结石导致胆总管梗阻，在此基础上继发胆道感染，由于胆道梗阻未得到解除，继而胆道压力持续性增高，细菌和毒素逆流入血，引起脓毒血症，从而出现神志淡漠、血循环变化，表现为低血压休克，如不能及时解除胆道梗阻，控制感染可危及生命，或继发肝功能不全、凝血障碍（DIC）、肾功能不全发生多器官功能衰竭。

处理：解除梗阻、引流胆道，抗感染和抗休克处理。对于AOSC，通过初步治疗以及呼吸和循环管理，待患者的全身情况改善后，应尽快进行胆管引流。急诊予以输液抗休克、禁食、胃肠减压，抗生素抗感染等处理，以及尽快解除胆道梗阻。既可考虑创伤较小的内镜下鼻胆管引流（ENBD），也可选择手术胆总管切开取石、“T”管引流。手术时如病情不稳定，条件不具备，则胆囊和胆道残留病变待病情稳定后再做处理。如经积极抗休克处理条件许可也可急诊行胆囊切除术，胆管探查及“T”管引流术。

由于术前感染较重，术中行胆总管切开，“T”管引流，并置腹腔引流管一根。术后予以禁食，肠外营养支持，头孢曲松钠+奥硝唑抗感染治疗。术后24小时尿量400mL，查血尿素氮28μmol/L（参考值范围1.7～8.3μmol/L），血肌酐351μmol/L（参考值范围17.7～104.0μmol/L）急剧升高，经充分补液后仍然尿量少。

思考4：此时应作何考虑，如何安排下一步治疗？

急性梗阻性化脓性胆管炎并发急性肾功能不全，无论是防止急性肾损伤的加重，还是促进急性肾损伤的恢复，液体管理至关重要。对于轻度急性肾损伤，主要是补足容量，改善和防止低灌注；而对较严重的急性肾损伤甚至急性肾衰竭的患者，应该量出为入，注意纠正电解质、酸碱平衡的紊乱，提供合理的营养支持，并继续应用抗生素，控制感染。连续性肾脏替代治疗（continuous renal replacement therapy，CRRT）可以连续、缓慢、等渗地清除水分及溶质，更符合生理，容量波动小，并且可以清除中、大分子及炎症介质，控制高分解代谢，从而改善严重感染患者的预后。对于此患者，因存在较严重的感染，术后出现尿量减少，血尿素氮、血肌酐水平急剧升高，应根据上述原则，进行液体管理、纠正电解质和酸碱平衡紊乱，给予营养支持、抗感染，并实施CRRT治疗。

经过多学科的讨论和综合处理，患者病情逐步稳定，体温正常、黄疸消退，“T”管引流为金黄色胆汁，术后每日胆汁引流量600～800mL。术后2周尝试夹闭“T”管，但患者诉腹胀，右上腹痛，开放“T”管后缓解，行“T”管造影，结果见图11-4。

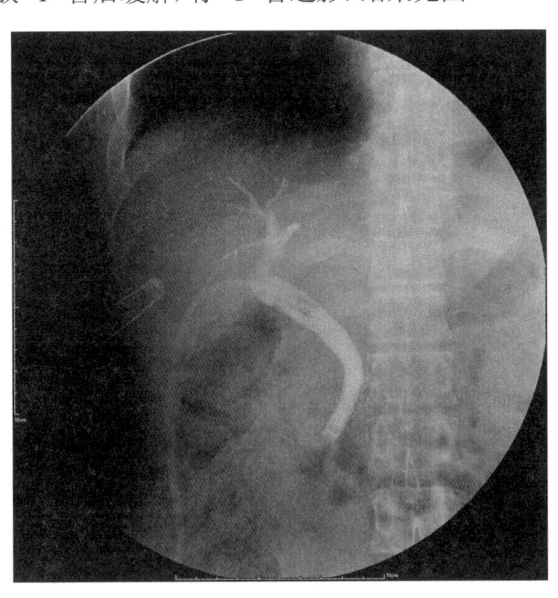

图11-4 术后“T”管造影

思考5：根据“T”管造影所见，下一步如何处理？

根据患者“T”管造影检查可见胆总管下端充盈缺损，考虑胆总管内残余结石造成胆道下端部分梗阻，经积极防治水电解质紊乱、给予有效的营养支持，6周后待窦道形成可考虑行胆道镜检查，如证实残余结石，可在胆道镜下取石。

三、病例分析

1. 病史特点

（1）男性，75岁。主诉“反复右上腹痛5年，腹痛加重并皮肤黄染1天”，以“急性胆管炎，胆道结石”收入院。

（2）体格检查：T 38℃，P 108次/min，R 22次/min，BP 130/80mmHg。神志清，查体合作，皮肤巩膜黄染，心肺未发现异常，腹平坦，未见肠型及蠕动波，右上腹压痛，无反跳痛及肌紧张，Murphy征（-），肝脾未触及，肝区叩痛（+），移动性浊音（-），肠鸣音5次/min。

（3）实验室及影像学检查：血常规WBC 16.7×10^9/L，N 90%；血生化ALT 165U/L，γ-GT 285U/L，TBIL 124μmol/L，DBIL94μmol/L，血淀粉酶116U/L；血清肿瘤标记物CEA、AFP、CA19-9均在正常范围；尿常规：尿胆红素（++++）。

腹部超声：肝内胆管扩张，右肝内胆管内径0.7cm，胆囊区可见一不规则回声，范围约4.1cm×1.7cm。其内隐约可见一强回声约1.1cm，后方伴声影。胆总管内径：1.2cm，其内透声差，可见中等强度回声。

腹部CT：胆总管及肝内外胆管明显扩张，胆总管直径约1.6cm，其内见类圆形高密度影。胆囊内也见类圆形高密度影，胆囊壁增厚。

2. 诊断与诊断依据

（1）急性梗阻性化脓性胆管炎：老年男性，慢性病程，急性发作，出现右上腹痛、高热、黄疸、低血压及神志淡漠，为典型的Reynold五联征表现，结合影像学检查可见胆总管扩张，其内有多发结石影，可做出诊断。

（2）胆总管结石：该患者CT、MRCP检查均可见胆管增宽，胆总管内有结石影，据此可明确该诊断。

（3）胆囊结石：该患者腹部CT检查可见胆囊内高密度影，腹部超声见胆囊区强回声，且后方伴声影，综上可明确该诊断。

（4）糖尿病、高血压：既往有该病史。

3. 鉴别诊断

（1）急性化脓性胆囊炎：该病常因结石引起胆囊管阻塞，出现胆囊明显增大，胆囊壁充血、水肿、增厚极为显著，主要症状为持续性右上腹痛，阵发性加剧，向右肩背部放射，伴有恶心、呕吐与发热。局部体征为右上腹压痛，25%患者可以触及肿大胆囊，Murphy征阳性。胆囊穿孔后导致腹膜炎，可表现为感染性休克。

（2）上消化道溃疡穿孔：患者常突然发生剧烈腹痛，疼痛最初开始于上腹部或穿孔所在的部位，常呈刀割或烧灼样痛，一般为持续性痛，但也有阵发性加重。疼痛很快扩散至全腹部，可牵涉到肩部呈刺痛或酸痛感觉。腹部体检显示全腹肌紧张，压痛、反跳痛，移动性浊音（+）。行立位腹平片有的可见膈下游离气体。

（3）急性胰腺炎：该病常在暴饮暴食后以急性上腹痛、恶心、呕吐、发热和血胰酶增高等为特点。病变程度轻重不等，轻者以胰腺水肿为主，临床多见，病情常呈自限性，预后良好；重者出现胰腺出血坏死，可继发感染、腹膜炎、休克等，病死率高。另外，因胰管和胆总管共同开口于十二指肠，胆道压力增高时胆汁可能异常反流进入胰管，使胰腺消化酶被激活，从而产生胰腺自身消化而出现急性炎性反应，即胆源性胰腺炎，应警惕。

四、治疗方案

1. 内科治疗 抗感染治疗是急性胆道感染的重要环节，一旦怀疑出现胆道感染应立即开始抗感染治疗。应用抗生素治疗急性胆管炎和急性胆囊炎的首要目标是限制二者局部炎症和全身性炎性反应，以及预防手术部位的感染和肝脓肿的形成。中度或重度的胆道感染临床表现为全身性炎性反应，抗感染治疗可能需要持续至手术后。如已出现胆囊周围脓肿或胆囊穿孔，抗感染治疗应持续至体温正常、白细胞计数正常、腹部阳性体征消失之后。抗生素一般可选用头孢哌酮/舒巴坦或头孢曲松等在胆汁中药物浓度较高的抗生素，并联合甲硝唑或奥硝唑等抗厌氧菌。另外，对致病微生物的病原学检查对指导抗生素的选择非常重要，应在任何手术操作开始前抽取胆汁送细菌培养。除轻型急性胆囊炎患者外，所有胆汁均应送培养。

2. 外科治疗 充分的胆道引流是AOSC治疗的关键。除了轻度（Grade Ⅰ）急性胆管炎经过保守治疗好转的患者，其余均建议行胆管引流。胆道引流一般分三种类型：①内镜下经十二指肠乳头胆道引流；②经皮经肝胆管穿刺引流；③外科手术胆道引流。首选内镜下经乳头胆管引流（endoscopic transpapillary biliary drainage，ETBD），尽量同期行内镜下十二指肠乳头括约肌切开（endoscopic sphincterotomy，EST）取石。经皮肝穿刺胆道引流术（percutaneous transhepatic cholangial drainage，PTCD）作为次选和ETBD失败的挽救性方法。但重度胆管炎的患者，由于病情重，可能合并凝血功能障碍，建议分期处理。另外，在行EST切开十二指肠乳头括约肌后，如果不进一步行胆囊切除术，则将近50%的患者胆总管结石会复发，故除非存在手术禁忌证，所有胆总管结石合并胆囊结石患者均需行胆囊切除术。可考虑3种方式处理：①内镜下经十二指肠乳头胆管取石+腹腔镜胆囊切除；②腹腔镜下胆囊切除及胆道探查；③开腹胆囊切除及胆道探查。手术方式的选择应该根据患者具体情况决定，但70岁以上的患者仅15%会出现复发，对于这部分患者可以选择性实施胆囊切除术。（图11-5）

五、预后

急性梗阻性化脓性胆管炎常并发多系统器官功能障碍，多器官功能衰竭的病死率为94.4%，明显高于单器官衰竭的病死率（33.3%）。AOSC并发器官功能衰竭的病死率为79.2%。

六、要点和讨论

1. 诊断标准和要点 急性胆道感染是由胆道系统的细菌感染引起的一类疾病，主要包括急性胆囊炎和急性胆管炎，多与胆石症共同存在，互为因果，是急腹症常见的病因之一，重症感染时可并发胆囊穿孔、肝脓肿、感染性休克甚至死亡等。疑似急性胆道感染的患者首先应根据其生命体征和重要的化验指标，判断其病情是否危急，如病情较重，无论是否诊断明确，均应立即开始呼吸和循环系统的支持治疗。对急性胆管炎患者应给予足够的液体支持、抗感染治疗、疼痛管理，并随时监测其血压、心率及尿量的变化。当患者可以耐受手术时，尽早行胆道引流。另外，当患者出现尿量减少、血肌酐升高、呼吸窘迫、凝血障碍、出血时，应警惕多器官功能障碍的发生，在器官支持治疗的同时，及时行胆道引流。本例患者因感染较重、老年且合并内科基础疾病，尤其是糖尿病，导致感染控制不佳，最终并发了急性肾功能障碍，故对一般状态较差的老年患者，急性胆道感染常十分凶险，应在临床工作中给予高度的重视。

2018 年东京指南在 2013 年指南的基础上进行了修改和完善，总结了急性胆管炎的诊断标准（表 11-1）和严重程度分级标准（表 11-2）：

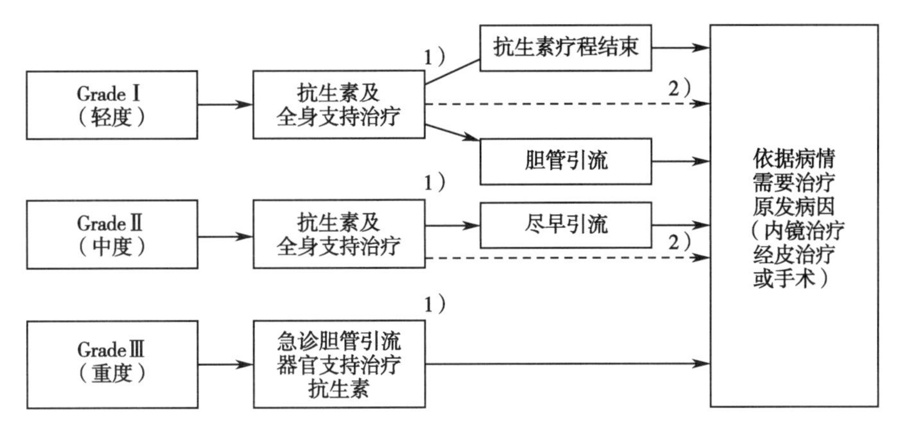

图 11-5 急性胆管炎的分级及治疗策略

表 11-1 TG18/TG13 急性胆管炎诊断标准

A. 系统性炎症	A-1 发热和 / 或寒战	发热，体温>38℃
	A-2 实验室检查炎症反应证据	异常白细胞计数、CRP 升高，其他*
B. 胆汁淤积	B-1 黄疸	总胆红素≥34μmol/L
	B-2 实验室检查，肝功能异常	血清 ALP、γ-GT、AST、ALT 升高 **
C. 影像学检查	C-1 胆管扩张	
	C-2 病因学证据，狭窄、胆石	

注：* 血 WBC>10×10^9/L 或<4×10^9/L，CRP≥1mg/dL

**ALP/γ-GT/AST/ALT>1.5 倍标准值

疑似诊断：A 中任意一项 +B 或 C 中任意一项；

确定诊断：A 中任意一项 +B 中任意一项 +C 中任意一项

表 11-2 TG18/TG13 急性胆管炎严重程度分级标准

Ⅲ级 急性胆管炎至少合并下述一个器官或系统功能障碍
（1）心血管系统功能障碍，需要多巴胺≥5mg/（kg•min）或任何剂量的去甲肾上腺素来维持血压
（2）神经系统功能障碍：意识障碍
（3）呼吸系统功能障碍：PaO_2/FiO_2<300
（4）肾功能不全：少尿，血清肌酐>2.0mg/dL
（5）肝功能不全：INR>1.5
（6）造血功能障碍：血小板 <100×10^9/L
Ⅱ级 急性胆管炎至少合并下述 2 种情况
（1）异常白细胞计数：血 WBC>12×10^9/L 或<4×10^9/L
（2）高热，体温>39℃
（3）年龄≥75 岁
（4）高胆红素血症：总胆红素≥85.5μmol /L
（5）低蛋白血症：白蛋白<0.7 倍标准值
Ⅰ级 急性胆管炎初次诊断不满足Ⅱ级和Ⅲ级标准

2. 急性胆道梗阻并发感染时可能发生的并发症及其机制 急性胆道梗阻并发感染时常见的并发症包括感染性休克、多器官功能衰竭。由于胆道梗阻时胆道压力高，细菌逆流入血，导致菌血症，亦可经毛细胆管 - 肝窦进入肝静脉，导致肝细胞肿胀、变性、汇管区炎性细胞浸润，胆小管内胆汁淤积，肝窦扩张，内皮细胞肿胀，导致肝细胞发生大片坏死，甚至全身化脓性感染。另外，当胆管压力过高时，胆汁经肝窦或淋巴管逆流入血，引起以结合胆红素升高为主的高胆红素血症。最终导致急性肝衰竭、急性肾衰竭、弥散性血管内凝血、成人呼吸窘迫综合征以及急性胃黏膜病变。

3. 诊治进展 2018 年版急性胆道感染东京指南，阐述了包括急性胆囊炎、急性胆管炎在内的急性胆道感染的诊治流程、诊断标准、严重度分级标准及治疗方式的选择。指南中相关诊断标准和危险度分级标准详见本案例“诊断标准和要点”部分。

随着内镜技术的不断发展，内镜处理不仅可以有效解除梗阻，具有微创、手术时间短、安全、可靠、操作成功率高、并发症少、住院时间短等优势。内镜下经乳头胆管引流（ETBD）已成为“金标准”，临床可根据患者的情况采用内镜下经鼻胆管外引流（endoscopic nasobiliary drainage，ENBD）或胆管支架内引流（endoscopic biliary stenting，EBS）两种方式。当无法找到乳头时可行超声内镜引导下胆管引流（endoscopic ultrasonography guided biliary drainage，EUS-BD）。如果同时存在胆道结石，对于无凝血功能障碍且未行抗凝治疗的轻中度急性胆管炎患者，可同期行胆道引流及内镜下十二指肠乳头括约肌切开（EST）取石。但由于 EST 有术后出血的风险，单纯胆道引流时不建议常规行 EST。

选择外科手术还是内镜手术进行胆管取石受到很多因素的影响，包括外科医师、内镜医师的经验，结石的大小、胆管的直径等。我国 2011 年发布的《急性胆道系统感染的诊断和治疗指南》建议在内镜下胆道引流和经皮经肝胆管穿刺引流失败或存在禁忌证时，可考虑行开腹胆道引流术。随着腹腔镜技术的进步，诸多单位开展了腹腔镜胆总管切开引流手术，可考虑胆总管切口或胆囊管切口。胆囊管切口途径不需要腹腔镜下精细的胆管缝合，技术上更容易操作，也不需要留置“T”管，但是存在一定的禁忌证，包括胆囊管小而易碎、结石数量>8 个、结石直径大于 1cm、肝内胆管结石以及胆囊管无法扩张。而如果胆总管直径小于 6mm，则不太适合选择胆总管切口途径。但目前急性胆管炎行急诊腹腔镜下胆总管探查术的效果尚不明确。

（康 骅）

参考文献

[1] Lee J K，Ryu J K，Park J K，et al. Roles of endoscopic sphincterotomy and cholecystectomy in acute biliary pancreatitis[J]. Hepatogastroenterology，2008，55(88)：1981-1985.

[2] Miura F，Okamoto K，Takada T，et al. Tokyo Guidelines 2018：initial management of acute biliary infection and flowchart for acute cholangitis[J]. J Hepatobiliary Pancreat Sci，2018，25(1)：31-40.

[3] Kiriyama S，Hata J，Takada T，et al. Tokyo Guidelines 2018：diagnostic criteria and severity grading of acute cholangitis(with videos)[J]. J Hepatobiliary Pancreat Sci，2018，25(1)：17-30.

[4] Rogers S J，Cello J P，Horn J K，et al. Prospective randomized trial of LC+LCBDE vs ERCP/S+LC for common bile duct stone disease[J]. Arch Surg，2010，145(1)：28-33.

案例 12 乳 腺 癌

一、病历资料

1. 病史采集 女性，59 岁。右侧乳腺癌保乳手术后 4 年，因右乳房局部红肿、破溃 2 个月伴剧烈疼痛，在门诊按局部感染换药处理效果不佳入院。

患者 4 年前因“发现右乳肿物 1 个月”就诊。当时患者自检时发现右乳外上方一肿物，大小约 3.0cm×3.0cm，质地偏硬，无疼痛。患者无皮肤凹陷及隆起、无皮肤脱屑、无红肿破溃、无乳头溢液等表现。遂于当地医院就诊行乳腺 X 线摄影（钼靶）检查，提示右乳外上象限见高密度团块影。进一步乳腺核磁检查提示右乳外上象限不规则肿块，双腋下可见小淋巴影。以“右乳肿物，乳腺癌不除外”收住院。经肿物穿刺活检诊断为右侧乳腺癌，行保乳手术（局部扩大切除 + 腋窝淋巴结清扫）治疗，术后病理 pT2N0M0，给予患者化疗，选用 AC-T 方案（吡柔比星 $50mg/m^2$+ 环磷酰胺 $600mg/m^2$×4 周期，序贯多西他赛 $80mg/m^2$×4 周期），患者行四个周期 AC 后拒绝化疗，随后行放疗 30 次，放疗结束后选用芳香化酶抑制剂阿那曲唑内分泌治疗，但复诊不规律。患者自发病以来精神良好，饮食、睡眠正常，大小便无异常，体重无下降。

既往史：无高血压、糖尿病、脑梗死等病史。35 年前行剖宫产术，18 年前行腹腔镜胆囊切除术，术后均恢复良好。否认食物、药物过敏史，否认输血史。无肝炎、结核等传染病史。

月经生育史：13 岁月经初潮，49 岁绝经，既往月经规律，G_1P_1，正常哺乳。

家族史：否认恶性肿瘤、乳腺癌家族史及遗传病家族史。

2. 体格检查　T 36.2℃，P 68 次 /min，R 18 次 /min，BP 120/80mmHg，体重 58kg。神志清楚，精神好。心肺未发现异常。双侧乳房不对称，右乳丧失正常形态，左乳形态正常，右乳头、乳房破溃，范围约 15cm×15cm，表面有少量渗出，伴明显异味（图 12-1）。左乳未触及明确肿物及结节，双侧腋窝可触及多发肿大淋巴结，较大者位于左侧腋下，直径约 3cm，质硬，表面光滑，可活动，双侧锁骨上未触及肿大淋巴结。

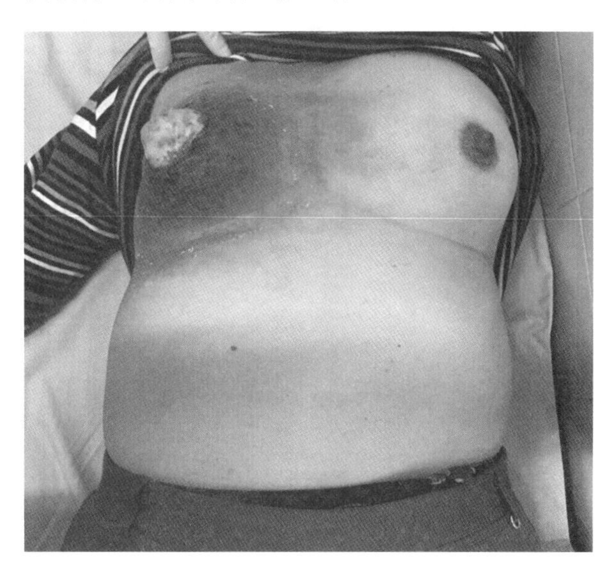

图 12-1　右乳癌复发后查体所见

3. 影像学检查（4 年前初次就诊时门诊检查）

（1）乳腺 X 线摄影（钼靶）：右乳外上象限可见高密度团块影，边界欠光整，大小约 3.0cm×2.0cm，伴斑点状钙化，周围结构向肿块处聚集（图 12-2）。

（2）乳腺 MRI：右乳外上象限可见不规则肿块，边缘呈毛刺状，增强后肿块不均匀强化，大小约 2.5cm×3.0cm×3.2cm，强化最明显区时间信号强度曲线为流出型；双腋下可见小淋巴结影（图 12-3）。

（3）腹部超声：肝、胆、胰、脾未见异常。

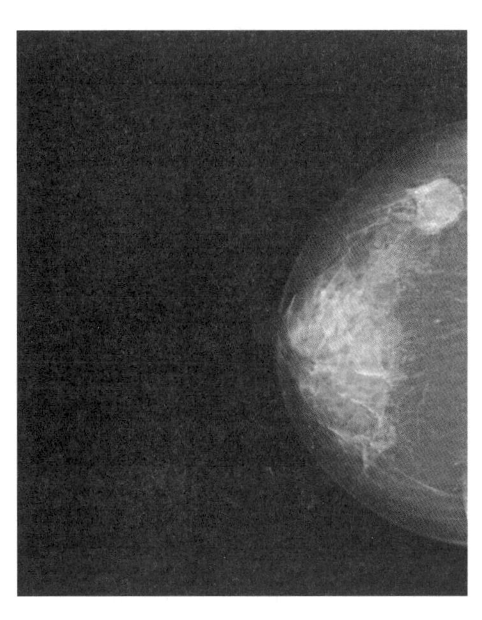

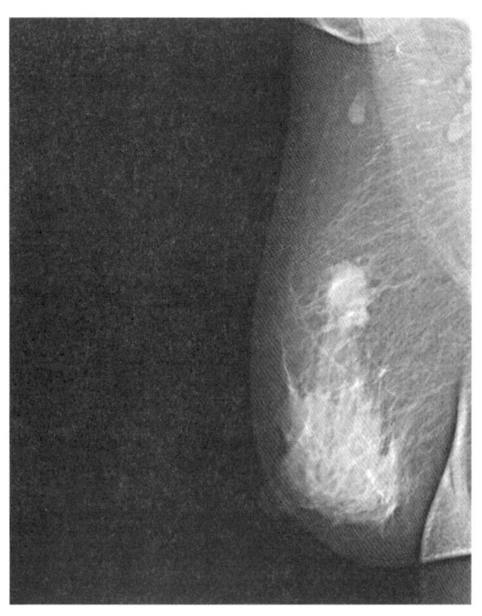

图 12-2　乳腺 X 线摄影（钼靶）

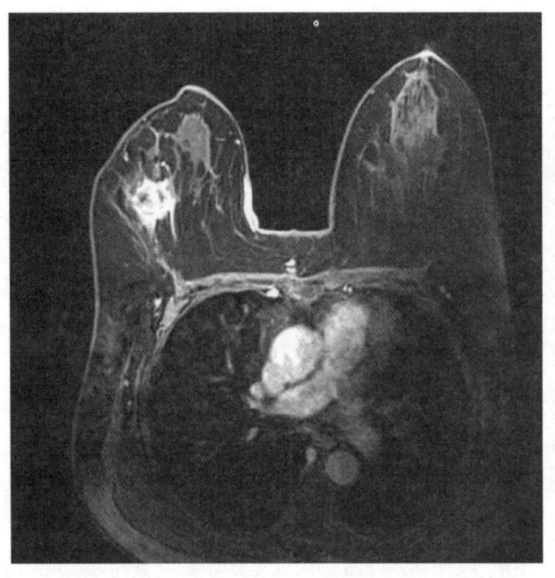
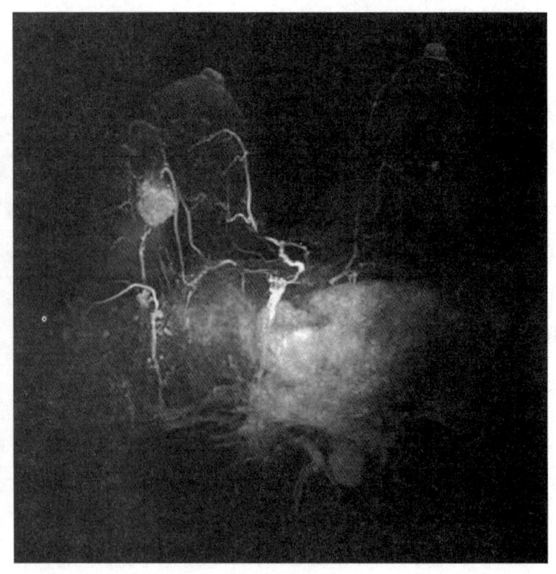

图 12-3 乳腺 MRI

二、诊治经过

4 年前因右乳肿物 1 个月住院，影像学检查见图 12-2 和图 12-3。入院后在超声引导下行右侧乳腺肿物粗针穿刺活检，穿刺病理：乳腺导管腺上皮呈实性及筛状增生，伴坏死，考虑为导管癌，伴有局部浸润。免疫组化：ER（-），PR（-），Her-2（2+），Ki-67（60%）。

思考 1：结合乳腺疾病专业书籍及乳腺肿瘤诊治规范，指出本案例在初次乳腺肿瘤诊断上的缺陷，正确的流程应是什么？

当女性发现乳腺肿物后首先进行乳腺的临床体检，确认肿物所在位置、大小、质地、边界、有无压痛等特点。其次首选乳腺超声检查，评估肿物的大小、形态、血供、有无钙化等特性，并了解腋窝淋巴结情况。然后再行乳腺 X 线摄影（钼靶）检查，该检查除观察肿物特性外，尚可观察微小钙化灶情况。当然如经上述步骤仍难以诊断病变，尤其是具有乳腺癌发病高危因素者可选用乳腺 MRI。考虑有恶性可能的患者，建议行粗针穿刺活检。另外，如病理回报为恶性，考虑选择保乳手术或进行新辅助治疗的患者可进一步行乳腺 MRI 检查，以确定乳腺肿瘤范围、有无多灶及多中心性病变，也是评估是否适合保乳手术或评估新辅助化疗疗效的手段。本案例没有遵循乳腺肿瘤诊治规范的诊断流程，即临床体检、B 超和钼靶顺序的“三检查法”，以乳腺 X 线摄影和乳腺 MRI 作为乳腺肿物的初筛检查，存在诊疗不规范。

思考 2：作为初次乳腺肿物接诊医生，该患者初步诊断是什么？你认为还需为患者做哪些检查？

结合乳腺 X 线摄影、MRI 和肿物粗针穿刺活检病理，诊断右侧乳腺浸润性导管癌。因穿刺组织病理免疫组化 Her-2（2+），为进一步明确肿瘤的分子分型尚需加做 Her-2 的 FISH 试验。另外，为评估肿瘤分期尚需完善胸部 X 线、骨扫描。因腹部超声未见内脏转移征象，行胸部 X 线和骨扫描评估是否存在肺、骨肿瘤转移，若无转移征象，可初步诊断为右侧乳腺癌 $cT_2N_0M_0$。

此外，还需要完善凝血、血生化、心电图、超声心动图、肺功能等检查评估一般状态和手术耐受性。

实际上患者在完善各项术前常规检查，明确无手术绝对禁忌证后，于全麻下行“右乳癌局部扩大切除术＋腋窝淋巴结清扫术”。

术后病理：肿瘤大小 3.5cm×2.5cm×2.5cm，镜

下为浸润性导管癌（Ⅱ～Ⅲ级），送检淋巴结未见癌转移（0/30）。

思考 3：在患者第一住院时经过检查确定诊断为：右侧乳腺癌 $cT_2N_0M_0$，请提出你的治疗方案？

该患者初次乳腺癌临床分期为Ⅱa 期，可行手术切除。乳腺 MRI 检查提示肿物为单发，局限，无广泛侵犯征象，距离皮肤、乳头及胸壁较远，且乳房相对体积较大，可选择保乳手术。但是穿刺病理提示该患者乳腺肿瘤是三阴性表型，三阴性乳腺癌虽不是保乳手术的禁忌，但由于其较差的总生存率，应详细分析其影像学检查，尤其是乳腺 MRI，谨慎选择保乳手术。术后根据肿瘤的整体病理情况，如肿瘤大小、淋巴结转移情况及分子分型，决定是否需要辅助化疗及术后放疗，若术中切缘阴性成功行局部扩大切除手术，术后需行放疗。虽然术前的穿刺提示激素受体阴性，Her-2（2+），但还需术后石蜡病理进一步确定其分子分型，并行 FISH 染色判断 Her-2 表达情况，确定是否需要抗 Her-2 靶向治疗；若激素受体阳性，需行辅助内分泌治疗。

术后诊断：右侧乳腺癌 $pT_2N_0M_0$，Ⅱa 期。免疫组化：ER（散在 +，5%），PR（-），Her-2（2+），Ki-67（60%）。FISH 试验：Her-2（-）。

思考 4：对上述治疗方式的选择和处理有何看法？

对于该患者而言，临床检查尚无证据显示存在患侧腋窝淋巴结转移，故应术中先行哨兵淋巴结活检术。通过染料、核素、荧光示踪等方法，行哨兵淋巴结活检，若哨兵淋巴结无转移，可避免行腋窝淋巴结清扫，以减少术后患侧上肢淋巴水肿发生的概率。该患者选择直接行腋窝淋巴结清扫，术后病理回报腋窝淋巴结无转移，显不妥，也不符合乳腺癌诊治规范。根据患者术式选择、术后病理及免疫组化结果，诊断为右侧乳腺癌 $pT_2N_0M_0$，Luminal B 型，存在 T2、Ki-67≥30% 的复发高危因素，术后有必要行蒽环类联合紫杉类的辅助化疗。患者行保乳手术，术后需进行放疗。另外，尽管免疫组化提示 ER 阳性 5%，但可用辅助内分泌治疗，患者为绝经后女性，选择芳香化酶抑制剂阿那曲唑等均是合理的决策。

根据病理结果术后给予患者化疗，选用 AC-T 方案（吡柔比星 50mg/m^2+ 环磷酰胺 600mg/m^2×4 周期，序贯多西他赛 80mg/m^2×4 周期），患者行四周期 AC 后拒绝化疗，随后行放疗 30 次，放疗结束后选用芳香化酶抑制剂阿那曲唑内分泌治疗。每 6 个月门诊复查。

思考 5：术后辅助化疗过程中的监测和管理？

术后化疗的管理主要是预防化疗并发症，以确保化疗顺利进行，包括恶心、呕吐、骨髓抑制及心脏毒性的预防和管理。化疗药物的致呕吐性分级分为高致吐风险（>90% 概率致吐）、中致吐风险（30%～90% 概率致吐）、低致吐风险（10%～30% 概率致吐）、微致吐风险（<10% 概率致吐）。根据致吐风险的不同可考虑应用选择性 5-HT3 受体拮抗剂、地塞米松、甲氧氯普胺或奋乃静等。骨髓功能抑制是化疗常见的非特异性毒性，也是影响化疗疗程及剂量的关键因素。大多联合化疗在用药后 1～2 周出现白细胞数下降。可预防性使用短效或长效粒细胞集落刺激因子。

4 年后患者无明显诱因出现右侧乳房、乳头间断刺痛，未及时就诊。随后出现乳房局部红肿、破溃，范围逐渐扩大至直径约 2cm，因疼痛剧烈难以忍受 2 个月，于门诊就诊。

查血肿瘤标记物：CEA 19.75ng/mL（0.01～5.0ng/mL），CA125 28.74U/mL（0.01～35.0U/mL），CA15-3 22.20U/mL（0.01～25.0U/mL），CA72-4 4.89U/mL（0.0～0.69U/mL）。

乳腺超声：右乳头皮下后方可见厚约 3.1cm 不规则低回声，左侧乳腺未见明显异常，左腋窝可见大小 2.4cm×1.3cm×0.8cm 淋巴结影像，边界清，可见皮髓质结构（图 12-4，见文末彩插）。

门诊医师考虑炎性改变，予伤口换药、止痛、抗感染等对症治疗，但效果不佳，症状持续性进展。

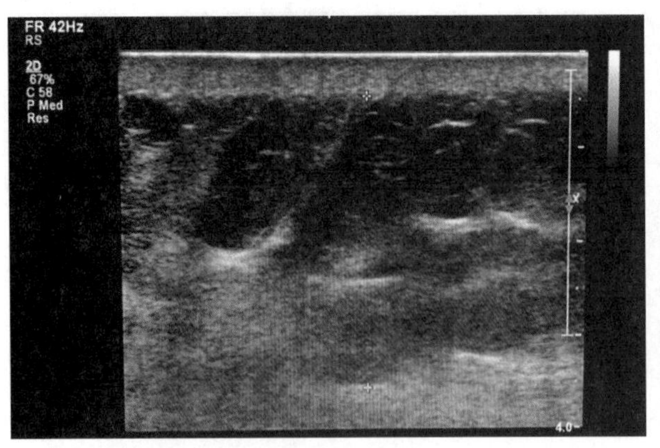

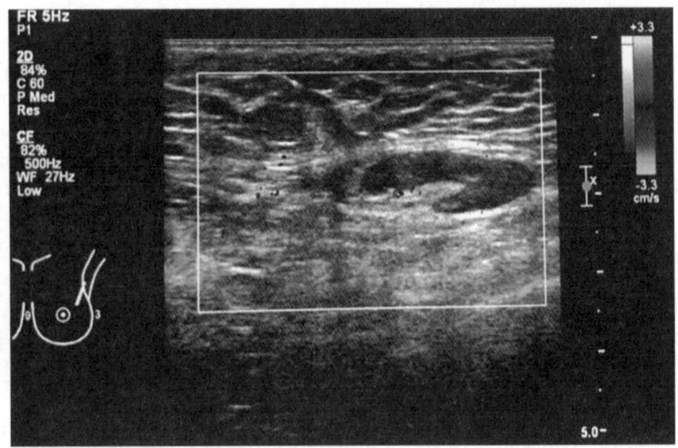

图 12-4 乳腺超声检查

思考 6：如是你接诊该患者你是如何考虑的，进一步的诊断和处理方案是什么？

由于经换药、抗感染等对症治疗后，症状持续进展，且患者没有完成标准化的术后辅助化疗治疗，故首先要了解患者前次治疗后是否规律复查，复查是否发现有异常，是否存在肿瘤复发的可能。

另外，若你仔细观察首次就诊时的乳房MRI，可以发现当时右乳内侧皮肤出现明显增厚，也需要怀疑第一次手术前的评估是否完善而仔细，保乳手术的选择是否合适。

此时应进一步完善乳房 MRI 进行局部评估，若考虑为肿瘤复发，需要进行组织活检病理。

患者此次住院接受了乳房 MRI 检查，结果提示：右乳、前胸壁、左乳内侧局部皮肤增厚，信号增高，右侧乳头不规则增大，右乳中央区可见团片状异常信号，范围约 6.5cm×5.6cm×7.1cm；右乳、右乳后脂肪间隙、右侧胸肌可见多发条索状、斑片状、网格状异常信号；双腋下可见多发增大淋巴结影，较大者约 1.6cm×2.0cm。增强后右乳肿块、右侧乳头、右乳内异常信号、右胸壁明显不均匀强化，强化最明显区时间信号强度曲线为流出型。双腋下多发淋巴结亦可见强化（图 12-5）。根据乳腺 MRI 结果，进行了乳腺病变的穿刺活检，病理回报：乳腺非特殊型浸润癌（Ⅲ级），真皮层内可见肿瘤细胞呈条索样及实片样排列，局部累及表皮，多个血管内可见瘤栓。免疫组化：ER（−），PR（−），Her-2（0），Ki-67（40%+）。

思考 7：为明确病变的分期，需要进一步做哪些检查？

根据目前乳腺 MRI 结果，考虑右侧乳腺癌局部复发伴周围组织侵犯；双腋下淋巴结转移。此时应进一步评估是否存在远处转移，需要完善腹部超声评估是否出现内脏转移，完善全身骨扫描评估是否出现骨转移，胸部 CT 评估是否出现肺转移。

腹部超声、全身骨扫描、胸部 CT 均未见明确远处转移征象。诊断为右侧乳腺癌术后局部复发，另外对侧腋下淋巴结考虑转移，故临床分期 $cT_4N_1M_1$。由于免疫组化显示复发肿瘤为三阴性，并且肿瘤体积较大，考虑先行化疗，待肿瘤缩小后进行手术。

患者选用 TX 方案（多西紫杉 75mg/m^2+ 卡培他滨 1 000mg/m^2）化疗 2 周期，判效 SD，但化疗期间患者发生脑梗死，停止化疗。2 个月后改行 NX 方案（长春瑞滨 25mg/m^2+ 卡培他滨 1 000mg/m^2）化疗，乳腺局部进展。后改行 AC 方案（吡柔比星 60mg/m^2+ 环磷酰胺 600mg/m^2）化疗，判效 SD，此时患者摔跤后出现右侧肱骨骨折，又停止化疗。

从肿瘤复发确诊至目前已 10 个月，复查腹部超声、头颅 CT、胸部 CT、全身骨扫描均未见明确转移征象。

全身显像 PET-CT：右乳不规则占位侵犯邻近胸壁皮肤，葡萄糖代谢增高，考虑恶性病变复发；左侧腋下肿大淋巴结，代谢明显增高，考虑转移；右侧胸壁皮下多发结节，代谢增高，考虑转移；余全身各处未见代谢增高，无恶性征象。

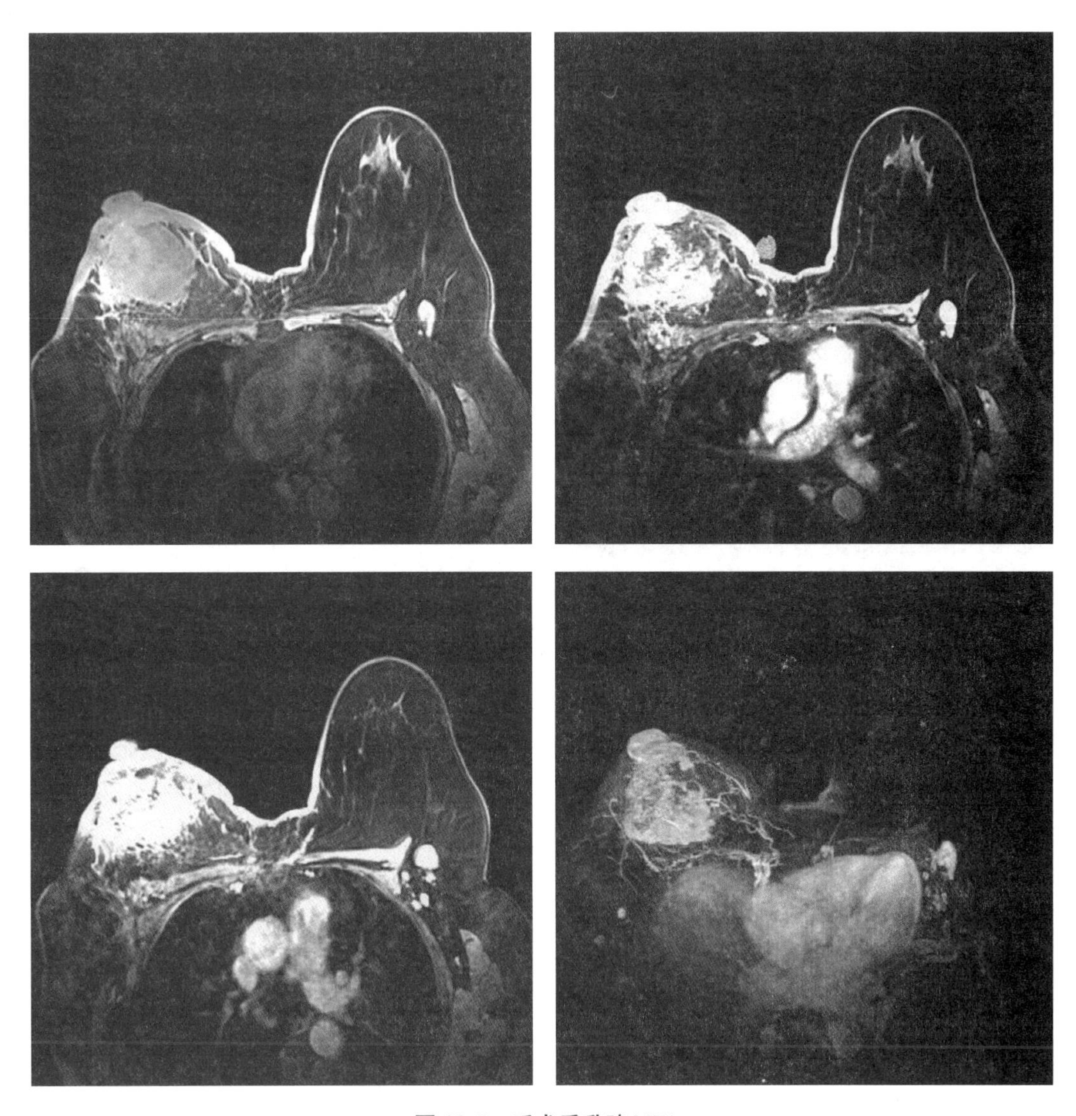

图 12-5 手术后乳腺 MRI

思考 8: 结合上述检查和治疗情况，此时应继续化疗还是考虑手术治疗？

患者目前肿瘤主要为局部侵犯，伴有对侧腋窝孤立性转移，而全身未见其他肿瘤转移灶。化疗效果不佳，化疗期间出现其他合并症，不适宜继续内科治疗，加之局部症状明显，生活质量差，外科手术可改善局部症状，提高生活质量。故就目前情况来看，是外科手术的合适时机。但手术需要保证切除范围足够大，以避免手术后仍有肿瘤残留，导致短期内复发。由于局部手术会造成较大的皮肤组织缺损，如何设计切口及修复缺损，也是需要重点考虑的问题。

完善术前各项检查，明确无手术绝对禁忌证后，于全麻下行“双侧乳房全切 + 腋窝淋巴结清扫 + 右侧带蒂背阔肌皮瓣转移至胸部缺损区 + 腹部皮瓣推移 + 对侧乳房皮瓣联合修复缺损、覆盖创面”(图 12-6)。

术后病理：右乳肿物大小 6.3cm×5.5cm×6cm，切面灰白，质硬，肿物距胸肌 1cm；镜下为乳腺非特殊型浸润癌，局部呈高级别导管原位癌结构；未见明确脉管内瘤栓；肿瘤细胞异型性明显，可见瘤巨细胞，伴坏死，局部间质纤维组织增生，散在淋巴浸润(考虑为化疗后反应)；肿瘤侵及真皮及表皮，局部表皮糜烂；胸肌筋膜未见癌。左侧乳腺未见癌。左乳内皮缘、下切缘、上切缘、外切缘未见癌。淋巴结可见癌转移(1/31)：左腋

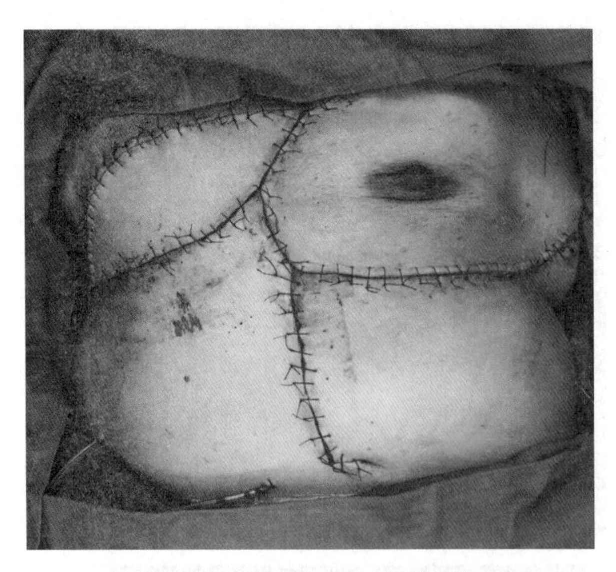

图 12-6 肿瘤手术后联合皮瓣修复缺损情况

窝淋巴结 1/24；左 2 水平淋巴结 0/7；右腋窝淋巴结为纤维脂肪组织。免疫组化：ER（-）；PR（-）；Her-2（0）；Ki-67（约 50%）。该患者病理提示右乳肿物为乳腺非特殊型浸润癌，侵及真皮和表皮，应为 T_4；患侧腋窝未见癌转移，而对侧腋窝出现转移，应为 M_1，故术后诊断：右侧复发性乳腺癌 $pT_4N_0M_1$。由于术前化疗效果评价不令人满意，目前辅助检查提示无内脏转移，故术后建议行胸壁辅助放疗，以达到局部控制的目的。后续随诊 1 年未发现肿瘤复发。

三、病例分析

1. 病史特点

（1）患者，女性，59 岁。右侧乳腺癌保乳术（局部扩大切除加腋窝淋巴结清扫）后 4 年，病理类型为 Luminal B 型，术后进行了化疗、放疗和内分泌治疗，但未规范完成，乳房局部肿瘤复发 2 个月。复发后辅助化疗效果不佳，局部肿瘤侵犯皮肤，伴破溃，溃疡形成。

（2）体格检查：双侧乳房不对称，右乳丧失正常形态，左乳形态正常，右乳头、乳房破溃，范围约 15cm×15cm，表面有少量渗出，伴明显异味。左乳未触及明确肿物及结节，双侧腋窝可触及多发肿大淋巴结，较大者位于左侧腋下，直径约 3cm，质硬，表面光滑，可活动，双侧锁骨上未触及肿大淋巴结。

（3）辅助检查：乳腺 MRI 见右乳癌保乳术后，右乳、前胸壁、左乳内侧局部皮肤增厚，信号增高，右侧乳头不规则增大，右乳中央区可见团片状异常信号，范围约 6.5cm×5.6cm×7.1cm；右乳、右乳后脂肪间隙、右侧胸肌可见多发条索状、斑片状、网格状异常信号；双腋下可见多发增大淋巴结影，较大者约 1.6cm×2.0cm。增强后右乳肿块、右侧乳头、右乳内异常信号、右胸壁明显不均匀强化，强化最明显区时间信号强度曲线为流出型。双腋下多发淋巴结亦可见强化。腹部超声、胸部 CT、全身骨扫描均未见远处转移征象。全身 PET-CT：右乳不规则占位侵犯邻近胸壁皮肤，葡萄糖代谢增高，考虑恶性病变复发；左侧腋下肿大淋巴结，代谢明显增高，考虑转移；右侧胸壁皮下多发结节，代谢增高，考虑转移；余全身各处未见代谢增高，无恶性征象。再次入院行右乳肿物切取活检，病理回报：乳腺非特殊型浸润癌（Ⅲ级），真皮层内可见肿瘤细胞呈条索样及实片样排列，局部累及表皮，多个血管内可见瘤栓。免疫组化：ER（-），PR（-），Her-2（0），Ki-67（40%）。

2. 诊断与诊断依据 复发性右侧乳腺癌（$pT_4N_0M_1$，对侧腋窝淋巴结转移，应为 M_1）：患者 4 年前发现右乳肿物，经术前乳腺肿物粗针穿刺病理活检确定为右侧乳腺癌，后行右侧乳腺癌局部扩大切除及右侧腋窝淋巴结清扫术。术后予以辅助化疗、放疗及内分泌治疗。但术后完成 4 周期 AC 化疗后患者拒绝继续序贯紫杉类化疗。4 年后发现右乳乳房、乳头间断刺痛，随后出现红肿、破溃，范围逐渐扩大，疼痛剧烈难以忍受。病理活检提示右侧乳腺癌局部复发，侵犯皮肤，伴对侧腋窝淋巴结转移，病理类型为三阴性，故诊断明确。

3. 鉴别诊断

（1）炎性乳腺癌：是一种罕见的特殊类型乳腺癌，肿瘤特点酷似急性炎症改变，乳腺弥漫性增大，乳腺皮肤红、肿、热、痛，易误诊为急性乳腺炎。诊断需要依赖于乳腺病变部位经穿刺或手术切取活检，经组织病理学检查明确诊断。本例患者进行了手术切取活检，诊断为右侧乳腺癌局部复发，分子分型为三阴性，故不考虑该诊断。

（2）急性乳腺炎：是乳腺的急性化脓性感染，是乳腺导管内和周围结缔组织炎症，多发生于产后哺乳期妇女，初产妇更为多见。主要是由于乳头皮肤破损、乳腺导管阻塞乳汁淤积后发生细菌入侵所致。本例患者非哺乳期妇女，且有病理活检结果，故可排除该诊断。

（3）放射性组织坏死：软组织受局部放射线照射后6～18个月内，照射区的血管出现硬化，使局部血供受到限制，可能导致局部软组织或皮肤缺血坏死，这类缺血坏死不利于新的损伤、感染或手术后的组织愈合。本例患者出现局部皮肤破溃，但距放疗结束时间较长，且组织活检病理可见癌组织，考虑乳腺癌复发，故不考虑该诊断。

4. 治疗方案　本病例二次住院时属局部晚期乳腺癌，《中国进展期乳腺癌共识指南》提出：局部晚期乳腺癌的治疗应强调多学科综合治疗，包括全身性治疗、手术和放疗，目的是获得局部控制和长期生存。手术、放疗、化疗三者联合是控制局部晚期乳腺癌局部病灶和远处转移的主要治疗手段，根据病理类型尚可选用内分泌、靶向、免疫治疗等。

（1）化疗：联合化疗和单药序贯化疗都是合理的选择，优先推荐单药序贯化疗，对于病情进展迅速或需要迅速缓解症状、控制疾病进展的患者，可选择联合化疗。该患者曾用过蒽环类化疗药，也用过TX方案，也可考虑选用含铂的TP或GP方案。在首次出现局部复发的患者中，激素受体阴性患者进行全身化疗可以改善预后。

（2）手术：目前，国内外乳腺癌专家普遍推荐先行化疗后手术的方法治疗局部晚期乳腺癌。经全身治疗和/或放疗等有效的新辅助后，部分患者可获得手术机会，行乳房切除联合腋窝淋巴结清扫术，小部分疗效较好的患者可以考虑进行保乳手术，但对于保乳术后复发的患者，如果为单灶或可手术的复发患者，补救性的全乳切除是目前最主要的治疗手段，可以获得60%～70%的5年局部控制率和85%的总生存率。但是再次保乳手术也可作为全乳切除的替代方法，既往接受放疗者，再次保乳术后可考虑加或不加部分乳腺照射，需视既往心肺等正常组织照射剂量，放疗与复发间隔，以及乳腺纤维化、心肺损伤等综合评判而定。

（3）放疗：肿瘤复发区域未经放疗的患者可接受局部区域的放疗。放疗的时机选在手术前、手术期间、手术后和/或化疗中均可。对于出现肝转移、胸壁或区域淋巴结复发、骨转移、脑转移的患者，行放疗也可提高局部控制率。

（4）内分泌治疗：首次出现局部复发的患者中，激素受体阳性患者进行内分泌治疗可以改善预后。但根据其耐药情况需选用不同作用机制的内分泌治疗药物或加用抗耐药的靶向药物，可选择他莫昔芬、托瑞米芬或氟维司群、氟维司群联合CDK4/6抑制剂哌柏西利或芳香化酶抑制剂联合哌柏西利、依维莫司联合芳香化酶抑制剂、依维莫司联合他莫昔芬、依维莫司联合氟维司群、孕激素类药物等治疗，本病例初始ER表达率仅5%，可能获益较小。

（5）其他：靶向治疗、支持治疗、姑息治疗。

针对仅局部复发而无远处转移的患者，在局部手术联合或不联合放疗治疗后，建议行化疗、内分泌治疗和/或抗Her-2治疗的全身治疗。此外，帕妥珠单抗、T-DM1、拉帕替尼、mTOR抑制剂依维莫司、CDK4/6抑制剂都可用于乳腺癌的治疗，PARP抑制剂可用于治疗*BRCA1/2*突变的卵巢癌，但同时有临床研究证实其对*BRCA1/2*突变的乳腺癌也有效；贝伐珠单抗也可用于治疗乳腺癌。但部分药物在国内仍没有获得批准用于乳腺癌治疗，但有研究显示其合理的应用也可使经选择的患者获益。

5. 预后　初次就诊即诊断为Ⅳ期乳腺癌的患者占所有乳腺癌患者的5%～10%，Ⅳ期乳腺癌患者的五年生存率约为20%，中位生存期为16～29个月。仅2%～5%的患者治疗后可获得长期生存。本例为复发性局部晚期乳腺癌，其预后与分子分型密切相关，其中ER的表达状态是局部晚期乳腺癌生存的独立预后因素。三阴性乳腺癌复发率高。研究显示中位复发时间为30.2个月（4～110个月），2年内复发的患者有36.3%，2～3年内复发的患者占27.8%。

四、要点和讨论

1. 诊治要点　对于本病例，诊治的难点和关键在于局部晚期乳腺癌的局部外科处理和全身治疗的权衡和选择。局部晚期乳腺癌定义：乳腺和区域淋巴结引流区有明显的病变，但无远处脏器转移灶，主要是指原发病灶直径大于5cm（T_3）或有皮肤和胸壁粘连固定（T_4）和/或区域的腋窝淋巴结互相融合(N_2)或同侧锁骨上淋巴结转移(N_3)的乳腺癌。临床表现为肿瘤大、粘连固定于胸壁、皮肤增厚、卫星结节、乳房水肿、肿块溃疡、表面广泛浸润、出血;腋窝淋巴结融合成块、固定或有锁骨上淋巴结肿大。

《中国晚期乳腺癌临床诊疗专家共识》推荐在全身治疗有效的前提下,如果乳腺局部病灶可以达到切缘阴性,腋窝淋巴结可以分期,就可以接受手术治疗;如果手术能改善患者的生活质量,也应考虑。局部晚期乳腺癌的手术适应证包括:对没有远处转移的患者,如局部条件允许可以考虑根治性手术;对术前发现远处转移或局部肿瘤切除不能达到阴性切缘的患者,可行局部姑息性手术以提高其生存质量;对肿瘤破溃持续出血或严重感染危及生命的患者,可以通过手术减少出血及创面感染以挽救生命。

局部晚期乳腺癌解救化疗的适应证包括:激素受体阴性、有症状的内脏转移、激素受体阳性但对内分泌治疗耐药。首选化疗方案包括单药化疗或联合化疗。既往蒽环类治疗失败的患者可考虑单药紫杉类,如多西他赛、紫杉醇、白蛋白紫杉醇化疗。联合化疗方案包括 TX 方案(紫杉联合卡培他滨)、GT 方案(吉西他滨联合紫杉)及 TP 方案(紫杉联合铂类)。既往蒽环类和紫杉类治疗失败的患者可考虑单药卡培他滨、长春瑞滨、吉西他滨化疗,或联合方案,包括 NP 方案(长春瑞滨联合铂类)、GP 方案(吉西他滨联合铂类)以及 NX 方案(长春瑞滨联合卡培他滨)。既往未接受过曲妥珠单抗辅助治疗的 Her-2 阳性复发转移乳腺癌,以曲妥珠单抗为基础联合化疗的方案是晚期一线治疗标准方案。完成曲妥珠单抗为基础的辅助治疗的患者 12 个月内复发或在曲妥珠单抗辅助治疗期间复发,应该遵循晚期二线抗 Her-2 的治疗,可选用 T-DM1 治疗。另外,拉帕替尼常被用于曲妥珠单抗治疗失败的患者,尤其是曲妥珠单抗治疗中出现脑转移的患者,可考虑卡培他滨联合拉帕替尼或曲妥珠单抗联合拉帕替尼的双靶向治疗。联合化疗通常有更高的客观缓解率和无疾病进展时间,但毒性较大且生存获益有限,因此,需要使肿瘤迅速缩小或症状迅速缓解的患者选择联合化疗,耐受性和生活质量作为优先考虑因素的患者可选择单药化疗。

另外,辅助内分泌治疗在局部晚期乳腺癌的治疗中,亦可发挥重要的作用。晚期乳腺癌内分泌治疗适应证包括:初始治疗或复发转移后病理证实为激素受体阳性,肿瘤缓慢进展,无内脏危象的患者,需同时满足上述条件方可考虑进行辅助内分泌治疗。

2. 诊治现状及进展 乳腺癌是女性最常见的恶性肿瘤之一,美国 2018 年最新癌症统计报告中,乳腺癌占女性新发癌症病例的 30%,远超其他癌症所占比例。中国国家癌症中心发布的我国癌症负担最新结果显示乳腺癌也位居女性癌症发病率首位。

随着乳腺外科的发展,从 Halted 乳腺癌根治术到如今使用最广泛的乳腺癌改良根治术,再到保留乳房外观乳腺癌保乳手术及各种乳房再造手术,乳腺癌患者及乳腺外科医生希望在保证疗效的前提下,尽可能消除术后患者因乳房缺失造成的痛苦和社会心理压力,提升术后乳房外观及生活质量的满意度。乳房重建方法包括自体组织乳房重建及异体组织乳房重建,自体组织乳房重建有带蒂组织皮瓣移植、游离组织皮瓣移植技术,异体组织乳房重建包括乳房假体为基础的假体植入,可辅助人工脱细胞基质皮片及新材料补片覆盖,及软组织扩张器植入后的延迟乳房重建。随着 3D 打印技术的发展,3D 打印乳房假体重建技术也逐渐成为乳房重建的新方法。

在辅助化疗方面,蒽环类和紫杉类是乳腺癌辅助化疗药物的基石,考虑行辅助化疗的因素包括:腋窝淋巴结阳性、三阴性乳腺癌、Her-2 阳性乳腺癌(T1b 以上)、肿瘤>2cm 及组织学分级为 3 级。但这些并非辅助化疗的绝对适应证,辅助化疗的决定应综合考虑肿瘤的临床病理学特征及患者的个体情况而决定。此外铂类药物可使 *BRCA* 突变乳腺癌患者的病理完全缓解率显著提高。有研究表明用顺铂新辅助治疗 *BRCA1* 突变的患者,pCR 率可达到 61%。另一项研究显示 *BRCA* 突变的患者应用卡铂治疗的客观有效率高于多西他赛(68.0% vs 33.3%, p=0.03)。尽管在所有三阴性乳腺癌中,铂类并不优于多西他赛,但存在 *BRCA1/2* 突变的患者铂类治疗可能存在优势。

激素受体 ER 和 / 或 PR 阳性的乳腺癌患者,辅助内分泌治疗至关重要,绝经前患者辅助内分泌基本选择策略为他莫昔芬5年治疗，而绝经后早期乳腺癌患者辅助治疗标准方案为芳香化酶抑制剂或他莫昔芬。当初始治疗满5年且可耐受内分泌治疗的患者，如果淋巴结阳性、组织学分级G3、诊断时年龄小于35岁、Ki-67高、pT2及以上中高危复发风险患者，可考虑延长内分泌治疗至10年。

对于Her-2阳性的乳腺癌患者，曲妥珠单抗可以显著提高早期乳腺癌治愈机会，显著降低复发和病死风险。对于高危复发风险的患者，可考虑使用帕妥珠单抗联合曲妥珠单抗双靶向治疗。Her-2阳性乳腺癌曲妥珠单抗辅助治疗标准的用药时间为1年。

术后辅助放疗为控制乳腺癌保乳手术术后局部复发发挥了重要的作用，研究表明，乳腺癌保乳术后联合局部放疗远期生存与接受乳腺癌改良根治术的患者并无统计学差异。对于行乳房切除的患者，如原发肿瘤较大（T_{3-4}）或腋窝淋巴结转移≥4个，建议行术后辅助放疗，对于腋窝淋巴结转移1～3个的患者，需要考虑其是否具有其他高危因素来评估放疗的必要性。

3. 值得总结的经验

（1）乳腺癌患者选择保乳手术时，全面的术前评估至关重要，切缘状态是局部复发的独立预测因素。所以在术前的MRI检查中应谨慎评估肿瘤的边界、形态、是否有散在多发病灶，同时也应该结合乳腺X线摄影，评估是否有散在钙化。本病例术前MRI可见皮肤增厚，乳房轮廓改变，术前未引起足够重视。术中应对切缘进行冰冻病理检查。另外，肿瘤的分子分型和患者的一般状态对于指导手术方式的选择也至关重要，由于ER、PR状态、Her-2状态与保乳术后局部区域复发（LRR）相关，提示若患者分子分型为预后不良的三阴性或Her-2过表达型，选择保乳术前应谨慎评估。对于这类三阴性乳腺癌，多种药物效果不佳的情况可考虑多基因检测，为化疗用药提供个体化参考。

（2）注重乳腺癌术后的全程管理，及早发现异常。乳腺癌患者术后应定期随访，术后（或结束辅助化疗后）第1～2年每3个月1次，第3～4年每6个月1次，第5年开始每年1～2次，以了解患者的生存状况，评估疾病是否复发转移，以及患者对辅助治疗的依从性和不良反应等。随访应包括体格检查、肝脏超声、血生化和血常规。乳房X线摄影（每年1次）、妇科检查（他莫昔芬治疗中每年1～2次，观察子宫内膜情况）和骨密度检查（芳香化酶抑制剂治疗期间）。而骨扫描、CT或MRI等一般用于有症状的患者，不推荐无症状患者常规应用。本例患者随访不够规范，以致肿瘤复发延误诊断。

（康　骅）

参考文献

[1] Gangi A, Chung A, Mirocha J, et al. Breast-conserving therapy for triple-negative breast cancer[J]. JAMA Surg, 2014, 149(3): 252-258.

[2] 中国抗癌协会乳腺癌专业委员会. 中国晚期乳腺癌临床诊疗专家共识(2018版)[J]. 中华肿瘤杂志, 2018, 40(9): 703-713.

[3] 余峰, 张霄蓓, 张晟, 等. 三阴性乳腺癌复发特征及危险因素分析[J]. 中华医学杂志, 2014, 94(28): 2180-2183.

[4] 中国抗癌协会乳腺癌专业委员会. 中国抗癌协会乳腺癌诊治指南与规范(2017年版)[J]. 中国癌症杂志, 2017, 27(09): 695-759.

[5] Byrski T, Huzarski T, Dent R, et al. Pathologic complete response to neoadjuvant cisplatin in BRCA1-positive breast cancer patients[J]. Breast Cancer Res Treat, 2014, 147(2), 401-405.

[6] 袁芃, 徐兵河, 王佳玉, 等. 多西他赛联合卡铂方案与表柔比星联合环磷酰胺序贯多西他赛方案辅助治疗三阴性乳腺癌Ⅲ期临床研究的安全性[J]. 中华肿瘤杂志, 2012, 34(6): 465-468.

[7] Chen, S Y, Tang Y, Song Y W, et al. Prognosis and risk factors of 1 791 patients with breast cancer treated with breast-conserving surgery based on real-world data[J]. Zhonghua Zhong Liu Za Zhi, 2018, 40(8): 619-625.

案例13　肝　　癌

一、病历资料

1. 病史采集　患者，男，53岁。因“食欲下降伴消瘦1个月”入院。患者1个月前无明显诱因出现食欲下降，每日进食量减少，伴有消瘦，至当地医院查腹部 CT 平扫提示肝右叶占位，为求进一步诊治来我院。病程中，患者无恶心、呕吐，无呕血、黑便，精神可，睡眠欠佳，二便基本正常，体重下降约 2kg。

既往史：乙肝病史 10 余年，未行正规治疗。否认其他慢性病史和传染病史，预防接种按时按序，否认食物药物过敏史，否认手术外伤史及输血史。

个人史：已婚，已育 2 女，妻子及女儿体健。

家族史：父母身体健康，否认恶性肿瘤及遗传病家族史。

2. 体格检查 T 36.8℃，HR 76 次 /min，R 16 次 /min，SpO_2 100%（未吸氧），体重 61.3kg，身高 172cm。神志清，精神可，皮肤巩膜无黄染，无皮疹及出血点，未见肝掌及蜘蛛痣。颜面无水肿，双侧颈部、锁骨上、腹股沟未及肿大淋巴结，心肺查体正常，腹平软，肝肋下 3cm 可及，右上腹轻压痛，无反跳痛，墨菲征（-），肠鸣音 3 次 /min，移动性浊音阴性。双下肢无水肿，四肢活动正常，肌力及肌张力正常。神经系统查体无异常体征。

3. 实验室及影像学检查（门诊检查）

（1）血常规、血生化、凝血功能、心肺功能检查未见明显异常。

（2）HbsAg（+），HbeAb（+），HbcAb（+），HBV-DNA 定量 3.56×10^4 IU/mL。

（3）血肿瘤标志物：AFP 796μg/L，CEA 1.3μg/L，CA19-9 8.3U/mL，CA15-3 7.3U/mL，CA72-4 2.3U/mL。

二、诊治经过

患者存在消化道症状，检查发现 AFP 明显升高，外院 CT 显示肝右叶占位，结合既往乙肝病史，故诊断为肝脏占位，恶性肿瘤可能性大。接诊医生向患者或其家属告知需住院进一步诊治，并联系上级医生，将患者收入病房。

思考 1：作为接诊医生，应如何向上级医生汇报病情，并与患者或其家属沟通收住院进一步诊治的必要性。

向上级医生汇报病情的要点：目前的消化道症状，既往史以及检查结果提示右肝占位，恶性肿瘤可能性大。

与患者或其家属谈话的要点：告知患者目前存在右肝占位，恶性肿瘤可能性大。需要住院进一步检查，明确诊断，必要时手术治疗。

思考 2：目前还需要哪些检查来明确诊断，诊断的策略是什么？

肝癌的诊断有病理学诊断和临床诊断。病理学诊断是“金标准”，可通过肝脏占位病灶活检或手术切除取标本，经病理组织学或细胞学检查来诊断。肝癌的临床诊断主要取决于三项因素，即慢性肝病的背景、影像学的检查结果以及血清 AFP 的水平。具体来说，临床诊断标准要求至少同时满足以下 3 项条件中的 2 项：①具有肝硬化以及 HBV 和 / 或 HCV 感染的证据。②典型的肝癌影像学特征：同期 CT 和 / 或 MRI 检查显示肝脏占位在动脉期血管化、静脉期或延迟期洗脱等。其中，如果肝脏占位直径≥2cm，CT 或 MRI 中 1 项影像学检查显示肝脏占位具有肝癌特征即可诊断。如果肝脏占位直径 1～2cm，需要 CT、MRI 和超声中的 2 项影像学检查均显示肝脏占位具有肝癌特征方可诊断，以加强诊断的特异性。③血清 AFP≥400μg/L 持续 1 个月或≥200μg/L 持续 2 个月，并且排除妊娠、生殖系胚胎源性肿瘤、活动性肝病及转移性肝癌等其他原因引起的 AFP 升高。

本病例患者为中年男性，右肝有巨大占位，既往有 HBV 感染的证据，目前 AFP=796μg/L（≥400μg/L），考虑很可能为原发性肝癌，但仍需进行影像学 CT 和 / 或 MRI 增强检查来进一步明确临床诊断。如果患者临床诊断成立，若具有手术适应证，无手术禁忌，患者可耐受的话，可通过手术切除获取标本进一步送病理学检查。

患者入院后上腹部 MRI 检查显示肝右前叶多发肿瘤，门静脉右支受累，肝硬化，具体表现为：肝右前叶见团块异常信号灶，T_1WI 为等、高、低混杂信号，T_2WI 为略高、高混杂信号，边界较清楚，范围约 87mm×66mm×80mm，动态增强早期见病灶不均匀明显强化，门脉期及延迟期呈相对低信号，内见无强化低信号区，后期可见环形包膜强化，该病灶以远肝右前叶实质内并见数枚类似信号结节，最大者直径约 20mm，部分强化特点与前病灶相同，部分呈环形强化，边缘清楚；肝内散在小囊性无强化信号灶；肝内血管显示可，增强检查门静脉右支部分受累，肝中、肝右静脉受病灶推压移位（图 13-1）。根据 CT 检查测量出肝癌切除后的左侧剩余肝脏体积（FLR）为 $473cm^3$，患者的标准肝脏体积（SLV）为 1 $549cm^3$，FLR/SLV 为 30.5%。

思考 3：患者目前右肝癌诊断明确，如何与患者或其家属沟通下一步诊疗方案？

患者有乙肝肝硬化背景，术前 CT 评估显示肝癌切除后的左侧剩余肝脏体积（FLR）为 $473cm^3$，SLV 为 1 $549cm^3$，FLR/SLV 为 30.5%，远未达到一期手术切除要求的最低极限 40%。然而，肝癌的治疗以手术治疗为主，总体来说手术治疗效果比非手术治疗要好，若该患者希望获得手术切除，目前有两种方案：①可先通过门静脉栓塞、肝动脉插管结扎术或肝动脉化疗栓塞（TACE）等转化治疗，待肿瘤缩小后再行肝癌切除术。然而，这两个步骤的手术间隔时间一般较长，且剩余肝脏体积增加有时并不满意。另外，在此间隔中很多患者因为肿瘤进展而失去第二阶段肿瘤切除的机会。②可施行联合肝脏分隔和门静脉结扎的二步肝切除术（ALPPS）。该手术是近年来主要针对因剩余肝脏体积较小而不能接受大范围肝脏切除术的 T 分期比较晚的肝癌患者而设计。本例患者病灶局限在右肝，通过 ALPPS 手术有望使患者获得 R0 手术切除机会。但该术式需要经历二次手术，并发症和死亡率较高，通过术前严格的肝功能评估，优化围手术期管理以及

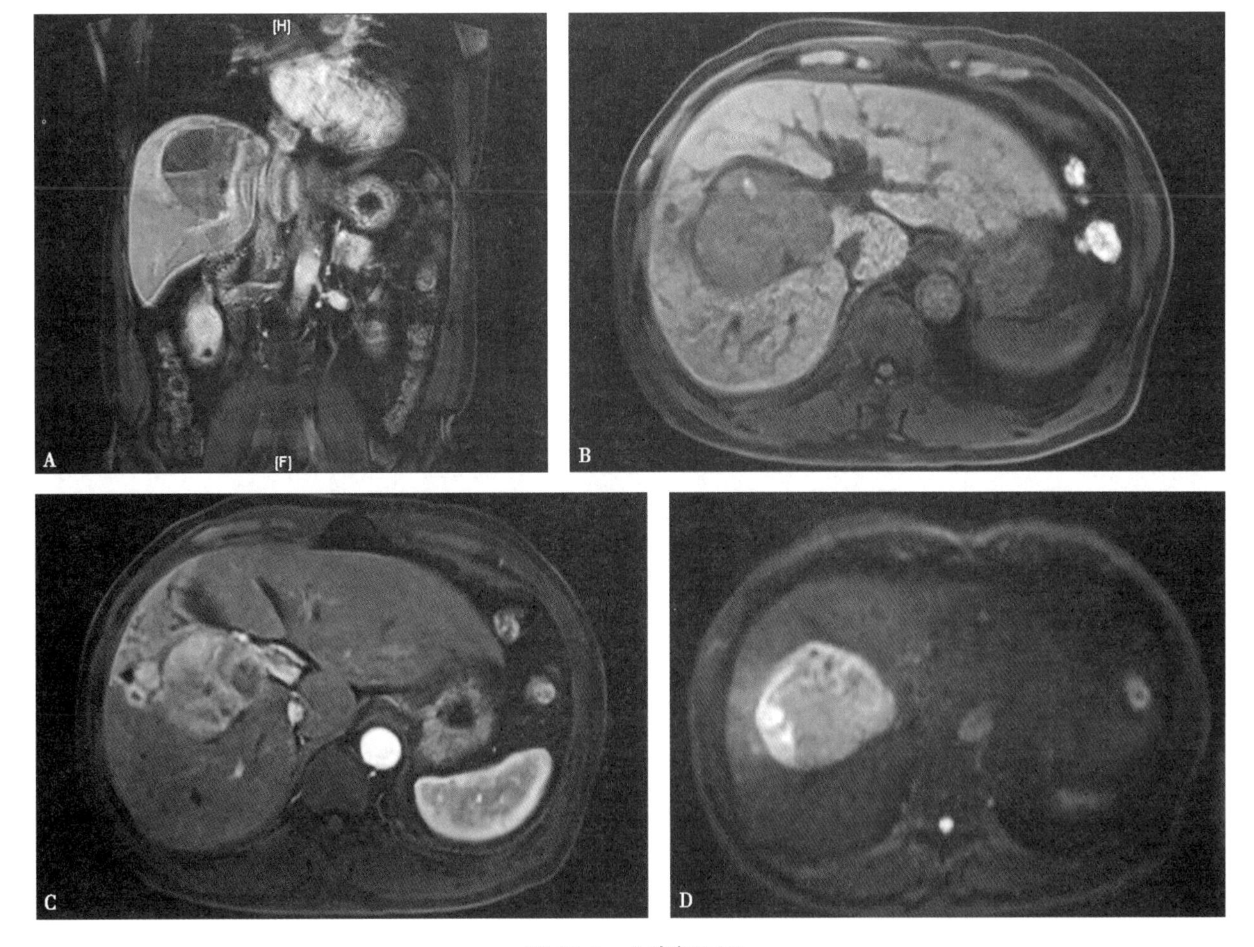

图 13-1 上腹部 MRI

A. 平扫；B. 增强；C. DWI；D. MRCP

精细的外科操作等，可降低并发症的发生风险。当然，该患者也可选择肝移植治疗。虽然理论上来说，肝移植能彻底清除肿瘤和肝内转移灶，最大限度地达到根治要求，并消除了肝癌产生的肝病背景，然而供肝缺乏依然是最大的难题。

思考4：若该患者拟行ALPPS，还需要做哪些术前评估？

术前除了需要使用CT测定FLR，并计算FLR/SLV外，应对患者全身情况及肝功能储备进行全面评估。根据国家卫生计生委发布的《原发性肝癌诊疗规范（2017年版）》的指导意见，常采用美国东部肿瘤协作组提出的功能状态评分（ECOG PS）来评估患者的全身情况；采用Child-Pugh评分、吲哚菁绿（ICG）清除试验或瞬时弹性成像测定肝脏硬度评价肝功能储备情况；一般认为，Child-Pugh A级、ICG 15<20%～30%是实施手术切除的必要条件。

通过讨论并与患者或其家属充分沟通，拟给患者施行ALPPS手术。在完善术前检查，排除手术禁忌后，患者在入院第3天在全麻下接受ALPPS第1步手术治疗，术中出血量约为200mL，手术时间为160min。术后在右膈下放置乳胶管、肝门部放置负压引流各一根。术后恢复顺利，无严重并发症发生。术后第7天再次行CT检查并测量FLR，其已增生至698cm^3，FLR/SLV为45.1%，遂于术后第8天在全麻下施行ALPPS第2步手术治疗，术中出血量为150mL，手术时间120min，切除右肝肿瘤大小为9.5cm×8.0cm×8.0cm（病理检查结果显示为肝细胞癌）。术后在右膈下放置乳胶管、肝门部放置负压引流各一根。术后腹腔引流液均≤10mL/d，而肝门部负压引流从术后第3天（第1步手术后第11天）开始明显增多，约200mL/d，似胆汁样液体，术后第4天（第1步手术后第12天）出现右上腹隐痛伴有发热，体温最高至38.5℃。查体：HR 88次/min，RR 20次/min，SpO_2 100%（未吸氧），血压115/86mmHg；腹软，右上腹局部有压痛，无反跳痛，切口无渗血、渗液，正常愈合。血常规示WBC 15.6×10^9/L，N% 77.5%。CT提示术区及周围少许积液。

思考5：患者目前继发什么并发症，如何处置？

患者术后出现右上腹隐痛伴发热，腹腔引流液从术后第3天（第1步手术后第11天）开始明显增多，似胆汁样液体；查体右上腹有局部压痛，血常规示WBC升高，腹部CT见术区及周围少许积液，故考虑术后胆瘘伴腹腔感染可能性大。本例患者术后早期出现胆瘘，虽然有腹痛伴发热，但生命体征平稳，且患者腹腔引流通畅，遂暂给予禁食，升级抗生素，营养支持等对症治疗，同时密切观察患者的腹部体征、生命体征、腹腔引流液等变化。

通过保守治疗，患者症状改善明显，腹腔引流液逐渐减少。术后第9天（第1步手术后第17天）开始右膈下已无引流液流出，肝门部腹腔引流液≤10mL/d，肝功能完全恢复正常，凝血酶原时间和国际正常化比值接近正常值。术后第11天（第1步手术后第19天）再次行CT检查并测量FLR，其已增生至931cm^3，同时未见明显肝脏占位性病变和腹腔积液。遂于术后第12天（第1步手术后第20天）出院，医嘱给予口服恩替卡韦，每天1粒。

术后1个月普外科门诊复查，患者一般情况优良，B超检查未见明显肝脏占位性病变和腹腔积液，肝功能、凝血功能和AFP均在正常范围之内。

三、病例分析

1. 病史特点

（1）患者，男，53岁，因“食欲下降伴消瘦1个月”入院。病程中，患者体重下降约2kg。

（2）体格检查：T 36.8℃，HR 76次/min，RR 16次/min，SpO_2 100%（未吸氧），体重61.3kg，身高172cm。神志清，精神可，皮肤巩膜无黄染，无皮疹及出血点，未见肝掌及蜘蛛痣。颜面无水肿，双侧颈部、锁骨上、腹股沟未及肿大淋巴结，心肺查体正常。腹平软，肝肋下3cm可及，右上腹轻压痛，无反跳痛，墨菲征（-），肠鸣音3次/min，移动性浊音阴性。双下肢无水肿。

（3）实验室及影像学检查：AFP 796μg/L，HbsAg（+），HbeAb（+），HbcAb（+），HBV-DNA 定量 3.56×10^4 IU/mL。上腹部 MRI 检查显示肝右前叶多发肿瘤，门静脉右支受累，肝硬化。根据 CT 检查测量得出肝癌切除后的 FLR 为 473cm³，患者 SLV 为 1 549cm³，FLR/SLV 为 30.5%。

2. 诊断与诊断依据

（1）原发性肝癌：患者存在消化道症状，查体肝肋下 3cm 可及；实验室检查发现 AFP 为 796μg/L，上腹部 MRI 检查显示肝右前叶多发肿瘤，门静脉右支受累，肝硬化；结合既往乙肝病史，故诊断明确。

（2）慢性乙型病毒性肝炎伴肝硬化：患者既往有乙肝病史 10 余年，未行正规治疗；上腹部 MRI 检查显示有肝硬化，故诊断明确。

（3）胆瘘伴腹腔感染可能：患者术后出现右上腹隐痛伴发热，腹腔引流液从术后第 3 天（第 1 步手术后第 11 天）开始明显增多，似胆汁样液体；查体右上腹有局部压痛，血常规示 WBC 升高，腹部 CT 见术区及周围少许积液，故考虑为胆瘘伴腹腔感染可能。

3. 鉴别诊断 本病例在诊疗过程中主要围绕“ALPPS 第 2 步手术后早期出现腹痛伴发热的病因”进行鉴别诊断。ALPPS 手术后有多种因素可导致腹痛伴发热，如切口感染、创面渗液形成包裹、胆瘘、出血等。然而，由于在术中预留了腹腔引流管，术后可通过引流管的颜色，同时结合 CT 检查结果等来综合判断患者发生了胆瘘。

四、治疗方案

手术切除是原发性肝癌的主要治疗手段。然而，根据肿瘤病变的分期和肝功能等情况，临床可采取包括手术、介入、局部治疗、放射治疗和化学治疗等一种或同时采用几种不同治疗方法进行个体化的综合治疗。例如，对于局部肿瘤能切除且患者能耐受手术，则首选手术治疗；对于不能切除的肝癌或者不适宜切除的肝癌，则根据患者具体情况采用肝动脉栓塞化疗、射频消融、微波消融、放射治疗、化学治疗、冷冻治疗等其他治疗方法，而这部分患者有的通过肝动脉栓塞化疗等治疗使肿瘤缩小后可再行手术切除。近年来诞生的联合肝脏分隔和门静脉结扎的二步肝切除术（ALPPS）给一些传统不能切除的肝癌患者带来了 R0 切除的机会，临床也取得了一定的疗效，国内外已有相关报道。

此外，随着外科技术的发展及新型免疫抑制剂的相继面市，肝移植作为一种有效的治疗措施，在肝癌的治疗中也占有一定的地位。目前，越来越多的肝移植中心将肝癌作为肝移植的适应证之一。

五、预后

肝癌是一种发展迅速的“急性肿瘤”，总体预后较差。然而随着现代医学的发展，肝癌已经由“不治之症”变为“部分可治”。复旦大学肝癌研究所资料统计（1958 年 7 月～2003 年 12 月）4 339 例肝癌手术切除患者，总 1 年、3 年、5 年、10 年生存率分别为 79.39%、55.14%、43.22%、30.37%，生存 5 年以上 730 例，10 年以上 220 例，中位生存时间为 45.29 个月。其中 1 974 例小肝癌的 1 年、3 年、5 年、10 年生存率分别为 90.96%、71.72%、58.46%、40.98%，生存 5 年以上患者 452 例，10 年以上者 143 例，中位生存时间 77.32 个月；313 例复发性肝癌 1 年、3 年、5 年、10 年生存率分别为 98.06%、81.01%、60.67%、35.46%，生存 5 年以上 131 例，10 年以上 36 例，中位生存时间为 79.27 个月；139 例二期切除肝癌 1 年、3 年、5 年、10 年生存率分别为 90.44%、64.51%、48.65%、24.95%，生存 5 年以上 43 例，10 年以上 16 例，中位生存时间 58.15 个月。另外不同治疗方法的疗效统计结果显示，5 年生存率以手术切除最好（49.7%），切除以外的姑息性外科治疗次之（22.1%），非手术治疗最差（6.2%）。上述结果说明，通过普查发现的早期肝癌，不仅切除率高，且生存期也长。早期肝癌的根治性切除是获得较好疗效的关键。

另外，需要指出的是，介入治疗原发性肝癌是除了手术切除以外效果较好的治疗手术之一。复旦大学附属中山医院自 20 世纪 80 年代中期开展肝癌介入治疗至今，1 年、2 年、3 年、4 年、5 年生存率分别为 65.2%、37.37%、28.0%、21.7%、16.2%；生存最长者已存活 10 余年。

总之，原发性肝癌的恶性程度虽高，但绝不是不治之症，提高疗效的关键在于早期发现，同时努力提高切除技术。而对于晚期肝癌患者，在尽量手术的同时并行中医和免疫等综合治疗，有望缓解症状，延迟寿命。

六、要点和讨论

1. 诊治要点 本病例诊治的难点和关键在于ALPPS治疗方案的选择。

肝癌的完整切除是肝癌患者获得根治性治疗效果的最主要途径，但应保证切除术后足够的剩余肝脏体积，这是避免肝衰竭的必要条件。一般来说，对于无潜在任何肝脏疾病风险的患者，要求剩余肝脏体积大于或等于正常肝脏体积的25%；对于有慢性肝脏疾病但无肝硬变的患者，则要求剩余肝脏体积大于正常肝脏体积的30%；而对于有肝硬变但不合并门静脉高压症的患者，则要求剩余肝脏体积大于正常肝脏体积的40%。或者对于无肝硬变的患者行外科手术切除时要求剩余肝脏体积与患者体质量比≥0.5%；而对于有肝硬变的患者行手术切除时要求剩余肝脏体积与患者体质量比≥0.8%。

本例患者有乙肝肝硬变，剩余肝脏体积和标准肝脏体积之比为30%，剩余肝脏体积与患者体质量比为0.5%，远低于一期手术切除要求的最低极限。因此，在ALPPS诞生之前，该患者若希望获得手术切除，只能先通过门静脉栓塞、肝动脉插管结扎术或肝动脉化疗栓塞（TACE）等转化治疗，待肿瘤缩小后再行肝癌切除术。然而，这两个步骤的手术间隔时间一般较长，且剩余肝脏体积增加有时并不满意。另外，在此间隔中很多患者因为肿瘤进展而失去第二阶段肿瘤切除的机会。当然，该患者也可选择肝移植治疗，虽然理论上来说，肝移植能彻底清除了肿瘤和肝内转移灶，最大限度地达到根治要求，并消除了肝癌产生的肝病背景，然而供肝缺乏依然是最大的难题。

ALPPS主要针对因剩余肝脏体积较小而不能接受大范围肝脏切除术的T分期比较晚的肝癌患者而设计。本例患者病灶局限在右肝，通过ALPPS手术有望使患者获得R0手术切除机会。但该术式需要经历二次手术，并发症和死亡率较高，需要术前进行严格的肝功能评估和围手术期优化管理，以减少并发症的发生。

2. 分析讨论 ALPPS是一种全新的手术方式，为既往因剩余肝脏体积（future liver remnant，FLR）不足，无法行根治性手术切除的肝癌患者带来了希望。ALPPS具有众多优点，其中最大特点是能够使得FLR获得快速增生，使得以往认为无法切除的肿瘤获得了R0切除的机会。然而，ALPPS开展早期由于术后较高的并发症发生率和死亡率面临质疑。因为要实施两期手术，患者不可避免地要遭受更多、更大的手术创伤，因而发生并发症的风险也相应增加。Schadde的调查发现，术后90天死亡率为8.8%～9.0%，严重并发症的发生率为28%；而传统二期肝切除术的死亡率为3.0%～3.6%。报道显示，术后胆汁漏、肝功能衰竭是ALPPS术后常见的并发症，其他的并发症包括感染性休克、胸腹水、腹腔内出血、心肺并发症等，其中感染性休克是导致其术后死亡最常见的直接原因。

随着围手术期管理和微创技术等的发展以及严格的病例选择，ALPPS的并发症和死亡率也得到明显下降，甚至不少医疗中心术后90天病死率已下降至0。目前临床上除传统的开腹ALPPS外，已有全腹腔镜及达芬奇机器人手术系统辅助下的ALPPS，同时传统的ALPPS术式也获得了一定的改进和发展。例如部分ALPPS不将左、右半肝完全离断，而是离断至总断面的50%～80%。这样可以保留肝Ⅳ段的肝中静脉属支，防止术后淤血的发生。研究结果显示部分ALPPS与传统的ALPPS能在促进FLR增长方面无明显差异，但部分ALPPS可以显著降低术后并发症发生率。另外，消融或肝组织结扎代替肝脏分隔，血管内介入栓塞辅助手术劈离肝脏等改良的手术方式可缩短手术时间，减少术后并发症。

然而，需要强调的是，由于开展时间较短，目前国内外有关ALPPS的例数有限，关于该术式是否值得推广报道不一，更缺乏远期预后数据。另外，目前ALPPS主要应用于结直肠癌肝转移手术治疗。然而我国80%以上原发性肝癌患者伴有肝硬化，严重影响FLR再生，因此，究竟ALPPS是否适用于我国肝癌患者目前仍处于探索阶段，尚需要大宗病例的报道来进一步评价其临床应用的安全性和有效性。

3. 研究进展　近年来，肝癌外科治疗的主要进展包括：早期切除，难切部位肝癌的一期切除和再切除，不能切除肝癌的二期切除、姑息性外科治疗、肝移植等。小肝癌治疗已由单一切除模式转变为切除为主的多种方法的合理选用。近年大肝癌外科的趋势为：①明显提高了难切部位肝癌的切除率；②对合并门静脉、肝静脉、下腔静脉较局限的癌栓采用较积极的外科治疗；③对原先无法耐受巨量肝切除的患者，部分病例可给予ALPPS手术治疗来获得R0切除或先行超声引导肝内门脉无水乙醇注射或TACE，待对侧肝代偿性增大后再行肝癌切除。

（吴国豪）

参考文献

[1] 吴肇汉，秦新裕，丁强. 实用外科学[M]. 4版. 北京：人民卫生出版社，2017.

[2] 张启瑜. 钱礼腹部外科学[M]. 2版. 北京：人民卫生出版社，2017.

[3] 中华人民共和国卫生和计划生育委员会医政医管局. 原发性肝癌诊疗规范（2017年版）[J]. 中华消化外科杂志，2017，16（7）：635-647.

[4] 曹彦龙，李巍. ALPPS治疗剩余肝体积不足的中晚期肝癌的现状[J]. 中华外科杂志，2018，56（4）：307-311.

[5] Wigmore S J. ALPPS：The argument against[J]. Eur J Surg Oncol，2017，43（2）：249-251.

[6] Sandstrom P，Rosok B I，Sparrelid E，et al. ALPPS Improves Resectability Compared With Conventional Two-stage Hepatectomy in Patients With Advanced Colorectal Liver Metastasis：Results From a Scandinavian Multicenter Randomized Controlled Trial（LIGRO Trial）[J]. Ann Surg，2018，267（5）：833-840.

[7] Olthof P B，Schnitzbauer A A，Schadde E. The HPB controversy of the decade：2007-2017-Ten years of ALPPS[J]. Eur J Surg Oncol，2018，44（10）：1624-1627.

[8] Lodge J P. ALPPS：The argument for[J]. Eur J Surg Oncol，2017，43（2）：246-248.

[9] Lang H，de Santibanes E，Schlitt H J，et al. 10th Anniversary of ALPPS-Lessons Learned and quo Vadis[J]. Ann Surg，2019，269（1）：114-119.

案例14　直　肠　癌

一、病历资料

1. 病史采集　患者，男，78岁。因"间断血便6个月，加重伴排便习惯改变1个月"就诊。患者6个月前无明显诱因下间断出现大便带血，呈鲜红色，血液与粪便混合，量较少，便后无滴血。当地医院就诊考虑为痔疮，给予痔疮栓等治疗后无明显好转。1个月前患者便血逐渐加重，便后出现滴血，并伴有里急后重、排便不尽感，每日排便次数增加至3～5次，为进一步诊治来我院。病程中患者无腹痛、腹泻，无肛门疼痛，无头晕、乏力，无恶心、呕吐等不适，精神佳，睡眠、食欲、小便基本正常，体重无明显变化。

既往史：高血压病史5年，每日早晨口服"络活喜"1粒（5mg/粒），平时血压波动在120/80～140/90mmHg；糖尿病病史3年，每日三餐前口服拜糖平2粒（5mg/粒），平时血糖控制在4.2～7.0mmol/L。否认慢性阻塞性肺疾病、心脏病等其他慢性病史，否认传染病史，预防接种按时按序，否认食物药物过敏史，否认手术外伤史及输血史。

个人史：已婚，已育2子1女，妻子及子女均体健。

家族史：患者父亲已故，其母健在，无特殊疾病，否认恶性肿瘤及遗传病家族史。

2. 体格检查　T 36.8℃，HR 78次/min，R 16次/min，$SpO_2$100%（未吸氧），体重62.8kg，身高169cm。神志清楚，精神佳，对答切题；无贫血貌，巩膜皮肤无黄染；双侧颈部、锁骨上、腹股沟等全身浅表淋巴结未触及明显肿大。双肺呼吸音清；心律齐，心音有力，未及杂音。腹平软，全腹未及包块、压痛、反跳痛，肝脾肋下未触及，叩诊鼓音，无移动性浊音。肠鸣音5次/min。肛门指诊发现距肛缘5cm，膀胱截石位3点至6点方向可触及一直径约3cm肿块，质中，界清，位置较固定，触之无明显疼痛，指套有血迹。神经系统查体无异常体征。

3. 实验室及影像学检查（门诊检查）

（1）血常规：WBC 5.31×10^9/L，N 52.3%，Hb

137g/L，Plt 217×10^9/L。

（2）血生化：TBIL 10.2μmol/L，DBIL 3.5μmol/L，ALB 37g/L，ALT16U/L，AST21U/L，Cr 66μmol/L，BUN 3.9mmol/L。

（3）血电解质：Na^+ 139mmol/L，K^+ 4.5mmol/L，Cl^-103mmol/L。

（4）凝血功能：凝血酶原时间 11.2s，国际正常化比值 0.96，凝血酶时间 17.6s，活化部分凝血酶时间 27.3s，D- 二聚体 0.27mg/L。

（5）血肿瘤标志物：CEA 4.7μg/L，AFP3.2 μg/L，CA19-9 18.1U/mL，CA15-3 4.9U/mL，CA72-4 1.8U/mL。

二、诊治经过

患者存在进行性加重的便血症状并伴有排便习惯改变，直肠指诊发现直肠有肿块，故诊断直肠占位性病变，恶性肿瘤可能性大。接诊医生向患者或其家属告知需住院进一步诊治，并联系上级医生，将患者收入病房。

思考 1：作为接诊医生，应如何向上级医生汇报病情，并与患者或其家属沟通收住院进一步诊治的必要性。

向上级医生汇报病情的要点：目前的便血、排便习惯改变以及直肠指诊结果提示患者为直肠占位性病变，恶性肿瘤可能性大。

与患者或其家属谈话的要点：告知患者目前存在直肠占位，恶性肿瘤的可能性大，需要住院进一步检查，明确诊断，必要时手术治疗。

思考 2：直肠癌的鉴别诊断有哪些？

（1）内痔：内痔一般多为无痛性便血，血色鲜红不与大便相混合；直肠癌便血常伴有黏液血便和直肠刺激症状。内痔和直肠癌不难鉴别，误诊常因未行认真检查所致，特别是直肠指诊检查，一般不难鉴别内痔和直肠癌。

（2）直肠息肉：主要症状是便血，直肠指诊可触及质软、带蒂大小不一的肿块。肠镜检查以及活检的病理检查为有效鉴别手段。

（3）肛裂：肛裂患者有典型的临床表现，即便血、疼痛和便秘。便血呈大便表面带血或便后滴血。疼痛多为剧烈，呈肛管烧灼样或刀割样疼痛，有典型的周期性。通过典型的症状一般不难鉴别。

（4）溃疡性结肠炎：临床以血性腹泻为最常见的早期症状，多为脓血便，腹痛表现为轻到中度的痉挛性疼痛，少数患者因直肠受累而出现里急后重。肠镜检查以及活检的病理检查结果可提供有力鉴别。

（5）其他：如肠结核、肠寄生虫病、梅毒性肉芽肿等，临床较为少见，但可通过既往史，临床表现和肠镜检查以及活检的病理检查结果进行鉴别。

患者入院后肠镜检查显示距肛缘 5cm 见一约 4.0cm×5.0cm 菜花样肿物，表面糜烂，中央凹陷，其余肠段未见异常；肿块活检病理检查结果为溃疡型腺癌，分化Ⅱ级。腹盆腔 CT 检查提示直肠下段管壁增厚伴强化，外周脂肪层模糊，周边见数枚小淋巴结，余未见明显异常（图 14-1）。直肠 MRI 检查显示距离肛缘 5cm 处直肠后壁见偏心性增厚，T_1WI 呈低信号，T_2WI 呈高信号，增强后明显强化，周围脂肪间隙欠清，局部小淋巴结，余未见明显异常（图 14-2）。完善术前相关检查，未发现明显手术禁忌。

思考 3：患者目前确诊为直肠癌，应如何与患者或其家属沟通下一步诊疗方案？

首先要告知患者或其家属，该患者确诊为直肠癌，为低分化腺癌。目前患者远处未见明确转移，术前检查提示无手术禁忌，具有手术治疗的适应证，拟行 Dixon 手术，但具体术式要根据术中情况而定，存在无法手术或行姑息性手术的可能。特别要强调的是，由于患者直肠癌肿块位置较低，可能无法保肛，有行迈尔斯（Miles）手术可能。此外，手术有一定风险，常见的如出血、感染、胃肠功能障碍、肺部感染等并发症以及术后肿瘤转移、复发等可能。对于该患者来说，由于患者高龄，既往有糖尿病史以及直肠癌肿块位置较低等因素，若行 Dixon 手术，术后发生吻合口漏的风险较大，严重者可能会发生感染性休克，甚至需要二次手术的可能。在沟通过程中虽要向患者或其

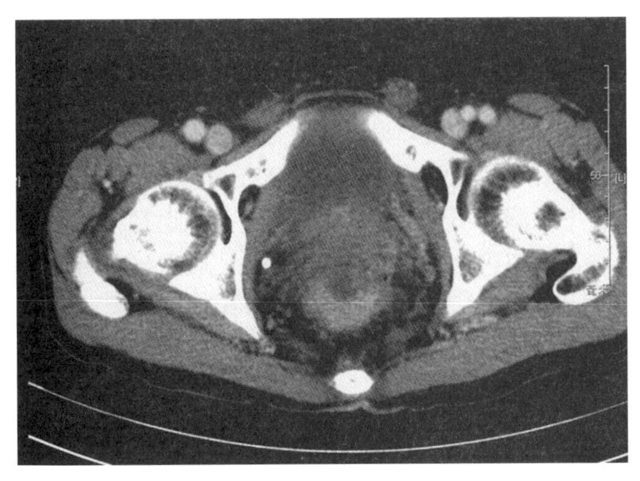
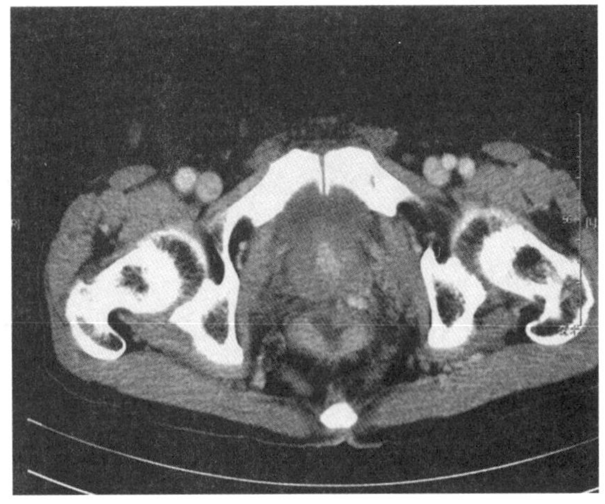

图 14-1 腹盆腔 CT 增强

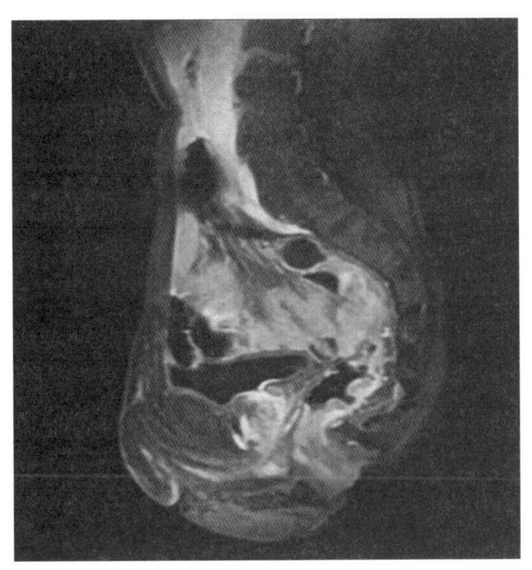
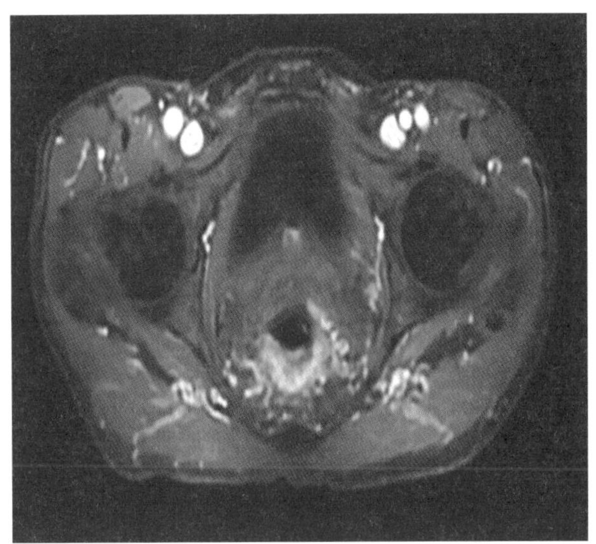

图 14-2 直肠 MRI 增强

家属如实交代外科治疗的相关风险，但仍要给予患者或其家属一定的信心，因为手术是直肠癌目前的主要治疗手段，术后的病理检查结果也会进一步指导下一步的治疗方案。

按照加速康复外科（ERAS）理念给患者完善术前准备，于入院后第 3 天在全麻下行腹腔镜 Dixon 手术，手术时间 130min，术中出血约 50mL，术中于吻合口左右侧分别放置一根乳胶引流管，留置肛管一根，手术顺利，术后安返病房。术后予以有效镇痛和早期下床活动，术后第 1 天开始口服少量 10% 糖水，术后第 3 天开始进食流质并出现排便，术后第 5 天患者在排便后出现腹胀伴里急后重，之后出现发热，最高至 38.1℃，无寒战。查体：呼吸浅快（22 次 /min），心率 110 次 /min，血压 110/85mmHg；腹软，无压痛。盆腔引流管引流出少许粪渣样引流物。急查血常规示 WBC 17.6×10^9/L，N 78.3%。CT 提示术区及周围少许渗出。

思考 4：此时患者发生了什么？

患者术后出现发热，呼吸急促，盆腔引流管引流出少许粪渣样引流物，结合外周血象白细胞计数升高以及 CT 提示术区及周围少许渗出，故诊断患者术后发生了吻合口漏。

根据 2010 年国际直肠癌研究组（International Study Group of Rectal Cancer，ISREC）提出的目前国际较为公认的吻合口漏分级方法，将直肠吻合口漏分为三级：

A 级：亚临床吻合口漏，也称作影像学吻合口漏，无临床症状，不需特殊治疗。

B 级：表现为腹痛、发热，脓性或粪渣样引流物自肛门、引流管或阴道流出（直肠阴道瘘），白细胞及 C 反应蛋白升高，需保守治疗的吻合口漏。

C 级：表现为腹膜炎、脓毒症及其他 B 级吻合口漏的临床表现，需二次手术治疗的吻合口漏。

由于患者目前无腹膜炎体征，生命体征平稳，遂诊断患者术后发生了 B 级吻合口漏。

思考 5：直肠癌手术发生吻合口漏的危险因素是什么？

2019 年中华医学会外科学分会结直肠外科学组发布的《中国直肠癌手术吻合口漏诊断、预防及处理专家共识（2019 版）》将吻合口漏的危险因素分为术前、术中、术后三类。

术前危险因素：男性，ASA 分级≥Ⅱ或Ⅲ级，BMI≥30kg/m^2，术前有糖尿病、肾功能不全、低蛋白血症等合并症，术前新辅助治疗（长程放化疗及短程放疗），吸烟和饮酒，术前长期应用糖皮质激素等药物以及肿瘤分期和直径等。

术中危险因素：吻合口距肛门距离，术中出血量与围手术期输血量如围手术期输血≥400mL，切断直肠使用闭合器数目如腹腔镜手术中切断直肠使用切割闭合器数目≥3 个，钉合线之间出现缺损增多等。

术后危险因素：术后吻合口出血，术后早期腹泻等。

思考 6：直肠癌术后吻合口漏的分级处理原则是什么？

根据 2019 年中华医学会外科学分会结直肠外科学组颁布的《中国直肠癌手术吻合口漏诊断、预防及处理专家共识（2019 版）》所提出的意见，外科医生应该在遵循基本治疗原则的同时，根据不同等级的吻合口漏，在营养支持治疗及抗感染治疗的基础上，严密观察病情变化，采取个体化治疗策略。对于接受新辅助放疗以及术后需要接受辅助治疗的吻合口漏患者，建议采取更为积极的干预措施。

A 级漏的临床处理对策：无需特殊外科干预，但要在保证引流通畅的前提下，给予全身营养支持治疗以及强有力的抗感染治疗。

B 级漏的内镜或介入治疗指征：对于吻合口漏较小的患者，可以经过介入途径向盆腔与肛门置管进行双向灌洗、负压吸引以保持吻合口漏周围无粪便聚集。具有通畅引流或吻合口漏出较少的患者，可以试行内镜下治疗，使用覆膜支架对漏口进行封闭。但是，对于距离肛门 <3cm 的吻合口漏，覆膜支架对肛管刺激强烈常不能耐受；对于吻合口漏直径 >1cm 者，覆膜支架难以达到促进愈合目的。对考虑愈合时间较长、或者治疗无效的 B 级吻合口漏患者，应积极考虑外科手术干预。

C 级漏的外科干预：有明显的腹膜炎或出现休克的患者，首选的治疗应该是手术，建议尽早行近端肠管的造口手术或拆除吻合口而实行永久性结肠造口，术中充分冲洗，尽可能清除腹腔内污染物，同时充分引流。

患者术后发生了 B 级吻合口漏，故立即给予禁食、维持内环境稳态、抗感染、肠外营养支持等保守治疗，并保持盆腔引流管以及肛管的引流通畅，同时密切观察患者的腹部体征，生命体征，盆腔引流管以及肛管引流液等变化。通过 5 天的保守治疗，患者的体温恢复正常，盆腔引流管引流液逐渐减少，无粪渣样引流物流出，故于术后第 10 天开始再次给予流质饮食，并逐步过渡至半流质，无发热、腹痛，有排气排便，生命体征平稳，内环境稳定，复查腹盆部 CT 显示盆腔及术区无明显积液等异常，遂于术后第 15 天拔除引流管及肛管后出院。术后 1 个月普外科门诊随访。

思考 7：术后病理显示为直肠溃疡型腺癌，分化Ⅱ级，癌组织浸润肠壁肌层，淋巴结转移数为 2/14，术后应如何与患者沟通下一步诊疗方案？

按照 NCCN 结直肠癌指南推荐的 TNM 分期为 $pT_3N_1M_0$，Ⅲb 期，术后需要进行以 5-FU 为基础的辅助化疗，可给予 XELOX 方案共化疗 8 次。化疗期间会定期复查 CT 评估患者有无复发、转移，必要时进行多学科综合治疗（MDT），共同制定患者的治疗方案。

三、病例分析

1. **病史特点**

(1) 患者，男，78 岁。间断血便 6 个月，外院按照痔疮治疗无效。1 个月前便血加重伴排便习惯改变。

(2) 体格检查：T 36.8℃，HR 78 次 /min，R 16 次 /min，SpO_2 100%(未吸氧)，体重 62.8kg，身高 169cm。神志清楚，精神佳，双侧颈部、锁骨上、腹股沟等全身浅表淋巴结未触及明显肿大。腹平软，全腹未及包块、压痛、反跳痛，肝脾肋下未触及，叩诊鼓音，无移动性浊音。肠鸣音 5 次 /min。肛门指诊发现距肛缘 5cm，膀胱截石位 3 点至 6 点方向可触及一直径约 3cm 肿块，质中、界清、位置较固定，触之无明显疼痛，指套有血迹。

(3) 实验室及影像学检查：血肿瘤标志物 CEA 4.7μg/L，AFP 3.2μg/L，CA19-9 18.1U/mL，CA15-3 4.9U/mL，CA72-4 1.8U/mL。肠镜检查显示距肛缘 5cm 见一约 4.0cm×5.0cm 菜花样肿物，表面糜烂，中央凹陷，其余肠段未见异常；肿块活检病理检查结果为溃疡型腺癌，分化Ⅱ级。腹盆腔 CT 检查提示直肠下段管壁增厚伴强化，外周脂肪层模糊，周边见数枚小淋巴结，余未见明显异常。直肠 MRI 检查显示距离肛缘 5cm 处直肠后壁见偏心性增厚，T_1WI 呈低信号，T_2WI 呈高信号，增强后明显强化，周围脂肪间隙欠清，局部小淋巴结，余未见明显异常。

2. **诊断与诊断依据**

(1) 直肠癌：患者间断血便 6 个月，外院按照痔疮治疗无效。1 个月前便血加重伴排便习惯改变。肠镜检查显示距肛缘 5cm 见一约 4.0cm×5.0cm 菜花样肿物，表面糜烂，中央凹陷，其余肠段未见异常；肿块活检病理检查结果为溃疡型腺癌，分化Ⅱ级。故诊断明确。

(2) 吻合口漏，B 级：患者为低位直肠癌，在 Dixon 术后第 5 天出现腹胀伴里急后重，之后出现发热，最高至 38.1℃，呼吸浅快(22 次 /min)，心率 110 次 /min。盆腔引流管引流出少许粪渣样引流物。查体无腹膜炎体征。血常规示 WBC 17.6×10^9/L，N 78.3%。CT 提示术区及周围少许渗出。故诊断明确。

(3) 其他诊断：如高血压病和糖尿病，根据既往史即可诊断。

3. **鉴别诊断** 本病例在诊疗过程中主要围绕直肠癌，特别是血便进行鉴别诊断：见思考 2。

四、治疗方案

手术是治疗直肠癌的主要方法，术后辅助放化疗可以提高Ⅲ期直肠癌患者的生存率。对于中低位的局部进展期直肠癌术前放化疗(新辅助治疗)能提高手术切除率、降低复发率。因此，直肠癌的治疗强调以手术为主的综合治疗。

1. **手术治疗** 直肠癌的治疗以手术根治切除为主，根治范围包括全部癌灶、两端足够的肠管、周围可能被癌浸润的组织及有关的肠系膜和淋巴结。直肠癌根治术有多种手术方式，常见手术治疗包括直肠前切除术(Dixon 手术)、腹会阴联合直肠癌根治术(APR 手术)、经腹肛切除吻合术(Parks 手术)、经腹直肠切除、永久性结肠造瘘术(Hartmann 手术)等，具体方式取决于直肠癌距肛缘的距离、肿块的大小、恶性程度以及周围淋巴结转移等情况。近年来，随着保留盆腔自主神经等新观念的融入、微创技术的发展、围手术期管理措施的优化以及直肠癌浸润转移规律的重新认识和吻合器的广泛使用，直肠癌的保功能手术得到不断完善和发展，特别是低位和超低位直肠癌的保肛率明显增加。然而，需要强调的是，直肠癌手术应遵循 Heald 1982 年首先提出的全直肠系膜切除术(total mesorectal excision，TME)原则。所谓直肠系膜是一种潜在间隙，内含淋巴和脂肪组织，不是真正的肠系膜。直肠癌术后局部复发最可能是由于原发肿瘤远侧的直肠系膜内残留了播散的癌组织。直肠癌外科治疗的 TME 定义为直视下完整锐性切除直肠及直肠系膜，并保证切除标本环周切缘阴性。该法切除了包括盆腔筋膜脏层内的全部直肠系膜，其目的在于整块切除直肠原发肿瘤及所有的区域性播散。这一手术使术后 5 年局部复发率降低至 4%～10%，无瘤 5 年生存率为 80% 以上，这是近年来对直肠癌手术的理念革新和技术规范，被称为“直肠癌手术新标准”。

2. **化学治疗** 主要用于手术切除后预防复发或转移及治疗未切除尽的残留癌。在结直肠癌的化疗领域中，最常用的化疗药物氟尿嘧啶(5-

FU）目前仍占主导地位。辅助化疗的时间，有认为以5-FU为主的化疗药物，在术前术中就开始使用，即使癌肿早期，术前很可能已有远处转移灶存在，在术中其可消灭手术中溢出的癌细胞，术后化疗持续0.5～2.0年。5-FU可单独给药也可联合化疗，目的在于增加疗效，减少化疗药物的毒性和耐药性。目前联合方案有5-FU和丝裂霉素（MMC）或5-FU和顺铂（DDP）/奥沙利铂或5-FU和伊立替康等。部分患者联合分子靶向药物贝伐单抗或西妥昔单抗可进一步提高疗效。

3. 放射治疗 放射治疗作为手术切除的辅助疗法也有提高疗效的作用。术前的放疗（新辅助放疗）可以提高手术切除率，降低术后局部复发率。术中放疗可提高肿瘤组织的照射剂量并减少正常组织的不必要照射，主要适用于肿瘤过大而无法切除或局部复发的病例，效果较好。术后放射治疗仅适用于晚期患者或手术未达到根治或术后局部复发的患者。目前认为，术前放疗比术后放疗更有效，术前放疗的局部复发率明显低于术后放疗。

4. 其他治疗 直肠癌的其他治疗包括中医治疗、基因治疗、靶向治疗、免疫治疗等，特别是近年来兴起的靶向治疗和免疫治疗，有着良好的临床应用前景。

五、预后

直肠癌的预后与肿瘤有无扩散和转移密切相关。总体来说，直肠癌预后较好，外科治疗5年生存率为50%～60%，其中早期直肠癌根治术5年生存率达到80%～90%，然而，进展期直肠癌的局部复发率和远处转移的发生率较高。近年来，随着直肠癌手术理念革新和技术的规范，特别是TME的推广，直肠癌外科术后5年局部复发率降至4%～10%，无瘤5年生存率为80%以上。因此，早期发现并及时手术，大部分直肠癌可以获得较好的预后。

直肠癌术后吻合口漏（anastomotic leakage，AL）的发生率为2.4%～15.9%，AL发生后的病死率可高达16%。AL不仅影响患者的术后恢复，严重的AL需再次手术干预，甚至会影响患者的远期生存效果。因此，应早期识别直肠癌手术AL的危险因素并给予合理预防措施；一旦发生AL，早期诊断并在营养支持治疗及抗感染治疗的基础上，严密观察病情变化，采取个体化治疗策略，甚至手术治疗，以减少严重并发症的发生，促进AL早期愈合。

六、要点和讨论

1. 诊治要点 本病例诊治的难点和关键在于术前的直肠癌诊断以及术后早期出现的AL。

直肠癌早期症状不明显，最初为无痛性便血、黏液血便或大便次数增多，不易引起重视，常常被误诊为痔疮或痢疾，使病情延误。因此，对于有上述表现者，应认真进行直肠指诊，肿瘤标志物以及内镜和影像学等相关检查。然而，需要强调的是，直肠指诊是目前诊断直肠癌最基本、最重要和最简单的方法。由于直肠癌好发于直肠中下段，约80%的直肠癌可经直肠指诊发现，在直肠癌被误诊的患者当中，约80%是因未行直肠指诊。本例患者为老年男性，最初的症状为反复间断便血，之后逐渐加重并伴有排便次数增加等排便习惯的改变，直肠癌的症状较为典型，然而，患者在当地医院初次就诊时医生凭借便血症状草率地诊断为痔疮，而未予以直肠指诊。因此，在临床实践中，对于反复便血患者，特别是老年患者，应特别警惕直肠癌的可能，直肠指诊检查显得尤为必要。

AL是直肠癌手术常见的严重并发症，最常发生在术后5～7天。临床实践中，AL的诊断主要依据患者的临床表现、腹部体征以及引流液情况。当患者突然出现剧烈腹痛、高热、心率呼吸加快、腹膜炎体征、引流管粪样物以及白细胞增高等典型表现时，AL的诊断并不困难。但对于一些无典型症状的患者，若出现麻痹性肠梗阻、腹泻、低热、心率呼吸增快伴少尿的情况时，应警惕AL的存在可能，此时应积极进行实验室及CT等检查，明确有无AL的存在。目前，根据临床表现的严重程度，AL可分为三级。A级：亚临床AL，也称作影像学AL，无临床症状，不需特殊治疗；B级：表现为腹痛、发热，脓性或粪渣样引流物自肛门、引流管或阴道流出（直肠阴道瘘），白细胞及C反应蛋白升高，需保守治疗的AL；C级：表现为腹膜炎、脓毒症及其他B级AL的临床表现，需二次手术治疗的AL。

本例患者在术后第5天开始出现低热、腹痛、排便里急后重、引流管引流出少许粪渣样引流物等表现，但查体无腹膜炎体征，遂立即查血常规显示WBC明显升高，CT提示术区及周围少许渗出。此时考虑患者发生了B级AL，故立即给予禁食，维持内环境稳态，通畅引流，抗感染，肠外营养支持等保守治疗，并密切观察患者的腹部体征、生命体征、盆腔引流管以及肛管引流液等变化。通过5天的保守治疗后，患者的体温恢复正常，盆腔引流管引流液逐渐减少，无粪渣样引流物流出，故给予流质饮食，并逐步过渡至半流质后无明显不适，于术后15天拔除引流管及肛管后出院。

2. 分析讨论　直肠癌是乙状结肠直肠交界处至齿状线之间来源于上皮的恶性肿瘤，是常见的消化道恶性肿瘤，病因尚不十分明确，可能与遗传、饮食、直肠的慢性炎症、癌前病变等因素有关。据统计，美国结直肠癌的发病率、死亡率在全部恶性肿瘤中均位居第3位；而我国结直肠癌发病率、死亡率在全部恶性肿瘤中均位居第5位，其中新发病例37.6万，死亡病例19.1万。中国人直肠癌与西方人比较，有3个流行病学特点：①直肠癌比结肠癌发生率高，为（1.5～2）∶1；最近的资料显示，结直肠癌发生率逐渐靠近，有些地区已接近1∶1，主要是结肠癌发生率增高所致；②低位直肠癌所占比例高，占直肠癌的60%～75%，而绝大多数癌肿可在直肠指诊时触及；③青年人直肠癌比例高，10%～15%。

直肠癌早期癌肿仅限于黏膜层，常无明显症状，仅有间歇性少量便血和大便习惯改变。由于早期症状不典型，不易引起患者的重视，特别是并发内痔的患者，早期的便血症状容易被当作痔疮进行治疗，从而耽误疾病的正规诊治。当肿瘤进展后出现破溃，继发感染，可产生直肠刺激症状，表现为大便次数增多，里急后重或排便不尽感；肿瘤破溃感染后可有出血及黏液排出。另外，肿瘤进展可引起肠腔狭窄导致腹胀、腹痛、排便困难甚至肠梗阻，如癌累及肛管括约肌，则有疼痛。此时，虽然直肠癌容易诊断，但疾病多处于中晚期，治疗的总体预后欠佳。因此，应对直肠癌的高危患者进行筛查，特别是老年便血患者应重视直肠指诊检查，通过早发现、早诊断、早治疗的诊治策略，有助于提高直肠癌患者的总体治疗效果，改善预后。

目前，直肠癌的治疗是以手术为主的综合治疗策略。手术作为一种有创的治疗手段，在给患者带来获益的同时，也具有一定的并发症风险。虽然微创外科技术和加速康复外科理念等的推广应用使直肠癌围手术期并发症得到了有效降低，但近年来，随着TME手术的推广、腹会阴联合切除手术数量的减少以及低位（超低位）吻合的增加，加之人口老龄化的发展、新辅助治疗策略的实施，使得直肠癌术后AL的发生率仍然较高，严重影响患者的术后康复。因此，应早期识别直肠癌手术AL的危险因素并给予合理预防措施；一旦发生AL，早期诊断并在营养支持治疗及抗感染治疗的基础上，严密观察病情变化，采取个体化治疗策略，甚至手术治疗，以减少严重并发症的发生，促进AL早期愈合，改善患者预后。

3. 研究进展　近年来，随着对直肠癌研究的不断深入，直肠癌的外科诊治水平和患者的总体预后得到显著提高，相关研究进展主要概括为：①直肠癌的外科治疗理念已从单纯追求“肿瘤根除，挽救生命”转变为“根除肿瘤，改善生活”的双重标准。突出表现在腹会阴联合切除术（Miles术）已从传统的“金标准术式”沦为低位直肠癌患者的最后选择。②更新了围手术期的处理理念，使加速康复外科在直肠癌围手术期中获得广泛应用，特别是术后早期进食和下床活动的合理、规范应用，加速了患者的术后康复，减少了术后并发症的发生，临床取得了较好的疗效。③化疗药物的多样化和精准化，特别是靶向药物和免疫治疗的兴起和迅猛发展，使进展期直肠癌患者的综合治疗有了更多选择。④外科治疗联合化学治疗、靶向治疗、放射治疗、介入治疗及免疫治疗的多学科综合治疗（MDT）模式的兴起，使得结直肠癌的诊断和治疗取得了里程碑式的进步，特别是给一些晚期直肠癌如直肠癌肝、肺转移患者带来了手术根治的机会，提高了转移灶手术切除率和5年生存率。⑤微创外科技术的进一步发展，加速了患者的术后康复，降低了术后并发症的发生。

（吴国豪）

参考文献

[1] 吴肇汉，秦新裕，丁强. 实用外科学[M]. 4版. 北京：人民卫生出版社，2017.

[2] 中华医学会外科学分会结直肠外科学组. 中国直肠癌手术吻合口漏诊断、预防及处理专家共识（2019版）[J]. 中华胃肠外科杂志，2018，22（3）：201-206.

[3] Volk R J，Leal V B，Jacobs L E，et al. From guideline to practice：New shared decision-making tools for colorectal cancer screening from the American Cancer Society[J]. CA Cancer J Clin，2018，68（4）：246-249.

[4] Siegel R L，Miller K D，Jemal A. Cancer Statistics，2017[J]. CA Cancer J Clin，2017，67（1）：7-30.

[5] George A T，Aggarwal S，Dharmavaram S，et al. Regional variations in UK colorectal cancer screening and mortality[J]. Lancet，2018，392（10144）：277-278.

[6] Ganesh K，Stadler Z K，Cercek A，et al. Immunotherapy in colorectal cancer：rationale，challenges and potential[J]. Nat Rev GastroenterolHepatol，2019，16：361-375.

[7] New Guideline on Managing Colorectal Cancer[J]. Cancer Discov，2017，7（4）：OF2.

案例15 冠心病（室间隔穿孔+室壁瘤）

一、病历资料

1. 病史采集 男性，73岁。因“间断心前区疼痛11年，加重10天”就诊。患者11年前起于劳累及情绪激动时出现心前区疼痛，曾就诊于当地医院，诊断为“冠心病”，未做进一步检查，给予硝酸异山梨醇酯口服，此后患者每2～3周发作一次，每次发作时服用硝酸异山梨醇酯，胸痛症状可在2～3分钟内缓解。10天前起症状发作频率较前明显增加，每2～3天发作一次，偶有一日数次发作，服用硝酸异山梨醇酯均可缓解，24小时前于酒后胸痛再次发作，向前臂及肩背部放射，伴咽喉部烧灼感及紧缩感，疼痛程度较重，服用硝酸异山梨醇酯症状缓解不明显，疼痛持续6小时后就诊于外院，心电图提示Ⅱ、Ⅲ、aVL导联ST段抬高0.01～0.02mV，V_1～V_6导联ST段抬高0.02～0.05mV伴Q波形成，予拜阿司匹林200mg、波立维300mg口服及硝酸甘油静脉滴注，患者胸痛症状有所缓解，1小时前转诊至我院，cTnI定性试验阳性，予以硝酸异山梨酯注射液静脉输入，十分钟后症状完全缓解，为进一步诊治收入院。

既往史：高血压病史11年，最高血压150/90mmHg，曾服用卡托普利及硝苯地平，平时控制效果不详。无糖尿病、高脂血症病史，否认肝炎、结核病等传染病病史，无手术、外伤史，无食物、药物过敏史。

个人史：吸烟50年，40支/d，饮酒40年，1～2两/d（1两=50g）。

家族史：否认家族遗传病史及类似疾病病史。

2. 体格检查 T 36.4℃，P 86次/min，R 17次/min，BP 161/89mmHg。发育正常，营养中等，自然表情，平车送入病房。神志清楚，查体合作。全身皮肤无黄染，无发绀，未触及肿大浅表淋巴结。巩膜无黄染，颈无抵抗，未见颈动脉异常搏动及颈静脉怒张。气管居中，胸廓对称无畸形，双侧呼吸运动对称，未触及胸膜摩擦感，双肺叩清音，双肺呼吸音粗，未闻及干、湿性啰音。心前区无隆起，未触及震颤，叩诊心界不大，心率86次/min，心律齐，$P_2>A_2$，未闻及心前区杂音及心包摩擦音。周围血管征阴性。腹平坦，无腹壁静脉曲张，无压痛，无肌紧张，肝脾肋下未触及，未触及包块，移动性浊音（-），Murphy征（-）。双下肢无水肿。神经系统检查未见异常体征。

3. 实验室及影像学检查

血常规：Hct 29.3%，Hb 101g/L，WBC 11.60×10^9/L，N 89.4%，Plt 69×10^9/L。

血生化：ALT 24U/L，AST 156U/L，BNP 1 060.00pg/mL，CK-MB 140.7ng/mL，CREA 95.00μmol/L，cTnI 73.13mg/L，Glu 6.90mmol/L，K^+ 3.97mmol/L，Na^+ 141.20mmol/L，UREA 4.65mmol/L，UA 181mmol/L。

入院时心电图见图15-1。

初步诊断：冠状动脉粥样硬化性心脏病，急性广泛前壁ST段抬高型心肌梗死，窦性心律，心界不大，心功能Ⅰ级（Killip分级），高血压病1级，极高危组。

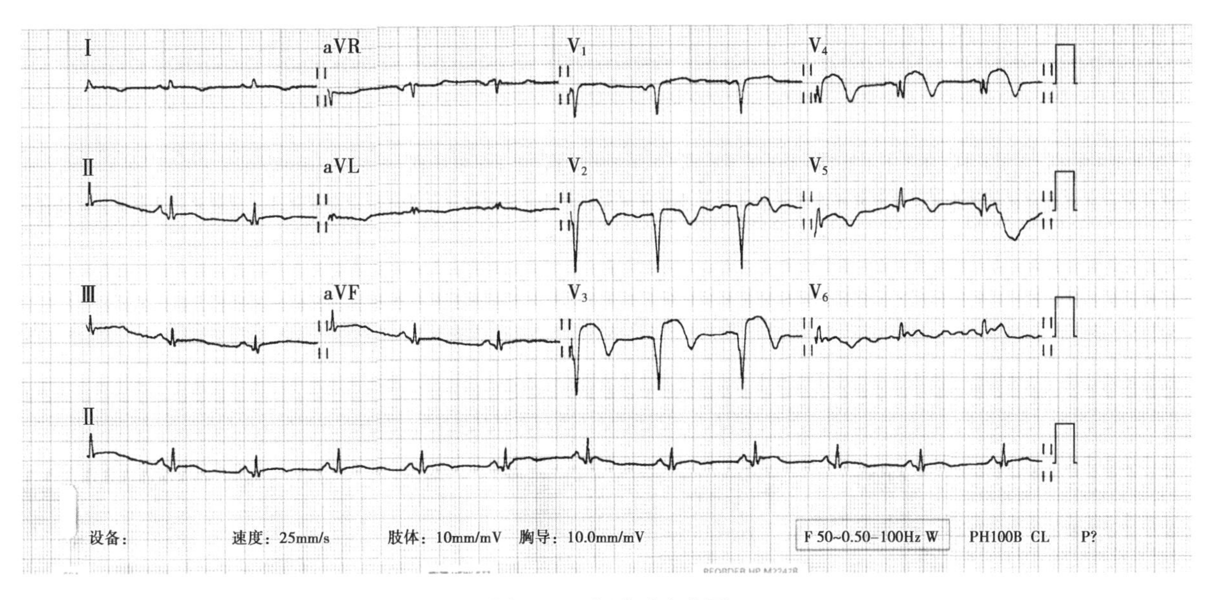

图 15-1　入院时心电图

二、诊治经过

患者于发病后 24 小时急诊入住 CCU 病房，即刻进行床旁超声心动图检查，结果提示：左室前壁、室间隔中远段及心尖部阶段性室壁运动不良。心尖部室壁瘤形成。左房、左室扩大。左室射血分数降低 38%。二尖瓣中度反流，三尖瓣轻度反流，主动脉瓣钙化。

据此，修正患者临床诊断：冠状动脉粥样硬化性心脏病，急性广泛前壁 ST 段抬高型心肌梗死，窦性心律，左房、左室扩大，心尖部室壁瘤形成，左室射血分数降低 38%，二尖瓣中度反流，三尖瓣轻度反流，主动脉瓣钙化，高血压病 1 级，极高危组。

思考 1：目前情况下，是否有必要进行急诊冠脉造影？

患者急性心肌梗死后 24 小时，心尖部室壁瘤形成，说明心肌严重缺血已经产生了不可逆的心肌损害后果，此时即便是确认了“肇事血管”，也已经没有通过心肌再血管化手段使梗死心肌复活的可能性，而且，在心肌梗死急性期进行冠脉造影这项有创操作，本身具有一定的风险性。此时权衡急诊冠脉造影术对于患者的利弊，风险大于获益，因此，暂时没有必要行急诊冠脉造影。

患者在 CCU 监护治疗期间，每日仍有 1～2 次胸痛发作，发作时心电图（图 15-2）提示Ⅱ、Ⅲ、aVF 导联 T 波倒置，超声心动图报告肺动脉压逐步升高。

患者出现心肌梗死后心绞痛，意味着仍存在缺血存活心肌，肺动脉压力逐步升高说明左心功能受损较重，鉴于以上两点，于一周后进行了冠脉造影检查。

冠脉造影结果提示：冠状动脉分布呈右优势型。左主干（LM）开口偏心狭窄 60%～70%，末端狭窄 30%～40%。左前降支（LAD）开口狭窄 80%，自中段弥漫长病变，至远段次全闭塞，第一、第二对角支弥漫斑块浸润，狭窄最重 70%。左回旋支（LCX）自大钝缘支（OM）发出后 100% 闭塞，高位大 OM 斑块浸润，可见多处狭窄，近中段狭窄最重 70%。右冠状动脉（RCA）弥漫斑块浸润，中段狭窄约 90%，第二屈膝后狭窄 95%。冠脉造影影像见图 15-3。结论：左主干及三支血管病变，建议冠状动脉旁路移植术。

思考 2：患者是否需要外科治疗？

患者冠状动脉左主干及三支血管病变，心尖部室壁瘤形成且有心肌梗死后心绞痛发作，以及缺血性二尖瓣中度关闭不全，这些因素已构成冠状动脉旁路移植术的手术指征。本例手术治疗希望达成的目标：缺血存活心肌的再血管化；心尖部室壁瘤成形；矫正二尖瓣反流。

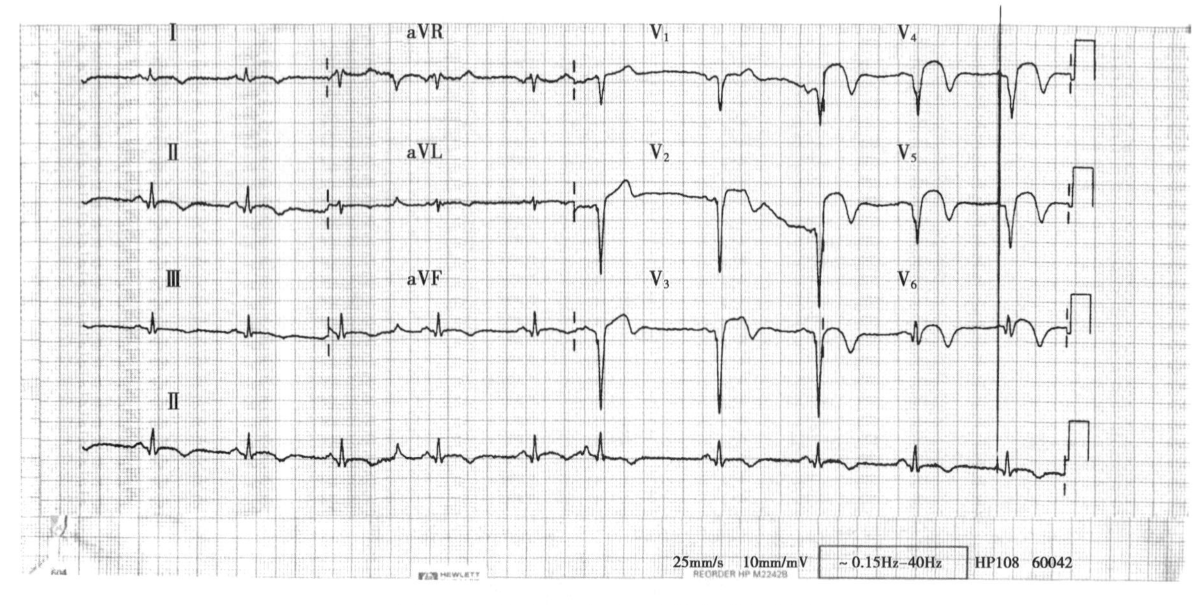

图 15-2　在 CCU 期间胸痛发作时心电图

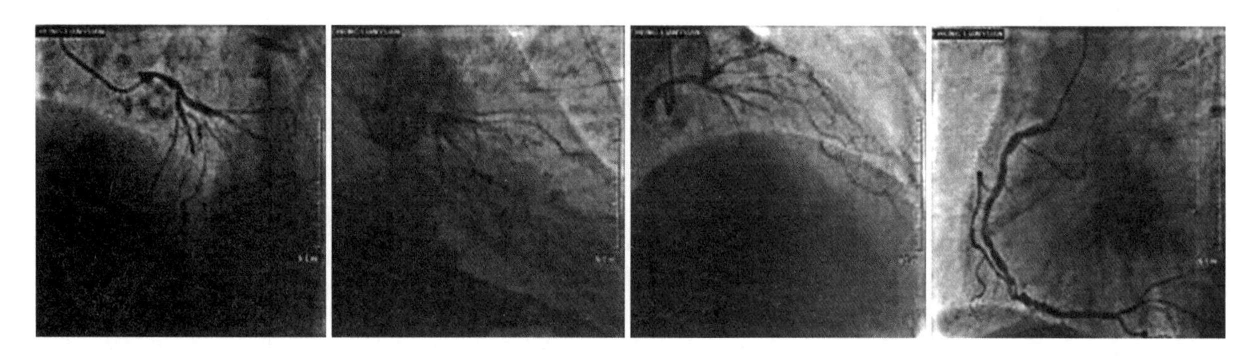

图 15-3　冠脉造影影像

思考 3: 何时为最佳手术时机?

患者目前处于急性心肌梗死后 1 周，正值心肌损伤后炎性水肿高峰期，此时手术风险明显增大，不是最佳手术时机。有证据表明，心肌梗死 30 天以后再实施手术治疗，围手术期死亡率会明显下降。故选择在后续 3 周内维持药物治疗。

患者于入院 10 天后，常规超声心动图检查(图 15-4)发现左室腔内血栓形成。

思考 4: 左室内血栓形成的原理，是否构成急诊手术指征?

患者急性广泛前壁心肌梗死，心内膜坏死破损，坏死心肌释放大量炎性因子激活血小板，触发凝血机制，心尖部室壁瘤形成，局部矛盾运动造成血流瘀滞，这些因素共同导致了血栓形成。血栓大多附着于梗死区域的心室壁上，逐步机化后与室壁连接紧密。左室内新鲜血栓有碎裂脱落的可能性，故有进一步造成外周血管栓塞(特别是脑血管合并症)的风险。左心室附壁血栓形成增加了外科手术治疗的风险和急迫性。

左室内血栓脱落造成外周动脉栓塞的风险(不可预见)与心肌梗死急性期心脏手术的高死亡率风险(可预见)相比，后者的结果更严重。两害相权取其轻，故在与患者家属充分沟通，说明风险与后果的情况下，决定暂不考虑急诊手术，继续保守治疗并加用华法林抗凝是明智的选择。

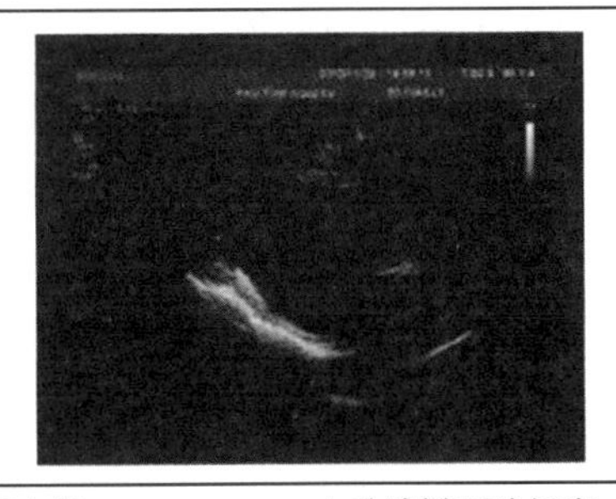
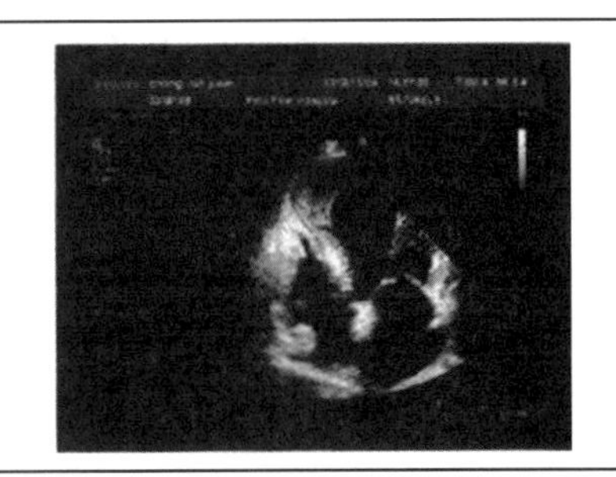

主动脉根部内径：2.4cm　主动脉瓣开放幅度：1.9cm　升主动脉内径：2.8cm
肺动脉主干内径：2.0cm
左房：前后径4.4cm　上下径6.2cm　横径5.0cm
右房：上下径4.2cm　横径2.9cm
右室前后径：2.2cm
室间隔厚度：1.1cm　左室后壁厚度：1.0cm
左室舒张末期内径：5.7cm　左室收缩末期内径：4.7cm
左室舒张末期容积：203ml　左室收缩末期容积：111ml　射血分数（Simpson法）：40%

二尖瓣口E峰：85cm/s　二尖瓣口A峰：71cm/s　E峰减速时间：264ms
二尖瓣环（侧壁）E：6cm/s　E/A：1.20　E/E：14.17
主动脉瓣口峰值流速：140cm/s　肺动脉瓣口峰值流速：69cm/s
三尖瓣反流速度：284cm/s　反流压差：32mmHg　估测肺动脉收缩压：37mmHg

瓣膜反流：有　二尖瓣：中度　三尖瓣：轻度
心内分流：无
心包内未见液性暗区

超声所见：

左房、左室扩大，余心腔大小在正常范围。室壁不厚，室间隔、左室前壁中远段运动减弱；左室心尖部膨出，可见矛盾运动，心尖部可见血栓样回声，最大厚度2.8cm。左室射血分数减低。主动脉瓣三叶瓣，无冠瓣、右冠瓣增厚，开放活动尚好；二尖瓣叶增厚，开放活动尚好；余各瓣膜结构未见异常。下腔静脉未见增宽。

PDE、CDFI：二尖瓣中度反流，三尖瓣轻度反流。

超声提示：

左室壁节段性运动减弱，左室心尖部室壁瘤，左室腔内血栓形成
左室射血分数减低
左房、左室扩大
二尖瓣中度反流
三尖瓣轻度反流

图 15-4　入院 10 天后超声心动图检查报告

患者在此后的近三周时间里，病情基本稳定，未出现外周动脉栓塞并发症。

术前超声心动图提示，左房、左室继续扩大，二尖瓣反流逐步加重，心尖部室壁瘤及血栓变化不大，LVEF=40%。患者入院后各主要生化指标的变化趋势见表 15-1。

术前小结：

患者男性 73 岁，胸痛发作 24 小时后入住我院 CCU。

术前诊断：冠状动脉粥样硬化性心脏病，急性广泛前壁 ST 段抬高型心肌梗死，心肌梗死后心绞痛，左主干及三支血管病变，左房、左室扩大，心尖部室壁瘤形成，左心室附壁血栓形成，左室射血分数降低至 40%，二尖瓣中度反流，三尖瓣轻度反流，主动脉瓣钙化，高血压病 1 级，极高危组。

表 15-1 患者入院后各主要生化指标变化趋势

日期	ALT/(U/L)	AST/(U/L)	BNP/(pg/mL)	CK-MB/(ng/mL)	CREA/(μmol/L)	cTnI/(mg/L)	UREA/(mmol/L)
2012-11-19	24	156	1 060.00	140.7	95.00	73.13	4.65
2012-11-24	30	29	963.00	2.5	—	8.10	—
2012-11-30	10	12	699.36	1.1	161.60	2.08	12.43
2012-12-03	12	13	300.00	0.9	136.00	1.27	11.60
2012-12-11	16	18	566.70	1.1	124.00	0.28	10.10

患者入院后经药物保守治疗，病情基本稳定，未出现周围血管及脑血管合并症，肝肾功能基本正常，心肌酶已回落至正常水平。BNP=566.70pg/mL 仍稍高，符合患者心功能受损状态。

患者手术指征明确，准备于心肌梗死 30 天以后，择期进行手术治疗。

思考 5：术式选择与围手术期风险评估

根据本例手术治疗希望达成的目标：缺血存活心肌的再血管化；清除左心室血栓，心尖部室壁瘤成形；矫正二尖瓣反流。选择体外循环下，冠状动脉旁路移植术 + 朵儿氏（Dor's）室壁瘤成形术。

问题 1：LAD 是否需要搭桥？

LAD 是此次大面积心肌梗死的"罪犯血管"，有许多研究结果认为，虽然下游心肌已坏死，但 LAD 的搭桥对梗死区域外围的缺血存活心肌仍然是有益的。

问题 2：为什么选择朵儿氏（Dor's）室壁瘤成形术？

此术式采用经左室前壁梗死区域（室壁瘤区域），平行于室间隔的左室切口，可以很好地显露室间隔左室面及左室腔内结构，有利于清除附壁血栓，沿室壁瘤入口处进行的水平褥式缝合既可以最大限度环缩室壁瘤入口口径，又可以拉近二尖瓣前、后乳头肌根部之间的距离，从而矫正二尖瓣反流，避免进行二尖瓣环缩术，可谓一举多得，并且能够缩小手术规模。

问题 3：需要做哪些特殊准备？

由于本例心尖部室间隔心肌梗死后形成附壁血栓，术中需要采用生物补片（牛心包补片）将粗糙的室间隔创面与左室腔隔离，避免术后再次形成血栓。

本例手术患者心功能较差，体外循环手术时间较长，术中二尖瓣反流矫正程度具有不确定性，术后容易出现低心排综合征，可能需要置入 IABP 辅助循环。

问题 4：围手术风险评估？

本例手术的 EuroScore 评分约为 8 分，属于高风险手术，预估围手术期死亡率为 10% 左右。

经过周密的术前准备，患者于心肌梗死后 30 天（2012 年 12 月 20 日）接受了体外循环下，冠状动脉旁路移植术及朵儿氏（Dor's）室壁瘤切除成形术。

手术过程：

术中探查见心脏明显扩大，心尖部大面积心肌梗死瘢痕伴室壁瘤形成，直径约为 8.0cm，与心包粘连，有反常运动。升主动脉直径 3.5cm，轻度硬化，主肺动脉稍增粗，张力稍增高。冠状动脉广泛多发粥样硬化性病变。

于升主动脉与右心房之间建立体外循环。经右上肺静脉置入左心引流。常温体外循环全流量并行，游离心尖部粘连，心脏不停搏，采用 Octopus 心脏稳定器顺序搭桥。

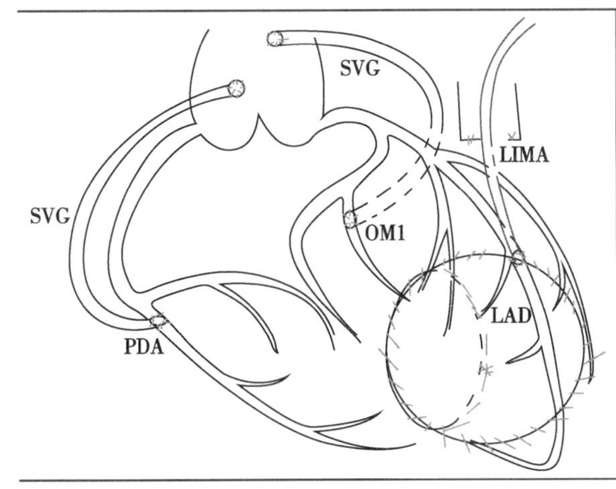

移植物口径/mm	靶血管口径/mm	吻合口径/mm	桥血管流量/(mL/min)
SVG 3.0	OM_1 1.2	6	好
SVG 2.5	PDA 1.4	6	好
LIMA 2.0	LAD1.4	8	好

LAD 中段切开后无出血。Diag 贴近室壁瘤无法搭桥，RCA 主干血管病变重，不适宜搭桥，PDA 血管条件尚可。OM_1 血管病变较重。

阻断升主动脉，经主动脉根部插管及冠状静脉窦插管间断正、逆行灌注含血冷停搏液，心脏停搏满意。心肌保护好。

LAD 远端向左旁开 2cm 纵行切开心尖部室壁瘤，见左室心尖部室壁瘤形成 Φ8.0cm，内壁有大量陈旧机化血栓附着，清除所有血栓组织后发现，左室前壁及心尖部大面积心肌梗死瘢痕，中远段 2/3 室间隔坏死，心尖部室间隔有一个直径 1.0cm 穿孔，有坏死组织包围并由机化血栓组织封堵。二尖瓣前后乳头肌基底部坏死，瓣叶腱索正常。除心尖部室间隔穿孔外，其他探查所见与术前诊断相符。决定行 Dor's 室壁瘤成形术（室壁瘤入口环缩，补片修补，心尖部室间隔隔离术）。

以 2/0 Prolene 缝线于室壁瘤入口处，正常心肌与梗死后瘢痕区之间水平褥式荷包式缝合，打结后将室壁瘤入口口径缩小至直径 4.0cm。取直径 6.0cm 牛心包补片一块，以 2/0 Prolene 缝线连续缝合修补室壁瘤入口，并同时将中远段 2/3 室间隔及心尖部室间隔穿孔隔离于左室腔外，形成第二心尖。将部分瘢痕组织覆盖于牛心包补片之外，外衬 2 条毡垫片以 2/0 Prolene 缝线往返连续缝合，关闭室壁瘤切口（线性成形）。

心腔排气后开放升主动脉恢复循环，后平行期间升主动脉上侧壁钳，以 6/0 Prolene 缝线完成 2 个静脉桥近端吻合口。

试行脱离体外循环困难，经右股动脉置入 IABP 导管辅助循环，第一次停机后，鱼精蛋白中和肝素时出现室速，除颤无效。紧急二次转机，经两小时体外循环辅助，在正性肌力药物及 IABP 辅助下顺利脱离体外循环。实测左房压 LAP=10cmH_2O。

待呼吸循环状态稳定后，鱼精蛋白中和肝素效果好，顺利拆除体外循环，严格止血，置左胸腔及纵隔引流管各一根，间断缝合心包，6 根钢丝固定胸骨，常规关胸，缝合双下肢切口，术毕。

术中总转流（231+121）分钟。术中心脏阻断 92 分钟。

引流：左胸腔、纵隔。

术中尿量：1 200mL，术中输血：1 000mL，手术历时：9 小时 30 分钟。

思考 6：患者急性心肌梗死后合并室间隔穿孔，术前为什么没有发现？

本例患者术前每日体检并未发现心前区心脏杂音，数次超声心动图也没有发现有异常的跨隔（室间隔）血流，只是发现左室附壁血栓形成，术中却发现直径 1cm 的室间隔穿孔。唯一可能的解释是，室间隔的坏死穿孔发生于左心室附壁血栓形成之后，机化的附壁血栓堵住了室间隔穿孔后可能形成的异常跨隔分流，避免了患者循环状态的急剧恶化，直到术中清除了附壁血栓后，室间隔穿孔才显露出来。这种情况实属罕见。

思考 7：术中为什么采用并行体外循环下的心脏不停搏搭桥手术？

术中之所以采用并行体外循环下，先行不停搏心脏冠状动脉旁路移植术，主要是为了尽快减轻心脏的循环负荷，同时又能尽可能缩短心脏阻断时间，从而最大限度提高术中心肌保护的效果。

患者第一次脱离体外循环后出现循环状态不稳定，有三个可能的原因：① 患者术前大面积心肌梗死，心肌损伤较重，心功能较差，手术中虽然实现了心肌再血管化并消灭了室壁瘤的反常运动，但心室容积及心室收缩力在短时间内难以适应循环负荷；②第一次脱机后鱼精蛋白中和肝素时出现过敏反应，表现为肺动脉压快速升高，心搏无力，并出现室性心动过速，血压无法维持；③二尖瓣反流矫正效果的不确定性（手术当时还不具备术中经食管超声心动图检查的设备条件）。此时紧急二次转机，并给予较长时间的机械循环辅助，是一种快速有效的心肌保护方法。

患者虽然出现术后低心排综合征，但经 2 小时辅助循环后，在 IABP 及正性肌力药物辅助下患者成功脱离体外循环，实测左房压力为 $10cmH_2O$，顺利返回监护病房。

术后 6 小时，患者呼吸循环状态基本稳定，HR 86 次 /min，BP 100/54mmHg，引流量不大（表 15-2）。

手术当日夜间，值班医生发现患者血压逐步下降，CVP 维持在 8～10mmHg（1.064～1.33kPa），多次试图经 Swan-Ganz 导管测量肺毛细血管楔压，但每次都因导致频发室性期前收缩而作罢。值班医生在维持患者出入量基本平衡的情况下，逐步增加正性肌力药物剂量，至次日晨，肾上腺素用量加大到 20μg/（min·kg），血压 60/40mmHg，且仍然难以维持，四肢末梢苍白湿冷，近 6 小时完全无尿，患者已处于“心源性休克”状态。

术后第一天早晨，上级医生到场后立刻组织 ECMO 设备器材，准备人工循环辅助抢救措施，同时调整患者体位，多次尝试后终于获得了肺毛细血管楔压测量值为 8mmHg，判断患者循环休克的主要原因是血容量不足。故当即嘱快速补充血容量，4 小时内补充了 800mL 新鲜血浆，患者血压逐步回升至 110/70mmHg，6 小时后肾上腺素用量降低至 4μg/（min·kg），患者循环状态逐步趋于稳定，但是患者仍持续无尿。

思考 8： 患者为什么会出现低血容量休克？

体外循环手术后患者处于末梢血管高阻力状态，随着末梢循环逐步开放，一般会在术后 6～8 小时内出现血容量不足，血压下降，此时应根据肺毛细血管楔压及时补充血容量。

本例在术后低心排综合征的基础上，又出现了血容量不足，盲目加大正性肌力药物剂量，使心脏在前负荷不足的情况下又增加了后负荷，所以适得其反，非但不能改善循环状态，而且还会导致其他重要生命器官的供血不足。

思考 9： 本例患者出现低血容量休克时为什么选用新鲜血浆扩容？

心脏直视手术中的体外循环术，对于手术患者而言，相当于经历了一次人造的、可控的循环休克过程，在造成末梢血管高阻力状态的同时，也会造成毛细血管通透性的改变，导致术后早期患者的组织器官水肿，组织间液含水量较高，这也是造成患者有效循环血容量相对不足的原因之一，在随后而来的回吸收期，还会造成容量超负荷。所以在术后早期出现血容量相对不足时，采用新鲜血浆扩容，既能补充血容量，又能避免加重组织水肿，还能补充凝血活性物质，可以达到一举多得的效果。

术后第三天的床旁超声心动图检查报告揭示了手术治疗的早期结果——心脏各心腔大小正常。室壁厚度正常，普遍运动减弱，心尖部不运动。左心室射血分数 30%，心腔内未见明显回声附着，各瓣膜结果及开放活动未见明显异常（二尖瓣反流消失）。心包内未见液性暗区。

本例手术的早期效果完全达到了术前确定的既定目标——缺血存活心肌的再血管化；清除左心室血栓，切除心尖部室壁瘤；矫正二尖瓣反流。

术后第三天，为了避免 IABP 球囊对腹腔重

表 15-2 术后 6 小时患者各主要生化指标

ALB/(g/L)	ALT/(U/L)	AST/(U/L)	BNP/(pg/mL)	CK/(U/L)	CK-MB	Cl^-	CO_2	Scr/(μmol/L)	cTnI/(mg/L)	Glu/(mmol/L)	K^+/(mmol/L)	LDH/(U/L)	Na^+	UREA
26.4	25	91	377.00	1 257	149.3	103.5	18.80	165.00	17.29	14.43	4.43	792	145.10	8.47

要脏器血流灌注可能造成的负面影响，决定提前撤除 IABP 辅助，改为单纯用血管活性药物辅助心功能。

术后第七天，由于术后早期低心排综合征及低血容量性循环休克导致组织器官灌注不良，对患者肝脏及肾脏功能造成了严重损害，其恶果逐步显现。患者持续少尿或无尿，黄疸逐步加重，并出现凝血功能障碍，临床诊断为多器官功能不全（心脏、肾脏、肝脏），肝肾综合征。（表 15-3）

术后第七天因肾功能不全，开始血液透析治疗，术后两周起经历数次血浆置换治疗。

术后六周时，超声心动图显示患者心脏功能明显好转，左室射血分数回升至 45%，心室容积正常，无二尖瓣反流。但肝肾功能始终未能恢复正常。患者家属迫于经济压力决定放弃治疗，患者自动出院。

三、病例分析

1. 病例特点 73 岁老年男性，间断心前区疼痛 11 年，加重 10 天。

患者具有典型心绞痛症状，并表现出由稳定型心绞痛向不稳定型心绞痛演变的典型自然病程。病史提示患者具有三项冠心病相关高危因素——老年男性，高血压病史，吸烟史。

患者发病 6 小时就诊于外院时，急性心肌梗死诊断已经成立。入住我院 CCU 病房时距离心肌梗死发病已过去 24 小时。

患者入院体检，生命体征平稳，血压稍高（BP161/89mmHg），未发现其他阳性体征。

辅助检查提示大面积前壁心肌梗死，心功能受损。

入院后的紧急床旁超声心动图提示：左室前壁、室间隔中远段及心尖部阶段性室壁运动不良。心尖部室壁瘤形成。左房、左室扩大。左室射血分数降低 38%。二尖瓣中度反流，三尖瓣轻度反流，主动脉瓣钙化。

表 15-4 为本例患者诊断及诊断依据。

患者入院 1 周后，心脏病学诊断基本明确。

患者入院 10 天后，超声心动图发现左心室附壁血栓形成。

2. 诊疗方案 本例患者诊疗方案的确定经历了数次重要的临床决策过程。

冠状动脉造影术的时机选择见思考 1。

表 15-3 患者术后各主要检验指标情况

检验日期	ALT/（U/L）	AST/（U/L）	BNP/（pg/mL）	CK/（U/L）	CK-MB/（U/L）	CREA/（μmol/L）	cTnI/（mg/L）	DBIL/（μmol/L）	GGT/（U/L）	IBIL/（μmol/L）	TBIL/（μmol/L）	UREA/（mmol/L）
2012-12-20	25	91	377.00	1 257	149.3	165.00	17.29	9.50	13	12.20	21.7	8.47
2012-12-21	59	269	1 318.44	8 253	315.5	179.00	175.81	7.45	14	11.75	19.2	11.84
2012-12-24	40	55	594.00	1 087	7.3	150.00	30.04	2.33	21	8.97	11.3	14.23
2012-12-26	424	8	1 400.00	719	5.8	351.00	31.76	16.07	81	18.63	34.7	31.50
2012-12-28	1 789	1 084	>5 000.00	293	3.7	560.30	15.44	50.99	114	30.91	81.9	49.62

表 15-4 本例患者诊断及诊断依据

	诊断	证据
病因学诊断	冠状动脉粥样硬化性心脏病	临床表现＋心电图
病理学诊断	急性广泛前壁心肌梗死 心尖部室壁瘤 左房、左室扩大 左主干及三支血管病变	心电图＋生化检验 超声心动图 超声心动图 冠脉造影检查
病理生理学诊断	窦性心律 室壁运动不良，心室收缩功能下降 二、三尖瓣反流 高血压病 1 级，极高危组	心电图 超声心动图 病史＋临床表现

外科治疗指征确立见思考2。

外科手术时机选择见思考3、思考4。

术式选择与手术风险评估见思考5。

3. 手术过程中出现的两次“意外” 术中发现室间隔穿孔（思考6）。

首次中和肝素时出现鱼精蛋白过敏反应——发生率不超过10%，一般情况下给予小剂量钙剂输入，即可矫正，但对于心功能较差的体外循环手术患者却有可能造成严重后果。本例患者第一次脱离体外循环过程顺利，使用的血管活性药物剂量并不太大，鱼精蛋白中和肝素时出现了严重过敏反应，肺动脉压快速升高，心搏无力，并出现室性心动过速，血压无法维持。在这种情况下即刻采取紧急二次转机并给予较长时间的机械循环辅助，对患者的重要生命器官保护及心功能恢复都是首选的明智之举。

4. 术后低血容量性循环休克 正确判断患者的血容量状态，是心脏外科医生的一项基本功，对于体外循环手术后患者的心功能保护及循环状态维持至关重要。体外循环手术后患者处于末梢血管高阻力状态，随着末梢循环逐步开放，一般会在术后6～8小时内出现血容量相对不足，这种情况十分常见，但对于心功能较差的重症患者而言，处置不当有可能造成重要生命器官灌注不良的严重后果。

5. 术后早期 低心排综合征及低血容量性循环休克导致组织器官灌注不良，对患者肝脏及肾脏功能造成了严重损害，最终患者病情发展成为多器官功能不全（心脏、肾脏、肝脏），肝肾综合征。患者的心脏从手术治疗中的获益，使之顺利度过了手术后的损伤修复期，术后六周时，超声心动图显示患者心脏功能明显好转。但是，尽管经历了长时间的血液透析治疗和数次血浆置换治疗，患者的肝肾功能始终未能恢复正常。患者家属最终决定放弃治疗，自动出院。

本例患者外科治疗的最终结局非常令人遗憾和惋惜。

四、要点和讨论

1. 本例患者的手术指征与手术时机 就冠状动脉血管病变程度与范围而言，本例患者冠状动脉左主干狭窄60%～70%，且三支主要冠状动脉血管均有>70%的狭窄性病变，构成CABG手术指征。

本例患者入院后有心肌梗死后心绞痛发作，说明仍有缺血存活心肌，也构成CABG手术指征。

心尖部室壁瘤，可能导致顽固性心功能不全，属于急性心肌梗死后并发症，独立构成外科手术治疗指征。

左心室附壁血栓形成，血栓脱落可能造成周围血管栓塞（特别是脑血管合并症），属于亚急诊手术指征，增加了外科手术治疗的急迫性，同时也增加了围手术期风险。

本例患者心肌梗死后出现缺血性二尖瓣关闭不全，有可能是乳头肌缺血坏死，功能失调，也有可能是由于心尖部室壁瘤形成后，二尖瓣前后乳头肌根部之间的距离加大，造成二尖瓣几何构型变化所致。中度以上的缺血性二尖瓣关闭不全，会加重患者心功能不全，一般倾向于在CABG手术时，同期实施手术矫正。

上述因素已构成冠状动脉旁路移植术的手术指征。综合分析患者临床资料，无明确手术禁忌证。

由此确立本例手术治疗希望达成的目标：缺血存活心肌的再血管化；清除左心室血栓，心尖部室壁瘤成形；矫正二尖瓣反流。

患者冠脉造影明确血管病变时距离心肌梗死发作已经1周时间，正值心肌损伤后炎性水肿高峰期，此时手术风险明显增大，不是最佳手术时机。有证据表明，心肌梗死30天以后再实施手术治疗，围手术期死亡率会明显下降。左室内血栓脱落造成外周动脉栓塞的风险（不可预见）与心肌梗死急性期心脏手术的高死亡率风险（可预见）相比，后者的结果更严重。两害相权取其轻，因此，在患者心功能状态基本稳定的前提下，选择在心肌梗死急性期（30天）以后再实施择期手术治疗。

2. 本例手术的术式选择 单纯CABG可以根据患者情况，选择在体外循环下进行的体外循环（On-Pump）术式，或非体外循环下的非体外循环（Off-Pump）术式。同期进行心腔内直视手术操作的CABG病例只能选择在体外循环下进行的On-Pump术式。本例手术即属此列。但为了尽快减轻心脏的循环负荷，同时又能尽可能缩短心脏阻断时间，从而最大限度提高术中心肌保护的效果，术中可以采用并行体外循环下，先行不停搏心脏冠状动脉旁路移植术，然后再进行心脏停搏下的心腔内直视手术操作的手术方式。

心尖部室壁瘤成形术的基本原则是消灭室壁瘤的矛盾运动（室壁瘤在心室收缩期向外膨出），从而改善心室整体收缩功能。针对心尖部室壁瘤的各种病理解剖形态特点，发展出了多种手术方法，各种手术方法均各有优缺点。

本例手术所选择的朵儿氏（Dor's）室壁瘤成形术，其优点在于：①采用经左室前壁梗死区域（室壁瘤区域），平行于室间隔的左室切口，可以很好地显露室间隔左室面及左室腔内结构，有利于清除附壁血栓。②沿室壁瘤入口处进行的水平褥式缝合，大幅度环缩室壁瘤入口口径，随后采用补片修补环缩后残留的室壁瘤入口，将原有室间隔梗死区组织完全隔离于新建的左心室腔之外（exclusive technique）形成第二心尖，可以最大限度地重建左心室腔形态。本例患者由于在心尖部室壁瘤的基础上合并左心室附壁血栓形成，故采用生物补片（牛心包）修补，目的是避免术后再次出现左心室附壁血栓。③沿室壁瘤入口处进行的水平褥式缝合，在环缩室壁瘤入口口径的同时，还可以拉近二尖瓣前、后乳头肌根部之间的距离，从而矫正二尖瓣反流，避免进行二尖瓣环缩术，可谓一举多得，并且能够缩小手术规模。其缺点在于：沿室壁瘤入口处进行的水平褥式缝合如果位置过高，在环缩室壁瘤入口口径的同时，可能造成新建左心室腔的容积过小，导致术后出现顽固性低心排综合征。

在没有术中经食管超声心动图支持的情况下使用这种术式，需要完全依靠外科主刀医生的经验，对左心室重建及二尖瓣反流矫正的效果进行术中判断，具有一定的风险性。随着术中经食管超声心动图设备和技术的发展进步，目前，已经成为这种手术方式的术中必备条件，用以对新建左室的形态、容积以及二尖瓣反流矫正效果进行术中评估。

3. 本例手术的风险评估与应对 EuroScore评分系统是专门为CABG手术患者设计的围手术期风险评估体系，经历了几十年的发展及大数据统计分析支持，具有较高的可信度，目前在全球范围内广为应用。

本例患者术前的EuroScore评分约为8分，属于相对高风险手术，预估围手术期死亡率为10%左右。

但是，我们在术中却发现了直径1cm的心肌梗死后室间隔穿孔，从病理生理角度分析，唯一可能的解释是，室间隔的坏死穿孔发生于左心室附壁血栓形成之后，机化的附壁血栓堵住了室间隔穿孔后可能形成的异常跨隔分流，避免了患者循环状态的急剧恶化，直到术中清除了附壁血栓后，室间隔穿孔才显露出来。这种情况实属罕见。从手术治疗角度来看，这个“意外”并没有造成手术方案的大幅度改变，但是却大大增加了本例手术的围手术期风险。我们事后回顾分析时认为，如果在第一次脱离体外循环失败后，及早采用ECMO循环辅助措施，也许患者的术后转归会更好。

4. 本例中应该汲取的经验 据文献报道，心尖部室壁瘤成形术后，低心排综合征的发生率高达20%～40%。本例患者在广泛前壁心肌梗死后30天，接受了CABG及朵儿氏（Dor's）室壁瘤成形术，术中还发现合并室间隔穿孔，患者承受的心肌损害程度可想而知，术后发生低心排综合征可谓是“预料之中的事”，这种先入为主的预见性可能误导我们的临床判断。我们不能轻易地将所有的低心排综合征全部归咎于心肌损伤导致的收缩动力不足，在救治严重低心排综合征患者时，对循环系统容量负荷（前负荷）及阻力负荷（后负荷）状态的判断至关重要，不可偏废。

对于Swan-Ganz导管的应用，在救治严重低心排综合征患者时，尤其是心功能差、肺动脉压高的患者，漂浮导管经右室流出道进入肺动脉时，很容易诱发室性心律失常，在这种情况下不应该因为害怕承担风险而简单粗暴地放弃导管测量肺毛细血管楔压，而是应该在准备好抢救措施的条件下，采用各种方法努力争取获得实测数值，以协助判断容量状态。在特殊情况下，允许采用适度的容量试验治疗，以观察治疗反应。

（李 岩）

参考文献

[1] L David H，Peter K S，Jeffrey L A，et al. 2011 ACCF/AHA Guideline for Coronary Artery Bypass Graft Surgery. A Report of the American College of Cardiology Foundation/American Heart Association Task Force on Practice Guidelines. Developed in Collaboration With the American Association for Thoracic Surgery，Society of Cardiovascular Anesthesiologists，and Society of Thoracic Surgeons. J Am Coll Cardiol，2011，58(24)：e123-210.

[2] Vincent D. Surgical Management of Left Ventricular Aneurysms by the Endoventricular Circular Patch Plasty Technique. Operative Techniques in Cardiac & Thoracic Surgery，1997，2(2)：139-150.

[3] European Association for the Study of the Liver. EASL clinical practice guidelines on the management of ascites，spontaneous bacterial peritonitis，and hepatorenal syndrome in cirrhosis. Journal of Hepatology，2010，53(3)：397-417.

[4] Tirone E D. Repair of Postinfarction Ventricular Septal Defect. Operative Techniques in Cardiac & Thoracic Surgery，1997，2(2)：170-178.

第三章 妇产科学示范案例

案例 16 卵巢成熟性畸胎瘤带扭转

一、病历资料

1. 病史采集 未婚女性，17 岁，就读高中。因“右下腹痛 1 天，加重 2 小时”于 2019 年 1 月 15 日收入院。1 天前于晨跑时出现右下腹胀痛，可忍受，休息 5 分钟后腹痛逐渐消失，无其他不适，未引起重视。2 小时前再次晨跑后出现右下腹痛，由胀痛转为绞痛难忍，休息后无缓解，伴冷汗淋漓、恶心、呕吐少量食物残渣及口干，无发热、转移性右下腹痛，无月经异常及阴道流血，无头昏及晕厥，无消瘦、纳差、上腹饱胀，无血便、大便习惯改变及腰骶部痛。就诊于我院急诊科，以“右下腹痛原因待查”收入妇科病房。病来，精神尚好，二便无明显异常。

既往史：既往健康，无传染病、手术及过敏史。既往月经规律，现为经净后 5 日。

婚育史：未婚，否认性生活史。

家族史无特殊。

2. 体格检查

（1）全身查体：T 37.1℃，P 98 次 /min，R 19 次 /min，BP 132/83mmHg。由平车推入病房，痛苦面容，神志清楚。面色淡红，皮肤无黄染及出血点。肺部呼吸音清，无啰音。心脏无增大，心率 98 次 /min，心律齐，未闻及杂音。上腹部查体无异常。下腹部压痛及轻微肌紧张，肠鸣音 4 次 /min，无反跳痛，移动性浊音（-），下腹部未触及明显包块，麦氏点轻压痛但无反跳痛。脊柱四肢无畸形及活动障碍。生理反射存在，病理反射未引出。

（2）直肠 - 腹部诊：直肠壁光滑，指套无染血。子宫前位，正常大小，质韧，活动欠佳，轻压痛。子宫右后方扪及如鸡蛋大小、质地稍韧、活动差、触痛的包块，其与右侧宫角部相连处明显触痛，此包块坐落于直肠子宫陷凹。左侧附件区未触及包块及压痛。

3. 实验室及影像学检查

（1）血常规：WBC 11.95×10^9/L，N 83%，RBC 4.36×10^{12}/L，Hb 106g/L，Hct 28%，Plt 129×10^9/L。

（2）女性肿瘤相关抗原：甲胎蛋白（AFP）8.27μg/L（参考值<7.4μg/L）。癌胚抗原（CEA）、糖类抗原 19-9（CA19-9）、糖类抗原 125（CA125）、人绒毛膜促性腺激素（β-hCG）、铁蛋白（Fer）、HE4 均无异常。

（3）经腹盆腔彩超检查：子宫体大小 5.6cm×4.5cm×3.3cm，形态正常，包膜完整，宫壁实质回声均匀，子宫内膜厚 0.6cm。宫颈不大，回声均匀。双附件：左卵巢回声可见。右附件区见 6.2cm×5.9cm 混合性包块，内见液性区、密集增强回声光点及不规则强光团，未见明显血流信号。盆腔内未见液性区（图 16-1，见文末彩插）。

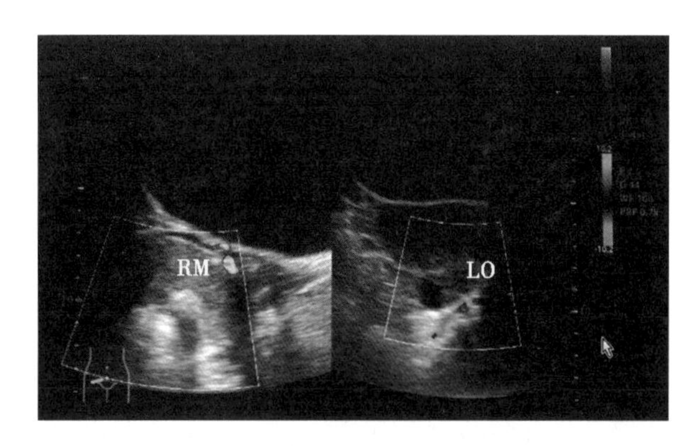

图 16-1 经腹盆腔彩超检查图像
RM. 右侧附件包块，LO. 左侧卵巢

（4）妇科腹腔镜术中探查：子宫、左附件及阑尾均未见异常。右卵巢明显增大，包膜完整。右卵巢表面以灰白色为主，右卵巢肿物蒂部稍紫且顺时针扭转约 180°，瘤蒂由右卵巢固有韧带、右输卵管及其系膜组成（图 16-2）。

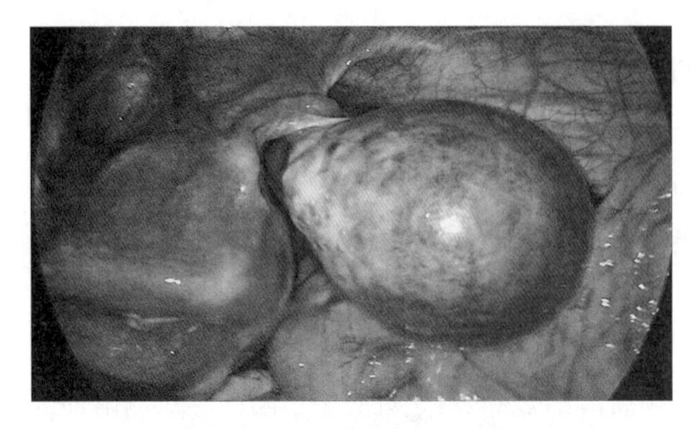

图 16-2　妇科腹腔镜手术截图

（5）病理检查：提示（右侧）卵巢成熟性畸胎瘤伴出血性梗死（图 16-3，见文末彩插）。

（6）入院时心电图、胸片、凝血功能、肝肾功能、电解质及尿常规均无异常。

二、诊治经过

1. 急诊科就诊　由一位年轻男医师接诊，他请了一位急诊科的女性住院医师陪同，随后详细询问病史，做好相关的记录。

> **思考 1：**男医生接诊女性患者时有哪些注意事项？
>
> 需注意：①态度严肃认真；②尊重患者的隐私并保密；③查体时需有一位同行或女性医护人员（即第三方）陪同；④及时观察女性患者的病情变化，做好医患沟通及人文关怀。以上有助于降低男医生接诊女性患者中的医疗隐患。

通过病史询问，发现该患者的病程短、起病急、有痛苦面容、属于急腹症，以运动后出现右下腹痛为主要症状。发病至今，无发热、呕吐、腹泻及转移性右下腹痛，无月经异常及阴道流血，无其他不适。

> **思考 2：**哪些疾病可能导致女性发生右下腹痛？
>
> （1）腹腔器官急性炎症：如急性肠炎、急性出血坏死性肠炎、急性阑尾炎等。
>
> （2）空腔脏器阻塞或扩张：如肠梗阻、肠套叠、泌尿系统结石等。
>
> （3）脏器扭转或破裂：如肠扭转、绞窄性肠梗阻、肠穿孔、肠系膜或大网膜扭转、卵巢肿瘤蒂扭转或破裂、异位妊娠破裂等。
>
> （4）腹膜炎症：多由肠穿孔引起，少部分为自发性腹膜炎。
>
> （5）腹腔炎症：如缺血性肠病、盆腔炎性疾病及其后遗症等。
>
> （6）腹壁疾病：如腹壁挫伤、腹壁脓肿、皮肤带状疱疹等。
>
> （7）胸腔疾病所致的下腹部牵涉性痛：如大叶性肺炎、肺梗死、心绞痛、心肌梗死、急性心肌炎、胸膜炎及食管裂孔疝等。
>
> （8）全身性疾病所致的腹痛：如腹型过敏性紫癜、糖尿病酮症酸中毒及尿毒症等。

询问病史提示患者两次突发右下腹痛的性质、持续时间和伴发症状有所不同。接诊医师嘱咐患者排空大小便后为其实施了直肠 - 腹部触诊

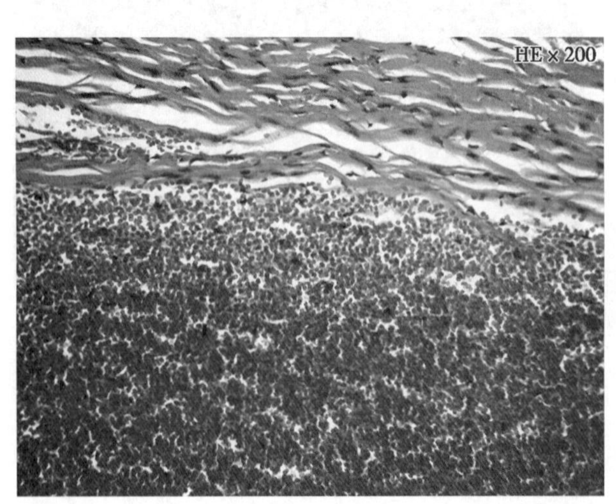

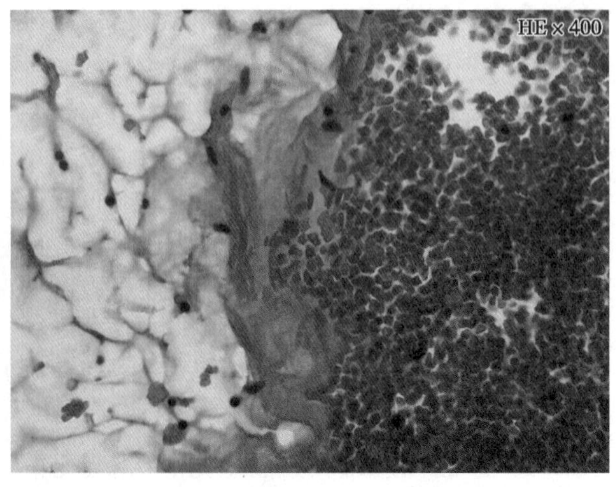

图 16-3　病理

检查，告知其右下腹有触痛的包块需转入妇科病房急诊住院治疗。

思考3： 该患者首次晨跑出现右下腹胀痛，为何休息后腹痛消失？

运动可使右侧卵巢肿瘤发生不全蒂扭转致右下腹胀痛。在其停止运动或改变体位后，卵巢肿瘤扭转的瘤蒂可部分或全部复位，从而使腹痛缓解或消失。

思考4： 该患者次日晨跑后又出现右下腹痛，为何休息后腹痛不能缓解？

再次运动使右卵巢肿瘤再发蒂扭转或不全扭转（瘤蒂扭转<360°）加重，甚至可致其发生完全蒂扭转（瘤蒂扭转≥360°）。随着瘤蒂扭转幅度的增加和扭转时间的延长，可致卵巢肿瘤增大、囊内出血、破裂等，腹痛也呈持续性且加重，甚至可导致休克、盆腔血栓或肺栓塞，故卵巢肿瘤蒂扭转为常见的妇科急腹症，且需急诊手术治疗。

思考5： 为何腹部检查未触及右下腹包块，而直肠-腹部诊则触及了此包块？

患者无性生活史，其专科检查只能行直肠-腹部诊。因其右附件包块位置较深，坐落于直肠子宫陷凹处，故直肠-腹部触诊可扪及此包块，而下腹部的浅部触诊未能触之。

若采用腹部的深部触诊虽有可能触及右下腹包块，但有导致其包块破裂引起腹膜炎和腹腔内出血的可能，故对该例患者并不主张采用腹部的深部触诊检查。

思考6： 为无性生活的女性行妇科检查有哪些基本要求？

①对无性生活史者禁作阴道窥器检查及双合诊检查，应行直肠-腹部诊；确有检查必要时，应先征得患者及其家属同意后，方可作阴道窥器检查或双合诊检查；②检查医师应关心体贴患者，动作轻柔，以免用力过大导致盆腔肿物破裂；检查前告知患者检查可能引起不适，不必紧张并尽可能放松腹肌，做好人文关怀；③为避免交叉感染，置于臀部下面的一次性垫单应一人一换；④检查前排空大小便；⑤取膀胱截石位；⑥做好保暖，减少其隐私部位暴露的时间；⑦尽量避免经期检查。

2. 妇科病房住院治疗 给予暂禁饮食、补液及支持治疗。完善常规的实验室检查及辅助检查。其中血常规提示轻度贫血、甲胎蛋白（AFP）轻微升高、经腹盆腔超声检查提示右卵巢畸胎瘤可能。

思考7： 肿瘤标志物对卵巢畸胎瘤诊断的价值如何？

（1）血清CA125：上皮性卵巢肿瘤中，约80%患者的CA125水平升高；其检测值受到感染、妊娠、结核、肠道肿瘤等因素的影响，不能单独用于卵巢肿瘤的早期诊断及组织学亚型的判定，目前更多用于病情监测和疗效评估。

（2）血清AFP：在排除原发性肝癌的前提下，对卵巢卵黄囊瘤有特异性诊断价值。卵巢未成熟畸胎瘤、混合性无性细胞瘤中含有卵黄囊成分者，AFP也可升高。该患者的AFP轻微升高可能与其肿瘤内含有少量卵黄囊成分有关。

（3）血清hCG：对非妊娠性卵巢绒毛膜癌有特异性诊断价值。

（4）血清HE4：与CA125联合应用，有助于判断盆腔肿块的性质。

思考8： 卵巢肿瘤的组织学类型有哪些？

根据WHO制定的女性生殖器肿瘤组织学分类（2014年版），将卵巢肿瘤分为14大类，其中主要的组织学类型如下：

（1）上皮性肿瘤：最常见，占50%～70%，其中以浆液性肿瘤最多见。

（2）生殖细胞肿瘤：来源于生殖细胞的一组肿瘤，占20%～40%。其中畸胎瘤是其最常见的良性肿瘤。

（3）性索-间质肿瘤：来源于原始性腺中的性索及间叶组织，占5%～8%。其中卵泡膜细胞瘤及颗粒细胞瘤可分泌雌激素，称为功能性卵巢肿瘤。

（4）转移性肿瘤：继发于胃肠道、生殖道、乳腺等原发性癌的转移。

思考9：手术治疗前如何鉴别卵巢肿瘤的良恶性？

卵巢良恶性的鉴别要点见表16-1。

表16-1 卵巢良恶性肿瘤的鉴别

鉴别要点	良性肿瘤	恶性肿瘤
病史	病程长，逐渐增大	病程短，迅速增大
体征	多为单侧，活动，囊性 表面光滑 常无腹腔积液	多为双侧，固定，实性或囊实性 表面不平，结节状 常有腹腔积液，多为血性，可查到癌细胞
一般情况	良好	恶病质
B型超声	为液性暗区，可见间隔光带 边缘清晰	液性暗区内有杂乱光团、光点 肿块边界不清

入院后患者右下腹痛仍无缓解。于入院7小时在全麻下行妇科腹腔镜检查及右侧卵巢肿瘤剥除术，手术顺利，剖视右卵巢肿瘤见半固态脂肪、少量毛发及牙齿、头节1枚（1.5cm×1.8cm，剖面未见异常），囊壁光滑。成形的右卵巢直径4.5cm×4cm，呈灰白色。

术后第4天，患者恢复正常饮食，二便无异常，未诉不适。查体无特殊，腹部切口换药未见异常。复查血常规及甲胎蛋白均正常。术后病理返回，提示（右侧）卵巢成熟性畸胎瘤伴出血性梗死。准予出院，为其进行出院交代。

思考10：从病理报告能否推测出其卵巢肿瘤蒂扭转的血流变化情况？

卵巢肿瘤发生急性扭转后，首先是静脉回流受阻，瘤内充血或血管破裂致瘤内出血或梗死，导致瘤体迅速增大，此时卵巢表面可呈紫褐色或黑色，甚至可发生腹腔内出血及腹膜炎等。随着蒂扭转程度的加重，继之出现动脉也被阻塞，肿瘤可发生坏死、破裂和继发感染。其病理报告显示卵巢肿瘤中有出血性梗死，由此推断此患者卵巢肿瘤蒂扭转时以静脉扭转为主。该患者治疗及时，尚未发展到蒂扭转致动脉阻塞的阶段。

三、病例分析

1. 病史特点 青年女性，1天前晨跑后右下腹胀痛可忍，休息后腹痛消失。2小时前晨跑后再发右下腹痛，由胀痛转为绞痛，呈持续性，伴大汗淋漓、恶心、呕吐少量胃内容物及口干，经休息后右下腹痛无缓解。既往健康，月经规则，未婚，无性生活史。

2. 诊断与诊断依据

（1）右卵巢畸胎瘤蒂扭转：未婚女性，因“清晨跑步后右下腹痛1天，加重2小时”收入院。查体见痛苦面容，神志清楚，下腹部压痛及轻微肌紧张。直肠-腹部诊提示子宫右后方扪及如鸡蛋大小、质地稍韧、活动差、触痛的包块，其与右侧宫角部相连处明显触痛。白细胞总数及中性粒细胞百分比均稍升高。甲胎蛋白轻微升高。经腹盆腔彩超提示右附件区见6.2cm×5.9cm混合性包块，内见液性区、密集增强回声光点及不规则强光团，未见明显血流信号及盆腔积液。腹腔镜探查见右卵巢明显增大，包膜完整；右卵巢肿物蒂部稍紫且顺时针扭转约180°。术后病理提示（右侧）卵巢成熟性畸胎瘤伴出血性梗死。

（2）轻度贫血：查体见面色淡红。血红蛋白106g/L。

3. 鉴别诊断 需与伴有右附件痛性包块的其他急腹症相鉴别。

（1）急性阑尾炎：该患者跑步后出现右下腹痛伴加重，有恶心及呕吐；查体提示麦氏点轻压痛；白细胞总数及中性粒细胞百分比均升高，以上提示需排除急性阑尾炎。但该患者无发热及转移性右下腹痛、无典型的腹膜刺激征、经腹盆腔彩超提示右附件区混合性包块。结合腹腔镜术中探查所见、术后病理结果等可排除急性阑尾炎。

（2）卵巢肿瘤破裂：该患者晨跑后出现右下腹痛加重、下腹部压痛及轻微肌紧张、扪及右附件区触痛性包块、血常规提示轻度贫血、经腹盆腔彩超提示右附件混合性包块，以上提示需排除卵巢肿瘤自发破裂的可能。但无外伤史，无头昏、乏力及晕厥，移动性浊音（-），经腹盆腔彩超检查未提示盆腔积液，结合腹腔镜探查及病理结果等可排除此病。

四、治疗方案

卵巢肿瘤并发蒂扭转具备急诊手术指征。一旦确诊，应尽快手术治疗。术前需完善相关辅助检查及准备。经医患沟通后，患者及家属自愿选择了腹腔镜手术治疗。结合患者年轻、术中探查发现其卵巢肿瘤为不全蒂扭转，患侧卵巢无明显坏死，未发现肿瘤恶变征象，故实施了腹腔镜下患侧卵巢肿瘤剥除术。

五、预后

成熟的卵巢畸胎瘤虽属良性肿瘤，但有2%～4%的恶变率，多见于绝经妇女；其“头节”的上皮易恶变形成鳞癌，且预后差。故一旦拟诊卵巢畸胎瘤，无论肿物大小，应尽早给予手术探查和治疗的机会。

卵巢肿瘤蒂扭转可致卵巢静脉或动脉血流阻断而形成局部或全身血栓，故术后血栓的防治也需引起重视。一旦形成下肢深静脉血栓、肺栓塞或多器官栓塞，可能致患者的住院日延长、治疗成本增加及生活质量降低，甚至可能诱发猝死等不良预后。

该患者术后在我院妇科门诊定期随访，未诉不适，月经规律，无卵巢肿瘤复发、恶变及血栓形成，目前预后良好。

六、要点和讨论

1. 诊断要点 卵巢畸胎瘤并发蒂扭转的术前诊断要素包括：

（1）典型表现：具备有关的诱因或条件，如体位突变或剧烈运动后出现一侧下腹剧痛，可伴有恶心、呕吐甚至休克。

（2）典型体征：妇科检查可触及附件区压痛的肿块、以蒂部（即肿块与同侧宫角部相连处）压痛最明显。

（3）主要辅助检查：如盆腔超声检查提示附件区混合性包块，女性肿瘤相关抗原检查提示血清CA125及AFP正常或稍高。术后以病理结果为确诊依据。由于卵巢畸胎瘤蒂扭转是最常见的妇科急腹症之一，掌握其诊断要点有利于快速实施有效的治疗，以降低其不良结局的发生。

2. 分析讨论

（1）卵巢肿瘤的诊断步骤：卵巢肿瘤诊断的临床思维步骤为①盆腔肿块是否来自卵巢；②卵巢肿块的性质是否为肿瘤；③卵巢肿瘤是良性还是恶性；④卵巢肿瘤的可能组织学类型；⑤卵巢恶性肿瘤的转移范围。

对于盆腔包块来说，其定位诊断的要点包括：①子宫与卵巢包块的鉴别；②盆腔粘连性包块的鉴别，如卵巢或输卵管肿瘤、子宫内膜异位囊肿、盆腔炎性包块、陈旧性宫外孕等；③其他不活动盆腔包块的鉴别，如腹膜后肿瘤、阔韧带肌瘤等。

（2）盆腔超声检查对卵巢畸胎瘤的诊断价值：卵巢成熟畸胎瘤（ovarian mature teratoma），属良性肿瘤，主要来自中外胚层组织，为最常见的卵巢生殖细胞肿瘤（ovarian germ cell tumor），好发于儿童和青少年，多为单侧。成熟畸胎瘤恶变率为2%～4%，多见于绝经后妇女，其头节易形成鳞癌，预后差。

卵巢成熟畸胎瘤在未出现并发症，如蒂扭转、破裂及恶变时，多缺乏典型的临床表现，术前主要通过超声检查协助诊断。卵巢成熟畸胎瘤的超声图像分为以下几种：

1）类囊肿型：可见一椭圆形或圆形的液性暗区，壁略厚，光滑。其内可见密集的小回声点，加压后光点可移动。有时在重力底部可见薄层无回声带。

2）脂液分层型：无回声区内上层为均匀的点片状回声，为漂浮的脂类，下方为透声好的无回声区，界限清楚。探头挤压囊时可见混均。停止挤压后脂液分层恢复。若变动体位，两层的关系改变，有点状回声的脂层总在上方，而无回声区总在下方，为典型特征之一。

3）囊实混合型：透声差的囊液内可见一个或多个高回声团块，边缘欠规整。若为稠厚的皮脂等皮样组织，其后无声影。若为毛发团，团块前方呈弧形强回声带，后方声影明显。团块内部无血流信号，囊壁内可见散在星点状血流信号。

4）类实质型：团块边界清楚，有完整的厚层包膜。内部回声呈不均匀的实质性杂乱回声或强回声斑，其后伴有声影，团块内无血流信号。

（3）卵巢肿瘤扭转的临床表现和蒂扭转的条

件与瘤蒂组成：卵巢肿瘤蒂扭转（ovarian tumor torsion）根据瘤蒂扭转的角度分为不全扭转（也称部分蒂扭转，即瘤蒂扭转角度<360°）及完全扭转（即瘤蒂扭转角度≥360°）。可呈顺时针或逆时针方向扭转。卵巢肿瘤在突发体位变化或运动后，瘤蒂最初多为不全扭转状态而出现突发的患侧下腹疼痛，一般以绞痛和撕裂样痛为主。若短期内体位恢复或停止运动，扭转的瘤蒂有时可自行回转或扭转的角度变小，则下腹痛可在短期内自行缓解或消失。但若导致瘤蒂扭转的诱因反复或持续存在，卵巢肿瘤不全蒂扭转状态可逐渐转变为完全扭转状态并固定，则即使体位回复或停止运动后，下腹痛不会自行缓解；且下腹痛可随蒂扭转角度的增大、病程的延长、局部坏死程度的增加而逐渐加剧，甚至出现恶心、呕吐、冷汗淋漓等自主神经兴奋症状。

蒂扭转好发于瘤蒂较长、中等大小、活动度良好、重心偏于一侧的肿瘤（卵巢成熟畸胎瘤最常发生）。常在体位突然改变、剧烈活动或运动后，或在妊娠期、产褥期子宫大小及位置改变时发生蒂扭转。原发性卵巢肿瘤蒂扭转多见，而转移性卵巢肿瘤蒂扭转罕见。

瘤蒂多由骨盆漏斗韧带、卵巢固有韧带和输卵管及其系膜等组成。在蒂扭转周数较多时，临床发现扭转的瘤蒂中也有输尿管、肠系膜、大网膜等被卷入。

（4）卵巢肿瘤大体标本剖面可初步判断其类型及性质：卵巢肿瘤确诊的“金标准”一定是病理检查。临床医生在术中应常规剖视卵巢肿瘤标本，以确定是否送冰冻病理检查进一步明确术中诊断及扩大手术范围。因此掌握卵巢肿瘤剖面初步判断的能力也是需要的。但需注意，绝不能以大体标本剖视代替病理检查，由此可能误诊而导致误治。以卵巢上皮性肿瘤及畸胎瘤的剖面判断为例：

1）单房、壁薄、内液清亮或草黄色清亮液→倾向于良性卵巢浆液性肿瘤。若囊壁附着内生或外生乳头且囊内有较多的髓样组织→需排除卵巢浆液性囊腺癌的可能。

2）多房、壁厚、充满白色或黄色黏液→倾向于良性卵巢黏液性肿瘤。若囊壁附着内生或外生乳头且囊内有较多髓样组织→需排除卵巢黏液性囊腺癌的可能。

3）单房或少房，壁薄或稍厚，内容物为脂肪（液态或半固态多见）、毛发团、少量的头节、骨骼及牙齿组织→倾向于卵巢成熟性畸胎瘤。术中一定要仔细剖视头节，因其易发生恶变。

（5）无性生活女性卵巢肿瘤的早期发现：无性生活女性应定期体检，包括到专科门诊行腹部检查，必要时行直肠 - 腹部检查，定期行经腹盆腔超声检查及女性肿瘤相关抗原检查等。对有症状女性，如出现腹胀、腹痛、不明原因的消瘦及纳差、出现胃肠道症状等，应及时到专科门诊进行诊治。尤其是有卵巢恶性肿瘤、肠道恶性肿瘤家族史的年轻女性，更应重视对卵巢癌的早期筛查。

（6）卵巢肿瘤蒂扭转手术时保留患侧卵巢的依据与注意事项：应根据患者的年龄、有否生育要求、卵巢肿瘤性质、患侧卵巢坏死程度、是否发生局部血栓等评估术中可否保留患侧卵巢。若系年轻有生育要求女性，术中探查或冰冻病理提示为良性卵巢肿瘤，患侧卵巢坏死程度轻，患侧卵巢动静脉未见明显血栓形成等，可酌情保留患侧卵巢，施行患侧卵巢肿瘤剥除术。

在剥除卵巢肿瘤或切除附件前，切记均不可将已扭转的瘤蒂回复，以避免其内的坏死组织或血栓等物质进入血循环，诱发盆腔血栓、肺栓塞等不良结局。实施附件切除术前，用血管钳夹闭瘤蒂根部，将肿瘤和扭转的瘤蒂一并切除。实施卵巢肿瘤剥除术前，可用卵圆钳暂时夹闭瘤蒂根部，待肿瘤剥除及卵巢成形后，再松开卵圆钳观察患侧卵巢血运恢复情况。

术中还要注意尽量避免肿瘤破裂致其内容物污染盆腹腔，形成弥漫性腹膜炎、肿瘤组织残留或恶性肿瘤的播散。应及时清理卵巢肿瘤自发破裂或医源性破裂流出的肿瘤内容物。

（7）卵巢肿瘤蒂扭转的手术治疗进展：卵巢肿瘤蒂扭转一经确诊，应尽快手术治疗（即急诊手术）。目前以腹腔镜手术为首选。

无论是否保留患侧卵巢，处理患侧卵巢肿瘤时，均不可让扭转的瘤蒂复位，以免瘤蒂内及其周围可能形成的血栓脱落而造成重要器官的栓塞。

对于年轻有生育要求的患者，若患侧卵巢坏死较轻，瘤体及瘤蒂未发现明显的血栓形成，为卵巢良性肿瘤，可行卵巢肿瘤剥除而保留患侧卵巢，但术中及术后需动态观察有无局部或全身器宫血栓的表现。对于年龄较大、无生育要求的卵巢良性肿瘤蒂扭转者，以患侧附件切除为首选术式。术后随访时应注意有无动静脉血栓形成及卵巢肿瘤的复发。

术中需剖视切除的患侧卵巢肿瘤或附件，必要时送冰冻病理检查了解肿瘤性质。如术中冰冻病理检查提示卵巢恶性肿瘤蒂扭转，在术前准备充分及盆腹腔解剖清晰等前提下，对有生育要求的年轻女性，需根据肿瘤类型及其分期等决定是否扩大手术范围，如行保留生育功能的全面分期手术或肿瘤细胞减灭术等；对无生育要求的女性，则按照卵巢恶性肿瘤的治疗原则扩大手术范围，术后酌情给予辅助治疗（如化疗或放疗等）。

（王东红）

参考文献

[1] 谢幸，孔北华，段涛. 妇产科学[M]. 9版，北京：人民卫生出版社，2018.

[2] 万学红，卢雪峰. 诊断学[M]. 8版，北京：人民卫生出版社，2016.

[3] 陈孝平，汪建平. 外科学[M]. 8版，北京：人民卫生出版社，2016.

[4] Moses M，Edward H B，Suzanne M R，et al. Large ovrian cyst with torsion[J]. Intern Emerg Med，2017，12：547-548.

[5] Wang Z Y，Zhang D，Zhang H X，et al. Characteristics of the patients with adnexal torsion and outcomes of different surgical procedures[J]. Medicine，2019，98：5.

[6] Huang Ci，Hong M K，Ding D C. A review of ovary torsion[J]. Tzu Chi Medcial Journal，2017，29(3)：143-147.

案例17 羊水栓塞

一、病历资料

1. 病史采集 已婚女性，28岁，体重60kg。因“停经37周，腹痛2小时”于2018年3月14日入院。末次月经首日为2017年6月28日，未定期行产检。入院前2小时出现规律性腹痛，伴少量阴道流血及阴道流液，无胸闷、气促及呼吸困难，胎动好。

既往史：既往体健，否认传染病史。2年前剖宫产术中因“产后出血”给予输血治疗，无输血不良反应。无药物过敏史。

生育史：G_3P_1，人流1次。2年前于我院因“胎儿窘迫”行剖宫产分娩一活婴，现存活，体健。

家族史：无特殊。

2. 体格检查

（1）全身查体：T 37℃，P 90次/min，R 20次/min，BP 113/70mmHg。血氧饱和度98%。一般情况好，神志清楚，对答切题。全身皮肤无黄染，未见异常瘀点、瘀斑及皮疹。腹部见一长约10cm的横行手术瘢痕，无压痛。全身查体无异常。

（2）产科检查：子宫轮廓清楚，无张力及压痛，宫高33cm，腹围106cm，宫缩10分钟4次，持续时间35秒。肛查：宫口6cm，先露头，位于坐骨棘水平，未扪及羊膜囊，未见羊水流出。听诊胎心为140次/min。胎心监护提示Ⅰ类胎监。

3. 入院时实验室检查

（1）血常规：WBC 17.85×10^9/L，N 81%，RBC 4.38×10^{12}/L，Hb 126g/L，Hct 38%，Plt 162×10^9/L。

（2）凝血功能、肝功能、肾功能、血糖均正常。

二、诊治经过

该孕妇于2018年3月14日12时30分急诊收住院。入院时查体详见病历资料。计算其临产时间在3月14日10时。经过医患沟通后，患者及家属自愿选择经阴道分娩。

当日12时40分宫口开全，头$^{+2}$，持续胎心监护，胎心正常。12时57分行会阴侧切术，自然分娩一活婴，后羊水Ⅰ度胎粪污染，量约200mL。新生儿体重3 400g，Apgar评分：1分钟10分，5分钟10分，10分钟10分。

> **思考1：** 收治该患者时，值班医师应警惕什么？医患沟通的要点有哪些？
>
> 应警惕的情况：该孕妇产程进展较快，应警惕发生急产的可能，以及急产可能导致的不良后果，如急性胎儿宫内窘迫、软产道裂伤、子宫破裂、产后出血、羊水栓塞等发生。故应严密监护孕妇的产程进展、生命体征、腹部体征及不良主诉等，尽量降低其不良结局的发生，做好新生儿抢救及孕妇急诊手术准备。

医患沟通要点：因其入院时无明显子宫破裂、胎儿窘迫及产程进展缓慢或停滞等，暂考虑经阴道分娩。但考虑为瘢痕子宫，不除外急产可能，在其阴道分娩第二产程、第三产程中仍有可能发生子宫破裂、产道裂伤、羊水栓塞等。不排除产程中发生胎儿窘迫、子宫破裂、顽固性产后出血、羊水栓塞等，需急诊剖宫产或剖腹探查的可能。

13时19分（即胎儿娩出后22分钟），胎盘无剥离征象，产妇突发胸闷、呼吸急促、乏力及心悸，无咳嗽、咳痰。查体：血压81/43mmHg，心率146次/min，呼吸18次/min，血氧饱和度88%，面色苍白，较烦躁；双肺呼吸音粗，未闻及明显干湿性啰音；心律齐，未闻及杂音；宫底平脐，质硬，无压痛及板状腹。阴道流血约50mL，暗红色，伴少量血块。

思考2：上述症状和体征的变化，应首先考虑什么疾病？值班医师是否需汇报上级医师？此时应怎样与家属进行沟通？

该产妇经阴道分娩后突发胸闷、呼吸急促、乏力等前驱症状，合并不明原因的低血压及低氧血症，应首先考虑羊水栓塞的可能。

因羊水栓塞发病急骤、病情进展迅速、预后不良且病死率高，值班医师应立即呼叫总住院医师和二线医师一同参与抢救，必要时向科主任汇报和求助。

医患沟通主要内容：羊水栓塞是一种罕见、极为凶险的严重分娩并发症之一，病死率极高。抢救中病情可能恶化，如发生产后出血、失血性休克、弥散性血管内凝血、多器官栓塞（包括肺栓塞等）及功能衰竭、猝死等。需根据病情变化调整治疗方案，不除外需气管插管、剖腹探查或切除子宫等可能。告知院方将竭尽全力进行救治。

值班医师和随即赶到的抢救小组（包括总住院医师、高年资二线医师和科主任）均高度怀疑羊水栓塞，立即给予面罩吸氧及心电监护，并建立静脉双通道，予林格液500mL快速静脉滴注；地塞米松20mg静推后，再予20mg静脉维持；盐酸罂粟碱60mg静脉滴注，去甲肾上腺素2mg＋生理盐水50mL静脉泵入。科主任在指挥抢救的同时，向医院孕产妇急救组进行了简短的通报，随后心内科、重症监护、麻醉科、呼吸内科急救组成员（均为正高级职称医师）赶到产房一同参与抢救。重症监护室也临时调配出一张空床，以便产妇随时转入接受进一步的救治。

思考3：对最先拟诊羊水栓塞的值班医师来说，应给予哪些紧急处理方案？

紧急处理方案包括：

1. 保持呼吸支持治疗：需保持气道通畅，面罩充分给氧，必要时气管插管辅助呼吸。

2. 保持循环支持治疗：①液体复苏，常用林格液；②使用去甲肾上腺素和正性肌力药物维持血流动力学稳定；③解除肺动脉高压，可给予罂粟碱、阿托品、氨茶碱等。

3. 推荐多学科协作抢救，一旦发现可疑羊水栓塞患者，应启动院级孕产妇急救小组共同参与抢救。

13时23分时产妇诉全身乏力，胸闷无好转，查血压90/56mmHg，心率136次/min，呼吸17次/min，血氧饱和度90%（持续面罩吸氧中）。急查血常规、凝血功能、血气分析等。胎盘仍无剥离征象，阴道无活动性出血。予留置导尿。不能除外羊水栓塞或子宫破裂导致血压降低的可能，立即做好术前准备，尽快送入手术室，并得到了患者和家属的同意。

思考4：此时产妇的低血压及低氧血症有所控制，为何还要送手术室进一步处理？

理由如下：

1. 胎儿娩出后26分钟，胎盘仍未剥离，必要时需探查宫腔以了解胎盘不剥离的原因。

2. 子宫破裂发生内出血时也可造成低血压及低氧血症，该患既往有剖宫产史，本次分娩属急产，就寻找内出血原因来说，也需排除瘢痕子宫破裂的可能。

3. 因高度可疑羊水栓塞，如若相关救治效果不佳，不排除手术探查等可能。及时将产妇送入手术室，为其可能接受的救治（如急诊手术等）争取了宝贵的准备时间。应强调的是，抢救小组应陪同转运，转送途中需保证良好的呼吸和循环支持。

13时40分产妇送达手术室，查血压80/47mmHg，心率140次/min，呼吸20次/min，血氧饱和度88%，肺底闻及细湿啰音。给予行右侧锁骨下穿刺置管，加压输液。紧急插管全麻，机械通气。

13时50分，查BP 100/80mmHg，P 150次/min，R 20次/min，血氧饱和度90%。通知输血科，送红细胞2U到手术室。

14时2分，麻醉医师已将血压及血氧饱和度控制在正常范围。此时抢救小组决定行人工剥离胎盘。消毒后探查发现胎盘位于子宫前壁体部及下段，下缘未达宫颈内口，剥离时感部分胎盘与子宫下段粘连致密而难以剥除，面积约4cm×3cm；宫腔前壁下段因部分胎盘粘连，其内壁的完整性尚无法判断。操作过程中阴道流血500mL。剥除胎盘术毕检查子宫收缩好，宫颈无裂伤，会阴侧切口无延裂。

14时18分，测BP 93/60mmHg，P 147次/min，R 20次/min，血氧饱和度100%，给予红细胞2U静脉输入。

思考5：实施胎盘剥离术前为何要输血科送红细胞2U？

取血是有必要的。无论其最终诊断是子宫破裂还是羊水栓塞，胎盘剥离及宫腔操作均有可能触发产后出血或凝血功能障碍。在备血的情况下实施相关操作较为安全，也可应对操作中子宫或产道大出血的救治。

14时22分，送入手术室前抽查的实验室检查结果返回：

（1）血常规：WBC 18.32×10^9/L，N 93%，RBC 3.11×10^{12}/L，Hb 107g/L，Hct 39%，Plt 132×10^9/L。

（2）凝血功能：FIB 0.8mg/dL，PT 13.2s，APTT 100.0s，TT 22.2s。

（3）血气分析：提示低氧血症，酸中毒。

（4）D-二聚体11.51μg/mL。

（5）肝功能、肾功能、心肌酶均未见异常。

思考6：上述实验室检查结果提示什么？

产妇有羊水栓塞的前驱症状（如胸闷、呼吸急促、乏力等），随即出现低血压及低血氧饱和度。目前的实验室检查提示存在凝血功能异常和低氧血症。从临床上进一步证实了羊水栓塞的诊断。

14时25分，行会阴侧切口缝合术。

14时28分，突发阴道大出血，约1 000mL且不凝。有创动脉血压下降至40/20mmHg，血氧饱和度66%。立即给予加压输血、输液，多巴胺静脉注射，随之出现室颤，心搏骤停。紧急实施胸外心脏按压。同时给予肾上腺素1mg静脉注射，冰帽保护大脑。

14时30分，心率转为窦性心律，为169次/min；血氧饱和度100%，血压69/38mmHg。予去甲肾上腺素2mg静脉泵入，间断注射肾上腺素、多巴胺维持血压。予甲强龙0.25g、地塞米松20mg、罂粟碱30mg、乌司他丁20万单位、氨甲环酸1.2mg静脉滴注，继续加压输液及加压输血。

上述过程中仍有持续性阴道流血且不凝。估计产妇总出血量3 000mL。经积极的药物治疗后，阴道流血仍不能控制且合并凝血功能异常，拟实施急诊子宫切除术。术前医患沟通后，患者家属自愿选择子宫次全切除术。

思考7：产妇出现心搏骤停及产后出血时，院级急救小组应如何分工？

此时院级多学科参与的急救小组分工如下：

1．重症监护科医师继续进行高质量的心肺复苏。

2．心内科、呼吸内科及麻醉科医师负责维持患者正常生命体征，及时复查相关实验室检查。完成液体复苏（晶体液为基础，注意容量高负荷）及血液制品输入的管理，给予升压药（去甲肾上腺素等）、正性肌力药物（多巴酚丁胺等）、解除肺动脉高压（罂粟碱、前列环素、一氧化氮等）、糖皮质激素（地塞米松、氢化可的松等）。

3．产科医师继续完成产科处理，包括实施急诊子宫次全切除术。

思考8：羊水栓塞的产科处理有哪些？羊水栓塞患者何时考虑切除子宫？怎样选择子宫切除的术式？

羊水栓塞的产科处理包括：

1. 羊水栓塞发生在分娩前，在抢救孕妇的同时应考虑立即终止妊娠，如行阴道助产。

2. 羊水栓塞并发心脏骤停者，应实施心肺复苏，复苏后仍无自主心跳可考虑紧急实施剖宫产。

3. 羊水栓塞出现凝血功能障碍时，应果断快速的实施子宫切除术。

需注意，羊水栓塞时子宫切除不是必要措施。在羊水栓塞并发难以控制的产后出血致凝血功能障碍时，需快速切除子宫以止血。

羊水栓塞切除子宫的术式需根据患者年龄、术者对不同术式安全性的掌握程度、术中情况而定，同时应考虑术前谈话时患者和家属的选择。该产妇仅28岁，术前失血量已达3 000mL，子宫次全切除术比子宫全切术更快的切除子宫以止血，减少了手术创伤，缩短了抢救时间，故最终为其实施了子宫次全切除术。

顺利实施子宫次全切除手术，术中失血共1 200mL，术毕直肠子宫陷凹处放置橡皮引流管1枚。术中补液6 000mL，含红细胞14U、冷沉淀10U及血浆1 200mL。术中尿量900mL，尿色清亮呈深黄色。手术过程中，血压及血氧饱和度控制正常，HR 120～130次/min，R 18次/min。术毕剖视子宫体部：子宫前壁下段见少许胎盘粘连其上，原胎盘附着的子宫前壁下段菲薄（厚约7mm）且仅见浆膜层，标本经家属过目后送病理检查。术后产妇即转入重症监护室进一步治疗。

思考9：产妇术后的血压及血氧饱和度已维持正常，为何还要转入重症监护室？

羊水栓塞抢救成功后往往会发生急性肾衰竭、急性呼吸窘迫综合征、缺血缺氧性脑损伤等多器官功能衰竭及重症脓毒血症。全面监测、多器官功能支持及保护也是羊水栓塞治疗的关键环节，因此术后继续转入重症监护室进一步治疗非常有意义。

术后2小时（即转入重症监护室102分钟），复查血常规：WBC 25.87×10^9/L，N 97%，RBC 3.43×10^{12}/L，Hb 80g/L，Hct 32%，Plt 85×10^9/L。复查凝血功能：FIB 0.56mg/dL，PT 29.7s，APTT 161.7s，TT 38.6s。

术后第1天，查体：T 38.6℃，BP 115/60mmHg，HR 102次/min（律齐），R 17次/min，血氧饱和度98%；神志清楚，对答切题；双肺可闻及少量湿啰音；腹部无隆起及包块，轻压痛，无肌卫及反跳痛；四肢肌力正常，病理反射未引出。腹腔引流出35mL暗红色液体，无异味。复查血常规：WBC 11.63×10^9/L，N 91%，RBC 2.44×10^{12}/L，Hb 69g/L，Hct 19%，Plt 92×10^9/L。复查凝血功能：FIB 1.54g/L，余均正常。复查血糖7.5mmol/L。复查肝功能、肾功能、心肌酶、血hCG均正常。胸部CT未提示异常。继续防治感染、补充血容量、抗贫血等治疗。

术后第3天，查体：T 36.7℃，BP 112/72mmHg，HR 65次/min（律齐），R 22次/min，血氧饱和度100%，其他查体无异常发现。腹腔引流出20mL淡血性液体。查心脏彩超：二尖瓣及三尖瓣轻度反流，室间隔及左右室壁正常，运动协调，收缩幅度正常，心包未见积液。复查血常规：WBC 16.42×10^9/L，中性粒细胞百分比0.82，RBC 3.12×10^{12}/L，Hb 86g/L，Hct 22.5%，Plt 104×10^9/L。复查凝血功能、肝肾功能、电解质、血气分析均正常。经科间会诊后，产妇于当日下午转回产科病房，顺利完整拔除腹腔引流管。继续抗贫血治疗，定期腹部切口换药。

术后第6天，饮食正常，已自然排大便，未诉不适。母乳喂养中。查体无异常。其病理结果返回，提示子宫胎盘植入（图17-1，见文末彩插）。

术后第9天，产妇一般情况好，饮食及二便均正常，无不适。查体无异常，腹部纵切口按时拆线，为Ⅱ/甲愈合。准予出院，做好出院交代。

思考10：该产妇出院交代的要点有哪些？

1. 休息，加强饮食营养。

2. 出现腹痛、发热、阴道流血、呼吸困难、腹部切口不适、乳房胀痛等请随诊。

3. 保持产科门诊复诊（如1周后、产后42天等）。

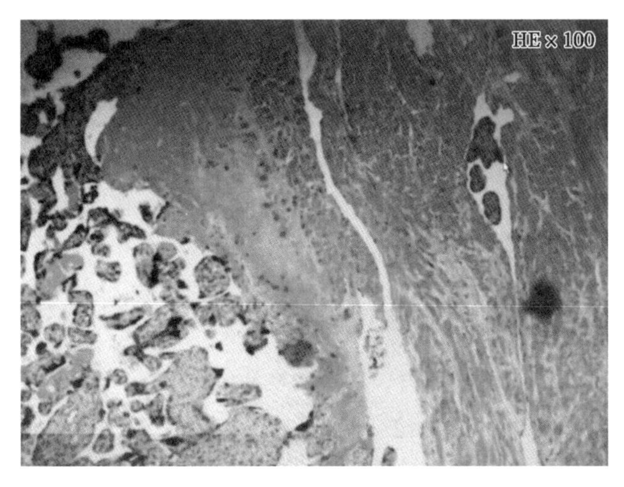

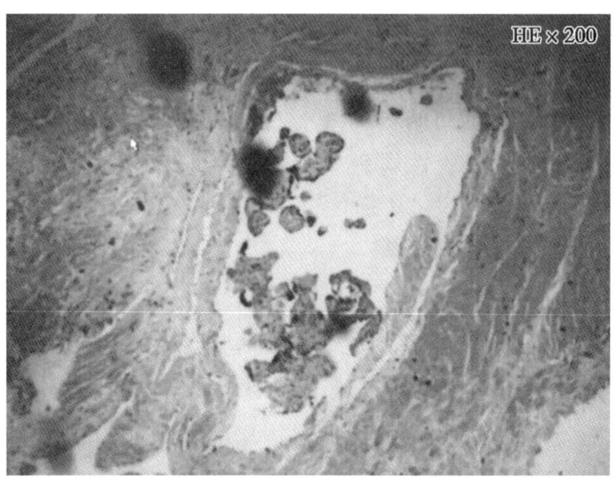

图 17-1　病理检查

4. 保持腹部清洁，腹部切口定期换药。

5. 保持乳房通畅，坚持母乳喂养。

6. 定期宫颈筛查及妇科体检。

三、病例分析

1. 病史特点

（1）年轻孕妇，因“停经 37 周，腹痛 2 小时”入院。

（2）总产程 2 小时 57 分钟<3 小时。

（3）胎儿娩出后 22 分钟，产妇出现胸闷、气促、烦躁、乏力等症状，伴阴道流血渐多、持续不停且不凝。

（4）有典型的低血压、低氧血症、凝血功能障碍的羊水栓塞三联征表现，伴严重产后出血及 DIC。麻醉医师插管机械通气后血氧饱和度维持正常，多巴胺维持血压正常。

（5）肺底闻及湿啰音，病情监测过程中突然出现心搏骤停，进行高质量的心肺复苏、呼吸、循环支持等治疗后生命体征维持平稳。

（6）切除子宫后出血得以控制，实验室指标逐渐恢复正常。

2. 主要临床诊断

（1）羊水栓塞

（2）产后出血

（3）急产

（4）子宫不全破裂

（5）胎盘植入（穿透性）

（6）失血性休克

（7）呼吸心搏骤停（心肺复苏后）

3. 针对羊水栓塞的诊断依据

（1）具备高危因素：急产、胎膜破裂→可能诱发羊膜腔内压力过高→羊水可能挤入破损的微血管→羊水可能进入母体血液循环。

（2）在胎儿娩出后，母体出现较典型的临床表现及体征，包括：①血压下降，其血压下降程度与失血量不符合，伴心脏骤停。②急性缺氧，如胸闷、呼吸困难。③阴道大出血伴凝血功能障碍。④双肺闻及细湿啰音。⑤血氧饱和度降低。

（3）实验室检查：凝血功能异常，血气分析提示低氧血症及酸中毒。

4. 羊水栓塞的鉴别诊断

（1）产后出血：该产妇在胎儿娩出后至子宫切除前共失血 3 000mL，失血超过 1 000mL，支持产后出血诊断。但其胎儿娩出后阴道出血量不多时即发生血压下降，血氧饱和度下降明显，出现心搏骤停，不支持仅为产后出血导致的低氧血症、失血性休克和呼吸循环衰竭。

（2）子宫破裂：该产妇既往有剖宫产病史，本次分娩总产程<3 小时，之后出现血压降低等休克表现。剖宫产术中见子宫前壁下段胎盘植入处菲薄，仅见浆膜层，提示子宫下段肌层已自发破裂，以上支持子宫破裂诊断。因其为子宫下段肌层部分破裂，尚未由此导致大量的腹腔内出血，因而不能用子宫破裂来解释其产后发生血压骤降、心搏骤停、急性缺氧和凝血功能障碍。

（3）导致心力衰竭、呼吸衰竭、循环衰竭的其他疾病：该产妇产后突发心搏骤停，继而出现呼吸、循环衰竭，需排除其他疾病所致。鉴于其既往无心肺疾病病史，术后心脏彩超及胸部 CT 均未提示有器质性病变，可排除其他疾病所致的多器官衰竭。

四、治疗方案

1. 羊水栓塞的处理原则是维持生命体征和保护器官功能 建议多学科协作参与抢救，以生命支持、对症治疗、保护器官功能、高质量的心肺复苏和纠正 DIC 至为重要。本例抢救参与的科室包括：产科、麻醉科、重症监护科及手术室。

（1）增加氧合：应立即保持呼吸道通畅，尽早给予面罩吸氧、气管插管或人工辅助呼吸，维持氧供。

（2）血流动力学支持：在羊水栓塞的初始治疗中，使用血管活性药物及正性肌力药物以保证心输出量和血压稳定，避免过度输液。需注意：①液体复苏及管理，及时解除肺动脉高压；②当出现心搏骤停时，即可进行标准的基础心脏生命支持和高级心脏生命支持等，高质量的心肺复苏。

（3）纠正凝血功能障碍：推荐早期进行凝血功能障碍的评估。羊水栓塞引发的产后出血、DIC 较为严重，快速补充红细胞及凝血因子至关重要。

（4）抗过敏治疗：应用大剂量糖皮质激素目前尚存争议，基于临床实践经验，尽早使用大剂量糖皮质激素或有价值。

2. 羊水栓塞的产科处理

（1）羊水栓塞若发生在胎儿娩出前，在抢救孕妇的同时，应及时终止妊娠。

（2）心脏骤停者实施心肺复苏后仍无自主心跳，可考虑紧急行剖宫产。

（3）产后出血难以控制时，应果断快速的切除子宫。

3. 全面监测 一旦考虑羊水栓塞，需严密监护，全面的监测应贯穿于抢救过程的始终，包括动态监测生命体征、血氧饱和度、心电图、中心静脉压、动脉血气、凝血功能等。

五、预后

羊水栓塞抢救成功后，往往会发生急性肾衰竭、急性呼吸窘迫综合征、缺血缺氧性脑损伤、多器官功能衰竭及重症脓毒血症等，有条件者应及时转入重症监护室进行治疗。

该产妇术后即转入重症监护室，进行了有效的器官功能支持和保护，没有出现严重并发症，术后预后良好。

六、要点和讨论

1. 诊疗要点 羊水栓塞的抢救流程见图 17-2。

2. 分析讨论

（1）羊水栓塞的含义：羊水栓塞（amniotic fluid embolism，AFE）是因羊水进入母体血液循环，引起肺动脉高压、低氧血症、循环衰竭、弥散性血管内凝血以及多器官衰竭等一系列病理生理变化的过程，为极其严重的分娩并发症。具有起病急骤、病情凶险、难以预测、病死率高等临床特点。其发病率为（1.9～7.7）/10 万，死亡率为 19%～86%。

（2）羊水栓塞的临床表现：羊水栓塞典型的临床表现为产时、产后出现突发的低氧血症、低血压及凝血功能障碍。相关的前驱症状包括寒战、烦躁、咳嗽、气急、发绀、呕吐等。羊水栓塞如发生在胎儿娩出前，胎心监护可显示胎心减速、胎心基线变异消失等异常，严重的胎儿心动过缓，可为羊水栓塞的首发表现。由于被累及的器官和系统不同，它的表现具有多样性和复杂性。

（3）羊水栓塞的诊断标准：诊断羊水栓塞需同时符合以下标准。

1）起病急骤的低血压和心搏骤停。

2）急性低氧血症，如呼吸困难、发绀和呼吸停止。

3）凝血功能障碍，有血管内凝血因子消耗或纤溶亢进的实验室证据或临床上表现为严重的出血，但无其他可以解释的原因。

4）上述症状发生在分娩、剖宫产术、刮宫术时或产后短时间内（多数发生在胎盘娩出后 30 分钟内）。

5）对于上述出现的症状和体征，不能用其他疾病来解释。

当其他原因不能解释的急性孕产妇心肺功能衰竭，伴以下一种或几种情况：低血压、心律失常、呼吸短促、抽搐、急性胎儿窘迫、心搏骤停、

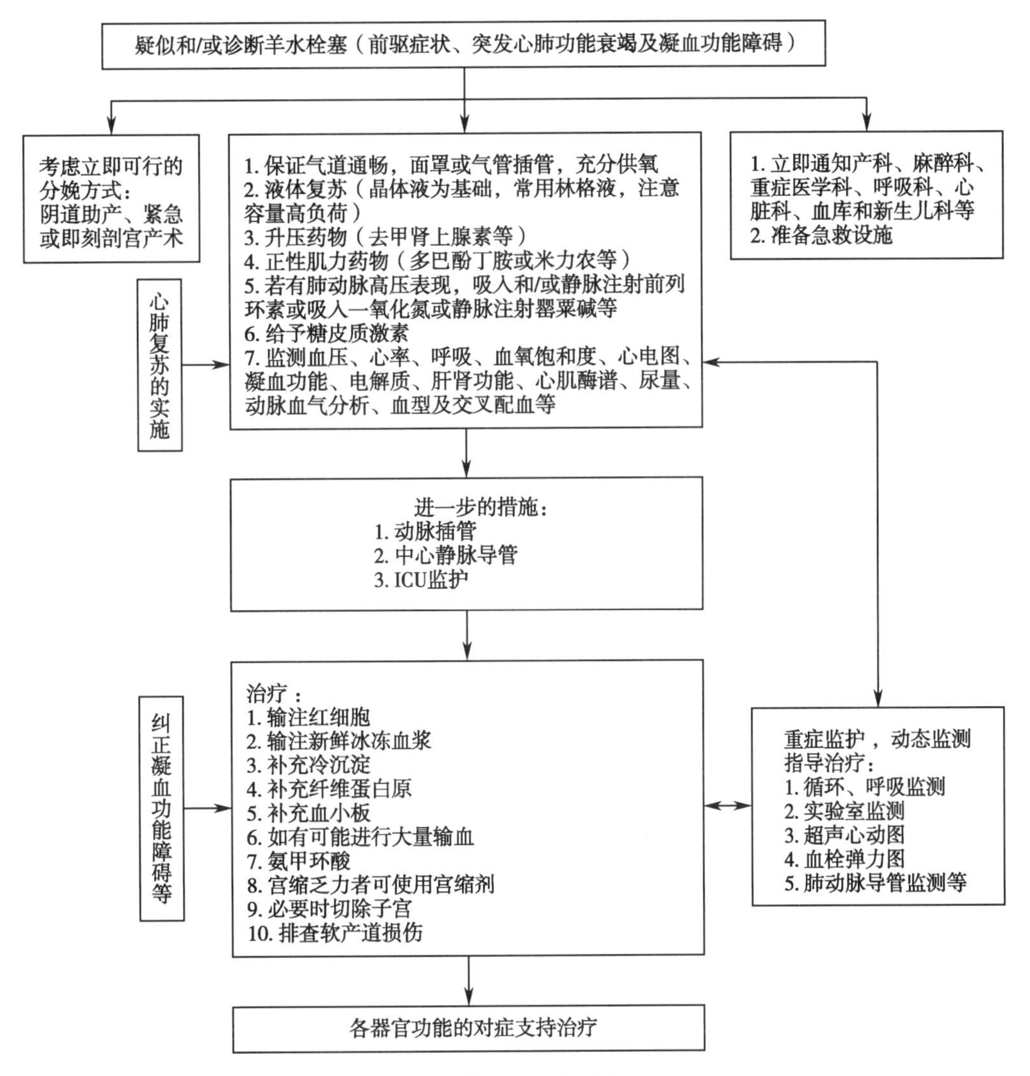

图 17-2 羊水栓塞抢救流程图

凝血功能障碍、孕产妇出血、前驱症状（乏力、麻木、烦躁、针刺感），可考虑为羊水栓塞，这不包括产后出血，但没有早期凝血功能障碍证据者或其他原因的心肺功能衰竭者。

（4）羊水有形成分对诊断羊水栓塞的意义：目前尚无国际统一的羊水栓塞诊断标准和实验室诊断指标。羊水栓塞的诊断是临床诊断，常用的诊断依据主要为临床表现和诱发因素，系排除性诊断。

虽然母血涂片检查或器官病理检查找到羊水的有形成分有助于诊断羊水栓塞，但不是诊断羊水栓塞的必需依据。即使找到羊水有形成分，如果临床表现不支持，也不能诊断羊水栓塞。如果临床表现支持，即使没有找到羊水有形成分，也应诊断羊水栓塞。

（5）羊水栓塞常见的病因：高龄初产、经产妇、宫颈裂伤、子宫破裂、羊水过多、多胎妊娠、子宫收缩过强、急产、胎膜早破、前置胎盘、刮宫术、剖宫产术等可能是羊水栓塞的诱发因素。具体病因尚不明，可能与以下因素有关：

1）羊膜腔压力过高：临产后，尤其是第二产程宫缩时羊膜腔压力高达 100～175mmHg →羊膜腔内压力>静脉压→羊水进入破损的微血管→羊水进入母体血液循环。

2）血窦开放：分娩中宫颈或宫体损伤→血窦破裂开放→羊水进入胎盘→羊水进入母体血液循环。

3）胎膜破裂：胎膜早破、人工破膜或胎膜自然破裂→羊水进入子宫蜕膜或宫颈管破损的微血管→羊水进入母体血液循环。

（6）羊水栓塞是最严重的产科并发症之一：一旦发生羊水栓塞，部分患者可在短期内迅速死亡。主要原因是羊水中的有形成分，如毳毛、胎脂、角化上皮细胞、胎粪等可直接形成栓子。其次羊水本身为一种强凝物质，促使血液短期内凝固形成纤维蛋白栓。

上述栓子进入母体血液循环→阻塞肺毛细血管→反射性兴奋迷走神经→肺血管及冠状血管痉挛、支气管痉挛→左心输入量及排出量均降低→周围循环衰竭→肺动脉高压→肺水肿、急性肺心病及左心衰竭→肺内微血管换气与血流灌注失调→低氧血症→多器官严重缺氧→导致患者迅速死亡。

鉴于羊水栓塞起病急骤，病程进展快，病变范围广泛，可并发产后出血及 DIC 等不良后果，短期内可导致患者死亡，所以被认为是最严重的产科并发症之一。

（7）羊水栓塞的研究进展：羊水栓塞的诊断是临床诊断，符合羊水栓塞临床特点的孕产妇可以做出羊水栓塞的诊断，母体血中找到胎儿或羊水成分，不是诊断的必需依据。仅仅依据实验室检查不能做出羊水栓塞的诊断。孕产妇行尸体解剖在肺小动脉内见胎儿鳞状上皮或毳毛，可支持羊水栓塞的诊断。

血常规、凝血功能、血气分析、心电图、心肌酶谱、胸片、超声心动图、血栓弹力图、血流动力学监测等有助于羊水栓塞的诊断、病情监测及治疗。检测血清胰酶水平、血清补体 C3 及 C4、血清唾液酸 Tn 等可能有助于羊水栓塞的诊断。

体外膜氧合、子宫动脉栓塞、换血治疗等也尝试应用在羊水栓塞的治疗中，上述治疗的疗效尚缺乏大样本及多中心数据支持。对合并弥散性血管内凝血的羊水栓塞患者，早期补充凝血因子和血小板对患者的生存可能有重要的影响。

（王东红　郑　艺）

参考文献

[1] 中华医学会妇产科学分会产科学组. 羊水栓塞临床诊断与处理专家共识（2018）[J]. 中华妇产科杂志，2018，53（12）：831-835.

[2] 谢幸，孔北华，段涛. 妇产科学[M]. 9 版，北京：人民卫生出版社，2018.

[3] Kaur K，Bhardwaj M，Kumar P，et al. Amniotic fluid embolism [J]. Journal of Anaesthesiology Clinical Pharmacology，2016，32（2）：153-159.

[4] Gil M Y，Su W K，Hye S K，et al. Successful extracorproeal cardilpulmonary resuscitation in a postpartum patient with amniotic fluid embolism[J]. Journal of Thoracic Disease，2018，10（3）：189-193.

[5] Fitzpatrick K E，Tuffnell D，Kurinczuk J J，et al. Incidence，risk factors，management and outcomes of amniotic-fluid embolism：a population-based cohort and nested case-control study [J]. BJOG：An International Journal of Obstetrics & Gynaecology，2016，123（1）：100-109.

案例 18　子宫内膜癌

一、病历资料

1. 病史采集　患者，女，60 岁。因“绝经 10 年，阴道不规则流血 6 个月，加重 2 个月”就诊。既往月经规则，10 年前绝经，无痛经，无阴道分泌物异常。6 个月前无明显诱因下开始出现少量阴道流血，色暗红，持续 3～4 日干净，无腹痛。症状反复出现，患者未重视，未就诊。2 个月前无明显诱因上述症状逐渐加重，阴道流血淋漓不尽，来院就诊。门诊阴道 B 超检查提示：“子宫萎缩，内膜增厚（双层 1.3cm），回声不均。”予行分段诊刮术。术后病理报告：“（宫腔）高中分化子宫内膜样癌。”以“子宫内膜癌”收入院。

患病以来，神志清楚，精神、睡眠良好，胃纳一般，大、小便未见明显异常。近半年体重减轻 3kg。

既往史：有“高血压”病史 12 年，目前口服“苯磺酸氨氯地平片 5mg，每日 1 次”，血压控制良好。有“2 型糖尿病”史 10 年，目前“门冬胰岛素针，每日早餐前 22U、晚餐前 18U 皮下注射”，血糖控制良好。

婚育史：24 岁结婚，1-0-0-1。

家族史：否认恶性肿瘤及遗传病家族史。

2. 体格检查

（1）全身情况：T 37.2℃，P 73 次 /min，R 18 次 /min，BP 141/73mmHg，SpO_2 99%，BMI 32.3kg/m^2。神志清楚，精神良好，全身浅表未及

明显肿大淋巴结。肺、心体检无异常体征。腹软，未及包块，无压痛、反跳痛。双下肢无水肿，四肢活动正常，肌力及肌张力正常。神经系统查体无异常体征。

（2）妇科检查：外阴已婚已产式。阴道通畅，无异常分泌物。子宫颈轻度糜烂样改变，未见赘生物，无举痛。子宫前位，萎缩，质地中等，活动良好，无压痛。双侧附件区未扪及明显包块，无压痛。三合诊检查：双侧骶韧带、主韧带未及明显缩短或增厚。

3. 实验室及影像学检查

（1）血常规、凝血功能、血沉、肝炎系列、hCG、肿瘤标志物、甲状腺功能无明显异常。

（2）血生化：Scr 76.6μmol/L，BUN 5.8mmol/L，ALT 37U/L，AST 21U/L，TBIL 23.6μmol/L，LDH 202U/L。

（3）随机血糖：11.69mmol/L。

（4）经阴道B超：子宫萎缩，内膜增厚（双层1.3cm），回声不均，子宫小肌瘤（图18-1）。

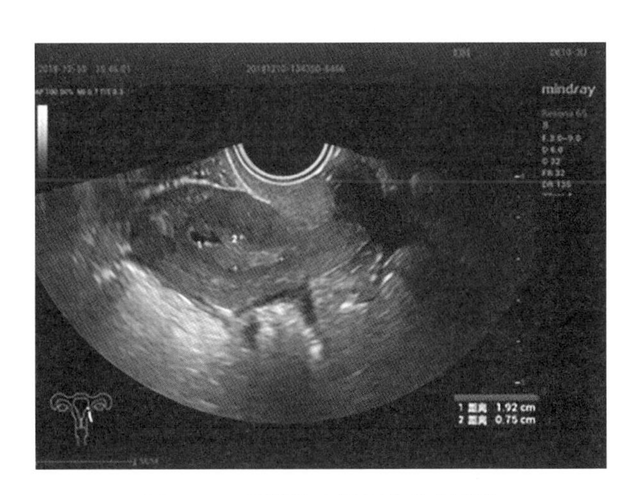

图18-1 经阴道B型超声检查图像

（5）24小时动态心电图：窦性心律偶伴不齐，偶发房性期前收缩（时呈短阵房性心动过速），偶发室性期前收缩，T波改变（间歇性）。

（6）心脏多普勒超声：左室舒张功能减退，三尖瓣轻度反流。

（7）胸部CT平扫：未见明显异常。

（8）上腹部CT平扫+增强：胆囊结石，余腹部未见明显异常。

（9）盆腔MRI增强：子宫前位，萎缩，形态尚规则，宫腔稍分离，内膜信号不均匀，宫腔内见不规则软组织信号影，靠后壁为主，T_1WI呈等信号，T_2WI呈等信号，DWI呈稍高信号，增强扫描病灶见轻度强化，与肌层分界欠清。宫底肌层见约1cm结节灶，T_2WI呈稍低信号，增强后呈环状强化。双侧卵巢未见显示，附件区未见肿块征象。盆腔未见肿大的淋巴结。诊断结果：子宫内膜癌可符，侵犯浅肌层可能，子宫小肌瘤（图18-2）。

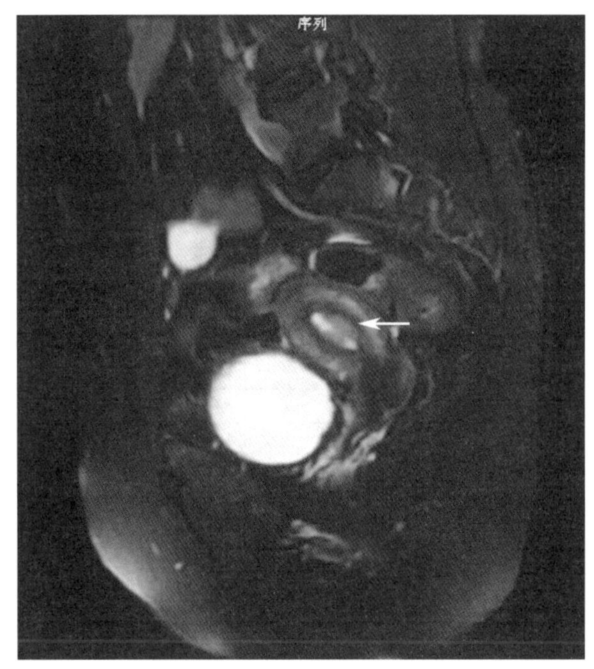

图18-2 盆腔增强MRI T_2WI（箭示病灶）

（10）数字化静脉肾盂造影：未见明显异常X线征象。

思考1：该患者为何需要行妇科三合诊检查？

经直肠、阴道、腹部联合检查（三合诊）是对双合诊检查的重要补充，能扪清后倾、后屈子宫大小，发现子宫后壁、子宫颈旁、直肠子宫陷凹、宫骶韧带和盆腔后部病变，估计盆腔内病变范围及其与子宫或直肠的关系，特别是癌肿与盆壁间的关系，以及扪诊阴道直肠隔、骶骨前方或直肠内有无病变，在生殖器肿瘤等检查时尤为重要。该患者绝经10年，阴道不规则流血6个月，加重2个月。首先考虑为子宫内膜癌，故应在双合诊的基础上，再行妇科三合诊检查。

思考 2：患者哪些症状符合子宫内膜癌的临床表现？

子宫内膜癌患者常见的临床表现包括：

（1）阴道流血：主要表现为绝经后阴道流血。尚未绝经者可表现为经量增多、经期延长等。

（2）阴道异常排液：一般多为血性液体或浆液性分泌物。如合并感染，则有恶臭的脓血性液体排出。

（3）疼痛：多为下腹隐痛不适，可由宫腔积脓或积液引起。晚期因病变扩散至子宫旁组织或压迫神经、器官，还可出现下肢或腰骶部疼痛。

（4）其他：晚期患者可触及下腹部增大的子宫，出现贫血、消瘦、发热、恶病质等全身衰竭的表现。

该患者为老年女性，绝经后阴道不规则流血6个月，加重2个月，近半年体重减轻3kg，这些症状符合子宫内膜癌的临床表现。

思考 3：患者哪些体征符合子宫内膜癌的临床表现？

子宫内膜癌患者早期可无相关的阳性体征。晚期因长期失血可导致贫血，出现贫血貌；触诊锁骨上、颈部及腹股沟淋巴结肿大；子宫颈、子宫颈管质硬或增大；三合诊检查主韧带或宫骶韧带增厚、弹性下降；附件区可扪及肿块，盆壁处可及肿大、固定的淋巴结。该患者目前无上述子宫内膜癌相关的阳性体征，推测为早期子宫内膜癌的可能性较大。

思考 4：子宫内膜癌患者一般建议做哪些辅助检查？

（1）血液生化检查：子宫内膜癌患者可合并糖尿病、高血压或心血管疾病，需重视血糖、血脂、肝肾功能等指标的检测。该患者有"高血压"病史12年，"糖尿病"史10年且肥胖，具备子宫内膜癌的高危因素。

（2）肿瘤标志物检查：子宫内膜癌无特异敏感的肿瘤标志物。部分患者可出现CA125或CA19-9、CA15-3或HE4异常，与肿瘤组织学类型、肌层浸润深度及子宫外受侵犯等因素具有相关性。上述肿瘤标志物检查对子宫内膜癌治疗后随访有一定参考价值。该患者肿瘤标志物检查未见明显异常，与子宫内膜癌的常见临床情况相符。

（3）超声检查：最常用的无创辅助检查方法。绝经后妇女子宫内膜厚度<5mm时，阴性预测值可达96%。该患者阴道B超检查提示："子宫萎缩，内膜肥厚（双层1.3cm），回声不均"，符合子宫内膜癌的表现。

（4）盆腔磁共振（MRI）：为子宫内膜癌患者首选的影像学检查方法。MRI能够清晰显示子宫内膜及肌层结构，用于明确病变位置、大小，肌层侵犯深度，子宫颈是否累及，是否侵犯至子宫体外、阴道、膀胱、直肠，以及盆腔内的肿瘤播散，观察盆腔、腹膜后区及腹股沟区的淋巴结转移情况等，有助于肿瘤的鉴别诊断（如内膜息肉、黏膜下肌瘤、肉瘤等），评价化疗疗效，以及治疗后随访。该患者MRI提示"子宫内膜癌可符，侵犯浅肌层可能"。

（5）电子计算机断层成像（CT）：CT的优势在于显示中晚期病变，评价病变侵犯子宫外、膀胱、直肠情况，显示腹、盆腔、腹膜后及双侧腹股沟区淋巴结转移，以及腹、盆腔其他器官及腹膜转移情况等。为了排除肺转移，必要时需行胸部CT检查。

（6）正电子发射计算机断层成像（PET-CT）：较少用于子宫内膜癌初诊患者。存在下列情况时，可推荐有条件者在治疗前应用PET-CT检查：①有临床合并症，不适合行手术治疗的患者；②可疑存在非常见部位的转移，如骨骼或中枢神经系统等转移；③活检病理提示为高级别肿瘤，包括低分化子宫内膜癌、乳头状浆液性癌、透明细胞癌和癌肉瘤等。PET-CT不推荐常规应用于子宫内膜癌患者治疗后的随访，仅当可疑出现复发转移时考虑行PET-CT检查。

（7）子宫内膜活检：子宫内膜的组织病理学检查是诊断的最后依据。获取子宫内膜的方法主要为分段诊断性刮宫术和宫腔镜下子宫内膜活检。该患者术后病理报告："（宫腔）高中分化子宫内膜样癌"，诊断明确。

（8）建议术前行凝血功能及双下肢静脉彩超检查，以排除下肢静脉血栓可能。

二、诊治经过

入院后完善体格检查、辅助检查，予一般治疗，糖尿病低盐软食。监测血糖，晚餐后 - 早餐前 - 中餐后：8.5-6.4-11.4mmol/L。监测血压，血压波动在 130～145/69～81mmHg。请内科会诊，建议继续门冬胰岛素早餐前 22U、晚餐前 18U 皮下注射控制血糖，继续口服苯磺酸氨氯地平片 5mg，每日 1 次，控制血压。

住院期间患者情绪比较紧张，反复强调平时体检从未提示肿瘤，为何会无缘无故诊断为子宫内膜癌。患者女儿也疑惑“子宫内膜癌”是否会遗传给下一代。

思考 5：作为医生，如何与患者、家属沟通子宫内膜癌的常见危险因素，以及是否有遗传风险性？

（1）生殖内分泌失调性疾病：如无排卵性月经异常、无排卵性不孕、多囊卵巢综合征等。由于无周期性排卵，子宫内膜缺乏孕激素拮抗，长期单一雌激素作用致使子宫内膜发生增生，甚至癌前病变或癌变。

（2）肥胖、高血压、糖尿病，称为子宫内膜癌三联征：有研究表明体重指数（BMI）每增加 1 个单位（kg/m^2），子宫内膜癌的相对危险增加 9%。与 BMI<25kg/m^2 的女性相比，BMI 在 30～35kg/m^2 的女性发生子宫内膜癌的风险大约增加 1.6 倍，而 BMI>35kg/m^2 的女性发生子宫内膜癌的风险增加 3.7 倍。该患者有“高血压”“糖尿病”“肥胖”等子宫内膜癌的高危因素。

（3）初潮早与绝经晚：晚绝经的妇女，后几年大多为无排卵月经，延长了无孕激素协同作用的雌激素刺激时间。

（4）不孕不育：增加子宫内膜癌的风险。与之相反，每次妊娠均可一定程度降低子宫内膜癌的发病风险。此外，末次妊娠年龄越高，患子宫内膜癌的概率越低。

（5）卵巢肿瘤：卵巢颗粒细胞瘤、卵泡膜细胞瘤等，常产生较高水平的雌激素，可引起月经不调、绝经后阴道不规则流血、子宫内膜异常增生甚至子宫内膜癌。

（6）外源性雌激素：单一外源性雌激素治疗如达 5 年以上，发生子宫内膜癌的风险增加 10～30 倍。采用雌、孕激素联合替代治疗则不增加罹患子宫内膜癌的风险。

（7）三苯氧胺：一种选择性雌激素受体修饰剂，既可表现出类雌激素作用，也可表现为抗雌激素作用，与不同的靶器官有关。三苯氧胺是乳腺癌内分泌治疗药物，有研究表明，长期服用可导致子宫内膜增生，发生子宫内膜癌的危险性增加。

（8）生活方式：饮食习惯、运动、饮酒、吸烟等与子宫内膜癌发病相关。

关于子宫内膜癌的遗传风险，大多数子宫内膜癌为散发性，但约有 5% 与遗传有关，其中关系最密切的遗传综合征是林奇综合征（Lynch syndrome），与年轻女性的子宫内膜癌发病有关。该患者女儿遗传子宫内膜癌的风险相对较小，但仍应建议加强监测。

根据患者症状、体格检查及辅助检查。目前诊断：子宫内膜癌临床Ⅰ期（G2），子宫肌瘤，2 型糖尿病，高血压病，肥胖。

思考 6：子宫内膜癌的常见病理分型有哪些？

子宫内膜样癌（最常见）、黏液性癌、浆液性癌、透明细胞癌、癌肉瘤等。

完善术前检查后，请麻醉科会诊。患者老年女性，既往高血压、糖尿病，控制良好，无明显手术禁忌证。

予全身麻醉腹腔镜下行“筋膜外子宫切除术＋双附件切除术＋前哨淋巴结显像标记术＋盆腔淋巴结切除术＋肠粘连分离术＋盆腔粘连松解术＋双侧输尿管周围粘连松解术”。

术中病理报告：（腹腔冲洗液）涂片内未找见恶性肿瘤细胞。

术中所见：盆腔内无明显游离液体，部分肠管及系膜与左侧盆壁腹膜束状致密粘连。子宫前位，萎缩，表面光滑，质地中等，未见明显肌瘤样结节突起，与周围组织无明显粘连。双侧输卵管走行自然，管壁柔软，伞端开放，黏膜存在；左侧输卵管与左侧盆壁腹膜部分致密粘连。双卵巢萎缩，色白，质实，外观无特殊。探查见左侧子宫旁淋巴结及右髂总、右髂外淋巴结荧光剂显影明显。两侧宫旁组织未见明显增厚，双侧宫骶韧带未见异常结节。直肠子宫陷凹存在，盆腔未见紫蓝色内异病灶。探查阑尾、大网膜、胃、肝、脾、肠管等处均无异常病灶，盆腔和腹主动脉旁淋巴结未及肿大（图 18-3，见文末彩插）。

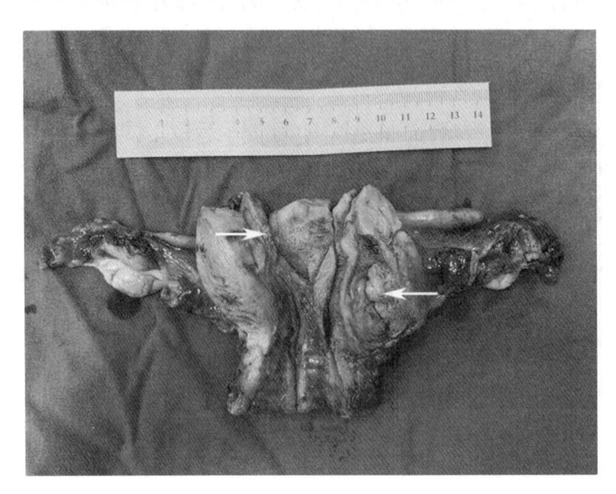

图 18-3　子宫、双侧附件病理标本

红箭示子宫内膜癌病灶，绿箭示子宫肌瘤

思考 7：如何个体化选择子宫内膜癌患者的手术治疗方案？

根据肿瘤累及范围及组织学类型，结合患者年龄、全身情况制定治疗方案。

早期患者以手术为主，术后根据高危因素选择辅助治疗。

手术目的：一是进行手术病理分期，明确病变范围、预后相关因素；二是切除病变子宫及其他可能存在的转移病灶。

手术可经腹或腹腔镜途径进行，标本应常规进行病理学检查，同时行癌组织雌、孕激素受体检测。

子宫内膜癌病灶局限于子宫体者的基本术式是筋膜外全子宫切除及双侧附件切除术，对年轻、无高危因素者，可考虑保留卵巢；有高危因素者应同时行盆腔和腹主动脉旁淋巴结切除，也可以考虑前哨淋巴结绘图活检；病变侵犯子宫颈间质者行改良广泛性子宫切除、双侧附件切除、盆腔和腹主动脉旁淋巴结切除。病变超出子宫者实施肿瘤细胞减灭术，尽可能切除所有肉眼可见的肿瘤病灶。

患者术后予常规护理，留置导尿管和盆腔引流管各 1 根，抗生素预防感染，以及化痰、补液等治疗。术后第 2 日予糖尿病流质饮食，复查血常规、凝血功能、血生化、超敏 C 反应蛋白等。

术后病理学检查结果：子宫内膜样癌Ⅰ～Ⅱ级，浸润浅肌层，子宫平滑肌瘤，子宫颈黏膜慢性炎，双侧输卵管及卵巢组织，双侧卵巢血管阴性。“右前哨淋巴结（髂总）1，右前哨淋巴结（髂外）1，盆腔淋巴结 13”共 15 枚淋巴结均阴性；“左前哨淋巴结（宫旁）”未及淋巴结（图 18-4，见文末彩插）。

思考 8：子宫内膜癌患者如何进行手术病理分期？（表 18-1）

表 18-1　子宫内膜癌手术病理分期（FIGO，2009）

期别			肿瘤范围
Ⅰ期			肿瘤局限于子宫体
	ⅠA		肿瘤浸润深度<1/2 肌层
	ⅠB		肿瘤浸润深度≥1/2 肌层
Ⅱ期			肿瘤侵犯子宫颈间质，但无子宫体外蔓延
Ⅲ期			肿瘤局部和/或区域扩散
	ⅢA		肿瘤累及子宫浆膜和/或附件
	ⅢB		肿瘤累及阴道和/或宫旁组织
	ⅢC		盆腔淋巴结和/或腹主动脉旁淋巴结转移
		ⅢC1	盆腔淋巴结转移
		ⅢC2	腹主动脉旁淋巴结转移
Ⅳ期			肿瘤侵及膀胱和/或直肠黏膜，和/或远处转移
	ⅣA		肿瘤侵及膀胱和/或直肠黏膜
	ⅣB		远处转移，包括腹腔内和/或腹股沟淋巴结转移

患者子宫内膜癌手术病理分期为ⅠA 期。

思考 9：根据病理学检查结果，如何与患者、家属沟通后续治疗方案及预后？

根据病理学检查结果，患者为ⅠA 期，手术范围已够，暂无需后续治疗。但应告知子宫内膜癌为恶性肿瘤，术后仍有复发、转移风险，预后相对较差。

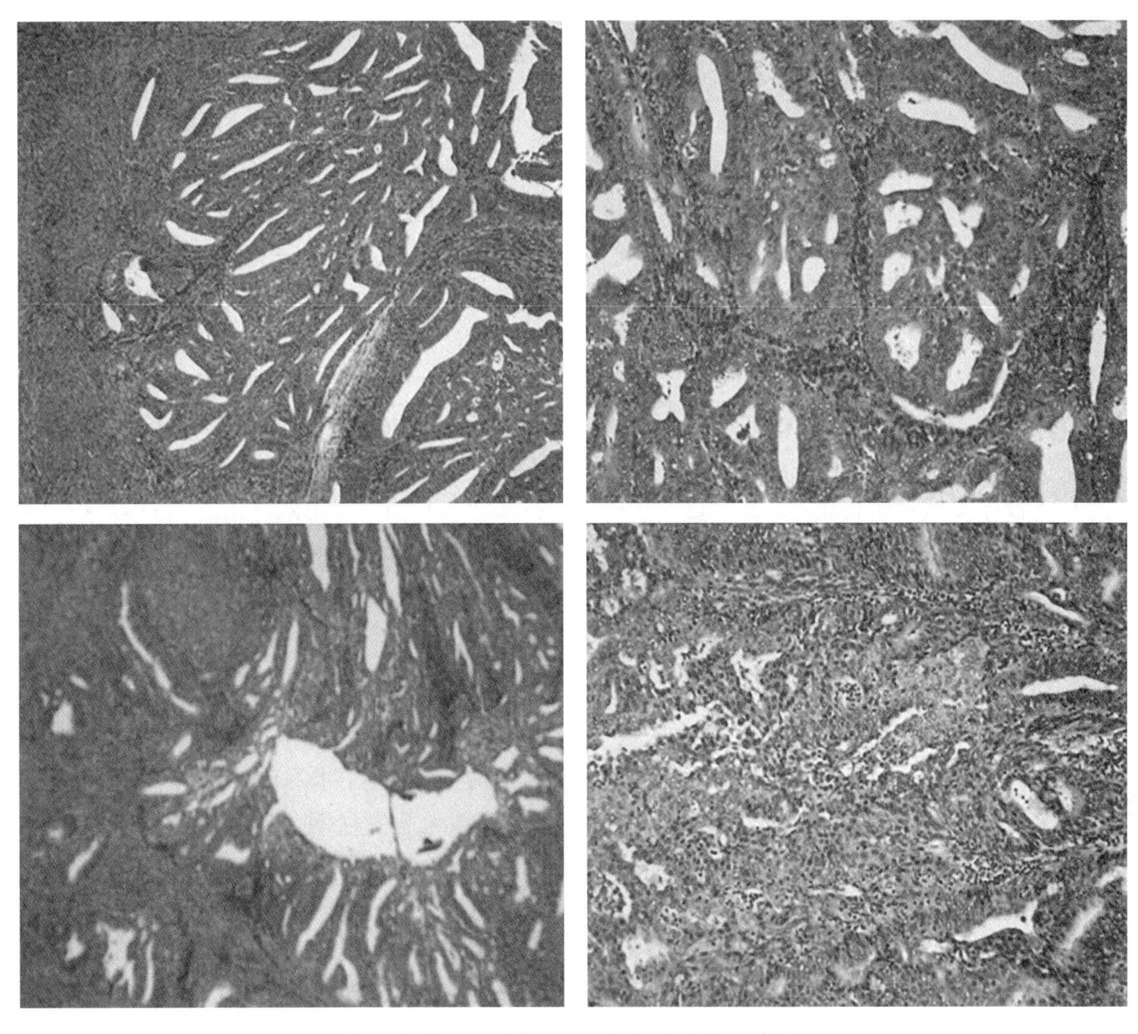

图 18-4 子宫内膜样腺癌病理切片（HE 染色）

出院后，嘱患者需肿瘤专科门诊终生随访，定期复查。

思考 10：子宫内膜癌的随访方案一般是怎样的？

治疗后应定期随访。一般术后 2～3 年内每 3 个月随访 1 次，3 年后每 6 个月随访 1 次，5 年后每年 1 次。随访内容包括详细询问病史、妇科检查、阴道细胞学检查、胸部 X 线摄片、盆腔超声、腹部超声、肿瘤标志物检测等，必要时行 CT 或磁共振检查。

三、病例分析

1. 病史特点

（1）患者，女，60 岁，1-0-0-1，绝经 10 年，阴道不规则流血 6 个月，加重 2 个月。

（2）体格检查：T 37.2℃，P 73 次 /min，R 18 次 /min，BP 141/73mmHg，SpO_2 99%，BMI 32.3kg/m^2。肺、心、腹部、神经系统以及妇科专科查体无明显异常体征。

（3）实验室及影像学检查：经阴道 B 超提示“子宫萎缩，内膜肥厚，回声不均，子宫小肌瘤”。盆腔增强 MRI 提示“子宫内膜癌可符，侵犯浅肌层可能，子宫小肌瘤”。随机血糖：11.69mmol/L。胸部 CT 平扫、上腹部 CT 平扫 + 增强、数字化静脉肾盂造影均未见明显异常。

2. 诊断与诊断依据

（1）子宫内膜样癌ⅠA 期：患者，女，60 岁，绝经 10 年，阴道不规则流血 6 个月，加重 2 个月。体格检查提示全身浅表未及明显肿大淋巴结，三合诊检查提示双侧宫骶韧带、主韧带均未及明显缩短及增厚。经阴道 B 超提示“子宫内膜肥厚（双层 1.3cm），回声不均”。盆腔增强 MRI

提示“子宫内膜癌可符，侵犯浅肌层可能”。胸部CT平扫、上腹部CT平扫+增强、数字化静脉肾盂造影均未见明显转移灶。术后病理学检查结果：子宫内膜样癌Ⅰ～Ⅱ级，浸润浅肌层，子宫颈黏膜慢性炎，双侧输卵管及卵巢组织，双侧卵巢血管阴性。“右前哨淋巴结（髂总）1，右前哨淋巴结（髂外）1，盆腔淋巴结13”共15枚淋巴结均阴性；“左前哨淋巴结（宫旁）”未及淋巴结。故诊断明确。

（2）子宫平滑肌瘤：体格检查子宫未扪及明显包块，经阴道B超、盆腔增强MRI提示“子宫小肌瘤”，术后病理学检查提示“子宫平滑肌瘤”，故诊断明确。

（3）高血压病：患者既往有“高血压”病史12年，目前口服苯磺酸氨氯地平片5mg，每日1次。入院血压141/73mmHg。故诊断明确。

（4）2型糖尿病：患者既往有“2型糖尿病”病史10年，目前皮下注射门冬胰岛素针，每日早餐前22U、晚餐前18U皮下注射。随机血糖：11.69mmol/L。故诊断明确。

（5）肥胖：BMI 32.3kg/m^2。

3. 鉴别诊断

（1）萎缩性阴道炎：常见于绝经后女性，表现为血性阴道分泌物。检查时可见阴道黏膜萎缩变薄、充血或有出血点、分泌物增多等表现。局部治疗后可好转。必要时可先抗炎治疗，再行诊断性刮宫术。

（2）子宫内膜息肉或黏膜下子宫肌瘤：表现为月经过多、经期延长，或不规则阴道流血，超声检查、宫腔镜检查以及诊断性刮宫可明确诊断。

（3）子宫颈癌、子宫肉瘤及输卵管癌：可表现为不规则阴道流血或排液增多。颈管型子宫颈癌因病灶位于子宫颈管内，子宫颈管变粗、变硬或呈桶状。子宫肉瘤有子宫短期内明显增大，变软。输卵管癌以阴道流血、间隙性阴道排液、下腹隐痛等为主要症状，可扪及附件区包块。影像学检查子宫内膜多无异常。

四、治疗方案

治疗原则：子宫内膜癌的治疗以手术治疗为主，辅以放疗、化疗和激素等综合治疗。

1. 手术治疗 手术是子宫内膜癌的主要治疗手段，除不能耐受手术或晚期无法手术的患者外，都应进行全面的分期手术。

（1）Ⅰ型子宫内膜癌：如本例患者，手术方式选择详见思考7。

（2）Ⅱ型子宫内膜癌：包括浆液性腺癌，透明细胞癌及癌肉瘤。除进行腹水细胞学检查、全子宫切除、双侧附件切除、盆腔淋巴结和腹主动脉旁淋巴结切除外，还应行大网膜切除术及腹膜多点活检。如为晚期，则行肿瘤细胞减灭术。

2. 放射治疗 放疗是治疗子宫内膜癌有效方法之一。对于伴有严重内科并发症、高龄等不宜手术的各期子宫内膜癌患者，可行放疗。Ⅰ期、高分化患者选用单纯腔内近距离照射，其他各期应采用腔内近距离放疗联合体外照射治疗。

（1）单纯放疗：用于有手术禁忌证或无法手术切除的晚期子宫内膜癌患者。

（2）放疗联合手术：Ⅱ期、ⅢC期、伴有高危因素的Ⅰ期患者，术后辅以放疗，可降低局部复发，改善无瘤生存期。Ⅲ期、Ⅳ期患者，手术、放疗、化疗联合应用，可以提高疗效。

患者目前无后续放射治疗的指征。

3. 化疗 全身治疗。主要应用于晚期（Ⅲ～Ⅳ期）或复发性子宫内膜癌，也可用于术后有复发高危因素患者的治疗，以期减少盆腔外的远处转移。常用药物有卡铂、紫杉醇、多柔比星等。可单独或联合应用，也可以与孕激素合并应用。目前较推荐方案卡铂+紫杉醇联用。本例患者目前无化疗指征。

4. 激素治疗 一般包括甲地孕酮及他莫昔芬（两者可交替使用）、孕激素类、芳香化酶抑制剂、他莫昔芬等。激素治疗仅用于子宫内膜样腺癌，主要为孕激素，用于早期子宫内膜癌需保留生育功能的年轻患者及晚期、复发性或无法手术的患者。以高效药物、大剂量、长疗程为佳，4～6周可显效，至少应用12周以上方可评定疗效。对肿瘤分化良好、孕激素受体阳性者疗效较好，对远处复发者疗效优于盆腔复发者。长期孕激素治疗可出现水钠潴留或药物性肝炎等副作用。有血栓性疾病史者慎用。本例患者目前无后续应用激素治疗的指征。

5. 综合治疗 通常包括围绕手术后的辅助治疗。Ⅰ期患者的术后治疗需结合患者有无高危因素、浸润肌层深度和组织学分级进行评估。高危因素包括：年龄>60 岁、淋巴脉管间隙浸润、肿瘤较大（一般指肿瘤直径超过 2cm）、子宫下段或子宫颈间质浸润。

6. 特殊类型子宫内膜癌（浆液性癌、透明细胞癌）的治疗 治疗原则：无论临床诊断期别早晚，均应进行全面手术病理分期，包括盆腹腔冲洗液细胞学检查、全子宫切除、双侧附件切除、盆腔淋巴结及腹主动脉旁淋巴结切除、大网膜切除及腹膜多点活检术。晚期则行肿瘤细胞减灭术。术后以全身化疗为主，除局限于子宫内膜的部分ⅠA 期患者可观察外，其余患者均应化疗 + 盆腔外照射治疗。

五、预后

子宫内膜癌的预后影响因素较多，包括年龄、期别、病理类型、组织级别、肌层受侵深度、子宫颈及其间质受累、子宫外病灶部位（附件受累、淋巴结转移、脉管受累、腹腔细胞学检查阳性）、其他（雌、孕激素受体、DNA 倍体检测等）、治疗方案的选择及并发症等。总而言之，子宫内膜癌患者的预后与患者全身状况、肿瘤恶性程度、病变范围、治疗方案的选择等有关。本例患者为早期子宫内膜癌，预后相对较好。

六、要点和讨论

1. 诊治要点 对于本病例，诊治并不难，但是对于子宫内膜癌应该随时保持敏感性，并严格把握绝经后子宫内膜活检的指征。绝经后或绝经前不规则阴道流血或血性分泌物，排除子宫颈病变者；无排卵性不孕症多年的患者；持续阴道排液者；影像学检查发现子宫内膜异常增厚或子宫腔赘生物者。对一些能产生较高水平雌激素的卵巢肿瘤患者，如颗粒细胞瘤或卵泡膜细胞瘤等，也应行子宫内膜活检。

病理组织学诊断是"金标准"，对于一些病变局限者，如诊断性刮宫无法获得病理组织，可考虑采用宫腔镜直视下活检，并能直接观察子宫内及子宫颈管内病灶的外观形态、位置和范围，对可疑病灶进行直视下定位活检或切除，降低漏诊率。但膨宫液可能导致部分肿瘤细胞沿输卵管进入腹腔，其是否导致腹腔种植病灶的发生尚存在争议。

根据患者全身情况、癌变累及范围及组织学类型选用和制订适宜的治疗方案。早期患者以手术为主，按手术病理分期结果及存在的复发高危因素选择辅助治疗；晚期则采用手术、放疗、药物等综合治疗。

子宫内膜癌的首选治疗方法是手术治疗。手术的目的一是进行手术病理分期、确定病变的范围及预后相关的重要因素，二是切除癌变的子宫及其他可能存在的转移病灶。术中首先进行全面探查，对可疑病变部位取样做冰冻切片检查，并留腹水或盆腹腔冲洗液进行细胞学检查。剖视切除的子宫标本，判断有无肌层浸润。标本常规进行病理学检查，癌组织还应行雌、孕激素受体检测，作为术后选用辅助治疗的依据。在手术途径的选择上可以经腹或腹腔镜手术。对于早期的子宫内膜癌患者，因腹腔镜手术存在分期可靠、损伤小，术后恢复快等优点，已较广泛应用。

子宫内膜癌患者常常合并高血压、糖尿病、肥胖等基础疾病，因此在手术前建议对患者进行全面的术前评估，包括年龄、全身健康状况及内科合并症等。虽然多数子宫内膜癌病灶生长缓慢，局限于子宫内膜或子宫腔内时间长，但也有部分特殊病理类型（浆液性乳头状腺癌、鳞腺癌、透明细胞癌等）和低分化癌可发展很快，短期内出现转移，因此术前建议完善胸部 CT、腹部 CT 等排除有无远处转移，必要时行 PET-CT 检查。

治疗后需定期随访，75%～95% 复发发生在术后 2～3 年内。多数复发见于阴道和盆腔局部，早期发现和积极治疗是随诊的主要目标。

2. 分析讨论 子宫内膜癌又称子宫体癌，是指原发于子宫内膜的一组上皮性恶性肿瘤，其中多数为起源于子宫内膜腺体的腺癌，称子宫内膜腺癌或子宫内膜样腺癌。

子宫内膜癌为女性生殖道三大恶性肿瘤之一，占女性生殖道恶性肿瘤 20%～30%。多见于老年妇女。多数患者诊断时病变尚局限于子宫，故预后较好。20 多年来由于手术病理分期在世界范围内广泛应用，选择适宜的术后辅助治疗，5 年总存活率已由 67% 上升为 78%；Ⅰ期 5 年存活率由 70%～76% 提高到 88%。

世界范围内子宫内膜癌发病率有上升趋势，

发病率有种族、地域性差异，以北美、北欧地区发病率最高，亚洲日本、印度等国发病率较低。在某些欧美国家子宫内膜癌发病率已居女性生殖道恶性肿瘤首位。

子宫内膜癌可分为3种类型。Ⅰ型：占70%，为雌激素依赖型，常见于年轻、肥胖或为绝经延迟妇女，发病与雌激素相关。其病理类型均为子宫内膜样腺癌，多为高分化，其癌前病变为子宫内膜不典型增生，预后好。Ⅱ型：约占10%，为非雌激素依赖型。其病理类型为子宫内膜浆液性腺癌、透明细胞癌、未分化癌及子宫内膜癌中特殊类病理类型，其发病与雌激素无关，多由基因突变所致。其中癌肉瘤属化生癌瘤，恶性程度高，预后差。此型子宫内膜癌多见于老年妇女，预后不良。Ⅲ型：与家族遗传性相关，约占子宫内膜癌的10%，其中5%为LynchⅡ综合征患者，即遗传性非息肉样直肠结肠病综合征（hereditary non-polyposis colorectal cancer，HNPCC）患者。可为任何病理类型和级别，其中35%为晚期或低分化癌瘤。HNPCC患者为子宫内膜癌的高危人群，可行基因检测（PMS_2、MLH_1、MSH_2、PMS_1等）诊断，为重点监测对象。

3. 研究进展 从组织器官的细胞研究，到现在深入到分子的单基因表达和调控，现在越来越多的医学基础研究（包括基因组学、蛋白组学等）为子宫内膜癌的治疗提供了新方向。子宫内膜癌具有生长缓慢、转移较晚等特点。近年来年轻患者数量逐渐上升，保留生育功能是今后子宫内膜癌研究的重点方向之一。

（1）新靶向治疗：随着个性化肿瘤治疗和靶向研究热度不断升温，几种新型疗法已被开发和应用于子宫内膜癌的治疗，特别是在Ⅰ型子宫内膜癌治疗中。雷帕霉素类似物依维莫司、西罗莫司，已获批为子宫内膜癌Ⅱ期临床试验的单药治疗药物。血管内皮生长因子的过表达导致血管增生，给肿瘤供氧和营养增多。贝伐单抗是一种针对血管内皮生长因子的单克隆抗体，在复发子宫内膜癌患者中已作为应用药物之一。

（2）年轻女性保留生育功能：4%～5%的子宫内膜癌患者在40岁以下。其中有60%～70%的患者在诊断时并未生育，希望能够保留生育功能。

对于年轻的子宫内膜癌患者，进行子宫内膜病理检查是必要的（推荐行宫腔镜检查），G_1病变中仅23%级别升高，还应该注意对肌层浸润的深度进行增强MRI评估。

保留生育功能只适用于子宫内膜样腺癌。符合下列所有条件才能保留生育功能：①分段诊刮标本经病理专家核实，病理类型为子宫内膜样腺癌，G_1级。②MRI检查（首选）或经阴道超声检查发现病灶局限于子宫内膜。③影像学检查未发现可疑的转移病灶。④无药物治疗或妊娠的禁忌证。⑤经充分解释，患者了解保留生育功能并非子宫内膜癌的标准治疗方式并在治疗前咨询生殖专家。⑥对合适的患者进行遗传咨询或基因检测。⑦可选择甲地孕酮、醋酸甲羟孕酮和左炔诺孕酮宫内缓释系统治疗。最常用的口服孕激素包括醋酸甲羟孕酮（400～800mg，每日口服）或醋酸甲地孕酮（160mg/d，每日分2或4次口服）。⑧治疗期间每3～6个月分段诊刮或取子宫内膜活检，若子宫内膜癌持续存在6～12个月，则行全子宫切除+双侧附件切除+手术分期，术前可考虑行MRI检查；若6个月后病变完全缓解，鼓励患者受孕，孕前持续每3～6个月进行子宫内膜取样检查；若患者暂无生育计划，予孕激素维持治疗及定期监测。⑨完成生育后或子宫内膜取样发现疾病进展，即行全子宫切除+双侧附件切除+手术分期。

许多子宫内膜样癌的年轻患者还有其他影响生育功能的因素，包括肥胖与多囊卵巢综合征等，强烈建议减肥。在患者激素治疗后可能需要应用一些辅助生殖技术，包括氯米芬、人工授精和体外受精等。

（徐向荣）

参考文献

[1] 子宫内膜诊疗规范（2018年版）[S]. 中华人民共和国国家卫生健康委员会，2018.

[2] 谢幸，孔北华，段涛. 妇产科学[M]. 9版. 北京：人民卫生出版社，2018.

[3] 曹泽毅. 中华妇产科学[M]. 3版. 北京：人民卫生出版社，2014.

[4] 徐丛剑，华克勤. 实用妇产科学[M]. 4版. 北京：人民卫生出版社，2018.

[5] Koh W J, Abu-Rustum N R, Bean S, et al. Cervical Cancer, version 3.2019, NCCN clinical practice guidelines in oncology[J]. Journal of the National Comprehensive Cancer Network, 2019, 17(1): 64-84.

案例 19 多囊卵巢综合征

一、病历资料

1. 病史采集 患者，女，25 岁。因“月经周期延长 4 年，未避孕未孕 3 年”就诊。既往月经规则，周期 28 日，3～5 日干净。4 年前无明显诱因下开始出现月经不规则，周期 40～90 日，经期、经量无明显改变，无痛经，无阴道分泌物异常。结婚 3 年，性生活 2～3 次 / 周，未避孕未孕。末次月经 2 个月前，量及性状同前，无腹痛，无恶心、呕吐，自测尿妊娠试验阴性。

患病以来，神志清楚，精神、睡眠良好，胃纳一般，大、小便未见明显异常。体重增加 10kg。

既往史：否认肺、心、肝、脑、肾等重要脏器疾病史，否认传染病史，预防接种按时按序，否认食物、药物过敏史，否认手术史、外伤史及输血史。

月经史：初潮 14 岁，其余月经情况详见现病史。

婚育史：22 岁结婚，0-0-0-0，丈夫体健。

个人史：大学文化，否认酗酒、吸烟、吸毒史，否认不洁性生活史。

家族史：母亲，56 岁，患“2 型糖尿病”10 余年，目前口服“二甲双胍”控制血糖，血糖基本控制在正常范围。父亲 3 年前 57 岁时死于“心肌梗死”。有 1 个姐姐和 1 个哥哥。姐姐现年 37 岁，体型较肥胖，育有 2 个孩子。哥哥 29 岁，健康，结婚半年余，妻子现妊娠 6 周。否认恶性肿瘤疾病家族史。

2. 体格检查

（1）全身情况：T 37.0℃，P 79 次 /min，R 18 次 /min，BP 109/68mmHg。神志清楚，精神良好，身高 160cm，体重 78kg，全身浅表未及明显肿大淋巴结。面部见痤疮，上唇见细须，皮肤毛发增多（腋毛、四肢、乳晕周围）。肺、心听诊正常。双侧乳房发育正常，无溢乳。腹软，未及包块，无压痛、反跳痛。腰围 90cm，臀围 100cm。双下肢无水肿，四肢活动正常，肌力及肌张力正常。神经系统查体无异常体征。

（2）妇科检查：外阴已婚未产式，阴毛浓密。阴道通畅，无异常分泌物。子宫颈光滑，未见赘生物，无举痛，无接触性出血。子宫前位，略小，质地中等，活动良好，无压痛。双侧附件区未扪及明显包块，无压痛。

3. 实验室及影像学检查（门诊检查）

（1）经阴道 B 超：子宫略偏小；双侧卵巢多囊改变（卵泡>12 个，最大直径 9mm），子宫内膜厚 0.6cm（双层）（图 19-1）。

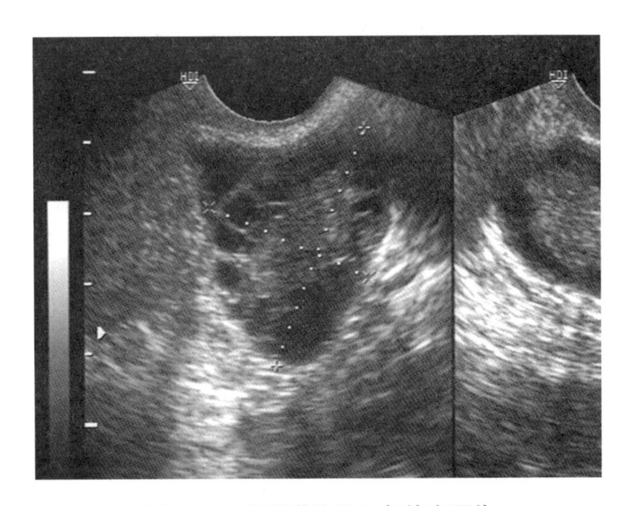

图 19-1 经阴道盆腔 B 超检查图像

（2）子宫输卵管造影：子宫腔形态无异常，双侧输卵管通畅，走行自然（图 19-2）。

（3）血清生殖内分泌激素测定

LH：12.8IU/L（参考值 3.8～20IU/L，中期峰可 5 倍于基础值，青春期前 <5，绝经后 >25）。

FSH：3.7IU/L（参考值 3.8～17.2IU/L，中期峰可 2 倍于基础值，青春期前 <5，绝经后 >40）。

T：4.2nmol/L（参考值 0.3～3nmol/L）。

E_2：105pmol/L（参考值 卵泡期：92～275pmol/L，中期峰：734～2 200pmol/L，黄体期：367～1 100pmol/L，绝经后：<100pmol/L）。

P：0.8nmol/L（参考值 卵泡期：0.3～4.8nmol/L，黄体期：8.0～89nmol/L，绝经后 <2.2nmol/L）。

PRL：10μg/L（参考值 5～30μg/L）。

hCG：0.5IU/L（参考值 未孕女性 0～5.3IU/L）。

（4）空腹血糖：5.0mmol/L（参考值 3.9～6.1mmol/L）。

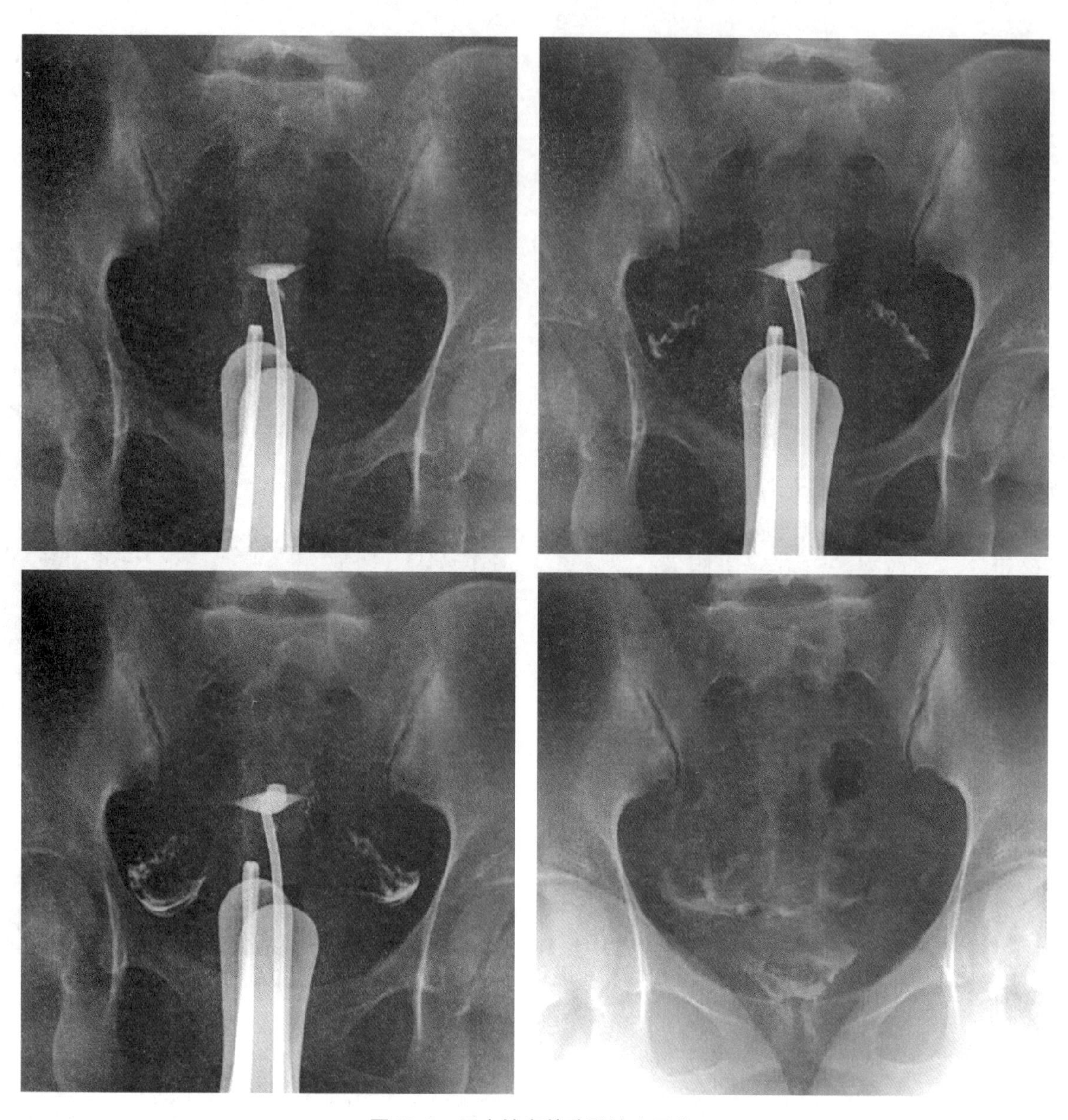

图 19-2 子宫输卵管造影检查图像

（5）空腹胰岛素：18.8mU/L（参考值 4.2～16.2mU/L）。

（6）甲状腺功能检查未见异常。

（7）丈夫精液检查结果未见异常。

二、诊治经过

患者育龄女性，月经周期延长 4 年，未避孕未孕 3 年。现停经 2 个月，查血、尿 hCG 阴性，参考血清生殖内分泌激素水平，可以排除妊娠。

思考 1：作为接诊医生，分析该患者“不孕”的原因有哪些？

不孕症按照病因可分为女方因素、男方因素和不明原因性不孕。女方因素主要包括盆腔因素和排卵障碍两类。该患者月经周期不规则。因月经稀发是排卵障碍的外在表现之一，故推测患者可能是因排卵障碍而导致不孕。此外，可能病因还包括免疫因素、输卵管因素、遗传缺陷等。

思考 2：该患者排卵障碍的原因是什么？

排卵障碍的常见原因包括下丘脑性、垂体性、卵巢性和其他内分泌异常等。根据患者病史资料，首先考虑为卵巢性排卵障碍。

思考3: 卵巢性排卵障碍由卵巢本身原因引起，如先天性性腺发育不良、多囊卵巢综合征（polycystic ovary syndrome，PCOS）、卵巢功能不全等；根据已有资料，本例患者能确诊为PCOS吗？

PCOS诊断目前多采用鹿特丹标准，具体如下：

1. 稀发排卵或无排卵。

2. 高雄激素的临床表现和/或高雄激素血症。

3. 卵巢多囊样改变：超声提示一侧或双侧卵巢直径2～9mm的卵泡≥12个或卵巢体积≥10mL。

4. 3项中符合2项并排除其他高雄激素病因，如高催乳素血症和甲状腺疾病、先天性肾上腺皮质增生、库欣综合征、雄激素分泌性肿瘤、21-羟化酶缺乏性非典型肾上腺皮质增生、外源性雄激素应用等。

2018年，多囊卵巢综合征中国诊断标准发布：

1. 育龄期及围绝经期PCOS的诊断

（1）疑似PCOS：月经稀发、闭经或不规则子宫出血是诊断的必需条件。另外再符合下列2项中的1项：①高雄激素临床表现或高雄激素血症；②超声下表现为多囊卵巢（polycystic ovary morphology，PCOM）。

（2）确诊PCOS：具备上述疑似PCOS诊断条件后还必须逐一排除其他可能引起高雄激素的疾病和引起排卵异常的疾病才能确定PCOS的诊断。

2. 青春期PCOS的诊断　对于青春期PCOS的诊断必须同时符合以下3个指标，包括：①初潮后月经稀发持续至少2年或闭经；②高雄激素临床表现或高雄激素血症；③超声下卵巢PCOM表现。同时应排除其他疾病。

本例患者符合PCOS诊断的鹿特丹标准，同时也符合中国诊断标准，但尚需排除其他可能引起排卵异常及高雄激素的疾病。

患者面部见痤疮，上唇有细须，皮肤毛发增多（腋毛、四肢、乳晕周围）。

思考4: 上述体征对于疾病诊断有何意义？

这些体征属于高雄激素的临床表现。高雄激素性多毛以性毛增多为主，阴毛浓密，可呈男性型倾向，延及肛周、腹股沟、腹中线等部位，也有出现上唇和/或下颌细须、乳晕周围有长毛等。高雄激素性痤疮与女性体内雄激素积聚过多，刺激皮脂腺分泌旺盛有关。

高雄激素血症或高雄激素症状是PCOS诊断的条件之一。根据PCOS诊断标准，尚需排除其他引起高雄激素血症或高雄激素症状的疾病，如库欣综合征、肾上腺皮质增生、卵巢或肾上腺分泌雄激素的肿瘤，其他药物性高雄激素血症等。

患者阴道超声检查提示双侧卵巢呈多囊改变（卵泡>12个，最大直径9mm）。

思考5: B超提示“多囊卵巢”，如何向患者解读该检查结果？

多囊卵巢是超声检查对卵巢形态的一种描述，指一侧或双侧卵巢中直径2～9mm的卵泡数≥12个和/或卵巢体积≥10mL。“多囊卵巢”是诊断“多囊卵巢综合征”的条件之一，但“多囊卵巢”并非“多囊卵巢综合征”所特有，正常育龄妇女中20%～30%可有PCOM。PCOM也可见于口服避孕药、下丘脑性闭经、高催乳素血症、分泌生长激素的肿瘤等。B超提示“多囊卵巢”并不能诊断“多囊卵巢综合征”，还需要结合其他指标综合评估。

思考6: 哪些辅助检查有助于诊断该患者为PCOS？

1. 基础体温测定　可用该方式指导患者监测排卵。单相型基础体温曲线提示不排卵。

2. 超声检查　主要表现为PCOM。患者的超声征象符合PCOM表现。

3. 腹腔镜检查　可见双侧卵巢均匀性增大，白膜增厚、坚韧，表面光滑，多呈灰白色，有新生血管。白膜下见多个卵泡，无排卵迹象。镜下卵巢组织活检可确诊。腹腔镜检查为有创操作，根据患者目前情况，不作为首选的辅助检查方案。

4. 诊断性刮宫 一般在月经期前数日或月经来潮6小时内进行，可刮出不同程度的增生期子宫内膜，无分泌期变化（图19-3，见文末彩插）。对闭经或月经不规则患者，可以了解子宫内膜的增生情况。目前临床已较少使用。

5. 内分泌测定 PCOS患者内分泌特征主要有雄激素过多、雌酮过多、黄体生成素/卵泡刺激素比值增大、胰岛素过多等。患者血清内分泌测定提示睾酮水平升高，LH/FSH比值>3，空腹胰岛素水平偏高。以上表现均符合PCOS患者的血清内分泌特征。

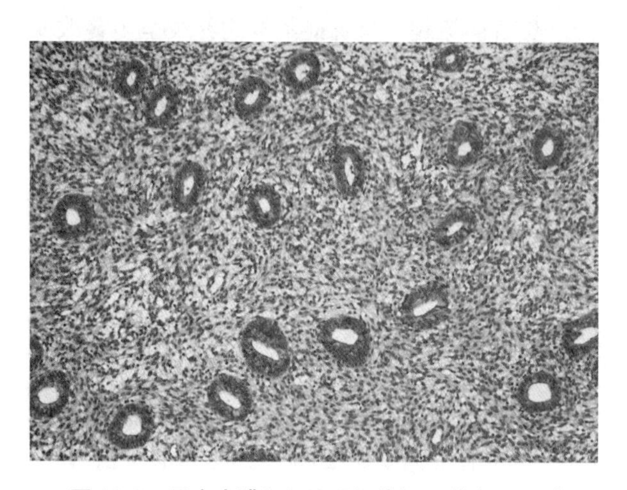

图19-3 子宫内膜组织病理切片（HE染色×100）

患者身高160cm，体重78kg，腰围90cm，臀围100cm。

思考7： 根据上述体征，该患者属于"肥胖"吗？

1. 根据BMI诊断肥胖的标准 目前WHO将BMI≥25kg/m² 定义为超重，BMI≥30kg/m² 为肥胖。针对亚太地区人群体质及其与肥胖有关疾病的特点，将亚洲成人BMI 23.0～24.9kg/m² 定义为肥胖前期，>25.0kg/m² 为肥胖。《中国成人超重和肥胖症预防与控制指南（试行）》提出中国人肥胖诊断BMI界值，将BMI 18.5～23.9kg/m² 定义为体重正常，24.0～27.9kg/m² 为超重，≥28.0kg/m² 为肥胖。根据患者身高、体重，计算其BMI为30.5kg/m²，可以诊断为"肥胖"。

2. 中心性肥胖的诊断标准

（1）腰臀比（腰围/臀围）：男性≥0.9，女性≥0.8。

（2）腰围：男性≥85cm，女性≥80cm。

患者腰围90cm，臀围100cm，腰臀比0.9，可以诊断为"中心性肥胖"。

50%以上的PCOS患者肥胖，且常呈中心性肥胖，与胰岛素抵抗、雄激素分泌过多，游离睾酮比例增加、瘦素抵抗等有关。

为明确是否存在代谢异常，医生建议患者行75g口服葡萄糖耐量试验和胰岛素释放试验，结果如下：

血糖水平：

空腹4.8mmol/L（参考值3.9～6.1）

服糖后1小时9.3mmol/L（参考值<11.1）

服糖后2小时9.4mmol/L（参考值3.9～7.8）

胰岛素水平：

空腹19.1mU/L（参考值4.2～16.2）

服糖后1小时216.3mU/L（参考值41.8～109.8）

服糖后2小时>300mU/L（参考值26.2～89.0）

服糖后3小时267.5mU/L（参考值5.2～43.0）

根据患者血糖水平和胰岛素水平，可以诊断为胰岛素抵抗（insulin resistance，IR）。胰岛素抵抗是指外周组织对胰岛素的敏感性降低，胰岛素生物学效能低于正常。约50%PCOS患者存在不同程度的胰岛素抵抗以及代偿性高胰岛素血症。过量的胰岛素作用于垂体胰岛素受体可增加LH释放，促进卵巢和肾上腺分泌雄激素，并通过抑制肝脏性激素结合球蛋白合成，使血清游离睾酮增加。

思考8： 患者母亲和姐姐月经都不正常。她问医生，这个病是会遗传的吗？

多囊卵巢综合征的确切病因至今尚未完全阐明，可能是某些遗传基因与环境因素交互作用的结果。PCOS有家族聚集现象，推测可能为多基因病。胚胎时期母体宫内高雄激素水平、地域、营养、生活方式等环境因素也可能是PCOS的危险因素。

思考9：患者后续治疗方案应如何选择？

PCOS患者需制定个体化治疗方案。

1. 调整生活方式、控制体重是肥胖PCOS患者的基础治疗方案。体重控制不佳者可选用“奥司利他”口服治疗，减少脂肪的吸收。

2. 改善胰岛素抵抗　患者空腹血糖正常，服糖后1小时、2小时血糖水平和胰岛素释放试验数值均异常，需要使用胰岛素增敏剂（二甲双胍等）改善胰岛素抵抗。

3. 调整月经周期　主要有口服避孕药、孕激素后半周期疗法、中医药治疗等。患者月经周期不规则，肥胖且有胰岛素抵抗，服用口服避孕药有增加静脉血栓的风险，用药需谨慎。

4. 促生育治疗　体重下降、胰岛素抵抗控制后进行促生育治疗。患者体型肥胖，容易患代谢性疾病，直接促排卵治疗妊娠率低，流产率高。

患者因体型肥胖，结婚3年不孕，心理压力很大。

思考10：作为医生，应如何对患者进行心理疏导？

在PCOS患者临床诊疗过程中，医务人员应在充分尊重隐私和良好沟通的基础上，评估患者心理状态，积极引导，安慰她不要惧怕疾病，保持心情轻松愉悦。同时告知疾病治疗过程中要服从医生的管理，积极配合医生治疗。

患者在医生的指导下调整生活方式，控制饮食，加强运动，服用“二甲双胍”纠正糖代谢异常，口服孕激素调整月经周期。

半年后，患者体重62kg。

月经第2日血清内分泌激素检测结果如下：LH 5.8IU/L，FSH 4.6IU/L，T 1.2nmol/L，E_2 125pmol/L，P 0.8nmol/L，PRL 5μg/L；75g口服葡萄糖耐量试验和胰岛素释放试验结果均在正常范围。

医生为她做了全面检查，排除用药禁忌后制定了促排卵计划。月经第5日开始，每日口服氯米芬50mg，连用5日，监测卵泡发育，指导性生活。排卵后予口服孕激素黄体支持治疗。14日后查血hCG阴性，宣告备孕失败。

医生又为她安排了第二次促排卵治疗，排卵后14日查血hCG 106.3IU/L。停经50日，经阴道B超检查提示“宫内孕，单活胎”。孕39周足月分娩一男性活婴，经过顺利。

三、病例分析

1. 病史特点

（1）患者，女，25岁，0-0-0-0。月经周期延长4年，未避孕未孕3年。

（2）体格检查：身高160cm，体重78kg，面部见痤疮，上唇见细须，皮肤毛发增多（腋毛、四肢、乳晕周围）。双侧乳房发育正常，无溢乳。腰围90cm，臀围100cm。妇科检查：外阴：阴毛浓密。阴道：无异常分泌物。子宫颈：无接触性出血。子宫：前位，略小，质地中等，活动良好，无压痛。附件：双附件区未扪及明显包块及压痛。

（3）B超：子宫略偏小；双侧卵巢多囊改变（双侧卵泡>12个，最大直径9mm），子宫内膜厚0.6cm（双层）。子宫输卵管造影提示：子宫腔形态无异常，双侧输卵管通畅，走行自然。血清LH 12.8IU/L，FSH 3.7IU/L，T 4.2nmol/L，E_2 105pmol/L，P 0.8nmol/L，PRL 10μg/L，hCG 0.5IU/L。空腹血糖5.0mmol/L。空腹胰岛素18.8mU/L。甲状腺功能检查未见异常。丈夫精液检查结果未见异常。

2. 诊断与诊断依据

（1）多囊卵巢综合征：患者为青年女性，月经周期延长4年。身高160cm，体重78kg，面部见痤疮，上唇见细须，皮肤毛发增多（腋毛、四肢、乳晕周围、外阴）。双侧乳房发育正常，无溢乳。腰围90cm，臀围100cm。B超提示子宫略偏小；双侧卵巢多囊改变（双侧卵泡>12个，最大直径9mm），子宫内膜厚0.6cm（双层）。血清LH 12.8IU/L，FSH 3.7IU/L，T 4.2nmol/L，E_2 105pmol/L，P 0.8nmol/L，PRL 10μg/L，hCG 0.5IU/L。空腹血糖5.0mmol/L。空腹胰岛素18.8mU/L。甲状腺功能检查未见异常。根据以上病史资料，PCOS诊断首先考虑，但尚需排除其他引起高雄激素血症或高雄激素症状的疾病。

（2）原发不孕症：该患者为育龄期妇女，性生活正常，未避孕未孕3年，根据病史资料诊断明确。

3. 鉴别诊断　本病例在诊疗过程中主要围

绕“多囊卵巢综合征”进行鉴别诊断。

（1）卵泡膜细胞增殖症：临床表现和生殖内分泌检查结果与多囊卵巢综合征相仿但更为严重。血清睾酮高值，硫酸脱氢表雄酮水平正常，LH/FSH 比值可正常；卵巢活组织病理检查可见卵巢皮质黄素化的卵泡膜细胞群，无类似多囊卵巢综合征的多个小卵泡。

（2）肾上腺皮质增生或肿瘤：血清硫酸脱氢表雄酮水平超过正常上限两倍时，应与肾上腺皮质增生或肿瘤进行鉴别。肾上腺皮质增生患者血 17α 羟孕酮明显升高，促肾上腺皮质激素（adrenocorticotrophic hormone，ACTH）兴奋试验表现为反应亢进，地塞米松抑制试验的抑制率≤0.7。而肾上腺皮质肿瘤患者对上述试验均无明显反应。

（3）分泌雄激素的卵巢肿瘤：卵巢睾丸母细胞瘤、卵巢门细胞瘤等均可产生大量雄激素，多为单侧实性肿瘤，超声、CT 或 MRI 可协助诊断。

（4）其他：药物性高雄激素血症有服药史。特发性多毛有阳性家族史，血清睾酮水平及卵巢超声检查均正常。如血清催乳素水平升高明显，应排除垂体腺瘤。

四、治疗方案

PCOS 临床处理应根据患者主诉、治疗需求、内分泌及代谢改变，采取个体化治疗措施，以达到缓解症状、解决生育需求、维护健康和提高生命质量的目的。

1. 调整生活方式 包括饮食控制、运动和行为干预，是 PCOS 患者首选的基础治疗。超重或者肥胖型的患者可通过调整生活方式降低体重、缩小腹围、增加胰岛素敏感性，降低血清胰岛素和睾酮水平，恢复排卵。

患者 BMI 30.5kg/m^2，中心性肥胖，故首选饮食控制、运动和行为干预等生活方式调整，以期降低体重、恢复排卵。

2. 药物治疗

（1）调整月经周期：通常包含①口服短效避孕药：是育龄期无生育要求 PCOS 患者的首选。疗程一般为3～6个月，可重复使用。青春期患者也可酌情使用，需排除药物服用禁忌证。②后半周期孕激素疗法：是青春期和围绝经期 PCOS 患者的首选，也可用于育龄期有妊娠计划的 PCOS 患者。推荐使用天然孕激素或者地屈孕酮，用药时间一般为 10～14 日。首选口服制剂，具体药物有微粒化黄体酮、地屈孕酮、醋酸甲羟孕酮等。

对本例患者而言，调整月经周期可以选用口服短效避孕药或者后半周期孕激素疗法。患者 BMI 30.5kg/m^2，如使用口服短效避孕药，应注意药物增加静脉血栓的潜在风险。

（2）降低血清雄激素水平：常用的有①糖皮质类固醇：适用于肾上腺来源或肾上腺、卵巢混合来源雄激素过多的 PCOS 患者。常用药物为地塞米松，每晚 0.25mg 口服，能有效抑制血清脱氢表雄酮硫酸盐浓度。剂量不宜超过每日 0.5mg，以避免过度抑制垂体 - 肾上腺轴功能。②环丙孕酮：抗雄激素作用强，通过抑制垂体促性腺激素的分泌，降低体内睾酮水平。环丙孕酮与炔雌醇组成口服避孕药，能有效降低高雄激素血症和治疗高雄激素体征。③螺内酯：为醛固酮受体的竞争性抑制剂，通过抑制卵巢和肾上腺合成雄激素，增强雄激素分解，在毛囊位置竞争雄激素受体，从而达到抗雄激素的作用。服药剂量为每日 40～200mg，治疗多毛需用药 6～9 个月。如出现月经不规则，可以与口服短效避孕药联合应用。

患者有多毛、面部痤疮、血清睾酮升高等临床表现，可以考虑选择上述药物对症治疗。

（3）改善胰岛素抵抗：常用二甲双胍等胰岛素增敏剂，服药剂量为每次 500mg，每日 2～3 次。患者肥胖，合并糖耐量异常和胰岛素抵抗，可选择口服二甲双胍改善胰岛素抵抗。

（4）诱发排卵：对有生育要求者，在进行生活方式调整，抗雄激素和改善胰岛素抵抗等基础治疗之后，可考虑行促排卵治疗。

肥胖、高雄激素水平、胰岛素抵抗等均可能影响卵子的发育，导致不孕或不良妊娠结局。患者在减轻体重以及胰岛素抵抗等代谢指标纠正后，如仍未恢复自然排卵，可进行促排卵治疗，同时需告知促排卵的相关风险。

3. 手术治疗

（1）腹腔镜下卵巢打孔术：对 LH 和游离睾酮升高患者效果较好。但可能出现的问题包括治疗无效、盆腔粘连和卵巢功能低下等，目前不作为常规推荐。

（2）卵巢楔形切除术：术后卵巢周围粘连的发生率较高，临床已不常用。

对患者而言，手术是有创操作，不作为常规推荐治疗方案。在其他方案无效情况下，或者因其他疾病需要行腹腔镜盆腔检查时，可考虑手术治疗。

五、PCOS 患者的长期管理

对于 PCOS 患者的治疗不能仅局限于解决当前的月经或生育需求，还需要重视对远期并发症的预防。对一些与并发症密切相关的生理指标进行随访，做到疾病治疗与并发症预防相结合。

年轻、长期不排卵的 PCOS 患者，子宫内膜异常增生或子宫内膜癌的发生率明显增加，应引起重视。这些患者进入围绝经期后，因长期无排卵导致孕激素缺乏，将明显增加子宫内膜病变的发生风险。

患者虽已顺利生育，妊娠结局较好，但其 PCOS 疾病的治疗尚未结束，后期管理仍然十分重要。

六、要点和讨论

1. 诊治要点

（1）对于本病例，诊断的难点和关键在于排除性诊断。国际上先后制定美国国立卫生院（National Institutes of Health，NIH）、鹿特丹、雄激素过高协会（Androgen Excess Society，AES）等多个 PCOS 诊断标准，目前采用较多的是鹿特丹标准（思考 2）。国内的 PCOS 诊断强调把月经异常作为首要诊断依据。PCOS 月经异常多表现为月经稀发（周期 35 日～6 个月）或闭经。患者闭经前常有经量过少或月经稀发，也可表现为异常子宫出血，表现为月经周期、经期或经量不规则。本例患者符合 PCOS 诊断的鹿特丹标准，同时也符合中国诊断标准，主要症状为月经异常，但尚需排除其他可能引起排卵异常及高雄激素的疾病。

（2）PCOS 治疗方案选择应以患者需求为导向：改善生活方式，控制体重是 PCOS 患者的首选治疗方案。患者为育龄女性，未避孕未孕 3 年，应以恢复生育能力作为目前治疗的导向。患者生育困难主要由排卵障碍引起，在除外其他不孕因素，如输卵管因素、男方因素后应采取诱导排卵治疗。但患者肥胖合并胰岛素抵抗，在进行生活方式调整，抗雄激素和改善胰岛素抵抗等基础治疗之后，体重减轻，胰岛素抵抗等代谢指标纠正，如仍未恢复自然排卵，可进行促排卵治疗，同时需告知促排卵的相关风险，防治多胎和卵巢过度刺激综合征（ovarian hyperstimulation syndrome，OHSS）。

（3）PCOS 患者长期管理也是治疗该疾病的关键。PCOS 是 2 型糖尿病、心血管疾病以及子宫内膜癌的重要危险因素。对于肥胖、胰岛素抵抗、糖尿病、年轻长期不排卵的 PCOS 患者，子宫内膜病变的发生率明显增加，应建议定期妇科超声检查，监测子宫内膜情况。患者完成生育后仍需进行长期随访。药物治疗方案主要包括周期性孕激素治疗、口服短效避孕药、雌孕激素周期序贯治疗等。

2. 分析讨论 PCOS 是一种最常见的女性内分泌疾病之一，以雄激素过高的临床或生化表现，以及持续无排卵、多囊卵巢为特征，常伴有胰岛素抵抗和肥胖。病因至今尚未完全阐明，可能是由遗传基因与环境因素相互作用所致。PCOS 患者的临床表现主要有月经失调、不孕、多毛、痤疮、肥胖及黑棘皮症等。本例患者因“不孕”就诊，以“月经不规则”作为主要临床症状，合并多毛、面部痤疮、血清睾酮升高等高雄激素水平表现，同时有肥胖、胰岛素抵抗等代谢异常，这些均符合 PCOS 患者的常见临床及生化表现。

PCOS 诊断为排除性诊断。国际公认指标：雄激素过多的临床和 / 或生化表现。国内标准则以月经异常作为首要诊断条件。患者月经异常，合并雄激素过多，首先考虑诊断 PCOS，但尚需排除其他引起月经异常及雄激素高的疾病。

PCOS 病因未明，很难根治，宜采取个体化对症治疗。本例患者就诊的目的是解决生育需求。但根据她就诊时的情况，排卵异常、雄激素高、肥胖、胰岛素抵抗，判断当时并非其生育的最佳时机。先制定她的近期治疗目标：降低体重、调整月经、改善高雄激素的体征，然后再积极解决她的生育问题。患者的远期治疗目标是降低糖尿病、心血管疾病和子宫内膜癌的发病风险。

PCOS 患者的心理问题也需要密切关注。患者因激素紊乱、体形改变、不孕恐惧心理等多方面因素联合作用，生活质量降低，心理负担增加。在临床诊疗过程中，医务人员应在充分尊重患者隐私和良好沟通的基础上，评估其心理状态，积极引导，安慰她不要惧怕疾病，保持心情轻松愉悦。同时告知疾病治疗过程中要服从医生的管理，积极配合医生治疗。

3. 研究进展 PCOS与遗传有关，有家族聚集性，患者一级亲属患PCOS的风险明显高于正常人群。PCOS被认为是一种多基因病，可呈常染色体显性遗传或X染色体连锁显性遗传，但不完全遵循孟德尔遗传定律。环境因素参与了PCOS的发生、发展。有研究表明，宫内高雄激素环境、环境内分泌干扰物如双酚A、持续性有机污染物如多氯联苯、抗癫痫药物、营养过剩、不良生活方式等均可能增加PCOS发生的风险。

胰岛素抵抗与PCOS的发生密切相关，但确切机制尚不清楚。胰岛素抵抗即外周组织对胰岛素的敏感性降低，胰岛素生物学效能低于正常。目前研究认为胰岛素抵抗主要包括胰岛素受体前、受体和受体后3个水平的异常。临床上通过改善PCOS患者的胰岛素抵抗，能有效提高生育能力。有必要对PCOS-胰岛素抵抗的发病机制进行深入研究，为临床治疗提供新的着眼点和思路。

PCOS可能与慢性轻度炎症反应有关，肥胖会加剧慢性轻度炎症状态。炎症可能导致肝脏对糖类的调节紊乱，降低骨骼肌对胰岛素的敏感性。同时炎性因子可增加血脂水平，从而促进动脉粥样硬化和心血管病的发生。在疾病的诊断及治疗过程中，监测炎症标志物非常必要，针对炎性因子作用靶点进行干预可能为治疗PCOS提供新思路。

PCOS是代谢性疾病，包括与其相关的肥胖、胰岛素抵抗、糖耐量受损、高血脂和代谢综合征等代谢紊乱。PCOS患者2型糖尿病、高血压、子宫内膜癌等患病风险较正常人群高，因此PCOS早期发现、早期预防、早期合理干预，以及远期并发症的预防十分重要。

生活方式干预是PCOS患者首选的基础治疗手段，尤其针对合并超重或肥胖的PCOS患者。调整生活方式和减少体脂是肥胖PCOS患者的基础治疗方案。由于传统的膳食干预和运动强化方式周期长，占据较长的日常时间，多数患者难以坚持，减肥效果不理想。基础治疗效果不好的肥胖患者可以选择奥利司他口服治疗，以减少脂肪的吸收。2018年，《生酮饮食干预多囊卵巢综合征中国专家共识》提出生酮饮食作为一种较为高效的体质量管理方式，在PCOS的临床应用中具有广阔的前景。

研究表明PCOS女性BMI越高，促排卵后获得活产的可能性越低。短效口服避孕药联合生活方式干预，降低患者体重后再给予促排卵治疗，累积排卵率、活产率更高。二甲双胍可降低患者多胎率和OHSS的发生。多项临床研究和meta分析均显示来曲唑诱发排卵较氯米芬更优。来曲唑的半衰期更短，可更多地诱导单卵泡发育，对子宫内膜的影响更小。安全性研究表明，来曲唑没有增加子代出生缺陷的发生。

维生素D可改善胰岛素抵抗、高雄激素血症和肥胖，减轻氧化应激反应。通过激动维生素D受体，减轻炎症反应，调节氧化与抗氧化的生理动态平衡，对卵巢功能、生育力，以及糖尿病、冠状动脉粥样硬化性心脏病、高血压等远期并发症的防治产生影响。研究维生素D、氧化应激与PCOS之间的关系，以及相互作用的机制，有望为PCOS防治提供新的途径。

PCOS对子代生殖系统、代谢系统、神经精神系统均有不同程度的远期影响，但目前尚缺乏直接相关的证据。PCOS发生发展的机制仍需进一步深入研究。从表观遗传学角度明确PCOS对子代远期影响的机制，有望成为未来的研究趋势之一。

（徐向荣 王 宁）

参考文献

[1] 多囊卵巢综合征诊治内分泌专家共识. 中华内分泌代谢杂志，2018，34（1）：1-7.

[2] 多囊卵巢综合征中国诊疗指南. 中华妇产科杂志，2018，53（1）：2-6.

[3] Legro R S，Arslanian S A，Ehrmann D A，et al.Endocrine Society. Diagnosis and Treatment of Polycystic Ovary Syndrome：An Endocrine Society Clinical Practice Guideline. J Clin Endocrinol Metab，2013，98

（12）：4565-4592.

[4] 谢幸，孔北华，段涛．妇产科学．9 版．北京：人民卫生出版社，2018.

[5] Kosidou K，Dalman C，Widman L，et al.Maternal Polycystic Ovary Syndrome and Risk for Attention-Deficit/Hyperactivity Disorder in the Offspring. Biol Psychiatry，2017，82（9）：651-659.

[6] Legro R S，Brzyski R G，Diamond M P，et al.NICHD Reproductive Medicine Network. Letrozole versus clomiphene for infertility in the polycystic ovary syndrome. N Engl J Med，2014，371（2）：119-129.

案例 20　特纳综合征

一、病历资料

1. 病史采集　患者，女，15 岁。因“月经未来潮”来院就诊，无腹痛、腹泻，无外阴瘙痒。

精神、睡眠无特殊，胃纳良好，大、小便基本正常。

既往史：每年会发 3～4 次“中耳炎”。否认其他慢性病史，否认传染病史，预防接种按时按序，否认食物药物过敏史，否认手术史、外伤史及输血史。

婚育史：未婚未育，否认性生活史。

个人史：否认饮酒、吸烟、吸毒史。

家族史：父母身体健康，否认恶性肿瘤及遗传病家族史。

2. 体格检查　T 36.7℃，P 80 次 /min，R 18 次 /min，身高 135cm，体重 38kg。神志清楚，精神良好，面色红润，无皮疹及出血点，双侧瞳孔等大等圆，对光反射灵敏，牙齿无异常。发际线略低，颈软，见颈蹼，气管居中。双肺呼吸音清。心律齐，心音有力，未及杂音。乳房未发育，无腋毛。腹软，肝、脾肋下未及，无压痛。双下肢无水肿，四肢活动正常，肌力及肌张力正常。外阴幼稚型，无阴毛。神经系统查体无异常体征。

3. 实验室及影像学检查

（1）腹部 B 超检查提示：盆腔内低回声，幼稚子宫首先考虑，双侧卵巢略小。

（2）双肾、膀胱泌尿系超声检查未见明显异常。

（3）血生殖内分泌：FSH 45IU/L；LH 55IU/L；E_2 62pmol/L；P 1.2nmol/L。

（4）血染色体：45，XO［30%］/46，XX［70%］（图 20-1、图 20-2）。

> **思考 1：**什么是原发性闭经？
>
> 指女性年龄超过 14 岁，第二性征未发育；或者年龄超过 16 岁，第二性征已发育，但月经还未来潮。

> **思考 2：**该患者原发性闭经的病因是什么？
>
> 原发性闭经较少见，多为遗传原因或先天性发育缺陷引起。约 30% 患者伴有生殖道异常。根据第二性征的发育情况，可分为第二性征存在和第二性征缺乏两类。

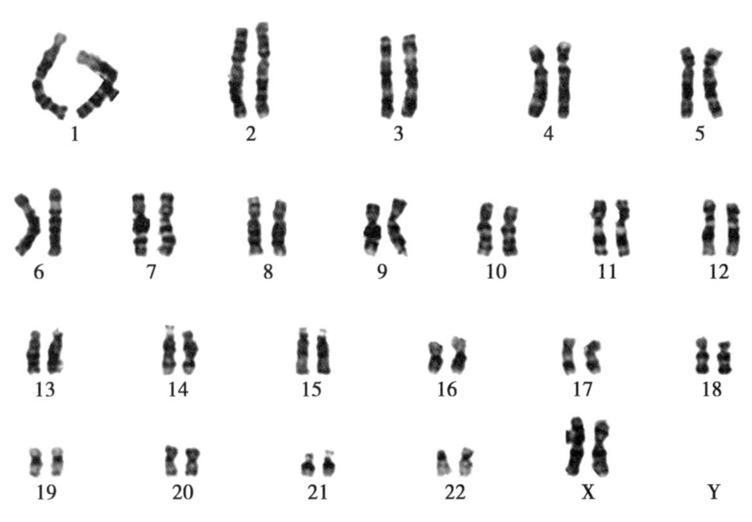

图 20-1　患者血染色体核型图（46，XX［70%］）

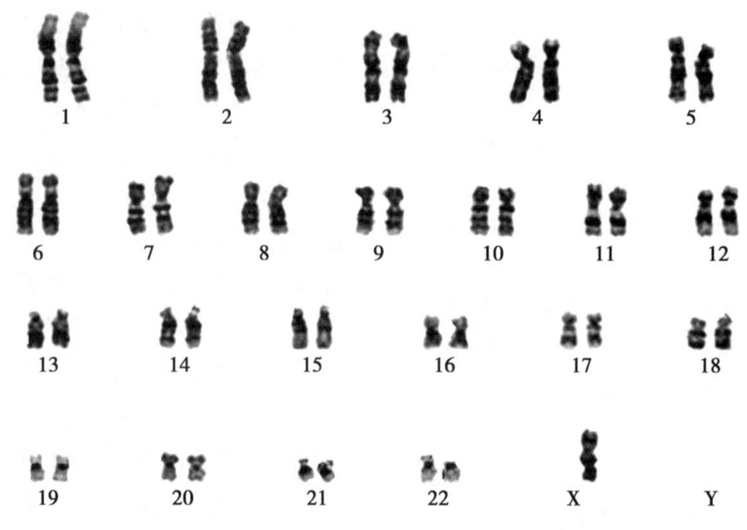

图 20-2　患者血染色体核型图(45,XO[30%])

1. 第二性征存在的原发性闭经　包括米勒管发育不全综合征、雄激素不敏感综合征、对抗性卵巢综合征、生殖道闭锁、真两性畸形等。

2. 第二性征缺乏的原发性闭经　分为低促性腺激素性腺功能减退和高促性腺激素性腺功能减退两类。后者包括:

(1) 特纳综合征(Turner's syndrome, TS): 属于性腺先天性发育不全。性染色体异常,核型为“45, XO”或“45, XO/46, XX”或“45, XO/47, XXX”。临床表现为原发性闭经,卵巢不发育。患者身材矮小,第二性征发育不良,常有颈蹼、盾胸、后发际低、腭高耳低、鱼样嘴、肘外翻等特征,可伴主动脉缩窄、肾畸形、骨骼畸形、自身免疫性甲状腺炎、听力下降、高血压等。

(2)“46, XX”单纯性腺发育不全:体格发育无明显异常,第二性征发育差,卵巢呈条索状无功能实体,子宫发育不良,外生殖器为女型。

(3)“46, XY”单纯性腺发育不全:又称Swyer综合征。主要表现为条索状性腺及原发性闭经。具有女性生殖系统,但无青春期性发育,女性第二性征发育不良。

患者乳房未发育,属于第二性征缺乏的原发性闭经。血生殖内分泌 FSH 45IU/L, LH 55IU/L,表现为高促性腺激素性腺功能减退。血染色体核型 45, XO [30%]/46, XX [70%],符合特纳综合征的核型表现。

思考 3: 患者目前的诊断?

原发性闭经,特纳综合征(嵌合型)

《2016 辛辛那提国际特纳综合征临床实践指南》推荐表型为女性、核型为一条 X 染色体、且第二性染色体完全或部分缺失,结合特纳综合征(TS)一个或多个相关的典型临床表现,考虑诊断 TS。

思考 4: 什么是嵌合体胚胎?

种植前遗传学诊断国际协会(PGDIS)规定:异常细胞占比 20%~80% 为嵌合体胚胎,≥80% 为非整倍体胚胎,≤20% 为整倍体胚胎。

思考 5: 该患者染色体嵌合发生的主要机制是什么?

(1) 染色体不分离:指姐妹染色体单体在有丝分裂的过程中没有分离。整个染色体(包括两条染色单体)被牵引至一个细胞内,导致一个细胞是单体性而另一个细胞是三体性。如果染色体不分离发生在细胞分化之前,例如在种植前的胚胎,将形成普遍嵌合。如果染色体不分离发生在分化之后,例如滋养层,胎盘将包含嵌合细胞系,而胚胎可以是整倍体。

（2）后期延迟：指有丝分裂后期，单个染色体单体没有进入子代细胞核，随后丢失，导致一个细胞内该染色体是单体性而另一个细胞内是二体性。如果染色体单体没附着于纺锤体，或者染色体单体虽然附着于纺锤体，但是后来没有进入细胞核，为后期延迟。后期延迟发生在分化前，将包含两种细胞系，导致普遍嵌合。如果后期延迟发生在分化后的滋养层细胞，胎盘将包含正常和单体性细胞系，例如限制性胎盘嵌合体。

（3）核内复制：有丝分裂后，子代细胞内某一条或几条染色体再次发生复制，导致一个细胞里有三体性染色体，而另一个细胞里有二体性染色体。这有两种可能：一种是由于细胞周期功能障碍，一个染色体复制但没有细胞质分裂；另一种是有丝分裂开始后很快结束，导致染色体复制，其结果都会导致一条染色体的增加。核内复制又称为多倍体，可以出现在血液、肠道、皮肤和大脑中。

二、诊治经过

这是一种少见的性腺发育不良。医生开出了药物，嘱患者持续用药，定期复查。但患者一直没有来复诊。

十年后，医生在病房里再次遇见了该患者。她此时已经25岁，刚刚结婚3个月，因为主诉“性生活困难”而住院。她告诉医生，之前在当地医院用生长激素、中医中药等（具体用药情况不详）治疗了1年，身高长到148cm，由于家庭经济较为困难，没有持续用药。人工周期也用过半年，月经可以来潮，但也没有持续治疗。她22岁大学毕业，在一家公司做财务。23岁时找到了男朋友，再次恢复人工周期治疗，经期5日，量中等，没有痛经。结婚后，新婚生活给她带来烦恼，因为性交时会感到阴道刺痛。

医生再次为她做了详细的体格检查：身材矮小（148cm），体重44kg。发际线低，见颈蹼。乳房发育较差，表面光滑，乳头幼稚型，无分泌物及肿块。外阴幼女型，阴道口可容一指松，深约7cm。子宫略小，质地中等，活动度良好，无压痛，双侧附件未扪及明显包块，无压痛。

思考6：确诊特纳综合征（嵌合型），TS后，如何为患者解决性生活困难的问题？

手术或者模具扩大阴道。

思考7：作为医生，如何在认知和行为方面为患者提供帮助？

医生一般会将神经心理学和相关行为健康服务纳入女童或成年女性特纳综合征患者的护理中，每年进行年度发育和行为筛查，直到患者成年期，如有指征需进行转诊。建议在学校教育的关键过渡阶段进行神经心理学评估。如有指征，推荐进行学术和职业的调整，以适应学习和表现问题。对青春期阶段患者，积极管理听力损伤的预测因素，可以促进积极的社会心理和性心理适应。对可能接触特纳综合征患者的其他人群中的认知或心理社会问题进行适当干预，有助于满足特纳综合征患者的心理需求。

患者使用模具扩大阴道后，性生活趋于正常。

后患者积极备孕，但之后因“未避孕未孕1年余”，再次来院检查。

超声心动图提示：二叶主动脉瓣畸形，未见主动脉缩窄。阴道B超提示：子宫前位，正常大小；子宫内膜厚0.4cm（单层），回声不均；宫腔内多个偏强回声，较大者0.5cm×0.5cm×0.4cm，探及星点状血流信号；子宫壁回声均匀；双侧卵巢略小，未见优势卵泡发育。

医生详细告知患者妊娠的相关风险，包括难产、妊娠期心力衰竭、胎儿生长受限等。患者和家人反复考虑，仍坚持想要一个孩子。患者丈夫性功能正常，精液化验未见异常。

医生为患者进行了“腹腔镜检查＋宫腔镜检查＋输卵管通液试验”，术中发现盆腔子宫内膜异位症Ⅰ期，左输卵管通畅，右输卵管间质部堵塞，宫腔镜下发现子宫内膜息肉样赘生物3枚，予电切割，组织物送病理检查。

思考8：患者不孕的可能病因有哪些？

（1）卵子的染色体问题

（2）输卵管功能下降（右侧输卵管间质部堵塞）

（3）子宫内膜病变（息肉样赘生物）

（4）盆腔子宫内膜异位症（Ⅰ期）

思考9：患者夫妇后续还需要进行哪些检查？

（1）女方：生殖道炎症情况；卵巢功能（基础生殖内分泌，排卵功能，黄体功能等）。

（2）男方：遗传特质，如染色体等。

思考10：对本例特纳综合征患者，医生可以给出何种生育意见与建议？

生育策略：本例患者属于具有持续性卵巢功能的年轻嵌合体特纳综合征女性，建议辅助生殖技术（assisted reproductive techniques，ART）助孕，控制性超促排卵，体外受精后予胚胎植入前行遗传学诊断，有助于获得健康子代。需对特纳综合征患者强调妊娠期的心血管病发生风险。

思考11：患者备孕前还需要做哪些检查？

（1）特纳综合征患者在计划妊娠或辅助生殖治疗（ART）前2年内，建议通过经胸超声心动图（TTE）和CT/心脏磁共振扫描（CMR），对胸主动脉和心脏进行成像；同时测量静息心电图（ECG）与QT间期，以评估心血管功能。

（2）需进行甲状腺功能的检查，评估是否存在甲状腺功能减退。

（3）排查是否存在中耳疾病和中耳炎，若有指征可行放置鼓膜切开管。

（4）血糖、血脂等检测。

患者来医院做了“第三代试管婴儿”。很幸运，7个胚胎中有2个胚胎是完全正常的。移植胚胎后妊娠成功。

思考12：本例患者为什么需要做“第三代试管婴儿”？

“第三代试管婴儿”即胚胎植入前遗传学诊断。1990年该技术首先应用于X-性连锁疾病的胚胎性别选择。主要技术步骤是从体外受精第3日的胚胎或第5日的囊胚取1～2个卵裂球或部分滋养细胞，进行细胞和分子遗传学检测，检出带致病基因和异常核型的胚胎。然后将正常基因和核型的胚胎移植，以得到健康后代。胚胎植入前遗传学诊断主要解决有严重遗传病风险和染色体异常夫妻的生育问题，可以使产前诊断提早到胚胎期，避免了常规中孕期产前诊断可能导致引产对母亲的伤害。目前细胞和分子生物学技术发展迅速，微阵列高通量的芯片检测技术已经用于临床，许多类型单基因疾病和染色体异常核型均能在胚胎期得到诊断。

患者血染色体核型检查为“45，XO［30%］/46，XX［70%］”，属于嵌合体，为获得正常胚胎，胚胎植入前需行遗传学诊断。

思考13：如果患者的7个胚胎都是嵌合体胚胎，进一步是继续移植还是放弃？

当胚胎植入前检测结果同时有整倍体和嵌合体时，应优先选择整倍体胚胎进行移植。但如果检测结果仅有嵌合体胚胎，是否应该移植，目前仍存有争议。非整倍体细胞的结局取决于细胞谱系。胎儿谱系的非整倍体细胞可通过凋亡清除，胎盘谱系的非整倍体细胞将出现严重的生长缺陷。有研究报道，约40%的嵌合体胚胎移植后可以获得妊娠，但是与滋养外胚层细胞活检正常的囊胚相比，嵌合体胚胎种植率低，流产风险高，且复杂嵌合体（约占总胚胎的4.5%）比仅有一两条染色体嵌合的胚胎明显种植率更低。胚胎植入前诊断为嵌合体的胚胎有自我纠正的机制。学说主要包括有以下几种：整倍体细胞优势生长、异常细胞自我纠正、正常细胞向内细胞团聚集。三体细胞群可通过后期延迟或染色体不分离以丢失多余的染色体，从而达到自我纠正。但这种情况可能性很小，因为在囊胚检测中很少发现单亲二体。非整倍体细胞生长慢，可在细胞凋亡过程中死亡，在胚胎发育过程中数量逐渐减少，最终健康胎儿出生。嵌合发生的染色体号数和持续种植率无关。除了17号染色体外，几乎所有出现嵌合的染色体都可能获得妊娠。染色体的大小和持续种植率也无关，但是大染色体的嵌合部分显著比小染色体多。

因此，如患者的7个胚胎都是嵌合体胚胎，应将嵌合体胚胎移植后可能发生的情况详细告知，由患者夫妇双方充分知情同意后，决定下一步是继续移植还是放弃。

患者目前停经29周，昨日无明显诱因下开始出现下腹部疼痛，为持续性胀痛，活动后加重，伴胸闷、平卧困难，无头痛头晕，无胸痛，余无特殊。

入院查体：血压180/105mmHg。予拉贝洛尔2片口服治疗后复测血压168/97mmHg，体温36.8℃，心率96次/min，呼吸26次/min。两肺呼吸音清，心律齐。宫底高49cm，腹围108cm。A胎位LOA，胎心128次/min；B胎位LSA，胎心148次/min。无宫缩，胎膜未破。皮肤水肿+++。

入院B超提示：双胎妊娠，双绒毛膜双羊膜囊（一头一臀）。A胎头位LOA，双顶径7.8cm，股骨长5.8cm，胎心142次/min，最大羊水平段5.6cm，脐动脉S/D 2.8；B胎臀位LSA，双顶径7.7cm，股骨长5.6cm，胎心158次/min，最大羊水平段16.2cm，B胎儿可见腹腔内占位性病变，直径10cm，脐动脉血流舒张期缺如。

入院急诊尿常规：尿蛋白+++。急诊血常规、血肝肾功能等检查基本正常。

患者接受了剖宫产手术，娩出两个活婴。第一个为男婴，头位娩出，1 340g，Aparg评分为10-10分，新生儿外表无异常，脐带长60cm，羊水量1 000mL；另一个为女婴，臀位娩出，1 150g，Aparg评分为6-9分，新生儿腹部鼓胀，脐带长25cm，羊水量4 800mL。剖宫产术中出血1 500mL，所幸及时填塞了宫腔球囊，出血情况得到了控制。术后诊断：重度子痫前期，双卵双胎，产后出血，羊水过多，早产，早产儿，极低体重儿，B胎臀先露，B胎脐带过短，B新生儿腹腔包块。

思考14：患者孩子的进一步处理及预后？

（1）早产儿的常规处理（参见浙江大学国家虚拟仿真实验教学项目“产房分娩及新生儿处理”）

（2）新生儿脐带血染色体培养

（3）异常新生儿的外科处置

思考15：患者生育之后需要继续关注哪些问题？

患者生育后，仍需关注高血压的控制、甲状腺功能、预防中耳炎、激素替代治疗、再生育等问题。

该患者的孩子健康成长，患者正在准备孕育第二胎。

三、病例分析

1. 病史特点

（1）患者，14周岁，表型为女性。

（2）原发性闭经，反复中耳炎。

（3）身高135cm，体重38kg；发际线略低，乳房没有发育，无腋毛、阴毛生长，外阴幼稚型。

（4）血染色体检查提示：“45，XO［30%］/46，XX［70%］”。

（5）盆腔B超提示：“盆腔内低回声，幼稚子宫首先考虑，双侧卵巢略小”。

2. 诊断　原发性闭经，特纳综合征（嵌合型）。

3. 诊断依据　患者就诊时年龄超过14岁，第二性征未发育，月经未来潮，可以确诊为原发性闭经。

《2016辛辛那提国际特纳综合征临床实践指南》推荐表型为女性、核型为一条X染色体、且第二性染色体完全或部分缺失，结合特纳综合征一个或多个相关的典型临床表现时，考虑诊断TS。有一条（正常）X染色体和另一条远端缺失Xq24的X染色体女性，或超过50岁的女性且有不到5%的45，X嵌合体，不应考虑诊断为TS。

本例患者，14周岁，表型为女性；原发性闭经；反复中耳炎；身高135cm，体重38kg；发际线略低，乳房没有发育，无腋毛、阴毛生长，外阴幼稚型。血染色体检查提示：“45，XO［30%］/46，XX［70%］”；盆腔B超提示：“盆腔内低回声，幼稚子宫首先考虑，双侧卵巢略小”。诊断“原发性闭经，特纳综合征（嵌合型）”明确。

4. 鉴别诊断

（1）米勒管发育不全综合征：约占青春期原发性闭经的20%。由副中肾管发育障碍引起的先天畸形，可能基因突变所致，与半乳糖代谢异常相关，但染色体核型正常，为“46，XX”。促性腺激素正常，有排卵。外生殖器、输卵管、卵巢及女性第二性征均正常。主要异常表现为始基子宫或无子宫，无阴道。约15%患者伴肾异常（肾缺如、盆腔肾或马蹄肾），40%有双套尿液集合系统，5%～12%伴骨骼畸形。患者血染色体检查为“45，XO［30%］/46，XX［70%］”，不支持该诊断。

（2）“46，XX”单纯性腺发育不全：体格发育无异常，卵巢呈条索状无功能实体，子宫发育不良，女性第二性征发育差，外生殖器为女型。患者血染色体检查结果可排除该诊断。

（3）“46，XY”单纯性腺发育不全：又称Swyer综合征。主要表现为条索状性腺及原发性闭经。具有女性生殖系统，但无青春期性发育，女性第二性征发育不良（思考2）。患者血染色体检查结果可排除该诊断。

四、治疗方案

1. 青春期治疗方案

（1）生长激素：45～50μg /（kg·d）；在以下情形中建议尽早开始生长激素治疗：患儿为4～6岁，最好是12～13岁之前，孩子有长高不足的证据，如身高增长速度低于50百分位等。

（2）氧甲氢龙：如常规生长激素剂量治疗不能达到满意的成人身高，建议从10岁以上开始，同时给予氧甲氢龙（oxandrolone）治疗，推荐剂量0.03mg/（kg·d）。

（3）雌激素：雌激素替代治疗在11～12岁开始，2～3年增加到成人剂量。

（4）孕激素：当出现月经来潮、或在雌激素治疗2年后，加入黄体酮。

本例患者，先后接受生长激素、中医中药和雌孕激素替代等治疗，取得了较为满意的疗效。

2. 本例特纳综合征患者应监测的重点

（1）对合并症的终生监测

1）每5年进行一次正式的听力检测评估，以确保尽早充分应用技术手段和其他康复措施。

2）抗生素积极治疗中耳疾病和中耳炎（OM），有指征时行放置鼓膜切开管。

3）筛查（是否存在）甲状腺功能减退，从儿童早期开始，直至终生每年复查T_4和TSH。

4）从儿童早期开始，就健康营养和体育活动提供咨询。

5）从10岁开始至终生，每年复查空腹血糖和糖化血红蛋白；10岁开始每年监测肝功能（包括AST、ALT、GGT和碱性磷酸酶）；从18岁开始，如存在至少一种心血管疾病危险因素，需进行血脂分析。

6）任何年龄的指甲、趾甲或四肢皮肤的可疑为“严重损害”的情况，都应由专业医生进行评估和治疗。

7）特纳综合征诊断时进行牙科 / 正畸评估。

8）进行全面的眼科检查，强调早期矫正屈光不正。

9）生长激素治疗期间，每6个月对脊柱侧凸进行临床评估，或者每年进行1次，直至生长完成。

10）如果在治疗开始时，即存在脊柱异常或者如果在治疗期间发生脊柱异常，建议用生长激素治疗时需与骨科诊治相协调。

11）向患者建议健康的生活方式，包括饮食中钙和维生素D的摄入，推荐适当的时机开始女性激素替代疗法以改善骨代谢，告知雌激素替代治疗在骨骼健康中的作用；9～11岁进行血清25-羟基维生素D检测，并在随后每2～3年进行维生素D缺乏筛查，直至终生，根据需要用非活性维生素D进行治疗；使用双能X射线吸收测定扫描来监测激素替代治疗后的骨矿物质密度。

12）后期在考虑停用雌激素治疗时，应对骨矿物质密度使用DXA扫描监测。

13）儿童期2～3岁后，每2年通过检测转谷氨酰胺酶抗体来筛查乳糜泻，成人期如有相关症状亦应进行筛查。

14）诊断时进行肾脏超声检查。

15）建议在专业的跨学科或多学科医疗机构进行健康监测。

（2）从儿童期到成人期治疗的过渡：青春期早期，为患者实施有计划的分期过渡过程，并使用或调整可用的过渡工具，来跟踪和记录过渡期间的核心要素，儿科和成人医疗团队应建立支持协调过渡过程的工作流程。

3. 生育年龄治疗方案 特纳综合征患者自然受孕概率会随着年龄的增长而迅速下降。如存在妊娠可能，应考虑在年轻时给予生育治疗。有持续性卵巢功能的年轻嵌合体女性，控制卵巢过度刺激后可进行卵母细胞冷冻保存，胚胎植入前遗传学诊断有助于获得健康子代。需告知患者妊娠心血管风险增加。

4. 妊娠风险 特纳综合征患者孕期容易出现心血管健康问题，建议由多学科团队进行管理，包括母胎医学专家和具有特纳综合征患者管理专业知识的心脏病专家等，密切随访。

五、预后

特纳综合征是一种常见的染色体疾病，仅0.2%的“45，XO”胎儿妊娠达足月。几乎四分之一的人直到青春期才被诊断出身材矮小，且无法进入青春期。及时用生长激素和雌激素治疗可以带来有利的生长结果。早期诊断非常重要，因为患者可能患有甲状腺功能减退症、乳糜泻和心脏问题等，如主动脉瓣问题、主动脉缩窄和主动脉夹层等问题。大多数特纳综合征患者具有正常的智力，但可能具有特定的学习困难和空间可视化问题，影响驾驶等任务。耳部和听力问题在患有特纳综合征女孩和女性中非常常见。通过适当治疗中耳疾病可以预防传导性听力损失。特纳综合征对女性的影响，在整个生命的各个阶段涉及多个器官问题，需要多学科诊治方法。

六、要点和讨论

1. 诊治要点 目前特纳综合征患者诊治中的重要领域包括：诊断和遗传问题；儿童期和青春期的生长发育；先天性和后天性心血管疾病；过渡和成人诊治，以及其他合并症和神经认知问题。

这些问题涉及患者身材矮小、不孕、高血压，以及激素替代治疗的疗效和最佳治疗方法。

2. 分析讨论（详见各思考点）

3. 研究进展（参见治疗方案）

（徐向荣 俞 颖）

参 考 文 献

[1] Gravholt C H. Clinical practice guidelines for the care of girls and women with Turner syndrome: proceedings from the 2016 Cincinnati International Turner Syndrome Meeting. European Journal of Endocrinology, 2017, 177(3): G1-G70.

[2] Silberbach, AHA SCIENTIFIC STATEMENT, Cardiovascular Health in Turner Syndrome. A Scientific Statement From the American Heart Association. Circ Genom Precis Med, 2018, 11: e000048.

[3] Haytham K. Ear health and hearing surveillance in girls and women with Turner's Syndrome: recommendations from the Turner's Syndrome Support Society. Send to Clin Otolaryngol, 2017, 42(3): 503-507.

[4] 谢幸，孔北华，段涛. 妇产科学[M]. 9版. 北京：人民卫生出版社，2018.

[5] 曹泽毅. 中华妇产科学[M]. 3版. 北京：人民卫生出版社，2014.

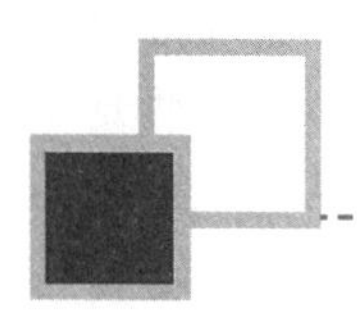

第四章 儿科学示范案例

案例21 儿童急性淋巴细胞白血病

一、病历资料

1. 病史采集 患儿，男，5岁。因“咳嗽20余天，加重伴气促1周”就诊。患儿20余天前出现咳嗽，以干咳为主，白天咳嗽较剧。当地医院就诊，给予抗感染治疗，咳嗽无明显好转。1周前患儿咳嗽加重，少痰，伴气促、呼吸困难，咳嗽严重时有面色发绀，不能平卧，眼睑水肿明显，胸部CT提示“纵隔巨大占位、胸腔积液”，为进一步诊治来我院。病程中患儿无发热，无呕吐、腹泻，无头痛、腹痛等不适，精神欠佳，夜眠欠安，胃纳较差，多汗，二便基本正常。

既往史：否认慢性病史，否认传染病史，预防接种按时按序，否认食物药物过敏史，否认手术外伤史及输血史。

个人史：G_2P_1，足月顺产，生长发育同正常同龄儿。

家族史：父母身体健康，否认恶性肿瘤及遗传病家族史。

2. 体格检查 T 36.8℃，P 146次/min，R 48次/min，SpO_2 93%（未吸氧），体重16.8kg。神志清楚，精神软，面色较苍白，无皮疹及出血点，双侧颈部、腹股沟可及数枚大小不等的淋巴结，直径1～2cm，质硬，无压痛。颜面水肿，双侧瞳孔等大等圆，对光反射灵敏。咽稍红，双侧扁桃体Ⅱ度肿大，无渗出。颈软，气管居中。气促，胸廓饱满，右肺呼吸音低，可及吸气相及呼气相喘鸣音，右肺叩诊呈实音，左肺叩诊为清音。HR 146次/min，心律齐，心音有力，未及杂音。腹软，未及包块、压痛，肝肋下1.5cm，脾肋下1cm，均质中，无压痛。双下肢无水肿，四肢活动正常，肌力及肌张力正常，末梢循环正常，毛细血管充盈时间 <2s。正常男童外生殖器外观，神经系统无异常体征。

3. 实验室及影像学检查(门诊检查)

（1）血常规：CRP <5mg/L，WBC 82.37×10^9/L，L 43.1%，Hb 88g/L，Plt 361×10^9/L。

（2）外周血涂片：L 35%，M 5%，N 11%，幼稚细胞49%。

（3）血生化：Scr 44μmol/L，BUN 3.9mmol/L，BUA 725.8mmol/L，ALT 26U/L，AST 46U/L，TBIL 8.2μmol/L，DBIL 0，LDH 3 400U/L。

（4）血电解质：Na^+ 138mmol/L，K^+ 4.34mmol/L，Cl^- 97.0mmol/L，CO_2CP 19mmol/L。

（5）胸部正位片：纵隔明显增宽，右侧胸腔积液（图21-1）。

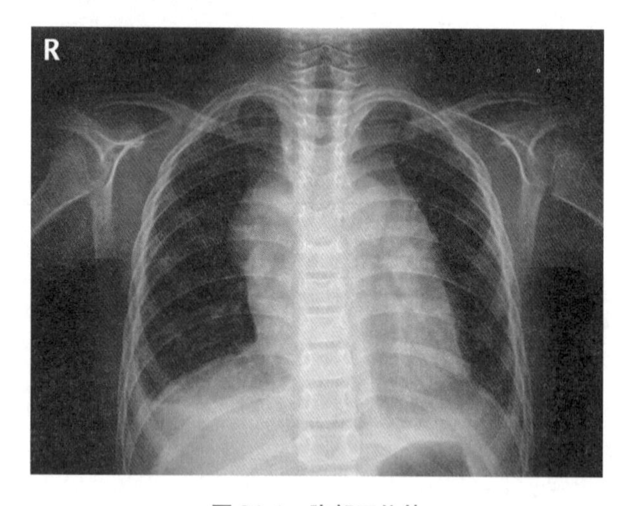

图21-1 胸部正位片

（6）胸部CT增强：前中纵隔巨大占位，右侧胸腔积液、心包积液（图21-2）。

4. 初步诊断 上腔静脉/上纵隔压迫综合征，纵隔占位，胸腔积液，心包积液。

二、诊治经过

患儿存在进行性加重的呼吸困难，伴颜面水

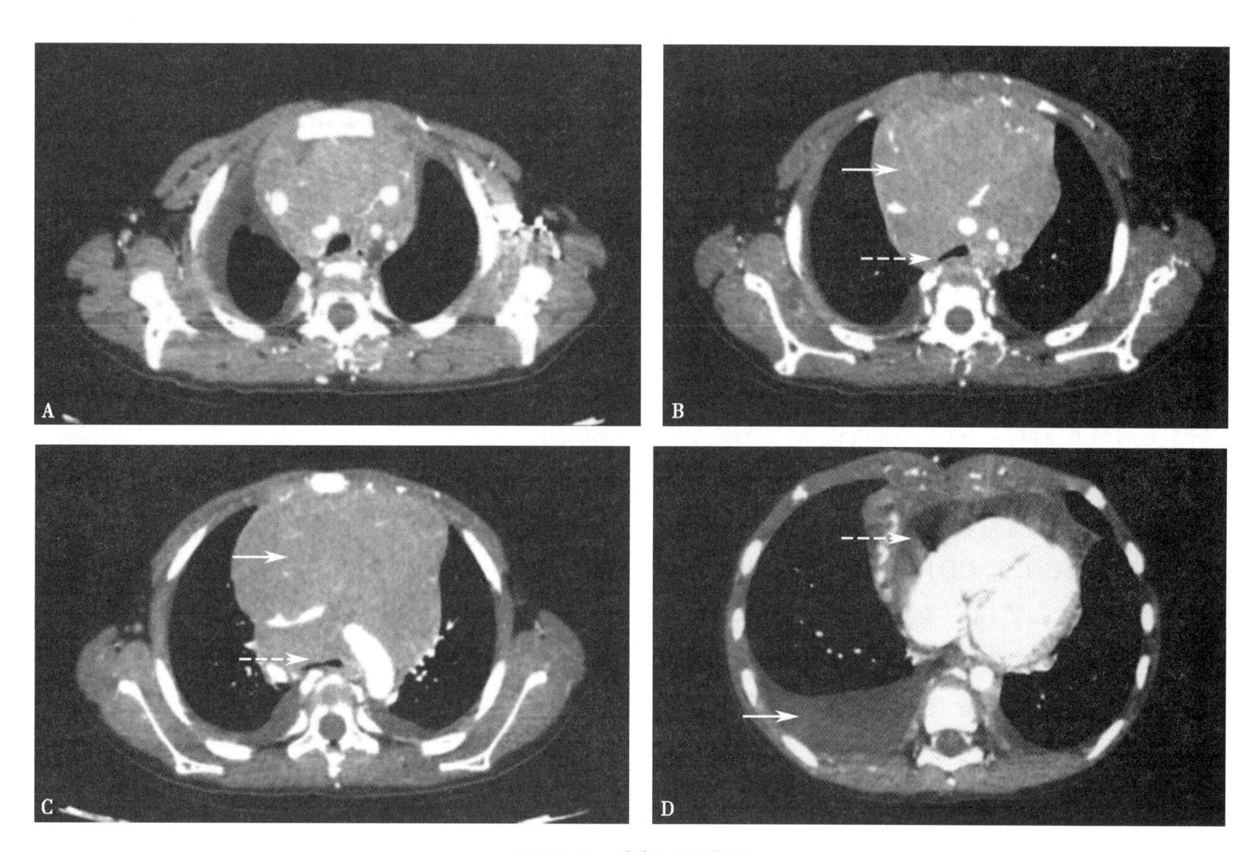

图 21-2 胸部 CT 增强

A～D. 不同层面前中纵隔占位、气道受压变扁、右侧胸腔积液及心包积液。B、C 中实箭示前中纵隔占位，虚箭示气道受压变扁；D 中实箭示胸腔积液，虚箭示心包积液

肿，右肺呼吸音降低伴双相喘鸣音，故考虑上腔静脉 / 上纵隔压迫综合征，因生命体征不稳定，随时可能发生窒息或心跳呼吸骤停，接诊医生向家属告知病情危重，并联系上级医生，将患儿收入 PICU 进一步治疗。

思考 1：作为接诊医生，应如何向上级医生汇报病情，并与家长沟通收入 PICU 治疗的必要性？

向上级医生汇报病情的要点：目前的生命体征、呼吸困难的症状和体征、外周血象异常及外院的 CT 检查提示纵隔巨大占位和气道受压变扁。

与家长谈话的要点：告知家长患儿目前存在巨大的纵隔占位，且发生了气道受压变扁及移位，生命体征不稳定，随时可能发生心跳、呼吸骤停，必要时需要气管插管机械通气。目前诊断尚不明确，考虑造血系统恶性肿瘤可能性大，需要收入 PICU 进一步治疗。

患儿入 PICU 后立即给予半卧位、心电监护、鼻导管吸氧、开放静脉。由于胸部 CT 提示前中纵隔巨大占位，血常规 WBC 82.37×10^9/L，外周血涂片见大量幼稚细胞，诊断倾向于淋巴造血系统恶性肿瘤（急性 T 淋巴细胞白血病可能）。

思考 2：如何对上腔静脉 / 上纵隔压迫综合征病因进行鉴别诊断？

（1）纵隔恶性占位性病变：是儿童上腔静脉压迫综合征最常见原发病因。儿童时期最易表现为前中纵隔占位的恶性疾病依次为非霍奇金淋巴瘤、急性 T 淋巴细胞白血病、霍奇金淋巴瘤和生殖细胞肿瘤。本病例血常规白细胞明显升高伴有贫血，外周血涂片见较多幼稚细胞，所以首先考虑急性 T 淋巴细胞白血病。最终由骨髓检查证实。

（2）心血管病术后或中心静脉导管引起的血栓性疾病：是儿童上腔静脉压迫综合征最常见的继发性病因。既往病史可以协助诊断或除外诊断。

（3）感染性疾病：如结核、真菌感染、组织胞浆菌病、胸腺感染或纵隔内感染性病变等。既往病史是重要的诊断线索。

予积极水化，监测24小时出入量、血电解质和肾功能，并请血液肿瘤专科医生会诊。与家长沟通后进行坐位局麻下骨髓穿刺，送骨髓细胞学检查、免疫分型、融合基因、染色体检查。当天骨髓涂片结果回报：原始幼稚淋巴细胞88%，免疫组化示糖原染色阳性，过氧化物酶及非特异性酯酶阴性。骨髓免疫分型示：CD3、CD7、TDT阳性；CD19、CD22、CD10、CD33和MPO等均阴性。故确诊为急性T淋巴细胞性白血病。与家长交代病情后按照CCCG-ALL-2015-中危组方案开始治疗，予地塞米松2mg，一天两次静脉注射。

思考3：在生命体征不稳定的情况下，尽早明确诊断并给予治疗是挽救生命的关键，其诊断的策略是什么？

该患儿在就诊时已存在前中纵隔巨大肿块所致的进行性加重的呼吸窘迫，在紧急情况下如何在最短时间内明确诊断并开始治疗是挽救生命的关键。儿童前中纵隔占位，结合外周血两系异常、白细胞明显升高，诊断思路倾向于淋巴造血系统恶性疾病。因患儿呼吸、循环情况不稳定，应选择对患儿侵入性最小的检查方式。首先应选择骨穿检查。如病情危重，骨髓检查困难或标本量不足以完成全部检查，如外周血已见大量幼稚细胞，可先进行外周血免疫表型分析，如符合淋巴系来源，可先给予激素治疗，24～48小时之内完成骨髓检查。如果骨髓细胞学检查结果阴性，可考虑胸腔积液穿刺细胞学检查，如胸腔积液量少，或穿刺液细胞学检查仍不能明确诊断，则根据各家医院外科和病理科实际经验，选择肿块开放活检或穿刺活检，前者创伤性较大，麻醉风险高，后者样本量较少，可能不能满足病理诊断所需要的各项检查。活检手术前应充分评估麻醉风险，术中避免使用肌松剂，以免加重气道压迫症状，甚至窒息。需要说明的是，在骨髓涂片和胸腔积液细胞学检查都不能明确诊断的情况下，如患者有明显的颈部或腋下淋巴结肿大，质地偏硬，也可进行浅表淋巴结切除（或穿刺）病理检查，因为其相较于纵隔肿块病理活检的损伤更小。

思考4：病理诊断不明的时候是否可以给予激素治疗，激素治疗前与家长沟通的要点是什么？

因儿童前纵隔肿瘤以淋巴瘤或白血病纵隔浸润多见，而淋巴系恶性肿瘤对激素敏感，故在危及生命又不能通过骨穿明确诊断的情况下，可再与家长充分沟通，告知目前患儿因存在气道压迫，麻醉风险极大，活检手术的创伤可能使得患儿病情急剧恶化，可以先应用激素，使其呼吸困难症状略有改善后再进行纵隔肿块活检，但也存在应用激素后导致病理诊断困难，进而影响预后的风险。在征得家长同意，并与外科联系好活检事宜后可以给予试验性激素治疗，应用激素后应尽早活检明确诊断（48小时内）。

思考5：确诊急性T淋巴细胞白血病后，开始化疗前应如何与家长沟通化疗风险及疾病预后？

首先要告知家长，该患儿确诊为急性淋巴细胞白血病——T细胞性，入中危组。需进行总疗程2～2.5年的化疗。在目前的治疗方案下，这类患儿的长期生存率可达70%以上。其次化疗药物除杀伤肿瘤细胞外，对正常器官和组织也有损害，常见的化疗副作用包括近期的胃肠道反应、骨髓抑制期的感染和出血以及远期的脏器功能损害如心脏毒性、肝肾毒性、神经系统毒性、内分泌系统功能紊乱以及第二肿瘤等。最后对于该患儿，由于其肿瘤负荷巨大，且淋巴系肿瘤对激素非常敏感，在治疗早期发生肿瘤溶解综合征的风险很高，严重者可能出现危及生命的高钾血症、肾功能损害、凝血功能紊乱等，必要时需要持续肾脏替代治疗（continuous renal replacement therapy，CRRT）。

在沟通过程中虽要向家长如实交代疾病治疗的风险，但仍要给予家长一定的信心，因为一旦度过了疾病治疗早期的上纵隔压迫和肿瘤溶解，患儿获得长期生存的机会还是很大的。另外对于患儿父母要体现医者的人文关怀，安抚家属的紧张情绪，必要时可以申请社工部介入，提供心理甚至经济方面的支持。

诱导治疗早期给予患儿高流量吸氧，1/4～1/3 张含糖液水化 3 000mL/（m^2·d），别嘌醇预防高尿酸血症，每 6 小时监测肾功能、电解质和出入液量。诱导治疗第 2 天患儿呼吸困难症状明显缓解，24 小时尿量 830mL，血电解质 K^+ 5.94mmol/L、P 3.42mmol/L、Ca^{2+}1.52mmol/L，肾功能 Scr 91μmol/L、BUN 18.5mmol/L、BUA 936μmol/L，急查床边心电图示窦性心律，T 波高尖。立即停用地塞米松，并加用呋塞米 15mg 静脉注射，20% 葡萄糖 35mL 和 1.5U 常规胰岛素静脉滴注，10% 葡萄糖酸钙 30mL 静脉滴注，4 小时后复查 K^+ 6.12mmol/L、P 3.61mmol/L、Ca^{2+} 1.43mmol/L、Scr 112μmol/L，4 小时尿量 120mL。遂给予持续肾脏替代治疗（CRRT），治疗 2 天后 WBC 下降至 12.3×10^9/L，K^+ 4.52mmol/L、P 1.82mmol/L、Ca^{2+} 2.45mmol/L、Scr 71μmol/L，24 小时尿量 1 430mL，心电监护示 HR 102 次 /min，R 35 次 /min，SpO_2 100%（鼻导管吸氧），予撤除 CRRT。

思考 6：这时患儿发生了什么？

患儿在诱导早期出现了少尿、电解质紊乱（高钾血症、高磷血症、低钙血症）、肾功能损害，结合外周血白细胞下降、呼吸困难症状缓解，故诊断其发生了肿瘤溶解综合征。

思考 7：发生肿瘤溶解综合征的高危因素是什么？

肿瘤细胞增殖旺盛者如淋巴系恶性肿瘤，肿瘤负荷巨大（如起病时白细胞≥50×10^9/L，血清乳酸脱氢酶、尿酸明显升高，肿瘤体积巨大或侵犯范围广泛），既往有肾脏损伤或肿瘤侵犯肾脏的患儿是发生严重肿瘤溶解综合征的高危因素。

思考 8：如何预防肿瘤溶解综合征？如何提高肿瘤溶解综合征治疗的成功率？

主要是积极的水化[建议用 1/4～1/3 张含糖液，2 000～3 000mL/（m^2·d）、口服别嘌醇 8～10mg/（kg·d）]，禁用含钾补液，不推荐常规碱化尿液，并密切监测出入液量、肾功能及血电解质。每小时评估尿量，至少每 6 小时评估出入量，尿量应维持在婴儿>4mL/（kg·h），3 岁以上的患儿>100mL/（m^2·h）。婴儿或有心功能、肾功能不全的患者应注意输液速度和量，警惕液体负荷过多。无症状的低钙血症不推荐补钙治疗。

一旦发生少尿应重新评估出入量及肾功能、电解质情况，除继续水化，可给予呋塞米利尿，并根据生化结果给予相应的处理。难以纠正的液体负荷过多、高钾血症、高尿酸血症、高磷血症或低钙血症是肾脏透析的指征。由于血钾的迅速升高可能导致恶性心律失常甚至心脏骤停，对于发生肿瘤溶解风险极高的患者，甚至可以预置深静脉导管，一旦出现生化指标的波动，立即给予 CRRT，提高抢救成功率。

入院 1 周后患儿呼吸平稳，内环境稳定，转入血液肿瘤科继续 PVDL 诱导方案治疗，诱导治疗第 19 天复查骨髓涂片增生低下，MRD 0.27%，复查胸片纵隔未见明显增宽，考虑早期治疗反应好，继续完成诱导期的后续化疗。

三、病例分析

1. 病史特点

（1）患儿，男，5 岁。咳嗽 20 余天，加重伴气促 1 周。抗感染治疗无效。咳嗽严重时有面色发绀，不能平卧。

（2）体格检查：T 36.8℃，HR 146 次 /min，R 48 次 /min，SpO_2 93%（室内空气）。颜面水肿。双侧颈部、腹股沟可及数枚大小不等的淋巴结，直径 1～2cm，质硬。气促，胸廓饱满，右肺呼吸音低，可及双相喘鸣音，右肺叩诊呈实音，左肺叩诊为清音。腹软，肝肋下 1.5cm，脾肋下 1cm，质中。双下肢无水肿，末梢循环正常。

（3）实验室及影像学检查：血常规 WBC 82.37×10^9/L，Hb 88g/L，外周血涂片见幼稚细胞 49%；骨髓涂片原始幼稚淋巴细胞 88%；骨髓免疫分型示：CD3、CD7、TDT 阳性；胸部正位片示纵隔明显增宽，右侧胸腔积液；胸部 CT 增强示前中纵隔巨大占位，右侧胸腔积液，心包积液。

2. 诊断与诊断依据

（1）上腔静脉 / 上纵隔压迫综合征：患儿有刺激性干咳、气促及呼吸困难，颜面水肿，咳嗽剧烈时面色发绀，不能平卧。体格检查示右肺呼吸音减低，可闻及双相喘鸣音。胸部 CT 提示前中纵隔巨大肿块，气道受压变扁，故诊断明确。

（2）急性 T 淋巴细胞白血病：患儿有浅表淋巴结及肝脾大，前中纵隔巨大占位，血常规白细胞明显增高伴中度贫血，外周血涂片见幼稚细胞，骨髓涂片见原始幼稚淋巴细胞 88%，免疫分型示 CD3、CD7、TDT 阳性，急性 T 淋巴细胞白血病诊断明确。

（3）肿瘤溶解综合征：患儿为急性 T 淋巴细胞白血病，起病时肿瘤负荷大（纵隔巨大占位，外周血 WBC 82.37×10^9/L，LDH 3 400U/L），存在肿瘤溶解综合征的高危因素。治疗第二天患儿开始出现少尿，血钾、血磷、血肌酐进行性升高，低钙血症，故诊断明确。

3. 鉴别诊断　本病例在诊疗过程中主要围绕“上腔静脉 / 上纵隔压迫综合征”进行鉴别诊断（思考 2）。

四、治疗方案

化疗是治疗儿童急性淋巴细胞白血病的主要方法。

1. 化疗方案　化疗方案主要框架包括：诱导缓解、巩固治疗和中枢神经系统白血病的预防以及维持治疗。其中诱导治疗的经典方案为 PVDL（强的松、长春新碱、柔红霉素和门冬酰胺酶）及 CAM（环磷酰胺、阿糖胞苷和巯嘌呤），巩固治疗及中枢神经系统白血病的预防主要是应用大剂量甲氨蝶呤（HDMTX）和巯嘌呤，以及定期鞘内注射化疗药物（鞘内注射用药包括甲氨蝶呤、阿糖胞苷和地塞米松），维持治疗的主要药物是巯嘌呤和甲氨蝶呤。总的治疗时间为 2～2.5 年。

2. 基于危险度分组的治疗方案　目前国内外的化疗方案均是基于危险度分组的分层治疗，即将患者分为低危组、中危组和高危组，不同危险组患者接受不同强度的化疗方案。不同化疗方案中，危险度分组的标准并不完全一样。目前，儿童急性淋巴细胞白血病较为公认的预后不良因素包括：①起病时年龄 <1 岁或 >10 岁；②起病时白细胞数 $\geq50\times10^9$/L；③免疫分型为 T 细胞性；④起病时有中枢或睾丸浸润；⑤特定的遗传学异常，如低二倍体、t（9；22）、t（4；11）等；⑥早期微小残留病变检测阳性。微小残留病变（minimal residual disease，MRD）是指应用流式细胞术对初发时标记到的肿瘤细胞特定细胞表面抗原组合进行定量监测，或用荧光原位杂交技术（fluorescence in situ hybridization，FISH）或逆转录聚合酶链式反应（reverse transcription-polymerase chain reaction，RT-PCR）技术对特定的基因易位进行定量监测，因其敏感度较骨髓涂片更高，已作为治疗反应的重要评估标准。因此患儿在起病时应完善骨髓检查，包括骨髓细胞学检查（涂片瑞氏染色和免疫组化）、免疫分型（同时进行 MRD 标记筛选）、染色体核型分析、融合基因及 FISH，并在治疗过程中评估早期治疗反应，以确定危险度分组，并给予相应强度的化疗。

3. 化疗期间的对症支持治疗　包括卡氏肺孢子菌肺炎预防、粒细胞缺乏发热处理、血制品输注及化疗药物副作用处理等，与其他肿瘤性疾病化疗后处理原则相同，故不再赘述。

五、预后

急性淋巴细胞白血病的自然病程短，不予以治疗患者通常多在 6 个月内死亡，平均病程约 3 个月。随着联合化疗、根据危险度分组的分层治疗、靶向药物以及骨髓移植技术的提高，欧美国家近年来儿童急性淋巴细胞白血病的长期生存率已达 90%，我国低、中危组患儿的五年无病生存率也已达 80% 以上。

大约有 8% 的急性淋巴细胞白血病患儿在起病时有纵隔占位，而其中 50% 的患儿会出现上腔静脉压迫综合征。由于大多数急性淋巴细胞白血病患儿对激素和化疗敏感，因此一旦骨髓穿刺明确诊断，尽早治疗，呼吸窘迫的症状会明显改善。但治疗的同时要警惕肿瘤溶解综合征的发生。

4%～8% 的儿童肿瘤患者在治疗早期会发生有明显临床症状的肿瘤溶解综合征，其中以伯基特淋巴瘤（Burkitt lymphoma）、淋巴母细胞淋巴瘤和急性淋巴细胞白血病，尤其是起病时高白细胞伴有纵隔占位的 T-ALL 为主。病死率的报道国内外差异较大，可能与之前国内无法使用拉布立酶有关，目前国内报道的有明显临床症状的肿瘤溶解综合征的患者病死率在 15%～24%。主要的致死原因为恶性心律失常和急性肾衰竭。近期拉布立酶已在国内获批上市，相信能进一步提高国内治疗严重肿瘤溶解综合征的成功率。

六、要点和讨论

1. 诊治要点 对于本病例，诊治的难点和关键在于起病和治疗早期出现的两个肿瘤急症：上腔静脉 / 上纵隔压迫综合征和肿瘤溶解综合征。

肿瘤急症（oncologic emergencies）可发生于儿童肿瘤患者诊疗过程中的任何阶段。有些是疾病的初始症状或在诊断的过程中出现的，也可能是治疗相关并发症，或者在疾病进展或复发时出现。接诊儿童肿瘤患者时应尽快识别患者是否存在肿瘤急症或有发展为肿瘤急症的风险，并给予相应的预防或治疗。

常见的肿瘤急症包括：上腔静脉压迫综合征、气胸或纵隔气肿、胸腔积液、心包积液等引起的呼吸窘迫；心包积液导致心包填塞；消化道出血、梗阻或穿孔；胰腺炎；尿路梗阻；出血性膀胱炎；脑血管意外；脊髓压迫；肿瘤溶解综合征；高血糖；抗利尿激素分泌异常综合征；重症肺炎致急性呼吸窘迫综合征；脓毒血症及脓毒性休克等。在这个案例中，我们主要分析作为疾病初始症状的上腔静脉 / 上纵隔压迫综合征和在治疗早期出现的代谢紊乱——肿瘤溶解综合征。

（1）上腔静脉 / 上纵隔压迫综合征（superior vena cava syndrome，SVCS / superior mediastinal syndrome，SMS）：上腔静脉压迫综合征是指上腔静脉受压或阻塞引起的症状和体征，如头颈部及上肢非凹陷性水肿，可伴有皮肤及口唇发绀，平卧时症状加重，颈静脉怒张，胸壁静脉曲张。如上腔静脉受压同时出现气管受压的表现则称为上纵隔压迫综合征。具有纵隔占位的儿童患者，多表现为上纵隔压迫综合征，即气管压迫、呼吸窘迫症状与上腔静脉受压或阻塞引起的症状和体征并存。

该患儿在就诊时即存在气道梗阻症状，应密切监测生命体征及呼吸情况，嘱患者半卧位或俯卧位，禁平卧，并给予合适的氧疗方式，如鼻导管吸氧、面罩吸氧、高流量吸氧等，关键是要尽早明确诊断和治疗。在诊断的过程中应注意非常关键的两点，一是要尽可能选择创伤最小的方式，因为创伤本身也可能导致生命体征的不稳定；另外在全麻操作前要评估麻醉风险，因全麻时使用麻醉或肌松药物可能加重气道压迫，甚至导致心跳呼吸骤停，如评估后认为全麻风险大的患儿，有指征给予试验性激素治疗。上腔静脉 / 上纵隔压迫综合征的处理流程详见图 21-3。

（2）肿瘤溶解综合征（tumor lysis syndrome，TLS）：在接受化疗之前或之后 1 周内，因肿瘤细胞破坏释放过多的核酸、蛋白质和细胞内代谢产物，使机体内环境代谢失衡。根据临床表现的轻重分为实验室水平的肿瘤溶解综合征（laboratory TLS）和有临床症状的肿瘤溶解综合征（clinical TLS）。前者仅表现为典型的生化结果异常，即高钾血症、高磷血症、高尿酸血症、低钙血症，并出现少尿或无尿，后者在此基础上出现急性肾衰竭、心律失常、惊厥甚至突然死亡。肿瘤细胞增殖旺盛者如淋巴系恶性肿瘤，肿瘤负荷巨大（如起病时白细胞≥50×10^9/L，乳酸脱氢酶明显升高，肿瘤体积巨大或侵犯范围广泛），既往有肾脏损伤或肿瘤侵犯肾脏的患者是发生严重肿瘤溶解综合征的高危因素。

明确诊断为急性淋巴细胞白血病的患者应首先评估是否存在发生肿瘤溶解综合征的高危因素。对于有肿瘤溶解综合征高危因素的患者，目前循证医学推荐的处理流程是：密切监测尿量、血电解质和肾功能情况，积极水化以及静脉应用拉布立酶。拉布立酶是重组的尿酸盐氧化酶，可将可溶性低的尿酸盐分解为尿囊素，后者的可溶性是尿酸盐的 5～10 倍，有报道称具有肿瘤溶解综合征高危因素的患者应用拉布立酶后，需要透析的比例可下降到 1.5%，近期国内已上市，以后严重肿瘤溶解患儿可有更多选择机会。目前用于临床的别嘌醇仅能减少尿酸盐的形成，而不能分解已形成的尿酸盐，治疗效果较拉布立酶推迟

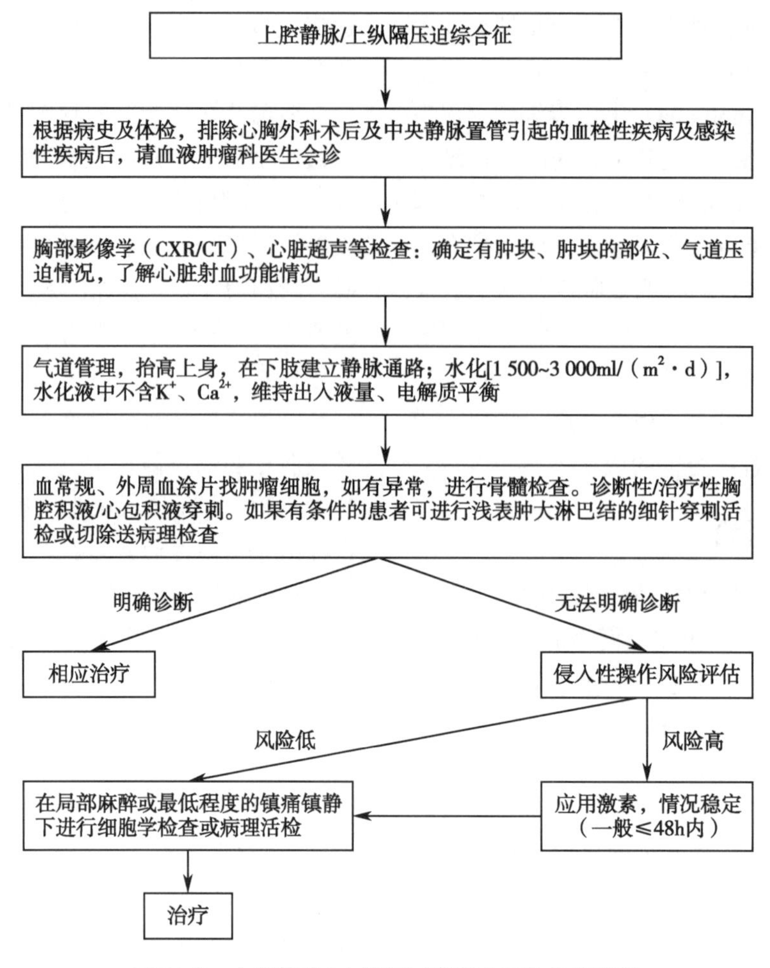

图 21-3 上腔静脉 / 上纵隔压迫综合征的处理流程

24～72 小时。因此我们对于有肿瘤溶解综合征高危因素的患者应更加密切的监测和评估，具体的预防和治疗方法详见本节思考 8。

最后需要强调，对于该病例中的患儿在病初的诊治过程中，积极的气道管理和呼吸支持，选择合适的诊断方式尽早明确诊断和积极预防肿瘤溶解综合征几乎是同步进行的。忽视其中任何一个部分，都可能导致治疗的失败。

2. 分析讨论

（1）急性淋巴细胞白血病特点：急性白血病是儿童最常见的恶性肿瘤，病因尚不十分明确，可能与遗传、环境、感染、免疫缺陷等因素有关。儿童白血病以急性淋巴细胞白血病（acute lymphoblastic leukemia，ALL）为主，占儿童新发白血病的 70% 左右，年发病率约为 35/1 000 000。尽管目前儿童急淋的治疗效果很好，但它仍是导致儿童癌症相关死亡的主要原因。

急性淋巴细胞白血病常见的起病症状为发热、面色苍白、出血症状、骨痛、乏力等。此外还有一些患者以髓外浸润的症状为首发症状，如纵隔占位导致气管压迫或上腔静脉压迫综合征，中枢浸润导致头痛、呕吐等颅高压甚至脑疝症状。另外以发热及骨痛起病的患者，有时外周血象尚未出现明显异常，很容易被误诊为幼年型特发性关节炎，接诊时应对患者进行仔细的体格检查。

（2）急性淋巴细胞白血病的 MICM 诊断：根据 WHO 诊断标准，完整的急性白血病的诊断应包括以下部分：形态学（morphology）、免疫学（immunology）、细胞遗传学（cytogenetics）、分子生物学（molecular biology）。其中形态学包括一般细胞学检查及免疫组化，骨髓涂片中原始幼稚淋巴细胞≥20%，免疫组化呈糖原染色阳性，过氧化物酶和非特异性酯酶阴性。应用流式细胞术进行免疫分型，B-ALL 的特征性细胞表面标记为：CD19、CD22、CD79a、TDT，T-ALL 的细胞表面标记为：CD2、CD3、CD4、CD5、CD7、CD8、TDT。

细胞遗传学的常用实验室方法包括染色体核型分析和荧光原位杂交技术（FISH）。分子生物学主要是应用逆转录聚合酶链式反应（RT-PCR）检测融合基因。目前，与儿童急性淋巴细胞白血病治疗方案选择最相关的遗传学标志包括 t（12；21）/ *TEL-AML1*（ETV6-RUNX1）、t（9；22）/ *BCR-ABL*、t（1；19）/ *E2A-PBX1* 和 t（4；11）/ *MLL-AF4*。

3. 研究进展 近年来，随着对儿童急性淋巴细胞白血病研究的不断深入，国外多个大型协作组相继发现了一些对经典多药联合化疗治疗效果不佳的特殊亚型。相关研究进展概括为①*MLL* 基因重排阳性的婴儿 ALL：对常规化疗治疗效果不佳，而且也并未证实异基因造血干细胞移植可以使这部分患者获益。②低二倍体儿童 ALL：尤其是染色体数<44 的患者预后非常差，异基因造血干细胞移植是否能使这类患者获益目前尚无定论。③Ph^+ 儿童 ALL：常规化疗预后差，异基因造血干细胞移植可以提高生存率；近 10 年来的研究已表明，伊马替尼、达沙替尼等酪氨酸激酶抑制剂（TKI）（*BCR-ABL* 融合基因的靶向药物）与常规化疗联合使用，早期治疗反应好的患者已无需再进行异基因造血干细胞移植，从而进一步提高了 Ph^+ ALL 患者的生存率。④Ph-like 儿童 ALL：存在 *IKZF1* 突变，且有 90% 患者有激酶信号通路活化异常，有些患者在应用 TKI 药物后预后有所改善。⑤早前 T 淋巴细胞白血病：一类具有特殊免疫表型（$CD1a^-$、$CD8^-$ 或 CD5 弱表达伴祖细胞或髓系标记的表达）的 T 细胞 ALL（T-ALL），诱导失败和血液学复发的比例很高，但通过应用较高强度的化疗，如包含地塞米松及培门冬（PEG-ASP）的方案，其 5 年无病生存率仍可达 76.7%。⑥Down's ALL：因其疾病复发率和治疗相关死亡率更高，相较于其他儿童 ALL 无病生存率较低；最近的研究发现，这部分患者中 60% 具有 *Ph-like* 基因异常，从而推测应用 TKI 可能使这部分患者获益。⑦诱导失败的儿童 ALL：只占所有儿童 ALL 的 2%～3%，既往认为预后极差，有移植指征；但目前研究发现，这部分患者异质性很高，其中诱导失败的 T-ALL 需要通过异基因造血干细胞移植才能改善预后，而诱导失败的 B 系 ALL（如果没有其他不良因素），通过继续化疗，10 年生存率仍高达（72±5）%。

由于儿童 ALL 多药联合化疗的治疗效果优异，且有特定基因突变致预后不良的患者中有部分可通过联用靶向药物提高预后，故异基因造血干细胞移植目前仅用于早期骨髓复发（首次诊断 36 个月内）和复发的 T-ALL。HLA 相合的同胞供体（matched sibling donor，MSD）、HLA 相合的无关供体（matched unrelated donor，MUD）、半相合供体均可作为移植供体的选择。随着 HLA 配型技术的发展、预处理方案的改进、更好的感染控制，移植成功且获得长期生存的概率越来越高。奥地利 - 德国 - 瑞士的 BFM（Berlin-Frankfurt-Münster）回顾性研究表明，儿童 ALL 移植后 4 年的无病生存率约 70%。

此外，细胞免疫治疗是现阶段肿瘤治疗的研究热点。以 CD19 为靶点的嵌合抗原受体 T 细胞（chimeric antigen receptor T-cell immunotherapy，CAR-T）在难治性 B 淋巴细胞白血病患者中已取得良好的疗效。

（王　莹）

参考文献

[1] 中华医学会儿科学分会血液学组. 儿童急性淋巴细胞白血病诊疗建议（第四次修订）. 中华儿科杂志，2014，52（9）：641-644.

[2] HUNGER S P，LOH M L，WHITLOCK J A，et al. Children's Oncology Group's 2013 blueprint for research：acute lymphoblastic leukemia. Pediatric Blood Cancer，2013，60（6）：957-963.

[3] PUI C H，PEI D，CAMPANA D，et al. A revised definition for cure of childhood acute lymphoblastic leukemia. Leukemia，2014，28：2336-2343.

[4] GAIL L J，ANDREW W，GRAHAM H J，et al. Guidelines for the management of tumour lysis syndrome in adults and children with haematological malignancies on behalf of the British Committee for Standards in Haematology. British Journal of Haematology，2015，169：661-671.

[5] JAIN R，BANSAL D，MARWAHA R K，et al. Superior mediastinal syndrome：emergency management. The Indian Journal of Pediatrics，2013，80（1）：55-59.

[6] MICHAEL J F，SUSAN R R. Oncologic emergencies. Principles and Practice of Pediatric Oncology Sixth Edition，2010，38：2320-2325.

[7] PUI C H, YANG J J, HUNGER S P, et al. Childhood acute lymphoblastic leukemia: progress through collaboration. Journal of Clinical Oncology, 2015, 33(27): 2938-2948.

案例 22 *CARD9* 基因缺陷的播散性念珠菌感染

一、病历资料

1. 病史采集 患儿，男，10 岁。因"发现嗜酸性粒细胞增高 1 年，间断发热伴呕吐 20 余天"入院。患儿 1 年前体检时发现外周血嗜酸性粒细胞增高，就诊外院后诊断嗜酸性粒细胞增多症（具体不详），口服强的松治疗 2 个月嗜酸性粒细胞较前明显下降后停药。停药 8 个月后患儿嗜酸性粒细胞再次升高，相继予强的松、地塞米松再次治疗 2 个月，同时加用开瑞坦治疗 2 个月，嗜酸性粒细胞未见明显降低。入院前 20 余天，患儿出现发热，热峰 38℃左右，并伴有呕吐，呕吐物为胃内容物，非喷射性，未予特殊处理，后体温降至正常，呕吐消失。10 天前患儿再次出现发热，腋温波动于 37～38℃，并再次出现呕吐，至我院门诊就诊，予头孢唑肟抗感染治疗，病情未见好转，3 天前患儿热峰上升至 38～39℃，呕吐次数增多，性质同前，为进一步诊治收入院。

患儿近日食欲不振，精神软，嗜睡，无意识障碍，无抽搐，无头晕头痛，无咳嗽、流涕，无腹痛、腹泻，无皮疹，无关节肿痛，二便正常。自发病以来患儿体重下降 3kg。

既往史：否认慢性病史，否认传染病史。家住城市，否认疫区生活及游玩史，否认生食、冷食等不良饮食史。否认猫抓、宠物咬伤等病史。按时按序预防接种。

否认输血史。

个人史：G_1P_1，足月顺产，生长发育同正常同龄儿。

家族史：父母均体健，否认遗传病家族史。

2. 体格检查 T 38.4℃，P 100 次 /min，R 24 次 /min，BP 98/68mmHg，身高 143cm，体重 29.5kg。神志清，精神软，发育正常，面色正常，营养良好。浅表淋巴结未触及。口唇无明显干燥，咽不红，扁桃体无肿大，口腔黏膜可见大片白色膜状物。HR 100 次 /min，心律齐，心音有力，未及明显杂音。双侧呼吸音对称，呼吸音清，肺部无啰音。腹部平坦，未见明显肠型，腹壁静脉无曲张；全腹软，未及包块，无明显压痛，无反跳痛；肝脏肋下 3cm，剑突下刚及，质硬；脾脏肋下未触及；腹部叩诊呈鼓音，无移动性浊音；肠鸣音 3 次 /min。颈部抵抗可疑阳性，布鲁辛斯基征阴性，克尼格征阴性；膝反射和跟腱反射正常；双侧巴宾斯基征阴性。

3. 实验室及影像学检查（门诊检查）

（1）血常规：WBC 10.1×10^9/L，N 40.7%，L 16.3%，E 40.90%，EOS 4.12×10^9/L，Hb 117g/L，Plt 260×10^9/L。

（2）CRP<1mg/L。

（3）腹部 B 超：肝脾增大，肝实质回声不均匀，脾脏内低回声团块，肝门胰头周围淋巴结肿大。

4. 初步诊断 嗜酸性粒细胞增多症、中枢感染待排、鹅口疮。

二、诊治经过

患儿因发现嗜酸性粒细胞增高 1 年，近期出现发热、呕吐，病因不明，故收入病房查明原因并予治疗。

> **思考 1：**嗜酸性粒细胞增高的原因有哪些？
>
> 引起嗜酸性粒细胞增高的原因包括以下几方面：
>
> 1. 肿瘤性疾病 包括原发性高嗜酸性粒细胞综合征、急性嗜酸性粒细胞白血病、慢性嗜酸性粒细胞白血病、髓系肿瘤、部分淋巴瘤、部分实体肿瘤等。
>
> 2. 感染性疾病 寄生虫感染最为常见，其次为真菌感染，偶有少量病毒感染可引起嗜酸性粒细胞增高。
>
> 3. 过敏性疾病 过敏性疾病通常只引起嗜酸性粒细胞轻度增高。
>
> 4. 结缔组织 / 风湿性疾病 嗜酸性肉芽肿性血管炎、自身免疫性淋巴细胞增生综合征、炎症性肠病、干燥综合征等。
>
> 5. 免疫缺陷性疾病 高 IgE 综合征、X-连锁多内分泌腺病、肠病伴免疫失调综合征（IPEX）、*ZAP-70* 基因缺陷等。

患儿收入病房后初步诊断：嗜酸性粒细胞增多症、中枢感染待排、鹅口疮，予头孢曲松抗感染，制霉菌素外用涂口腔治疗鹅口疮，同时予完善嗜酸性粒细胞增多症原因方面的检查，同时行急诊头颅 CT 及眼底检查，未提示颅高压，后行腰穿检查以明确有无中枢感染。

思考 2： 腰穿有哪些适应证及禁忌证，应如何与家属沟通腰穿的必要性？

1. 腰穿的适应证

（1）中枢神经系统炎症性疾病的诊断与鉴别诊断。

（2）脑血管意外的诊断与鉴别诊断。

（3）肿瘤性疾病的诊断与治疗。

（4）测定颅内压力和了解蛛网膜下腔是否阻塞等。

（5）椎管内给药。

2. 腰穿的禁忌证

（1）可疑颅高压、脑疝。

（2）可疑颅内占位病变。

（3）休克等危重患者。

（4）穿刺部位有炎症。

（5）有严重凝血功能障碍患者，如血友病等。

3. 应向家长告知患儿有发热、呕吐、颈部抵抗，高度怀疑中枢神经系统感染，需行腰穿检查以明确诊断，并告知其风险及应对措施，取得家属的理解与配合。

入院后各项检查结果陆续回报：G 试验 873pg/mL，血、粪寄生虫筛查（-），T-SPOT（-），各类常规病毒血清学检查（-），血培养（-）。自身抗体（-）。骨穿及骨髓活检显示感染骨髓象。头颅 MRI：右侧额颞叶交界处、右侧基底节、大脑脚多发异常信号（图 22-1）。胸部 CT 增强：纵隔淋巴结稍增大，双侧腋下多发小淋巴结，右侧下胸膜增厚。腹部 CT 增强：肝内多发低密度灶，脾脏密度不均匀（图 22-2）。心脏彩超显示心内结构正常，左心收缩功能正常范围。脑脊液常规：外观浑浊，WBC 2 800×10^6/L，单核细胞 55%，多个核细胞 45%；生化：Glu<1.1mmol/L，Cl^- 118mmol/L，PROT >3 000mg/L；脑脊液涂片及培养：白色假丝酵母菌（表 22-1）；脑脊液病原学 PCR 显示白色假丝酵母菌（也称白色念珠菌）。

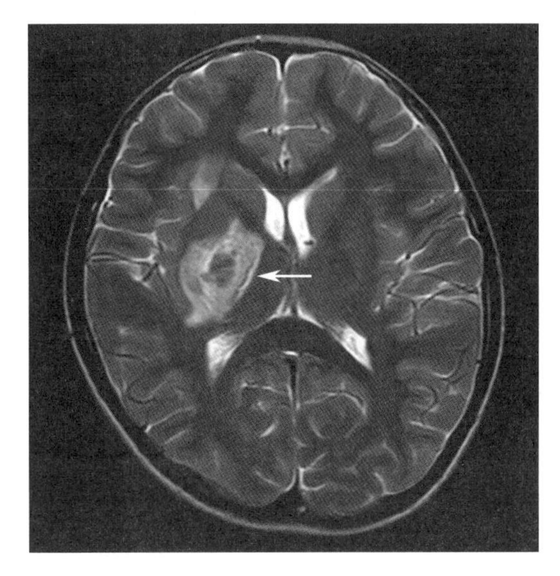

图 22-1　病初头颅 MRI
右侧基底节区异常信号（箭）

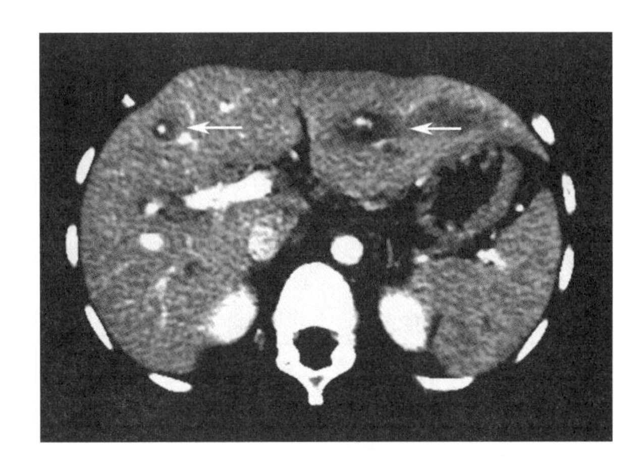

图 22-2　病初腹部 CT 增强
肝内多发低密度影（箭）

表 22-1　患儿脑脊液培养及药敏结果

病原菌	药物	敏感性
白色假丝酵母菌	伊曲康唑	S
	氟康唑	S
	伏立康唑	S
	5- 氟胞嘧啶	S
	两性霉素 B	S

注：S 为敏感。

患儿骨穿检查未见异常细胞，影像学检查未见占位病灶，自身抗体筛查阴性，病程中无皮疹及关节肿痛病史，嗜酸性粒细胞增高显著并且抗过敏治疗无效，排除了肿瘤性疾病、结缔组织/风湿性疾病和过敏性疾病。

修正诊断：播散性念珠菌病。调整治疗方案为：两性霉素B脂质体+氟胞嘧啶。

思考3：念珠菌为机会致病菌，其感染的危险因素有哪些？

念珠菌感染的危险因素包括：先天性或者获得性免疫功能低下（化疗后、移植后、激素应用后、中性粒细胞减少、HIV等）、黏膜屏障破坏（胃肠手术后、烧伤等）、各种侵入性导管、长期广谱抗生素应用、早产、糖尿病等。

调整治疗3天后患儿体温降至正常，后体温保持平稳。结合念珠菌感染的危险因素，患儿免疫缺陷需重点排除，故评估患儿免疫功能（表22-2～表22-4）。患儿免疫功能初筛发现其IgE增高，多项细胞因子明显低于正常水平，提示可能存在固有免疫功能异常，故继续行基因检测，以明确其有无免疫缺陷性疾病。

表22-2 治疗前体液免疫结果

检验项	结果	参考值	单位
IgG	34.9	7.0～15.5	g/L
IgA	1.81	0.58～2.91	g/L
IgM	1.99	0.49～2.40	g/L
IgE	560	<200	IU/mL

表22-3 治疗前细胞免疫结果

检验项	结果	参考值	单位
NK细胞	341.35	90～600	cells/μL
$CD3^+$	1 288.01	700～2 100	cells/μL
$CD3^+/CD4^+$	574.05	300～1 400	cells/μL
$CD3^+/CD8^+$	615.23	200～900	cells/μL
$CD3^-/CD19^+$	552.22	100～500	cells/μL

思考4：念珠菌感染的易感基因有哪些？

人类念珠菌感染的基因易感性目前认识到的有单基因遗传病及基因变异性疾病，其中最常见的包括*STAT1*、*STAT3*、*CARD9*、*DOCK8*、*TYK2*、*IL-17F*、*IL-4*、*IL-10*等基因突变及变异性疾病。

治疗2周及3周后分别复查脑脊液，较前改善不明显（表22-5）。复查头颅MRI显示：右侧颞叶、基底节区多发异常信号，较前片稍有好转（图22-3）。复查腹部CT显示：肝内门脉周围见低密度影，脾脏密度不均匀，与前片相似（图22-4）。

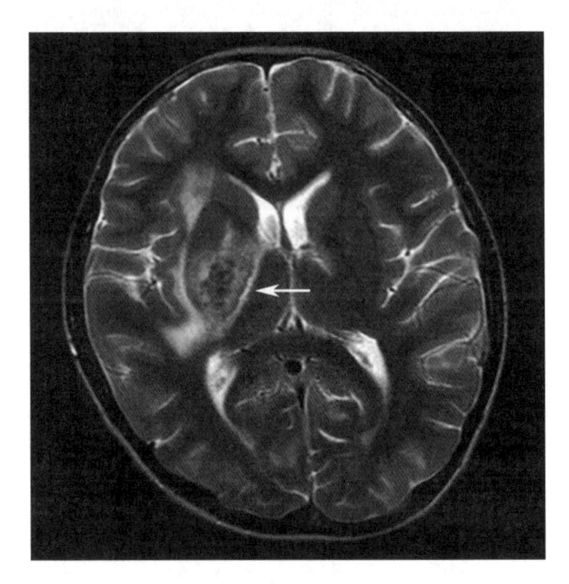

图22-3 两性霉素+氟胞嘧啶治疗后头颅MRI
右侧基底节区异常信号影（箭）

思考5：此时应如何调整治疗方案？

美国感染病学会（IDSA）推荐的播散性念珠菌病治疗方案：初始予两性霉素B（AmB）治疗1～2周，继以口服氟康唑数月为首选治疗

表22-4 治疗前细胞因子测试结果

	IL-2	IL-4	IL-6	IL-10	TNF	INF-γ	IL-17a
结果	0	0	0	0.94	0	0	12.4
正常值/(pg/mL)	0.64～8.8	0.1～3.88	1.0～15.8	0.45～4.9	0.1～5.97	0.44～16.2	16.67～65.7

表22-5 治疗2周后及3周后复查脑脊液变化情况

	细胞数/(10^6/L)	单核细胞	多核细胞	糖/(mmol/L)	氯/(mmol/L)	蛋白/(mg/L)
治疗2周后	960	30%	70%	<1.4	117	1 243
治疗3周后	2 000	25%	75%	1.7	125	1 539

方案，如患者病情较为稳定，也可初始治疗选用氟康唑。备选治疗方案为先以棘白菌素治疗数周后继以氟康唑治疗。患者已选用最优方案，且药敏试验也全部敏感，故抗真菌药物暂不予调整。

抗真菌药物注重于杀灭或抑制真菌，对机体的免疫功能影响不大，而条件致病菌引起的感染往往存在机体免疫力低下或被抑制，单纯使用抗真菌药物有时不能取得满意疗效，需加用免疫调节剂改善患者免疫功能。在系统性真菌感染中，中性粒细胞、单核 - 巨噬细胞以及 T 细胞介导的细胞免疫反应起着重要的防御作用，而在这个防御系统中细胞因子起着重要的作用，它们可增强或调节机体免疫功能，特别是细胞免疫功能。白细胞介素（IL）、集落刺激因子（CSF）、干扰素（IFN）及肿瘤坏死因子（TNF）等可增加中性粒细胞、巨噬细胞、T 淋巴细胞等效应细胞的数目或增强功能，调动机体抵抗力以杀灭病原真菌。目前有报道将 GM-CSF、G-CSF、INF 应用于真菌感染的治疗，并取得了显著的疗效。

经查阅文献后加用 G-CSF 治疗，2 周后复查脑脊液明显改善，继续予 G-CSF 治疗，同时将两性霉素降级为氟康唑，并继续口服氟胞嘧啶，4 周后复查腰穿，脑脊液转为正常（表 22-6）。

后停用 G-CSF 继续予氟康唑 + 氟胞嘧啶口服 4 周后复查头颅 MRI 示：右侧基底节区小软化灶，较前片明显好转（图 22-5）。腹部 CT 显示：肝内门脉周围低密度影，腹腔多发淋巴结，部分伴钙化，较前片明显好转（图 22-6）。G 试验 377pg/mL，外周血常规：WBC 9.4×10^9/L，N 50.0%，L 22.4%，E 10%，EOS 0.94×10^9/L，Hb 119g/L，Plt 198×10^9/L。口服氟康唑 + 氟胞嘧啶半年门诊随访，症状及体征无反复，反复查脑脊液均为正常（诊治过程中脑脊液变化见表 22-5），外周血常规：WBC 12.5×10^9/L，N 43.9%，L 39.0%，E 14.0%，EOS 0.31×10^9/L，Hb 125g/L，Plt 210×10^9/L。G 试验 126pg/mL。头颅 MRI：右基底节区小软化灶（图 22-7）。腹部 CT：腹腔散在小淋巴结，部分钙化（图 22-8）。治疗过程中患儿基因检测结果回报：*CARD9* 基因纯合突变，提示该患者对真菌的易感性。

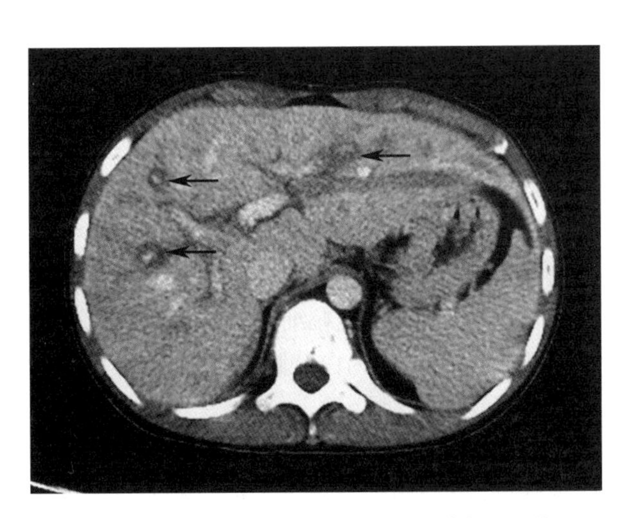

图 22-4 两性霉素 + 氟胞嘧啶治疗后腹部 CT 增强
肝内多发低密度影（箭）

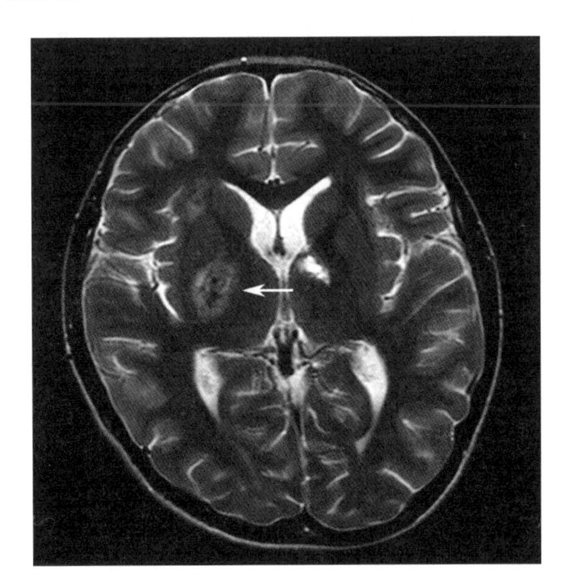

图 22-5 加用 G-CSF 治疗后头颅 MRI
右侧基底节区软化灶（箭）

表 22-6 加用 G-CSF 治疗 2 周后及 4 周后脑脊液变化情况

	细胞数 (10^6/L)	单核细胞	多核细胞	糖 /（mmol/L）	氯 /（mmol/L）	蛋白 /（mg/L）
G-CSF 治疗 2 周后	230	30%	70%	2.1	125	1 261
G-CSF 治疗 4 周后	0			2.3	121	559

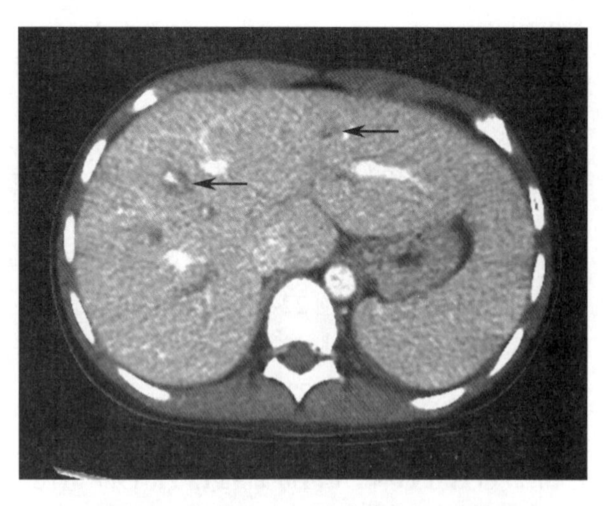

图 22-6　加用 G-CSF 治疗后腹部 CT 增强
肝内低密度影(箭)

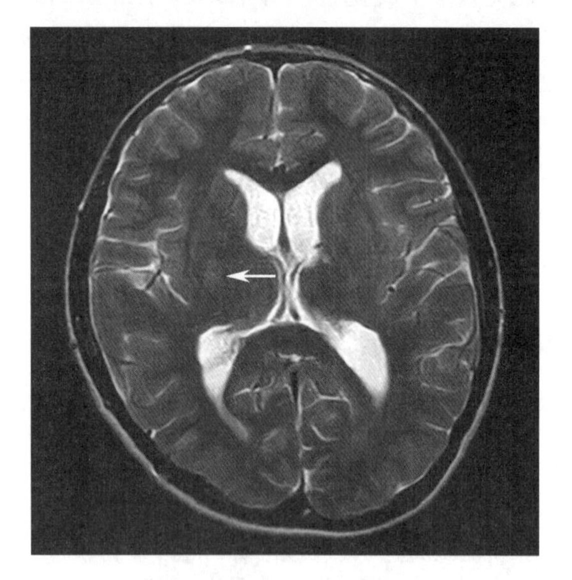

图 22-7　出院后随访头颅 MRI
右侧基底节区小软化灶(箭)

三、病例分析

1. 病史特点

（1）患儿，男，10 岁。因“发现嗜酸性粒细胞增高 1 年，间断发热伴呕吐 20 余天”入院。

（2）体格检查：T 38.4℃，P 100 次 /min，R 24 次 /min，BP 98/68mmHg。体重 29.5kg。神志清，精神软，营养发育正常。浅表淋巴结未触及。口腔黏膜可见大片白色膜状物。心肺体检无异常。腹软，肝脏肋下 3cm，剑突下触及，质硬。颈部抵抗可疑阳性，无其他神经系统阳性体征。

（3）实验室及影像学检查

血常规：WBC 10.1×10^9/L，N 40.7%，E 40.90%；EOS 4.12×10^9/L。

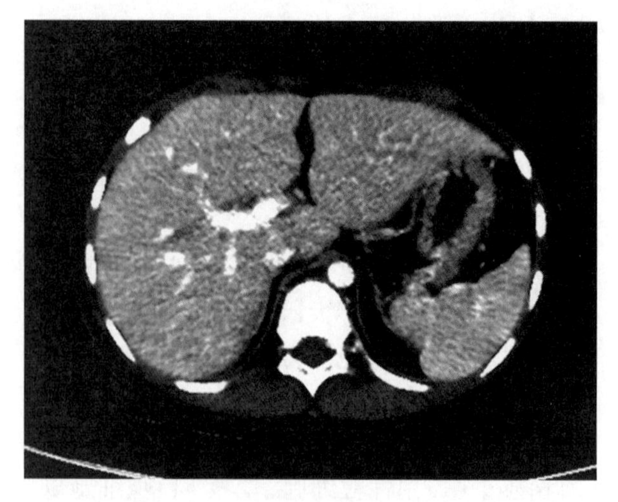

图 22-8　出院后随访腹部 CT 增强

脑脊液常规：浑浊，白细胞 2 800×10^6/L，单核细胞 55%，多个核细胞 45%。

脑脊液生化：Glu <1.1mmol/L，PROT >3 000mg/L。

脑脊液涂片及培养：白色假丝酵母菌。

脑脊液病原学 PCR 检测：白色假丝酵母菌。G 试验 873pg/mL。

头颅 MRI：右侧额颞叶交界处、右侧基底节、大脑脚多发异常信号。

胸部 CT 增强：纵隔淋巴结稍增大，双侧腋下多发小淋巴结，右侧下胸膜增厚。

腹部 CT 增强：肝内多发低密度灶，脾脏密度不均匀。

患儿基因检测：*CARD9* 基因纯合突变。

2. 诊断及诊断依据

（1）播散性念珠菌病：患儿有原发性免疫缺陷病的基础，中枢神经系统、肝脏、脾脏等多部位受累及，外周血嗜酸性粒细胞增高，脑脊液涂片、培养及 PCR 均证实为白色假丝酵母菌，经抗真菌治疗后恢复，故诊断。

（2）原发性免疫缺陷病：患儿出现机会性念珠菌感染，查细胞因子显示多种细胞因子均明显下降，通过行全外显子基因检测证实 *CARD9* 基因纯合突变，此次确诊为免疫缺陷病。

该病例诊断流程图见图 22-9。

3. 鉴别诊断　本病例诊断过程主要围绕“嗜酸性粒细胞增多症”进行，鉴别诊断见思考 1。

四、治疗方案

患儿播散性念珠菌病诊断明确后，根据药敏

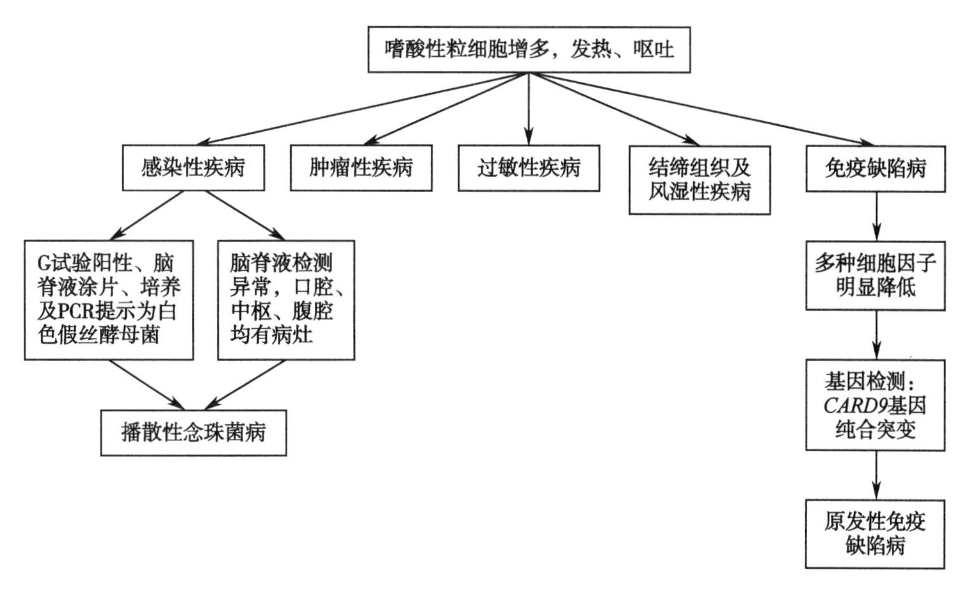

图 22-9 诊断流程图

及指南推荐（思考 5）给予两性霉素 B 脂质体 + 氟胞嘧啶抗真菌治疗，同时加用 G-CSF 上调固有免疫及适应性免疫功能，提高机体对抗真菌感染的能力。患儿病情得到控制，复查各项指标好转后（表 22-7）改为氟康唑 + 氟胞嘧啶口服继续治疗半年，根据临床症状、体征、实验室检查及影像学检查结果停药。

五、预后

儿童侵袭性念珠菌病的病死率为 10% 左右，而成人为 15%～38%。近平滑念珠菌病的病死率较其他念珠菌病低。抗真菌药物的应用和移除导管可以降低早期病死率，而恶性血液病则使病死率大大增高。其他的高危因素还包括严重基础疾病、持续性感染、异体骨髓移植、感染性休克和缺乏抗真菌药物预防性治疗。

六、要点和讨论

1. 诊治要点

（1）外周血嗜酸性粒细胞增多原因的鉴别：主要包括肿瘤性疾病、感染性疾病、过敏性疾病、自身免疫性疾病及免疫缺陷性疾病等（思考 1）。面对这样的患者，我们需要从以上这几方面进行重点排查。该患儿病程较长，入院后结合鉴别诊断的病因进行了相关的辅助检查，在排除其他原因的同时最终通过 G 试验、脑脊液涂片及培养、病原 PCR、头颅 MRI 及腹部 CT 等检查确诊为播散性念珠菌病。

（2）侵袭性念珠菌感染的治疗：初始予两性霉素 B 治疗 1～2 周，继以口服氟康唑数月为首选治疗方案，如患者病情较为稳定，也可初始治疗选用氟康唑。备选治疗方案为先以棘白菌素治疗数周后继以氟康唑治疗。疗程应持续至病灶消散，以防复发，常需数月。进行化疗或干细胞移植者需在免疫抑制期全程予以抗真菌预防治疗。在单纯抗真菌治疗效果差时，可以加用细胞因子如集落刺激因子、白细胞介素、干扰素等进行免疫调节治疗。

2. 分析讨论 机体通过固有免疫系统及适应性免疫系统对抗念珠菌感染。其中固有免疫

表 22-7 治疗前后实验室检查结果对比

	脑脊液白细胞	脑脊液蛋白 /（mg/L）	嗜酸性粒细胞比例 /%	嗜酸性粒细胞计数 /（10^9 /L）	G 试验 /（pg/mL）
治疗前	2 800	>3 000	40.9	4.12	873
单纯抗真菌治疗时	2 000	1 539	30.9	2.29	
加用 G-CSF 后	230	1 261	10	0.94	377
治疗后 6 个月	0	539	3	0.31	126

系统包括中性粒细胞、树突状细胞、巨噬细胞、肥大细胞等。在这些细胞表面表达的模式识别受体能够与多种病原微生物表面的病原相关分子模式相互识别，从而启动固有免疫应答。固有免疫系统中的树突状细胞、中性粒细胞以及肥大细胞通过产生一系列细胞因子，上调协同刺激分子来促进T细胞向Th1、Th2、Th17和Treg细胞分化，Th细胞通过分泌干扰素及白细胞介素等相关细胞因子，增强固有免疫相关细胞对念珠菌的清除作用，在抗念珠菌的适应性免疫反应中发挥作用。

继2005年Th17细胞发现后，关于Th17/IL-17的研究被大量开展，普遍认为Th17/IL-17在白色假丝酵母菌感染的小鼠模型中起重要保护作用。IL-17主要由Th17细胞产生，它作为一种强大的促炎症因子具有多重生物学活性，不仅可以诱导上皮细胞产生IL-6、IL-8、粒细胞集落刺激因子和一些趋化因子，还能诱导中性粒细胞增殖、成熟与分化从而发挥抗真菌作用。除此之外，Th17/IL-17还可以介导β防御素等抗微生物肽的产生，进一步促进杀灭白色假丝酵母菌的反应机制。该病例中患儿进行免疫功能初筛发现其IL-17及其他多种细胞因子均明显低于正常范围，导致其真菌的易感性，这也印证了以上理论，从理论上表明了其念珠菌易感性。

目前免疫缺陷性疾病分为8类：抗体缺陷为主的免疫缺陷性疾病；联合免疫缺陷；定义明确的免疫缺陷综合征；吞噬细胞数量和功能缺陷；免疫失调性疾病；自身炎症性疾病；固有免疫缺陷；补体缺陷。对免疫缺陷性疾病的相关筛查包括：全血细胞计数及分类、血清免疫球蛋白水平测定、流式细胞仪分析T/B/NK细胞计数、补体测定、呼吸风暴试验及细胞因子等检查。目前大多数免疫缺陷病可通过致病基因进行序列分析得以确诊，因此基因分析对于免疫缺陷病的诊断非常重要。该患儿入院后进行了免疫功能初筛，结果显示除IgE偏高外，其免疫球蛋白及淋巴细胞亚群指标无明显异常，但发现其多种细胞因子均明显降低甚至为0，细胞因子与固有免疫系统有紧密的联系，这提示我们该患儿可能存在固有免疫功能异常，最终通过基因分析确诊。

人类念珠菌感染的基因易感性目前认识到最常见的包括STAT1、STAT3、CARD9、DOCK8、TYK2、IL-17F、IL-4、IL-10等，结合该患儿的临床表现及实验室检查结果等对其进行基因检测，发现其*CARD9*基因纯合突变。*CARD9*存在于人类免疫细胞胞质中，作为固有免疫细胞表面模式识别受体的下游关键连接蛋白，接收识别受体的转导信号，激活下游炎症信号通路，促进炎症因子的产生。其介导的信号通路被认为是连接宿主抗真菌固有免疫与适应性免疫的桥梁。由于*CARD9*基因突变，患者外周血促炎因子如TNF-α、IL-6、IL-1β、IL-8、L12p70.IL17、GM-CSF等分泌减少，因此导致其抗真菌机制受到抑制。针对患者体内抗真菌免疫细胞因子分泌减少，有报道对白色假丝酵母菌性脑膜炎患者进行GM-CSF或G-CSF辅助治疗，患者症状缓解，脑脊液细胞、蛋白及糖类水平逐渐恢复正常，体内IL-17分泌水平趋于正常。基于文献报道，在单纯应用抗真菌药物起效不明显的情况下，我们尝试应用G-CSF进行免疫调节治疗，后患儿病情逐渐得到控制，脑脊液检查及头颅、腹部影像学检查病灶逐渐缩小，取得理想的治疗效果。

3. 研究进展 侵袭性真菌感染是死亡率极高的一种疾病，每年全球可导致约150万人死亡。这种高死亡率的原因一方面是由于疾病诊断困难，治疗不及时；另一方面是临床抗真菌治疗效果差。

大多数侵袭性真菌感染是由于免疫状态的改变而发生的。抗真菌药物注重于杀灭或抑制真菌，对机体的防御功能影响不大，单纯使用抗真菌药物有时不能取得满意疗效，宿主免疫缺陷在真菌感染中发挥的关键作用引发了医学界辅助免疫疗法的兴趣，这种疗法能够增强重要的免疫效应子功能，改善治疗结果。目前抗真菌免疫疗法主要集中在三方面：细胞因子治疗、疫苗治疗和细胞免疫治疗。

研究较多的集中在细胞因子治疗方面，其原理为白细胞介素(IL)、集落刺激因子(CSF)、干扰素(IFN)及肿瘤坏死因子(TNF)等可增加中性粒细胞、巨噬细胞、T淋巴细胞等效应细胞的数目或增强功能，调动机体抵抗力以杀灭病原真菌。将

GM-CSF、G-CSF、INF 等应用于真菌感染的辅助治疗，并取得了显著的疗效。

真菌疫苗及输注特异性 T 淋巴细胞、中性粒细胞等细胞免疫治疗的研究目前仍处于起步阶段，有待进一步完善。

（王　莹　曹　清）

参考文献

[1] 宫道华，吴升华．小儿感染病学[M]．北京：人民卫生出版社，2002.

[2] Theo S P，Melissa D J，William K S，et al. Human genetic susceptibility to Candida infections[J]. Med Mycol，2012，50(8)：785-794.

[3] Leibund G-L S，Gross O，Robinson M J，et al.Syk-and CARD9-dependent coupling of innate immunity to the induction of T helper cells that produce interleukin 17 [J]. Nat Immunol，2007，8(6)：630-638.

[4] Gringhuis S I，den Dunnen J，Litjens M，et al. Dectin-1 directs T helper cell differentiation by controlling non-canonical NF-kappa B activation through Raf-1 and Syk [J]. Nat Immunol，2009，10(2)：203-213.

[5] Zheng N X，Wang Y，Hu D D，et al.The role of patern recog nition receptors in the innate recognition of Candida albicans[J]. Virulence，2015，6(4)：347-361.

[6] Ermert D，Niemiec M J，R ö hm M，et al.Candida albicans escapes from mouse neutrophils[J]. J Leukoc Biol，2013，94(2)：223-236.

[7] Moyes D L，Naglik J R.Mucosal immunity and Candida albicans Infection [J]. CL-in Dev Immunol，2011，2011(1740-2522)：346307.

[8] Delsing C E，Gresnigt M S，Lentjens J，et al.Interferongam-ma as adjunctive immunotherapy for invasive fungal infections：a case series[J]. BMC Infect Dis，2014，14(1)：1-12.

案例 23　儿童扩张型心肌病之原发性肉碱缺乏

一、病历资料

1. 病史采集　患儿，女，5 岁。因“发现心脏杂音、进行性乏力 2 年”就诊。入院前 2 年，患儿因“呼吸道感染”在当地医院就诊，体检时发现心脏杂音，心脏超声提示二尖瓣反流和左心室增大。此后患儿开始出现乏力、跑步易跌倒。多次复查心脏超声提示二尖瓣反流逐渐加重，左心室腔进行性增大，左心室收缩功能进行性减退。并伴有咳嗽、纳差、腹痛等症状。在当地医院就诊，给予抗感染治疗，咳嗽无明显好转，并于半年前在当地医院行二尖瓣成形术（具体手术情况家属已无法提供），术后早期二尖瓣反流有所减轻，但在术后随访过程中左心室进行性增大、左心室收缩功能进行性减退，二尖瓣反流再次加重。近一周来患儿间断咳嗽加重，以干咳为主，偶咳少量泡沫样痰液，痰液中少量粉红色黏液，出现气短，活动后气促明显，活动耐力较前明显减弱，夜间睡眠不能平卧，进食较前减少，尿量减少，下肢及眼睑出现水肿。为进一步诊治来我院。

既往史：否认传染病史，预防接种按时按序，否认食物药物过敏史，半年前在当地医院因二尖瓣反流行二尖瓣成形术。

个人史：G_3P_3，足月顺产，生长发育同正常同龄儿。

家族史：父母身体健康。G_1P_1 男孩，1 岁内不明原因夭折。G_2P_2 女孩，1 岁内不明原因夭折。

2. 体格检查　T 36.8℃，P 146 次 /min，R 48 次 /min，BP 90/60mmHg，SpO_2 95%（未吸氧），体重 16.8kg。神志清楚，精神软，对答良好。面色较苍白，无皮疹及出血点，眼睑及颜面水肿，双侧瞳孔等大等圆，对光反射灵敏。咽稍红，双侧扁桃体Ⅱ度肿大，无渗出。双侧颈静脉怒张，端坐呼吸，气促，轻度吸气相三凹征，双侧肺底细湿啰音，可及吸气相及呼气相喘鸣音。HR 146 次 /min，心律齐，心音低钝，可闻及心前区奔马律，心尖部闻及 3/6 收缩期杂音。腹稍膨隆，可见腹壁静脉曲张，未及包块、压痛，肝肋下 5cm，脾肋下 1cm，质中，无压痛，肝颈静脉回流征阳性，移动性浊音阴性。双下肢水肿，四肢活动正常，四肢凉，毛细血管充盈时间 3 秒。正常女童外生殖器外观，神经系统无异常体征。

3. 实验室及影像学检查

（1）血常规：CRP <5mg/L，WBC 8.37×10^9/L，L 43.1%，Hb 98g/L，Plt 361×10^9/L。

（2）血生化：Scr 84μmol/L，BUN 7.9mmol/L，

BUA 725.8mmol/L，ALT 576U/L，AST 96U/L，TBIL 8.2μmol/L，DBIL 0，LDH 3 400U/L。

（3）血电解质：Na^+ 129mmol/L，K^+ 4.34mmol/L，Cl^- 97.0mmol/L，CO_2CP 33mmol/L。

（4）NT-proBNP：35 000pg/mL。

（5）超声心动图：全心增大，左室增大明显，左心室心肌组织不紧合，二、三尖瓣中重度反流，左心收缩功能弥漫性减弱，左心室舒张末期内径（LVDd）7.1cm，左心室收缩末期内径（LVDs）6.5cm，LVEF 21%（图 23-1）。

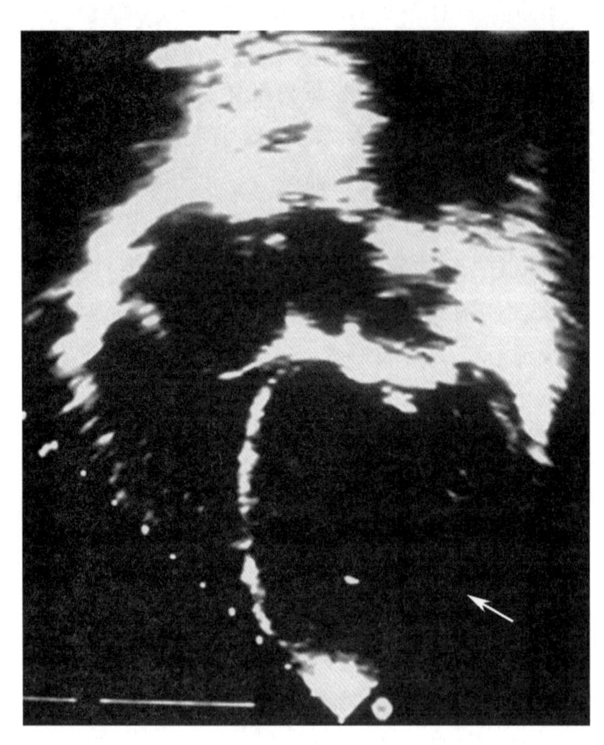

图 23-1　心力衰竭时超声心动图表现
箭示左心室球样扩张

4. 初步诊断　急性心力衰竭，心功能Ⅳ级，二尖瓣成形术后，二尖瓣反流，急性肺水肿，心源性休克。

二、诊治经过

患儿心功能不全进行性加重，并出现失代偿表现：呼吸困难，咳粉红色泡沫样痰，少尿，伴颜面、下肢水肿，故考虑急性心力衰竭、急性肺水肿、心源性休克，因生命体征不稳定，随时可能发生心跳呼吸骤停，接诊医生向家属告知病情危重，并联系上级医生，将患儿收入 PICU 进一步治疗。

思考 1：作为接诊医生，应如何向上级医生汇报病情，并与家长沟通收入 PICU 治疗的必要性？

向上级医生汇报病情的要点：目前的生命体征、呼吸困难的症状和体征、外周循环灌注的评估，右心系统静脉回流障碍的评估。

与家长谈话的要点：告知家长患儿目前存在急性心力衰竭、急性肺水肿、心源性休克，生命体征不稳定，随时可能发生心跳、呼吸骤停，必要时需要气管插管机械通气。目前原发病不明确，但急性心力衰竭，心功能持续恶化，需要收入 PICU 进一步治疗。

患儿入 PICU 后立即予舒适体位（坐位）、心电监护、高流量吸氧、开放静脉、吗啡镇静。床边心脏超声提示：全心增大，左心室球样扩张，左心室收缩功能弥漫性减弱，二尖瓣中重度反流，反流束宽 0.9cm，三尖瓣中度反流，反流束宽 0.5cm，LVEF 18%。

思考 2：如何评价患儿心功能？

患儿原有左心增大，左心收缩功能低下及二尖瓣反流病史，病程迁延、逐渐加重，考虑慢性心力衰竭急性加重。患儿既往心力衰竭主要累及左心，本次发作出现全心增大，体循环淤血，考虑左心功能失代偿后肺动脉压力升高，使右心负荷加重，逐渐出现全心衰。根据美国纽约心脏病学会（NYHA）心功能分级：该患儿不能从事任何体力活动。静息状态下也出现心衰症状，体力活动后加重，心功能Ⅳ级。根据《中国心力衰竭诊断和治疗指南 2018》，患儿的心力衰竭阶段属于难治性终末期心力衰竭。

监测 24 小时出入量，使用吗啡皮下镇静（0.1mg/kg），减少耗氧，使用呋塞米 1mg/（kg·次），每 12 小时一次静脉注射快速利尿减轻心脏前负荷，使用血管扩张剂卡托普利口服（6.25mg，每 8 小时一次），降低外周血管阻力，静脉使用正性肌力药物多巴胺 5μg/（kg·min），提高心输出量，改善组织灌注。

思考3：在生命体征逐渐稳定的情况下，尽早明确诊断并给予治疗是挽救生命的关键，该患儿心力衰竭是否系二尖瓣反流导致？

儿童心力衰竭病因众多，应行相关检查尽可能明确心力衰竭病因，去除可逆性因素，使心功能恢复。结构性心脏病导致心力衰竭的疾病排查中，患儿心脏超声发现心脏扩大，二尖瓣中重度反流，未发现其他心脏结构异常，患儿二尖瓣中重度反流，但心脏超声未提示二尖瓣脱垂、裂缺等病变，因此二尖瓣反流与心力衰竭谁为因、谁为果尚不明确，需进一步排查。鉴于患儿入院前半年在当地医院行二尖瓣成形术，术后早期二尖瓣反流虽有所减轻，但并未出现左心室的缩小和心功能的改善。相反，在术后随访过程中左心室进行性增大、左心室收缩功能进行性减退，二尖瓣反流再次进展，诊断思路倾向于心力衰竭的主要原因并非二尖瓣反流。

思考4：该患儿心力衰竭病因还需进行哪些筛查？

儿童心力衰竭系心脏舒缩功能障碍，大致可分为原发性心肌损害和由于心脏长期负荷过重所致的继发性心力衰竭两大类。原发性心肌损害包括冠心病引起的缺血性心肌病和糖尿病心肌病，儿童少见；还包括心肌炎和心肌病，需要进一步排查；此外，心肌代谢障碍性疾病也是引起儿童心肌病的原因之一。继发于心脏负荷过重的心力衰竭包括结构性心脏病所致的压力负荷、容量负荷过重引起的心力衰竭，还包括继发于贫血、甲亢等引起的充血性心力衰竭失代偿。这些需逐一排查。需要注意的是，该患儿除了进行性加重的心力衰竭外，还有乏力、跑步易跌倒等其他肌力下降的表现，加之其同胞均为1岁以内不明原因夭折，更要警惕是否存在先天性遗传病。

为尽快明确患儿病因，入院后立即给予相关检查，既往及本次心电图均未发现ST段抬高及压低，未见病理性Q波，心脏超声提示冠状动脉开口无异常，未见冠状动脉瘤样扩张，未见冠状动脉瘘。实验室检查未发现贫血，甲状腺功能正常范围。动态心电图未发现各类心动过速、心动过缓。心肌损伤标志物无明显升高。而血串联质谱检查发现该患儿血液中游离肉碱及其他酰基肉碱显著下降，提示原发性肉碱缺乏症可能。随即对患儿进行基因检测，结果证实*SLC22A5*基因纯合突变（图23-2，见文末彩插）。真相大白，患儿所得的不是原发性扩张型心肌病，也不是瓣膜性心脏病，而是由于原发性肉碱缺乏症所致的心肌病。

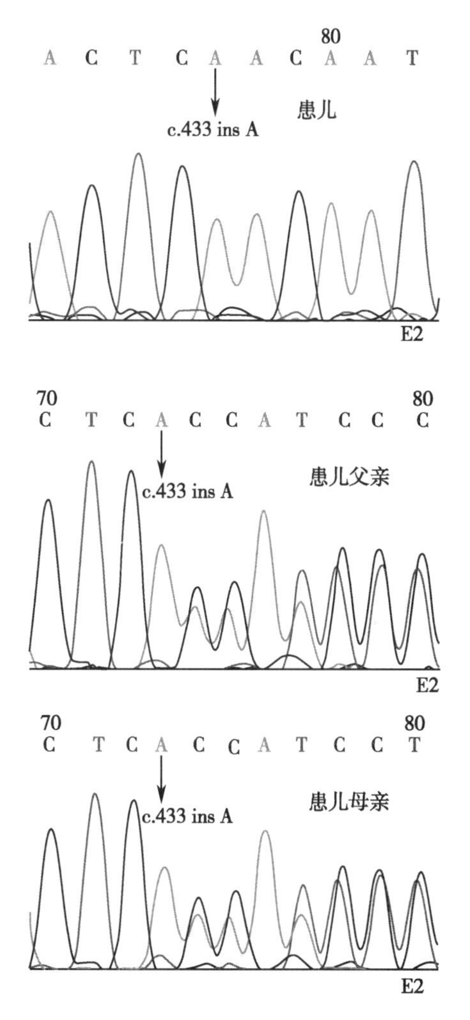

图23-2 *SLC22A5*基因检测结果

患儿携带c.433 ins A（p.T145NfsX50）纯合突变，来源于父母

思考5：原发性肉碱缺乏症是什么？

原发性肉碱缺乏症（primary carnitine deficiency，PCD）是一种常染色体隐性遗传的脂肪酸氧化代谢性疾病。在不同国家或地区，新生儿的患病率为1/120 000～1/40 000，人群中杂合子的发生率 0.5%～1%。正常情况下细胞内的肉碱浓度是细胞外的 20～50 倍，因此肉碱从细胞外进入细胞内是一个跨膜主动转运过程，转运载体主要是位于细胞膜上的钠离子依赖性高亲和力载体蛋白 OCTN2，在心肌、骨骼肌、肾小管、小肠等组织中高表达。编码该载体蛋白的 *SLC22A5* 基因位于染色体 5q31，含 10 个外显子，约 26kb 大小。该基因突变可导致 OCTN2 功能障碍，使得肉碱向细胞内转运减少，肉碱在肾小管中重吸收减少并从尿液中大量排泄，最终血浆、细胞内肉碱水平极度降低。当细胞内肉碱缺乏时，长链脂肪酸难以进入线粒体内进行 β 氧化，造成线粒体能量生成不足，同时也无法提供足够的酮体供脑部使用，从而导致心肌、骨骼肌、中枢神经系统病变。在临床上可表现为进行性心肌病、肌无力、低酮低糖性脑病、肝脏增大等。PCD 的病情轻重不一，临床表现多样化。部分患者在婴儿早期即出现严重的代谢危象，而另外一部分患者直到成年后都没有明显的临床症状。在 PCD 众多的临床表现中，以进行性心肌病和心功能不全最为常见，Shibbani 等回顾性分析了 61 例文献报道的 PCD 病例，其中 62.3% 的病例以心肌病为唯一临床表现，而同时合并有心脏和代谢两方面临床表现的病例很少见。

在明确诊断为原发性肉碱缺乏症后，对患儿采用左旋肉碱 200mg/(kg·d) 进行治疗，治疗 2 周之后，患儿的心脏明显缩小，二尖瓣反流明显减轻，心功能显著改善。

思考 6： 诱发心力衰竭的危险因素是什么？

感染是最常见、最重要的诱因，其他包括心律失常、血容量增加、饥饿、过度体力活动或劳累，原有心脏病加重或合并其他疾病。

患儿心功能稳定后，予以出院随访，门诊继续予以左旋肉碱治疗，1 个月后，患儿的左心室收缩功能完全恢复正常，四肢活动有力，可正常行走。6 个月后复查心脏大小和功能完全恢复正常（图 23-3），肌力也恢复正常，患儿恢复正常生活。

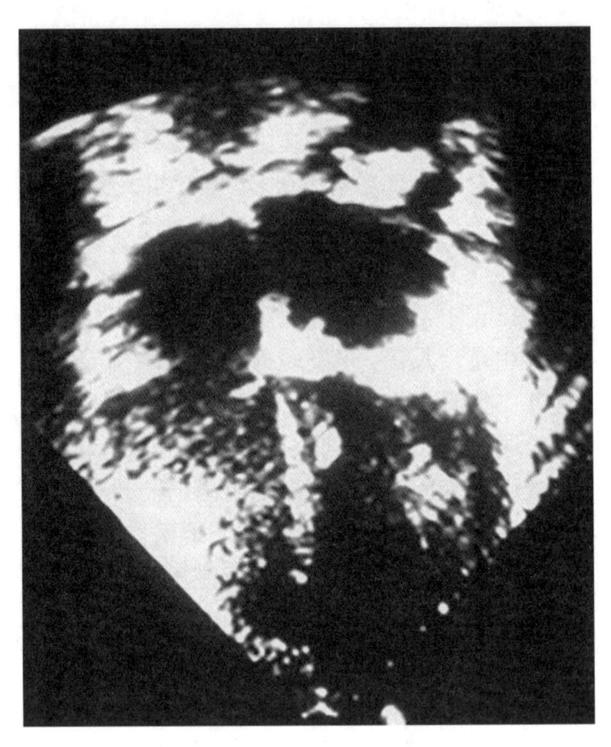

图 23-3　治疗后心脏超声

左心室较前明显缩小

三、病例分析

1. 病史特点

（1）患儿，女，5 岁。因“发现心脏杂音，进行性乏力 2 年”就诊。心脏增大，乏力进行性加重，当地医院行二尖瓣成形术效果不佳。

（2）体格检查：T 36.8℃，P 146 次 /min，R 48 次 /min，BP 90/60mmHg，SpO_2 95%（未吸氧），体重 16.8kg。神志清楚，精神软，面色较苍白，眼睑及颜面水肿，双侧颈静脉怒张，端坐呼吸，轻度吸气相三凹征，双侧肺底细湿啰音，可及吸气相及呼气相喘鸣音。心律齐，心音低钝，可闻及心前区奔马律，心尖部闻及 3/6 收缩期杂音。腹稍膨隆，肝肋下 5cm，脾肋下 1cm，质中，无压痛，肝颈静脉回流征阳性。双下肢水肿，四肢凉，毛细血管充盈时间 3 秒。

（3）个人及家族史：G_3P_3，足月顺产。G_1P_1 男孩，G_2P_2 女孩，均在 1 岁内不明原因夭折。

（4）辅助检查

1）心脏超声：全心增大，左心室球样扩张，左心室收缩功能弥漫性减弱，二尖瓣中重度反流，反流束宽 0.9cm，三尖瓣中度反流，反流束宽 0.5cm，LVEF 18%。

2）血串联质谱：游离肉碱及其他酰基肉碱显著下降，提示原发性肉碱缺乏症可能。

3）基因检测：提示 *SLC22A5* 基因纯合突变。

2. 诊断与诊断依据

（1）心力衰竭：患儿原有左心增大，左心收缩功能低下及二尖瓣反流病史，病程迁延、逐渐加重，考虑慢性心力衰竭急性加重。患儿既往心力衰竭主要累及左心，本次发作出现全心增大，体循环淤血，考虑左心功能失代偿后肺动脉压力升高，使右心负荷加重，逐渐出现全心衰。

（2）心功能Ⅳ级：该患儿不能从事任何体力活动。静息状态下也出现心力衰竭症状，体力活动后加重，根据美国纽约心脏病学会（NYHA）心功能分级标准，可确定为心功能Ⅳ级。

（3）二尖瓣反流：患儿原有左心增大，左心收缩功能低下及二尖瓣反流病史，曾在当地医院行二尖瓣成形术，床边超声提示二尖瓣中重度反流。

（4）扩张型心肌病：该患儿乏力等心力衰竭表现进行性加重，心脏超声提示左心室球样扩张，左心收缩功能弥漫性减弱，考虑扩张型心肌病。

（5）原发性肉碱缺乏症：该患儿存在心肌病和肌无力表现，血串联质谱检测发现游离肉碱及其他酰基肉碱显著下降，提示原发性肉碱缺乏症可能。基因检测证实 *SLC22A5* 基因纯合突变。左旋肉碱替代治疗有效。

3. 鉴别诊断

（1）瓣膜性心脏病：包括先天性瓣膜病变和获得性瓣膜病变，后者主要包括风湿性瓣膜病，可引起继发性心脏扩大，称为瓣膜性心脏病，临床上可误诊为扩张型心肌病。但在瓣膜性心脏病中，心脏超声检查通常可观察到瓣叶、腱索等瓣膜装置的结构异常，心室收缩功能通常无显著降低，进行瓣膜成形或置换术后可获明显效果，可以与扩张型心肌病鉴别。

（2）左冠状动脉异常起源于肺动脉：是指左冠状动脉异常起源于肺动脉，右冠状动脉正常起源于主动脉的先天性畸形。该病可引起心肌缺血，导致左心室扩张、心肌收缩功能下降、二尖瓣反流，临床上可误诊为扩张型心肌病。该病的特征性心电图表现为前侧壁心肌缺血及心肌梗死表现。心脏超声检查除了左心室扩大、收缩功能减低、二尖瓣反流外，可见主动脉左冠窦内无左冠状动脉发出，左冠状动脉与肺动脉异常连接，常伴有右冠状动脉增宽，室间隔内丰富的侧支血管血流信号。早期诊断明确并接受手术者多可恢复正常，未经治疗者多早期死亡，较晚手术者预后不佳。

（3）炎症性心肌病：也可引起左心室扩大、收缩功能减低、二尖瓣反流，发病前通常有前驱感染史，心肌酶可升高，通常伴有心电图异常，心脏磁共振检查和心内膜心肌活检有助于鉴别。

（4）家族性扩张型心肌病：最常见的为编码肌小节蛋白的基因突变所致，可有心肌病家族史，可以通过基因检测鉴别。

（5）进行性肌营养不良：是一种肌肉组织变性疾病，除了累及骨骼肌外，也可累及心肌，导致心脏扩大和心肌收缩功能下降。该症患儿通常有肌无力的表现，肌酸磷酸激酶显著升高，肌电图提示为肌源性损害，肌肉活检或基因检测可资鉴别。

左心室扩大伴收缩功能减低所致心力衰竭的鉴别诊断流程见图 23-4。

四、治疗方案

1. 抗心力衰竭治疗

（1）急性期：积极抗心力衰竭治疗，予坐位，高流量吸氧，必要时机械通气减轻耗氧。监测 24 小时出入量，使用吗啡镇静减少耗氧，快速利尿减轻心脏前负荷，使用血管扩张剂降低外周血管阻力，静脉使用血管活性药物或心肌正性肌力药物，提高心输出量，改善组织灌注。

（2）缓解期：抑制心肌重构，减轻心肌耗氧，减少心脏做功，减轻心脏负荷。寻找心力衰竭病因，治疗原发病。

2. 原发病治疗 肉碱缺乏是导致 PCD 患者脂肪酸氧化代谢缺陷及一系列临床症状的根本原因，外源性补充肉碱是治疗 PCD 的有效方法。肉碱和许多生物活性分子一样有两种形式——左旋肉碱和右旋肉碱，只有前者才具有生理活性，1985 年美国食品药品管理局批准左旋肉碱用于 PCD 的治疗。口服补充左旋肉碱是 PCD 最主要的治疗方法，通常采用大剂量给药，100～400mg/

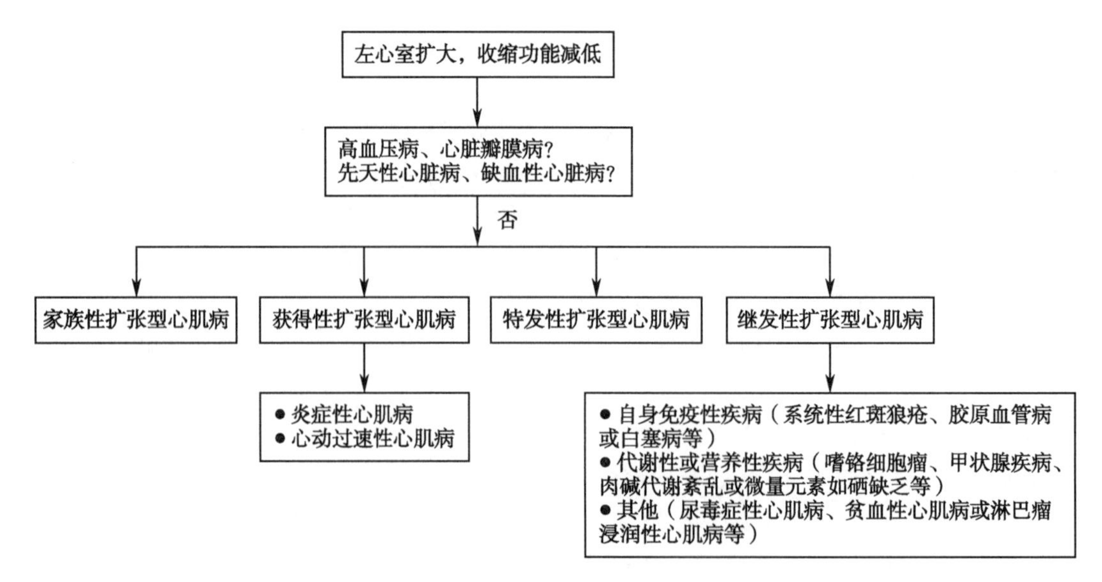

图 23-4 左心室扩大伴收缩功能减低所致心力衰竭的鉴别诊断流程

(kg·d)，分三次服用，并根据患者血浆肉碱水平来调整左旋肉碱的使用剂量。治疗上除了口服左旋肉碱外，还可以根据患者的具体情况选择对症及支持治疗。左旋肉碱的副作用很少，偶尔可引起腹泻及腥臭的体味，但一般是自限性，可通过减少药物剂量得到缓解。

五、预后

国内外研究表明，PCD 所致的心肌病及肌无力表现，在服用合适剂量的左旋肉碱后短期之内即可获得明显效果，尽管左旋肉碱治疗只能将肌肉的肉碱浓度提高到正常的 5%～10%，但在服用左旋肉碱数周之内，严重的充血性心力衰竭及肌无力表现可得到明显改善；在服用左旋肉碱数月后，心脏大小和功能可以基本恢复正常。相反，在停用左旋肉碱后，原有的症状和体征会重新出现。以往一项研究曾对 6 例以心肌病为主要表现的 PCD 患儿进行了左旋肉碱治疗，治疗后 10～30 天早期复查，外周血游离肉碱水平显著提高，左心室明显缩小，左室收缩功能明显改善；6 个月以上的中期随访发现，6 例患儿的左室收缩功能均恢复至正常水平，左心室舒张末期内径也进一步回缩，其中 3 例完全恢复至正常水平，所有患儿临床症状消失，无心功能不全和肌无力的表现，也无相关的神经系统症状和阳性体征；治疗过程中仅 1 例出现间歇性腹泻，无其他并发症发生。有关 PCD 合并心肌病的长期随访报道极少，迄今为止仅有数例报道。其中有几例患者通过长期左旋肉碱治疗已存活至 30 岁左右，并且各方面状况良好；另外有 2 例患者在停用左旋肉碱后分别在 20 岁和 30 岁左右突发心搏骤停而死亡，从而说明 PCD 患者需要终生采用左旋肉碱治疗。

六、要点和讨论

串联质谱(tandem mass spectrometry)技术，一次实验可测定外周血中游离肉碱和 30 余种酰基肉碱的水平，可辅助 10 余种脂肪酸氧化代谢病的筛查和诊断，有助于代谢性心肌病的病因学诊断，尤其是 PCD 所致心肌病的筛查和诊断。

在儿童心肌病的诊断中，应考虑到所有可能引起心功能障碍的原因，其中包括遗传性及获得性的能量代谢障碍。尽管 PCD 是引起儿童心肌病的少见病因之一，但是采用左旋肉碱治疗可获得良好的效果，因此在儿童心肌病患者中常规进行 PCD 筛查是很有必要的。

(王　莹　傅立军)

参考文献

[1] 中华医学会心血管病学分会心力衰竭学组，中国医师协会心力衰竭专业委员会中华心血管病杂志编辑委员会. 中国心力衰竭诊断和治疗指南 2018 [J]. 中华心血管病杂志，2018，46(10)：760-789.

[2] Yancy C W, Jessup M, Bozkurt B, et al. 2017 ACC/AHA/HFSA focused update of the 2013 ACCF/AHA guideline for the management of heart failure: a report of the American College of Cardiology/American Heart Association Task Force on Clinical Practice Guidelines and the Heart Failure Society of America[J]. Circulation, 2017, 136(6): e137-161.

[3] Ponikowski P, Voors A A, Anker S D, et al. 2016 ESC Guidelines for the diagnosis and treatment of acute and chronic heart failure: the Task Force for the diagnosis and treatment of acute and chronic heart failure of the European Society of Cardiology(ESC) Developed with the special contribution of the Heart Failure Association(HFA) of the ESC[J]. Eur Heart J, 2016, 37(27): 2129-2200.

[4] 中华医学会心血管病学分会中国成人肥厚型心肌病诊断与治疗指南编写组, 中华心血管病杂志编辑委员会. 中国成人肥厚型心肌病诊断与治疗指南[J]. 中华心血管病杂志, 2017, 45(12): 1015-1032.

[5] Fu L, Huang M, Chen S, Primary carnitine deficiency and cardiomyopathy. Korean Circ J, 2013, 43(12): 785-792.

[6] 傅立军, 陈树宝, 邱文娟, 等. 婴儿型糖原贮积病Ⅱ型的临床特点及其转归[J]. 中华医学杂志, 2013, 93(20): 1567-1570.

[7] 傅立军, 陈树宝, 韩连书, 等. 肉碱缺乏所致心肌病的临床特点及治疗随访[J]. 中华儿科杂志, 2012, 50(12): 929-934.

案例 24 川崎病合并肝衰竭及中毒性表皮坏死松解症

一、病历资料

1. 病史采集 患儿男, 1 岁 10 个月, 因"发热 5 天伴皮疹、结膜充血 1 天"于 2015-5-2 第 1 次住院。

入院前 5 天发热, 体温多波动于 38～39℃, 每日热峰 1～2 次。入院前 1 天面部、躯干、双下肢出现红色皮疹, 无明显痒感, 同日出现双眼红, 无分泌物。入院当天偶有咳嗽, 无喘息及呼吸困难。自发病以来, 精神欠佳, 饮食欠佳, 服药后有时呕吐胃内容物, 尿便正常。病程中口服阿奇霉素及蒲地蓝口服液 3 天, 按需服用对乙酰氨基酚退热。

既往史: 否认湿疹史、过敏史、手术史、外伤史、输血史。先心病筛查未见异常。

个人史: G_1P_1, 孕 40 周, 生长发育同同龄儿童。

家族史: 父母身体健康, 否认家族中自身免疫性疾病病史。

2. 体格检查 T 38.6℃, P 157 次 /min, R 36 次 /min, BP 85/50mmHg, 体重 11.5kg, SpO_2 99%(未吸氧)。精神弱, 躯干部散在红色斑丘疹, 无水疱, 无破溃。颈部数枚肿大淋巴结, 最大 1.5cm×1.0cm, 质软、活动、无压痛, 皮温正常, 双球结膜充血, 口唇红, 稍干, 无皲裂, 杨梅舌, 咽充血, 双扁桃体Ⅱ度, 有白色分泌物, 双肺呼吸音粗, 心音有力, 律齐, 腹软, 肝脾未及, 指 / 趾端硬肿, 卡疤无红肿, 肛周无潮红。

3. 实验室及影像学检查(门诊检查)

(1) 血常规: CRP 95mg/L, WBC 2.83×10^9/L, L 71%, Hb 106g/L, Plt 196×10^9/L。

(2) 血生化: ALT 104U/L(0～40), AST 51U/L(0～40), GGT 128U/L(12～58)。

(3) 病原学: 风疹病毒、麻疹病毒、EV71 病毒、COXA 病毒检测均为 IgM 抗体阴性。

(4) 胸部正位片: 双肺纹理增多, 模糊。

二、诊治经过

患儿发热时间长达 5 天, 伴随皮疹, 淋巴结肿大, 球结膜充血, 口唇干燥, 杨梅舌, 指 / 趾端硬肿, 符合川崎病诊断标准。

> **思考 1:** 作为接诊医生, 应如何与家长沟通并解释病情?
>
> 与家长谈话要点: 告知家长患儿目前川崎病诊断基本成立, 目前处于急性期, 伴随感染情况及脏器损伤, 需要及时使用丙种球蛋白、阿司匹林等药物积极治疗。该病可能引起全身多系统多器官损伤, 以心脏冠状动脉损伤最为常见, 可能形成冠状动脉扩张、冠状动脉瘤、血栓等, 重者危及生命。

入院诊断: 川崎病; 渗出性扁桃体炎; 肝功能异常。

思考 2：入院后需要行哪些化验、检查进一步了解病情？

（1）超声心动图（UCG）：左冠状动脉内径 2.0mm，右冠状动脉内径 2.0mm。

（2）复查血常规：WBC 8.03×10^9/L，N 81%，Hb 99g/L，Plt 234×10^9/L，CRP 136.72mg/L。

（3）D- 二聚体 4.388mg/L

（4）BNP 1 158pg/mL

（5）PCT 5.53ng/mL

（6）ESR 42mm/h

（7）免疫球蛋白正常范围

思考 3：根据病情，入院后主要处理有哪些？

（1）静脉注射免疫球蛋白（intravenous immunoglobulin，IVIg）2g/（kg·d）

（2）口服阿司匹林 125mg，每 8 小时 1 次，32.6mg/（kg·d）

（3）静脉复方甘草酸苷保肝

（4）静脉头孢曲松抗感染

入院第 4 天，即 IVIg 输毕后 36 小时体温达 37.9℃，后逐渐降至正常未再复升；入院第 8 天患儿体温平稳，皮疹消退，球结膜无充血。阿司匹林减量至 50mg/d［4.35mg/（kg·d）］。

思考 4：患儿病情平稳，出院前需复查哪些项目？

（1）血常规：WBC 10.34×10^9/L，Hb 109g/L，Plt 707×10^9/L，血小板增高符合川崎病。

（2）UCG：左冠状动脉内径 2.0mm，右冠状动脉内径 1.9mm，较前无变化。

（3）肝功能：正常。

（4）PCT：正常。

思考 5：如何评价 IVIg 治疗反应？

患儿病程中中性粒细胞比例增高，CRP、PCT、BNP、AST 明显增高，血红蛋白及白蛋白下降，IVIg 治疗后 36 小时体温仍可达 37.9℃，需警惕丙种球蛋白无反应性川崎病。但当时患儿同时存在感染情况，继续抗感染治疗后，48 小时内体温逐渐下降至正常未再复升，故该患儿对丙种球蛋白是否无反应存在疑问，需要进一步观察进展。患儿住院 10 天，2015-5-12 出院，继续口服阿司匹林 50mg，1 次 /d［4.35mg/（kg·d）］，门诊随诊。

2015-5-27 主因“间断发热 11 天伴皮疹”第 2 次入院。

患儿第 1 次出院后 4 天再次发热，体温多波动于 37.5～39.5℃，初始手足、小腿及臀部可见红色皮疹，未诉痛痒，精神良好，未予特殊治疗。发热持续 4 天后体温渐降至正常，皮疹范围较前广泛，面部、躯干、四肢手足均可见，大面积融合，伴痒感。至入院前 2 天再次发热，最高体温达 39.9℃，皮疹加重，面部、躯干、四肢均有分布。精神食欲弱，入院当日复查 UCG 提示冠状动脉瘤，收入院（病程中间断口服蒲地蓝、氯雷他定、中药治疗，发热期间停服阿司匹林，口服美林退热）。

入院查体：T 39.9℃，P 180 次 /min，R 33 次 /min，BP 87/56mmHg，体重 12kg，SpO_2 99%（未吸氧）。精神欠佳，呼吸平稳，面色无苍白发绀。全身大面积红色斑丘疹，部分融合，面部著，颈部数枚肿大淋巴结，最大 2cm×1.5cm，质软活动，无压痛，皮温不高，无结膜充血，口唇红，无杨梅舌，咽充血，扁桃体Ⅱ度，未见渗出，双肺呼吸音清，未闻及啰音，心音有力，律齐，未闻及病理性杂音，腹软，肠鸣音正常，肝脏肋下 2cm，质软边锐，脾未及，双下肢无水肿，手足无硬肿，手指甲缘处可见膜状脱皮。卡疤不红。肛周无潮红。脊柱四肢活动自如。

实验室及影像学检查（门诊）：

2015-5-18 血常规：WBC 3.08×10^9/L，N 60%，L 31.5%，RBC 3.97×10^{12}/L，Hb 101g/L，Plt127×10^9/L。CRP 44mg/L↑（0～8mg/L）。

2015-5-27 UCG：心包极少量积液，左室收缩舒张功能正常。左冠状动脉内径 2.5mm；右冠状动脉开口内径 2.5mm，远端瘤样扩张，较宽处内径 3.5mm。

思考 6：患儿再次发热伴皮疹，存在冠状动脉瘤，初步诊断如何考虑？

1. 川崎病合并冠状动脉瘤？

2. 巨噬细胞活化综合征？

3. 肝功能损伤？（患儿发热时间长，入院查体肝脏增大，需要警惕肝功能损伤）

第二次入院的第2天（2015-5-28）行化验检查：

血常规：WBC 13.91×10^9/L↑，N（分叶核）56%，N（杆状核）7%↑，L 30%，RBC 4.08×10^{12}/L，Hb 104g/L，Plt339×10^9/L。CRP 55.2mg/L↑（0～8mg/L）。

肝功能：TP 84g/L（60～85），ALB 32g/L（35～55），TBIL 37.5μmol/L↑（3～22），ALT 617U/L↑（0～40），AST 801U/L↑（0～40），LDH 960U/L↑（94～250），GGT 190U/L↑（12～58）。

BNP 1 308pg/mL，D-二聚体 7 470mg/L↑（0～500），FIB 1.22g/L（1.8～4.0），ESR 35mm/h↑（0～15），AMON 76μmol/L↑（9～33），Fer 368.14ng/mL↑（4.63～204），PCT 11.92ng/mL↑（<0.05），电解质：Na^+ 130mmol/L，K^+3.6mmol/L，Cl^-101mmol/L。

思考7：关于川崎病的诊断，如何进一步分析诊断？

（1）丙种球蛋白无反应性川崎病？

定义：①首次应用IVIg治疗36小时后仍有发热，体温≥38.5℃。②IVIg治疗后2～14天再次发热，同时伴随KD诊断标准中的症状至少一项。

患儿首次IVIg治疗36小时体温达37.9℃，后逐渐下降，48小时内至正常，IVIg治疗后13天后再次出现发热，再次伴随皮疹，并出现冠状动脉瘤。支持该诊断。

（2）难治性川崎病？

定义：KD患儿接受初始治疗后依然持久性或再次发热，并有更高概率出现冠状动脉瘤、心肌缺血、心肌梗死甚至猝死，治疗困难。韩国难治性川崎病定义为KD患儿接受两次IVIg和大剂量阿司匹林治疗，联合或无联合大剂量甲泼尼龙，36小时后依然持久性或再发热（T≥38℃）。该患儿接受第二剂丙种球蛋白治疗后体温降至正常，不支持诊断。

（3）川崎病复发？

患儿第1次入院川崎病诊断明确，IVIg及大剂量阿司匹林治疗后体温降至正常，急性期临床症状消失，未出现冠状动脉扩张。热退11天后再次发热，伴随皮疹，冠状动脉瘤。可疑川崎病复发。但从病程看，此期仍处于川崎病亚急性期，患儿出现指端脱皮，冠状动脉瘤，符合病程进展，不支持复发。

入院后主要治疗：①IVIg 2g/（kg·d）（1次）；②静脉甲强龙2mg/（kg·d）；③口服阿司匹林50mg 1次/d［4.35mg/（kg·d）］；④静脉凯福隆0.5mg/（kg·次），每8小时1次；⑤静脉用甘草酸一铵保肝及那屈肝素钙改善凝血功能。

入院第2天患儿体温降至正常，皮疹无加重及减轻，入院第4天体温平稳，但出现水肿（主要为双下肢水肿），尿少（200mL/d），监测血压属于正常范围，末梢循环好。

思考8：入院第4天病情出现新变化水肿、尿少，初步考虑原因如何？

川崎病休克综合征（Kawasaki disease shock syndrome，KDSS）？

KDSS是在诊断为川崎病的基础上，患儿收缩压持续低于该年龄儿童正常收缩压低值的20%或以上，或合并组织低灌注的临床征象，需扩容处理或依靠血管活性药物才能维持血压在正常范围。该患儿川崎病诊断明确，中性粒细胞比例高；CRP显著增高；冠状动脉扩张，BNP水平明显升高；凝血功能障碍，目前存在水肿、尿少，但监测血压一直属于正常范围，组织低灌注临床征象不明显，暂不支持该诊断，且患儿入院后已给予IVIg 2g/kg，目前甲强龙1mg/（kg·d）。暂时不考虑给予其他治疗。

第二次入院的第4天（2015-5-30）进一步检查：

血常规：WBC 16.14×10^9/L↑，N（分叶核）57%，N（杆状核）2%，L 33%，RBC 4.13×10^{12}/L，Hb 102g/L，Plt 240×10^9/L，CRP 11.56mg/L↑（0～8mg/L），血PCT 2.74ng/mL↑。

肝功能：TP 61g/L（60～85），ALB 26g/L↓

（35～55），TBIL 91.9μmol/L↑（3～22），ALT 455U/L↑（0～40），AST 377U/L↑（0～40），LDH 524U/L↑（94～250），GGT 353U/L↑（12～58）。

D- 二聚体 0.711mg/L↑（0～500），FIB 1.04g/L↓（1.8～4.0），AMON 50μmol/L（9～33）。

UCG：少量心包积液，三尖瓣反流（轻度），左室收缩舒张功能正常。左冠状动脉 2.5mm；右冠状动脉开口内径 2.5mm，远端瘤样扩张，较宽处内径 3.5mm。

腹部 B 超：肝大、脾大、胆囊壁水肿、腹腔积液（少量）。睾丸 B 超：右侧睾丸鞘膜积液。

思考 9：根据患儿化验检查，如何分析病情并进一步处理？

患儿水肿，胆囊壁水肿、腹腔积液、睾丸鞘膜积液、肝功能谷草转氨酶、谷丙转氨酶、乳酸脱氢酶较前有明显下降，但胆红素较前明显上升，直接胆红素为主，且 γ-GGT 较前明显升高，总蛋白及白蛋白水平下降，提示肝功能损伤加重，需警惕肝衰竭。

入院第 4 天治疗调整：多巴胺 5μg/（kg·min）静脉滴注改善循环，改善肾血流量及肾小球滤过率，增加尿量及钠排量；保留甘草酸一铵，加用还原性谷胱甘肽加强保肝治疗；停用阿司匹林。

入院第 5 天患儿水肿由双下肢蔓延及全身，尿量进一步减少（180mL/d），精神萎靡、食欲差，皮肤黄染，颜面及躯干著，皮疹较前略显陈旧，肝脏肋下 2.5cm（较前增大）。

思考 10：患儿水肿加重，精神食欲差并出现黄疸，原因何在？

（1）肝脏问题？

患儿首先下肢水肿渐蔓延至全身，指凹性，尿少，皮肤黄染，肝脾大、腹腔积液，肝功能损伤严重，支持肝源性水肿。肝功能损伤致白蛋白合成障碍引起低白蛋白血症，致血浆胶体渗透压降低。肝功能障碍可致醛固酮代谢缓慢，血中浓度增多，促进肾脏集合管对钠重吸收增多而引起水肿。

（2）心脏问题？

患儿尿少，体重增加，双下肢水肿逐渐向上遍及全身指凹性水肿，肝大，警惕心源性水肿。但不伴右心衰和静脉压升高的其他症状和体征，不支持。

（3）肾脏问题？

应首先出现眼睑及颜面部水肿，以早晨起床时最明显，随着病情加重延及双下肢及全身水肿。可伴有高血压及尿量减少等表现，尿检有蛋白尿、血尿或管型尿，多由急性肾小球肾炎、肾病综合征、高血压、糖尿病等疾病，与该患儿不符。

（4）药物性水肿？

可见于服用强的松、可的松、避孕药、胰岛素、萝芙木制剂、甘草制剂、消炎痛的疗程中。患儿使用甲强龙共计 4 天，剂量 2mg/kg，不支持。

综上分析，考虑水肿与肝功能障碍有关。

入院第 5 天治疗调整：白蛋白提高胶体渗透压；呋塞米利尿并减轻心脏负荷；停用肝素钙。

入院第 6 天（2015-6-30），患儿水肿较前减轻，尿量达正常水平，但黄染较前加重，依然精神萎靡，食欲差，乏力明显。当日查凝血功能：PT 12.5s（9～15），PT-INR 1.14s（0.8～1.5），APTT 38.2s（20～40），TT 30.8s↑（13～25），FIB 0.49mg/dL↓（18～40），D- 二聚体 0.339mg/L（0～500）。Fer 200.9ng/mL（4.63～204），CRP 6mg/L（0～8），ESR 2mm/h。考虑患儿发热，皮疹，肝脾大、肝功能损伤、LDH 增高、FIB 明显减低，D- 二聚体明显增高，但铁蛋白并非持续升高，血细胞无下降趋势，不支持川崎病合并巨噬细胞活化综合征（macrophage activation syndrome，MAS）的诊断。遂补充纤维蛋白原。

入院第 7 天，患儿全身出现散在水疱，尼氏征阳性，疼痛感明显，考虑重症多形红斑（Stevens-Johnson syndrome，SJS），甲强龙 20mg/kg 冲击治疗。

入院第 8 天，患儿体温有下降趋势，精神萎靡，黄疸加重，全身水疱继续增多，皮肤破损超过体表面积 30%，伴黏膜受累。

思考 11：患儿皮肤损伤持续加重，如何考虑及处理？

患儿皮疹进行性加重，全身出现散在水疱，尼氏征阳性，疼痛感明显，可见表皮剥脱和多部位黏膜受损，30% 以上面积的皮肤剥脱糜烂，伴有神经、消化系统功能障碍，符合中毒性表皮坏死松解症（toxic epidermal necrolysis，TEN）诊断标准。本病病因尚未完全明确，一般认为与感染和药物有关。多项研究表明，导致 SJS 和 TEN 最常见的药物为抗生素、非甾体抗炎药类和抗癫痫药。该患儿病程中较长时间使用抗生素、非甾体抗炎药，亦支持诊断。予甲强龙（20mg/kg）+ 丙种球蛋白（2g/kg）治疗，予表皮护理对症治疗，已停用阿司匹林。复查肝功能。

入院第 8 天（2015-6-3）肝功能：TBIL 238.4μmol/L（3～22）↑，DBIL 194.5μmol/L ↑，ALT 222U/L（0～40）↑，AST 145U/L（0～40）↑，LDH 629U/L（94～250）↑，GGT 245U/L（12～58）↑。

思考 12：肝酶下降，胆红素值上升，如何考虑及处理？

急性肝衰竭？该患儿急性起病，肝功能损伤严重保肝治疗后肝酶下降，但胆红素值上升，提示胆酶分离。出现Ⅱ度及以上肝性脑病（烦躁易哭闹、食欲异常、睡眠异常），乏力，有明显厌食、腹胀、恶心等严重消化道症状；短期内出现黄疸；有出血倾向。支持诊断。

入院第 8 天，血浆置换人工肝治疗。

入院第 10 天，患儿体温平稳，皮疹逐渐减轻。肝功能复查逐渐好转，出院前复查肝功能基本正常，血氨正常，纤维蛋白原升至 1.2g/L。当日查肝功能：TP 62.5g/L（60～85），ALB 36.3g/L（35～55），GLO 26.2g/L（20～40），TBIL 110.5μmol/L ↑（3～22），DBIL 75.5μmol/L ↑，ALT 117U/L ↑（0～40），AST 65U/L ↑（0～40），LDH 363U/L ↑（94～250），GGT 96U/L ↑（12～58）。Fer 129ng/mL（4.63～204），AMM 15.19μmol/L（5.06-18.56），TT 17.2s（13～25），FIB 1.2mg/dL（18～40）。

入院第 17 天复查肝功能：TBIL 22μmol/L（3～22），ALT 36U/L（0～40），AST 46U/L ↑（0～40），LDH 275U/L ↑（94～250），GGT 64U/L ↑（12～58）。

UCG：入院第 10 天冠状动脉主干内径 2.9mm；右冠状动脉主干内径扩张，约 3.8mm。入院第 13 天左冠状动脉主干内径 2.9mm；右冠状动脉主干内径扩张，约 3.8mm。入院第 17 天左冠状动脉主干内径 2.0mm；右冠状动脉主干内径约 2.2mm。

共住院 17 天，2015-6-12 出院，口服甲强龙及双嘧达莫，随诊。

三、病例分析

（一）第 1 次住院

1. 病史特点

（1）患儿，男，1 岁 10 个月，发热 5 天，伴皮疹，淋巴结肿大，球结膜充血，口唇干燥，杨梅舌，指 / 趾端硬肿。

（2）T：38.6℃，P：157 次 /min R36 次 /min，BP：85/50mmHg 躯干部散在红色斑丘疹，无水疱，无破溃。颈部肿大淋巴结，最大 1.5cm×1.0cm，双球结膜充血，口唇红，稍干，无皲裂，杨梅舌，双扁桃体Ⅱ度肿大，有白色分泌物，指 / 趾端硬肿。

（3）实验室检查（思考 2）

2. 诊断与诊断依据

（1）川崎病：发热时间长达 5 天，伴皮疹，淋巴结肿大，球结膜充血，口唇干燥，杨梅舌，指 / 趾端硬肿。

（2）渗出性扁桃体炎：患儿高热，咽充血，双扁桃体Ⅱ度，白色分泌物。

（3）肝功能异常：ALT 104U/L，AST 51U/L，GGT 128U/L。

3. 鉴别诊断

（1）多形红斑（轻型）：多形红斑（轻型）患者的皮损主要分布在四肢末端，可累及面部和躯干。典型特点为“靶形”皮损，一般为圆形，直径小于 3cm，边界清晰，没有或仅有一个部位黏膜受损，该患儿皮疹多在躯干部，未见靶形红斑，伴随球结膜充血，杨梅舌，不支持诊断。

（2）猩红热：多骤起畏寒、高热，咽红肿，扁桃体渗出。皮疹多自起病第 1～2 天出现 1 日内蔓延及胸、背、上肢、下肢，典型皮疹是细小的红斑，弥漫分布。可见“帕氏线”“口周苍白圈”“杨梅舌”，颌下及颈部淋巴结可肿痛。该患儿发热、扁桃体渗出、杨梅舌、颈部淋巴结肿大，皮疹，可疑本病，但患儿皮疹形态特点、出疹顺序、出疹时间、出疹与发热之间关系均不符合，未见“帕氏线”及“口周苍白圈”等表现，不支持诊断。

（3）麻疹：以发热、上呼吸道炎症、眼结膜炎及皮肤出现红色斑丘疹，疹退后遗留色素沉着伴糠麸样脱屑为特征。可见 Stimson 线（麻疹前驱期，在下眼睑边缘有一条明显充血横线称为 Stimson 线）、麻疹黏膜斑，多在发热后 3～4 天出现皮疹。为稀疏不规则的红色斑丘疹，出疹顺序耳后、颈部、面部、躯干、上肢、下肢及足部。该患儿发热、皮疹、球结膜充血，可疑本病，但患儿出疹顺序、出疹与发热之间关系均不符合，且未见“Stimson 线”及“麻疹黏膜斑”等表现，不支持诊断。

（4）幼年特发性关节炎（全身型）：起病多急骤。弛张型高热，高热时可伴寒战和全身中毒症状，热退后患儿活动如常，无明显痛苦。皮疹于发热时出现，随着体温升降而出现或消退。关节症状于发热时加剧，热退后减轻。可伴有肝脾及淋巴结肿，轻度肝功能异常，胸膜炎或心包炎，部分患儿出现神经系统症状。该患儿反复发热、精神食欲差，伴随皮疹、肝功能损害、心包积液，可疑本病，但是患儿无关节症状，发热热型及发热与皮疹间关系均不符合，不支持诊断。

（二）第 2 次住院

1. 病史特点

（1）患儿，男，1 岁 10 个月，首次 IVIg 治疗后 13 天再次间断发热 11 天，伴皮疹。

（2）体格检查：T 39.9℃，P 180 次 /min，R 33 次 /min，BP 97/56mmHg 全身大面积皮疹，红色斑丘疹，部分融合，面部显著，颈部数枚肿大淋巴结，最大 2cm×1.5cm，肝脏肋下 2cm，质软边锐，脾未及，手指甲缘处可见膜状脱皮。

（3）实验室及影像学检查

2015-5-28　血常规：WBC 13.91×10^9/L↑，Hb 104g/L，Plt339×10^9/L。CRP 55.2mg/L↑。

BNP 1 308pg/mL↑，ESR 35mm/h↑（0～15），AMON 76μmol/L↑（9～33），Fer 368.14ng/mL↑（4.63～204），PCT 11.92ng/mL↑（<0.05）。

凝血功能：D- 二聚体 7 470mg/L（0～500）↑，FIB 1.22g/L↓（1.8～4.0）。

2015-6-3 肝功能：TBIL 238.4μmol/L↑（3～22），DBIL 194.5μmol/L↑，IBIL 43.9μmol/L↑，ALT 222U/L↑（0～40），AST 145U/L↑（0～40），LDH 629U/L↑（94～250），GGT 245U/L↑（12～58）。

2. 诊断与诊断依据

（1）川崎病合并冠状动脉瘤：诊断依据见思考 7。

（2）急性肝衰竭：诊断依据见思考 12。

（3）中毒性表皮坏死松解症：本例患者全身出现散在水疱，尼氏征阳性，疼痛感明显，可见表皮剥脱和多部位黏膜受损，伴有神经、消化系统功能障碍。病情进展出现全身 30% 以上面积的皮肤剥脱糜烂，故诊断明确。

3. 鉴别诊断

（1）急性肝衰竭的原因

1）川崎病：川崎病本身强烈的血管炎可以导致肝细胞损伤及肝酶外溢，可能导致肝衰竭。该患儿病程中反复发热，丙种球蛋白治疗反应不佳，时有精神萎靡、烦躁、全身倦怠、嗜睡、食欲不振，黄疸，腹腔积液，肝大，肝功能损伤，支持本病。

2）药物性肝损伤所致急性肝衰竭：对乙酰氨基酚、抗结核药物、抗肿瘤药物、部分中草药、抗风湿病药物、抗代谢药物等，以及肝毒性物质如酒精、毒蕈、有毒的化学物质等可以导致急性肝衰竭，追溯过去患儿 6 个月服用的处方药、中草药、非处方药、膳食补充剂的详细信息，患儿曾使用中药，口服阿司匹林，故存在较大可能性。

3）巨噬细胞活化综合征：患儿川崎病诊断明确，发热、精神萎靡、皮疹、肝脏增大、肝功能异常、LDH 增高、FIB 明显减低，D- 二聚体明显增高，与本病相符，但不存在血细胞减少趋势，铁蛋白无持续明显增高，不支持该病。

4）Reye 综合征：患儿川崎病诊断明确，但病程中反复发热、皮疹，不除外病毒感染，且病程中服用阿司匹林时间较长，患儿食欲差、疲倦、精神欠佳，肝功能受损，血氨升高、凝血功能异常，可疑本病，但是无低血糖、APTT 延长，胆红素有明显增高，不支持本病。

5）肝炎病毒：目前相关病原学检查结果全部阴性，不支持上述病原感染。

6）细菌及寄生虫等感染：患儿久居城市卫生条件好，不支持寄生虫感染致急性肝损伤。

7）肝脏其他疾病：肝脏肿瘤、肝脏手术、妊娠急性脂肪肝、自身免疫性肝炎、肝移植术后等。胆道疾病：先天性胆道闭锁、胆汁淤积性肝病等代谢异常。肝豆状核变性、遗传性糖代谢障碍等。这里要关注肝豆状核变性：该患儿病程中情绪不稳、有时精神萎靡，有时烦躁，出现急性肝功能衰竭，全身倦怠、嗜睡、食欲不振及黄疸，短期谷丙转氨酶增高，腹腔积液，肝大，肝功能损害。需鉴别，但患儿未见角膜色素环，检测尿铜正常，不支持。

（2）中毒性表皮坏死松解症鉴别诊断

1）Stevens-Johnson 综合征（SJS）：主要表现①不规则靶形损害；②尼氏征阳性；③至少两处黏膜受累；④发热；⑤组织病理符合 SJS。SJS 的表皮坏死剥脱体表面积小于 10%。该患儿表皮剥脱范围大于全身体表面积的 30%，不支持诊断。

2）线状 IgA 大疱性皮病：是一种累积皮肤和黏膜的慢性获得性自身免疫性大疱性皮病，直接免疫荧光检查（DIF）见基底膜带线状 IgA 抗体沉积为其特征性改变。儿童型第 1 次发病时病情较严重，皮损分布广泛，好发于口周、躯干下部、腹股沟、大腿外侧及外生殖器，皮损呈弧形串珠状排列。其基本皮损都表现为环形、多环形或半环形红斑，其边缘出现弧形或环状排列的丘疹、丘疱疹及水疱，尼科利斯基征（Nikolsky sign）阴性。该患儿年龄小于 5 岁，皮损分布广泛，病程中可见丘疹、丘疱疹及水疱，有可疑之处，但是其皮损并非表现为环形、多环形或半环形红斑，并非呈现弧形或环状排列，尼氏征阳性，均不符合本病，不支持诊断。

3）大疱性类天疱疮：是一种常见的慢性自身免疫性大疱性疾病，典型临床表现为皮肤出现多发的紧张性水疱或大疱，尼科利斯基征（Nikolsky sign）阴性，常伴瘙痒，此时临床容易诊断。黏膜受累在本病中也不少见，可发生于皮肤损害之前、之后或同时发生，口腔黏膜最易受累。病理及免疫病理的检查对确诊本病尤为重要，表皮下水疱及真皮内嗜酸性粒细胞浸润对本病有诊断意义，结合免疫病理检查可以确诊。该患儿年龄小于 5 岁，皮肤出现多发大疱，伴瘙痒，黏膜受累可见，可疑本病，但是尼氏征阳性，不符合本病，不支持诊断。

四、治疗方案

主要治疗包括 IVIg（单剂 2g/kg，10～12h 持续静脉输入）、阿司匹林［初始剂量美国 80～100mg/（kg·d），日本、西欧 30～50mg/（kg·d）］。在热退 48～72h 或病程 14d 后改为小剂量 3～5mg/（kg·d），6～8 周且冠状动脉恢复正常后停用。

对预估并发冠状动脉瘤或 IVIg 无反应高风险患者，初始治疗可以联合辅助治疗，包括糖皮质激素、英夫利昔单抗和依那西普。IVIg 无反应可以用第二剂 IVIg（2g/kg）、大剂量甲泼尼松龙冲击治疗、较长时间（2～3 周）泼尼松龙或泼尼松联合 IVIg（2g/kg）及阿司匹林。英夫利昔单抗可替代第二剂 IVIg 或激素。环孢素可用于第二剂 IVIg、英夫利昔单抗、激素治疗无效的难治性 KD。免疫调节单克隆抗体（除 TNF-α 拮抗剂）、细胞毒性药物、血浆置换可用于第二剂 IVIg、长时间激素治疗、英夫利昔单抗无效难治性患者。

五、预后

KD 已成为儿童获得性心脏病主要病因。经 IVIg 治疗，冠状动脉瘤并发症发生率已从 25% 降至 4% 左右，KD 远期预后取决于冠状动脉受累情况，某些患儿仍有心肌梗死的风险。

随访中，异常冠状动脉虽然回缩，但结构和功能已发生改变，远期有硬化和狭窄风险。主动脉弹性和僵硬度改变多发生于 KD 后 1 年。严重心律失常多发生于重症心肌功能不全者。

六、要点和讨论

1. 诊治要点

（1）冠状动脉扩张的风险评估（常用参考因素）

1）年龄和性别：<6 个月和≥6 岁患儿 CAL 发生率较高，男性患者发生率较高。

2）发热持续时间：发热持续的时间越长并发 CAL 的可能性越大。

3）CRP：CRP>100mg/L 是 KD 冠状动脉瘤发生的独立危险因素。

4）血浆 BNP：预测和诊断心力衰竭及冠状动

脉疾病的重要指标。

5）WBC：WBC计数及中性粒百分比对KD早期诊断及预测冠状动脉并发症有价值。

6）血沉：ESR增快是预测KD CAL的独立危险因素。

7）血浆白蛋白水平：白蛋白<30g/L可能是CAL的先兆指标。

8）应用IVIg时间和剂量：延迟使用或低剂量使用IVIg是CAL发生的危险因素。

9）难治性KD：难治性KD与CAL密切相关。

10）KD复发：与无复发的患儿相比，复发患儿的特点包括CAL的例数多。

该患为1岁10个月男童，血钠偏低，AST≥100U/L，CRP、BNP明显增高，外周血白细胞计数升高非常明显，中性粒细胞百分比偏高，ESR增快显著，血浆白蛋白水平降低，丙种球蛋白治疗无反应，结合临床综合评价为KD并发CAL的高危人群。

（2）急性肝衰竭的早期识别

1）急性肝衰竭诊断：急性起病，2周内出现Ⅱ度及以上肝性脑病（按Ⅳ级分类法划分）并有以下表现者：①极度乏力，并伴有明显厌食、腹胀、恶心、呕吐等严重消化道症状；②短期内黄疸进行性加深，血清总胆红素（TBIL）≥10×正常值上限（ULN）或每日上升≥17.1μmol/L；③有出血倾向，凝血酶原活动度（PTA）≤40%，或国际标准化比值（INR）≥1.5，且排除其他原因；④肝脏进行性缩小。

2）一旦发生肝衰竭病死率高，对于出现以下前期临床特征的患者，须进行积极处理。①极度乏力，有明显厌食、呕吐和腹胀等严重消化道症状；②黄疸升高（TBIL≥51μmol/L，但≤171μmol/L），且每日上升≥17.1μmol/L；③有出血倾向，40%<PTA≤50%（或1.5<INR≤16）。

2. 分析讨论 川崎病主要发生于5岁以下儿童，近年来发现KD发病新相关因素，例如围产期因素等。围产期因素包括高龄产妇、母亲B族链球菌定植、婴儿早期因细菌感染住院。KD治疗目标是降低炎症反应、预防血栓形成。符合诊断标准者应尽早治疗。对预估并发冠状动脉瘤或IVIg无反应高风险患者，初始可联合辅助治疗。KDSS发生率约7%，表现为低血压和休克，需要扩容、血管活性药物及转入重症监护室。KD并发MAS的报道逐渐增多。因为MAS缺乏单一的特征性的临床表现和实验室特征，MAS的早期识别通常具有挑战性。KD最严重的并发症是冠状动脉血栓性闭塞导致心肌梗死或猝死。心功能突然恶化及心电图变化应警惕冠状动脉内血栓形成。

3. 研究进展 流行病学研究揭示该病病因与基因及环境等因素密切相关，包括亚裔人口的高发病率、家族内高发病率、显著季节性和年龄分布等。关于发病机制目前研究较多的包括免疫系统活化、核转录因子κB（NF-κB）、释放大量炎性细胞因子、血管内皮生长因子（VEGF）、基质金属蛋白酶（MMPs）、一氧化氮（NO）、炎性小体Nlrp3、髓系细胞触发受体（TREM-1）/ DAP12信号通路等。

不完全KD：儿童发热≥5天，具备2或3项主要临床特征，除外渗出性结膜炎、渗出性咽炎、溃疡性口腔炎、大疱性或水疱性皮疹、全身淋巴结肿大或脾肿大；婴儿发热≥7天且无其他原因可以解释者，需要考虑不完全KD的可能。如果相关实验室化验检查及超声心动图检查达到标准，则可确诊不完全KD。关于丙种球蛋白无反应川崎及难治性川崎诊断见思考7。

（郑荣秀）

参考文献

[1] 中华医学会儿科学分会血液学组. 儿童急性淋巴细胞白血病诊疗建议（第四次修订）. 中华儿科杂志，2014，52（9）：641-644.

[2] Hunger S P，Loh M L，Whitlock J A，et al. Children's Oncology Group's 2013 blueprint for research：acute lymphoblastic leukemia. Pediatric Blood Cancer，2013，60（6）：957-963.

[3] Pui C H，Pei D，Campana D，et al. A revised definition for cure of childhood acute lymphoblastic leukemia. Leukemia，2014，28：2336-2343.

[4] Gail L J，Andrew W，Graham H Ja，et al. Guidelines for the management of tumour lysis syndrome in adults and children with haematological malignancies on behalf of the British Committee for Standards in Haematology. British Journal of Haematology，2015，169：661-671.

[5] Jain R, Bansal D, Marwaha R K, et al. Superior mediastinal syndrome: emergency management. The Indian Journal of Pediatrics, 2013, 80(1): 55-59.

[6] Michael J F, Susan R R. Oncologic emergencies. Principles and Practice of Pediatric Oncology Sixth Edition, 2010, 38: 2320-2325.

[7] Pui C H, Yang J J, Hunger S P, et al. Childhood acute lymphoblastic leukemia: progress through collaboration. Journal of Clinical Oncology, 2015, 33(27): 2938-2948.

案例25 桥本脑病

一、病历资料

1. 病史采集 患儿，女，12.5 岁，因“咳嗽 3 天，抽搐伴意识障碍 5 小时，发热 2 小时”入院。

患儿 3 天前无明显诱因出现咳嗽，单声咳，口服止咳药后无缓解。入院前 5 小时患儿外出“游玩”后突然倒地抽搐，表现为意识不清，呼之不应，双眼凝视，牙关紧闭，四肢屈曲僵硬，无尿便失禁，无口吐白沫，持续 10～15 分钟缓解，但随后昏睡，应答不畅。入院前 2 小时，患儿再次出现抽搐，表现同上，持续 5 分钟缓解，意识不清。就诊外院，发现体温升高(未测)，建议转院治疗。入院前 1 小时患儿第三次抽搐，于我院急诊给予地西泮静脉注射后立即收入病房。

既往史：既往体健。否认外伤史，否认抽搐病史。

个人史：足月，剖宫产，否认窒息史。生长发育同正常同龄儿。

家族史：父母体健，家族成员否认癫痫病史。

2. 体格检查 T 39.8℃，P 116 次 /min，R36 次 /min，BP 130/60mmHg，体重 40kg，SpO_2 97%(未吸氧状态下)。发育正常，营养中等，昏迷状态，Glasgow 评分 5 分(疼痛刺激四肢屈曲，呼之不应，不睁眼)，时有躁动，呼吸急促，鼻扇及三凹征阴性，未见皮疹，浅表淋巴结未触及肿大，双侧瞳孔等大等圆，直径 4mm，直接、间接对光反射存。咽部充血，扁桃体Ⅱ度，颈软不抗，心率 116 次 /min，心音有力，律齐，双肺呼吸音粗，未闻及啰音，腹软，肠鸣音 3 次 /min。手、足、臀未见疱疹。膝腱反射、跟腱反射、桡反射未引出，腹壁反射减弱。双侧巴宾斯基征阳性，双侧戈登(Gorden)征阴性，双侧查多克(Chaddock)征阴性，双侧奥本海姆(Oppenheim)征阴性，布鲁津斯基征阴性，克尼格征阴性，肌张力稍高。乳房 B4，女性外阴，少量血性分泌物，Tanner 分期(性成熟分级)Ⅳ。

3. 实验室及影像学检查

(1) 血常规：WBC 15.64.$\times 10^9$/L，N 43.1%，Hb 120g/L，Plt 361$\times 10^9$/L，CRP <1.8mg/L。

(2) 血生化：Glu 6.5mmol/L，TP 79g/L，ALB 4 579g/L，GLO 34g/L，Scr 46μmol/L，UREA 4.9mmol/L，ALT38U/L，AST 36U/L，TBIL 8.3mmol/L，LDH 213U/L，AMON 18μmol/L，CK505U/L，CK-MB 10U/L。

(3) 血电解质：Na^+135mmol/L，K^+ 4.6mmol/L，Ca^{2+} 0.99mmol/L，乳酸 2.5mmol/L。

(4) 头颅 CT：未见异常。

二、诊治经过

患儿无明确诱因抽搐伴意识障碍，入院时昏迷状态，为癫痫持续状态且伴高热，查体膝腱反射、跟腱反射、桡反射未引出，腹壁反射减弱，双侧巴宾斯基征阳性，随时可能发生心跳呼吸骤停，导致不可逆的脑损伤或死亡。接诊医生向家属告知病情危重，并向上级医生报告，将患儿收入 PICU 进一步治疗。

思考 1： 作为接诊医生，应如何向上级医生汇报病情，并与家长沟通收入 PICU 治疗的必要性？

向上级医生汇报病情的要点：目前的生命体征、神经系统的症状和体征、目前化验结果及影像学报告。

与家长谈话的要点：告知家长患儿目前存在癫痫持续状态、意识障碍、高热，随时可能发生心跳呼吸骤停，必要时需要气管插管机械通气，需要收入 PICU 进一步诊治。

患儿入 PICU 后立即给予心电呼吸监护、鼻导管吸氧、开放静脉。患儿持续高热，体温 39～40.5℃，并频繁抽搐，予咪达唑仑持续静脉滴注控制惊厥。

思考 2：在生命体征不稳定的情况下，尽早明确诊断并给予治疗是挽救生命的关键，该患儿的诊断策略是什么？

患儿有前驱呼吸道感染史，但只是轻咳，突然出现反复惊厥伴意识障碍及发热，在紧急情况下如何在最短时间内明确诊断是挽救生命的关键。颅内感染是儿童高热抽搐最常见病因，包括化脓性脑膜炎、结核性脑膜炎、病毒性脑炎等，本例患儿病初有呼吸道感染病史，需脑脊液检查证实，但患儿频繁抽搐，不具备做腰穿的条件；还应除外颅内占位性病变，因此在充分评估生命体征的情况下，紧急携带抢救设备行头部CT检查，如有颅内出血及占位性病变应紧急转入神经外科治疗，该患儿头部CT阅片未见上述病变；因该患儿外出游玩后出现惊厥及意识障碍，虽入院后查体呼出气无特殊气味，口唇、甲床无发绀或樱红，瞳孔等大，无心律失常等，但不能除外中毒可能，故入院后立即行毒物分析以除外食物及接触其他毒物引起的中毒反应，如结果阳性可行相应的解毒治疗，结果回报未见异常；而因电解质紊乱引起的抽搐在入院后的第一时间也已除外（见前面化验）。

患儿入院后咪达唑仑维持静脉滴注的情况下仍有反复惊厥发作，故加用丙戊酸钠控制惊厥。目前临床诊断尚不明确。

思考 3：诊断不明的时候如何给予治疗，与家长沟通的要点是什么？

因患儿持续高热，反复惊厥，随时可能危及生命，可在与家长充分沟通，告知家属目前控制惊厥，降低颅内压，维持生命体征并预防缺氧造成严重颅脑后遗症的必要性，故予地塞米松、甘露醇降颅内压，因外周血白细胞增高，中性粒细胞比例增高不除外严重感染所致，在应用能够通过血脑屏障的头孢噻肟钠抗感染治疗的前提下，征得家长同意后予静脉注射丙种球蛋白400mg/（kg·d）治疗。

入院后第16小时患儿生命体征相对平稳，行腰穿术，压力：190mmH$_2$O，脑脊液无色，潘氏试验弱阳性，蛋白0.33g/L，乳酸脱氢酶11.0U/L，腺苷脱氨酶0.4U/L，hs-CRP 0.06mg/L，葡萄糖4.8mmol/L（血糖：7.2mmol/L），氯138mmol/L，乳酸3.77mmol/L，红细胞 1×10^6/L 白细胞 1×10^6/L，抗酸染色阴性，涂片未找到细菌，随后脑脊液病原学检查未见异常。

思考 4：患儿脑脊液回报不支持颅内感染性疾病，诊断仍未明确，进一步的鉴别诊断是什么？

患儿癫痫持续状态，入院后恶性高热，还应鉴别热性感染相关性癫痫综合征，该病急性发作，类似脑炎，脑脊液或血清检测中未发现致病微生物，该病患儿若能在急性期存活，将发展为慢性难治性癫痫，且急慢性期间无静止期，此病需行脑电图进一步确诊。该患儿为青春期女孩，还应进一步除外风湿免疫性疾病，如狼疮脑病、自身免疫性脑病及遗传代谢病等。

入院后对症处理，第二天患儿体温呈下降趋势：38～39℃，四肢屈曲抽动发作次数减少，持续时间缩短，第3天体温继续下降波动在37～38℃，无四肢强直发作，入院57小时患儿意识清醒，可正确回答问题。

患儿入院第三天查甲状腺功能FT$_3$ 1.35pmol/L，FT$_4$ 11.37pmol/L，STSH 0.741μIU/mL。

思考 5：患儿甲状腺功能检查，FT$_3$减低，考虑出现了什么情况？

患儿入院第三天查甲状腺功能FT$_3$ 1.35pmol/L，FT$_3$低，考虑低T$_3$综合征。此病主要是由于重症患者外周5'-脱碘酶作用受抑制，活性减低，使T$_4$向T$_3$转化减少，此时血TSH及其对TRH的反应一般是正常的，这有利于减少重症患者能量代谢，防止能量消耗，是机体的一种保护性反应。

风湿免疫结果回报ANA阴性，C3 103mg/dL，C4 20.9mg/dL，IgG1 070g/L，IgA66.9g/L，IgM148g/L，IgE 36.4IU/mL，Anti-dsDNA阴性，ANCA-C型-IIF阴性，ANCA-P型-IIF阴性，抗MPO-

ELISA 阴性，抗 PR3-ELISA 阴性，ASO28.8IU/mL，RHF 阴性，除外系统性红斑狼疮。入院第 4 天复查腰穿，寡克隆区带回报阴性，NMDAR-R-Ab、CASPR2-Ab、AMPA1-R-Ab、AMPA2-R-Ab、LGI1-Ab、GABAB-R-Ab、DPPX-Ab 均阴性除外自身免疫性脑炎。

患儿入院后多次血气：BE（B）、Lac 正常，血氨正常，血串联质谱及尿气相质谱检查未见异常，初步除外遗传代谢病，脑电图检查未见痫样放电除外癫痫。

此时主管医师注意到患儿生命体征监测记录，患儿发热时心率偏慢。

思考 6：患儿中高热且反复惊厥时心率偏慢（90～120 次 /min），应该警惕什么疾病？

患儿入院后恶性高热，但心率与体温升高情况不平行（正常情况体温升高 1℃ 心率增加 15 次左右），不除外基础代谢率低，应警惕甲状腺功能低下，应进一步行甲状腺功能及抗体检测。

入院第 6 天复查甲状腺功能 FT_3 2.87pmol/L，FT_4 11.66pmol/L，STSH 8.046μIU/mL（0.35～4.94μIU/mL），FT_3 恢复正常，STSH 升高。促甲状腺受体抗体 1.57IU/L，甲状腺球蛋白抗体 120IU/mL（0～40IU/mL），甲状腺过氧化物酶抗体 546IU/mL（0～35IU/mL）明显升高，甲状腺 B 超示：双侧甲状腺轻度肿大，考虑桥本氏甲状腺炎。结合患儿临床表现及实验室检查最终诊断桥本脑病。

思考 7：桥本脑病早期诊断的关键？

桥本脑病是一种可治疗的脑病，累及年龄范围较广，临床表现高度异化，易被误诊，任何原因不明的脑病患儿出现难以控制的癫痫发作、认知或行为的改变时都应考虑到桥本脑病的可能性，而早期使用激素治疗可明显改善预后。癫痫持续状态的病因多样，免疫因素是诊断和治疗最大的挑战。以癫痫持续状态首发的桥本脑病临床并不多见，甲状腺抗体的检测应该作为早期检测的项目。桥本脑病虽然整体预后良好，但癫痫持续状态可加重脑病的进展从而导致致命的结果。

三、病例分析

1. 病史特点

（1）患儿，女，12 岁，咳嗽 3 天，抽搐伴意识障碍 5 小时，发热 2 小时。咳嗽不重，反复抽搐很快进入昏迷状态。

（2）体格检查：T 39.8℃，P 116 次 /min，R36 次 /min，Bp 130/60mmHg，体重 40kg。发育正常，营养中等，昏迷状态，Glasgow 评分 5 分，时有躁动，呼吸急促，未见皮疹，双侧瞳孔等大等圆，直径 4mm，直接、间接对光反射存。咽部充血，扁桃体Ⅱ度，颈软，手足臀未见疱疹。膝腱反射、跟腱反射、桡反射未引出，腹壁反射减弱。双侧巴宾斯基征阳性，双侧 Gorden 征阴性，双侧 Chaddock 征阴性，双侧 Oppenheim 征阴性，布鲁津斯基征阴性，克尼格征阴性，肌张力稍高。

（3）辅助检查

1）血常规：WBC 15.64×10^9/L，N 43.1%，Hb 120g/L，Plt 361×10^9/L，CRP <1.8mg/L。

2）血生化：Glu 6.5mmol/L，TP 79g/L，ALB 4 579g/L，GLO 34g/L，Cr 46μmol/L，UREA 4.9mmol/L，ALT38U/L，AST 36U/L，TBIL 8.3μmol/L，LDH 213U/L，AMON 18μmol/L，CK505U/L，CK-M B 10U/L。

3）血电解质：Na^+135mmol/L，K^+ 4.6mmol/L，Ca^{2+} 0.99mmol/L，Lac 2.5mmol/L。

4）头颅 CT：未见异常。

5）头颅 MRI：颅脑 MRI 平扫脑质未见异常（图 25-1），增强扫描未见异常强化（图 25-2）。

6）脑电图：以中高幅 δ-θ 慢波为主（图 25-3）。

2. 诊断与诊断依据

（1）诊断依据：患儿急性起病，癫痫持续状态，入院后予止惊、降颅压、抗炎治疗后，患儿体温平稳、抽搐停止、意识清醒后，没有出现任何语言障碍和肢体运动障碍。入院后行 2 次腰椎穿刺检查，除第 1 次脑脊液潘氏试验弱阳性外，脑脊液常规、生化检查和培养无明显异常，血和脑脊液中自身免疫性脑炎抗体均为阴性，头颅 CT、MRI 和强化 MRI 均未发现异常。脑电图呈弥漫性慢波，无痫样放电。甲状腺微粒体抗体、甲状腺球蛋白抗体均明显增高，甲状腺功能 FT_3 降低，STSH 升高，支持桥本氏甲状腺炎的诊断，结合神

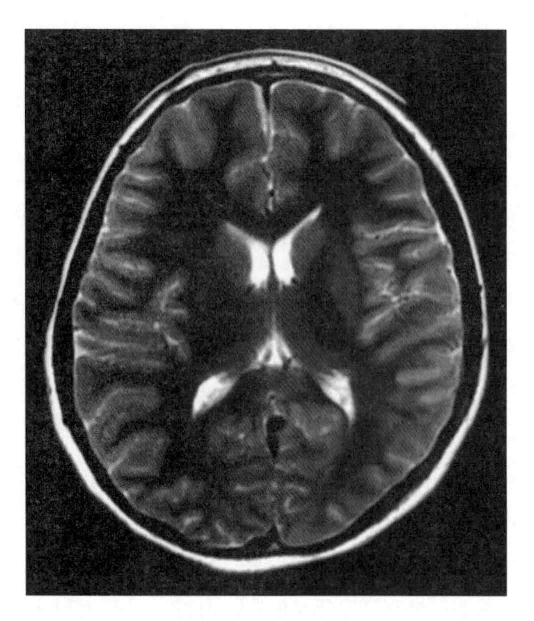

图 25-1　头颅 MRI

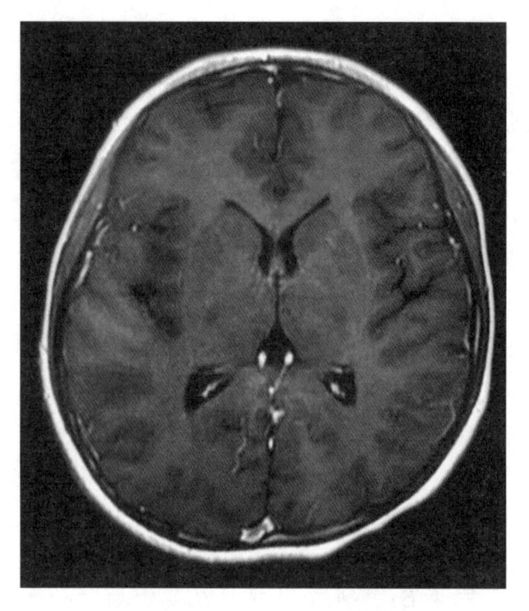

图 25-2　头颅 MRI 增强扫描

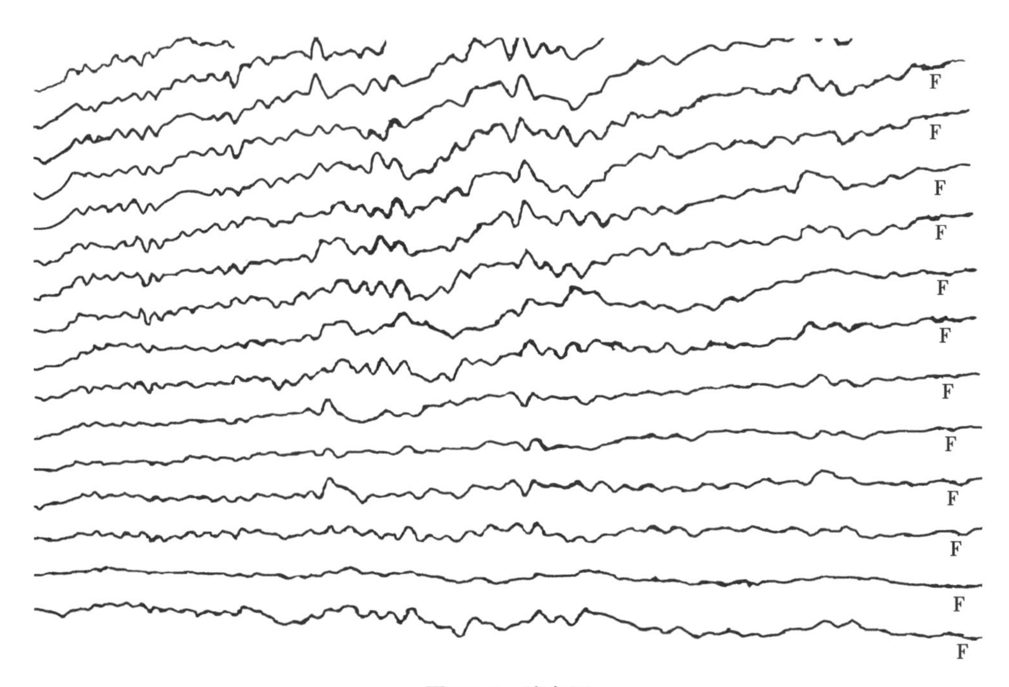

图 25-3　脑电图

经系统症状诊断桥本脑病。

（2）鉴别诊断：本病例在诊疗过程中主要围绕"癫痫持续状态、发热"进行鉴别诊断：见思考 2 及思考 4。而亚急性起病患儿还应与以下疾病鉴别：

1）副肿瘤综合征：是恶性肿瘤伴发的一组临床症状群，由于肿瘤影响远处组织和器官产生症状，而非肿瘤直接侵犯该组织和器官，发生在神经系统时，儿童常以肢体乏力、共济失调起病也可出现反复惊厥。

2）克雅病：是由朊蛋白所致的中枢神经系统变性病，典型表现为进行性痴呆症状，变异型以精神和行为症状为主，确诊依赖于在患者的脑组织中检出具有蛋白酶抗性的 PrPSc 和 / 或出现海绵状变性和 / 或具有特定的 *PRNP* 基因突变。

四、治疗方案

激素是治疗桥本脑病的主要方法。诊断明确后可予大剂量甲泼尼龙 20～30mg/（kg·d）冲击治疗 3～5 天后，改为泼尼松 1～2mg/（kg·d）维持治疗，临床症状缓解后逐渐减量，疗程多为3～6个月，同时可给予神经营养药等综合治疗。若存在甲状腺功能障碍，而基于原发病桥本氏甲状腺炎可以选择甲状腺片的治疗。

五、预后

大部分患者（90%～98%）对类固醇治疗有反应，症状通常在数月内得到改善或消退。治疗的持续时间和逐渐减量至停药的速度，通常根据临床反应逐步调整。部分患者的整个治疗过程可长达两年。但也有一部分患者存在持久的认知障碍，特别是那些长期未得到明确诊断及治疗的患者。出现复发的患者可能需要长期的免疫抑制治疗，包括硫唑嘌呤和环磷酰胺。据报道，已有患者使用静脉免疫球蛋白或血浆置换后得到临床改善。本例患儿病初采用激素及静脉用免疫球蛋白效果良好。抗癫痫药治疗癫痫发作，可能是一种临时措施，但减停的过程需要在神经内科随诊。有文献报道，如果患者对激素治疗不敏感，应用IVIg治疗也没有效果，最终可因难治性癫痫持续状态，多脏器衰竭而死亡。本例患儿出院1周后随访，精神、智力、肢体活动如常。复查游离甲状腺功能，FT_3、FT_4正常，TSH较前增高，增加L-T_4的剂量。出院3周后，复查游离甲状腺功能和甲状腺抗体，FT_3、FT_4正常，TSH较前又有所增高，但TPO和TGAb的效价较前明显降低，增加L-T_4剂量，同时强的松减量，目前患儿仍在随诊中。

六、要点和讨论

1. 诊治要点　对于本病例，诊治的难点和关键在于患儿急性起病，以神经系统症状首发，在原发疾病初始症状表现不明显且尚未诊断的情况下，相关并发症作为急症危及生命需要抢救。

桥本脑病（HE）是一种伴有抗甲状腺抗体滴度升高的急性或亚急性脑病综合征，可伴有甲状腺功能不良及甲状腺肿，但多数情况甲状腺功能正常，因此甲状腺功能异常不能作为桥本脑病的病因及诊断标准，其表现具有异质性，可以以精神行为异常、进行性认知功能下降为首发症状，当临床上出现反复或间歇发作的脑病症状，如惊厥、卒中样发作、肌阵挛发作、认知障碍及幻觉或其他精神症状时应警惕该病。查体时可缺乏阳性体征，神经影像学检查及脑脊液检查缺乏特异性的表现（CSF中蛋白可升高）。因此早期诊断困难，误诊和漏诊率极高。目前国内儿科报道的病例极为罕见，以高热、癫痫持续状态首发的病例尚未见报道。

临床诊断的病例，治疗的主要方法是皮质激素。本患儿在诊断未明的情况下，采用甲强龙及丙种球蛋白治疗，达到抑制免疫反应、抑制炎症风暴、降颅压减轻脑水肿的作用，故该患儿虽然癫痫持续状态入院且伴恶性高热，但意识恢复后，神经系统未遗留任何后遗症，与治疗及时和药物选择有效有关。

最后需要强调，对于该病例中的患儿在病初的诊治过程中，积极的气道管理和呼吸支持、选择合适的诊断方式尽早明确诊断和积极对症处理同等重要需同步进行，忽视其中任何一个部分，都可能导致治疗的失败。

2. 分析讨论　桥本脑病是一种与桥本甲状腺炎相关的罕见综合征，于1966年首次报道，目前对其仍存一些争议。目前认为其发病形式有2种：①急性暴发性脑病型。起病急，可有抽搐、肌阵挛、共济失调、意识障碍等。②隐匿起病，病情逐渐进展，认知功能逐渐下降或精神行为异常等。目前桥本脑病的发病机制尚不明确，多数学者认为桥本脑病是一种免疫介导的疾病，与甲状腺炎的症状并不并行，因此认为不是甲状腺疾病对中枢神经系统的直接影响，大量证据指向自身免疫性血管炎，这可能与免疫复合物沉积有关，并且有可能干扰脑微血管系统。

实验室检查则常有以下改变：

（1）抗甲状腺抗体：血清抗甲状腺过氧化物酶抗体（thyroid peroxidase antibody，TPOAb）和/或抗甲状腺球蛋白抗体（thyroglobulin antibody，TgAb）水平升高是桥本脑病重要的实验室特征。然而，神经系统症状的严重程度与抗体的血清浓度或类型之间无明确的相关性；有研究报道极少数在脑脊液中检测到抗甲状腺抗体，但尚不清楚脑脊液抗甲状腺抗体的特异性和敏感性。

（2）甲状腺激素：桥本脑病患者中甲状腺功能减退（亚临床甲状腺功能减退及显性甲状腺功能减退）最为多见，但同时也可见到甲状腺功能亢进及甲状腺功能正常的患者。

（3）脑脊液：桥本脑病患者中最常见的脑脊液异常表现为蛋白浓度升高，少数患者可出现脑脊液淋巴细胞增多（8～169个细胞），寡克隆带阳性和阴性的情况均有报道。

（4）脑电图：绝大多数桥本脑病患者存在非特异性脑电图异常，主要表现为非特异性背景活动减慢。给予类固醇后脑电图的恢复可以很快，但也可以滞后于临床症状改善。

（5）神经影像学检查：桥本脑病患者的MRI通常正常，但也有患者可见弥漫性或局灶性白质改变，提示原发性脱髓鞘的可能。

本例患儿提示我们，当诊断尚不明确，对于出现无法解释的脑病的患儿，有足够证据支持将检测抗甲状腺抗体作为二线或三线诊断性试验，如果抗甲状腺抗体水平升高，则考虑诊断为桥本脑病。

3. 研究进展　桥本脑病是一种罕见的综合征，由于对它的认知并不充分，因此2.1/10万的患病率可能与漏诊及误诊相关，不能反映其实际的患病率。大量证据提示，桥本脑病是一种自身免疫性疾病，并不是由甲状腺疾病引起。有学者提出它是自身免疫性脑炎的一种，因为抗甲状腺自身抗体水平变化并非始终与神经系统症状或治疗后改善相符，故建议应重新更名为与自身免疫性甲状腺炎相关的激素反应性脑病。而对其发病机制的研究也不断深入，虽然存在一定的分歧，但目前相关的理论不断提出，包括：①桥本脑病可能由直接的抗体介导性神经元损伤引起。这一理论源于对桥本脑病患者进行免疫组化分析，检测到了一种与人大脑皮层起反应的抗神经元抗体。②桥本脑病可能是一种由内皮炎症或免疫复合物沉积所致的血管炎，而它的实验基础是单光子发射计算机断层扫描结果显示灌注缺损，其是血管受累的表现。③α-烯醇化酶自身抗体作为对桥本脑病具有特异性的标志物的研究也在进行时，其在多数桥本脑病患者中具有抗体反应性，而健康对照者和其他自身免疫性或脑病性神经系统疾病的患者中均未发现抗体表达，但尚不清楚该抗体的致病作用，其可能与介导血管炎有关。④目前尚无证据表明有被抗甲状腺抗体识别的某种中枢神经系统抗原。但有研究显示，桥本脑病患者的脑脊液中均可检测到抗甲状腺抗体，而在对照者中均未检测到，在没有血脑屏障破坏的情况下，这提示这些抗体可能为鞘内合成。⑤一些学者提出，桥本脑病是急性播散性脑脊髓炎的一种形式，可能是原发性脱髓鞘过程，这一论点基于一些报道的桥本脑病病例的MRI和病理检查结果与ADEM相似，但并不是大多数报道的桥本脑病患者的典型特征。近年来，对桥本脑病的其他机制方面的研究不断深入，但只是一些推断及假说，还有待进一步的研究证实。而治疗方面，血浆置换是自身免疫性神经疾病广泛接受的一种安全、起效快、效果好的治疗方法，特别是短期内对激素治疗无反应或激素治疗禁忌的患者，但目前没有高质量的证据证明血浆置换对激素有反应的桥本脑病患者的疗效。

目前桥本脑病临床诊断率一直很低，与临床医生的认知水平有一定的相关性，早期诊断是避免桥本脑病患者死亡及减少后遗症的关键。同时桥本脑病的治疗过程中，动态监测甲状腺功能，并能在发现异常时及时干预具有重要意义。

（郑荣秀）

参考文献

[1] Brain L，Jellinek E H，Ball K. Hashimoto's disease and encephalopathy. Lancet，1966，2：512-514.

[2] Kothbauer-Margreiter I，Sturzenegger M，Komor J，et al. Encephalopathy associated with Hashimoto thyroiditis：diagnosis and treatment. J Neurol，1996，243：585-593.

[3] Rodriguez A J，Jicha G A，Steeves T D，et al. EEG changes in a patient with steroid-responsive encephalopathy associated with antibodies to thyroperoxidase（SREAT，Hashimoto's encephalopathy）. J Clin Neurophysiol，2006，23：371-373.

[4] 陈楠，秦文，齐志刚，等. 桥本脑病的MRI特点. 中华放射学杂志，2010，44（8）：789-793.

[5] Oide T，Tokuda T，Yazaki M，et al. Anti-neuronal autoantibody in Hashimoto's encephalopathy：neuropathological，immunohistochemical，and biochemical analysis of two patients. J Neurol Sci，2004，217：7-12.

[6] Chaudhuri A，Behan PO. The clinical spectrum，diagnosis，pathogenesis and treatment of Hashimoto's

encephalopathy (recurrent acute disseminated encephalomyelitis). Curr Med Chem, 2003, 10: 1945-1953.

[7] Ferracci F, Moretto G, Candeago R M, et al. Antithyroid antibodies in the CSF: their role in the pathogenesis of Hashimoto's encephalopathy. Neurology, 2003, 60: 712-714.

案例 26 先天性肾上腺皮质增生症

一、病历资料

1. 病史采集 患儿，男，1 个月 16 天。因“腹泻 20 余天，加重伴精神差 3 天，发热 1 天”入院。患儿 20 余天前无明显诱因出现腹泻，为蛋花汤样便，6～7 次 /d，家长未予特殊处理，患儿腹泻次数增多，最多达 10 余次 /d，其中 2 天大便带血，有黏脓，偶有呕吐，10 天前家长带患儿至当地医院就诊，给予口服“妈咪爱”后，肉眼血便及黏脓消失，但仍为蛋花汤样便，5～7 次 /d，近 3 天患儿病情进一步加重，水样便，10 余次 /d，精神变差，尿量减少，今日出现发热，共发热 2 次，最高体温 39.1℃，无咳嗽，无明显呼吸增快，无发绀，急查血常规：白细胞计数 22.99 ×10^9/L，CRP 30.5mg/L，为求进一步诊治，门诊以“脓毒症，婴幼儿腹泻”收入。

起病以来，精神尚可，近 3 天精神变差，食欲欠佳，睡眠一般，近 3 天小便减少。

既往史：40 周足月儿，剖宫产，出生体重 3.4kg，出生时无窒息及产伤。否认食物及药物过敏史。否认家族遗传代谢病史。

2. 体格检查 T 37.5℃，P 135 次 /min，R 35 次 /min，BP 40/20mmHg，体重 3kg。神清，精神反应差，营养不良貌，全身皮肤偏黑、菲薄、干燥，全身皮肤未见明显出血点，浅表淋巴结无肿大，前囟凹陷，眼窝凹陷，咽稍充血，双肺呼吸音粗，未闻及干湿性啰音；心音低钝，HR 135 次 /min，律齐，各瓣膜听诊区未闻及心脏杂音及额外心音，腹软，肝肋下 0.5cm，质软，脾未及，肠鸣音活跃。双下肢无水肿，四肢末端凉，CRT>2 秒。活动正常，肌力及肌张力正常。阴囊皮肤色素沉着，双侧睾丸 1ml，阴茎 2cm。神经系统查体无异常体征。

3. 实验室检查(门诊检查)

血常规：WBC 22.99 ×10^9/L↑，中性粒细胞计数 20.49 ×10^9/L↑，Hb 128g/L，Plt 153.0 ×10^9/L，CRP 30.5mg/L↑

粪常规：红细胞 0/HP，白细胞 0/HP，轮状病毒(−)，诺如病毒(−)。

二、诊治经过

患儿目前病情危重，随时会有生命危险，门诊接诊医生向家属告知病情，并联系上级医生，将患儿收入 PICU 进一步治疗。

思考 1： 作为 PICU 接诊医生，向上级医生汇报以及与家长沟通的病情要点分别是什么？

向上级医生汇报病情的要点：患儿病史，目前的生命体征，休克、重度脱水、营养不良的体征，全身皮肤偏黑、阴囊皮肤色素沉着的体征以及门诊血常规、CRP 的结果。与家长谈话的要点：告知家长患儿目前病情危重，存在脓毒症、营养不良、重度脱水、休克等，随时可能出现呼吸、心搏骤停，需要立即抢救。

思考 2： 引起腹泻的病因有哪些？

(1) 感染因素

1) 肠道内感染：如病毒、细菌、真菌、寄生虫等感染所引起的肠炎。

2) 肠道外感染：如患脓毒症、肺炎、泌尿道感染、皮肤感染或急性传染病时，因发热、感染原释放的毒素、抗生素使用等引发腹泻。

(2) 非感染因素

1) 饮食因素：①喂养不当；②过敏；③原发性或继发性双糖酶缺乏或活性降低。

2) 其他：如肾上腺皮质功能减退症、甲状腺危象、糖尿病性肠病等内分泌系统疾病。

思考 3： 患儿收入 PICU 后，最紧急的处理措施是什么？目前主要考虑什么诊断？为明确诊断，需要完善哪些检查？

患儿收入 PICU 后最紧急的处理措施是扩容。根据患儿的病史及查体，主要考虑的诊断是先天性肾上腺皮质增生症（congential adrenal hyperplasia，CAH）。为明确诊断，需要完善的检查主要有：肝肾功能、电解质，血气分析，皮质醇、促肾上腺皮质激素（adrenocorticotrophic hormone，ACTH）、雄烯二酮（androstenedione，AN）、睾酮（testosterone，T）、17-羟孕酮（17-hydroxyprogesterone，17-OHP），血浆肾素、血管紧张素、醛固酮等。

患儿入住PICU后，立即给予告病危、心电监护、吸氧、补液、纠正低血压等相关处理。急查血气分析：pH 7.108↓，$PaCO_2$ 15.4mmHg↓，$PaO_2$86mmHg，AB 4.6mmol/L↓，SB 8.1mmol/L↓，BE-24.4mmol/L↓，细胞外液碱剩余 -23.40mmol/L↓。血生化：肝功能正常，BUN 27.27mmol/L↑，Scr 168μmol/L↑，Cl^- 82.3mmol/L↓，HCO_3^- 3.3mmol/L↓，电解质：P 2.84mmol/L↑，Na^+ 108.7mmol/L↓，K^+ 5.58mmol/L↑，Mg^{2+} 0.96mmol/L↑，校正 Ca^{2+} 2.62mmol/L↑，Glu 4.98mmol/L，乳酸 0.84mmol/L，丙酮酸 36.2μmol/L，血氨 85μmol/L↑。血常规：WBC 42.92×10^9/L↑，N 58.9%↑，L 28.6%，M 12.1%，Hb 130.0g/L，Hct 36%，Plt 608×10^9/L↑。PCT 15.20ng/mL↑。hs-CRP 15.5mg/L↑，尿常规：正常。

思考4：患儿存在明显的代谢性酸中毒，引起代谢性酸中毒的病因有哪些？

代谢性酸中毒根据阴离子间隙（AG）值将其分为正常AG型（AG值8～16mmol/L）和高AG型（AG值>16mmol/L）两型，AG=Na^+−（HCO_3^-+Cl^-）。正常AG型代谢性酸中毒，其特点是AG正常，血氯升高，常见于：①消化道直接丢失HCO_3^-：如腹泻、胆管引流；②肾脏泌H^+减少或重吸收HCO_3^-减少：如肾衰竭、肾小管酸中毒等；③药物因素：如应用碳酸酐酶抑制剂（乙酰唑胺）或醛固酮拮抗剂等；④摄入酸性物质过多：如氯化钙、氯化镁等；⑤酸性代谢产物堆积：如进食不足、组织缺氧、休克等情况。高AG型代谢性酸中毒，其特点是AG增高，血氯正常，主要是产酸过多所致，如酮症酸中毒、先天性肾上腺皮质增生症、遗传代谢病、乳酸酸中毒和水杨酸中毒等。

思考5：在患儿诊断尚不明确时，如果高度怀疑CAH，是否可以给予激素替代治疗？

高度怀疑CAH的患儿，如果生命体征平稳，生化指标无严重异常，可待明确诊断后，再予激素替代治疗。但患儿如果发生肾上腺危象，则需积极处理，在保证呼吸道通畅的前提下，立即建立静脉通路。复苏过程中积极纠正低血压和电解质紊乱以及维持酸碱平衡，在给予氢化可的松治疗前，最好先预留血标本，以便测定皮质醇、ACTH、AN、T、17-OHP等。

内分泌激素结果回报：促卵泡生成激素1.56mIU/mL，促黄体生成激素 0.29mIU/mL，ACTH 259.00pg/mL↑，皮质醇 345.14nmol/L，硫酸脱氢表雄酮 2 850.00nmol/L↑，AN>35.00nmol/L，T 27.67nmol/L，17-OHP>60nmol/L，雌二醇153.32pmol/L，总甲状腺素 118.00nmol/L，游离甲状腺素 15.738pmol/L，总三碘甲状腺原氨酸1.63nmol/L，促甲状腺激素 6.540mIU/L↑，抗甲状腺过氧化物酶抗体 44.10IU/mL↑。肾上腺彩超：双侧肾上腺区未见明显异常回声，考虑CAH。给予激素替代（氢化可的松静脉滴注、氟氢可的松）治疗。

入院第五天，患儿生命体征平稳，内环境稳定，转入儿科遗传代谢内分泌专科继续治疗，氢化可的松逐渐减量改为口服，完善基因检测。

思考6：患儿生命体征平稳后，为什么首选氢化可的松片口服，而不是其他的糖皮质激素，如强的松片或甲泼尼龙片等？

CAH患者首选氢化可的松（hydrocortisone，HC）治疗，是因为它半衰期短，能最大程度地减少长效及强效糖皮质激素（glucocorticoid，GC）的典型不良反应，尤其是抑制生长方面的作用。有研究显示，泼尼松龙的生长抑制作用约是HC的15倍；地塞米松则可能是HC的70～80倍。

入院第十天，患儿再次出现发热（最高体温40℃），伴咳嗽、咳痰，频繁呕吐。急查血常规：WBC 18.78×10^9/L↑，N 67%↑，Hb 110.0g/L，Plt 267.0×10^9/L↑，hs-CRP 25.5mg/L↑。胸片提示：肺炎。

思考7：这时患儿发生了什么？应该如何处理？

患儿在住院期间再次出现感染，结合咳嗽、咳痰的症状以及胸片的结果，考虑肺炎，频繁呕吐可能是肾上腺皮质功能不足的表现。需要在抗感染治疗的同时，增加HC的剂量，因患儿频繁呕吐，口服效果差，应静脉输入HC，待病情好转后，逐渐减回至原替代量。所有接受GC治疗的CAH患者，如果出现发热性疾病（> 38.5℃）、伴有脱水的胃肠炎、需全身麻醉的大手术和严重创伤等情况时，推荐增加GC剂量。轻度增加1～3倍，重度增加2～5倍，分4次服用至病愈，1周内逐步减至原替代量。也可按年龄：1岁以下25mg；1～5岁50mg；≥6岁100mg。不能口服时静脉给药。

给予静脉HC，以及抗感染等相关治疗，患儿病情好转，HC逐渐减量改为口服，患儿病情平稳后出院，门诊随访。

思考8：患儿出院，主管医生需要与家属沟通哪些注意事项，以及预后？

主管医生需要对患儿家属进行肾上腺危象预防教育，并告知他们在患儿出现发热性疾病（> 38.5℃）、伴有脱水的胃肠炎、严重创伤等时，需要增加HC剂量（同思考7），而不是氟氢可的松的剂量。家属需定期携患儿门诊随访，进行体格检查，评估生长速率、体重、血压以及骨龄等，检测激素水平，血电解质，根据结果调整药物剂量。男性患儿需警惕睾丸肾上腺残余瘤，如果患儿的激素替代剂量合适，不仅可以预防肾上腺危象和男性化的发生，还能确保患儿生长发育几乎正常。

三、病例分析

1. 病史特点

（1）患儿，男，1个月16天。

（2）腹泻20余天，加重伴精神差3天，发热1天。

（3）体格检查：呼吸快；心率快，心音低钝，血压低，BP 40/20mmHg，循环不良，全身皮肤CRT>2秒；营养不良，体重3kg；精神反应差，脱水征明显；全身皮肤偏黑、菲薄、干燥，阴囊皮肤色素沉着，双侧睾丸1ml，阴茎2cm。

（4）实验室检查：血气提示严重酸中毒；血生化：尿素氮、肌酐均增高，高血钾，低血钠，肝功能正常，血氨、乳酸、丙酮酸以及血糖均正常；血常规：白细胞计数明显升高，中性粒细胞比例增高，血小板计数升高；降钙素原增高，hs-CRP增高；尿常规正常；皮质醇正常，ACTH升高，17-OHP、硫酸脱氢表雄酮以及AN均明显增高；肾上腺彩超：双侧肾上腺区未见明显异常回声。

2. 诊断与诊断依据

（1）先天性肾上腺皮质增生症（21-羟化酶缺乏症，失盐型）：依据患儿，1个月16天，因“腹泻20余天，加重伴精神差3天，发热1天”入院。病程中偶有呕吐，体重不增；查体：全身皮肤偏黑，阴囊皮肤色素沉着；实验室检查：代谢性酸中毒，高血钾、低血钠，皮质醇正常，ACTH、T、AN升高、17-OHP明显增高；诊断明确。

（2）肾上腺危象：患儿入院时有重度脱水，表现为前囟凹陷，皮肤干燥，眼窝凹陷，同时有休克的体征，BP 40/20mmHg，循环差，全身皮肤CRT>2秒，可诊断。

（3）脓毒症：患儿病程中有发热，最高体温39.1℃；实验室检查提示炎症指标高：WBC 42.92×10^9/L↑，N 58.9%↑；PCT 15.20ng/mL↑，hs-CRP 15.5mg/L↑，入院体检发现患儿心率快，呼吸快，休克，血压低（BP 40/20mmHg，全身皮肤CRT>2秒）；血肌酐168μmol/L↑；后期发现有肺部感染。患儿脓毒症诊断明确。

（4）急性肾衰竭：患儿近3天出现尿量减少，有腹泻导致血容量不足的病史；既往无慢性肾病病史；血生化：BUN 27.27mmol/L↑，Scr 168μmol/L↑；考虑肾前性肾衰竭可能性大。

3. 鉴别诊断

（1）肾上腺皮质分泌雄酮的肿瘤：二者皆有男性化表现和尿17-酮排出量升高，但皮质肿瘤17-酮、脱氢表雄酮的增多更为明显，后两者为肾上腺肿瘤的标志；17-OHP的测定有鉴别意义；肾上腺B超或CT有可能发现一侧肿块。

（2）爱迪生（Addison）病：有肾上腺皮质功能不全的表现和皮肤色素沉着，但无雄激素增高的症状和体征，17-OHP 正常，24 小时尿 17- 酮类固醇排出量下降。

（3）肠炎：对于反复腹泻的 CAH 患儿需要与肠炎进行鉴别，虽然两者均可引起代谢性酸中毒，但肠炎患儿血钾正常或降低，大便常规往往可见白细胞、巨噬细胞，且无皮肤色素沉着的临床表现，可予鉴别，但是要注意 CAH 患儿易合并感染。

（4）先天性肥厚性幽门狭窄：对于新生儿期反复呕吐的 CAH 患儿需与该病进行鉴别，幽门狭窄为低钠、低钾、低氯性碱中毒，消化道钡餐两者可鉴别。

四、治疗方案

21- 羟化酶缺乏症（21-hydroxylase deficiency，21-OHD）是 CAH 中最常见的一种，占比为 90%～95%，分为经典型和非经典型，其中经典型又分为单纯男性化型和失盐型，经典型治疗原则为：①一经诊断应立即给予治疗；②首选 HC；③有失盐和电解质紊乱者需补充盐皮质激素（mineralocorticoid，MC）；④应激时应加大 GC 用药剂量；⑤治疗方案个体化；⑥监测 HC 过量以及雄激素抑制不足的症状；⑦监测 MC 缺乏或过量的症状。

1. 糖皮质激素 首选 HC 治疗，生长发育期 CAH，按 10～15mg/（m^2·d）计算，总量一般分 3 次，新生儿开始治疗剂量宜大，足以抑制 ACTH 分泌和纠正水、电解质紊乱。当患儿生长发育达到或接近终点时，可以考虑长效 GC，但 HC 仍是首选。GC 剂量应根据生长速率、骨成熟度、17-OHP、AN 等指标综合分析调整。17-OHP 和 AN 宜控制在稍高于正常参考值范围，完全抑制 17-OHP 水平提示治疗过度。血清皮质醇和 ACTH 不能作为 21-OHD 的监测指标，尤其当 ACTH 在正常范围时提示治疗过度。

2. 盐皮质激素 21- 羟化酶缺乏症患者无论是否失盐，均存在醛固酮缺乏，应用 MC 可协同 GC 作用，使 ACTH 分泌进一步减少，一般口服 MC 剂量 0.05～0.1mg/d，失盐难纠正者可加大剂量至 0.2mg/d，婴儿患者每日饮食中加入 1～2g 盐。MC 和钠的剂量应根据血压、血清钠、钾和血浆肾素活性进行调整。

3. 肾上腺危象的处理

（1）静脉滴注 5% 葡萄糖盐水 20～40mL/kg，纠正低血容量性休克以及低钠血症等。

（2）静脉注射 HC：婴幼儿 10mg/d，学龄前儿童 25mg/d，学龄期儿童 50mg/d，青少年 100mg/d，每 6 小时 1 次，每次注射总量的 1/4。

（3）9α- 氟氢可的松：0.05～0.2mg/d 口服。

（4）纠正严重高血钾：10% 的葡萄糖酸钙每次 0.5～1mL/kg（每次不宜超过 10～20mL）稀释后缓慢静脉注射或快速静脉滴注，可拮抗高钾对心脏的毒性作用；或者葡萄糖加胰岛素静脉滴注（葡萄糖 0.5～1g/kg，每 3～4g 葡萄糖给予 1U 正规胰岛素）或 5% 碳酸氢钠 3～5mL/kg（每次不超过 100mL）快速静脉滴注，均可促进钾进入细胞内。

4. 外科治疗 在药物控制前提下可行外阴矫形术。

5. 其他 CAH 患儿合理使用标准 GC 和 MC 治疗可以达到正常的成年身高，当患儿身高低于或预计明显低于同年龄、同性别正常健康儿童时（<−2.25SDS），考虑使用增高药物。伴有中枢性性早熟者，可考虑给予促性腺激素释放激素类似物（gonadotropin-releasing hormone analog，GnRHa）治疗。

五、预后

CAH 患儿预后取决于酶缺陷的程度、开始治疗的时间以及患儿的依从性。肾上腺危象可严重危及患儿生命，主要发生于婴儿期以及青春期后期，常见的诱因为呼吸系统以及消化系统疾病。

CAH 患儿如果治疗不及时、使用过量 GC 或 GC 替代不足均可影响成年身高。特别是单纯男性化型患儿，最易因误诊而致身材矮小。若治疗得当，CAH 患儿可以达到正常的成年身高。糖皮质激素对身高的影响是剂量依赖性的，但过量雄激素暴露也会导致性早熟以及骨骺提前闭合，最终影响成年身高，因此对于 CAH 患儿，要尽可能选用最小有效剂量的糖皮质激素进行治疗。

经典型 CAH 男性患儿通常伴有生育能力受损，导致男性不育的常见因素包括：睾丸肾上腺残余瘤（testicular adrenal rest tumor，TART）、促性腺激素受抑制和睾丸功能衰竭。也有研究发现，实施新生儿筛查后出生的经典型 CAH 男性患儿成年后生育能力正常，可能与及时治疗有关。经典型 CAH 女性患儿经适当治疗，成年后可以达到接近正常的怀孕率。大多数非经典型 CAH 患者生育能力正常。

因此，早期诊断和治疗，以及合理用药对 CAH 患者的长期预后非常重要。

六、要点和讨论

1. 诊治要点 对于本病例，诊治的难点和关键在于疾病的早期识别。

（1）CAH 是一组常染色体隐性遗传病，由肾上腺皮质激素合成过程中酶的缺陷所引起，其中 21- 羟化酶（21-hydroxylase，21-OH）缺乏最为常见，包括单纯男性化型、失盐型和非经典型。其中失盐型占比约 75%，是 CAH 患儿死亡的主要类型，在没有开展新生儿筛查之前，失盐型死亡率高达 10%。由于在新生儿期，失盐型 CAH 男性患儿没有明显生殖器畸形，因此比女性患儿更容易被误诊。该型临床表现除雄激素增高的症状和体征外，还包括因醛固酮严重缺乏而导致的一系列失盐症状。典型病例常在出生后 1～4 周出现失盐症状，同时由于伴有皮质醇合成障碍，故出现不同程度的肾上腺皮质功能不足表现，如呕吐、腹泻、脱水和严重代谢性酸中毒，难以纠正的低血钠、高血钾等。患儿容易因呕吐、腹泻等症状，被误诊为消化系统疾病，在诊治过程中需高度警惕。

（2）随着新生儿筛查的普及，该病诊断率越来越高，发生失盐危象的概率较筛查前明显减低。2018 版欧洲 CAH 指南指出：推荐一级筛查使用标准化的通用 17-OHP 测定法，并按照胎龄进行分层；二次筛查时首选液相色谱 - 串联质谱法。对于新生儿筛查有几点需要注意：①目前使用的免疫测定法存在假阳性结果；②早产儿、低体重儿、体质弱、危重疾病、黄疸、脱水或出生应激反应是导致 CAH 筛查结果假阳性的主要原因；③对于新生儿筛查疑似假阴性者（孕母或新生儿糖皮质激素治疗史等），需在出生后 2 周再次复查。

（3）本病患儿曾因腹泻在当地医院就诊，当地医生按婴幼儿腹泻处理，给予“益生菌”口服，如果当地医生能注意到患儿皮肤色素沉着，体重不增等问题，可能可以早期识别该病，因此在临床工作中，对于主诉为反复呕吐、腹泻、拒乳、体重不增的小婴儿，应仔细问诊、全面查体以便明确诊断。

（4）本病初步诊断为肾上腺皮质功能不全，CAH 可能性大，但具体病因不清楚，入院后立即给予补液、纠酸、维持电解质平衡以及对症支持治疗。在临床实际工作中，面对肾上腺皮质功能不全患儿，往往不能等到皮质醇、ACTH、17-OHP 等实验室检查结果出来，才予以激素替代治疗，否则将会延误病情（见思考 5）。

2. 分析讨论 CAH 是一组常染色体隐性遗传病，由于肾上腺皮质激素合成过程中某种酶的先天性缺陷，导致皮质醇生物合成完全或部分受阻，血皮质醇水平降低，其负反馈作用消除，腺垂体分泌 ACTH 增加，刺激肾上腺皮质增生，同时中间代谢产物增多。有些酶缺乏的同时可导致盐皮质激素和性激素合成障碍。大多数人群中经典型 CAH 发病率为 1/18 000～1/14 000。临床主要特点为肾上腺皮质功能不全、水盐代谢失调、性腺发育异常。

21- 羟化酶缺乏症根据酶缺乏程度不同，通常将其分为三种临床类型：

（1）单纯男性化型：约占 21-OHD 总数的 25%，是由于 21-OH 不完全缺乏所致，患儿不能正常合成 11- 去氧皮质酮、11- 脱氧皮质醇、皮质醇等，导致其相应前体物质 17-OHP、孕酮和脱氢表雄酮合成增多，促使男性化表型。同时由于患儿还残存部分 21-OH 活性，能合成少量皮质醇和醛固酮，故无失盐症状。临床上主要表现为雄激素增多的症状和体征。

男性患儿表现为假性性早熟，初生时多无任何症状，至 6 月龄后可逐步出现体格生长加速、骨龄提前和性早熟，但成年终身高落后。肌肉发达，出现阴毛、腋毛，变声、痤疮等，阴茎、阴囊、前列腺增大，但睾丸不增大，相对于增大的阴囊，阴茎显得较小（图 26-1）。女孩在出生时即可出现不同程度的男性化体征，如阴蒂肥大（图 26-2）、不同程度的阴唇融合而类似男孩尿道下裂样改变，但内部生殖器结构为女性，有子宫、卵巢、输卵管，如果不能有效抑制雄激素的过量产生，至青春期，可能无乳房发育和月经来潮。

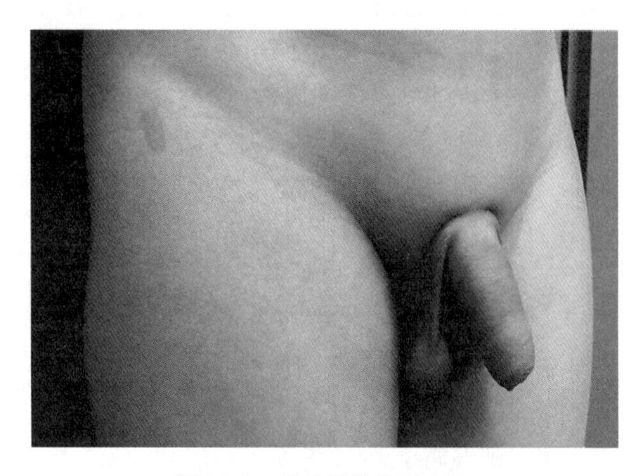

图 26-1　单纯男性化型 CAH

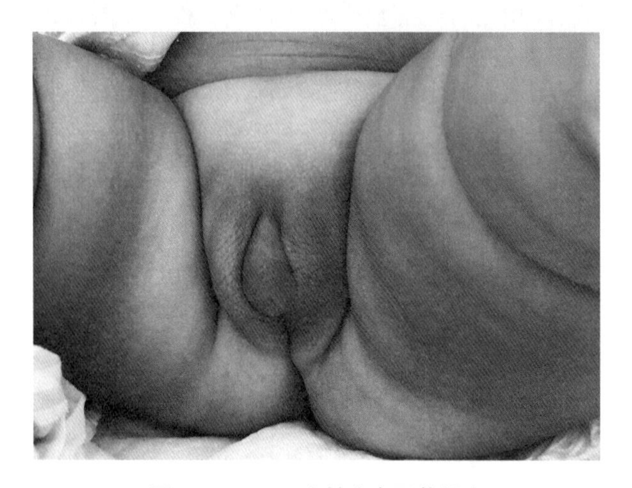

图 26-2　CAH 女性患者阴蒂肥大

（2）失盐型：约占 21-OHD 患者总数的 75%，是 21-OH 完全缺乏所致，因此临床上除出现单纯男性化型的一系列临床表现外，还可因皮质醇、醛固酮严重缺乏导致不同程度的肾上腺皮质功能不足以及失盐的症状出现（如前所述），如诊治不及时可导致血容量降低、血压下降、休克，循环功能衰竭甚至死亡。女性患儿因出生时已有两性畸形，易于诊断，男性患儿容易被误诊。

（3）非经典型：是 21-OH 轻微缺乏所引起的一种类型。雄激素增多的表现比较轻微，皮质醇和醛固酮水平正常，男性和女性患者均可表现为阴毛早现、多毛症、痤疮、性早熟；女性患者出生时生殖器正常，后期可出现月经失调、不孕症等。多数患者完全没有症状。

CAH 的诊断主要根据临床表现为失盐表现、高雄激素血症、皮肤和黏膜色素沉着（图 26-3，见文末彩插）等，低钠高钾的血生化结果以及激素水平的测定。17-OHP 是作为 21- 羟化酶缺乏症诊断的重要指标。按基础 17-OHP 值来指导诊断和分型：①21-OHD，包括经典型和非经典型，为 17-OHP>30nmol/L（1 000ng/dL）；②不支持 CAH 的诊断，17-OHP 为 <6nmol/L（<200ng/dL）；③当 17-OHP 为 6～30nmol/L（200～1 000ng/dL），应进一步做 ACTH 激发试验，ACTH 激发后的判断界值为 17-OHP>30nmol/L（1 000ng/dL）时，为 21-OHD；激发后 17-OHP <30nmol/L（1 000ng/dL）时可排除 21-OHD 的诊断。对于做 ACTH 激发试验仍不能确诊者，可行基因检测进一步明确诊断。

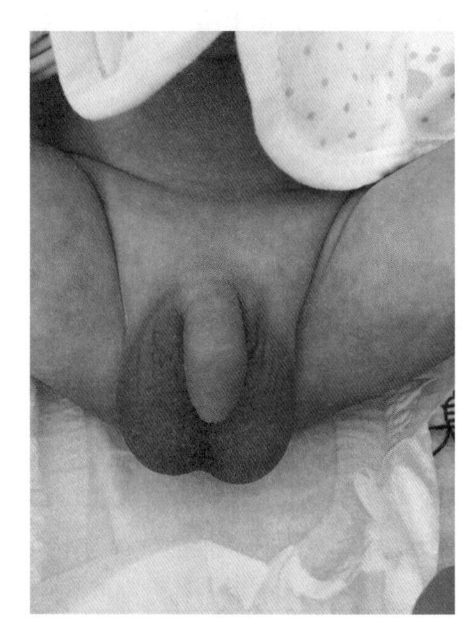

图 26-3　CAH 患儿皮肤色素沉着

3. 研究进展　近年来，随着 CAH 的研究进展，无论在诊断、治疗还是随访监测领域均有了一些新的共识。

（1）新生儿筛查：随着新生儿筛查的普及，CAH 患儿的确诊时间较前明显缩短，肾上腺危象的发生率和死亡率也较前明显降低，但由于交叉反应的存在，目前使用的免疫测定法仍存在一定的假阳性，约有 40% 初次筛查阳性标本利用液相色谱 - 串联质谱法复测时结果阴性；另外，早产儿、体质弱或应激婴儿 17-OHP 水平高于足月儿也会导致假阳性，通常 CAH 患儿血 17-OHP 浓度随着时间延长而升高，如果召回时采血 17-OHP 浓度较原标本下降，尤其是早产儿或低体重儿、临床无症状及体征者可继续随访，每2周～1个月复查17-OHP浓度，以排除假阳性，必要时仍需要做诊断性检查。

（2）CAH的产前治疗：目前仍在实验性阶段，没有达成共识的治疗方案，但明确的是男性胎儿不需要治疗，由于受孕6周后胎儿生殖器可能男性化，因此早期鉴别胎儿性别尤为重要，2018版欧洲指南共识明确指出建议计划接受产前治疗的孕妇应进行母体血液中Y染色体DNA检测，该方法准确率高达99%。

（3）CAH诊断：液相色谱-串联质谱法由于交叉反应少，准确度高，稳定性好，能检测的激素种类齐全，对于CAH的诊断以及鉴别诊断的优势明显高于免疫测定法，但该方法尚未在国内普及，CAH的诊断目前主要还是根据临床表现、血生化结果以及激素水平的测定来综合判断，对于基础血17-OHP无法判定者，可行ACTH激发试验，仍无法确定者，可行基因检测进一步明确（具体见分析讨论部分）。

（4）CAH的治疗：合适的GC治疗可预防肾上腺危象和男性化的发生，并能确保患者童年时期的生长发育几乎正常。但目前治疗的挑战仍然是如何平衡高雄激素血症和皮质醇替代过量，以及如何平衡低钠血症和FC替代引起的钠潴留甚至高血压。婴儿每天HC的剂量超过20mg/m^{2}或青少年超过15～17mg/m^{2}时，会导致成年身高受损。CAH患者的成年身高与青春期早期使用的GC剂量呈负相关，在青春期早期接受<20mg/(m^2·d)的HC治疗的患者身高明显高于接受较高剂量HC的患者。因此，与年龄较小的患儿一样，青春期患者仍需以最低有效剂量达到治疗目标。目前尚没有严格的研究确定氟氢可的松的最佳替代剂量，对于经典型21-OHD婴儿患者，需要GC联合FC及氯化钠补充剂治疗。正常生长发育的婴儿每天的钠需求量约为1mmol/kg，与母乳提供的量相当。但对于失盐型CAH患者，这个剂量不足，需额外补充。如果使用高剂量氟氢可的松，可能就不需要额外补充氯化钠，但需要注意的是，婴儿由于肾小管发育不成熟，对钠的重吸收能力会发生变化，因此对使用高剂量MC治疗的婴儿应进行血压监测，MC的需要量随年龄增长而减少，对所有MC替代治疗的CAH患者需根据血压、血清钠、钾和血浆肾素活性定期调整MC用量。目前有一些新的治疗方法仍在探索中，目的是在正常生理皮质醇替代治疗以及抑制雄激素过多分泌的基础上，尽可能减少GC用量。这些治疗方法包括：氢化可的松缓释胶囊，氢化可的松持续皮下输注，儿童颗粒剂型的开发，雄激素/雌激素拮抗剂或合成抑制剂与HC、MC联用，选择性促肾上腺皮质激素释放激素（corticotrophic releasing hormone，CRH）受体1拮抗剂（NBI-77860）以及抑制肾上腺药物（米托坦、ATR-101）等。

（5）CAH的长期并发症：来自多个国家的队列研究表明，CAH患者的高血压、高脂血症、心房颤动、静脉血栓栓塞、肥胖和糖尿病发病率可能较正常人升高。虽然这些研究可能存在中高度的选择偏倚，但鉴于CAH可能会引起体脂增加以及心脏和代谢方面的疾病，因此CAH患者应尽可能早地采取健康生活方式，将体质指数（body mass index，BMI）维持在正常范围内，以避免发生代谢综合征及相关疾病。

（罗小平）

参考文献

[1] 薛辛东. 儿科学[M]. 2版. 北京：人民卫生出版社，2012.

[2] Punthakee Z，Legault L，Polychronakos C. Prednisolone in the treatment of adrenal insufficiency：a re-evaluation of relative potency[J]. J Pediatr，2003，143(3)：402-405.

[3] Rivkees S A，Crawford J D. Dexamethasone treatment of virilizing congenital adrenal hyperplasia：the ability to achieve normal growth[J]. Pediatrics，2000，106(4)：767-773.

[4] 胡亚美，江载芳. 诸福棠实用儿科学[M]. 8版. 北京：人民卫生出版社，2015.

[5] 中华医学会儿科学分会内分泌遗传代谢病学组. 先天性肾上腺皮质增生症21-羟化酶缺陷诊治共识[J]. 中华儿科杂志，2016，54(8)569-576.

[6] Speiser P W，Arlt W，Richard J，et al. Auchus Congenital Adrenal Hyperplasia Due to Steroid 21-Hydroxylase Deficiency：An Endocrine Society Clinical Practice Guideline[J]. J Clin Endocrinol Metab，2018，103

(11): 4043-4088.
[7] Kliegman R M. Nelson Textbook of Pediatrics[M]. 19 th ed. Amsterdam: ELSEVIER, 2011.
[8] El-Maouche D, Arlt W, Merke D P. Congenital adrenal hyperplasia[J]. Lancet, 2017, 390(10108): 2194-2210.
[9] Bonfig W, Roehl F, Riedl S, et al. Sodium chloride supplementation is not routinely performed in the majority of German and Austrian infants with classic salt-wasting congenital adrenal hyperplasia and has no effect on linear growth and hydrocortisone or fludrocortisone dose[J]. Horm Res Paediatr, 2018, 89(1): 7-12.
[10] Mallappa A, Sinaii N, Kumar P, et al. A phase 2 study of Chronocort, a modified-release formulation of hydrocortisone, in the treatment of adults with classic congenital adrenal hyperplasia[J]. J Clin Endocrinol Metab, 2015, 100(3): 1137-1145.
[11] Nella A A, Mallappa A, Perritt A F, et al. A phase 2 study of continuous subcutaneous hydrocortisone infusion in adults with congenital adrenal hyperplasia[J]. J Clin Endocrinol Metab, 2016, 101(12): 4690-4698.
[12] Turcu A F, Spencer-Segal J L, Farber R H, et al. Singledose study of a corticotropin-releasing factor receptor-1 antagonist in women with 21-hydroxylase deficiency[J]. J Clin Endocrinol Metab, 2016, 101(3): 1174-1180.
[13] Bry-Gauillard H, Cartes A, Young J. Mitotane for 21-hydroxylase deficiency in an infertile man[J]. N Engl J Med, 2014, 371(21): 2042-2044.
[14] Cheng Y, Kerppola R E, Kerppola T K. ATR-101 disrupts mitochondrial functions in adrenocortical carcinoma cells and in vivo[J]. Endocr Relat Cancer, 2016, 23(4): 1-19.

案例 27　婴儿牛奶蛋白过敏

一、病历资料

1. 病史采集　患儿，男，1 个月 20 天。因“腹泻 1 个月，发热 2 天”入院。患儿 1 个月前无明显诱因出现腹泻，10 余次 /d，为黏液血便，病初伴呕吐，呈喷射性，呕吐为胃内容物，未见咖啡渣样物，予“思密达及补液盐”口服数日，大便次数仍较多，性状稍好转，昨日出现发热，热峰 38.5℃，无寒战，无抽搐，伴呛奶，偶有干咳，无呼吸困难，门诊以“腹泻病，发热待查”收入院。

起病以来，精神食欲欠佳，大便同上述，小便量稍减少。

既往史：否认传染病史，否认食物药物过敏史，否认手术外伤史及输血史。

个人史：G_1P_1，足月顺产，出生体重 3.4kg，生后混合喂养。

家族史：母亲身体健康，父亲有过敏性鼻炎。

2. 体格检查　T 38.4℃，HR 138 次 /min，R 36 次 /min，体重 3.5kg。神志清楚，精神稍差，前囟稍凹陷，下颌、颈部、腹股沟及臀部可见红色皮疹，咽稍充血，双肺呼吸音粗，未及干湿啰音。心律齐，心音有力，未及杂音。腹软，肝肋下 1cm，脾肋下未及。双下肢无水肿，四肢活动正常，肌力及肌张力正常，末梢循环正常，神经系统查体无异常体征。

3. 实验室及影像学检查

(1) 血常规：WBC 8.32×10^9/L，N 50.5%，Hb 98g/L，Plt 639×10^9/L。

(2) 血生化：肝肾功能无明显异常，电解质：Na^+ 126.8mmol/L，K^+ 3.09mmol/L，Cl^- 104.6mmol/L，Ca^{2+} 1.16mmol/L；CRP 93.94mg/L。

(3) 血气分析：pH 7.265，BE-13.39mmol/L。

(4) 粪常规：隐血(+)，大便培养(-)，尿常规(-)。

(5) 血培养(-)，肥达试验(-)；呼吸道病原 9 项(-)。

(6) 胸部正位片：未见明显异常。

4. 初步诊断　应该考虑的诊断有①脓毒症；②迁延性腹泻病：细菌感染？过敏性腹泻？极早发炎症性肠病？；③轻度脱水伴代谢性酸中毒；④电解质紊乱：低钾低钠低钙血症。

二、诊治经过

患儿以腹泻伴发热就诊，入院后完善相关辅助检查：血常规示 WBC 8.32×10^9/L，N50.5%；CRP 93.94mg/L；电解质：Na^+ 126.8mmol/L，K^+ 3.09mmol/L，Cl^- 104.6mmol/L，Ca^{2+} 1.16mmol/L；血气分析：pH 7.265，BE −13.39mmol/L。考虑脓毒症，腹泻伴脱水、代谢性酸中毒及电解质紊乱。

思考1：接诊腹泻、发热伴炎症指标升高患者，应考虑到哪些相关疾病？

（1）细菌性肠炎：大便应该为黏液脓血便，粪常规检测可见大量红细胞、白细胞及吞噬细胞，大便培养有相关细菌生长。在未使用过抗生素的条件下，该患儿粪常规结果示：隐血（+）；大便培养（-）；暂不考虑该诊断。

（2）极早发型炎症性肠病：患儿起病年龄早，病程中伴腹泻、便血、发热及炎症指标明显升高，诊断不排除，需完善肠镜检查，必要时完善基因检测。

（3）过敏性肠炎：患儿系混合喂养，病程中伴腹泻、皮疹，需完善粪常规、过敏原检测及肠镜检查明确诊断。

患儿入院后给予补液纠正电解质紊乱、益生菌调节肠道菌群及抗感染治疗2天后，仍有发热及腹泻症状，过敏原检测结果显示总IgE 356.7IU/mL，牛奶特异性IgE 3级。嘱饮食调整治疗（停母乳并更换游离氨基酸配方奶），次日患儿热峰逐渐下降，大便次数及性状明显好转。后期皮肤点刺试验牛奶2+，肠镜提示慢性结肠炎，所见结肠黏膜弥漫颗粒样隆起。病理检测可见结肠黏膜慢性炎症改变，灶性嗜酸性粒细胞浸润（>10/HPF）（图27-1，见文末彩插）。

思考2：什么情况下考虑牛奶蛋白过敏？

（1）牛奶蛋白过敏症状无特异性，如遇人工喂养及混合喂养的婴儿反复出现呕吐、腹泻、便血、哭闹、厌奶、生长发育迟缓伴或不伴湿疹，应考虑到牛奶蛋白过敏的可能，及早给予饮食干预。

（2）详细询问病史：进食后症状出现时间；停食牛奶后症状是否有改善；患儿亲属有无过敏史等。

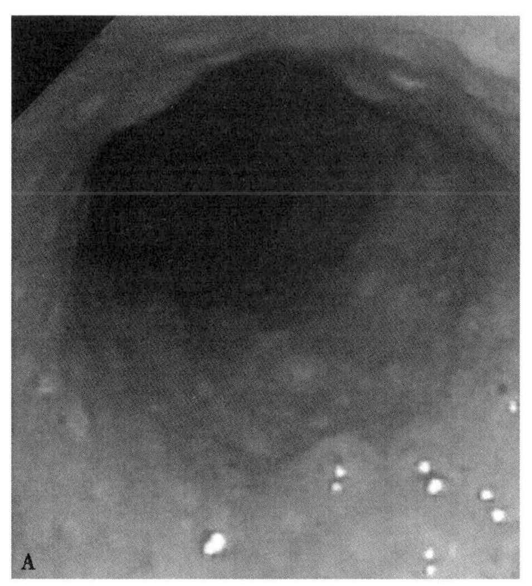

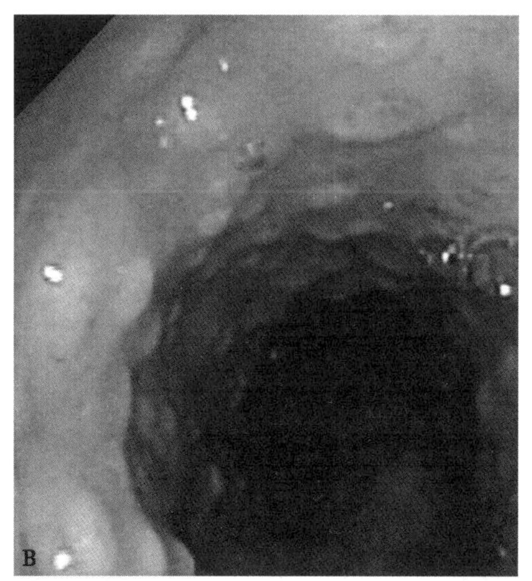

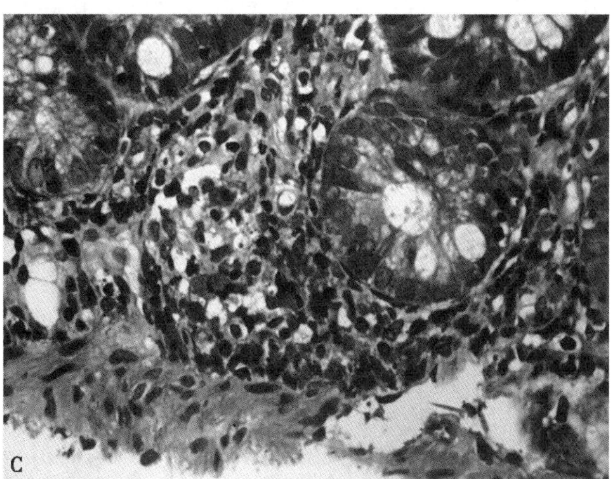

图27-1　肠镜

A、B. 肠镜下改变，可见散在点片状红斑及弥漫性颗粒样隆起；C. 黏膜组织病理为慢性炎症改变，灶性嗜酸性粒细胞浸润（>10/HPF）

思考 3：患儿症状好转后是否可停用氨基酸配方奶？

牛奶过敏一经确诊，应回避牛奶至少 6 个月或至 9～12 月龄。对患严重速发型 IgE 介导的过敏反应的患儿，回避食品应维持至 12～18 个月。

入院 5 天后患儿临床症状基本缓解，内环境稳定，予以办理出院。

三、病例分析

1. 病史特点

（1）1 个月 20 天的男性患儿，因“腹泻 1 个月，发热 2 天”入院。

（2）体格检查显示，体温为低热，有轻度脱水表现，有轻度湿疹表现，有呼吸系统的轻度炎症表现。

（3）辅助检查显示，C 反应蛋白显著升高，血常规中性粒细胞比例升高，血小板升高，血清总 IgE 显著升高，其中牛奶过敏显著，包括牛奶特异性 IgE 3 级、皮肤点刺试验牛奶 2+。此外，电解质显示有低钠、低钾、低钙。肠镜显示大肠黏膜弥漫颗粒样隆起，组织活检示结肠黏膜慢性炎症改变，灶性嗜酸性粒细胞浸润（>10/HPF）。基因检测：未发现与疾病表型相关的明确致病突变。

（4）经抗感染治疗，效果欠佳。

2. 诊断与诊断依据 牛奶蛋白过敏：患儿系混合喂养，病程中出现腹泻、血便，过敏原检测：IgE 356.7IU/mL，牛奶 3 级；皮肤点刺试验牛奶 2+，肠镜所见结肠黏膜弥漫颗粒样隆起。病理检测可见结肠黏膜慢性炎症改变，灶性嗜酸性粒细胞浸润（>10/HPF）。予游离氨基酸配方奶治疗后，症状明显好转，基因检测结果未发现与疾病表型相关的明确致病突变。诊断可明确。

3. 鉴别诊断 本病例在诊疗过程中主要围绕“发热、腹泻”进行鉴别诊断：见思考 1。

四、治疗方案

治疗牛奶蛋白过敏（cow milk protein allergy，CMPA）关键原则是饮食中回避牛奶蛋白。

1. 纯母乳喂养 β- 乳球蛋白是牛奶中含量最丰富的清蛋白，也是主要过敏原，人乳蛋白本身不致敏，是天然的低敏乳汁。6 个月内纯母乳喂养可满足蛋白质摄入需要，但母亲也应回避牛奶、含奶的饮料及食物等，同时应补充钙剂。因症状较重的过敏患儿常同时对其他食物如鸡蛋、鱼虾等过敏，可能存在母乳传递，母亲需回避上述可能引起过敏的相关食物。必须指出，延迟摄入牛奶有利于减少 CMPA 的发生，但长期回避牛奶等致敏食物，不利于口服耐受的建立，反而增加食物过敏的风险。

2. 替代配方 2 周岁以下因多种原因而行人工喂养者，需用替代配方奶喂养，以满足蛋白质营养需求。替代配方干预治疗常能取得较好效果。目前常用三种配方奶：游离氨基酸配方奶、深度水解蛋白配方、适度水解配方奶粉。深度水解蛋白配方（eHF）不仅可以有效缓解 CMPA 症状，且能满足婴儿正常生长发育营养需求，但有 5%～10% 不能耐受 eHF 的患儿，需选用游离氨基酸配方（amino acid formula，AAF）作为替代品，约占确诊的 10%，多表现严重肠病或多种食物过敏。因此，氨基酸配方应作为严重全身过敏反应、严重肠病并发低蛋白血症者或生长缓慢婴儿的首选配方。

3. 辅食添加 应在婴儿满 17 周后，单种小剂量循序渐进地添加。辅食中绝对不能含牛奶蛋白，直到口服激发试验证实婴儿已能耐受牛奶蛋白为止。而对于具有高危因素者（特应体质、家族过敏史），建议纯母乳喂养至 6 个月后再添加固体食物。

4. 其他治疗 肠道益生菌是否有用尚有争论，一般认为某些肠道益生菌（如鼠李糖杆菌、双歧杆菌等）能下调过敏婴儿 IgE 抗体的产生，调控机体的免疫应答，促进恢复免疫系统的动态平衡，对过敏性湿疹的治疗有效。另外，脱敏治疗及免疫治疗可能是很有前途的研究方向。

五、预后

据报道约 55% 牛奶过敏婴儿于 1 岁之内可耐受牛奶；>75% 于 3 岁之内、>90% 于 6 岁之内可耐受牛奶，但不及时治疗牛奶过敏，有可能在耐受牛奶之前出现对其他食物或接触物、吸入物的过敏，致使过敏范围扩大，引发以胃肠、皮肤为表现的过敏现象，甚至发展到上呼吸道或下呼吸道的演变。孕期食物回避对婴儿是否有预防效果尚不确定。早期回避牛奶对后期消化道、皮肤过敏有预防作用，但对哮喘、过敏性鼻炎的发生无明显改善。

临床医生认识过敏，应该从牛奶过敏认识起。尽早诊断和治疗牛奶过敏不仅是为了婴幼儿能够早期摆脱牛奶过敏侵扰，早期接受牛奶以保证营养的摄入，而且是为了早期扭转不正常的免疫状态，避免过敏的发展，为婴幼儿、儿童乃至成人的健康奠定基础。

六、要点和讨论

1. 诊治要点　对于本病例，诊治的难点在于病程中患儿伴有感染，对于诊断的初步印象为脓毒症，常规考虑为细菌性肠炎或早发型炎症性肠病，往往会忽略 CMPA。加之因 CMPA 临床症状不具特异性，故诊断该病时需要行相关排他诊断。

CMPA 的诊断始于可疑症状，经食物激发试验确诊。而该试验需在专业医务人员监督下进行。其诊断过程包括：暂时限制饮食牛奶与开放性牛奶回加；记录牛奶相关症状饮食笔记；皮肤点刺试验（skin prick test，SPT）；血清特异性 IgE 检测；食物激发试验。

CMPA 患儿最常见的表现有①消化系统：呕吐、腹泻、血便、腹胀、腹痛等。小于 1 岁主要表现为腹泻，大于 1 岁腹痛为多。②皮肤：湿疹、荨麻疹、皮肤干燥、口唇肿胀等。③呼吸系统：哮喘、慢性刺激性咳嗽、流涕、喷嚏、鼻塞等。

目前，临床较为普及的皮肤点刺试验（SPT）和血清总 IgE、牛奶特异性 IgE 检测，只能对速发反应的诊断有所帮助，但不能作为确诊依据。目前没有证据显示血清特异性 IgG 等检测可作为牛奶过敏的诊断试验。

2. 分析讨论　食物过敏（food allergy，FA）是指由免疫学机制介导的食物不良反应，FA 临床表现并无特异性，确诊需依靠食物激发试验。FA 作为儿童期常见疾病或作为过敏进程的首发症状，对儿童的生长发育产生不良影响，一旦诊断需尽早干预。其中牛奶蛋白过敏（cow milk protein allergy，CMPA）是婴幼儿常见的食物过敏。对于 CMPA 的婴儿，严格回避牛奶蛋白的摄入是治疗牛奶蛋白过敏唯一有效的方法。CMPA 是指机体对牛奶蛋白产生的由免疫机制介导的不良反应。全球 CMPA 发生率为 2.5%～3.0%，而国内报道发生率为 0.83%～3.5%。

根据接触后出现症状的时间不同，CMPA 分为 IgE 介导和非 IgE 介导，而根据临床表现可分为轻中度和重度 CMPA。IgE 介导的轻中度 CMPA，大多数在摄入后几分钟内发作，主要见于配方喂养或混合喂养时；而非 IgE 介导的轻中度 CMPA，大多数在摄入后 2～72 小时发作，配方喂养、纯母乳喂养或混合喂养均可见。从症状上来看，非 IgE 介导的轻中度 CMPA 更倾向于出现胃肠道症状，最常见的是易激惹，也就是肠痉挛；另外还有呕吐、腹泻等；皮肤症状包括瘙痒、红斑、非特异性皮疹、明显特应性湿疹等。IgE 介导的 CMPA 皮肤症状更为突出，表现为急性瘙痒、红斑、荨麻疹、血管性水肿、急性弥漫性特应性湿疹；胃肠道症状包括呕吐、腹泻、腹痛 / 肠痉挛；呼吸道症状为急性鼻炎和 / 或结膜炎，而非 IgE 介导的 CMPA 在 1 岁以内很少出现呼吸道症状。

对于 CMPA 的诊断，详细询问过敏病史是其诊断的基础。首先是家族史，即父母或兄弟姐妹是否有特应性疾病史（如特应性皮炎、哮喘、过敏性鼻炎或食物过敏），有家族史的婴幼儿更倾向于诊断 CMPA。其次是牛奶蛋白来源及摄取的量，如果过敏婴幼儿是纯母乳喂养，则牛奶蛋白主要来自母亲饮食，经母乳影响患儿；如果婴幼儿是配方奶喂养或混合喂养，则牛奶蛋白被直接喂养给患儿，这是最常见的情况。最后是过敏症状，包括：①首次发病年龄，1 岁以内婴儿如果发生食物过敏，则倾向于 CMPA 的发生率更高；②摄入后出现症状的时间，IgE 介导的 CMPA 通常在数分钟内出现症状，但也可长达 2 小时，非 IgE 介导的 CMPA 通常≥2 小时或甚至数天后才出现症状；③持续时间、严重程度和复发频率；④反复暴露的再现性，类似于食物激发试验，如果接触牛奶蛋白后症状出现，回避后症状消失，再次接触症状又出现，则很可能是 CMPA。

CMPA 的最终诊断依据临床病史和临床医师的判断，SPT 和 sIgE 测定有助于对 IgE 介导 CMPA 的诊断，但对非 IgE 介导的 CMPA 不具诊断价值。

3. 研究进展 CMPA既可影响生长发育，也可能会增加后期其他过敏性疾病的发生率，近年来越来越受到国内外医学界的重视。目前对于CMPA的Ⅰ型变态反应（即IgE介导的速发型过敏反应）研究比较透彻，可能由于牛奶蛋白作为抗原刺激TH2细胞分泌IL-4等细胞因子，IL-4既可进一步诱导活化的TH0细胞分化为TH2细胞，又诱导B细胞发生Ig类别转换成为特异性IgE抗体，产生速发型过敏反应。而非IgE介导机制尚不清楚，可能是由于TH1细胞引起的炎症反应。婴幼儿CMPA的诊断主要还是依据临床症状及饮食史。激发试验是诊断CMPA的“金标准”，但操作相对烦琐，目前开展不多。皮肤点刺试验、牛奶蛋白sIgE检测不少医院都能检查，结合临床，常可做出诊断。牛奶蛋白回避，既是治疗CMPA的主要方法，亦有助于临床诊断。肠道益生菌一般认为有利于CMPA的治疗，但需注意有些益生菌制剂辅料里含有牛奶成分不宜使用。需要强调的是，临床医生加强对CMPA的认识和重视，有助于该病的早期诊断和及时治疗，减少CMPA的漏诊以及误诊和误治。而对CMPA患儿诱导耐受形成的策略、益生菌在CMPA治疗机制及CMPA的免疫治疗还需进一步研究。

（罗小平　舒赛男）

参考文献

[1] World Allergy Organization（WAO）. Diagnosis and Rationale for Action against Cow's Milk Allergy（DRACMA）Guidelines. Pediatr Allergy Immunol，2010，21（Suppl21）：1-125.

[2] VENTER C，ARSHAD S H. Epidemiology of food allergy. Pediatr Clin North Am，2011，58（2）：327-349.

[3] 陈静，廖艳，张红忠，等. 三城市两岁以下儿童食物过敏现状调查. 中华儿科杂志，2012，50（1）：5-9.

[4] 肖玉联，杨敏，谭美珍，等. 婴儿牛奶蛋白过敏的临床表现及营养状况研究. 中国临床医生杂志，2019，47（1）：98-100.

[5] SHOICH I，KANAK O，TETSUY A，et al. Prophylactic probiotics reduce cow's milk protein intolerance in neonates after small intestine surgery and antibiotic treatment presenting symptoms that mimics postoperative infection. Allergology International，2012，61（1）：107-113.

[6] 唐鲁静，赵泓，陈洁. 牛奶蛋白激发试验在消化道牛奶蛋白过敏症中的临床意义. 中华儿科杂志，2015，53（4）：285-289.

[7] 许朝晖，杨敏，耿岚岚，等. 饮食回避对6个月以下婴儿乳糖不耐受和（或）牛奶蛋白过敏致迁延性慢性腹泻病的效果. 广东医学，2015，36（19）：2990-2991.

[8] SKYPALA I，VLIEG-BOERSTRA B. Food intolerance and allergy：increased incidence or contemporary inadequate diets. Curr Opin Clin Nutr Metab Care，2014，17（5）：442-447.

第五章　神经病学示范案例

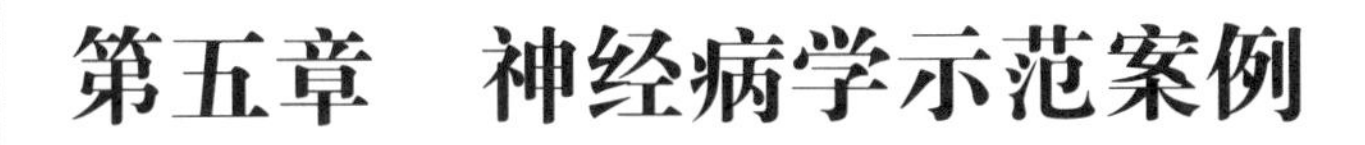

案例28　帕金森病

一、病历资料

1. 病史采集　女性，63岁。因“肢体不自主抖动伴动作缓慢10年”入院。

患者自2005年初起无明显诱因出现左手不自主抖动，静止及紧张时加重。2006年逐渐发展至左足和右手，未就诊。2007年初因出现动作缓慢，就诊考虑为“帕金森病”，给予普拉克索（0.25mg，3次/d）治疗，抖动改善。2008年自觉双手抖动加重，在神经内科医师指导下加用安坦（1mg，3次/d）治疗，抖动控制可。2010年起因肢体抖动加重伴面部表情减少，双手动作变慢，写字变小，扣纽扣、系鞋带等精细动作完成慢，情绪低落，做事无精打采，普拉克索逐渐增量至0.75mg，3次/d。2013年初因为自觉口干、视物模糊、便秘明显而再次就诊，遂停用安坦。后患者自觉抖动加重，出现左下肢开步困难、走路拖曳，神经内科医师加用多巴丝肼（50mg，3次/d，三餐前1小时），患者自觉症状控制好。2015年6月自觉服药后药效维持时间仅3小时，在下一次服药前出现抖动加重，伴胸闷腹胀感，但服药后可以改善，同时出现入睡前肢体抖动加重，影响入睡，夜间有翻身困难，门诊拟“帕金森病”收治入院。

追问病史，患者诉15年前开始出现嗅觉减退，12年前出现便秘。

自发病以来否认有头痛、头晕，否认吞咽困难及饮水呛咳，否认幻觉、记忆力下降。胃纳可，大便干结，小便正常。睡眠欠佳，自诉偶有噩梦，家属诉其夜间梦话多，偶有手脚挥动。发病以来体重无显著变化。

既往史：患者平素体健，否认高血压、糖尿病史，否认结核、肝炎等传染病史，否认外伤、手术史、输血史。

个人史：无疫区疫水接触史，否认吸烟、饮酒等不良嗜好史。否认有特殊药物服用史和毒物接触史。

婚育史：已婚已育，育有一子，爱人、儿子体健。

月经史：既往月经周期规则、无血块、痛经，现已绝经。

家族史：否认家族中有类似疾病史。

2. 体格检查　T 36.8℃，卧位：BP135/80mmHg，HR 72次/min，立位：BP 130/78mmHg，HR 74次/min，R 18次/min。一般情况良好。双肺呼吸音清，心律齐。腹软，肠鸣音正常，肝脾无肿大。

3. 神经系统检查

（1）基本精神智能：神志清楚，精神可，对答切题，语言欠流利，定向力、计算力正常。

（2）脑神经：瞳孔3mm，双侧等大等圆，光反射灵敏，眼球各方向运动正常，鼻唇沟对称、鼓伸舌居中，咽反射存在对称，眉心征（+）。

（3）感觉系统：四肢浅、深感觉与复合感觉正常且对称。

（4）运动系统：面具脸，四肢肌张力增高，双上肢呈齿轮样增高，上肢 > 下肢，左侧 > 右侧。四肢肌力5级。双手静止性、姿势性震颤（+），左侧 > 右侧，双手快速轮替动作、双手指拍打试验完成差，左侧更明显，双上肢联带动作减少，左侧明显，步距小，转身慢，后拉试验（+）。

（5）反射：双侧肱二、三头肌腱反射、膝反射（++），双侧跟腱反射（+）；病理征：Babinski征（−），Chaddock征（−）；脑膜刺激征：无颈部抵抗，Kernig征（−），Brudzinski征（−）。

（6）共济运动：双手指鼻试验、跟膝胫试验完成可，闭目难立征(-)。

(7) 认知心理：简易精神状态量表：28分(高中文化)；蒙特利尔认知评估量表：25分；汉密尔顿焦虑量表：8分；汉密尔顿抑郁量表：12分。

4. 实验室及影像学检查

(1) 血常规、肝肾功能、电解质、血脂、甲状腺功能：均正常范围。

(2) 铁代谢：血清铁 22.2μmol/L，铁饱和度 36.3%，总铁结合力 61.2μmol/L，转铁蛋白 241mg/dL，铜蓝蛋白 25.00mg/dL。

(3) 胸片、心电图、UCG、脑电图、肌电图和神经传导速度：均正常。

(4) 膀胱残余尿测定：10mL。

(5) 头颅 MRI 平扫：双侧额叶散在腔隙灶。

(6) 颅脑超声：两侧中脑见高回声区，右侧 $28mm^2$，左侧 $20mm^2$。

(7) ^{99m}Tc-TRODAT-1 DAT-SPECT：双侧基底节区摄取率降低，右侧更明显(图 28-1，见文末彩插)。

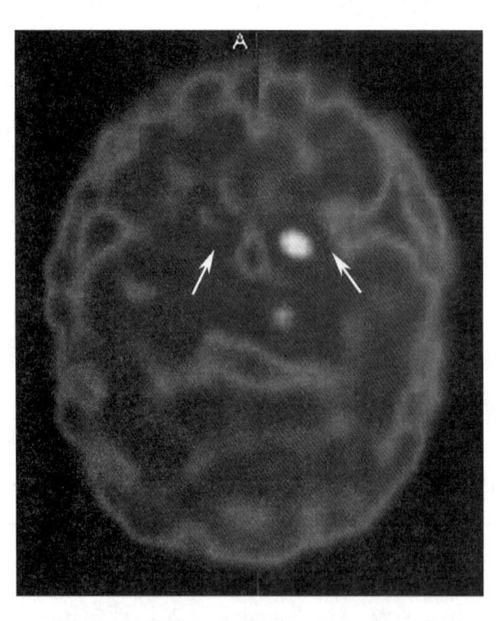

图 28-1 ^{99m}Tc-TRODAT-1 DAT-SPECT

二、诊治经过

该患者表现为明显的双侧静止性震颤、肌强直和运动迟缓，神经系统定位诊断为双侧锥体外系受累，患者病情持续且缓慢进展，否认药物毒物接触史和家族史，定性考虑为神经系统变性疾病——帕金森病。

思考 1：对于怀疑帕金森病的患者，还需要什么辅助检查进一步评估？

(1) 嗅觉：大多数帕金森病患者在起病前即出现不同程度的嗅觉减退，这种嗅觉减退可以通过嗅棒、嗅觉卡等检查方式量化。患者存在嗅觉减退或丧失的情况支持帕金森病的诊断。

(2) 整夜多导睡眠检查(PSG)：大多数帕金森病患者存在不同形式、不同程度的睡眠障碍，包括嗜睡、失眠、睡眠维持障碍、快眼动期睡眠行为障碍等。通过整夜多导睡眠检查有助于评估患者的睡眠情况，协助疾病的诊断和鉴别，同时为疾病的整体化治疗提供指导。

(3) 心脏间碘苄胍闪烁显像法(MIBG)：这是一种比较新型的检查手段，我国开展较少，该方法通过核医学检查手段标记心脏交感神经。心脏交感去支配现象的出现有助于鉴别原发性帕金森病和非典型帕金森综合征。

思考 2：如何确立帕金森病的诊断？

帕金森病的诊断为症状学诊断，现诊断帕金森病可参考《中国帕金森病的诊断标准(2016版)》和2015年国际运动障碍学会推出的 *MDS Clinical Diagnostic Criteria for Parkinson's Disease*。

根据以上两版诊断标准和指南，诊断帕金森病的先决条件是帕金森综合征诊断的确立。诊断帕金森综合征基于3个核心运动症状，即必备运动迟缓和至少存在静止性震颤或肌强直2项症状中的1项。一旦患者被明确诊断存在帕金森综合征表现，可按照图 28-2 的诊断流程进行临床诊断(其中支持标准及警示征象本文中不详细叙述，请参考《中国帕金森病的诊断标准(2016版)》)。

患者现服药后药效维持时间仅3小时，在下一次服药前出现抖动加重，伴胸闷腹胀感，但服药后可以改善，同时出现入睡前肢体抖动加重，影响入睡，夜间有翻身困难。根据其既往用药策略，将多巴丝肼剂量由 50mg，3次/d 增加至 100mg，3次/d，普拉克索剂量用法不变，睡前加用卡左双多巴控释剂(息宁)0.5片，1周后由于夜间抖动及翻身困难改善不明显，增加至1片。

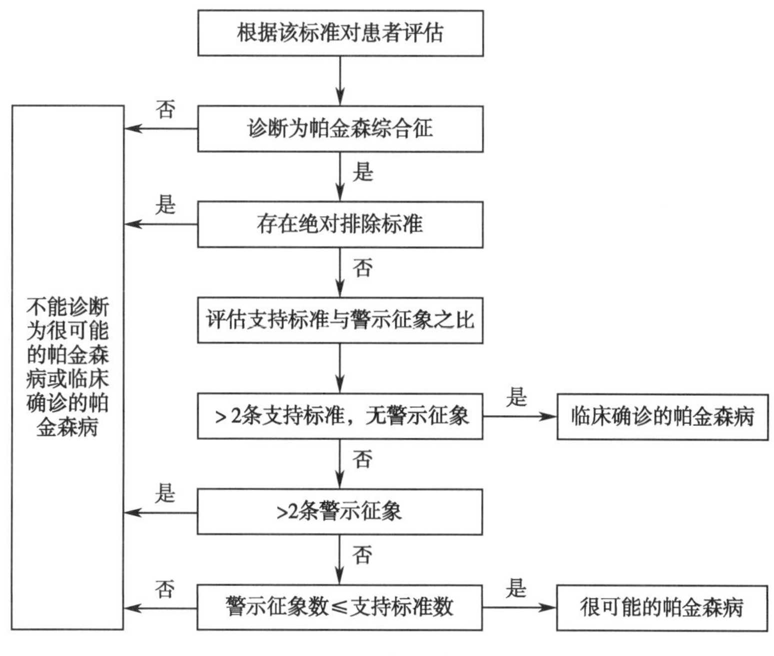

图 28-2　帕金森病诊断流程图

思考 3：根据患者现有的症状有哪些可以考虑的鉴别诊断？鉴别要点是什么？

患者发病首先表现为肢体抖动，后逐渐出现运动迟缓的症状。可与以下疾病鉴别：

（1）特发性震颤：部分患者有家族史，震颤为动作性或姿势性，无强直少动，饮酒后震颤减轻，服用普萘洛尔或阿罗洛尔有效，而该患者震颤主要为静止性，伴有动作缓慢和肢体僵硬，故可以排除。

（2）继发性帕金森综合征：均有明确的病因，如药物（吩噻嗪类、丁酰苯类、利血平、甲氧氯普胺、氟桂利嗪等）、中毒[一氧化碳、锰、1- 甲基 -4- 苯基 -1，2，3，6 四氢吡啶（MPTP）、甲醇]、感染（甲型脑炎）、外伤、血管性，该患者均无上述诱因。

（3）多系统萎缩：病变累及基底节、桥脑、橄榄体、小脑和自主神经系统，临床上除了具有帕金森病的锥体外系症状外，尚有小脑、锥体系统和自主神经损害的多种临床表现，且绝大多数患者对左旋多巴反应不敏感，而该患者没有小脑和锥体系统损害的表现，虽然有便秘，但排尿无异常，也无体位性低血压，对多巴胺受体激动剂和左旋多巴一直保持良好疗效，头颅 MRI 未见小脑和脑干萎缩，故不符合多系统萎缩。

思考 4：患者出现的在下一次服药前抖动加重，伴胸闷腹胀感，但服药后可以改善的这种现象叫什么，为什么会产生这种现象？处理方法都有哪些？

这些症状都是疗效减退也称为剂末现象的表现，即每剂药物的有效时间缩短，症状随血药浓度发生规律性波动，服药下一剂药物后能改善症状。患者出现的抖动加重是疗效减退的运动症状，而胸闷腹胀是非运动症状，这些症状通过增加左旋多巴的剂量能够得到改善（前提是原服用左旋多巴剂量不大）。剂末现象的处理还可以采用增加左旋多巴的服药次数、换用左旋多巴控释片、加用多巴胺受体激动剂、儿茶酚 -O- 甲基转移酶（COMT）抑制剂、单胺氧化酶 -B（MAO-B）抑制剂、手术治疗等方法。

患者在多巴丝肼增量后每剂药物有效时间延长至 4.5～5 小时，原来剂末抖动加重，伴胸闷腹胀感等症状减轻。夜间加用息宁后，入睡前肢体抖动明显减轻，能正常入睡，夜间无翻身困难。嘱出院加强体育锻炼，定期帕金森专科门诊随访。

思考5：帕金森病的治疗原则是怎样的？

帕金森病的治疗并非单一的药物治疗，要牢记个体化原则，采取综合治疗的手段才能使患者最大获益。

每一例帕金森病患者都可以先后或同时表现出运动症状和非运动症状，不仅运动症状影响患者的工作和日常生活能力，非运动症状也明显干扰了患者的生活质量 。因此，我们应该对帕金森病的运动症状和非运动症状采取全面综合的治疗。治疗方法和手段包括药物治疗、手术治疗、运动疗法、心理疏导及护理康复等。

药物治疗为首选，且是整个治疗过程中的主要治疗手段，手术治疗则是药物治疗的一种有效补充。目前应用的治疗手段，无论是药物还是手术治疗，只能改善患者的症状，并不能阻止病情的发展，更无法治愈。因此，治疗不仅要立足当前，并且需要长期管理，以达到长期获益。

思考6：帕金森病的疾病自我管理和社区家庭辅助治疗手段有哪些？

包括运动和康复治疗，心理疏导和照料护理。

康复与运动疗法对帕金森病症状的改善乃至对延缓病程的进展可能都有一定的帮助。帕金森病患者多存在步态障碍、姿势平衡障碍、语言和/或吞咽障碍等，可以根据不同的行动障碍进行相应的康复或运动训练。如健身操、太极拳、慢跑等运动；进行语言障碍训练、步态训练、姿势平衡训练等。

帕金森病患者多存在抑郁等心理障碍，抑郁可以发生在帕金森病运动症状出现前和出现之后，是影响患者生活质量的主要危险因素之一，同时也会影响抗帕金森病药物治疗的有效性。因此，对帕金森病的治疗不仅需要关注改善患者的运动症状，而且要重视改善患者的抑郁等心理障碍，予以有效的心理疏导和抗抑郁药物治疗并重。

对帕金森病患者除了专业性的药物治疗以外，科学的护理对维持患者的生活质量也是十分重要的。科学的护理往往对于有效控制病情、改善症状起到一定的辅助治疗作用。同时也能够有效地防止误吸或跌倒等可能意外事件的发生。

三、病例分析

1. 病史特点

（1）患者，女，63岁。中年起病，渐进性发展。表现为从左手开始的静止性震颤，逐渐发展至左足和右手，同时出现动作缓慢，肢体僵硬。发病前数年已经出现嗅觉减退和便秘。

（2）体格检查：面具脸，眉心征（+），双手静止性震颤（+），四肢肌张力增高，双上肢呈齿轮样增高，双手快复轮替动作、双手指拍打试验完成差，双上肢联带动作减少，左侧明显，步距小，转身慢，后拉试验（+）。

（3）辅助检查：颅脑超声示两侧中脑高回声区。^{99m}Tc-TRODAT-1 DAT-SPECT：双侧基底节区摄取率降低，右侧明显。

2. 诊断与诊断依据

（1）定位诊断：双手静止性震颤（+），四肢肌张力增高，双手快速轮替动作、双手指拍打试验完成差，双上肢联带动作减少，步距小，转身慢，考虑病变位于锥体外系。

（2）定性诊断：中年起病，渐进性发展。表现为肢体的静止性震颤伴有动作缓慢、四肢肌张力增高，首先考虑帕金森症。患者为单侧起病，逐渐发展至对侧，但仍保持起始侧较重，无小脑、锥体系和自主神经系统的损害，对多巴胺受体激动剂和左旋多巴类药物保持良好效果，结合头颅超声和DAT SPECT检查结果，考虑帕金森病。

3. 鉴别诊断 本病鉴别见“思考3”。

四、治疗方案

帕金森病的治疗需面向运动症状和非运动症状，提倡综合治疗原则。药物治疗是治疗帕金森病的主要方法，非药物治疗是治疗帕金森病的重要的补充手段。具体治疗方案和药物选择可参考《中国帕金森病治疗指南（第三版）》。

1. 运动症状的药物治疗

（1）抗胆碱药：目前国内主要应用苯海索，主要适用于伴有震颤的患者，而对无震颤的患者不推荐应用。长期应用本类药物可能会导致认知功能下降，所以要定期复查认知功能，一旦发现患者的认知功能下降则应立即停用。

（2）金刚烷胺：对少动、强直、震颤均有改善作用，并且对改善异动症有帮助。

（3）复方左旋多巴（苄丝肼左旋多巴、卡比多巴左旋多巴）：根据病情而逐渐增加剂量至疗效满意和不出现副作用的适宜剂量维持。复方左旋多巴常释剂具有起效快的特点，而控释剂维持时间相对长，但起效慢、生物利用度低。

（4）非麦角类多巴胺受体（DR）激动剂：目前大多推崇非麦角类 DR 激动剂为首选药物，尤其适用于早发型帕金森病患者的病程初期。激动剂均应从小剂量开始，逐渐增加剂量至获得满意疗效而不出现副作用为止。

（5）MAO-B 抑制剂：主要有司来吉兰和雷沙吉兰。

（6）COMT 抑制剂：在疾病早期可首选复方左旋多巴 +COMT 抑制剂治疗，不仅可以改善患者症状，而且有可能预防或延迟运动并发症的发生。

患者 2005 年初出现静止性震颤。2007 年初出现动作缓慢诊断为“帕金森病”，给予小剂量非麦角类 DR 激动剂普拉克索（0.25mg，3 次 /d），抖动改善。2008 年自觉双手抖动加重，加用抗胆碱药安坦（1mg，3 次 /d）治疗，抖动控制可。2010 年起症状加重普拉克索逐渐增量至 0.75mg，3 次 /d。2013 年初自觉口干、视物模糊、便秘明显考虑为抗胆碱药物副作用，予停用安坦。后症状进一步加重，加用小剂量复方左旋多巴常释剂即多巴丝肼（50mg，3 次 /d，三餐前 1 小时），患者自觉症状控制好。

2015 年 6 月患者服药后药效维持时间仅 3 小时，在下一次服药前出现抖动加重，伴胸闷、腹胀感，但服药后可以改善。此时患者出现运动并发症中的症状波动，将多巴丝肼剂量由 50mg，3 次 /d 增加至 100mg，3 次 /d，普拉克索剂量用法不变，患者在多巴丝肼增量后每剂药物有效时间延长至 4.5～5 小时，原来剂末抖动加重，伴胸闷、腹胀感等症状减轻。

患者入睡前肢体抖动加重，影响入睡，夜间有翻身困难。睡前加用卡左双多巴控释剂即息宁 0.5 片，一周后由于夜间抖动及翻身困难改善不明显，增加至 1 片。入睡前肢体抖动明显减轻，能正常入睡，夜间无翻身困难。

2. 非运动症状的治疗 帕金森病的非运动症状涉及许多类型，主要包括精神障碍、自主神经功能障碍、睡眠障碍和感觉障碍。

（1）精神障碍的治疗：最常见的精神障碍包括抑郁和 / 或焦虑、幻觉、认知障碍或痴呆等。首先需要甄别患者的精神障碍是由抗帕金森病药物诱发，还是由疾病本身导致。若为前者则需根据易诱发患者精神障碍的概率而依次逐减或停用如下抗帕金森病药物：抗胆碱药、金刚烷胺、MAO-B 抑制剂、DR 激动剂；若采取以上措施患者的症状仍然存在，在不明显加重帕金森病运动症状的前提下，可将复方左旋多巴逐步减量。如果药物调整效果不理想，则提示患者的精神障碍可能为疾病本身导致。针对幻觉和妄想的治疗，推荐选用氯氮平或喹硫平。对于抑郁和 / 或焦虑的治疗，可应用选择性 5- 羟色胺再摄取抑制剂，也可应用 DR 激动剂，尤其是普拉克索既可以改善运动症状，同时也可改善抑郁症状。劳拉西泮和地西泮缓解易激惹状态十分有效。

（2）自主神经功能障碍的治疗：最常见的自主神经功能障碍包括便秘、泌尿障碍和直立性低血压等。对于便秘，摄入足够的液体、水果、蔬菜、纤维素和乳果糖或其他温和的导泻药物能改善便秘症状，如乳果糖、大黄片、番泻叶等；也可加用胃蠕动药，如多潘立酮、莫沙必利等。需要停用抗胆碱药并增加运动。对泌尿障碍中的尿频、尿急和急迫性尿失禁的治疗，可采用外周抗胆碱药；若出现尿潴留，应采取间歇性清洁导尿。直立性低血压患者应增加盐和水的摄入量；睡眠时抬高头位，不要平躺；可穿弹力裤；不要快速地从卧位或坐位起立；首选 α- 肾上腺素能激动剂米多君治疗，且疗效最佳；也可使用选择性外周多巴胺受体拮抗剂多潘立酮。

（3）睡眠障碍的治疗：睡眠障碍主要包括失眠、快速眼动期睡眠行为异常（RBD）、白天过度嗜睡（EDS）。如果睡眠问题与夜间的帕金森病症状相关，可加用左旋多巴控释剂、DR 激动剂或 COMT 抑制剂。如果正在服用司来吉兰或金刚烷胺，尤其在傍晚服用者，首先需纠正服药时间，司来吉兰需在早晨、中午服用，金刚烷胺需在下午 4 点前服用；若无明显改善，则需减量甚至停药，或选用短效的镇静安眠药。对 RBD 患者可睡前给予氯硝西泮或褪黑素。EDS 可能与帕金森病的严重程度和认知功能减退有关，也可与抗帕金森病药物 DR 激动剂或左旋多巴应用有关。如果患者在每次服药后出现嗜睡，则提示药物过量，将用药减量会有助于改善 EDS；也可予左旋多巴控释剂代替常释剂，可能会有助于避免或减轻服药后嗜睡。

（4）感觉障碍的治疗：最常见的感觉障碍主要包括疼痛或麻木、不宁腿综合征（RLS）。疼痛或麻木在帕金森病尤其在晚期帕金森病患者中比较常见，可以由其疾病引起，也可以是伴随骨关节病变所致，如果抗帕金森病药物治疗“开期”疼痛或麻木减轻或消失，“关期”复现，则提示由帕金森病所致，可以调整治疗以延长“开期”。对伴有 RLS 的帕金森病患者，在入睡前选用 DR 激动剂如普拉克索治疗十分有效，或给予复方左旋多巴也可奏效。

3. **手术治疗** 早期药物治疗显效明显，而长期治疗的疗效明显减退，或出现严重的运动波动及异动症者可考虑手术治疗。手术可以明显改善运动症状，但不能根治疾病，术后仍需应用药物治疗，但可相应减少剂量。手术需严格掌握其适应证，非原发性帕金森病的帕金森叠加综合征患者是手术的禁忌证。手术对肢体震颤和 / 或肌强直有较好的疗效，但对躯体性中轴症状如姿势平衡障碍则无明显疗效。手术方法现主要选用脑深部电刺激（DBS）。

康复与运动疗法、心理疏导和照料护理：见思考 6。

五、预后

帕金森病的病情进展各异，对于任何特定患者，目前还没有特发性 PD 的症状或体征能够让医生准确预测帕金森病的未来病程。根据既往研究报道，帕金森病在起病 10 年内，患者死亡或严重残疾的比例约为三分之二。一小部分非典型患者疾病进展缓慢，能够保持平衡和姿势稳定≥10 年，甚至≥20 年时也没有严重残疾。然而，大多数研究提示，与年龄匹配的对照组相比，PD 患者的死亡率仅轻度增加。一项系统评价及 meta 分析发现，帕金森病的中位生存期为 6～22 年。另外，年龄增长和存在痴呆与死亡风险增加有关。帕金森病患者的痴呆患病率约为 40%，且随年龄和病程的增长而增加。

六、要点和讨论

1. **诊治要点** 帕金森病的治疗以综合化、个体化为原则，药物治疗为主。药物包括复方左旋多巴（多巴丝肼标准片、息宁控释片）、多巴胺受体激动剂（普拉克索、吡贝地尔缓释片、罗匹尼罗）、COMT 抑制剂（恩他卡朋）、MAO-B 抑制剂（司来吉兰、雷沙吉兰）、金刚烷胺、苯海索等。对于长期药物治疗疗效明显减退的患者还可以考虑手术治疗，主要为脑深部电刺激（DBS）。帕金森病患者还应该进行语言、进食、行走和各种日常生活的训练和指导，提高生活质量。

在本例中，患者出现剂末现象，该现象在中晚期帕金森病患者中并不少见。对于这种情况以及其他症状波动（如开关现象）的出现，可参考图 28-3。

2. **分析讨论** 帕金森病是一种中老年人常见的神经系统变性疾病，我国 65 岁以上人群患病率为 1.7%，我国现有帕金森病患者人数超过 200 万。

帕金森病的发病可能和年龄、环境、遗传、氧化应激、线粒体功能缺陷、泛素 - 蛋白酶体功能异常等因素密切相关。帕金森病的特征性病理改变是黑质多巴胺能神经元大量变性丢失，残留的神经元胞质内有 Lewy 小体形成，病变区有胶质细胞增生。2005 年德国学者 Braak 提出帕金森病病理改变始于延髓，只是在中脑黑质多巴胺能神经元丢失严重时（4 期）才出现典型的临床症状。帕金森病最显著的生化特征是脑内多巴胺含量减少，中晚期还可以出现乙酰胆碱、去甲肾上腺素、5- 羟色胺、氨基丁酸、谷氨酸等神经递质紊乱。

帕金森病多于 50 岁以后发病，起病缓慢，逐渐进展。症状常从一侧上肢开始，逐渐扩展到同侧下肢、对侧上下肢。临床主要表现为静止性震颤，肌强直、运动迟缓和姿势步态异常。此外还可以出现一系列非运动症状，如抑郁、焦虑、认知

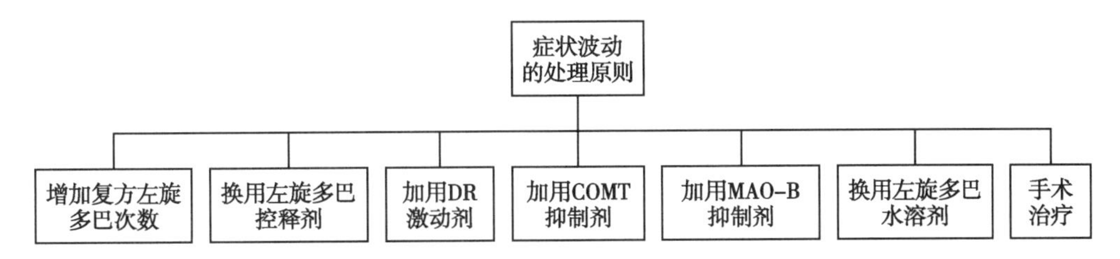

图 28-3　症状波动的处理原则

障碍、幻觉、睡眠障碍（入睡困难、快动眼相睡眠行为障碍等）、自主神经症状（便秘、低血压、排尿障碍、性功能障碍、多汗）、疼痛、不安腿、嗅觉减退等，其中部分非运动症状可以在运动症状之前数年出现，如嗅觉减退、快动眼相睡眠行为障碍（RBD）、便秘和抑郁等。神经功能显像 DAT-PET 检查对帕金森病的诊断和鉴别诊断具有重要价值。

3. **研究进展**　近年来帕金森病的研究热点在于生物标记物对疾病早期转化和发展的预测，遗传因素与帕金森病及其发病的关系以及神经保护治疗。

其中对疾病早期预测帮助较大的一些临床生物标记物包括：经整夜多导睡眠检查（PSG）证实的快眼动期睡眠行为障碍（RBD），通过 PET 或 SPECT 手段验证的多巴胺能系统异常，一级、二级亲属中存在早发型帕金森病病史等。

遗传因素在帕金森病的发病中起到非常重要的作用。一些家族型帕金森综合征的发现（命名为 PARK1 到 PARK13）已显示一些核基因中的致病性突变与帕金森病相关。同时已发现常染色体显性遗传、常染色体隐性遗传和可能的 X- 连锁遗传形式的帕金森病。其中现比较明确的与帕金森病致病相关的基因包括：葡糖脑苷脂酶基因（*GBA*）、富含亮氨酸重复序列激酶 -2（*LRRK2*）、*Parkin* 基因、线粒体 PTEN 诱导的假定激酶 1 基因（*PINK1*）、线粒体 *DJ-1* 基因。除此之外，α- 突触核蛋白基因（*SNCA*）多态性亦与帕金森病致病密切相关。*SNCA* 基因错义突变或多倍重复突变很可能会通过多种途径导致异常的蛋白聚集和错误折叠、Lewy 小体形成、细胞氧化应激以及能量耗竭。

帕金森病的神经保护治疗仍处于理论阶段，其基本概念为基于保护黑质内的多巴胺能神经元，避免其发生引起细胞过早死亡和多巴胺耗竭，进而减缓导致帕金森病发生的神经变性过程。然而，并没有哪种帕金森病疗法被证明有确定的神经保护作用。尚在研究中可能具有神经保护作用的药物包括：左旋多巴、司来吉兰、雷沙吉兰、多巴胺受体激动剂、辅酶 Q10 和维生素 E。

（刘　军）

参 考 文 献

[1] 中华医学会神经病学分会帕金森病及运动障碍学组. 中国帕金森病的诊断标准（2016 版）[J]. 中华神经科杂志，2016，49（4）：268-271.

[2] 中华医学会神经病学分会帕金森病及运动障碍学组. 中国帕金森病治疗指南（第三版）[J]. 中华神经科杂志，2014，（6）：428-433.

[3] Postuma R B，Berg D，Stern M，et al. MDS clinical diagnostic criteria for Parkinson's disease[J]. Movement Disorders，2015，30（12）：1591-1601.

[4] Berg D，Postuma R B，Adler C H，et al. MDS research criteria for prodromal Parkinson disease[J]. Movement Disorders，2015，30（12）：1600-1611.

[5] Jankovic J，Sherer T. The Future of Research in Parkinson Disease[J]. JAMA Neurology，2014，71（11）：1351.

[6] GBD 2015 Neurological Disorders Collaborator Group. Global，regional，and national burden of neurological disorders during 1990-2015：a systematic analysis for the Global Burden of Disease Study 2015[J]. The Lancet Neurology，2017，16（11）：S1474442217302995.

[7] Kalia L V，Kalia S K，Lang A E. Disease-modifying strategies for Parkinson's disease[J]. Movement Disorders，2015，30（11）：1442-1450.

案例29 运动神经元病

一、病历资料

1. 病史采集 女性，47岁，因“进行性四肢无力3年余”入院。

患者于3年前无明显诱因下逐渐出现四肢远端对称性无力，以双手持物或久站时明显，当时患者未予重视。1年前出现双手做精细活动时笨拙，同时出现以双手的骨间肌为主的手部小肌肉萎缩，另有下肢无力伴行走不稳。半年前出现发音不清楚，吐字含糊，吞咽缓慢且困难，偶有饮水呛咳。四肢的肌肉出现跳动感，以肱二头肌、肱三头肌、股四头肌及腓肠肌明显，开始偶有跳动，近期感肌肉跳动持续时间延长，且肉跳频率明显增加，并出现双手大、小鱼际肌萎缩及舌肌萎缩、舌肌震颤。现患者为进一步诊治于我院门诊就诊，门诊拟“运动神经元病”收入病房。

自发病以来患者神清，精神可，胃纳可，二便正常。睡眠尚可。体重进行性下降7kg。

既往史：5年前曾有左上肢外伤致左肘关节脱臼史，具体不详。否认高血压、糖尿病、心脏病史，否认手术史，否认药物及食物过敏史。

个人史：否认冶游史，否认烟、酒等不良嗜好，否认中毒及特殊异物接触史。

家族史：否认家族中有类似表现者，否认任何家族性、遗传性疾病。

2. 体格检查 T 36.9℃，P 82次/min，BP 135/75mmHg，R 19次/min。气平，自主体位，步入病房；全身皮肤未见黄染和瘀点、瘀斑，浅表淋巴结未及肿大；双肺呼吸音清，未及干、湿性啰音；心界大小正常，心律齐，各瓣膜听诊区未闻及杂音；全腹软，未及包块，肝、脾肋下未及，肠鸣音4次/min；四肢及关节未见畸形、红肿和活动受限。

3. 专科检查

（1）基本精神智能：神志清楚，查体合作，对答切题，语言略含糊，构音不良。定向力、计算力正常。

（2）脑神经：双瞳孔等大等圆，直径2.5mm，眼球活动尚正常，双眼水平眼震（-），垂直眼震（-），两侧鼻唇沟对称，伸舌居中，舌肌可见细小震颤及萎缩，软腭上抬略受限，悬雍垂居中，咽反射减弱。

（3）感觉系统：面部和四肢、躯体针刺觉、触觉正常；肢体和关节位置觉、运动觉、振动觉均正常，二点鉴别觉、重量觉、温度觉均正常。

（4）运动系统：双手大、小鱼际肌，骨间肌轻度萎缩；四肢肌束震颤；四肢肌力4级，肌张力正常。

（5）反射与病理反射：四肢腱反射（+++），双侧Hoffmann征（+），右侧Babinski征（+），左侧Babinski征（±）。脑膜刺激征：Kernig征（-），Brudzinski征（-）。

（6）共济运动：双手指鼻试验（-），双下肢跟膝胫试验完成可，闭目难立征（-）。

4. 实验室及影像学检查

（1）血常规：RBC 3.95×10^{12}/L，WBC 7.7×10^{9}/L，N 71%；Plt 182×10^{9}/L，Hb 128g/L，MCV 93fL。

（2）肝肾功能：空腹Glu 5.1mmol/L，餐后2小时Glu 10.3mmol/L；ALT 24U/L，AST 29U/L，γ-GT 38U/L，AKP 76U/L，TBIL 12μmol/L，DBIL 4.2μmol/L，TP 68g/L，ALB 43g/L；BUN 4.2mmol/L，Scr 60μmol/L。

（3）血脂：TC 4.88mmol/L，TG 0.98mmol/L，HDL-C 1.44mmol/L，LDL-C 1.76mmol/L。

（4）血电解质：K^+ 4.00mmol/L，Na^+ 139mmol/L，Cl^- 105mmol/L。

（5）心肌酶谱：CK 79U/L，CK-MB 14.00U/L，α-HBDH 106U/L，LDH 161U/L（均正常）。

（6）呼吸道、消化道病毒：正常。

（7）肿瘤标记物：阴性。

（8）自身免疫相关抗体：阴性。

（9）心电图：①窦性心律；②T波低平。

（10）胸片：双肺纹理增粗。

（11）头颅MRI+MRA：颅内未见异常。

（12）颈椎MRI平扫：颈椎轻度退行性改变。

（13）神经电生理检查：肌电图左股四头肌、右股四头肌、右大鱼际肌、左第一骨间肌、左小鱼际肌、舌肌的插入点位纤颤电位、正相电位、束颤电位均异常插入电位（++），正相电位（++），束颤电位（++），纤颤电位（++）均时限延长，波幅增高，波型均为单纯相（图29-1）。提示：脊髓前角细胞病变。

神经传导速度：运动神经传导速度基本正常；感觉神经传导速度：基本正常。

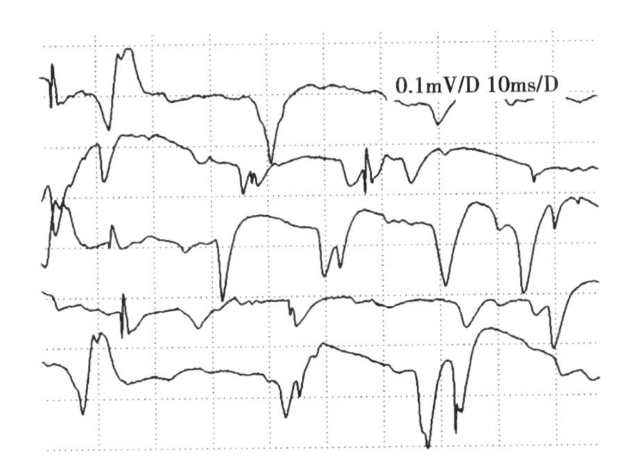

图 29-1 纤颤电位，正相电位

二、诊治经过

该患者表现为明显的四肢肌无力、四肢肌束震颤和手部肌肉萎缩，包括双侧大、小鱼际肌、骨间肌萎缩。同时存在舌肌萎缩和细小震颤，软腭上抬略限，咽反射减弱，四肢腱反射亢进，病理征(+)。

思考 1：根据现有病史、体格检查和电生理检查，该患者的定位、定性诊断是什么，有什么依据？

定位诊断：患者现表现为构音不良，舌肌细小震颤及萎缩，软腭上抬略限，咽反射减弱，四肢肌力减弱，四肢肌束震颤，双侧大、小鱼际肌、骨间肌萎缩，腱反射亢进，病理征(+)，结合神经电生理检查，提示上、下运动神经元均有受累，故病变定位在上、下运动神经元。

定性诊断：患者，中年女性，慢性起病，进行性加重，否认药物毒物接触史和家族史，血液学检查无肿瘤及自身免疫疾病依据，提示：神经变性病，运动神经元病（肌萎缩侧索硬化症）。

患者同时存在脑干、颈段、腰骶段上、下运动神经元受累的依据（病史、体格检查、电生理检查）。同时暂无疾病（如副肿瘤综合征、自身免疫疾病、中毒等）导致继发性肌无力或肌萎缩的证据。

思考 2：运动神经元病的诊断如何确立？

通过详细询问病史和体格检查，在脑干、颈段、胸段、腰骶段 4 个区域中寻找上、下运动神经元共同受累的证据，是诊断运动神经元病的基础。根据情况可选择适当的辅助检查以排除其他疾病，如神经电生理、影像学以及实验室检查等。以运动神经元病中最常见的表型——肌萎缩侧索硬化症为例：

肌萎缩侧索硬化症诊断的基本条件：

1. 病情进行性发展：通过病史、体检或电生理检查，证实临床症状或体征在一个区域内进行性发展，或从一个区域发展到其他区域。

2. 临床、神经电生理或病理检查证实有下运动神经元受累的证据。

3. 临床体检证实有上运动神经元受累的证据。

4. 排除其他疾病。

肌萎缩侧索硬化症的诊断分级：

1. 临床确诊 ALS　通过临床或神经电生理检查，证实在 4 个区域中至少有 3 个区域存在上、下运动神经元同时受累的证据。

2. 临床拟诊 ALS　通过临床或神经电生理检查，证实在 4 个区域中至少有 2 个区域存在上、下运动神经元同时受累的证据。

3. 临床可能 ALS　通过临床或神经电生理检查，证实仅有 1 个区域存在上、下运动神经元同时受累的证据，或者在 2 个或以上区域仅有上运动神经元受累的证据。

已经行影像学和实验室检查排除了其他疾病。

思考 3：如何解读该患者的神经电生理检查结果？

该患者神经电生理检查中，肌电图提示：左股四头肌、右股四头肌、右大鱼际肌、左第一骨间肌、左小鱼际肌、舌肌的插入点位纤颤电位、正相电位、束颤电位均异常插入电位(++)，正相电位(++)，束颤电位(++)，纤颤电位(++)均时限延长，波幅增高，波型均为单纯相。

其中纤颤电位和正相电位提示急性失神经支配。束颤电位可能见于失神经支配的肌肉中，代表非自主募集的运动单位自发性放电。此外，慢性失神经支配及神经再支配的表现包括波幅增大、时限延长的复合运动单位动作电位（MUAP），伴神经源性募集和干扰相减少。

患者神经传导速度检查提示：运动神经传导速度基本正常；感觉神经传导速度：基本正常。该检查主要用于诊断和排除周围神经疾病。

患者入院后给予半流质饮食，建议避免卧位时进食或饮水；在明确各项实验室检查的同时，给予静脉输液支持疗法，同时给予维生素 E 10mg 口服，3 次 /d；辅酶 Q10 20mg 口服，3 次 /d；并鼓励肢体主动和被动活动，辅以康复按摩治疗；在与患者及家属沟通病情后，给予利鲁唑 50mg 口服，2 次 /d 。一周后患者出院，建议长期门诊随访。

思考 4：运动神经元病现有的药物治疗有哪些，其可能的作用机制是什么？

利鲁唑是目前已知的唯一一种对以肌萎缩侧索硬化症为主的运动神经元病患者生存有作用的药物。其药理作用可能通过 3 种不同机制减少谷氨酸诱导的兴奋性毒性：抑制谷氨酸的释放、非竞争性阻滞 N- 甲基 -D- 天冬氨酸（NMDA）受体介导的反应，以及直接作用于电压依赖性钠通道。

依达拉奉是一种自由基清除剂，现有研究认为该药可减轻氧化应激反应，从而延缓一些运动神经元病患者的功能恶化。

除此之外，仍有一些药物正在研究中，包括一些神经营养因子和抗氧化剂等。

思考 5：根据患者目前病情考虑，该病预后如何？应如何告知患者及其家属病情和进行后续干预、治疗？

根据患者现在病情，考虑诊断为运动神经元病（肌萎缩侧索硬化症）。这是一种进展性神经变性疾病，会导致患者肌肉无力、残疾和最终死亡，目前不能治愈。大部分患者在诊断后 3～5 年内死亡。大约 30% 的患者在诊断后 5 年仍存活，10%～20% 的患者生存期超过 10 年。

临床医生告知患者及家属运动神经元病的诊断是一项艰巨的任务。告知时医生应该有足够时间，确保不匆忙，并一定要面对面告知。提醒患者是坏消息，认可并观察患者的反应十分重要。要允许患者提问，要告诉他们运动神经元病的并发症是可治疗的，保证不会放弃患者并给予患者希望且告知患者最新的研究进展可能有助于患者对抗疾病的心理建设。根据患者的意愿，将病情告知、分享给家庭成员和好友。告知他们做出诊断可能是一个好消息，这样可以减少不确定性，并可以开始积极的治疗。讨论诊断的同时也要讨论症状的治疗方法，并制定合理和个体化的治疗方案。这类方案可能包括处理呼吸症状、营养、构音障碍、吞咽困难、功能下降以及社会心理问题等。同时可请多学科——神经内科、呼吸科、心理科、康复科等会诊，给出综合干预的建议，帮助患者提高生活质量。

三、病例分析

1. 病史特点

（1）中年女性，47 岁，慢性起病，进行性加重。表现为吐字含糊，吞咽异常，饮水呛咳，四肢对称性无力，伴有手部小肌肉萎缩和肢体肌肉跳动感。

既往史：有“左上肢外伤”史。

（2）体格检查：神志清楚，语言略含糊，构音不良；舌肌有细小震颤及萎缩，软腭上抬略受限，悬雍垂居中，咽反射减弱；双手大、小鱼际肌，骨间肌轻度萎缩；四肢肌束震颤；四肢肌力 4 级对称，肌张力正常；感觉检查正常；所有腱反射（+++），双侧 Hoffmann 征（+），右侧 Babinski 征（+），左侧 Babinski 征（±）。Kernig 征（−），Brudzinski 征（−）；共济失调（−）；脑膜刺激征（−）。

（3）实验室及影像学检查：血尿粪常规正常；血液生化检查正常；胸片：双肺纹理增粗；头颅 MRI+MRA：颅内未见异常；颈椎 MR 平扫：颈椎轻度退行性改变；肌电图提示：脊髓前角细胞病变；神经传导速度：基本正常。

2. 诊断与诊断依据

（1）定位诊断：构音不良，舌肌细小震颤及萎缩，软腭上抬略限，咽反射减弱，四肢肌力减弱，四肢肌束震颤，双侧大、小鱼际肌、骨间肌萎缩，腱反射亢进，病理征（+），提示上、下运动神经元均有受累，故病变定位在上、下运动神经元；结合神经电生理检查，诊断"肌萎缩侧索硬化症"。

（2）定性诊断：患者，中年女性，慢性起病，进行性加重，提示：神经变性疾病。

3. **鉴别诊断**　本病的鉴别要点在于结合病史、体格检查和神经电生理检查以及影像学检查确定疾病定位和性质，同时排除其他可能的疾病类型。

（1）脊肌萎缩症：是一种遗传性疾病，选择性下运动神经元的常染色体隐性遗传病；主要表现为肌肉无力和肌肉萎缩，多从四肢近端开始。基因检测有诊断价值。本病例患者肌肉萎缩，以肢体远端明显，且存在明显舌肌萎缩和构音障碍，故不支持脊肌萎缩症诊断。

（2）脊髓型颈椎病：由颈椎骨质增生和椎间盘退行性变导致脊髓受压迫损伤所致。也可表现为慢性进行性病程，但颈椎病肌肉萎缩以上肢为主，常伴有感觉减退，肌束震颤相对少见，舌肌无受累，故与本病例欠符合；另外若行胸锁乳突肌肌电图检查，肌萎缩侧索硬化阳性率高达 90% 以上，而颈椎病则正常。

（3）脊髓空洞症：患者可有双手小肌肉萎缩、肌束震颤、病理征阳性和延髓麻痹，病程也为慢性，但患者可同时存在分离性感觉障碍，且颈椎 MRI 检查可发现颈髓部位空洞。本例不符合。

（4）多灶性运动神经病：慢性进行性病程，表现为下运动神经元损害，感觉障碍少见，症状以上肢为主，无阳性病理征；肌电图多为神经源性损害，运动神经传导速度阻滞。本病例不符合。

四、治疗方案

尽管运动神经元病仍是一种无法治愈的疾病，但有许多方法可以改善患者的生活质量，应早期诊断，早期治疗，尽可能延长生存期。治疗中除了使用延缓病情发展的药物外，还包括营养管理、呼吸支持和心理治疗等综合治疗。

1. 延缓病情发展的药物

（1）利鲁唑：其作用机制包括稳定电压门控钠通道的非激活状态、抑制突触前谷氨酸释放、激活突触后谷氨酸受体以促进谷氨酸的摄取等。1994 年法国开展的一项临床研究首次报道该药能够减缓肌萎缩侧索硬化病情发展。1996 年美国食品药品管理局批准该药用于肌萎缩侧索硬化治疗，该药是目前唯一经多项临床研究证实可以在一定程度上延缓病情发展的药物，用法为 50mg，每日 2 次口服。常见不良反应为疲乏和恶心，个别患者可出现谷丙转氨酶升高，需注意监测肝功能。病程晚期患者已经使用有创呼吸机辅助呼吸时，不建议继续服用。

（2）其他药物：在动物实验中，尽管有多个药物在运动神经元病动物模型的治疗中显示出一定的疗效，如肌酸、大剂量维生素 E、辅酶 Q10、碳酸锂、睫状神经营养因子、胰岛素样生长因子、拉莫三嗪等，但在针对人类患者的临床研究中均未能证实有效。

本病例在与患者及家属沟通病情后，给予利鲁唑 50mg 口服，2 次 /d。

2. 营养管理

（1）在能够正常进食时，应采用均衡饮食，吞咽困难时宜采用高蛋白、高热量饮食以保证营养摄入。

（2）对于咀嚼和吞咽困难的患者应改变食谱，进食软食、半流食，少食多餐。对于肢体或颈部无力者，可调整进食姿势和用具。

（3）当患者吞咽明显困难、体重下降、脱水或存在呛咳误吸风险时，应尽早行经皮内镜胃造瘘术，可以保证营养摄取，稳定体重，延长生存期。建议经皮内镜胃造瘘术应在用力肺活量（FVC）降至预计值 50% 以前尽早进行，否则需要评估麻醉风险、呼吸机支持下进行。对于拒绝或无法行经皮内镜胃造瘘术者，可采用鼻胃管进食。

患者吞咽异常，饮水呛咳，入院后给予半流质饮食，建议避免卧位时进食或饮水；在明确各项实验室检查的同时，给予静脉输液支持疗法，同时给予维生素 E 10mg 口服，3 次 /d；辅酶 Q10 20mg 口服，3 次 /d。

3. 呼吸支持

（1）建议定期检查肺功能。

（2）注意患者呼吸肌无力的早期表现，尽早使用双水平正报通气（BiPAP）。开始无创通气的指征包括：端坐呼吸，或用力吸气鼻内压（SNP）<40cmH_2O，或最大吸气压力（MIP）<60cmH_2O，或夜间血氧饱和度降低，或FVC<70%。

（3）当患者咳嗽无力时（咳嗽呼气气流峰值低于270L/min），应使用吸痰器或人工辅助咳嗽，排除呼吸道分泌物。

（4）当病情进展，无创通气不能维持血氧饱和度>90%，二氧化碳分压<50mmHg，或分泌物过多无法排出时，可以选择有创呼吸机辅助呼吸。在采用有创呼吸机辅助呼吸后，通常难以脱机。

4. 综合治疗 在ALS病程的不同阶段，患者所面临的问题有所不同，如抑郁焦虑、失眠、流涎、构音障碍、交流困难、肢体痉挛、疼痛等，应根据患者具体情况，给予针对性的指导和治疗，选择适当的药物和辅助设施，提高生活质量，加强护理，预防各种并发症。

五、预后

该病整体预后不佳，见“思考5”。

六、要点和讨论

1. 诊治要点 运动神经元病是基于临床标准诊断，具体标准包括存在上运动神经元及下运动神经元受损征象、疾病进展并且无其他解释。上运动神经元及下运动神经元受累可能损害肢体、延髓、中轴部位及呼吸系统功能。

目前，本病尚无特效治疗方法。治疗方法主要包括：病因治疗、对症治疗和支持治疗。病因治疗，如兴奋氨基酸毒性、神经营养因子、抗氧化和自由基清除、新型钙通道阻滞剂、抗细胞凋亡、基因治疗及神经干细胞移植等。药物治疗见“思考4”，其他可用维生素E及对症支持治疗，心理治疗与物理治疗也有一定辅助作用。

2. 分析讨论 运动神经元疾病是一组原因未明，目前尚无法治愈的，选择性侵犯上、下运动神经元的运动系统的进行性神经变性疾病；临床主要根据肌无力、肌萎缩、肌肉纤颤和锥体束损害等症状的不同组合分四种类型：肌萎缩侧索硬化、进行性肌萎缩、进行性延髓麻痹和原发性侧索硬化。

运动神经元病的病因及发病机制尚不明确，可能与线粒体的病理和氧化损伤、蛋白质与神经元的变性、基因突变、谷氨酸转运异常有关，相关假说包括：兴奋性氨基酸假说（谷氨酸的激活毒性在神经退化疾病发生机制中所起到作用）、遗传基因假说（尤其涉及*SOD1*基因）、自身免疫假说（运动神经元病不仅与自身体液免疫有关还与细胞免疫有关）、神经营养因子假说和神经丝假说（与神经丝堆积有关而引起的损伤）。还有认为可能与结核、疟疾、脑炎、流感等发病史有关，但尚未确实得到证据。

本例患者存在腱反射亢进、病理征阳性、假性延髓性麻痹等上运动神经元损害和肌电图证实下运动神经元累及延髓、颈髓等各个部位，病情呈慢性起病、进行性发展，符合运动神经元病的肌萎缩侧索硬化的国际诊断标准。

由于运动神经元病多表现为肌萎缩，无力，无明显的感觉障碍，本疾病应与脊肌萎缩症、脊髓型颈椎病、多灶性运动神经元疾病、脊髓空洞症、皮肌炎、肌强直性营养不良以及铅中毒等鉴别。

3. 研究进展 近年来对运动神经元病的研究热点在于其发病机制、基因位点和新型疾病修饰药物的发展。

今年来的研究认为运动神经元病的发病机制主要与RNA加工异常、SOD1介导的毒性、兴奋性毒性、细胞骨架排列紊乱、线粒体功能障碍、病毒感染、细胞凋亡、生长因子异常、炎症反应等有关。其中RNA加工异常可能这一假说近年来得到很多研究的支持。该假说提出一些编码RNA结合蛋白的基因突变，包括*TDP-43*、*FUS*、*HNRNPA2B1*及*HNRNPA1*，已知可导致肌萎缩侧索硬化及相关的运动神经元病。这些蛋白包含朊粒样结构域，具有自我聚集的固有倾向。它们可通过将RNA组装为应激颗粒来实现正常功能，应激颗粒是帮助调节蛋白合成（属于应激反应）的临时结构。但这些蛋白的朊粒样结构域突变可能促进过多的蛋白质整合为耐降解的应激颗粒，和/或促进异常RNA结合蛋白的自我聚集，因此导致胞质包涵体形成及神经变性疾病。另一种假说是，*TDP-43*通过抑制基因组非保守区域（称为“隐藏外显子”）的剪接而发挥正常功能。*TDP-43*

的缺失或聚集使隐藏外显子可被剪接成 mRNA，从而破坏翻译并导致细胞死亡。

与运动神经元病相关的基因位点可能分为与家族性肌萎缩厕所硬化相关的和散发性的。其中包括明确的或疑似的家族性肌萎缩侧索硬化基因，如 *SOD1*、*TARDBP*、*C9ORF72*、*FUS*、*ANG*、*OPTN*、*SETX* 及 *SQSTM1* 基因的突变，以及其他与散发的基因突变，如 *TBK1*、*ATXN2*、*C21ORF2*、*ITPR2* 及 *NEK1* 基因突变，以及 *SMN1* 基因重复。

目前有部分药物正在进行疾病修饰治疗的研究，例如：

药物 Arimoclomol，由于热休克蛋白参与蛋白修复，因而具有细胞保护作用。运动神经元的热休克蛋白途径的激活阈值似乎较高，并且 *SOD1* 基因突变可能促进抗细胞凋亡的能力下降。使用 Arimoclomol（热休克蛋白的一种辅助诱导物）治疗 G93A 小鼠，延缓了疾病进展并将生存率提高了 22%。

基因治疗，既往使用神经营养因子的临床试验，结果为作用不明确或没有作用。对转基因小鼠模型的研究发现，可利用腺相关病毒（AAV）的逆向运输能力将 IGF-Ⅰ直接递送至呼吸肌和运动肢体肌，从而靶向作用于受累的运动神经元。*SOD1* 突变小鼠模型研究显示，通过这种载体递送 IGF-Ⅰ，临床前模型发病延后且生存期延长了 30%，出现症状后模型的生存期延长了 18%。

药物 Tirasemtiv，是一种骨骼肌肌钙蛋白快速激活剂，通过增加肌节对钙的敏感性发挥作用，使运动神经受到亚极量频率刺激时的肌肉收缩力增强。该药物被研发作为增强运动神经元病患者肌力的治疗方法。*SOD1* 转基因小鼠肌萎缩侧索硬化模型研究显示，Tirasemtiv 明显增强了肌力和功能表现。早期短期人体临床试验的结果提示，Tirasemtiv 对肌肉功能、肌力和肌肉耐力检测指标有改善作用。然而，一项已完成的Ⅲ期试验未能达到其主要终点。研究发现了有关 Tirasemtiv 耐受性的重要问题，其导致活性药物治疗组和安慰剂组在患者脱落率和减少用药剂量方面有差异。现有一种作用机制类似但耐受性可能更佳的药物（CK-2127107）正处于Ⅱ期试验阶段。

（刘 军）

参考文献

[1] 中华医学会神经病学分会肌电图与临床神经电生理学组，中华医学会神经病学分会神经肌肉病学组．中国肌萎缩侧索硬化诊断和治疗指南[J]．中华神经科杂志，2012，45(7)：531-533.

[2] De Carvalho M，Dengler R，Eisen A，et al. Electrodiagnostic criteria for diagnosis of ALS[J]. Clinical Neurophysiology，2008，119(3)：497-503.

[3] Brooks B R，Miller R G，Swash M，et al. El Escorial revisited：Revised criteria for the diagnosis of amyotrophic lateral sclerosis[J]. Amyotrophic Lateral Sclerosis，2000，1(5)：293-299.

[4] Costa J，Swash M，De Carvalho M. Awaji Criteria for the Diagnosis of Amyotrophic Lateral Sclerosis[J]. Archives of Neurology，2012，69(11)：1410.

[5] Kaspar B K. Retrograde Viral Delivery of IGF-1 Prolongs Survival in a Mouse ALS Model[J]. Science，2003，301(5634)：839-842.

[6] Miller R G，Jackson C E，Kasarskis E J，et al. Practice parameter update：the care of the patient with amyotrophic lateral sclerosis：multidisciplinary care，symptom management，and cognitive/behavioral impairment (an evidence-based review)：report of the Quality Standards Subcommittee of the American Academy of Neurology[J]. Neurology，2009，73(15)：1218-1226.

[7] Rg M，Jd M，Lyon M，et al. Riluzole for amyotrophic lateral sclerosis (ALS)/motor neuron disease (MND) [J]. Amyotrophic Lateral Sclerosis，2003，4(3)：191-206.

[8] Abe K，Tsuji S，Sobue G，et al. Safety and efficacy of edaravone in well defined patients with amyotrophic lateral sclerosis：A randomised，double-blind，placebo-controlled trial[J]. The Lancet Neurology，2017，16(7)：505-512.

[9] Leblond C S，Kaneb H M，Dion P A，et al. Dissection of genetic factors associated with amyotrophic lateral sclerosis[J]. Experimental Neurology，2014，262：91-101.

[10] Kim H J，Kim N C，Wang Y D，et al. Mutations in prion-like domains in hnRNPA2B1 and hnRNPA1 cause multisystem proteinopathy and ALS[J]. Nature，2013，495(1)：467-473.

案例30 多发性硬化

一、病历资料

1. 病史采集 女性，26岁。因“双下肢麻木乏力4天，加重1天”入院。

患者于入院前4天，无明显诱因出现双下肢麻木及乏力感，能自主活动，症状持续不缓解，并于入院前1天，麻木感较前有所加重，无言语含糊，无视力下降，无二便障碍，无头晕、头痛，无恶心呕吐，无肢体抽搐，遂就诊于我院急诊，查颈髓MRI示：颈2～5椎体水平颈髓内局部信号欠均，不除外炎性脱髓鞘病变；胸髓MRI示：未见确切异常信号，急诊拟“中枢神经系统脱髓鞘病”收治入院。

追问病史，患者诉1年前曾出现右下肢麻木病史，未予诊治，后自行缓解。

自发病以来精神可，食欲正常，睡眠如常，二便如常，体重未见明显下降。

既往史：患者平素体健，否认风湿病、类风湿关节炎、干燥综合征、重症肌无力、狼疮等自身免疫性疾病；否认高血压、糖尿病及心脏病史；否认结核、肝炎等传染病史，否认外伤、手术史、输血史。

个人史：无疫区疫水接触史，否认吸烟、饮酒等不良嗜好史。否认有特殊药物服用史和毒物接触史。

婚育史：已婚已育，育有一子，爱人、儿子体健。

月经史：既往月经周期规则，14岁初潮，5～6天/28天，无痛经。

家族史：否认家族中有类似疾病史。

2. 体格检查 T 36.5℃，P 70次/min，R 18次/min，BP 105/70mmHg，一般情况良好，双肺呼吸音清，心律齐。腹软，肠鸣音正常，肝脾无肿大。

3. 专科检查

（1）基本精神智能：神志清楚，精神可，对答切题，语言流利，定向力、计算力正常。

（2）脑神经：瞳孔3mm，双侧等大等圆，光反射灵敏，眼球各方向运动正常，鼻唇沟对称、伸舌居中，咽反射存在、对称。

（3）感觉系统：双侧 L_1 平面以下浅痛觉减退，余肢深浅感觉与复合感觉正常且对称。

（4）运动系统：四肢肌张力正常，双上肢肌力5级，双下肢肌力5-级。

（5）反射：双侧肱二、三头肌腱反射、膝反射、跟腱反射（+++）；病理征：双侧Hoffmann征（+），双侧Babinski征（+）；脑膜刺激征：无颈部抵抗，Kernig征（-），Brudzinski征（-）。

（6）共济运动：双手指鼻试验、轮替试验、跟膝胫试验未见异常，闭目难立征（-）。

4. 实验室及影像学检查

（1）血常规、肝肾功能、电解质、血脂、尿便常规、甲状腺功能、肿瘤全项、乙肝、丙肝、梅毒、HIV：均未见异常。

（2）血清免疫球蛋白、血清补体、抗核抗体谱、抗中性粒细胞胞质抗体、抗心磷脂抗体：未见异常。

（3）腰穿：压力81mmH$_2$O，无色透明。①脑脊液常规：潘氏试验弱阳性，红细胞 5×10^6/L，白细胞 2×10^6/L。②脑脊液生化：蛋白0.32g/L。③脑脊液染色：革兰氏染色、抗酸染色、墨汁染色均阴性。④细胞学：未见肿瘤细胞。⑤脑脊液免疫球蛋白IgG：80.7mg/L（参考值，<34mg/L），脑脊液IgG指数：1.86%（参考值，≤0.7%）。

（4）寡克隆区带：脑脊液标本阳性；血清标本阴性。

（5）血清抗AQP4抗体：阴性。

（6）血及脑脊液自身免疫性脑炎抗体、副肿瘤抗体均呈阴性。

（7）颈髓MRI示：颈 $_{2\sim5}$ 椎体水平颈髓内局部信号欠均，不除外炎性脱髓鞘病变（图30-1）。胸髓、腰髓MRI示：胸髓、腰髓内未见确切异常信号。颈髓MRI增强示：颈 $_{2\sim5}$ 椎体水平脊髓内可见斑片状稍短 T_1 信号影伴轻度强化（图30-2）。头MRI平扫示：双侧半卵圆中心、双侧侧脑室前后角周围、右侧枕叶、胼胝体压部偏左斑片状稍长 T_1 稍长 T_2 信号影，边界模糊，结合病史，考虑脱髓鞘病变（图30-3）。头MRI增强：双侧半卵圆中心、双侧侧脑室前后角周围、右侧枕叶可见斑片状稍长 T_1 稍长 T_2 信号影，未见强化，考虑脱髓鞘性（非活动期）病变（图30-4）。

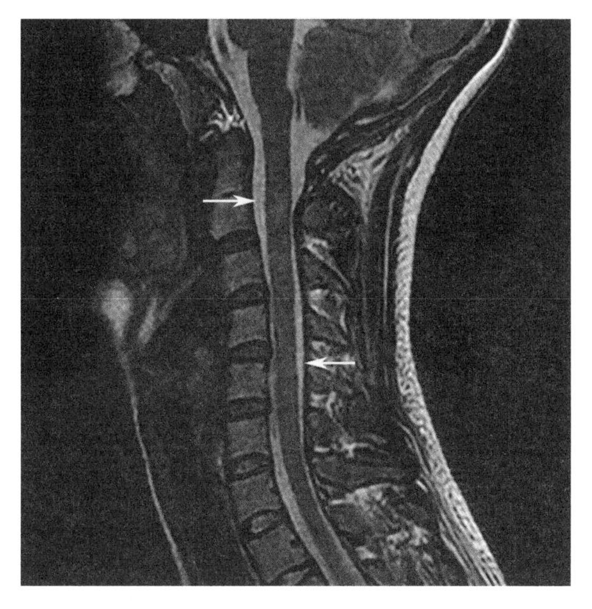

图 30-1　颈髓 MRI 平扫

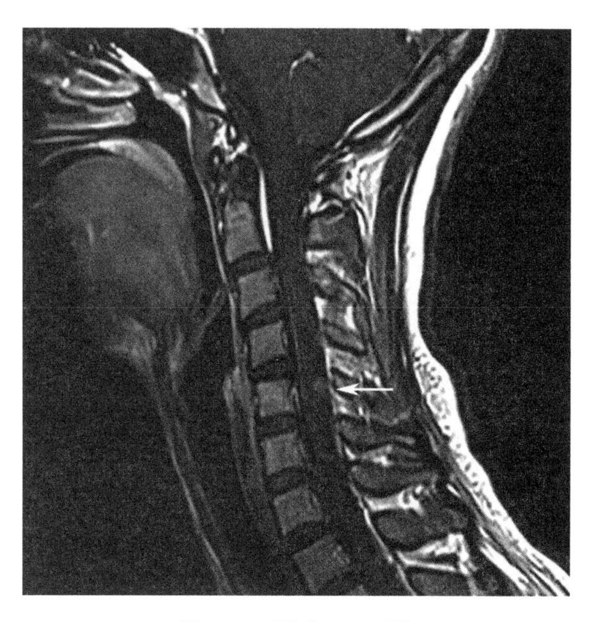

图 30-2　颈髓 MRI 强化

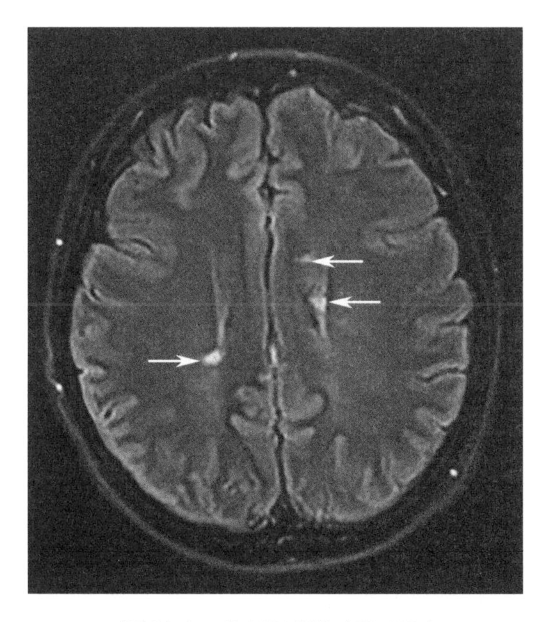

图 30-3　头 MRI 平扫（FLAIR）

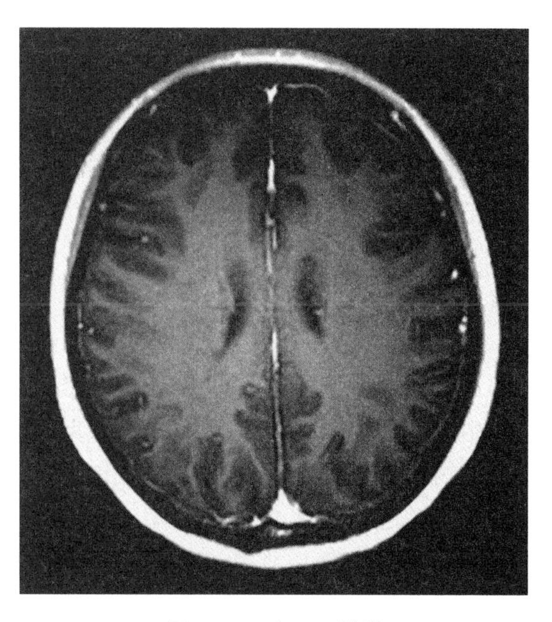

图 30-4　头 MRI 增强

二、诊治经过

该患者青年女性，急性起病，神经系统定位考虑脊髓内病灶，MRI 提示脑室周围、脊髓等部位多个长 T_2 信号影，同时伴强化及无强化病灶，符合时间和空间多发性，且脑脊液寡克隆区带阳性，定性考虑为多发性硬化（multiple sclerosis，MS）。

思考 1：如果需要对该患者的视觉、听觉、体感神经传导通路的功能状态进行评估，以便发现亚临床病灶，可进一步行哪些电生理检查？

该患者可进一步行视觉诱发电位、脑干听觉诱发电位、体感诱发电位，但这些检查结果无特异性，需结合临床分析。

（1）视觉诱发电位（visual evoked potential，VEP）：典型表现为P100波潜伏期延长，可伴有波幅减低、波形改变，严重时波形消失。有助于发现视神经的病变，对于不伴有视觉障碍的MS患者，53%～75%的病例可发现VEP的异常改变。

（2）脑干听觉诱发电位（brainstem auditory evoked potential，BAEP）：典型表现为峰间期Ⅲ～Ⅴ延长，可伴有Ⅴ波波幅减低。有助于发现脑干的病灶，异常率约67%。

（3）体感诱发电位（somatosensory evoked potential，SEP）：典型表现为潜伏期延长，可同时伴有波形改变，下肢的阳性率高于上肢。有助于发现脊髓的病灶，异常率约77%。

思考2：该患者的寡克隆区带阳性，其在临床诊断中的意义是什么？

寡克隆区带是指脑脊液于电泳过程中在γ球蛋白区所出现的不连续的狭窄条带，是鞘内合成免疫球蛋白的重要指标，由于MS患者脑脊液中升高的免疫球蛋白主要以IgG为主，所以寡克隆区带对判定鞘内IgG合成具有重要价值。

检测寡克隆区带应同时检测患者的脑脊液和血清样本，只有脑脊液中存在寡克隆带而血清中缺如相应的区带，才能称之为寡克隆区带阳性，提示IgG的鞘内合成，支持MS诊断。该项检查在MS患者中的阳性率约为95%，对于MS诊断的敏感性为91.7%，特异性为89.8%，由于存在一定的假阳性率，寡克隆区带阳性不能作为确诊MS的依据。

思考3：该患者提供的既往发作史能否作为2017年McDonald改版MS诊断标准中的一次临床发作？

临床发作被定义为当前的或过去的，由患者报告或客观观察到的一次中枢神经系统脱髓鞘事件，不伴有发热或感染，至少持续24小时。发作应该有同时期的神经病学检查记录，若没有记录在案的，应当提供先前脱髓鞘事件的合理证据。该患者的既往史中虽有右下肢麻木病史，并随后缓解，但尚不能将其作为一次临床发作，应谨慎将仅有患者主观改变的症状作为当前或以前的疾病发作证据。

思考4：根据该患者现有的临床症状，需要考虑哪些鉴别诊断？鉴别要点是什么？

该患者应与以下疾病鉴别：

（1）视神经脊髓炎谱系疾病（neuromyelitis optica spectrum disorders，NMOSD）：多数患者可出现较为严重的视力障碍或脊髓功能障碍，病前常无前驱感染或预防接种史，血清NMO-IgG阳性，脑脊液白细胞可>5×10^6/L，并以中性粒细胞为主，但脑脊液寡克隆带阳性少见且IgG指数多正常，行脊髓MRI常可发现位于脊髓中央且大于3个椎体节段的脊髓病灶，而脑MRI多数正常，故可以排除。

（2）急性播散性脑脊髓炎（acute disseminated encephalomyelitis，ADEM）：多数患者病前常有明确的前驱感染或预防接种史，全脑损害较为严重，若累及脊髓，则多表现为横贯性脊髓损害，病程多为单相性，脑脊液寡克隆区带多为阴性，脑MRI可发现同时期广泛而不对称性的白质受损，常可累及深部丘脑，故不予以考虑。

（3）临床孤立综合征（clinically isolated syndrome，CIS）：患者多表现为视神经、脊髓或脑干的孤立的炎性脱髓鞘病灶，而无中枢神经系统其他部位的病变，典型单相病程，脑MRI常常无脑白质病灶，脑脊液白细胞计数多数正常而寡克隆带常常阴性，故不首先考虑，但超过一半的该病患者可最终发展为MS。

思考5：多发性硬化的临床分型有哪些？如果该患者治疗后临床症状基本缓解，考虑属于哪种临床分型？以后可能发展为哪型？

多发性硬化的临床分型有复发缓解型（relapsing-remitting，RR）、原发进展型（primary-progressive，PP）、继发进展型（secondary-progressive，SP）和进展复发型（progressive-relapsing，PR）。该患者治疗后如果临床症状基本缓解，临床分型考虑为复发缓解型，该类型是病程早期最常见的临床类型，约占80%，临床病程表现为症状复发和缓解的交替过程，每次复发时的神经系统症状持续1天及以上，之后症状基本消失或仅遗留轻微的症状，其中约50%的患者在发病一段时间后，原先复发缓解的症状发作后不再缓解，而表现为缓慢加重，发展为继发进展型。

思考6：多发性硬化的治疗原则是什么？

多发性硬化为终生疾病，在条件允许的情况下，应及早进行治疗。有研究表明，早期治疗会使患者更多受益，但应根据多发性硬化的病程阶段及临床分型，采用综合治疗策略，才能使患者获得最大受益。

多发性硬化的临床病程分为急性期和缓解期。急性期治疗以缓解症状，缩短病程，改善残疾，预防并发症为主；缓解期治疗以减少疾病复发次数，减缓疾病进展速度、提高患者生活质量为主，其中对于复发型患者，主要在于调节免疫和控制炎症，而对于进展型患者，主要在于控制复发和神经保护。

同时应注意多发性硬化的对症治疗及心理治疗。多发性硬化患者的某些症状由神经功能障碍引起，常常影响日常生活并可导致不良情绪，如痛性痉挛、膀胱直肠功能障碍、震颤等，故应重视患者的对症治疗以减轻痛苦，并积极干预患者的不良情绪及情感障碍。

三、病例分析

1. 病例特点

（1）患者青年女性，急性起病。

（2）体格检查：双侧L_1平面以下浅痛觉减退；双上肢肌力5级，双下肢肌力5-级；四肢腱反射活跃；双侧Hoffmann征(+)，双侧Babinski征(+)。

（3）实验室及影像学检查：脑脊液寡克隆区带阳性；脑脊液IgG指数增高。

颈髓MRI示颈髓内局部炎性脱髓鞘病灶；头MRI平扫示颅内多发斑片状脱髓鞘病灶；颈髓MRI增强示：颈髓内可见斑片状活动期脱髓鞘性病灶；头MRI增强：颅内可见多发斑片状非活动期脱髓鞘性病灶。

2. 诊断与诊断依据

（1）定位诊断：

1）纵向定位：患者下肢肌力减退伴四肢腱反射活跃及病理征阳性，考虑C_5及以上锥体束受累；患者双侧L_1以下浅痛觉减退，考虑双侧L_1及以上脊髓丘脑束受累；结合患者脑神经未见阳性体征，综合考虑高颈段脊髓病变可能性大。

2）横向定位：患者早期即出现双侧受累，无明显神经根痛，结合MRI，综合考虑髓内病变。

（2）定性诊断：青年女性，急性起病，神经系统定位考虑髓内病灶，MRI提示脑室周围、脊髓等部位多个长T_2信号影，同时伴强化及无强化病灶，符合时间和空间多发性，且脑脊液寡克隆区带阳性，定性考虑为多发性硬化。

3. 鉴别诊断 本病鉴别见“思考4”。

四、治疗方案

针对多发性硬化的治疗包括：急性期治疗；缓解期治疗；对症治疗；康复治疗等。

1. 急性期治疗 适用于有客观神经缺损证据的功能残疾症状。主要药物和用法：

（1）糖皮质激素（以下简称激素）：为一线治疗药物。研究证实，激素治疗能促进急性发病的MS患者神经功能恢复（Ⅰ级推荐），但是延长激素用药时间对神经功能恢复无长期获益（Ⅱ级推荐）。推荐大剂量短疗程，即使用甲泼尼龙冲击治疗。

（2）血浆置换：为二线治疗药物。急性重症或对激素治疗无效者可于起病2～3周内应用5～7天的血浆置换（D级证据，Ⅲ级推荐）。

（3）静脉注射丙种球蛋白：尚缺乏有效证据，仅作为一种备选手段，用于妊娠或哺乳期妇女不能应用激素治疗的成人患者。

该患者多发性硬化诊断明确并处于疾病急性期，为促进神经功能障碍的恢复，故使用一线治疗药物激素，予甲泼尼龙1g，每天1次，静脉滴注3～4小时，共5天，其间患者双下肢麻木症状明显缓解，遂直接停用激素治疗。

思考7： 如果该患者对大剂量激素冲击治疗效果不佳，或者激素减量过程中临床症状再次加重，该如何治疗？

大剂量短疗程激素治疗后，如临床神经功能缺损明显恢复可直接停用；如临床神经功能缺损恢复不明显，可改为口服醋酸泼尼松或泼尼松龙60～80mg，每天1次，每2天减量5～10mg，直至减停，原则上总疗程不超过3～4周。若在减量过程中病情明确再次加重或出现新的体征和/或出现新的MRI病变，可再次给予甲泼尼龙冲击治疗或改为血浆置换等二线治疗。

2. 缓解期治疗 即疾病修饰治疗（disease modifying therapy，DMT）：以控制疾病进展为主要目标。DMT应在能给患者提供随访、评估、监测药物不良反应及毒性作用和及时妥善处理治疗中问题的临床机构中开展。对于活动性RRMS患者（复发或MRI检查发现强化病灶、新发T_2病灶或原有T_2病灶容积增大）应尽早开始DMT；对于不满足MS诊断标准但是MRI病灶高度提示MS的CIS患者以及仍有复发的SPMS患者，可给予注射用重组人β-1b干扰素治疗。

主要药物和用法：

（1）特立氟胺：为一线药物。研究显示，与安慰剂相比，特立氟胺7mg/d和14mg/d均有效降低RRMS和有复发的SPMS患者的年复发率（22.3%和36.3%），14mg/d治疗组还可有效延迟持续12周残疾进展的发生时间。中国区数据显示，与安慰剂相比，特立氟胺14mg/d显著降低中国RRMS患者的年复发率71.2%，而7mg/d治疗组未能有效降低年复发率，14mg/d治疗组还延迟了持续12周残疾进展的发生时间，风险率相对降低68.1%，与总体人群分析结果的趋势一致。

对已确诊的RRMS和有复发的SPMS患者建议早期给予特立氟胺14mg/d口服。对于育龄女性应谨慎，妊娠和计划妊娠者禁用特立氟胺，用药前应行妊娠试验，阴性者方可使用。用药中发现妊娠或计划妊娠可采用连续11天的考来烯胺或活性炭粉洗脱治疗。

（2）注射用重组人β-1b干扰素：为一线药物。研究证实，与安慰剂相比，注射用重组人β-1b干扰素可有效降低CIS患者进入肯定MS的比例（28%和45%，HR=0.5，95%置信区间：0.36～0.70），显著减少MRI T_2活动病灶的数目和T_2病灶容积。关键研究（A级证据）显示，与安慰剂相比，注射用重组人β-1b干扰素可有效降低RRMS患者年复发率34%，显著减少新增T_2病灶数目83%和T_2病灶容积17.3%，并有延缓残疾进展的趋势。两项有关SPMS的研究均发现，与安慰剂相比，注射用重组人β-1b干扰素可显著降低患者的年复发率、MRI新增T_2病灶数目和T_2病灶容积，但在延缓残疾进展方面，结论不一。一项来自国内的多中心回顾性研究显示，注射用重组人β-1b干扰素可减少中国CIS和RRMS患者临床复发和MRI病灶活动，改善RRMS患者残疾程度。

推荐有可能发展为MS的高危CIS或已确诊的RRMS或仍有复发的SPMS患者早期、序贯、长期给予注射用重组人β-1b干扰素（Ⅰ级推荐）。用法：起始剂量为62.5μg，皮下注射，隔日一次，每注射两次后，增加62.5μg，直至达到推荐剂量250μg。

鉴于该患者的临床类型为缓解-复发型可能性大，为控制疾病进展，并减少复发，推荐免疫调节治疗，故使用特立氟胺7mg，每天1次，调节免疫治疗。

思考8： 对于缓解期的MS患者，除了该患者使用的特立氟胺，还有哪些药物可以考虑？

目前，国际上已经批准上市的缓解期治疗药物包括干扰素β-1b、干扰素β-1a（皮下及肌肉两种剂型）、聚乙二醇干扰素β-1a、醋酸格列莫、那他珠单抗、阿伦单抗、奥瑞珠单抗、米托蒽醌等注射剂以及芬戈莫德、特立氟胺、富马酸二甲酯等；我国食品药品监督管理局已经批准国内上市的缓解期治疗药物有口服特立氟胺和注射用重组人β-1b干扰素。

（3）对症治疗

1）痛性痉挛：可应用卡马西平、加巴喷丁、巴氯芬等药物对症。

2）慢性疼痛、感觉异常：可用普瑞巴林、选择性5-羟色胺及去甲肾上腺素再摄取抑制剂（selective serotonin-norepinephrine reuptake inhibitors，SNRI）、去甲肾上腺素能与特异性5-羟色胺能抗抑郁药物（noradrenergic and specific serotonergic antidepressants，NaSSA）等药物治疗。

3）焦虑抑郁：可应用选择性5-羟色胺再摄取抑制剂、SNRI、NaSSA等类药物以及心理辅导治疗。

4）乏力、疲劳：可应用金刚烷胺、莫达芬尼等治疗。

5）震颤：可应用盐酸苯海索、盐酸阿罗洛尔等治疗。

6）膀胱直肠功能障碍：可配合药物治疗或借助导尿等处理。

7）认知障碍：可应用胆碱酯酶抑制剂等治疗。

8）性功能障碍：可应用改善性功能的药物。

（4）康复治疗：多发性硬化患者的康复治疗很重要，尤其对于伴有肢体、语言、吞咽等功能障碍的患者，应早期在专业康复医师的指导下进行相应的功能恢复训练。

五、预后

多发性硬化患者的预后与临床类型有关，不同的临床类型，病情发展不同，预后差别较大。除极少数患者病情进展迅猛及早期死亡外，绝大多数患者预后较为乐观，存活期可达20～30年。单发症状的患者较多发症状的患者预后较好，在单发症状的患者中，出现痉挛性瘫痪及共济失调的患者较出现复视、球后视神经炎和眩晕症状的患者预后较差。提示预后不良的危险因素有：进展性病程、出现运动及小脑体征、复发间隔期短且复发后恢复较差、MRI上出现T_2WI的多发病灶。

六、要点和讨论

1. 诊治要点　多发性硬化的诊断依赖于临床病史、体征、影像学、脑脊液证据。特别是客观病史及中枢神经系统病灶的采集，为时间和空间多发性提供证据，脑脊液寡克隆区带阳性和/或IgG指数增高更加支持多发性硬化的诊断。同时还需排除其他可能的疾病。目前国际上普遍采用的诊断标准有2010年修订的McDonald诊断标准及2017年更新的McDonald诊断标准。

多发性硬化的治疗应在遵循循证医学证据的基础上，结合患者的经济条件和意愿，进行早期、合理治疗，主要分为急性期治疗、缓解期治疗和对症治疗。

本病例中，在采集既往史时，应谨慎将仅有患者主观改变的症状作为当前或以前的疾病发作证据；同时，鉴于该患者的临床类型为缓解-复发型可能性大，为控制疾病进展，并减少复发，及时早期予以特立氟胺免疫调节治疗，在出院后的随访观察中，患者近一年来未再复发。

2. 分析讨论　多发性硬化是一种以中枢神经系统白质炎性脱髓鞘为主要病理特点的自身免疫性疾病。多在成年早期发病，女性多于男性（2∶1），起病形式以亚急性多见，主要临床特点为症状体征的空间多发性和病程的时间多发性。

多发性硬化的发病率与地区的纬度有关，离赤道越远，发病率越高。其与种族差异也相关，北美与欧洲的高加索人多发性硬化的患病率显著高于非洲黑人和亚洲人。

多发性硬化的确切病因及发病机制尚不明确，可能与病毒感染、自身免疫反应、环境及遗传等多种因素有关。其中自身免疫反应起到重要作用，目前认为多发性硬化是$CD4^+$Th1细胞所介导的细胞免疫反应为主的自身免疫性疾病。其特征性病理改变为中枢神经系统白质内多发性脱髓鞘斑块，多发生在侧脑室周围、视神经、脊髓、小脑和脑干。其临床症状和体征多种多样，主要临床表现为视力障碍、肢体无力、感觉异常、共济失调、自主神经功能障碍、精神症状、认知功能障碍、发作性症状等。

美国多发性硬化学会1996年根据MS的临床特点，将MS分为复发-缓解型、原发进展型、继发进展型、进展复发型。多发性硬化的临床分型有利于疾病的精准治疗、预后评估和综合管理。

多发性硬化诊断高度依赖MRI检查，同时需要完善脑脊液检查及神经电生理检查。

3. 研究进展　多发性硬化患者除了常见的肢体无力、麻木、复视、共济失调、二便障碍以外，还可能存在痉挛、认知障碍、疲劳、情绪改变、体温调节功能障碍等非常见症状。针对这些症状，临床上做了一些相关症状的管理等方面的研究。例如：由于MS相关的认知疲劳严重影响生活质量，经颅电刺激（transcranial electrical stimulation，TES）可能提供了一个独特的机会来控制MS疲劳的不良神经活动。

了解发病机制以求更有效的治疗是我们针对疾病研究的目的。近年来，我们在认识凝血系统与炎症和自身免疫之间的复杂相互作用方面取得了重大进展。有学者还发现氧化应激在MS的发生中发挥了一定的作用，所以抗氧化疗法也是治疗多发性硬化症的一种很有前景的方法。研究者发现睡眠-觉醒周期的调节可能影响多发性硬化患者的疾病活动和复发频率。由于褪黑素（或睡眠激素）涉及昼夜节律的调节，因此人们对褪黑素治疗MS症状的研究受到了广泛关注。因此最新研究发现褪黑素可能对MS的行为缺陷和神经病理学特征具有保护作用。另外，人们发现肠道微生物群中微生物的组成和数量是MS发展的环境风险因素。越来越多的证据表明调节肠道微生物群是减少多发性硬化症炎症的重要途径。

有关MS的研究进展中，遗传学领域取得了很大进展，其中与多发性硬化症相关的基因的发现呈指数增长。定量成像技术在评估神经轴突完整性、髓鞘含量、代谢变化和功能连接方面的进展，也为MS损伤机制提供了新的见解。

MS患者的生物标记物是近两年研究的热点，神经丝轻链被认为是MS患者最有前景的生物标志物。而小的非编码RNA和钠磁共振成像也有可能作为多发性硬化症的生物标志物。

（郝峻巍）

参考文献

[1] Davis S L，Jay O，Wilson T E. Thermoregulatory Dysfunction in Multiple Sclerosis. Handb Clin Neurol，2018，157：701-714.

[2] Fan Y，Zhang J. Dietary Modulation of Intestinal Microbiota：Future Opportunities in Experimental Autoimmune Encephalomyelitis and Multiple Sclerosis. Front Microbiol，2019，10：740-749.

[3] Huhn K，Engelhorn T，Linker R A，et al. Potential of Sodium Mri as a Biomarker for Neurodegeneration and Neuroinflammation in Multiple Sclerosis. Front Neurol，2019，10：84-95.

[4] Linnhoff S，Fiene M，Heinze H J，et al. Cognitive Fatigue in Multiple Sclerosis：An Objective Approach to Diagnosis and Treatment by Transcranial Electrical Stimulation. Brain Sci，2019，9：100-122.

[5] Piket E，Zheleznyakova G Y，Kular L，et al. Small Non-Coding Rnas as Important Players，Biomarkers and Therapeutic Targets in Multiple Sclerosis：A Comprehensive Overview. J Autoimmun，2019，101：17-25.

[6] Varhaug K N，Torkildsen O，Myhr K M，et al. Neurofilament Light Chain as a Biomarker in Multiple Sclerosis. Front Neurol，2019，10：338-343.

[7] Waslo C，Bourdette D，Gray N，et al. Lipoic Acid and Other Antioxidants as Therapies for Multiple Sclerosis. Curr Treat Options Neurol，2019，21：26-46.

[8] Yeganeh Salehpour M，Mollica A，Momtaz S，et al. Melatonin and Multiple Sclerosis：From Plausible Neuropharmacological Mechanisms of Action to Experimental and Clinical Evidence. Clin Drug Investig，2019，39：607-624.

[9] Ziliotto N，Bernardi F，Jakimovski D，et al. Coagulation Pathways in Neurological Diseases：Multiple Sclerosis. Front Neurol，2019，10：409-470.

案例31　中枢神经系统感染

一、病历资料

1. 病史采集　男性，56岁，因“突发高热，头痛4天；加重伴抽搐，意识模糊1天”入院。2017年7月中旬无明显诱因下出现发热及头痛，最高体温38.5℃，无恶心呕吐。自行在家口服“抗感冒药”及“头孢拉定胶囊”效果不佳。3天后，症状加重，体温上升至39.5℃；伴随明显头痛。家人发现患者有胡言乱语、嗜睡等症状，记忆力有明显下降，无法回忆即刻发生的事情，无法理解家属的问题（答非所问）。入院前一天患者突发一次意识不清，双眼上翻，四肢抽搐，持续 10 分钟后缓解。随即患者被送往当地医院，诊断为“继发性癫痫”“颅内感染”，给予利巴韦林、头孢曲松抗感染治疗；苯巴比妥钠抗癫痫治疗。但患者症状仍无好转，第二天送入我院神经内科。自发病以来，患者饮食差，嗜睡，体重下降 2kg，二便基本正常。发病前有左侧口唇出疱疹病史。近期无呼吸道感染、腹泻病史。

既往史：否认慢性病史，否认传染病史，否认食物药物过敏史，否认手术外伤史及输血史。

个人史：长期居住生活于原籍，否认疫区疫水接触史。家中不饲养宠物及飞禽。

婚育史：已婚，育有一子，体健。

家族史：否认恶性肿瘤及遗传病家族史。

2. 体格检查　T 39.2℃，P 112 次 /min，R 26 次 /min，BP 165/85mmHg，心肺腹（-）。左侧口唇可见疱疹瘢痕。

3. 专科检查

（1）精神智能检查：昏睡，呼之能睁眼，精神差，复杂问题无法理解，计算能力下降，短期记忆力下降。

（2）脑神经：无法配合眼球活动检查。双瞳孔等大等圆，直径 3mm，对光反射灵敏，下颌反射无亢进，双侧鼻唇沟对称，伸舌居中，无舌肌萎缩、纤颤。

（3）眼底检查：轻度视盘水肿。

（4）感觉系统：无法配合。

（5）运动系统：四肢肌张力正常，四肢均有活动，肌力检查无法配合完成。口面部无不自主咀嚼样动作。

（6）反射：双侧肱二头肌、肱三头肌、桡骨膜、膝、踝反射均（+++）。病理征：右侧病理征（+），左侧病理征可疑（+）。脑膜刺激征：颈部有抵抗，克尼格征（+），布鲁津斯基征（-）。

（7）共济运动：无法配合完成。

（8）步态：卧床，无法完成。

4. 实验室及影像学检查（急诊检查）

（1）血常规：CRP <25mg/L，WBC 12.37×10^9/L，L 48.1%，Hb 136g/L，Plt 261×10^9/L。

（2）血生化：Cr 84μmol/L，BUN 2.9mmol/L，ALT 36U/L，AST 48U/L，TBIL 8.2μmol/L，DBIL 0。

（3）血电解质：Na^+ 136mmol/L，K^+ 4.37mmol/L，Cl^- 117.0mmol/L。

（4）胸部正位片：双肺纹理增多。

（5）脑电图检查：双侧大脑皮层弥漫慢波，左侧颞叶尖波发放。

（6）头颅磁共振：双侧额叶，颞叶异常信号，左侧为重（图 31-1）

（7）急诊腰穿脑脊液检查：脑脊液压力 250mmH_2O，WBC 48×10^6/L，M98%，脑脊液 Glu 4.8mmol/L，脑脊液 Cl^- 120mmol/L，脑脊液 Pro 670mg/L；脑脊液寡克隆带（-）。

二、诊治经过

患者入院后进入了神经内科重症监护病房，意识障碍进一步加重，出现谵妄，烦躁等表现；给予吸氧、心电监护，留置胃管，鼻饲营养，记 24 小时出入量。患者最为重要的是明确诊断。该患者诊断思路应为：第一步，鉴别急性意识障碍、谵妄的原因。第二步，结合发热、头痛及患者神

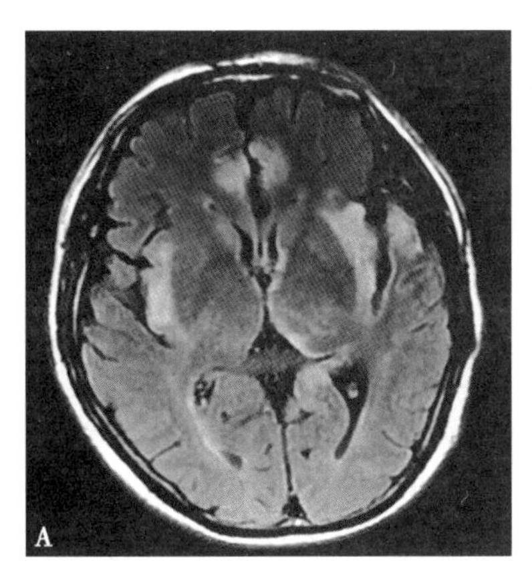

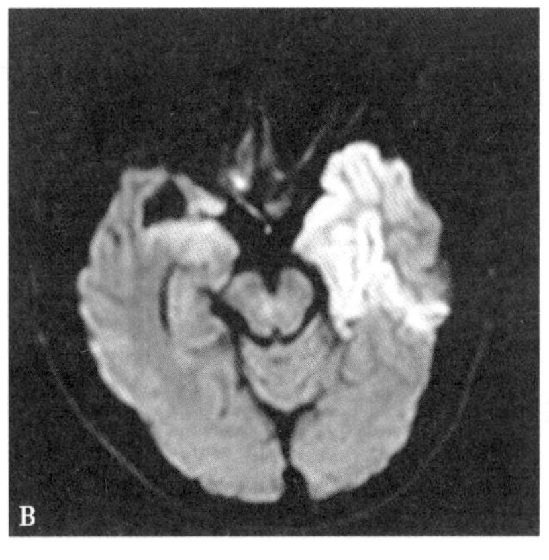

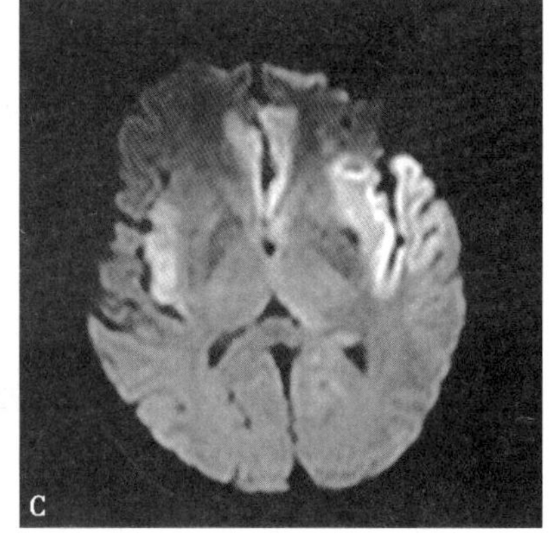

图 31-1　患者头颅 MRI
A. T_2FLAIR 序列；B、C. DWI 序列

经系统症状和定位体征（额颞叶，边缘系统）考虑导致意识障碍的原因为边缘性脑炎可能。边缘性脑炎常见的原因是感染和自身免疫性。第三步，结合脑脊液，特殊化验检查（包括自身抗体检测、病毒学检测）明确导致边缘性脑炎的原因系颅内感染。进一步分析该患者，发病前有口腔疱疹病史。结合脑脊液检查，压力高，蛋白略高，细胞数轻度增高，以单核为主；脑脊液糖、氯化物都在正常范围。考虑颅内病毒性感染疾病可能最大。

思考1：急性起病的意识障碍、谵妄的原因有哪些？

急性起病意识障碍、谵妄的常见原因（I WATCH DEATH）	
感染（infection）	HIV、肺炎、败血症
戒断（withdrawal）	酒精、巴比妥类药物、苯二氮䓬类药物
急性代谢障碍（acute metabolic）	酸中毒、碱中毒、电解质，肝衰、肾衰
外伤（trauma）	头部外伤、烧伤
中枢神经系统疾病（CNS pathology）	脑出血、脑梗死、脑炎、脑膜炎、肿瘤、血管炎
缺氧（hypoxia）	肺性脑病、CO中毒、贫血
维生素缺乏（deficiencies）	维生素 B_1，B_3，B_{12}
内分泌（endocrinopathies）	高血糖、低血糖、肾上腺皮质功能不全、甲状腺功能减退、甲状旁腺亢进
急性血管性因素（acute vascular）	高血压脑病
毒素和药物（toxins and drugs）	阿片类药物、抗胆碱药、抗帕金森病药物、除草剂
重金属（heavy metals）	铅、锰、水银、砷、铊

入院之后，进一步检查回报：甲状腺功能全套基本正常；抗核抗体、抗RNP/Sm抗体、抗Sm抗体、抗SSA抗体、抗SSB抗体、抗SCL-70抗体、抗Jo-1抗体阴性。P-ANCA、C-ANCA，循环免疫复合物、类风湿因子、抗链球菌溶血素“O”、IgG、IgA、IgM、转铁蛋白均正常。

HIV抗体阴性，梅毒螺旋体RPR阴性。脑脊液单纯疱疹病毒1型（HSV1型）PCR检测结果为阳性。血清、脑脊液自身免疫性脑炎抗体检测：抗Hu，Yo，Ri，Ma2，CRMP5，GAD，amphiphysin，GABAbR，AMPAR，DPPX，VGKC，LGI1，Ma2，Glycine R均阴性，血清水通道蛋白抗体（-），NMDAR抗体（-）。由于该患者脑脊液HSV1型检测结果为阳性。故最终诊断为单纯疱疹病毒性脑炎。

思考2：如何通过脑脊液鉴别颅内感染的种类

中枢感染脑脊液改变						
类型	外观	压力 /mmH_2O	WBC/（$\times10^6$/L）	细胞类型	Glu/（mmol/L）	Pro/（mg/L）
正常	清亮	90～180	0～5	淋巴	2.5～4.5	150～450
细菌	浑浊	180～300	100～10 000	中性粒	小于2.5	大于1 000
结核	浑浊	180～300	小于500	淋巴	小于2.5（伴低氯）	大于1 000
真菌	浑浊	180～300	小于500	淋巴	小于2.5	大于1 000
病毒	清亮	90～250	小于100	淋巴	2.5～4.5	450～1 000
自身免疫	清亮	90～200	小于100	淋巴	2.5～4.5	450～1 000

患者被诊断为单纯疱疹病毒性脑炎；结合有一次抽搐发作，脑电图有痫样放电，故同时诊断继发性癫痫。予以阿昔洛韦 500mg 静脉滴注，每 8 小时 1 次[15～30mg/(kg·d)]，连续应用 14 天；同时加用甲强龙 500mg 静脉滴注减轻脑水肿，3 天后逐步减量；甘露醇 125mL 静脉滴注，每 8 小时 1 次，降低颅内压，丙戊酸控制癫痫及其他一系列对症支持治疗。患者体温逐步下降。神智逐步恢复至能够简单对答。入院后第十天，患者突然再次出现意识丧失，双眼上翻，四肢抽搐，大小便失禁。整个过程持续超过 10 分钟。

思考 3: 患者突发了什么情况？

患者突发意识丧失，四肢抽搐，时间超过 10 分钟，考虑发生了癫痫持续状态。

癫痫持续状态定义：

传统的癫痫持续状态（status epilepticus，SE）的定义为：1 次癫痫发作持续 30min 以上，或反复多次发作持续 >30min，且发作间期意识不恢复至发作前的基线状态。但对于 30min 的时间界定一直存在争议。国际抗癫痫联盟（ILAE）在 2001 年提出临床上更为实用的定义为：一次癫痫发作（包括各种类型癫痫发作）持续时间大大超过了该型癫痫发作大多数患者发作的时间，或反复发作，在发作间期患者的意识状态不能恢复到基线状态。从临床实际操作角度，全面性惊厥性发作持续超过 5 分钟，或者非惊厥性发作或部分性发作持续超过 15 分钟，或者 5～30 分钟内两次发作间歇期意识未完全恢复者，即可以考虑为早期 SE。癫痫持续状态处理原则：癫痫持续状态是神经科急症，需要紧急处理，否则容易造成不可逆脑损伤和体内平衡紊乱。

思考 4: 癫痫持续状态该如何处理？

惊厥性癫痫持续状态（convulsive status epilepticus，CSE）处理流程如下：

（1）维持生命体征稳定，必要时气管插管，机械通气。

（2）一线用药：成人地西泮 10～20mg 静脉注射（3～5mg/min）；儿童 0.5mg/kg，直肠给药；如未终止发作，15 分钟后可重复给药。也可选劳拉西泮。抽搐停止后需要地西泮静脉滴注维持 。

（3）二线用药：确定 SE，一线治疗未能终止。可采用苯妥英 15～18mg/kg，以 50mg/min 速度静脉注射；或苯巴比妥 10～15mg/kg，以 100mg/min 速度静脉注射；丙戊酸 20～40mg/kg 静脉注射（大于 10 分钟），之后维持静脉滴注 1～2mg/(kg·h)。

（4）三线用药：发作超过 60 分钟，二线无效患者。可采用丙泊酚，咪达唑仑等静脉注射治疗。超难治患者可采用利多卡因。

该患者采用了地西泮 10mg 静脉注射，之后采用地西泮静脉滴注维持并逐渐减量至停药。同时查丙戊酸血药浓度，在正常范围。故增加左乙拉西坦（开普兰）协同抗癫痫。经过积极治疗，患者未有再次发作。意识好转，12 天后，能自行进食，简单交流；故拔出胃管，逐步开放饮食。14 天复查脑脊液。压力：150mmH$_2$O，WBC 6×10^6/L；脑脊液 Glu 3.9mmol/L，脑脊液 Cl$^-$ 122mmol/L，脑脊液 Pro 380mg/L；脑脊液寡克隆带（–）。自身免疫性脑炎相关抗体（–）。停用甘露醇、阿昔洛韦，激素减量中。入院 3 周后，患者症状明显好转，能够对答，计算力、定向力、记忆力较前有恢复。无头痛、发热。故转康复医院进一步治疗。

思考 5: 患者是否能够停用抗癫痫药物？

抗癫痫药物的停用是患者和家属非常关心的问题；目前不能停药。停药应当遵循原则如下：

（1）至少 2 年没有发作，才可考虑停药。

（2）随访脑电图，如脑电图始终有异常，停药后复发风险高，需要延长治疗。继发性癫痫的患者，由于脑部有异常，停药复发风险较高。

（3）停药过程要非常缓慢，药物持续减量，停药过程需要数月甚至 1 年以上。

（4）多药联合治疗患者，每次只能停用一种；并且停用后至少间隔 1 个月以上无发作，才可以减量另外一种。

（5）停药过程中，如有复发，应当恢复原有治疗剂量。

三、病例分析

1. 病史特点 中年男性，急性起病，发病前口唇疱疹病史。

（1）高热、头痛、意识障碍、失语、癫痫发作。

（2）专科检查：昏睡、感觉性失语、记忆力减退、锥体束征、脑膜刺激征。

（3）脑脊液：压力高，细胞数轻度增高，单核为主。糖、氯化物均正常。脑脊液 HSV 1 型病毒 PCR 阳性；自身免疫性脑炎抗体（−）。

（4）对阿昔洛韦治疗有效。

2. 诊断与诊断依据

（1）定位诊断：结合患者神经科查体定位于额颞叶（尤其边缘系统），锥体束和脑膜。

（2）定性诊断：急性起病的边缘性脑炎，脑脊液符合病毒感染改变，脑脊液 HSV 1 型病毒 PCR 阳性，抗病毒有效，自身免疫性脑炎抗体（−），故符合单纯疱疹病毒性脑炎的诊断。

（3）诊断依据：结合患者临床表现，尤其是脑脊液改变及脑脊液病毒 PCR 结果，诊断明确。

3. 鉴别诊断

（1）急性意识障碍、谵妄的鉴别：设计神经内科疾病、内科学疾病。参见思考 1，“I WATCH DEATH”原则。

（2）边缘性脑炎的鉴别：在过去，HSV 脑炎是边缘性脑炎最常见的原因之一。但随着科学进步，发现许多自身免疫性脑炎是导致边缘性脑炎的又一重要原因。抗 N- 甲基 -D- 天冬氨酸（NMDA）受体脑炎（抗 NMDA-R 脑炎）是自身免疫性脑炎最常见的类型，需要鉴别。抗 NMDA-R 脑炎常见于年轻女性，半数合并畸胎瘤，临床特点在边缘性脑炎基础上，可出现口面部异动，自主神经功能不稳，中枢性低通气等特征。血清和脑脊液可以检出 NMDA-R 受体抗体有助于诊断和鉴别，其治疗采用免疫球蛋白、大剂量激素冲击。其他需要进一步筛查的抗体包括：抗 Hu，Yo，Ri，Ma2，CRMP5，GAD，amphiphysin，GABAbR，AMPAR，DPPX，VGKC，LGI1，Ma2 等。边缘性脑炎其他原因包括：梅毒感染，可通过脑脊液和血清特异性抗体筛查鉴别；桥本脑病，血清 TPO-Ab 低度明显增高可以鉴别。

（3）急性播散性脑脊髓炎（ADEM）：急性播散性脑脊髓炎是一种自身免疫脱髓鞘疾病；三种诱因与 ADEM 相关：出疹、前驱感染、疫苗接种（最常见的是狂犬病疫苗）。发病急速，可有高热、头痛、呕吐、抽搐、精神错乱、昏迷、脑膜刺激征及局灶性损害体征等；脑脊液检测蛋白及细胞数量增多。头颅 MRI 提示累及脑白质、丘脑、脑干、脊髓的多发病灶；激素治疗有效。我们患者的病灶主要在额颞叶皮层，特点与 ADEM 不符合。

（4）化脓性脑膜脑炎：常见致病菌是肺炎链球菌等；起病急骤，发热，头痛，意识障碍伴有严重的全身感染中毒症状为特点，外周血白细胞明显增高，脑脊液呈化脓性改变，细菌涂片或培养阳性；头颅 MRI 增强常常提示脑膜强化，抗生素治疗有效可以鉴别。

四、治疗方案

1. 抗病毒治疗 已成为首选药物。剂量每次 5～10mg/kg 体重，静脉滴注每 8 小时 1 次，14～21 天为一疗程；少于 10 天常有复发。不良反应有震颤、皮疹、血尿、短暂肾功能不全、转氨酶升高等。单纯疱疹病毒阿昔洛韦是首选；可以选用更昔洛韦。巨细胞病毒感染，更昔洛韦是首选。此患者是应用了阿昔洛韦 500mg 静脉滴注每 8 小时 1 次，连续应用 14 天后逐渐好转。

2. 肾上腺皮质激素治疗 有一定争议。目前多数学者包括我们仍然主张应用激素治疗本病。皮质激素可减轻炎症反应，降低毛细血管通透性，消除脑水肿。应当早期、大量、短程使用激素。以地塞米松为首选，一般用 15～20mg，稀释后静脉滴注，1 次 /d，10～14 天后渐减量。我们选用甲强龙 500mg 静脉滴注减轻脑水肿，3 天后逐步减量，过渡到口服。注意应用激素的潜在不良反应，包括血糖增高、消化道溃疡、股骨头坏死等。如有乙肝、结核的患者应用激素当非常谨慎。

3. 脱水降颅压治疗 该患者入院后腰穿提示颅内压增高，我们选用甘露醇 125mL 静脉滴注，每 8 小时 1 次降低颅内压。应当根据腰穿颅内压复查结果及时调整脱水剂用量。常用的有甘油果糖、呋塞米、人体白蛋白等。

4. 对症治疗 重症患者应当入 N-ICU 密切监护。鼻饲胃肠营养。有呼吸困难患者必要时需要机械通气。发生癫痫持续状态者应当遵循指南及时静脉应用安定等抗癫痫药物。同时增加口服抗癫痫药物，逐步减少静脉用药。

五、预后

在抗病毒治疗前，疱疹病毒性脑炎病死率可高达 80%。及时的抗病毒治疗对于改善预后有非常重要的作用。及时治疗的患者，死亡率低于 20%。但恢复的患者中，可遗留癫痫、智能障碍等后遗症。值得关注的是，部分 HSV 病毒性脑炎的患者中，经过长期随访（平均 1 个月），可以出现 NMDA-R 抗体的阳性，并可发展成为抗 NMDA-R 脑炎（详见研究进展）。

六、要点和讨论

1. 诊治要点 HSV 脑炎的诊断并不困难，掌握以下特征就可以诊断：①急性起病，发病前可有头面部疱疹病史；②脑炎症状：高热、头痛、意识障碍；也可出现边缘性脑炎症状：精神行为异常、记忆力下降、快速进展认知功能下降；③脑脊液呈现病毒性脑炎特点：压力正常或增高；细胞数轻度增高，淋巴为主；蛋白轻中度增高；糖、氯化物正常；④头颅 MRI 提示边缘性脑炎，或者单侧额颞叶大片异常信号；⑤脑脊液 PCR 或者特异抗体有助于锁定病原体；⑥排除其他自身免疫性脑炎，勿忘自身脑炎相关抗体的检测，尤其是 NMDA-R 抗体；⑦排除梅毒、HIV 感染；排除桥本脑病；⑧HSV 脑炎治疗主要原则是抗病毒基础上激素应用及对症支持治疗；如并发自身免疫性脑炎者，建议应用人免疫球蛋白。

2. 分析讨论 急性起病的意识障碍、精神行为异常、谵妄是绝大部分脑炎患者的主要突出症状。但是并非仅仅脑炎会引起意识障碍、精神行为异常。换句话说，急性起病的意识障碍、精神行为异常、谵妄的患者可能只有一小部分是脑炎。内科常见的疾病如酒精戒断、肝性脑病、电解质紊乱等也完全可以出现精神行为异常和意识改变。神经科的疾病包括维生素 B_1 缺乏的韦尼克（Wernicke）脑病也是急性意识障碍的原因之一。作为住院医生，我们的思维是需要融会贯通的，也就是我们需要拥有足够的知识量和鉴别诊断疾病谱系。I WATCH DEATH 原则很好地归纳了急性谵妄、意识障碍的常见原因。这个患者的思路应当如此：①急性起病的意识障碍、精神行为异常、记忆力下降；参照 I WATCH DEATH 原则；②有高热提示感染；③排除内科常见因素、药物导致的意识障碍；④临床特点 + 神经科查体 + 头颅 MRI 提示颅内感染或自身免疫因素，边缘叶受累；⑤结合脑脊液特点，判断为 HSV 脑炎；⑥抗病毒治疗有效支持诊断。需要提出的是，治疗的有效性可以验证诊断。在一些颅内感染性疾病中，可能暂时拿不到细菌学证据，如颅内结核感染；这种情况下，当高度怀疑的时候可以诊断性治疗。如果治疗有效则验证最初诊断正确。

还需要强调的是，神经科的危重症患者非常多；尤其颅内感染，许多患者极为危重，会短时期相继出现各种并发症危及生命。比如，这个患者出现的癫痫持续状态就需要及时处理。这是对于年轻医生思维的考验、反应能力的考验和基本功的考验。切记，当出现你不能处置的危急情况时，一定联系你的上级医生。

3. 研究进展 单纯疱疹病毒脑炎与抗 NMDA-R 脑炎。

既往，边缘性脑炎的主要原因是 HSV 感染；但目前研究却提出了抗 NMDA-R 脑炎是边缘性脑炎最重要的原因。其发生率超过 HSV 导致的边缘性脑炎。HSV 感染也是抗 NMDA-R 脑炎重要的原因之一，两者有千丝万缕的联系，这种现象也是目前病毒性脑炎和自身免疫性脑炎研究的热点之一。许多研究证实病毒感染是引发抗 NMDA-R 脑炎的机制，目前报道涉及的病原体有单纯疱疹病毒、带状疱疹病毒、流感病毒等。其中，单纯疱疹病毒感染引起的脑炎与抗 NMDA-R 脑炎最为密切相关。这可能是由于病毒感染后神经元破坏，神经元表面抗原暴露，机体免疫耐受被打破，引发了自身免疫反应。也有学者认为是非特异性 B 细胞激活或者分子模拟，因为 HSV 与 NMDA-R 拥有共同的抗原表位，推测病毒感染后体内 B 细胞激活并产生病毒抗体，其与 NMDA-R 发生交叉反应，导致抗 NMDA-R 脑炎的发生。

一项前瞻性多中心观察研究对 54 例 HSV 脑炎患者在发病 2 个月、6 个月、12 个月分别进行门诊随访，结果 14 例患者继发了自身免疫性脑炎（其中 9 例出现 NMDA-R 抗体，5 例出现其他未知抗体），这种自身免疫性脑炎通常在单纯疱疹治疗后2个月内出现，患者的症状也具有年龄依赖性，4岁及以下的患儿出现了明显的舞蹈病、意识水平下降以及频繁的癫痫，他们从HSV脑炎发展至自身免疫性脑炎的间隔更短、预后更差。而4岁以上的儿童及成人表现出明显的行为改变与精神症状，舞蹈病与癫痫的发病率较低。

对HSV脑炎后继发抗NMDA-R脑炎的患者，及早使用激素治疗会有良好的效果。因此，当临床上出现类似HSE复发的临床表现时，我们在考虑病毒再激活的前提下，也要警惕自身免疫性脑炎的可能，根据患者的临床表现、头颅MRI、脑脊液HSV PCR结果与NMDA-R抗体检测及时明确诊断，调整治疗方案。

（陈　晟）

参考文献

[1] Dale R C, Margherita N. Infection-triggered autoimmunity. The case of herpes simplex virus type 1 and anti-NMDAR antibodies. Neurol Neuroimmunol Neuroinflamm, 2018, 5: e471.

[2] Salovin A, Glanzman J, Roslin K, et al. Anti-NMDA receptor encephalitis and nonencephalitic HSV-1 infection. Neurol Neuroimmunol Neuroinflamm, 5(4): e458

[3] Venkatesan A, Benavides D R. Autoimmue Encephalitis and Its Relation to Infection. Current neurology and neuroscience reports, 2015, 15(3): 1-11.

[4] Nosadini M, Mohammad S S, Corazza F, et al. Herpes simplex virus-induced anti-N-methyl-D-aspartate receptor encephalitis: a systematic literature review with analysis of 43 cases. Dev Med Child Neurol. 2017, 59(8): 796-805.

[5] Singh T D. Predictors of outcome in HSV encephalitis. J Neurol, 2016, 263(2): 277-289.

[6] Rabinstein A A. Herpes Virus Encephalitis in Adults: Current Knowledge and Old Myths. Neurol Clin, 2017, 35(4): 695-705.

案例32　重症肌无力

一、病历资料

1. 病史采集　男性，56岁，因“双眼睑下垂、视物重影1年，加重伴四肢乏力、呼吸困难1个月”入院。患者1年前无明显诱因下出现双侧眼睑下垂，伴随复视；自述症状傍晚明显重于早晨。当时未能引起注意。后症状逐渐加重，尤其感冒后容易出现憋闷情况，感冒痊愈后能够自行缓解。因为眼睑下垂，患者曾至多家医院就诊，诊断不明。自行服用过“中药”，症状有波动。1个月前，患者复视症状加重，同时出现行走费力，双手抬举费力，有饮水呛咳。半个月前再次“感冒”，有咳嗽，痰多不易咳出；反复咳痰后喘憋气症状明显，胸闷。患者为求进一步治疗，收入我科病房。患者无手足麻木，大小便障碍，肌肉萎缩，智能减退等症状，无发热。自1个月前症状加重以来，饮食差，夜眠差，夜间容易出现胸闷，呼吸费力，体重下降2kg。

既往史：否认慢性病史，否认传染病史，否认食物药物过敏史，否认手术外伤史及输血史。

个人史：长期居住生活于原籍，否认疫区疫水接触史。

婚育史：已婚，育有一女，体健。

家族史：否认恶性肿瘤及遗传性疾病家族史。

2. 体格检查　T 37.2℃，P 102次/min，R 18次/min，BP 140/85mmHg，心肺腹（-）。

3. 专科检查

（1）精神智能检查：神清，精神差，认知功能正常。

（2）脑神经：双侧眼睑下垂；左眼外展、内收均受限；右眼外展活动受限。双瞳孔等大等圆，直径3mm，对光反射灵敏。双侧咬肌肌力下降，双侧额纹对称，双侧鼻唇沟对称，双侧咽反射迟钝，软腭上抬活动欠佳，悬雍垂居中，伸舌居中，无舌肌萎缩、纤颤。

（3）感觉系统：正常。

（4）运动系统：双侧斜方肌、胸锁乳突肌肌力3级。四肢近端肌力4级，远端5级。

（5）反射：双侧肱二头肌、肱三头肌、桡骨膜、膝、踝反射均（+）。病理征：双侧病理征（-）。脑膜刺激征：无颈部抵抗，克尼格征（-），布鲁津斯基征（-）。

（6）共济运动：正常。

（7）疲劳试验（+）

4. 实验室及影像学检查(急诊检查)

(1)血常规:WBC 13.32×10^9/L,L 50.1%,Hb 132g/L,Plt 232×10^9/L。

(2)血生化:Scr 64μmol/L,BUN 1.9mmol/L,ALT 46U/L,AST 43U/L,TBIL 7.2μmol/L,DBIL 0。

(3)血电解质:Na^+ 133mmol/L,K^+ 4.06mmol/L,Cl^- 121.0mmol/L。

(4)胸部正位片:双肺纹理增多,左下肺炎症。

(5)心电图:窦性心动过速。

(6)血气分析:SpO_2 92%,PaO_2 50mmHg;$PaCO_2$ 60mmHg。

二、诊治经过

该患者本次入院血气分析提示明显呼吸衰竭,如何通过血气分析,考虑呼吸衰竭的潜在原因?

思考1: 神经科疾病导致的呼吸衰竭,有什么特点?

许多神经科疾病可以导致呼吸衰竭,但神经科疾病导致的呼吸衰竭多为Ⅱ型呼吸衰竭;这个时候,普通的血气分析就提供了很好的鉴别方法。

(1)Ⅰ型呼吸衰竭:缺氧不伴随二氧化碳潴留(低氧分压,二氧化碳分压正常),常见于原发肺部疾病,如肺炎、急性呼吸窘迫综合征(ARDS)、肺栓塞等。

(2)Ⅱ型呼吸衰竭:缺氧同时伴随二氧化碳潴留(低氧分压,高二氧化碳分压),常见于哮喘,慢性阻塞性肺疾病急性加重期;最为重要的是,神经科疾病导致的肌无力多表现为Ⅱ型呼吸衰竭,包括重症肌无力、肌萎缩侧索硬化、吉兰-巴雷综合征等。

该患者系肌无力,没有感觉受累;初步诊断考虑为重症肌无力。由于患者存在明显饮水呛咳,故予以留置胃管,鼻饲营养。患者存在呼吸困难,夜间憋喘等症状,血气分析提示低氧分压,二氧化碳潴留,SpO_2 降低,均提示患者存在明显的Ⅱ型呼吸衰竭。故收入N-ICU,持续监护,低流量吸氧,积极对症治疗。

思考2: 对于怀疑重症肌无力的患者,还需要做什么辅助检查进一步评估?

(1)临床查体不要忽略疲劳试验,尤其对于不伴有感觉障碍的肌无力患者;记住,查体优于辅助检查。

(2)新斯的明试验;疑似重症肌无力的患者,在查体评估基础上,需要进行新斯的明试验。需要注意,新斯的明试验阴性不能排除重症肌无力。

(3)肌电图+重复电刺激(RNS):最重要的是RNS;肌电图可以排除其他肌肉病变。单纤维肌电图是较重复神经电刺激更为敏感的神经肌肉接头传导异常的检测手段。RNS重症肌无力特点是低频和高频刺激,波幅都递减。

(4)自身抗体检测:大部分重症肌无力患者体内能够检测到自身抗体。目前比较公认需要检测的抗体包括:Ach-R抗体、骨骼肌特异性受体酪氨酸激酶(MuSK)抗体、LRP-4抗体。其他抗体包括:RyR抗体、Tintin抗体等。

(5)胸腺瘤筛查:胸腺CT。

(6)筛查是否合并其他自身免疫性疾病:系统性红斑狼疮、桥本甲状腺炎等。

(7)肺功能评估:如果患者情况允许,可以进行肺功能评估,有助于预测使用呼吸机风险。

该患者进行了相关辅助检查。结果如下:①疲劳试验(+);②新斯的明试验(+);③RNS提示明显的低频和高频刺激,波幅递减;④患者血清中Ach-R抗体(+),其余抗体(-);⑤未发现胸腺瘤;⑥肺功能评估提示中度限制性通气障碍。

思考3: 重症肌无力如何分型?

目前重症肌无力分型最常采用改良Osserman分型和美国重症肌无力基金会提出的MGFA分型。

(1)改良Osserman分型

Ⅰ型:眼肌型,病变仅局限于眼外肌,两年之内其他肌群不受累。

Ⅱ型:全身型,有一组以上肌群受累。

Ⅱa 型：轻度全身型，四肢肌群轻度受累，伴或不伴眼外肌受累，通常无咀嚼、吞咽和构音障碍，生活能自理。

Ⅱb 型：中度全身型，四肢肌群中度受累，伴或不伴眼外肌受累，通常有咀嚼、吞咽和构音障碍，生活自理困难。

Ⅲ型：急性重症型，起病急、进展快，发病数周或数月内累及咽喉肌；半年内累及呼吸肌，伴或不伴眼外肌受累，生活不能自理。

Ⅳ型：迟发重症型，隐袭起病，缓慢进展。两年内逐渐进展，由Ⅰ、Ⅱa、Ⅱb 型进展，累及呼吸肌。

Ⅴ型：肌萎缩型，起病半年内可出现骨骼肌萎缩、无力。

（2）美国 MGFA 分型较为实用，并且较好记忆。

Ⅰ型：单纯眼肌型

Ⅱ型：轻度的眼外肌以外肌肉受累，可同时伴有眼肌受累

Ⅱa：轻度四肢或躯干部肌肉受累

Ⅱb：轻度咽喉肌呼吸肌受累

Ⅲ型：中等程度的眼外肌以外肌肉受累

Ⅲa：中度四肢或躯干部肌肉受累

Ⅲb：中度咽喉肌呼吸肌受累

Ⅳ型：严重程度的眼外肌以外肌肉受累

Ⅳa：严重四肢或躯干部肌肉受累

Ⅳb：严重咽喉肌呼吸肌受累

Ⅴ型：气管插管用或不用呼吸机

通过临床表现和辅助检查，该患者最终确诊为重症肌无力。入院后第二天晚上患者呼吸困难突然加重，咳嗽极为费力，急查血气分析提示 SpO_2 下降至 80%。查体：神清，呼吸困难，双瞳孔等大，直径 3mm，对光（+），颈项肌力 3 级，四肢近端肌力 3 级，咳痰乏力。立即给予新斯的明 1 支肌内注射后症状有好转。半夜再次发生呼吸困难，予以气管插管，呼吸机辅助通气治疗后，SpO_2 上升至 100%。

思考 4： 这时患者发生了什么？

患者呼吸困难突然加重，咳嗽极为费力，急查血气分析提示呼吸衰竭加重，此时，患者发生了肌无力危象。

思考 5： 重症肌无力危象的分类及处理？

重症肌无力危象系指各种原因致疾病迅速进展，影响呼吸肌，以致不能维持正常呼吸功能的严重状态，发病急骤，病情严重，病死率极高，是神经内科急危重症之一。

1. 危象分类　重症肌无力危象分为肌无力危象，胆碱能危象和反拗性危象；前两者常见。

（1）肌无力危象：最常见，由于胆碱酯酶抑制剂用量不足或突然停药，发生呼吸肌无力。此患者属于此种类型。

（2）胆碱能危象：胆碱酯酶抑制剂用量过多，患者有毒蕈碱样症状。如瞳孔缩小、汗多、唾液和气管分泌物增多。有烟碱样症状，如肌束震颤和肌肉痉挛等。此患者从未用过胆碱酯酶抑制剂，也没有毒蕈碱样症状和烟碱样症状。

2. 危象的诱发因素　感染（尤其是呼吸道的感染），药物（以氨基糖苷类抗生素和地西泮类药物为多；其他药物包括喹诺酮、大环内酯类抗生素），大剂量糖皮质激素（肾上腺皮质激素是针对重症肌无力免疫学发病机制治疗有确切效果的药物，但激素不能立即缓解危象，早期还可引起肌无力症状加重，诱发危象），切记，如果需要激素冲击治疗，需要有呼吸机保护的前提下。

3. 危象的治疗

第一步：维持呼吸最为重要，这是一切的前提，一旦发生严重呼吸困难，不要犹豫，尽快气管插管、呼吸机辅助通气。

第二步：鉴别危象是肌无力危象还是胆碱能危象。去除诱因，比如肺部感染者需要及时抗生素治疗。

第三步：免疫球蛋白静脉滴注 0.4g/(kg·d)，连续使用 5 天或者血浆交换。在有辅助呼吸的条件下，可采用激素大剂量冲击疗法。如甲强龙 500～1 000mg 静脉滴注，1 次 /d，连续 3～5 天后逐渐减量。如不具备辅助呼吸条件，大剂量激素冲击可能会短期加重肌无力症状，需要谨慎。应当在血浆交换或免疫球蛋白使用数日已获得疗效后再予启动，也可小剂量激素诱导，逐渐增加剂量，并同时应用相应的抗生素，以防肺部感染扩散。

第四步：如果为肌无力危象，应当及时加用胆碱酯酶抑制剂如新斯的明肌内注射、溴吡斯的明片鼻饲或口服；注意：这一类药物并不改变重症肌无力危象的病程，仅缓解肌无力的症状。

该患者第二天查房时，即开始应用人免疫球蛋白 0.4g/(kg·d)，连续 5 天；NS 500mL+ 甲强龙 500mg 静脉滴注，连续使用 5 天后逐渐减量；溴吡斯的明片鼻饲；同时应用头孢曲松抗感染，奥美拉唑护胃等对症支持治疗。经过积极治疗后，患者肺部感染逐步控制。肌无力症状明显好转。1 周后顺利脱机拔管。

思考6：重症肌无力治疗原则如何？

需要牢记如下的原则和治疗策略：

（1）首选胆碱酯酶抑制剂，尤其对于单纯眼外肌型，如有效，胆碱酯酶抑制剂即可。溴吡斯的明应当作为绝大多数患者初始治疗的一部分。

（2）激素是治疗重症肌无力最有效的方法。剂量递增方案常是首选。泼尼松可 20mg/d 开始，随后每 3～5 日增加 5mg，直至目标剂量 1.0mg/(kg·d)。继续按这个剂量治疗 1 个月左右，然后开始逐渐减量。糖皮质激素减量不宜过快，这一点非常重要，否则症状可能复发。大剂量激素冲击对于重症患者有效，起效快，但要注意在没有辅助呼吸保护情况下，短期有加重肌无力的可能。

（3）非激素类免疫抑制剂：当存在激素使用禁忌或患者拒绝使用激素时，可单独使用非激素类免疫抑制剂。当由于共病存在，激素的不良反应风险很高时，非激素类免疫抑制剂可在治疗初始即与激素联合使用。可用于治疗的非激素类免疫抑制剂包括硫唑嘌呤、环孢素、吗替麦考酚酯、甲氨蝶呤及他克莫司。专家共识及一些 RCT 研究支持硫唑嘌呤作为长期应用一线药物。免疫抑制剂的减量与复发风险相关，一旦复发需要再上调剂量。有症状或减量过快者，复发风险更高。

（4）血浆交换与静脉注射免疫球蛋白可用于以下情况：重症肌无力危及生命情况的短期治疗，如呼吸肌无力或吞咽困难；有严重延髓麻痹症状的术前准备；当需要快速改善症状时；当其他治疗方法疗效欠佳时；目前认为血浆交换与免疫球蛋白对于严重的全身性患者治疗疗效相等。对于难治的患者，或者对于免疫抑制剂相对禁忌者，可长期使用免疫球蛋白作为维持治疗，也可采用利妥昔单抗，该药已存在有效的证据支持，但还未能达到正式的共识。血浆交换和免疫球蛋白两种疗法之间的选择依赖于患者合并症（如脓毒症者不可使用血浆交换；高凝状态、肾衰竭及免疫球蛋白高度过敏者为免疫球蛋白使用禁忌）。

（5）在 MuSK 抗体阳性患者中血浆交换可能较免疫球蛋白更有效。该抗体阳性患者对激素及许多免疫抑制剂反应好，而对于胆碱酯酶抑制剂效果较差。

（6）重症肌无力胸腺切除治疗若干问题：在非胸腺瘤性重症肌无力中，胸腺切除治疗可作为可能避免或减少免疫治疗剂量或疗程的可选方法之一；胸腺切除在青春前期重症肌无力患者中的疗效不明确，但在儿童全身型 AChR 抗体阳性重症肌无力患者中，若其对溴吡斯的明及免疫抑制剂疗效欠佳，或为了避免潜在的免疫抑制剂并发症时，应当考虑使用。所有的伴有胸腺瘤的重症肌无力患者均应当进行手术治疗来去除肿瘤。胸腺切除术还可用于 AChR 抗体阴性的全身型重症肌无力患者对足量免疫抑制剂无效时。目前的证据尚不支持在含 MuSK 抗体、LRP4 抗体的重症肌无力患者中使用。

（7）妊娠重症肌无力若干问题：口服溴吡斯的明是妊娠期的一线治疗药物；胸腺切除术应当在推迟至妊娠后；妊娠期的免疫抑制剂可选用泼尼松；对于未能达到满意疗效或对激素不耐受的患者，目前的信息提示硫唑嘌呤及环孢素相对安全。当妊娠期需要快速、短暂的疗效时，可选择血浆交换或免疫球蛋白。

思考7: 重症肌无力免疫抑制剂应当如何应用？

（1）重症肌无力中，免疫抑制剂常和激素联合应用，以减少激素剂量及不良反应；也可以单独应用。

（2）硫唑嘌呤是目前证据级别最高的免疫抑制剂。硫唑嘌呤与激素联合应用，能够减少进展成为全身性肌无力的概率。服用前需要检测巯基嘌呤甲基转移酶（*TPMP*）基因。有效剂量为2.5～3mg/(kg·d)。3～10个月起效，急性患者不适用；维持量为1mg/(kg·d)。用药期间注意监测血常规，需要注意骨髓抑制和感染风险。

（3）吗替麦考酚酯：有证据表明其能够阻止向全身型重症肌无力进展。需要监测肝功能和骨髓抑制。维持量1～1.5g/d，分两次服用。

（4）环孢素和他克莫司都是可以选择的免疫抑制剂，尤其对于一线药物治疗失败的患者或者激素治疗有禁忌的患者。

（5）美罗华（利妥昔单抗）：对于难治性重症肌无力可能有效。常规推荐剂量为375mg/m^2静脉注射，每周1次，连续2～4周。

该患者经过积极治疗症状明显好转。3周后顺利出院；出院时，口服药物包括醋酸泼尼松、溴吡斯的明等抗重症肌无力药物。但是，患者在出院后2个月突然在家中发生消化道出血，后经过积极治疗后缓解。考虑消化道出血与患者长期口服醋酸泼尼松有关，患者门诊随访，需要调整重症肌无力药物。神经科查体：患者神清，脑神经正常，四肢肌力5级。

患者经过胃镜证实是消化道溃疡，认为与激素治疗关系密切；且在抗酸治疗基础上仍然发生了消化道溃疡。*TPMT*基因检查提示患者可以服用硫唑嘌呤。故患者逐步增加硫唑嘌呤至2.5mg/(kg·d)，加量后，逐步减少醋酸泼尼松，同时加强护胃抗酸治疗。半年后，患者复诊，硫唑嘌呤维持剂量1mg/(kg·d)，已停用醋酸泼尼松，溴吡斯的明60mg一日三次，嘱定期复查血常规，肝肾功能。此后，患者每3个月来我院神经免疫专病门诊随访，症状控制良好。

思考8: 重症肌无力患者日常生活需要注意些什么？如何和患者及家属交待？

（1）重症肌无力患者需要长期免疫抑制治疗，即便症状好转，如需要停药一定需要在医生指导下缓慢减量，不可骤然停药，以免诱发肌无力危象。

（2）在平时免疫抑制治疗的时候，需要特别关注相关药物不良反应。比如激素导致的股骨头坏死、消化道溃疡、血糖增高等；硫唑嘌呤导致的肝脏损伤、骨髓抑制等。还有免疫抑制导致的机会感染发生。要遵医嘱定期血液检查。

（3）增加抵抗力，避免感冒、感染的发生。重症肌无力的患者可以适度锻炼，增加抵抗力；但需要避免剧烈体育活动。

三、病例分析

1. 病史特点

（1）中年男性，起病隐匿，此次呈亚急性加重。

（2）肌无力，累及眼外肌、咽喉部肌肉、颈项肌、四肢肌肉（特点近端重于远端）。

（3）肌无力呈现波动性，易疲劳性。

（4）括约肌不受累。

（5）感觉不受累。

（6）疲劳试验(+)。

（7）肌电图RNS，低、高频均递减。

（8）血清AchR抗体阳性。

2. 诊断与诊断依据

（1）定位诊断：结合患者特点，肌无力，累及眼外肌、咽喉部肌肉、颈项肌、四肢肌肉（特点近端重于远端）。肌无力呈现波动性，易疲劳性，括约肌不受累，感觉不受累。疲劳试验(+)，RNS(+)，符合神经-肌肉接头病变特点。故定位于神经-肌肉接头。

（2）定性诊断：血清AchR抗体(+)，结合定位诊断，定性诊断为重症肌无力。

3. 鉴别诊断 此患者系肌无力的鉴别，亚急性或者慢性起病肌无力的鉴别思路可以遵循如下原则，也是重症肌无力鉴别诊断的要点所在。

（1）与其他定位于神经 - 肌肉接头的疾病鉴别：该组疾病特点是骨骼肌受累为主，肌无力可有易疲劳性和症状波动的特点。通常不伴感觉受累（副肿瘤除外）。兰伯特 - 伊顿综合征（Lambert-Eaton syndrome）：免疫介导的累及神经肌肉接头突触前膜电压依赖性钙通道疾病，表现为肢体近端无力、易疲劳，短暂用力后肌力增强，持续收缩后病态疲劳。肌电图示低频 RNS 可见波幅递减，高频 RNS 可见波幅明显递增。血清 VGCC 抗体（+），多继发于小细胞肺癌，也可并发于其他恶性肿瘤。中老年患者出现的肌无力，尤其有嗜烟病史的，要首先排除该综合征。少年起病的神经 - 肌肉接头的疾病要排除先天性肌无力。

（2）与定位于肌肉的疾病鉴别：该组疾病特点是肌无力，可伴随或不伴随肌肉疼痛，肌酶增高，肌电图提示肌肉源性损害。代表性疾病为多发性肌炎：表现为进行性加重的弛缓性肢体无力和疼痛，腱反射减弱或消失。肌电图示肌源性损害，RNS 正常。肌酶显著升高、肌肉活检有助于诊断。糖皮质激素治疗有效。其他疾病包括包涵体肌炎，线粒体肌病等；肌肉活检有助于诊断。

（3）与定位于周围神经疾病的鉴别：该组疾病特点是存在感觉受累，腱反射减弱或消失，肌电图有周围神经运动和感觉受累的证据。代表性疾病是慢性炎性脱髓鞘性多发性神经病：免疫介导的慢性感觉运动周围神经病，表现为弛缓性肢体无力，末梢感觉减退，腱反射减低或消失。肌电图提示运动或感觉神经传导速度减慢、波幅降低和传导阻滞，RNS 正常。脑脊液有蛋白 - 细胞分离现象，血清特异抗体的检测和周围神经活检有助于诊断。

（4）与定位于脊髓前角疾病的鉴别：该组疾病特点是，肌无力，明显的肌萎缩伴纤颤，没有感觉障碍。代表性疾病是进行性脊肌萎缩：属于运动神经元病的亚型，表现为弛缓性肢体无力和萎缩、肌束震颤、腱反射减低或消失。肌电图呈典型神经源性改变。静息状态下可见纤颤电位、正锐波。轻收缩时运动单位电位时限增宽、波幅增高、多相波增加，最大用力收缩时运动单位电位减少，呈单纯相或混合相。神经传导速度正常或接近正常范围，感觉神经传导速度正常。

（5）单纯眼肌型的重症肌无力急性起病者需要与米 - 费综合征（Miller-Fisher syndrome）、后交通动脉瘤导致的动眼神经麻痹鉴别；前者表现为急性眼外肌麻痹；共济失调和腱反射或消失，瞳孔括约肌可以受累，脑脊液蛋白增高而细胞数正常，血清中可以检出 GQ1b 抗体。后者为一侧单纯完全动眼神经麻痹，有瞳孔扩大，对光反射消失，重症肌无力不会影响瞳孔，头颅 CTA 能够显示动脉瘤。单纯眼肌型的重症肌无力慢性起病者需要与慢性进行性眼外肌麻痹鉴别。慢性进行性眼外肌麻痹属于线粒体脑肌病，表现为双侧进展性无波动性眼睑下垂、眼外肌麻痹，可伴近端肢体无力，部分患者可以出现心脏房室传导阻滞［卡恩斯 - 塞尔综合征（Kearns-Sayre syndrome）］。肌电图示肌源性损害。血乳酸可以增高，肌肉活检和基因检测有助于诊断。

四、治疗方案

1. 胆碱酯酶抑制剂治疗　本治疗是所有类型重症肌无力的一线药物，用于改善临床症状。溴吡啶斯的明是最常用的胆碱酯酶抑制剂。国内，一般最大剂量为 480mg/ d，分 3～4 次口服，其剂量应个体化，长期大剂量应用需要警惕胆碱能危象的发生。副作用包括：恶心、腹泻、胃肠痉挛、心动过缓和口腔及呼吸道分泌物增多等。我们的患者因为发生了肌无力危象，此时，应当机械通气，同时采用大剂量糖皮质激素加静脉注射用丙种球蛋白治疗；口服胆碱酯酶抑制剂不作为首选。

2. 糖皮质激素治疗　糖皮质激素是治疗重症肌无力的一线药物，可以使 80% 的 MG 患者症状得到显著改善。常用于治疗重症肌无力的糖皮质激素，包括醋酸泼尼松、地塞米松。使用方法：醋酸泼尼松 0.5～1.0mg/（kg·d）晨顿服；或 20mg/d 晨顿服，每 3 天增加 5.0mg 直至足量（60～80mg）。通常 2 周内起效，6～8 周效果最为显著。如病情危重，可用糖皮质激素冲击治疗：甲基醋酸泼尼松龙 500～1 000mg/d，连续静脉滴注 3 天，然后每 3 天对半减量直至改为醋酸泼尼松口服。如病情稳定并趋好转，可维持 4～16 周后逐渐减量；一般情况下逐渐减少醋酸泼尼松用量，每 2～4 周减 5～10mg，至 20mg 左右后每 4～8 周减 5mg，酌情隔日服用最低有效剂量。使用激素的患者中，约 30% 肌无力症状在一周内可以出现一过性加重并有可能促发肌无力危象的可能。尤其对于较为危重的患者，激素的冲击应当有辅助呼吸保护。长期服用激素者，需要补充钙剂和双磷酸盐类药物预防骨质疏松，使用抗酸类药物预防胃肠道并发症。长期服用激素的不良反应在这里不做赘述。我们的患者发生了肌无力危象，所以在机械通气保护的基础上给予了大剂量糖皮质激素冲击（甲强龙 500mg+NS 500mL）后减量维持。

3. 特定免疫抑制 硫唑嘌呤也是治疗的一线药物。服用硫唑嘌呤应从小剂量开始，逐渐加量，多于使用后 3～6 个月起效，1～2 年后可达全效，可以使 70%～80% 的 MG 患者症状得到明显改善。

初始阶段通常与糖皮质激素联合使用，其疗效较单用糖皮质激素好；同时可以减少糖皮质激素的用量。使用方法：儿童 1～2mg/(kg·d)，成人 2～3mg/(kg·d)，分 2～3 次口服。如无严重和/或不可耐受的不良反应，可长期服用。开始服用硫唑嘌呤 7～10 天后需查血常规和肝功能，如正常可加到足量。主要副作用包括骨髓抑制和肝损。长期服用硫唑嘌呤的患者，在服药期间至少 2 周复查血常规、4 周复查肝、肾功能各 1 次。在加用初期，建议每周复查 1～2 次血常规和肝功能。用药前，建议筛查巯基嘌呤甲基转移酶（*TPMP*）。其他免疫抑制剂包括他克莫司、环磷酰胺、环孢素、吗替麦考酚酯、利妥昔单抗等。我们的患者系口服糖皮质激素后导致消化道出血，遂逐步减量激素，并加用了硫唑嘌呤后症状趋于稳定。

4. 丙种球蛋白治疗 主要用于病情急性进展、危象、手术术前准备的患者。与血浆交换疗效基本相同（但 MuSK 抗体阳性者，血浆交换效果较好），副作用更小，两者不能并用（血浆置换会移除免疫球蛋白）。使用方法为：0.4g/(kg·d) 静脉注射连续 5 天。我们的患者由于发生了肌无力危象，所以立即使用了静脉注射用丙种球蛋白治疗。

5. 血浆置换 主要用于病情急性进展患者、危象、胸腺切除术前和围手术期处理。血浆置换第一周隔日 1 次，共 3 次，若改善不明显其后每周 1 次，常规进行 5～7 次，直至症状好转。伴有脓毒血症的患者禁用。

胸腺切除若干问题参见思考 5。

五、预后

绝大部分重症肌无力患者预后较好，尤其是单纯眼外肌型，可以长期维持稳定。全身型重症肌无力甚至呼吸肌有受累的患者通过规范的免疫治疗，大部分患者能够长时间维持正常的生活状态。重症肌无力是神经内科可以治疗且预后相对较好的疾病之一。在广泛使用免疫抑制药物治疗之前，MG 的死亡率高达 30%，目前死亡率已降至 5% 以下。

六、要点和讨论

1. 诊治要点 典型的重症肌无力诊断不困难。考虑诊断的时候抓住疾病的特点。亚急性或慢性肌无力，累及眼外肌、吞咽肌、颈项肌（部分患者会有“head drop”现象），四肢肌无力是近端重于远端。没有感觉受累，没有括约肌受累；一般腱反射正常或仅轻度下降；肌无力有波动和易疲劳的特点。结合肌电图重复电刺激、血清抗体测定最终做出诊断。但需要注意如下问题：

（1）老年患者，长期吸烟病史，出现肌无力，诊断重症肌无力需要谨慎些，请先排除副肿瘤综合征。

（2）腱反射消失的患者、有感觉障碍的患者、括约肌（包括瞳孔）受累的患者；这些症状都非重症肌无力症状，一旦出现，要认真对待，仔细鉴别。

（3）确诊重症肌无力后，也需要进一步排除合并胸腺瘤；需要进一步询问有无其他自身免疫病的症状；重症肌无力可以合并桥本甲状腺炎、干燥综合征、A 型胃炎、系统性红斑狼疮等。

（4）在明确重症肌无力的患者中，出现中枢或者周围神经受累症状时，也不要轻易推翻诊断；许多自身免疫性疾病可以合并；重症肌无力合并视神经脊髓炎，重症肌无力合并其他免疫相关性周围神经疾病等都是可以遇到的。需要仔细查体，斟酌每一个体征。

（5）抗体阴性不能排除重症肌无力；新斯的明试验阴性也不能排除重症肌无力。

2. 分析讨论 重症肌无力（myasthenia gravis，MG）是一种由乙酰胆碱受体（AChR）抗体介导的，累及神经肌肉接头突触后膜，引起神经肌肉接头传递障碍，出现骨骼肌收缩无力的获得性自身免疫性疾病。少部分 MG 患者由 MuSK（muscle specific kinase）抗体、LRP4（low-density lipoproteinreceptor-related protein 4）抗体介导。MG 主要临床表现为骨骼肌无力、易疲劳，活动后加重，休息和应用胆碱酯酶抑制剂后症状明显缓解、减轻。

MG 累及全身骨骼肌，其临床特征为，骨骼肌无力表现为波动性和易疲劳性，晨轻暮重，活动后加重、休息后可减轻。眼外肌受累所导致的对称或非对称性上睑下垂、双眼复视是最常见的首发症状，但瞳孔不受累，这点可以鉴别其他周围神经疾病导致的眼外肌麻痹。面肌受累可致眼睑闭合不全、鼓腮漏气等。咀嚼肌受累可致咀嚼困难。咽喉肌受累出现构音障碍、吞咽困难、鼻音、饮水呛咳等。颈肌受累可导致抬头困难。肢体各组肌群均可出现肌无力症状，以近端为著。呼吸肌无力可致呼吸困难。

MG 诊断主要依靠典型临床表现，结合甲基硫酸新斯的明试验，肌电图重复电刺激，血清特异性抗体的测定确诊。20%～25% 的 MG 患者伴有胸腺肿瘤，约 80% 的 MG 患者伴有胸腺异常；20%～25% 胸腺肿瘤患者可出现 MG 症状。诊断 MG 后，筛查胸腺瘤是必要的。

MG 的治疗方法前已经述及，主要是采用胆碱酯酶抑制剂和免疫抑制治疗，外科治疗包括胸腺切除。MG 患者长期随访尤为关键。服用免疫抑制剂需要警惕药物不良反应，机会性感染。也需要告知患者如因为其他原因就诊时，需要及时提供 MG 病史，因为许多药物在 MG 患者中慎用乃至禁用。MG 患者慎用的药物包括：部分激素类药物，部分抗感染药物（如氨基糖苷类抗生素、喹诺酮类抗生素、大环内酯类抗生素等以及两性霉素等抗真菌药物），部分心血管药物（如利多卡因、奎尼丁、β- 受体拮抗剂、维拉帕米等），部分抗癫痫药物（如苯妥英钠、乙琥胺等），部分抗精神病药物（如氯丙嗪、碳酸锂、地西泮、氯硝西泮等），部分麻醉药物（如吗啡、哌替啶等），部分抗风湿药物（如青霉胺、氯喹等）。

3. 研究进展　重症肌无力目前研究的进展主要集中在发病机制，尤其是抗体研究的进展。这里做一简单叙述。

（1）不同重症肌无力抗体的特点

1）骨骼肌乙酰胆碱受体（AChR）抗体：是最早发现的研究最多的重症肌无力自身抗体，50%～60% 的单纯眼肌型和 85%～90% 的全身型 MG 患者血中可检测到该抗体；抗体检测结果阳性则可以确立 MG 诊断。如检测结果为阴性，不能排除 MG 诊断。AChR-IgG 占全部重症肌无力抗体谱的 85%～90%。

2）抗骨骼肌特异性受体酪氨酸激酶（MuSK）抗体：MuSK-IgG 占全部重症肌无力抗体谱的 5% 左右；该抗体阳性的患者主要为女性，肌无力容易累及咽喉部肌肉及呼吸肌。MuSK 抗体阳性的全身型 MG 患者，对胆碱酯酶抑制剂疗效较差；对于糖皮质激素和免疫抑制剂有疗效。此外，该抗体阳性的患者血浆交换的疗效似比免疫球蛋白好。该抗体阳性者症状较为严重，达到缓解的目标较难。MuSK 抗体属于 IgG4 亚型的一种，不与补体结合，能造成神经肌肉接合点的中断，从而产生信号传输障碍。

3）抗横纹肌抗体：包括抗 titin 抗体、抗 RyR 抗体等。此类抗体在伴有胸腺瘤、病情较重的晚发型 MG 或对常规治疗不敏感的 MG 患者中阳性率较高；抗横纹肌抗体阳性则可能提示 MG 患者伴有胸腺肿瘤。

4）低密度脂蛋白受体相关蛋白 4（LRP4）抗体：LRP4-IgG 占全部重症肌无力抗体谱的 1%～2%。LRP4 抗体阳性的 MG 的特征是，中位发病年龄 40 岁左右，女性较多，以眼外肌型的 MG 居多，很少发展成为肌无力危象，这些特征与 MuSK 抗体阳性 MG 不同。此外，LRP4 抗体阳性 MG 极少伴有胸腺瘤，对于常规治疗药物敏感，不推荐此类患者做胸腺切除手术。

5）其他抗体：包括抗聚集蛋白抗体（Agrin 抗体）、电压门控钾离子通道抗体（Kv1.4 抗体）；但这些抗体的致病性如何，还需要进一步研究。

（2）MG 的发病机制：除了上述的抗体是重要的发病机制外，MG 的发生还与遗传因素有关。人类白细胞抗原 HLA 研究提示，MG 的发生可能与遗传有关。欧美白种人 HLA-B8 与年轻女性 MG 密切相关，与 DW3 也有关联。亚洲国家的 MG 则与 DR2、DR4 相关。所以，目前推测，MG 的发生是在遗传素质的基础上，胸腺自身免疫性

$CD4^+$ Th 细胞进入外周，激活 B 细胞产生自身抗体导致疾病的发生。许多经过积极治疗的患者也会复发，即便切除了胸腺，潜在原因可能是体内存在记忆 B 细胞。这些证据均提示，MG 的发生、发展与细胞免疫、体液免疫关系密切。

（陈 晟）

参 考 文 献

[1] 中华医学会神经病学分会神经免疫学组，中国免疫学会神经免疫学分会. 中国重症肌无力诊断和治疗指南. 中华神经科杂志，2015，11：934-940.

[2] Gilhus N E. Myasthenia Gravis. N Engl J Med，2016，375（26）：2570-2581.

[3] Sanders D B，Wolfe G I，Benatar M，et al. International consensus guidance for management of myasthenia gravis：Executive summary. Neurology，2016，87（4）：419-425.

[4] Hurst R L，Gooch C L. Muscle-Specific Receptor Tyrosine Kinase（MuSK）Myasthenia Gravis. Curr Neurol Neurosci Rep，2016，16（7）：61.

[5] Verschuuren J，Strijbos E，Vincent A. Neuromuscular junction disorders. Handb Clin Neurol，2016，133：447-466.

[6] Gilhus N E，Skeie G O，Romi F，et al. Myasthenia gravis-autoantibody characteristics and their implications for therapy. Nat Rev Neurol，2016，12（5）：259-268.

第六章　眼科学示范案例

案例 33　葡萄膜炎继发青光眼

一、病历资料

1. **病史采集**　女性，49 岁。因“双眼视物不清伴胀痛 20 余天”来医院就诊。患者于 20 多天前，在无明显诱因下，突感双眼视物模糊，伴眼部胀痛、恶心，在外院被诊断为“双眼原发性急性闭角型青光眼”，给予毛果芸香碱、派立明、美开朗等滴眼液治疗 1 周余，患者自诉无明显好转，遂来我院就诊。

既往史：既往全身体健，否认食物药物过敏史，否认手术史。

个人史：随社会预防接种。

家族史：父母身体健康，否认青光眼家族史。

2. **体格检查**　眼科检查：双眼矫正视力 0.1，眼压（NCT）：OD 29.7mmHg，OS 28.5mmHg。角膜透明，KP（-），瞳孔直径约为 2mm，前房浅，Tyn（-），虹膜轻度膨隆，视盘杯盘比为 0.3。房角镜检查：右眼上方、鼻侧房角全部关闭，下方和颞侧可见巩膜突，左眼下方可见功能小梁，余象限房角关闭。

3. **专科及影像学检查**

（1）A 超测眼轴 OD 22.3mm，OS 22.8mm，前房深度 OD 1.26mm，OS 1.32mm

（2）B 超提示：双眼玻璃体中后段少量点状回声，后脱离带状回声不明显；双眼各方位睫状体脉络膜脱离回声带 0.5～1mm；双眼后极和下方视网膜脱离回声带 0.5～1mm，双眼后极脉络膜水肿增厚。

（3）超声生物显微镜（UBM，图 33-1）提示：双眼前房浅，虹膜膨隆，睫状体旋前，全周房角关闭，睫状体脱离。

二、诊治经过

门诊医生初步诊断为“双眼急性闭角型青光眼”，继续给予毛果芸香碱、派立明、美开朗等滴眼液治疗，同时给予双眼 YAG 激光虹膜周边切开术。

> **思考 1**：在上述症状、体征中，哪些不符合原发性急性闭角型青光眼的典型临床特点？
>
> 原发性急性闭角型青光眼大多单眼急性发作，双眼急性发作的病例极少，且多伴有明显的诱发因素，如全身使用了可导致瞳孔扩大的药物如阿托品等。有急性大发作史的患者常见的三联体征包括：角膜后色素性 KP，虹膜节段性萎缩，晶状体前囊下的灰白色斑点（称青光眼斑）。

1 周后患者门诊复诊，诉双眼视力进一步下降（双眼手动 / 眼前），眼部检查发现前房进一步变浅，眼压为右眼 12mmHg，左眼 15mmHg。复查 B 超，提示：双眼玻璃体全段少量点状回声，后脱离带状回声不明显；右眼视后极、颞侧、下方网膜脱离回声带 2～3mm；左眼后极、下方视网膜脱离回声带 1～2mm；双眼后极脉络膜水肿增厚；双眼各方位睫状体脉络膜脱离回声带 2mm；坐位下双眼后极、下方视网膜脱离回声带 3～5mm。

> **思考 2**：急性闭角型青光眼，YAG 激光周边虹膜切除与局部抗青光眼药物治疗 1 周，眼压降低，但视力却明显下降，应该如何调整诊治思路？
>
> 根据患者上述这些症状、体征变化，仅用闭角型青光眼这个诊断不能解释为什么患者眼压已经控制，但仍有明显的视力下降。B 超检查提示双眼后极和下方视网膜脱离进一步加重，双眼后极脉络膜水肿增厚，这一结果高度提示葡萄膜渗漏或炎症的可能。

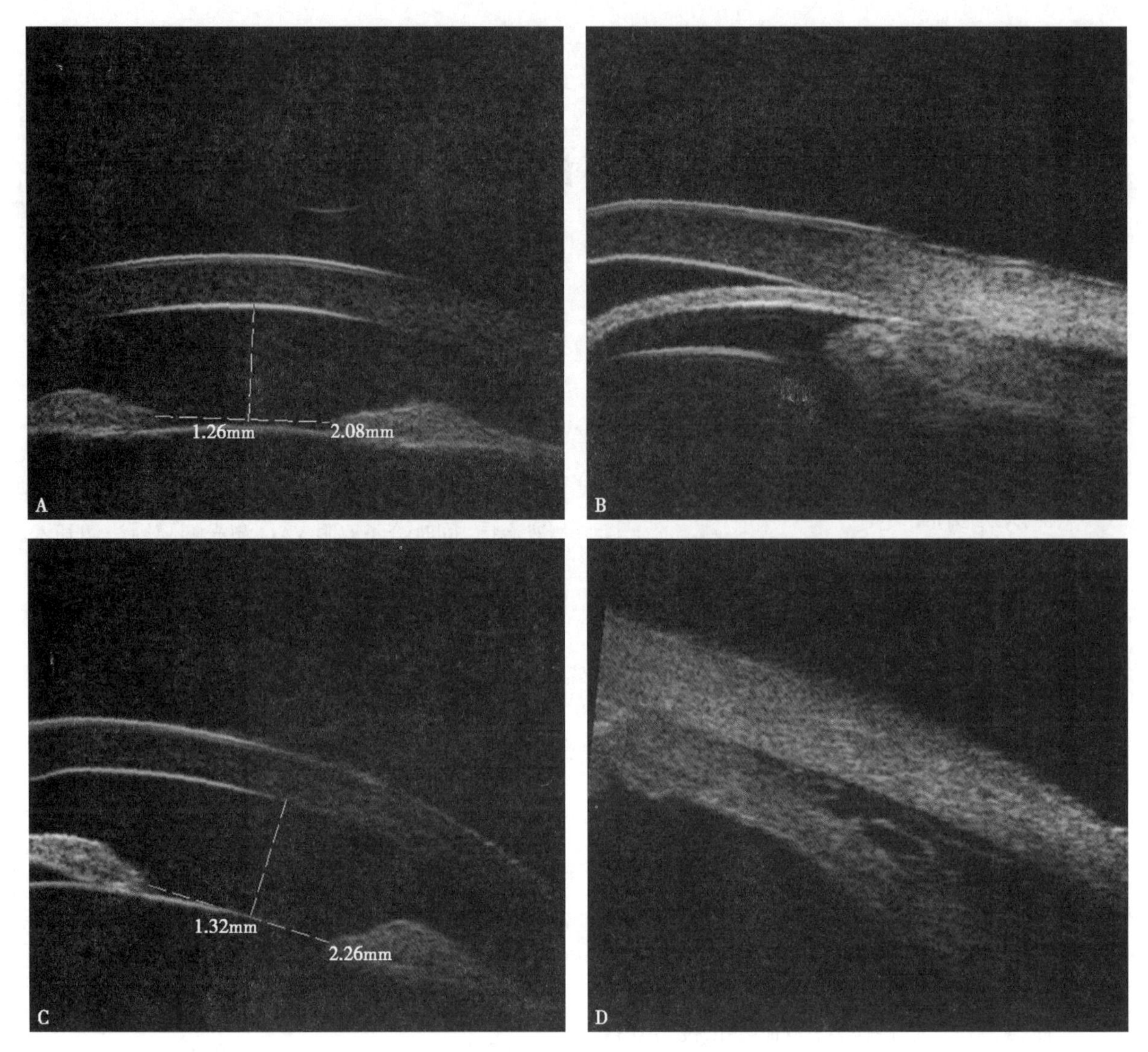

图 33-1 超声生物显微镜

A、B. 右眼 UBM；C、D. 左眼 UBM

当即扩瞳检查眼底，发现玻璃体腔有细胞悬浮，双眼后极部视网膜浅脱离（图 33-2，见文末彩插）。

遂停用毛果芸香碱，预约第二天眼底荧光素血管造影（图 33-3）检查示：右眼视网膜造影早期开始逐渐出现弥漫荧光渗漏，视盘荧光渗漏，视网膜血管迂曲，视盘颞侧方位小片无灌注区；左眼视网膜见广泛点状荧光渗漏，视盘荧光渗漏，血管迂曲，符合双眼葡萄膜炎表现。

修正诊断：①双眼 Vogt- 小柳原田病（Vogt-Koyanagi-Harada syndrome，VKH）；②双眼继发性急性闭角型青光眼。

随即给予氢化可的松 500mg 静脉滴注 3 天，后改为强的松 60mg 每日口服，局部使用阿托品滴眼液一日三次。激素治疗一周以后，患者视力上升到双眼 0.4，NCT 眼压为 OD 21mmHg，OS 19mmHg，双眼前房恢复正常深浅。此时再次复查 UBM（图 33-4）见双眼前房不浅，虹膜平坦，睫状体轻度旋前，各方位房角开放。

继续维持强的松口服治疗，缓慢减量。VKH 进入消退期，脉络膜脱色素，呈现橘红色，也称“晚霞样”眼底（图 33-5，见文末彩插）。

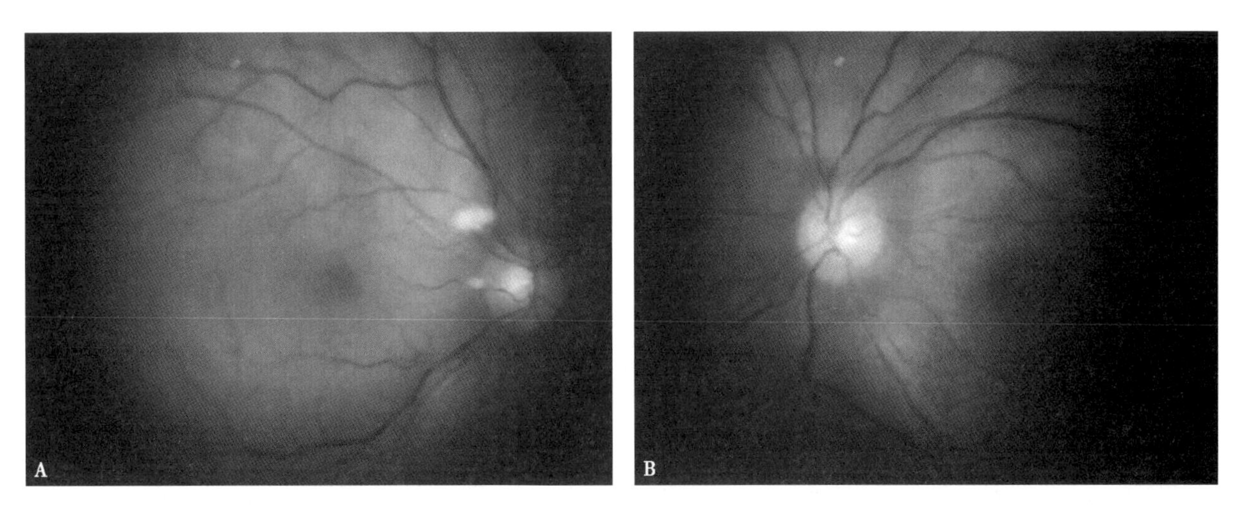

图 33-2 眼底照片

A. 右眼眼底照片；B. 左眼眼底照片

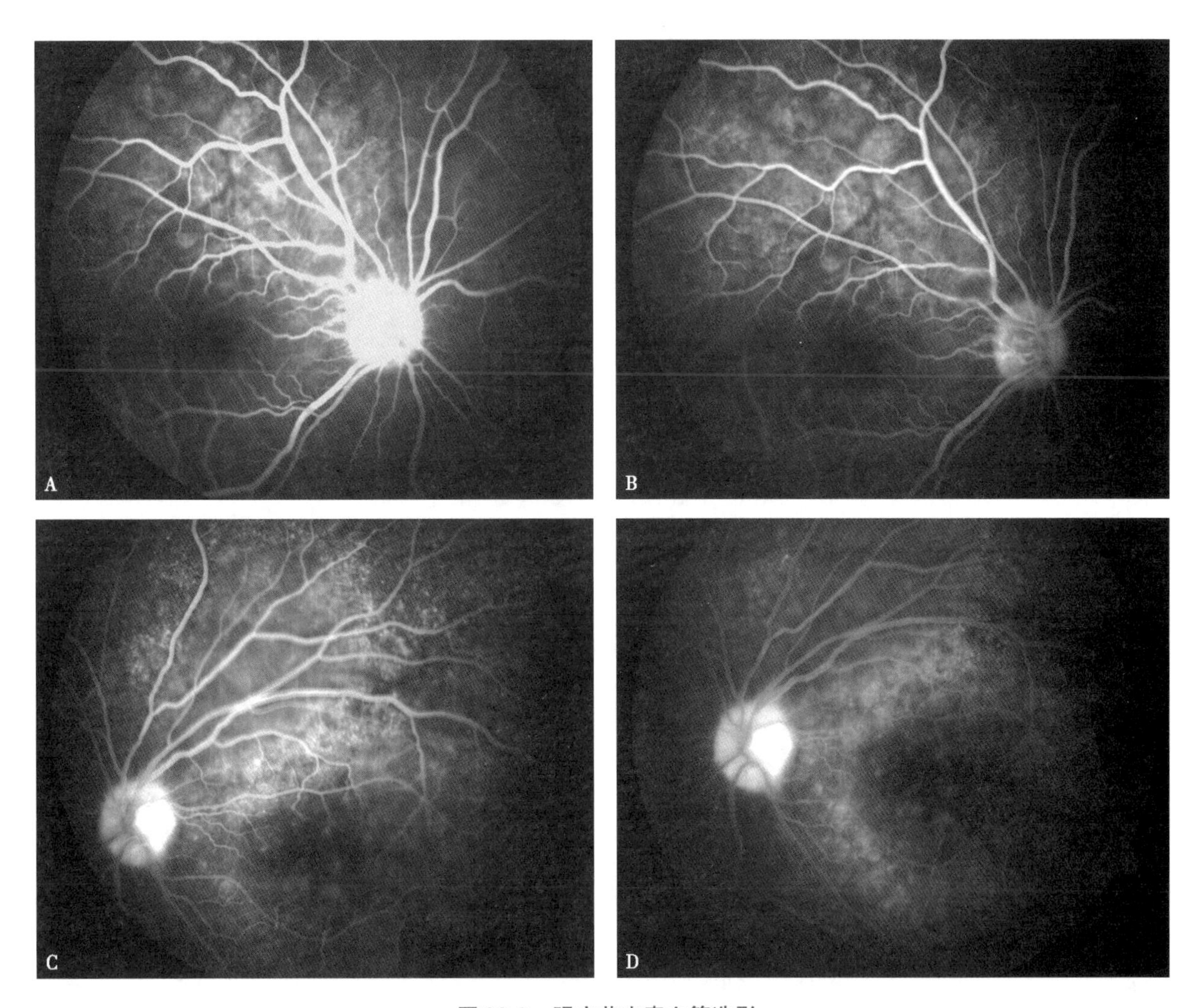

图 33-3 眼底荧光素血管造影

A、B. 右眼 FFA；C、D. 左眼 FFA

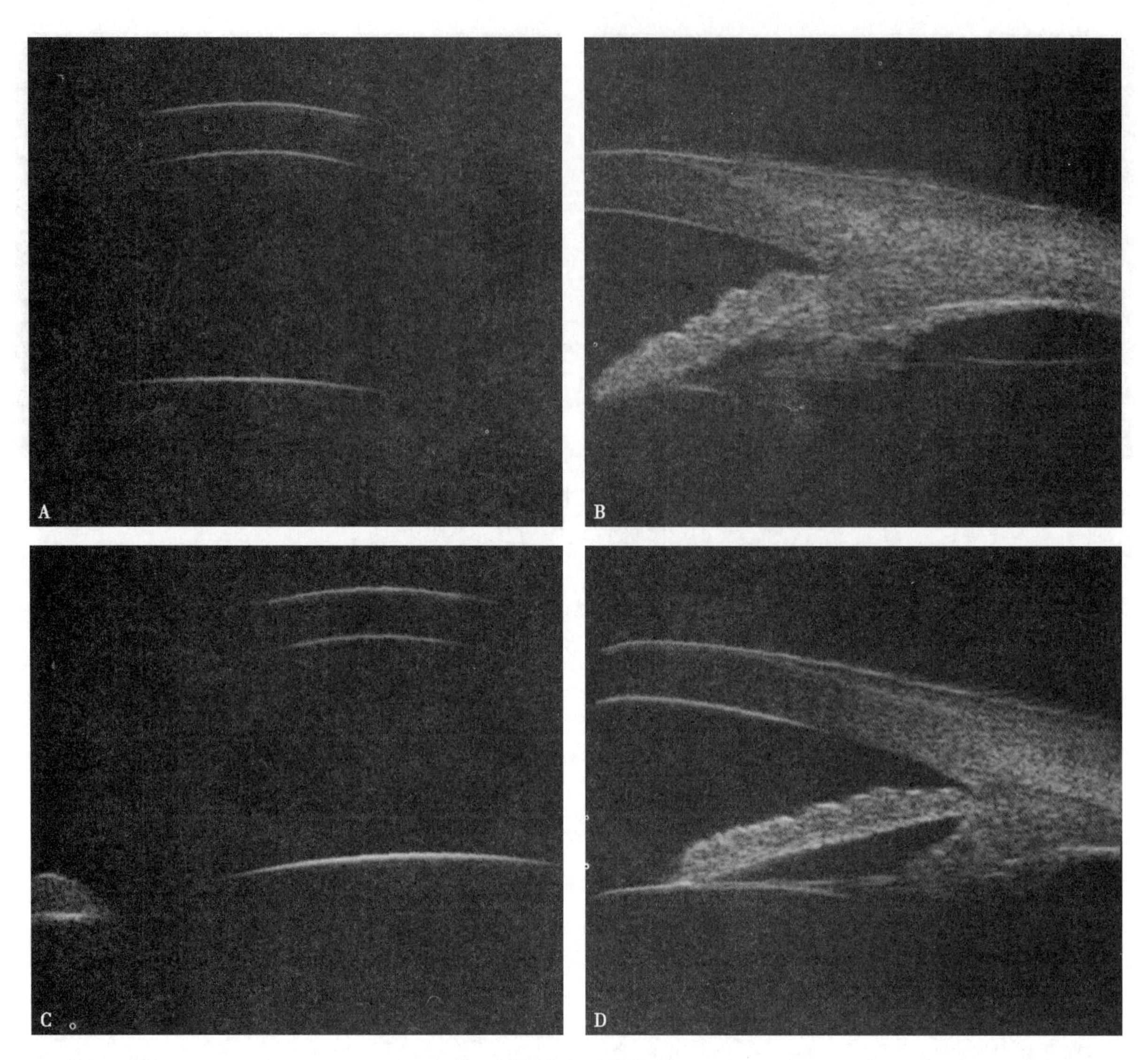

图 33-4　UBM

A、B. 右眼 UBM；C、D. 左眼 UBM

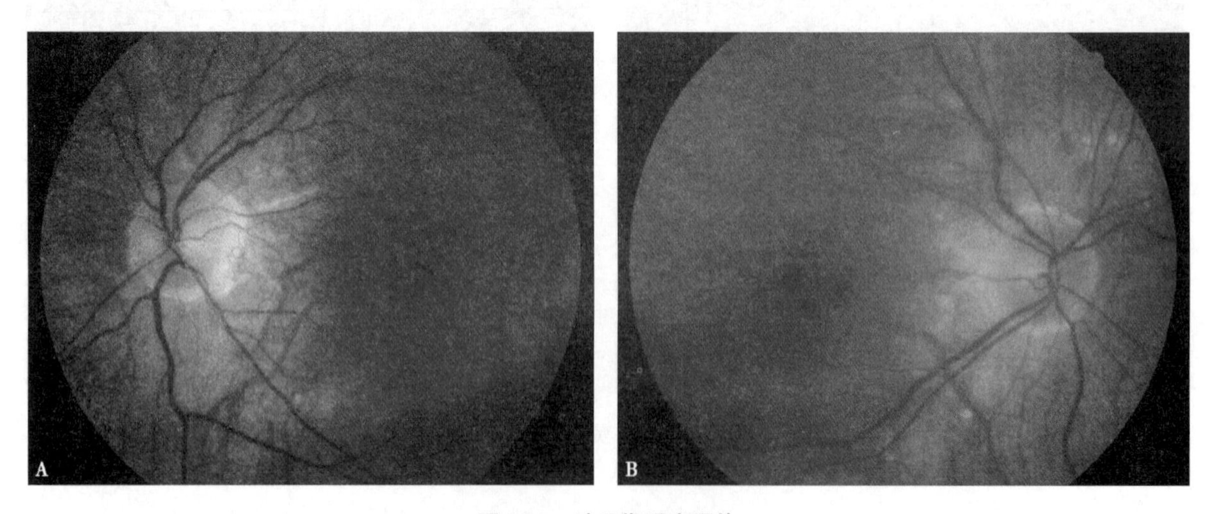

图 33-5　消退期眼底照片

A. 左眼眼底照片；B. 右眼眼底照片

思考3：如何考虑分析闭角型青光眼与VKH之间的关系？两者之间存在着哪种关联？缩瞳剂毛果芸香碱和扩瞳剂阿托品是两类作用机制截然相反的药物，在此病例中分别产生何种效用？

此病例中，VKH导致继发性闭角型青光眼，两者之间存在因果关系，其机制是由于睫状体/脉络膜渗出，以及同时伴有睫状体肿胀、旋前，导致晶体韧带松弛、晶体位置前移，同时肿胀、旋前的睫状体可顶压周边虹膜，引起晶体-虹膜膈前移，前房一致性变浅，最终导致房角关闭。临床表现为浅前房、房角关闭以及眼压升高。该患者视力下降的原因，一方面由于VKH引起的脉络膜视网膜病变，另一方面由于VKH引起的浅前房，相应晶体位置前移引起的近视漂移导致。

但在临床上，VKH导致的继发性闭角型青光眼常常误诊为原发性闭角型青光眼，如该患者在前期均按原发性闭角型青光眼治疗。两者在治疗方面有截然不同之处，原发性闭角型青光眼需要应用缩瞳剂，其作用机制是拉开贴附或狭窄的房角，但是包括VKH在内由于其他疾病所导致的继发性闭角型青光眼均禁忌使用缩瞳剂，后者会使晶体虹膜隔进一步前移从而加剧浅前房、房角关闭的情况，会加重病情。而阿托品滴眼液可以有效松弛睫状肌及扩大瞳孔，减轻前房炎症反应，使前移的晶体虹膜隔后退。

三、病例分析

1. 病史特点

（1）患者，女，49岁，因视物模糊伴眼胀就诊，前期在外院及本院诊断为“双眼原发性急性闭角型青光眼”，经给予毛果芸香碱、派立明、美开朗等常规原发性闭角型青光眼药物治疗后，视物模糊以及浅前房情况进一步加剧，双眼视力仅为眼前手动。

（2）眼科检查显示：双眼角膜透明，KP(−)，前房浅，Tyn(−)，虹膜轻度膨隆，激光孔通畅，眼底：视盘杯盘比为0.3，因使用缩瞳剂的缘故，视网膜窥不清，房角镜检查：右眼上方、鼻侧房角全部关闭，下方和颞侧可见巩膜突，左眼下方可见功能小梁，余象限房角关闭。

（3）B超检查提示存在双眼各方位睫状体脉络膜脱离，双眼后极和下方视网膜脱离，以及双眼后极脉络膜水肿增厚。

（4）眼底荧光素血管造影（图33-3）检查示：右眼视网膜造影早期开始逐渐出现弥漫荧光渗漏，视盘荧光渗漏，视网膜血管迂曲，视盘颞侧方位小片无灌注区；左眼视网膜见广泛点状荧光渗漏，视盘荧光渗漏，血管迂曲。提示双眼葡萄膜炎。

2. 诊断与诊断依据

（1）双眼Vogt-小柳原田病（VKH）：双眼患病，无眼球穿通伤和手术史，早期表现为弥漫性脉络膜炎伴浆液性视网膜脱离，B超检查发现脉络膜增厚，不伴后巩膜炎体征，眼底荧光造影示葡萄膜炎表现，及时治疗进入消退期后，视网膜呈现“晚霞样”眼底，故诊断明确。

（2）双眼继发性急性闭角型青光眼：早期房角镜及UBM检查均提示房角全部或部分关闭，睫状体脱离，同时眼压升高，治疗控制VKH后，前房恢复正常深度，睫状体脱离消失，各方位房角开放，故诊断明确。

3. 鉴别诊断

（1）原发性急性闭角型青光眼：Vogt-小柳原田病导致继发性急性闭角型青光眼和原发性急性闭角型青光眼的鉴别诊断非常重要，原发性急性闭角型青光眼大多单眼急性发作，很少双眼急性发作，首诊时瞳孔往往是固定散大的，有些患者可表现为急性大发作三联征：角膜后色素性KP，虹膜节段性萎缩，青光眼斑。VKH导致继发性急性闭角型青光眼表现为双眼急性发作，首诊时瞳孔往往是缩小的，但缺乏青光眼急性大发作三联征，由于存在视网膜脉络膜病变，患者首诊主诉以视物模糊为主。

（2）葡萄膜渗漏：临床上也会遇到药物引起的双眼葡萄膜渗漏诱发的急性闭角型青光眼，包括磺胺类衍生物：如托吡酯、乙酰唑胺、氟氯西林等；抗抑郁药：如文法拉辛等，通常表现为睫状体的水肿前旋，及睫状体脉络膜的脱离，没有弥漫性脉络膜炎及视网膜脱离的体征，经停用诱发药物及局部全身抗炎治疗后，预后较好。

四、治疗方案

睫状肌松弛剂：阿托品或托吡卡胺，其治疗有助于促进前房恢复以及房角开放。治疗原发病：激素及免疫抑制剂治疗VKH。

五、预后

即使及时使用大剂量激素冲击，仍有部分VKH病例进展到慢性反复发作期，需要激素联合免疫抑制剂的治疗。继发VKH的闭角型青光眼预后较好，除了治疗原发病外，可用睫状肌松弛剂，禁用缩瞳剂。

六、要点和讨论

1. 诊治要点 该病例在临床上常常容易误诊、漏诊，因为患者首诊时即存在浅前房、房角关闭以及高眼压的情况，所以首诊时常常容易误诊为原发性闭角型青光眼，而不会考虑原发病VKH的诊断；另外一个易发生的错误是，即使原发病VKH得到认识和诊断，但是没有将浅前房、房角关闭等与VKH联系起来，常常认为两者是各自独立疾病，仍然将闭角型青光眼视为原发性。其诊治的关键点在于：在诊断原发性闭角型青光眼时，首先要排除各种继发性可能，如晶体源性疾病，眼部肿瘤，巩膜炎以及VKH等。前面已经提到原发性闭角型青光眼和继发性闭角型青光眼的鉴别诊断非常重要，因为两者导致青光眼的机制不同，首诊时注意观察瞳孔的状况，原发疾病为炎症性的瞳孔是缩小的，而原发疾病为闭角型青光眼的瞳孔往往是散大的，治疗也存在迥然不同之处。原发性闭角性青光眼需要使用缩瞳剂毛果芸香碱，其目的在于拉开狭窄或已黏附的房角。而继发性闭角型青光眼禁用缩瞳剂，后者会使晶体 - 虹膜膈进一步前移从而加剧浅前房、房角关闭，使病情进一步恶化。而使用睫状肌松弛剂阿托品滴眼液，可以有效松弛睫状肌及扩大瞳孔，减轻前房炎症反应，使前移的晶体 - 虹膜膈后退，促进前房深度恢复以及房角开放。

2. 分析讨论 VKH患者约有高达三分之一的人继发青光眼，但是继发双眼急性闭角型青光眼的则较为罕见。VKH继发青光眼可见于葡萄膜炎发生后任何时期，但多发生于前葡萄膜炎复发期，其发生与虹膜后粘连、瞳孔阻滞、房角闭塞、小梁网炎症、炎症细胞封闭小梁网及其糖皮质激素长期应用等有关。少数VKH患者可以发生急性闭角型青光眼，甚至是以急性闭角型青光眼作为最初的眼部表现，表现为眼压突然升高或者缓慢升高，前房变浅，也可伴有前房闪辉，或者伴有脉络膜炎、脉络膜视网膜炎、视盘炎和神经视网膜炎等。其引起房角关闭的机制是由于睫状体 / 脉络膜渗出，以及同时伴有睫状体肿胀、旋前，导致晶体韧带松弛、晶体位置前移，同时肿胀、旋前的睫状体可顶压周边虹膜，引起晶体 - 虹膜膈前移，引起前房一致性变浅，最终导致房角关闭。在临床上能够引起睫状体 / 脉络膜渗出的原因很多，有炎症性疾病：如巩膜炎、中间葡萄膜炎、VKH、眼眶炎症等；小眼球，以及特发性葡萄膜渗漏综合征，小眼球主要是由于增厚的巩膜压迫了涡状静脉，引起葡萄膜静脉回流障碍，导致睫状体 / 脉络膜渗出；后部肿瘤如脉络膜黑瘤、转移性肿瘤、白血病、淋巴瘤在疾病过程中也会出现睫状体 / 脉络膜渗出；有些手术也会引起睫状体 / 脉络膜渗出，比如巩膜环扎术后、全视网膜光凝后。一些全身性疾病多发性肌炎以及肺动脉高压的患者也会引起睫状体 / 脉络膜脱离，以上这些疾病以及全身使用磺胺类药物均有报道可通过上述机制引起继发性闭角型青光眼。类似VKH这类由于睫状体脉络膜脱离诱发的继发性闭角型青光眼，在治疗以及预后方面均有良好的效果，但是这样的患者非常容易被误诊为原发性急性闭角型青光眼，在使用毛果芸香碱滴眼液情况下，会加重病情，使得前房更浅，眼压不能控制，因此对于这样的患者毛果芸香碱是禁止使用的。

此外，YAG激光虹膜周边切开的作用机制在于平衡前后房之间的压力差，解除瞳孔阻滞因素。由VKH继发的浅前房以及房角关闭，其机制在于睫状体水肿前旋及晶体 - 虹膜隔的前移，是由非瞳孔阻滞因素引起的房角关闭，因此激光周边虹膜切开的治疗是无效的。除非患者本身就有前房角狭窄，虹膜膨隆的闭角型青光眼危险结构因素，一旦发生晶体 - 虹膜隔的前移，瞳孔阻滞及非瞳孔阻滞因素的叠加，易使闭角型青光眼发作的病情更加凶险，那么及时行激光周边虹膜切开是可行的。

（孙兴怀 凌志红 戴 毅）

参考文献

[1] Moorthy R S, Inomata H, Rao N A. Vogt-Koyanagi-Harada syndrome. Surv Ophthalmol, 1995, 39(4): 265-292.

[2] 杨培增. 临床葡萄膜炎. 北京：人民卫生出版社，2004.

[3] Rathinam S R, Namperumalsamy P, Nozik R A, et al. Angle closure glaucoma as a presenting sign of Vogt-Koyanagi-Harada syndrome. Br J Ophthalmol. 1997, 81(7): 608-609.

[4] Eibschitz-Tsimhoni M, Gelfand Y A, Mezer E, et al. Bilateral angle closure glaucoma: an unusual presentation of Vogt-Koyanagi-Harada syndrome. Br J Ophthalmol, 1997, 81(8): 705-706.

[5] Chan K C, Sachdev N, Wells A P. Bilateral acute angle closure secondary to uveal effusions associated with flucloxacillin and carbamazepine. Br J Ophthalmol, 2008, 92: 428-430.

案例34　眼外伤继发房角漏

一、病历资料

1. 病史采集　男性，55岁。因“左眼被磨光机撞伤后视力下降10个月”就诊。患者10个月前左眼被磨光机撞伤，当地医院诊断“左眼眼睑裂伤、全前房积血、角膜上皮剥脱”，予左眼眼睑裂伤缝合，眼眶CT显示左眼眶内侧壁骨折，予抗炎止血治疗后出院，出院时左眼视力0.4，角膜上皮愈合，前房积血吸收，瞳孔部分后粘，晶体混浊，出院后患者发现左眼视力有进一步下降，3个月前在当地医院诊断为“左眼虹膜睫状体炎”予局部抗炎治疗，自觉无明显效果。为进一步诊治遂来我院就诊。病程中患者体重无明显变化，二便正常。

既往史：十年前右眼工伤后于外院行手术治疗（具体不详），术后视力差，未行进一步诊治。既往全身体健，否认食物药物过敏史，否认余系统手术史。

个人史：随社会预防接种。

家族史：父母身体健康，否认恶性肿瘤及遗传病家族史。

2. 体格检查（专科检查）　Vod FC/BE（矫正：+18.00DS= 0.4），Vos 0.2（矫正无助）。Goldmann压平眼压：右眼13mmHg，左眼8mmHg。右眼结膜无明显充血，角膜透明，前房不浅，瞳孔欠圆，直径约3.5mm，向颞侧偏位，晶体缺如，可见囊膜残留，颞下方囊膜欠完整，与玻璃体机化粘连，视网膜平伏，视盘色正界清，C/D=0.4。左眼结膜无明显充血，角膜基本透明，颞上方云翳，前房不浅，KP（+），Tyn（+），Cell（+），瞳孔欠圆，直径约4mm，部分后粘连至晶体前表面，晶体位正、皮质混浊，玻璃体中量混浊，视网膜平伏，视盘边界略糊，C/D=0.4，视网膜轻水肿皱褶（图34-1，见文末彩插）。

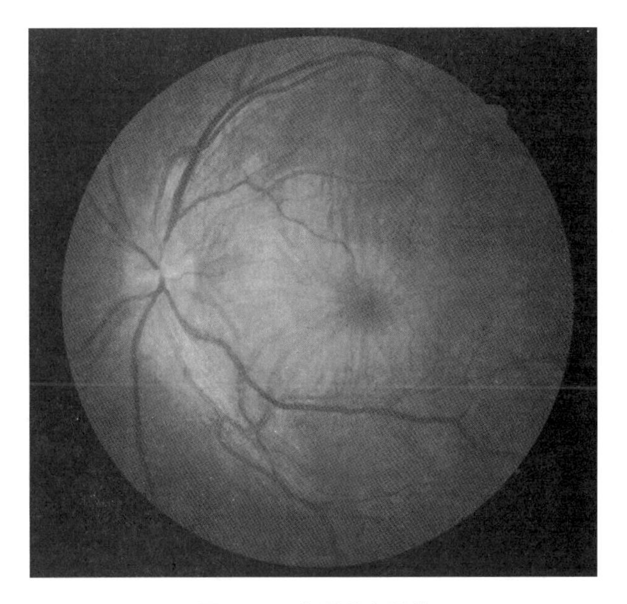

图34-1　左眼眼底照片

3. 影像学检查（门诊检查）

（1）眼B超（图34-2）：左眼玻璃体前中段中+量混浊，睫状体脉络膜脱离1～2mm，视盘及后极视网膜水肿可能。

（2）房角镜检查（图34-3，见文末彩插）：左眼上方及下方睫状体带宽；颞侧1～4点见睫状体自巩膜突上分离，幅度大；鼻侧周边虹膜前粘。

（3）超声生物显微镜（UBM，图34-4）：左眼虹膜平坦，颞侧1～5点睫状体与巩膜突解离，前房与脉络膜上腔沟通，全周睫状体脉络膜脱离。

（4）OCT（图34-5，见文末彩插）：左眼后极部神经上皮皱褶。

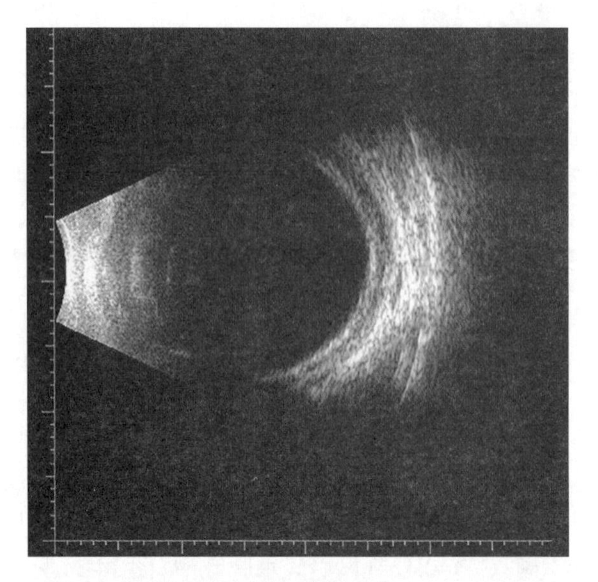

图 34-2 左眼 B 超

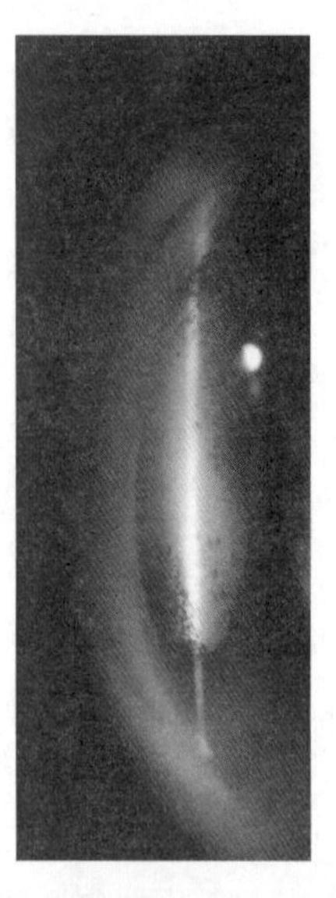

图 34-3 左眼房角镜下房角漏照片

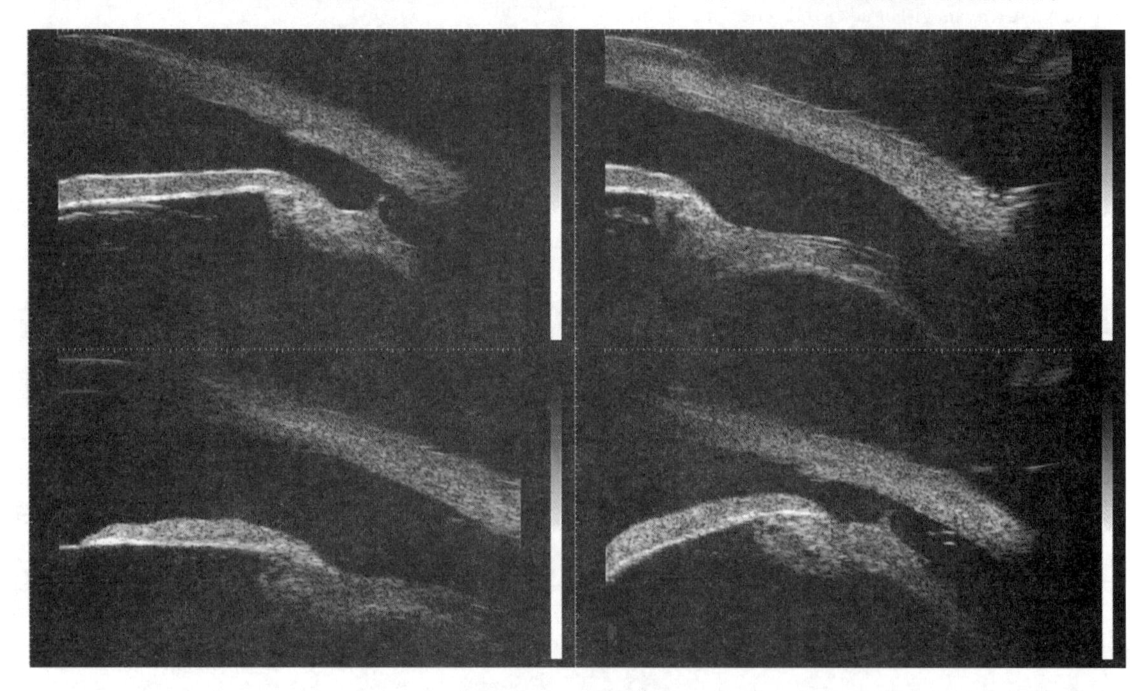

图 34-4 UBM 图像

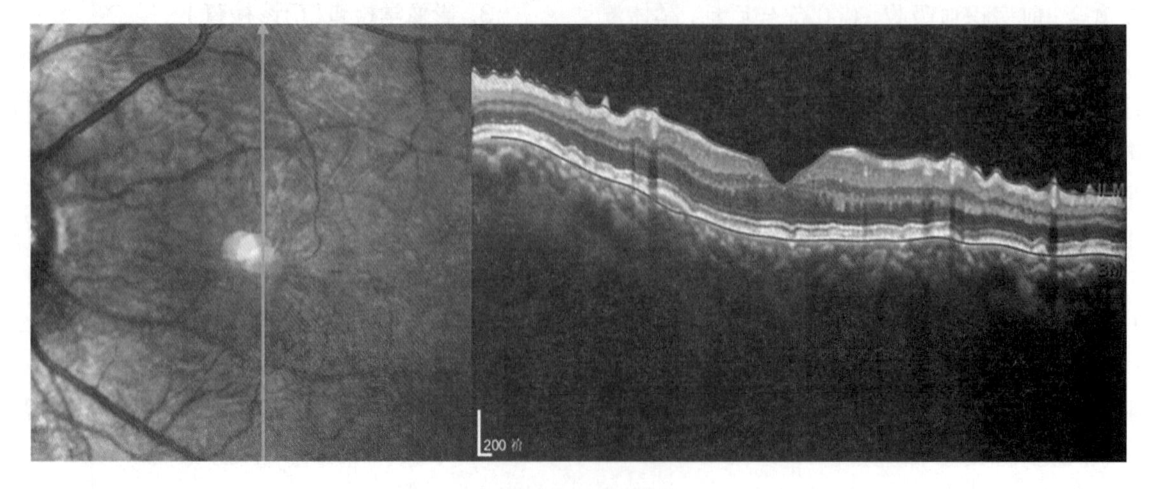

图 34-5 OCT 图像

二、诊治经过

患者的右眼10年前因外伤后视力差至今，10个月前左眼又因钝挫伤后视力进行性下降，外院治疗无明显效果，已严重影响正常的工作生活，有强烈提高患眼视力的诉求。

思考1：作为门诊接诊医生，初步裂隙灯显微镜检查后，考虑目前左眼视力差的主要原因是什么？为何出现迁延不愈的前房炎症反应？

患者左眼颞上角膜云翳未遮盖瞳孔区，一般不会明显影响视力，晶体混浊可能为影响视力的主要因素。但10个月前眼外伤后为何出现持续的前葡萄膜炎，应该积极寻找诱发原因。眼部B超是常规的眼科检查方法，基层医院都具备，一旦发现钝挫伤后B超中出现睫状体脉络膜脱离，应高度怀疑房角漏的可能，可进一步通过房角镜和UBM检查明确诊断。长期严重的房角漏及低眼压会导致持续的葡萄膜炎反应，从而进一步加重白内障。结合眼底OCT检查结果提示，低眼压性黄斑水肿更是影响此患者左眼视力的重要因素。

因此门诊初步诊断：①左眼外伤性睫状体解离（房角漏）；②左眼并发性白内障；③左眼钝挫伤后；④左眼眼睑裂伤缝合术后；⑤右眼无晶体眼。建议至眼外伤专家门诊进一步治疗。

思考2：面对房角情况的复杂性，该房角漏应该采取何种方法进行治疗？

（1）保守治疗：房角漏有自愈倾向，外伤后的出血、渗出、葡萄膜反应也有利于房角漏的封闭，可给予扩瞳药物使用，部分小而浅的房角漏可自行愈合。

（2）氩激光治疗：对于睫状体撕脱范围小于1～2个钟点，且睫状体脱离较浅的患眼，可进行激光治疗，通常需要多次治疗逐渐缩小房角漏，最终使其封闭。

（3）手术治疗：出现低眼压性黄斑水肿的房角漏患眼，应尽早手术。

目前患眼已外伤后10个月余，房角漏范围较大且睫状体脱离较高，眼压目前8mmHg，出现低眼压性黄斑水肿，考虑该房角漏无自愈可能，氩激光治疗也不适合，应采取直接睫状体缝合手术。

手术过程为：球后神经阻滞麻醉，手术区做穹隆为基底的结膜瓣，制作出以角膜缘为基底的巩膜瓣，高度达角膜缘后3mm，宽度为每一边侧超过房角漏范围1个钟点；于角膜缘后1.5～2mm平行于角膜缘做深层巩膜切开，透见睫状体；10-0尼龙线间断缝合睫状体，针距1～1.5mm。每一针从巩膜前唇进针，钩带少量睫状体组织，从巩膜后唇出针；逐段切开深层巩膜、缝合睫状体，范围每一边至少超过房角漏0.5个钟点；关闭巩膜瓣、结膜瓣（图34-6，见文末彩插）。

思考3：睫状体缝合术后应关注哪些问题？

房角漏治疗有效的表现是眼压上升和睫状体脉络膜脱离消退。睫状体缝合术较常见的术后并发症包括房角漏没有完全封闭、一过性或持续的高眼压状态、白内障进行性加重及眼前节炎症反应等，应予密切随访。该患者术前已存在部分范围房角后退，部分房角关闭，部分瞳孔后粘连，手术治疗后很可能面临继发性开角/闭角等多种眼压升高的问题。

术后1周眼压升高至25mmHg，查体见瞳孔近全周后粘连，前房周边浅，UBM检查发现虹膜膨隆明显，鼻侧周边虹膜不规则粘连于小梁网及角膜（图34-7），未见睫状体脱离。体格检查：Vos：0.4（矫正无助），眼压25mmHg，角膜中央部透明，颞上方云翳，前房浅，Tyn（+/-），瞳孔欠圆，直径约4mm，后粘连至晶体前表面，晶体位正、混浊，视盘色正界清，C/D=0.5，视网膜平伏。房角镜检查：虹膜膨隆明显，动态下见鼻侧房角关闭，颞侧部分周边虹膜前粘，余方位见小梁，睫状体带偏宽。OCT显示黄斑区结构尚可（图34-8，见文末彩插）。上述检查结果提示房角漏已完全封闭，予左眼YAG激光周边虹膜切开术解决瞳孔阻滞，积极局部抗炎及降眼压治疗。

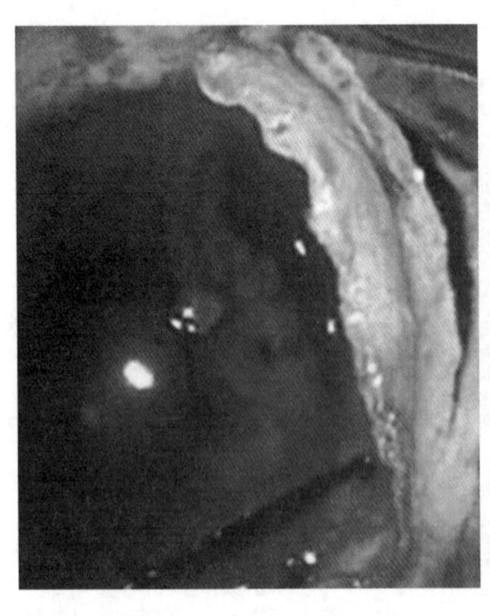
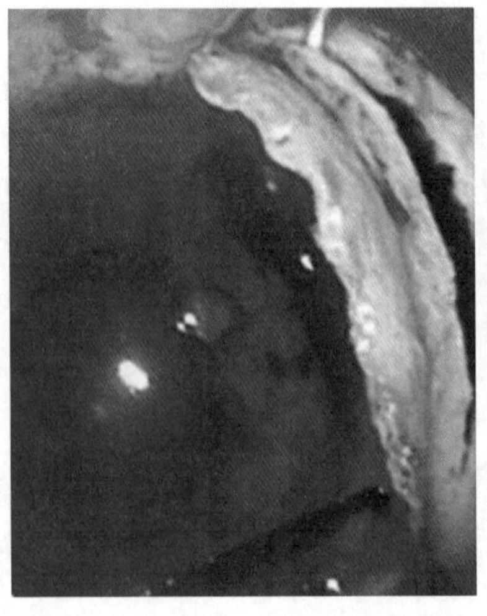
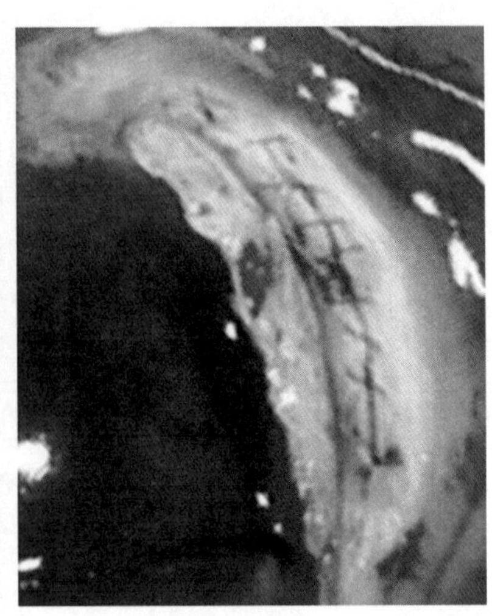

图 34-6 直接睫状体缝合手术视频截图

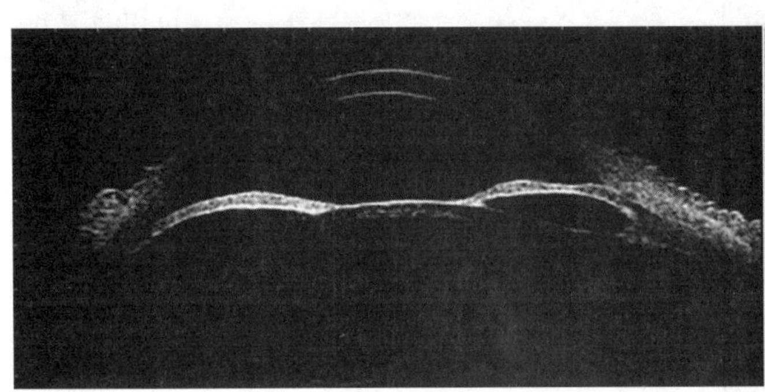
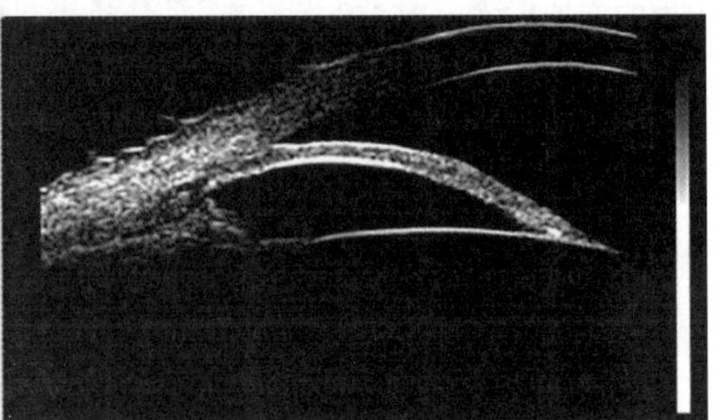

图 34-7 UBM 图像

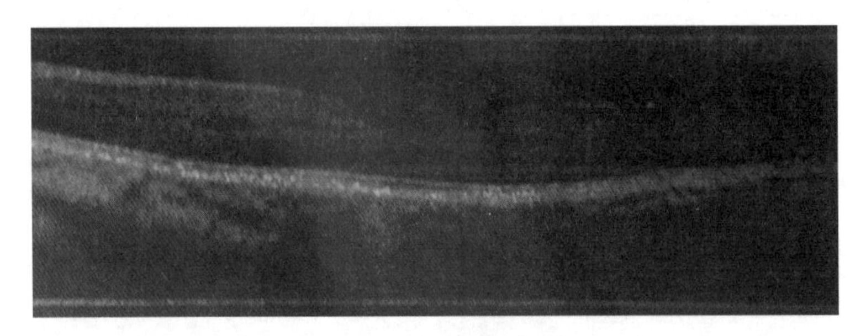

图 34-8 OCT 图像

思考 4: 应如何进一步提高患者的视觉质量?

患者在初诊时左眼就有并发性白内障,而内眼手术往往会加快白内障的发展。在治愈了影响患者视功能的首要问题房角漏后,应根据白内障的手术指征,择期手术。同时对长期低视力的右眼,也应进行合理的评估,了解有无提高视功能的可能。

在睫状体缝合术后 3 个月,随访左眼视力降低至 0.3,体检晶体混浊膨胀加重,压平眼压:右 12mmHg,左 19mmHg,遂收入院行左眼白内障超声乳化 + 人工晶体植入术。同时检查发现患者的右眼虽为无晶体眼,虹膜颞侧缺失,瞳孔移位,但视网膜黄斑无明显异常,插片视力可矫正至 0.4,择期行右眼Ⅱ期人工晶体植入术。

患者术后视力 Vod 0.5,Vos 0.8,压平眼压:右 12mmHg,左 15mmHg。眼前节照片见图 34-9(文末彩插),UBM 见图 34-10,房角镜检查见图 34-11(文末彩插),门诊随访。

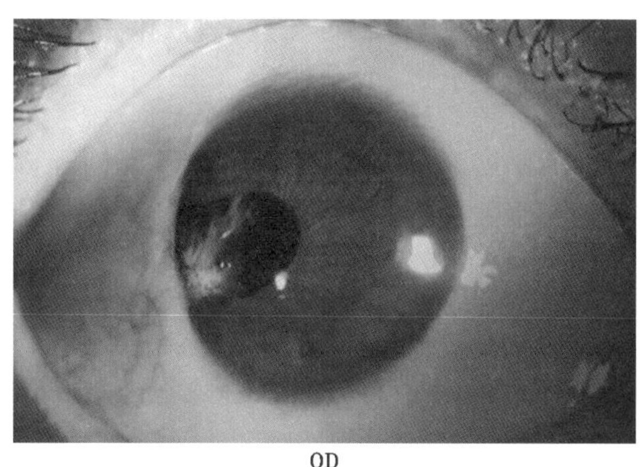

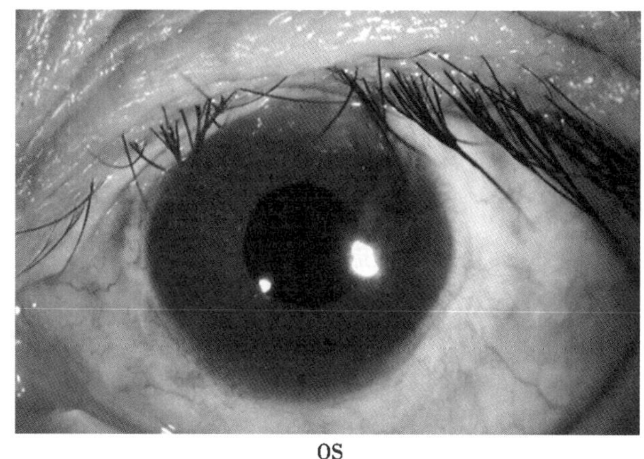

图 34-9　眼前节照片

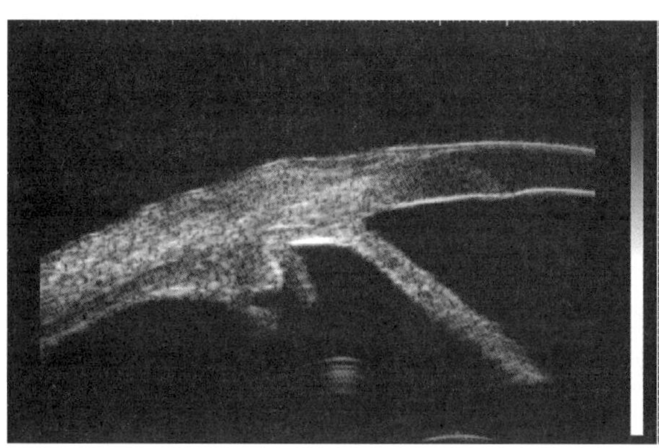

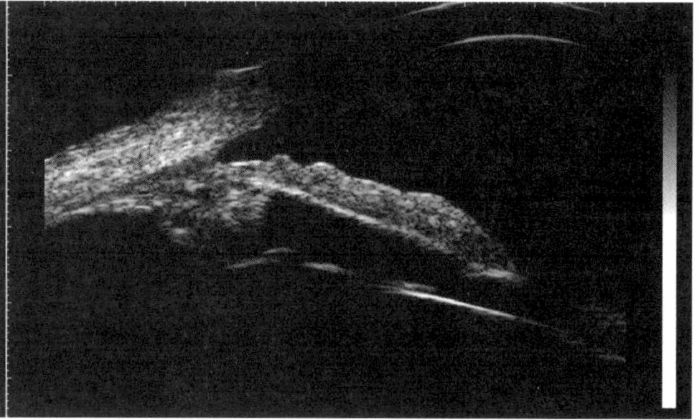

图 34-10　UBM 图像

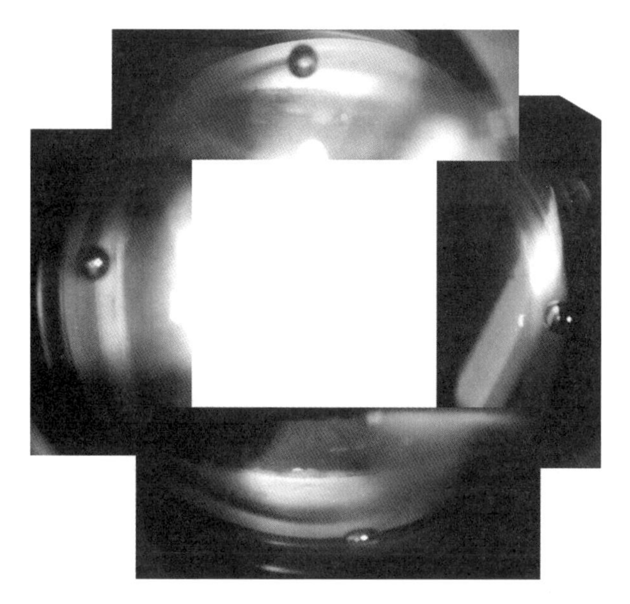

图 34-11　房角镜照片

三、病例分析

1. 病史特点

（1）男，55 岁。因“左眼被磨光机撞伤后视力下降 10 个月”就诊。患者 10 个月前左眼被磨光机撞伤，当地医院治疗后视力无明显提高，10 年前右眼工伤后视力差。

（2）体格检查：Vod FC/BE（矫正：+18.0DS=0.4），Vos 0.2（矫正无助）。Goldmann 压平眼压：右眼 13mmHg，左眼 8mmHg。右眼结膜无明显充血，角膜透明，前房不浅，瞳孔欠圆，直径约 3.5mm，向颞侧偏位，晶体缺如，可见囊膜残留，颞下方囊膜欠完整，与玻璃体机化粘连，视网膜平伏，视盘色正界清，C/D=0.4。左眼结膜无明显充血，角膜基本透明，颞上方云翳，前房不浅，KP（+），Tyn（+），Cell（+），瞳孔欠圆，直径约 4mm，后粘连至晶体前表面，晶体位正、皮质混浊，玻璃体中量混浊，视网膜平伏，视盘边界略糊，C/D=0.4，视网膜轻水肿皱褶。房角镜检查：左眼上方及下方睫状体带宽；颞侧 1～5 点见房角漏，脱离幅度大；鼻侧周边虹膜前粘。

（3）影像学辅助检查：左眼玻璃体前中段中 + 量混浊，睫状体脉络膜脱离 1～2mm，视盘及后极视网膜水肿可能。UBM 示：左眼前房不浅，虹膜平坦，颞侧 1～5 点睫状体与巩膜突解离，前房与脉络膜上腔沟通，全周睫状体脉络膜脱离。OCT 示：左眼后极部神经上皮皱褶，且 OCT 中神经上皮浅层的皱褶与红外眼底图中的皱褶对应。

2. **诊断与诊断依据**

（1）左眼外伤性睫状体解离（房角漏）：房角镜检查见睫状体从巩膜突附着点分离；UBM 见前房与睫状体脉络膜上腔连通；后极部有低眼压性视网膜改变（眼底照片、红外眼底图及 OCT 均提示视网膜皱褶，黄斑水肿）；B 超显示全周睫状体脉络膜脱离 1～2mm；故诊断明确。

（2）左眼并发性白内障：外伤史及长期的低眼压及前葡萄膜炎反应，体格检查见晶体皮质混浊，诊断明确。

（3）左眼钝挫伤后：患者 10 个月前眼外伤史（磨光机撞伤），诊断明确。

（4）左眼眼睑裂伤缝合术后：患者明确外院手术史。

（5）右眼无晶体眼：患者 10 年前右眼外伤后明确手术史，且体格检查未见右眼晶状体，故诊断明确。

3. **鉴别诊断** 本病例在诊疗过程中主要围绕“视力下降的原因”进行鉴别诊断：见思考 1、3、4。

四、治疗方案

封闭开放的房角漏是治疗低眼压性黄斑水肿，从而提高视力的主要方法；术后的眼压波动需严密监控，对症处理。

1. **保守治疗方案** 通常钝挫伤后 1 个月内，房角漏有自愈可能，局部应用睫状肌麻痹药物可增加自愈的机会，但该患者已有 10 个月病程，自愈的可能性不大，且伴有低眼压性黄斑水肿，因此应予积极干预。

2. **封闭房角漏的方案**

（1）机械性附着：从巩膜向睫状体方向——巩膜扣带术；从睫状体向巩膜方向——玻切联合填充术、睫状体缝合术；减轻睫状体张力——囊袋张力环植入顶压。

（2）诱导局部炎症：冷冻、氩激光 / 二极管激光睫状体光凝。

本患者在房角漏脱离程度较严重且病程已 10 个月的情况下，选择了手术进行睫状体缝合。在睫状体缝合术行房角漏封闭后，出现了高眼压。这是常见的外伤性睫状体解离治疗后的反应。一方面由于当时的钝挫伤造成了房角后退、小梁网功能受损等导致房水外流功能下降，另一方面长期慢性葡萄膜炎反应导致的瞳孔膜闭继发了瞳孔阻滞。我们立即采用 YAG 激光行周边虹膜切开予以治疗。而后针对并发性白内障进行了白内障超声乳化手术及人工晶体植入，获得良好视力结果。

五、预后

氩激光光凝和睫状体缝合术为目前最常用的治疗方式，激光巩膜冷凝或热凝也可选择。对于睫状体撕脱范围 <1.5h 且睫状体脱离较浅的病例，可进行激光治疗，通常需要多次治疗逐渐缩小房角漏，最终使其封闭。对激光治疗失败或睫状体脱离范围较大的病例可进行睫状体缝合术，只要房角漏定位准确，手术多能奏效。治疗有效的表现是眼压上升和睫状体脉络膜脱离消退。值得注意的是，房角漏的眼球通常合并不同程度的房角后退和周边虹膜前粘，房角漏治愈后部分病例转为高眼压状态，须积极应对。

六、要点和讨论

1. **诊断要点** 眼外伤可以非常复杂，在不同病程阶段可以表现出不同的症状和体征，为有效挽救视功能，眼科医师常需不断调整主要诊断和治疗重点与顺序，要从众多伤情中抓住主要病情。对于本病例，在受伤早期，处理好眼睑伤口，控制前房出血后，应密切观察眼压变化，随访眼部病情变化。患者在外伤后近 10 个月内，出现进行性视力下降，同时伴有较明显的前葡萄膜炎反应，应积极寻找原因即为诊治的难点和关键。眼部 B 超检查是眼科临床最常用的检查项目之一，如在闭合性眼外伤后 B 超提示出现脉络膜脱离，就应考虑房角漏的可能。如同时合并低眼压，更高度提示房角漏的存在。明确诊断需要依靠房角镜和 UBM 检查。闭合性机械性眼外伤引起的视力下降诊断思路可见图 34-12。

2. **分析讨论** 眼外伤性睫状体解离是闭合性机械性眼外伤后不甚常见却又严重影响视力预后的一种，形成原因为眼球受到来自某一方向的快

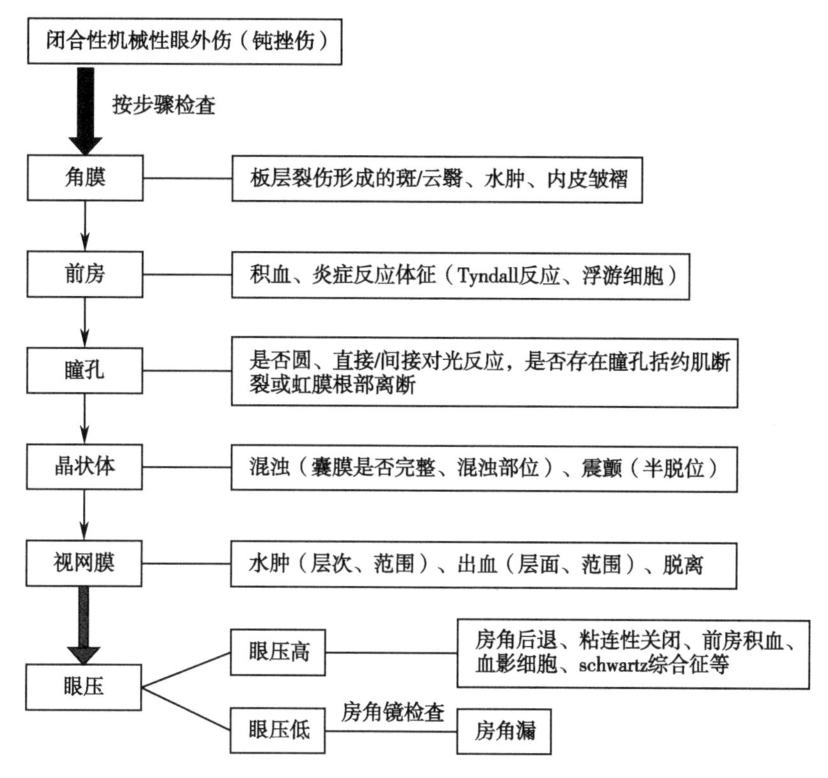

图 34-12 闭合性机械性眼外伤诊断思路图

速钝性暴力后，睫状体从巩膜突附着点分离，造成前房与睫状体脉络膜上腔沟通，从而房水持续进入这一潜在腔隙，引起一系列低眼压性眼部症状与体征。房角漏的中文名称众多，也称为睫状体解离、睫状体分离、睫状体离断，也有人称为"外伤性睫状体脱离"。实际上，房角漏与睫状体脱离是不同的概念，后者是指睫状体上腔这一潜在腔隙有液体积存成为液腔，但是睫状体附着点未与巩膜突分离。

绝大多数房角漏由钝挫伤引起。钝性暴力经角膜、房水传导，推压虹膜睫状体后退，同时巩膜扩张，睫状体附着点自巩膜突撕脱，从而形成房水旁路通道：前房内房水经旁路通道进入睫状体上腔和与其延续的脉络膜上腔，经巩膜导水管或透过巩膜排出眼外，部分由脉络膜组织吸收，这种房水的过量排出造成低眼压。睫状体脱离导致房水生成减少也是低眼压的因素之一。

正常眼睫状体脉络膜上腔是相互连通的潜在腔隙，睫状体纵行纤维起点 360° 附着于环形的巩膜突上以封闭前房与睫状体上腔的连通，只要有房角漏存在，不论范围大小，都会形成全周的睫状体脉络膜上腔脱离。

在外伤后早期及时发现房角漏的存在，对避免外伤后长期视力不恢复甚至进行性下降是非常重要的。临床上也常遇到钝挫伤后针对视网膜水肿长期按视网膜振荡治疗，未能及时发现房角漏；而房角漏对眼球的损伤是慢性的，一旦发现确诊，治疗目的应确立为：改善低眼压伴有的视网膜水肿、屈光异常，阻断周边虹膜前粘和黄斑囊样水肿的发生和进展，避免白内障的加重。

3. 治疗进展 多年来，对于房角漏在诊断上主要依靠房角镜直接检查和超声生物显微镜辅助检查相结合，与眼压低症状和低眼压性视网膜改变体征（脉络膜视网膜皱褶、视盘水肿和视网膜血管迂曲）一起即可确诊，而修复房角漏的治疗方案却很多，小范围房角漏可通过局部使用睫状肌麻痹剂、冷凝、光凝治愈，而大范围或顽固房角漏还需手术治疗。手术闭合房角漏的方式包括睫状体缝合术、晶状体囊袋张力环植入、巩膜扣带术和玻璃体切除联合填充术。睫状体直接缝合术为目前最常用术式，它利用一个巩膜开窗，在直视下用缝线直接将睫状体缝合至巩膜突上。尽管这种方法比较耗时，且在低眼压眼球上制作巩膜瓣并切实缝合瘘口对手术医师技巧有一定挑战，但此方法目前在大范围房角漏病例中仍为首选术式，其房角漏闭合成功率在 67%～93%。

近年来，有"间接睫状体缝合术"的文献报

道，在不直接暴露睫状体的情况下用缝线放射状沿角膜缘缝合，只需沿角膜缘切开球结膜，不做巩膜瓣，前房穿刺注入黏弹剂加深前房并提高眼压后，用消毒的房角镜或三面镜的舌状镜在显微镜下作房角观察。在发现睫状体裂隙处，巩膜外标志。用10-0聚丙烯缝线，于角膜缘后1～1.5mm铲针垂直刺入巩膜，以钩住解离睫状体组织的动作前行进针，再经巩膜出针。拔针前用房角镜确认是否缝针带上了睫状体组织，确认无误后再拔出缝针，沿原路返回缝合一次，于原进针口附近出针打结。这样改良的术式相对耗时少、手术范围及创面小，但是需要术前精准定位，并进行标记，术中需要在房角镜直视引导下，仅适用于房角漏口较小、脱离幅度不高者。

此外，还有“改良囊袋张力环睫状沟内顶压联合白内障超声乳化”治疗外伤性房角漏合并白内障的报道。在完成常规白内障超声乳化和囊袋内折叠式人工晶体植入后，将带10-0聚丙烯缝线双弯针固定在改良囊袋张力环的固定钩上，将其植入睫状沟，并调整其位置，使固定钩位于睫状体解离中点位置。缝线固定于角膜缘后1.5mm处巩膜，连续往返巩膜层间4次，拉紧缝线，使改良囊袋张力环确切内顶压睫状体解离处。吸除黏弹剂，平衡盐溶液形成前房，切口水密。此方法的难点在于改良囊袋张力环在睫状沟的顶压和固定位置，需要术者有较多的经验。其优点在于房角漏大部分由外伤引起，常合并白内障伴或不伴晶状体不全脱位者，应用该术式可一次手术完成，创伤更微小，术后恢复更快。对于大范围的睫状体解离经外路睫状体缝合术后仍存在部分睫状体解离，且伴白内障者，该术式仍适用。

无论何种封闭方式，基本原则都是将解离的睫状体重新固定在巩膜内面发生粘连，将所有可能漏液的部位加以包围封闭。

（孙兴怀　陈雪莉　戴　毅）

参考文献

[1] 李凤鸣，谢立信. 中华眼科学. 第3版. 北京：人民卫生出版社，2014.

[2] 孙兴怀，卢奕. 眼科住院医师规范化培训教材. 北京：人民卫生出版社，2017.

[3] Ioannidis A S，Bunce C，Barton K. The evaluation and surgical management of cyclodialysis clefts that have failed to respond to conservative management. Br J Ophthalmol，2014，98：544-549.

[4] González-Martín-Moro J，Contreras-Martín I，Muñoz-Ne-grete F J，et al. Cyclodialysis：an update. Int Ophthalmol，2017，37：441-457.

[5] Han J C，Kwun Y K，Cho S H，et al. Long-term outcomes of argon laser photocoagulation in small size cyclodialysis cleft. BMC Ophthalmol，2015，15：123.

[6] Ioannidis A S，Barton K. Cyclodialysis cleft：causes and repair. Curr Opin Ophthalmol，2010，21：150-154.

[7] Küchle M，Naumann GOH. Direct cyclopexy for traumatic cyclodialysis with persisting hypotony. Ophthalmology，1995，102：322-333.

[8] Chadha N，Lamba T，Belyea DA，et al. Indirect cyclopexy for treatment of a chronic traumatic cyclodialysis cleft with hypotony. Clin Ophthalmol，2014，8：591-594.

[9] Feiler D L，Browne A W，Rachitskaya A V，et al. Indirect Cyclopexy for Repair of Cyclodialysis Clefts. Retina，2019：S177-S181.

[10] Chen J，Jing Q，Gao W，et al. Cyclodialysis cleft repair and cataract management by phacoemulsification combined with internal tamponade using modified capsular tension ring insertion. Graefes Arch Clin Exp Ophthalmol，2018，256：2369-2376.

案例35　脉络膜黑色素瘤

一、病历资料

1. 病史采集　患者，女，25岁。因“右眼眼表肿物5年，显著增大1年”就诊。患者5年前无明显诱因下发现右眼颞侧黑色隆起，自诉右眼自幼视力差，未予重视，2年前至外院就诊，检查发现右眼眼底占位，考虑“右眼脉络膜血管瘤”，建议门诊随诊。1年前患者发现右眼眼表肿物增大伴眼球运动受限。否认明显外伤、眼红、眼痛、闪光感、视物重影等不适，为进一步诊治来我院。病程中患者无发热，精神食欲可，二便基本正常，体重无明显变化。

既往史：否认慢性病史，否认传染病史，预防接种随社会，否认食物药物过敏史，否认输血史。

手术史：2个月前曾行剖宫产手术。

个人史：生于原籍，否认吸烟史，否认饮酒史。

家族史：父母身体健康，否认恶性肿瘤及遗传病家族史。

2. 体格检查 T 36.5℃，HR 66次/min，R 22次/min，BP 130/75mmHg。发育营养中等，神志清醒。皮肤、黏膜无黄染及出血点。浅表淋巴结未及肿大。颈软，气管居中，甲状腺未扪及肿块、结节。胸壁两侧对称，无畸形。心率66次/min，律齐，心音强，心脏各瓣膜区未闻及明显的杂音。两肺呼吸音清，未闻及明显的干、湿啰音及哮鸣音。腹部平软，肝脾肋下未及，压痛、反跳痛（−），移动性浊音（−），肝、肾区叩痛（−）。脊柱无畸形，生理弯曲存在。四肢关节活动自如。肛门、外生殖器未检。生理反射存在，病理反射未引出。

3. 眼部专科检查（图35-1～图35-3，图35-2、图35-3见文末彩插）

4. 实验室及影像学检查（常规检查）

（1）实验室检查：阴性。

（2）胸部正位片：心肺未见明显活动性病变。

（3）心电图：①窦性心律不齐；②逆钟向转位。

二、诊治经过

患者年轻女性，发现右眼眼表肿物5年，显著增大1年，结合其临床表现和眼部检查，考虑患者同时存在眼内肿瘤和眼眶肿瘤。

思考1： 作为接诊医生，应完善哪些相关检查？

患者查体见右眼外侧结膜下淡紫色结节，视网膜散在色斑，部分呈结节状，伴散在网膜出血。考虑患者同时存在眼内占位与眼眶占位，为进一步明确肿瘤的性质，需完善眼科辅助检查，如B超（图35-4）、彩超（图35-5，见文末彩插）和MRI（图35-6）。

<table>
<tr><td colspan="5">右眼</td><td colspan="3">左眼</td></tr>
<tr><td rowspan="4">视力</td><td colspan="4">裸眼：眼前手动
矫正：无助</td><td rowspan="4">视力</td><td colspan="2">裸眼：远0.6 近J1
矫正：−2.00DS=1.0</td></tr>
<tr><td rowspan="3">光定位：</td><td>+</td><td>+</td><td>−</td><td rowspan="3">光定位：</td><td rowspan="3">无需</td></tr>
<tr><td>+</td><td>+</td><td>−</td></tr>
<tr><td>+</td><td>+</td><td>−</td></tr>
<tr><td>眼压</td><td colspan="4">21mmHg</td><td>眼压</td><td colspan="2">15mmHg</td></tr>
<tr><td>眼眶</td><td colspan="4">无压痛，泪腺区饱满并触及质硬肿块，无感觉异常</td><td>眼眶</td><td colspan="2">无压痛，无眶区饱满，无感觉异常</td></tr>
<tr><td>眼位</td><td colspan="4">眼球突出，眼球向上移位1mm，无斜视，眼球上转及外转受限</td><td>眼位</td><td colspan="2">无突眼/内陷，无眼球移位，无斜视</td></tr>
<tr><td>结膜</td><td colspan="4">颞侧血管扩张，无水肿，颞侧见球结膜下多个淡紫色结节（图35-2）</td><td>结膜</td><td colspan="2">无充血，无水肿</td></tr>
<tr><td>角膜</td><td colspan="4">透明，KP（−）</td><td>角膜</td><td colspan="2">透明，KP（−）</td></tr>
<tr><td>前房</td><td colspan="4">深浅可，深浅一致，Tyn征（−）</td><td>前房</td><td colspan="2">深浅可，深浅一致，Tyn征（−）</td></tr>
<tr><td>虹膜</td><td colspan="4">纹理清，无新生血管</td><td>虹膜</td><td colspan="2">纹理清，无新生血管</td></tr>
<tr><td>瞳孔</td><td colspan="4">圆，直径3mm×3mm，对光反应灵敏，RAPD（+）</td><td>瞳孔</td><td colspan="2">圆，直径3mm×3mm，对光反应灵敏，RAPD（−）</td></tr>
<tr><td>晶状体</td><td colspan="4">透明</td><td>晶状体</td><td colspan="2">透明</td></tr>
<tr><td>玻璃体</td><td colspan="4">少量血性混浊，无肿瘤</td><td>玻璃体</td><td colspan="2">清，无肿瘤</td></tr>
<tr><td>视乳头</td><td colspan="4">色泽淡红，边界欠清，C/D 0.4</td><td>视乳头</td><td colspan="2">色泽淡红，边界清，C/D 0.3</td></tr>
<tr><td>视网膜</td><td colspan="4">斑片状色斑，浓淡不均，颞下为甚，似有轻微隆起，周边视网膜浅脱，伴少许视网膜前出血（图35-3）</td><td>视网膜</td><td colspan="2">网膜平，未见肿块及眼底出血</td></tr>
</table>

图35-1 眼部专科检查表

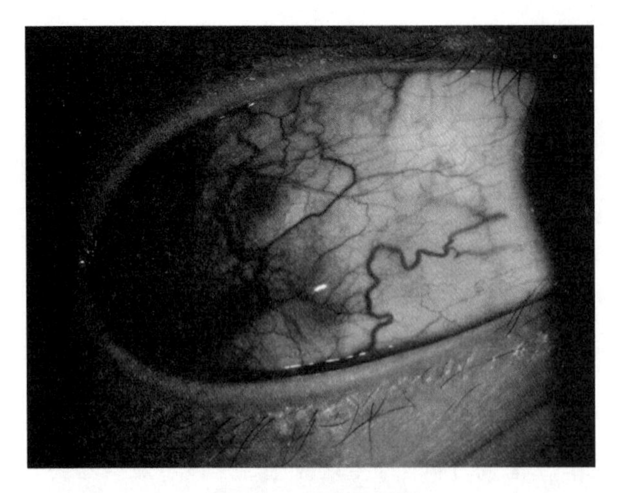

图 35-2 眼表外观照

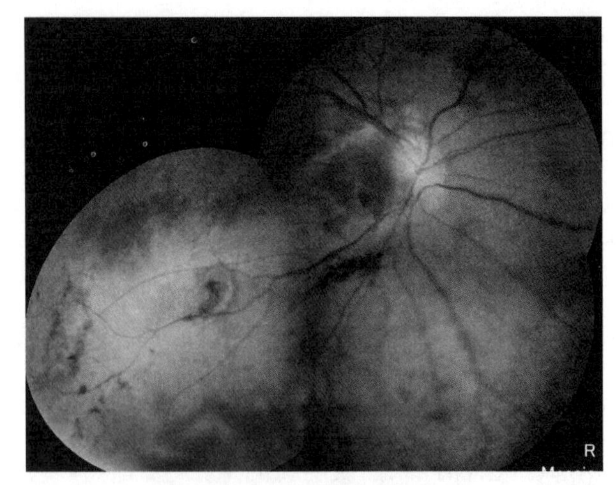

图 35-3 眼底照片

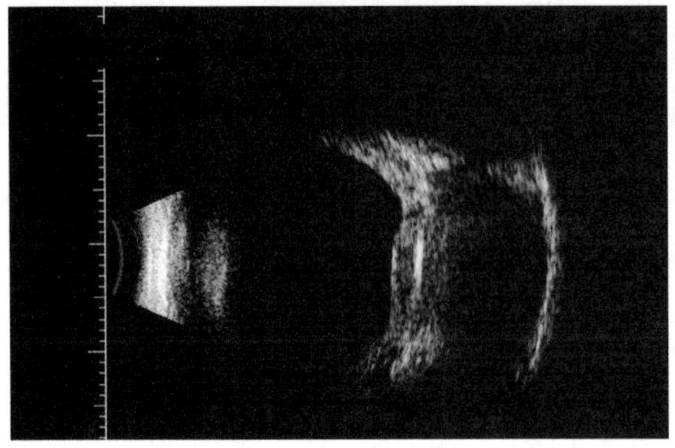

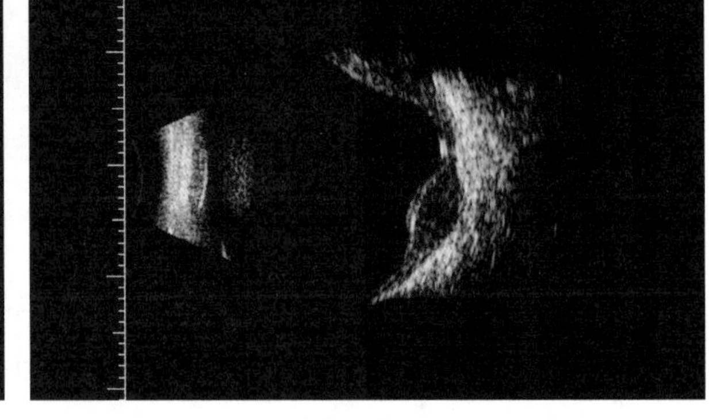

图 35-4 眼部 B 超

右眼眶球后颞侧探及 11.59mm×18.61mm 低回声区，边界清。右眼各方位球壁明显增厚，后极偏下方呈 3.77mm×10.37mm 中低回声拱形隆起。右眼后极球壁散在钙化。

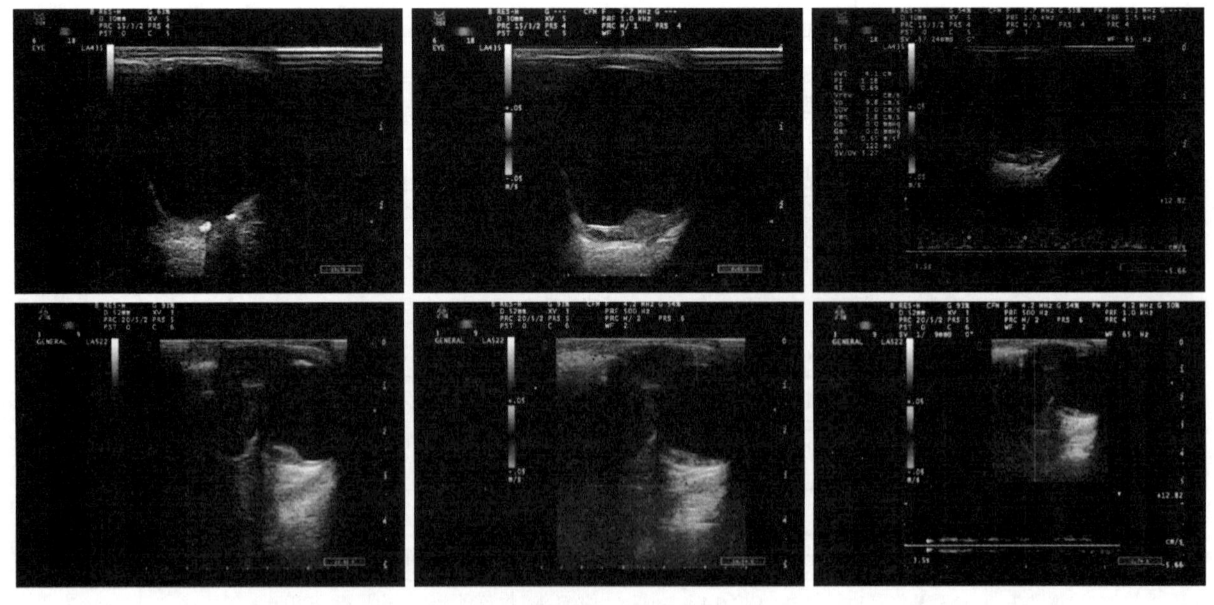

图 35-5 眼部彩超

右眼后极球壁见 1mm、2mm 小团状强回声，伴声影。右眼各方位球壁增厚，后极为甚，为均匀的低回声，向球内及球外隆起，似呈结节状，最大前后径 3.4mm。CDFI：内见较丰富条状彩色血流信号，可测及中高速中阻动脉血流信号（PSV：9.8cm/s，RI：0.69）。右眼眶颞侧、颞上见低回声区，形态欠规则，边界尚清，内回声不均匀，呈结节状，最大前后径约 13.1mm。CDFI：内部及边缘见少量短条状彩色血流信号，可测及静脉血流信号。

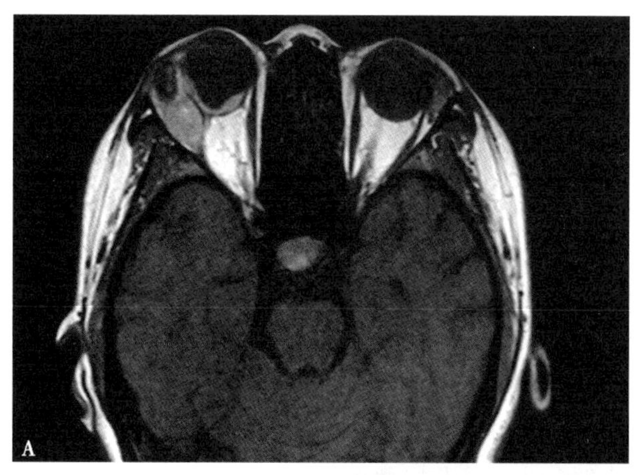

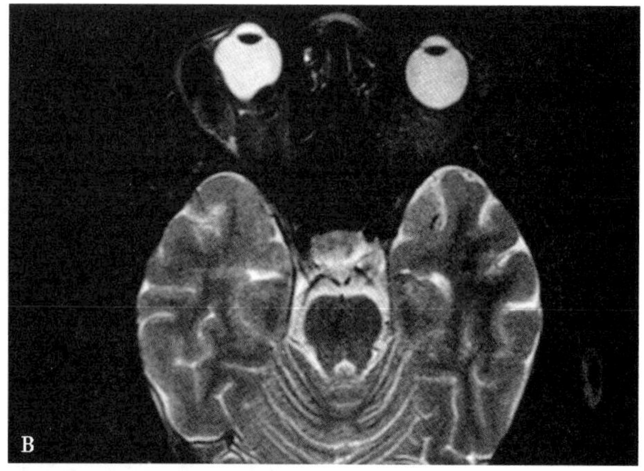

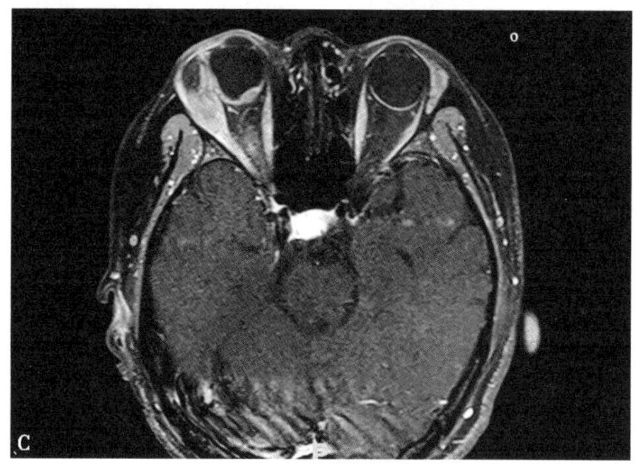

图 35-6 眼部 MRI

右眼球后内壁梭形增厚，T_1WI 呈偏高信号（A），T_2WI 呈低信号（B），增强后伴明显强化（C）。右眼眶泪腺肿大，前部见一结节状异常占位信号，紧贴眼球外侧壁，T_1WI 等高信号（A），T_2WI 低信号伴少许高信号（B），增强后轻度强化（C），泪腺后方肿块，边界尚清楚，T_1WI 中高信号（A），T_2WI 低信号（B），增强后伴强化（C），右眼球轻度受压变形向内侧移位。

思考 2：对于眼内占位的诊断与鉴别诊断？

眼内占位的诊断首先依赖于直接和间接眼底镜检查，细致地观察肿瘤的色泽形态及继发改变等，结合相应的影像学检查，多数可以做出相应的诊断。相关的常见鉴别诊断包括：

（1）脉络膜黑色素瘤：多数表现为蘑菇状、半球形或类圆形的淡黑色、棕色咖啡色实质性肿物；易继发渗出性视网膜脱离。B 超上瘤体边缘光滑整齐，前方回声增强、后方声衰减（肿瘤挖空征）；MRI 检查的特征性表现为 T_1WI 高信号，T_2WI 低信号，可均匀强化；这是由于黑色素瘤病灶中富含黑色素，致质子弛豫增强。

（2）转移癌：生长迅速；由于肿瘤随血液转移而来，常为多发，并且一般不突破 Bruch 膜，隆起度不高，呈扁平状；转移癌瘤体的色泽依原发病而不同；由于肿瘤生长迅速且多灶发展快慢不一，边界不规则，在 B 超上病变表面回声呈现波浪状或有切迹；T_1WI 表现为等信号或高信号，T_2WI 表现为低信号，可不同程度强化。

（3）脉络膜血管瘤：是一种良性肿瘤，肿物本身呈现橘红色，生长缓慢。由于肿瘤内含有丰富的血管成分，声学反射界面多，因此超声的内回声相对较多。MRI T_1WI 表现为中低信号，T_2WI 表现为中高信号，可显著而均匀强化。

（4）脉络膜色素痣：良性病变，可以发生在皮肤、黏膜、眼内多部位。一般扁平，色泽青灰，多数静止或缓慢生长。表面可有玻璃膜疣。少数色素痣可恶变为黑色素瘤。

本病例眼底可见明显色素性肿物，且生长较为迅速，结合影像学检查，不支持转移癌和脉络膜血管瘤的诊断，考虑脉络膜黑色素瘤。

思考3：眼眶占位的性质，与眼内占位的关系？

在本病例中（图35-6）泪腺后方不规则肿块，边界尚清楚，与眼球壁及眼外肌分界不明显，在信号表现上，该肿块与眼内占位部分信号表现一致，因此考虑眼内占位与眼眶占位为一体。一般情况下，眼球内外均有的占位绝大多数都是从球内发展到球外的。眼底的图片显示病灶有斑块状色泽，提示为色素细胞来源。因此考虑为脉络膜黑色素瘤眼外侵犯。

思考4：首选的治疗方式是什么？如何与患者进行沟通？能否选择先放疗缩小瘤体？

目前，脉络膜黑色素瘤的治疗通常遵循“个性化”的综合方案，以期望最大程度地改善患者预后，提高生存质量。对于一个年轻女性，眼球摘除带来的外观破坏是毫无疑问的，此时我们需要把握恶性肿瘤的治疗原则：在保证生命的前提下尽可能保证患者的功能和外观。虽然现在葡萄膜黑色素瘤有多种保眼治疗的方法，但对于眼外侵犯的病例来说，眼球摘除甚至是眶内容摘除术（临床常称为眶内容剜除术）仍然是目前首选的治疗方式。由于本病例肿瘤的眶内侵犯尚贴近球壁，影像学表现上瘤体边界较清，同时眶内容摘除术将带给患者更严重的外观和心理破坏，综合考虑后选择眼球摘除术+眼眶占位摘除术，手术过程中要时刻遵守无瘤原则，做到肿瘤不接触（no-touch），避免医源性播散。随机临床试验表明，术前的放疗对患者预后无明显益处，因此不考虑术前放疗缩瘤。

入院后给予全麻下右眼眶占位摘除+右眼眼球摘除术，术后病理提示脉络膜黑色素瘤（混合细胞型），外直肌断端未见肿瘤残留。术后恢复可，予出院，门诊随访。

思考5：为什么不一期植入义眼座？

义眼座植入眶腔后与眶周软组织紧密相邻，且周围软组织长入义眼座中，否则易发生义眼座暴露。由于本病例脉络膜黑色素瘤向眶内侵犯，手术中为了实现无瘤操作，有结膜、筋膜、外直肌、眶脂肪等较多软组织的切除和缺失，如果植入义眼座，暴露的风险较大。同时，对于眼眶累及的高危病例，不植入义眼座也有利于术后的随访观察。

三、病例分析

1. 病史特点

（1）患者，女，25岁。右眼眼表肿物5年，显著增大1年。2个月前曾行剖宫产手术。

（2）眼部专科检查：Vod裸眼远眼前手动近 <J7，矫正无助；Vos裸眼远0.6近J1，矫正：−2.00DS=1.0。眼压：右眼21mmHg，左眼15mmHg。右眼：眼眶泪腺区饱满并触及质硬肿块；眼球突出，眼球向上移位1mm，无斜视，眼球上转及外转受限；结膜颞侧充血、血管粗大，无水肿，颞侧见球结膜下淡紫色颗粒状结节伴散在色素；角膜透明；前房深浅可；虹膜纹理清；瞳孔圆，对光反应灵敏，RAPD（+）；晶状体透明；玻璃体少量血性混浊，无肿瘤；视盘色泽淡红，边界欠清，C/D 0.4；颞下方网膜下实质性扁平隆起，颞下周边网膜脱离，见散在出血灶，后极部散在青灰色色素附着。左眼（−）。

（3）实验室及影像学检查

眼部B超：右眼眶球后颞侧探及11.59mm×18.61mm低回声区，边界清。右眼各方位球壁明显增厚，后极偏下方呈3.77mm×10.37mm中低回声拱形隆起。

眼部彩超：右眼后极球壁见1mm、2mm小团状强回声，伴声影。右眼各方位球壁增厚，后极为甚，为均匀的低回声，向球内及球外隆起，似呈结节状，最大前后径3.4mm。

CDFI：内见较丰富条状彩色血流信号，可测及中高速中阻动脉血流信号（PSV：9.8cm/s，RI：

0.69)。右眼眶颞侧、颞上见低回声区，形态欠规则，边界尚清，内回声不均匀，呈结节状，最大前后径约13.1mm。

眼部MRI：右眼球后内壁梭形增厚，T_1WI呈偏高信号，T_2WI呈低信号，增强后伴明显强化。右眼眶泪腺肿大，前部见一结节状异常占位信号，紧贴眼球外侧壁，T_1WI等高信号，T_2WI低信号伴少许高信号，增强后未见强化，泪腺后方不规则形肿块，边界尚清晰，T_1WI偏高信号，T_2WI稍低信号，增强后伴强化，右眼球轻度受压变形向内侧移位。

2. 诊断与诊断依据 脉络膜黑色素瘤的生长受到Bruch膜的限制，表现为扁平或半球形隆起，如病变突破Bruch膜可以形成相对特征性的蘑菇状形态。脉络膜黑色素瘤的周边血窦扩张以及黑色素对声波的吸收，超声上肿瘤表面回声较高，越靠近肿瘤内部回声越低，多见于隆起度高的脉络膜黑色素瘤。本例瘤体在眼球内扁平，球外较厚实。诊断依据有：①眼内青灰色斑和结膜下淡黑色均提示肿瘤为色素细胞起源；②瘤体穿透巩膜壁提示恶性行为；③MRI表现为T_1高信号，T_2低信号，可均匀增强。综合考虑为脉络膜黑色素瘤眼眶侵犯。

3. 鉴别诊断 见思考2。

4. 治疗方案 见思考4和思考5。

四、预后

眼部黑色素瘤联合研究小组（Collaborative Ocular Melanoma Study，COMS）证实，无论使用哪种治疗方法，1973—2008年间葡萄膜黑色素瘤（uveal melanoma，UM）的5年生存率一直稳定在80%，10年及15年的生存率更低，只有50%和40%。许多因素可以影响葡萄膜黑色素瘤的预后，其中最重要的因素包括：细胞类型、肿瘤大小、肿瘤的位置、睫状体受累的程度、是否有眼外侵犯。

细胞类型是眼球摘除后最常用的评估预后的因素：A型梭形细胞的UM预后较好，上皮型的UM预后最差。然而，大多数肿瘤的病理组成为混合型，目前也无统一的共识来根据上皮细胞的比例定义混合型肿瘤或上皮型肿瘤。分子检查BAP1阳性者转移率高于阴性者。

发生眼外侵犯、复发和转移的病例预后极差，睫状体黑色素瘤和脉络膜黑色素瘤的5年转移相关死亡率约在30%，虹膜黑色素瘤的5年转移相关死亡率为2%～3%。眼外侵犯者5年死亡率高达66%。

五、讨论

UM是成人最常见的眼内原发恶性肿瘤，占眼部黑色素瘤的85%～95%，但只占全身黑色素瘤的3%～5%。UM的发病率在不同人种之间有较大差别，黑种人的发病率为0.31/100万，亚洲人为0.39/100万，西班牙裔白人为1.67/100万，非西班牙裔白人为6.02/100万。

UM可累及脉络膜、睫状体及虹膜，其中，脉络膜黑色素瘤最为常见，其次为睫状体，而虹膜黑色素瘤最为少见。不同位置的UM，其临床表现和预后也不尽相同。大多数UM起病隐匿，随着肿瘤体积的增大，可表现为瞳孔变形（虹膜黑色素瘤），视物模糊（睫状体黑色素瘤），或者由于继发视网膜脱离而引起不同程度的视力下降（脉络膜黑色素瘤）。UM所继发的视网膜脱离多为渗出性，若脱离范围广泛，网膜缺血显著，则可能引起继发性新生血管性青光眼。

尽管多种检查手段可以辅助诊断UM，但细致的眼部检查仍是诊断UM最重要的手段。以脉络膜黑色素瘤为例，小的瘤体往往很难与痣区别，因此需要通过随访其生长才能做出诊断。在一项包含2 514例脉络膜痣患者的单中心回顾性研究中，5年随访演变为黑色素瘤的发生率为8.6%，10年随访演变为黑色素瘤的发生率为12.8%，15年随访演变为黑色素瘤的发生率为17.3%。对于相对较大的肿瘤，以下特点往往提示黑色素瘤的可能性较大：肿瘤表面的橘皮样外观，视网膜下积液，肿瘤厚度大于2mm，肿瘤内部超声低回声（挖空现象）。其他一些检查手段，如眼底荧光血管造影、彩色超声多普勒、磁共振等对UM的诊断也有一定作用。

由于虹膜黑色素瘤的组成细胞主要为梭形细胞，且肿瘤位于眼前节易于发现，其预后较好，5年生存率可达95%。多数情况下可采取保守的治疗方法，但若出现明确的肿瘤生长或初诊时肿瘤较为弥漫，则建议采取手术治疗。

较小的脉络膜色素性占位往往不能明确诊断，

并且对小脉络膜黑色素瘤的治疗是否能预防其转移并不明确，因此小脉络膜黑色素瘤的治疗具有争议性。一项前瞻性随访研究结果表明，约有21%的小脉络膜肿瘤在2年随访中出现增大，约有31%的小脉络膜肿瘤在5年随访中出现增大。

目前，葡萄膜黑色素瘤的主要治疗方案是放射治疗或眼球摘除术。光凝治疗和局部切除只针对部分瘤体。放射治疗适合大多数患者，对于眼内大的瘤体且保留视力无望的患者则主要采取眼球摘除术。

巩膜表面敷贴放疗是最常用的放疗手段，但放疗后的视力随时间延长通常逐渐下降，并且这种治疗方法对医生及密切接触者有潜在的放射性损伤风险。1 106名接受巩膜敷贴放疗的脉络膜黑色素瘤患者（视力大于20/100），10年内有68%的患者发生视力下降，低于20/100。

对于中等大小的脉络膜黑色素瘤（高度2.5～10.0mm且直径≤16.0mm，不与视盘相连），^{125}I敷贴放疗和眼球摘除对总生存率和黑瘤转移相关生存率的影响没有差异。5年和10年总死亡率在^{125}I敷贴放疗组和眼球摘除均为19%和35%。两种治疗方法5年的转移相关死亡率均为13%，10年的转移相关死亡率分别为21%和22%。

带电粒子束EBRT（质子、碳离子或氦离子）也是脉络膜黑色素瘤常用的放疗手段，需要复杂的设备，并且需要患者有较高的配合度（如需要患者的眼位固定度较好）。质子或重碳离子的能量更能聚焦于肿瘤局部，因此其早期和晚期放疗失败率较敷贴放疗更低，而且并发症更少。

手术的选择取决于肿瘤的位置（脉络膜、睫状体或虹膜）、肿瘤的大小、患者的年龄、眼外浸润、复发和转移等情况。

1. 眼球摘除术 眼球摘除术曾经是脉络膜黑色素瘤的主要治疗方式，并且仍应用于较大脉络膜黑色素瘤的治疗中。随着放疗手段的发展，保眼治疗已经大大的替代了眼球摘除手术。但对于弥漫的黑色素瘤或眼外侵犯的病例，眼球摘除术仍然是首选治疗。

在一项大样本随机临床试验中，对需要眼球摘除的大脉络膜黑色素瘤，眼球摘除术前的EBRT对总的生存率并不产生影响。1 003例无已知肿瘤转移的大脉络膜黑色素瘤（高度≥2mm且直径≥16mm；或不论直径大小，高度≥10mm；或高度≥8mm且边缘距视盘<2mm），被随机分配到单纯眼球摘除组和眼球摘除联合术前质子放疗组，10年随访的中位生存期、总死亡率和无转移生存率没有明显差异。

2. 经巩膜肿瘤局部切除术 在脉络膜肿瘤的保眼治疗中，经巩膜肿瘤局部切除术的应用比较局限，主要适用于睫状体或虹膜黑色素瘤。适应证为①睫状体或虹膜睫状体的良性肿瘤；②睫状体或虹膜恶性肿瘤，大小不超过4～5个钟点，无眼部及全身转移表现，亦无其他系统的恶性肿瘤；③术眼仍有一定视力。但是该手术对眼科医生的操作要求很高，否则极易损伤眼内重要结构，甚至最终出现眼球萎缩。

巩膜外侵犯往往提示着较差的预后，对于眼眶大范围的侵犯，需行眶内容剜除术。但是，仍没有证据表明，这种情况下眶内容剜除术可以延长患者的生存。因此，实际上，大多数局部或局限性眼外侵犯的病例并不选择眶内容剜除术，这一治疗方案仍然具有争议性，眼球摘除术仍然是首选治疗。

（钱 江）

参考文献

[1] Kujala E, Makitie T, Kivela T. Very long-term prognosis of patients with malignant uveal melanoma. Investigative ophthalmology & visual science, 2003, 44(11): 4651-4659.

[2] Singh A D, Topham A. Incidence of uveal melanoma in the United States: 1973-1997. Ophthalmology, 2003, 110(5): 956-961.

[3] Weis E, Shah C P, Lajous M, et al.The association between host susceptibility factors and uveal melanoma: a meta-analysis. Arch Ophthalmol, 2006, 124(1): 54-60.

[4] Gragoudas E S, Egan K M, Seddon J M, et al. Survival

of patients with metastases from uveal melanoma. Ophthalmology, 1991, 98(3): 383-389; discussion 390.

[5] Start I J, Zimmerman L E. Extrascleral extension and orbital recurrence of malignant melanoma of the ehoroid and ciliary body. Int Ophthalmol Clin, 1962, 2: 369-384.

[6] Singh A D, Turell M E, Topham A K. Uveal melanoma: trends in incidence, treatment, and survival. Ophthalmology, 2011, 118(9): 1881-1885.

[7] Hu D N, Yu G P, McCormick S A, et al. Population-based incidence of uveal melanoma in various races and ethnic groups. American journal of ophthalmology, 2005, 140(4): 612-617.

[8] McLaughlin C C, Wu X C, Jemal A, et al. Incidence of noncutaneous melanomas in the U.S. Cancer, 2005, 103(5): 1000-1007.

[9] Shields C L, Furuta M, Berman E L, et al. Choroidal nevus transformation into melanoma: analysis of 2514 consecutive cases. Arch Ophthalmol, 2009, 127(8): 981-987.

[10] Shields C L, Shields J A, Perez N, et al. Primary transpupillary thermotherapy for small choroidal melanoma in 256 consecutive cases: outcomes and limitations. Ophthalmology, 2002, 109(2): 225-234.

[11] Shields C L, Shields J A, Cater J, et al. Plaque radiotherapy for uveal melanoma: long-term visual outcome in 1106 consecutive patients. Arch Ophthalmol, 2000, 118(9): 1219-1228.

[12] Diener-West M, Earle J D, Fine S L, et al. The COMS randomized trial of iodine 125 brachytherapy for choroidal melanoma, III: initial mortality findings. COMS Report No. 18. Arch Ophthalmol, 2001, 119(7): 969-982.

[13] Collaborative Ocular Melanoma Study Group. The COMS randomized trial of iodine 125 brachytherapy for choroidal melanoma: V. Twelve-year mortality rates and prognostic factors: COMS report No. 28. Arch Ophthalmol, 2006, 124(12): 1684-1693.

[14] Char D H, Kroll S, Phillips T L, et al. Late radiation failures after iodine 125 brachytherapy for uveal melanoma compared with charged-particle (proton or helium ion) therapy. Ophthalmology, 2002, 109(10): 1850-1854.

[15] Gündüz K, Shields C L, Shields J A, et al. Plaque radiotherapy for management of ciliary body and choroidal melanoma with extraocular extension. Am J Ophthalmol, 2000, 130(1): 97-102.

第七章 耳鼻咽喉科学示范案例

案例36 梅尼埃病

一、病历资料

1. 病史采集 患者，男，48岁，因“眩晕2年伴加重3个月”就诊。患者于2年前无明显诱因出现眩晕，伴左耳波动性听力下降、左耳鸣。眩晕发作时伴有恶心呕吐、不能睁眼，不伴耳闷。眩晕每年发作4～5次，每次持续约1小时，呈旋转性，发作时与体位变化无关，无意识障碍，可自行缓解。近3个月来，患者眩晕频繁，伴恶心、呕吐和腹泻，每天发作1次，每次持续2小时，左耳听力下降明显，间歇期听力不能恢复，伴左耳鸣，每次发作前左耳鸣症状加剧。曾予药物保守治疗，无明显好转，为进一步诊治来我院。患者病程中，无高热，无视力下降，无头痛，无耳痛，无耳流脓，无面瘫等。非发作期精神佳，饮食、睡眠、二便均正常，体重无明显下降。

既往史：否认传染病史，预防接种按时按序，否认手术史、外伤史及输血史，否认食物药物过敏史，否认最近大量使用抗菌药物，否认慢性病史。

个人史：生于原籍，否认疫区、疫情、疫水接触史。否认吸烟史。否认饮酒史

家族史：家人体健，否认家族遗传病史。

2. 体格检查 T 36.5℃，P 76次/min，R 18次/min，BP 122/66mmHg。发育良好，营养良好，面容无病容，表情自如，神志清醒。皮肤、黏膜色泽正常，无皮疹，无皮下出血。面部运动自如，巩膜无黄染，眼球运动自如，瞳孔等大等圆，对光反应灵敏，牙齿整齐。无颈项强直，未扪及甲状腺肿块、结节，未扪及颈部淋巴肿块、结节，气管位置居中。两侧胸壁对称、无畸形，肺呼吸音清，心律齐。腹壁平、软、无压痛及反跳痛，肋下未扪及肝脏和脾脏。脊柱、四肢关节活动自如。未查肛门及外生殖器。神经系统生理反射存在，病理反射未引出。

3. 专科检查 双耳郭无畸形。双外耳道通畅，少量耵聍，双鼓膜完整，标志清。双鼓室无积液。双侧乳突无红肿。无自发性眼震，闭目直立检查(−)。Dix-Hallpike检查：未观察到眼震，患者未出现眩晕发作。头脉冲试验未见异常。

4. 实验室及影像学检查

（1）电测听：右AC（气导）16dB，BC（骨导）10dB，左AC 60dB，BC 51dB（图36-1）。

（2）颈源性前庭诱发肌源性电位（cervical vestibular evoked myogenic potential，cVEMP）：球囊前庭下神经通路双侧存在，左侧反应阈值为85dBnHL，右侧反应阈值为95dBnHL，双侧反应阈值增高，左侧著。

（3）眼源性前庭诱发肌源性电位（ocular vestibular evoked myogenic potential，oVEMP）：椭圆囊前庭上神经通路右侧存在，左侧无反应，右侧反应阈值为85dBnHL，右侧反应阈值增高。

（4）前庭功能及平衡态试验：扫视、追踪、视动、凝视试验正常，无自发性眼震，有右向变位性眼震，双半规管功能不对称，左侧减弱，向右优势偏向，固视抑制试验存在。维持平衡能力：视觉和本体觉正常，前庭觉正常；总体平衡功能稍差。

（5）内耳显影MRI：双侧内耳结构对称，形态未见异常，内听道及内耳未见占位，左侧耳蜗、前庭内淋巴积水可能（耳蜗和前庭内淋巴均重度积水）（图36-2）。

（6）胸片正位片：心肺未见明显活动性病变。

（7）心电图：正常心电图。

（8）常规化验（血常规、尿常规、肝肾功能、电解质、乙肝抗原抗体、输血相关检查、血凝、血糖）：未见明显异常。

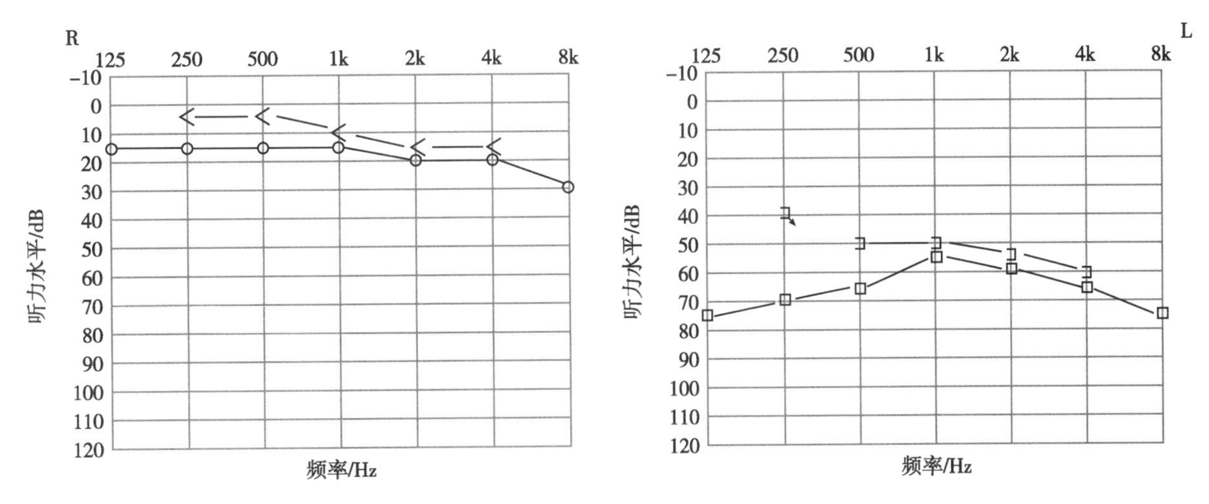

图 36-1　患者双侧耳纯音测听检查的听力曲线结果

可见患者右耳呈现出正常的听力曲线，左耳出现全频的感音神经性听力下降曲线，平均听阈：右耳 AC 16dB，BC 10dB，左耳 AC 60dB，BC 51dB

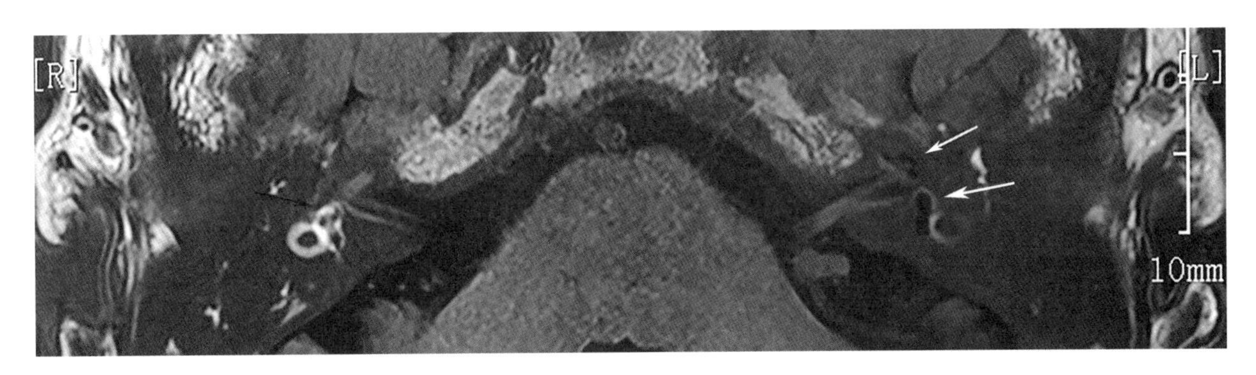

图 36-2　内耳显影 MRI

MRI 图像中的水平半规管层面可观察到患者前庭及耳蜗积水情况，白色粗箭示左耳前庭内淋巴重度积水；白色细箭示耳蜗内淋巴重度积水；黑箭示右耳内淋巴未见积水

二、诊治经过

患者无明显诱因下出现发作性眩晕，早期伴左耳波动性听力下降、左耳鸣，伴有恶心呕吐、不能睁眼，每次持续约 2 小时，呈旋转性，发作时与体位变化无关，无意识障碍，可自行缓解，但眩晕发作越发频繁，不伴有高热、视力下降、头痛、耳痛、耳流脓、面瘫等症状。

思考 1：作为接诊医生，询问病史时，如何判断患者主诉是眩晕、头晕头昏还是平衡失调？

眩晕是指自身与周围物体空间位置关系发生改变的运动错觉，主要为旋转性，也可为水平移动、摇摆等方式，常伴有恶心呕吐。可询问患者睁眼时是否感觉周围物体旋转，闭眼时是否感觉自身旋转。头晕或头昏是头内出现无法明确表达的不适感。平衡失调是患者出现的一种不平衡感或反复倾倒感，一般出现在前庭系统急性病变的代偿期。

思考 2：梅尼埃病的诊断主要依赖于患者的病史，在询问眩晕病史时，应该注意哪些细节？

梅尼埃病的诊断主要依靠病史，详细地病史采集能使 90% 的患者得到明确的诊断。注意询问患者眩晕发作的诱因、每次持续时间、发作强度、发作频率和伴随的症状。梅尼埃病患者的眩晕为自发性眩晕，与患者头位和身体运动无关，一般持续数十分钟至数小时，可伴有恶心呕吐甚至腹泻。部分梅尼埃病患者在疾病后期，可在毫无预兆的情况下出现不伴有意识障碍的跌倒发作，即 Tumarkin 耳石危象。患者一旦出现毫无预兆的跌倒发作，应引起重视，它会导致患者严重的外伤，甚至危及生命，因此需积极干预。

思考 3: 在耳鼻喉科门诊遇到眩晕患者时，第一时间考虑到哪些引起眩晕的疾病并进行鉴别？

主要有良性阵发性位置性眩晕、梅尼埃病、迟发性膜迷路积水、前庭型偏头痛、前庭神经炎、突发性聋、听神经瘤、上半规管裂综合征、后循环障碍等。根据患者提供的病史、体格检查、专科检查及辅助检查进行鉴别诊断，详见下文鉴别诊断部分。

思考 4: 梅尼埃病患者的耳蜗症状在自然病程中有哪些规律及特点？

患耳的听觉功能早期主要表现为波动性的低频感音神经性聋，间歇期听力可改善甚至恢复正常，随着病程的发展，中频及高频听力出现下降，后期听力图表现为平坦型的听力曲线。患耳的听力水平随着病程的延长而逐渐下降，根据患耳的听力下降程度对梅尼埃病进行分期（主要依据的是 0.5Hz、1Hz、2Hz、3kHz 四个频率的平均听阈，3kHz 听阈为 2kHz 和 4kHz 两频率听阈的平均值）：Ⅰ期，平均听阈 <25dB；Ⅱ期，平均听阈为 25～40dB；Ⅲ期，平均听阈为 41～70dB；Ⅳ期，平均听阈 >70dB。

80% 梅尼埃病患者伴有耳鸣，其中 80% 的患者耳鸣的发生同眩晕发作有明显关系，即眩晕发作前耳鸣有明显加重。极少数患者可表现为先出现耳鸣、耳闷及听力下降，在一次眩晕发作后耳鸣、耳闷及眩晕自行消失，称为耳鸣 - 耳聋 - 眩晕综合征（Lermoyez syndrome）。

患者行内耳 MRI 钆显影揭示左侧耳蜗、前庭部内淋巴积水可能。cVEMP 检查结果为球囊前庭下神经通路双侧存在，双侧反应阈值增高，左侧著。oVEMP 检查结果为椭圆囊前庭上神经通路右侧存在，左侧无反应，右侧反应阈值增高。视频眼震电图示扫视、追踪、视动、凝视试验正常，无自发性眼震，有右向变位性眼震。冷热水试验示双半规管功能不对称，左侧减弱，向右优势偏向，固视抑制试验存在。维持平衡能力检查结果示视觉和本体觉正常，前庭觉正常；总体平衡功能稍差。固视抑制试验存在，提示病变为前庭周围性病变。辅助检查均提示左侧前庭功能的异常。结合病史和辅助检查，明确诊断为“左梅尼埃病”。

思考 5: 在行辅助检查前，门诊诊室中可对眩晕患者行哪些检查帮助诊断与鉴别诊断？

在门诊诊室中，行辅助检查前可观察患者的自发性眼震、凝视诱发眼震，行平滑跟踪试验、扫视试验、固视抑制试验、头脉冲试验、闭目直立（Romberg）试验、Romberg 加强试验和 Dix-Hallpike 试验等帮助诊断与鉴别。

思考 6: 如何解读内淋巴显影的 MRI 图像？

鼓室内或静脉注射钆造影剂后，钆进入内耳外淋巴，但不能通过血迷路屏障进入内淋巴，故 MRI 图像可见钆造影剂在外淋巴间隙的显影。内淋巴积水，外淋巴空间减少，进入外淋巴的钆造影剂减少，而内耳内淋巴区域的低密度影增大，从而评估内淋巴积水范围及程度，为梅尼埃病诊断提供直接依据。

目前对内淋巴积水的影像学常用诊断是基于 2009 年提出的分类标准，分为无积水、轻度积水和重度积水。前庭内淋巴的积水程度是根据前庭内淋巴间隙面积占该侧前庭总面积（即内、外淋巴间隙面积的总和）的比值 R，R≤1/3 为无积水，1/3<R≤1/2 为轻度积水，R>1/2 为重度积水。耳蜗内淋巴的积水程度是根据前庭膜是否移位及移位程度，无积水即前庭膜无移位，前庭膜有移位但中阶面积不大于前庭阶时为轻度积水，耳蜗的中阶面积明显大于前庭阶时为重度积水。

思考 7: 若遇到双侧听力下降患者如何判断患耳侧别？

首先根据患者病史，了解与眩晕相关的听

力下降及耳鸣侧别，并可通过专科检查及纯音测听检查排除传导性聋的听力下降侧别，结合内耳显影MRI进一步明确患耳侧别。

临床上如患者双侧听力下降，同时内耳显影MRI提示双侧内耳内淋巴积水，此时责任耳的确定十分关键。一般眩晕发作前耳鸣加重耳为责任耳。大约30%的梅尼埃病患者对侧耳最终会累及，在这部分患者中50%患者2年内会出现对侧耳梅尼埃病症状。我们对临床诊断为单侧梅尼埃病的患者行内耳显影MRI，发现17.4%对侧听力正常耳存在不同程度的内淋巴积水。因此临床眩晕反复发作的梅尼埃病患者，除考虑梅尼埃病复发外，还要警惕对侧耳伴发梅尼埃病。

患者确诊后，询问病史发现患者曾行药物保守治疗，但眩晕控制效果不佳。予以左鼓室内注射30mg/mL庆大霉素治疗，嘱患者注意保持规律的生活方式，低盐饮食，禁烟、酒、茶和咖啡，保证睡眠和心情舒畅。出院后3周复查，随访患者平衡障碍的严重性，眩晕控制情况、前庭功能及听觉功能改变情况，同时行头脉冲试验和前庭平衡功能检查，以决定是否需行再次鼓室庆大霉素注射。

思考8：*治疗梅尼埃病患者的治疗原则是什么？应对该患者采取怎样的治疗策略？*

目前对梅尼埃病的治疗主要围绕如何改善患者眩晕，对其干预主要为对症处理。对梅尼埃病其他症状如听力下降、耳鸣和耳闷，目前还缺乏有效的治疗策略。梅尼埃病的治疗原则为采取阶梯治疗控制眩晕发作。详见下文治疗方案部分。

三、病例分析

1. 病史特点

（1）患者，男，48岁，眩晕2年伴加重3个月，伴左耳听力下降及左耳鸣，眩晕发作时伴有恶心呕吐、不能睁眼。近日眩晕发作频繁，每天发作1次，每次持续2小时，发作时与体位变化无关，无意识障碍。不伴有高热、视力下降、头痛、耳痛、耳流脓、面瘫等症状。

（2）专科检查：双耳廓无畸形。双外耳道通畅，少量耵聍，双鼓膜完整，标志清。双鼓室无积液。双侧乳突无红肿。无自发性眼震，闭目直立检查（-）。Dix-Hallpike检查：未观察到眼震，患者未出现眩晕发作。头脉冲试验未见异常。

（3）辅助检查：电测听右耳AC 16dB，BC 10dB，左耳AC 60dB，BC 51dB。cVEMP：球囊前庭下神经通路双侧存在，双侧反应阈值增高，左侧著。oVEMP：椭圆囊前庭上神经通路右侧存在，左侧无反应，右侧反应阈值增高。前庭功能及平衡态试验：扫视、追踪、视动、凝视试验正常，无自发性眼震，有右向变位性眼震。冷热水实验：双半规管功能不对称，左侧减弱，向右优势偏向，固视抑制试验存在，提示患者周围性前庭功能下降。维持平衡能力：视觉和本体觉正常，前庭觉正常，总体平衡功能稍差。内耳显影MRI：左侧耳蜗、前庭内淋巴积水可能。

2. 诊断与诊断依据　梅尼埃病的诊断主要依靠患者详尽的病史资料，辅以听觉功能、前庭功能检查和内耳显影影像学检查。Barany学会、日本平衡研究会、欧洲耳科学与神经耳科学会（EAONO）、美国耳鼻喉头颈外科学会（AAO-HNS）平衡委员会和韩国平衡学会于2015年共同制定了梅尼埃病的诊断标准，分为明确的梅尼埃病诊断标准和可能的梅尼埃病诊断标准。

明确的梅尼埃病诊断标准：①2次或2次以上的自发性眩晕发作，每次持续20分钟至12小时；②听力学检查证实患侧耳出现低频至中频的感音神经性听力下降，在眩晕前、眩晕时或眩晕后至少一个阶段出现患侧耳的听力下降；③患侧耳出现波动性的患耳症状，如听力、耳鸣或耳闷胀感；④不能由另一个前庭疾病更好的解释。

可能的梅尼埃病诊断标准：①2次或2次以上的眩晕发作，每次持续20分钟至24小时；②患侧耳出现波动性的听觉症状，如听力、耳鸣或耳闷胀感；③不能由另一个前庭疾病更好的解释。

在本病例中，根据病史，患者多次出现自发性眩晕，每次持续2小时，伴左耳波动性听力下降及左耳鸣，辅以听力学检查示全频的感音神经性听力下降，内耳显影 MRI 示左侧耳蜗、前庭内淋巴积水可能，前庭功能检查均提示左侧前庭功能的异常，故诊断明确。

3. 鉴别诊断

（1）良性阵发性位置性眩晕（benign paroxysmal positional vertigo，BPPV）：BPPV 系外周性眩晕最常见的病因。95% 的 BPPV 是由于椭圆囊上的耳石进入后半规管所致，只有极少数患者是由于耳石进入水平半规管或上半规管所致。BPPV 是特定头位诱发的短暂（不超过 1min）阵发性眩晕，患者通常能分辨出患侧，不伴有听力下降、耳鸣等症状。患者眩晕发作后可能伴有头重脚轻及不稳感。行 Dix-Hallpike 检查时可观察到典型的垂直扭转型眼震。BPPV 通常有较好的自愈倾向。

（2）迟发性膜迷路积水（delayed endolymphatic hydrops，DEH）系一种不同于梅尼埃病，但又可出现类似于梅尼埃病症状的独立疾病，主要临床表现为单侧耳先出现极重度感音神经性聋，经一段潜伏期后同侧耳出现类似于梅尼埃病的发作性眩晕（同侧型）或对侧出现耳波动性听力下降伴或不伴有类似于梅尼埃病的发作性眩晕（对侧型），此潜伏期可为 1～74 年不等。

（3）前庭型偏头痛（vestibular migraine，VM）：诊断依赖于患者的病史，多见于女性患者，患者眩晕的发作可以为数分钟到数天，仔细询问患者多伴有偏头痛症状，如：头痛和畏光、畏声等先兆发作，直系亲属可有偏头痛病史。

（4）前庭神经元炎（vestibular neuronitis，VN）：系前庭神经元受累所致的一种突发性眩晕疾病，可能因病毒感染所致，临床上以突发眩晕、向健侧的自发性眼震，恶心呕吐为特征。前庭功能减弱，一般不伴有耳鸣和听力下降。数天后症状逐渐缓解，但可转变为持续数月的位置性眩晕。发病后外周前庭功能并不能完全自然恢复。

（5）突发性聋（sudden deafness）：约半数突发性聋患者伴有眩晕，但极少数反复发作。听力损失快而重，且以高频为主，无波动性。

（6）上半规管裂综合征（superior semicircular canal dehiscence syndrome，SCDS）：系由于上半规管表面缺乏骨质覆盖而引起的。患者表现为受强声刺激或中耳、颅内压增高时可引发眩晕，同时表现为低频听力下降或自声增强。体格检查发现患者表现为垂直旋转性的眼球运动。cVEMP 检查结果示患侧反应阈值降低，振幅增高。高分辨颞骨 CT 上半规管重建后可显示上半规管骨质缺损。

（7）听神经瘤（acoustic neuroma）：患者表现为单侧的感音神经性聋和耳鸣，早期可有前庭功能障碍，表现为头晕不稳，肿瘤压迫其他脑神经可有相应症状表现。MRI 是目前诊断此疾病最敏感、最有效的办法。

（8）后循环障碍（posterior circulation disorder）：患者可出现旋转性眩晕，也可为头晕、头重脚轻、共济失调等，持续时间短（2～15 分钟），常发生于转头或后仰时。患者可同时合并感觉障碍、运动功能异常、视觉异常等症状。

四、治疗方案

梅尼埃病的治疗原则为采取阶梯治疗方案控制眩晕发作。由于梅尼埃病患者症状有一定的自限性，因此临床上对梅尼埃病的处理不应过于激进，应慎重实施破坏性的手术治疗方法。

1. 调整生活习惯 梅尼埃病患者应低盐饮食，禁烟、酒、茶和咖啡，保证睡眠和心情舒畅。规律的生活方式能使 50% 的梅尼埃病患者眩晕得到控制。

2. 药物治疗

（1）针对急性发作期就诊的患者，应用前庭抑制剂（如地西泮等苯并二氮类药物）、抗胆碱药（如东莨菪碱）和 H_1 受体拮抗剂（如茶苯海明）对症处理，主要用于减轻患者眩晕、恶心及呕吐等症状，一般在症状缓解后停用前庭抑制剂，长时间使用将不利于前庭功能的代偿作用。应用利尿剂（如乙酰唑胺、甘露醇等）可改善内耳膜迷路的积水，使用时注意电解质平衡。

（2）针对间歇期就诊的患者，预防性使用血管扩张药和钙通道阻滞剂，如氟桂利嗪、倍他司汀等治疗。一项倍他司汀的双盲对照试验显示高剂量或低剂量倍他司汀以及安慰剂对梅尼埃病眩晕的作用无显著差异。但该研究者仍认为更高剂量的倍他司汀对梅尼埃病眩晕的治疗有效。

3. Meniett 低压脉冲治疗和鼓膜置管 Meniett耳道加压治疗方式是保守治疗的方式之一，疗效至今存在争议。有报道称鼓膜置管能明显改善患者的耳闷症状。

4. 鼓室内给药 针对保守治疗效果不佳的难治性梅尼埃病患者可优先考虑创伤小的治疗方式，鼓室内给药（地塞米松或庆大霉素）操作简单，随着内耳药代动力学研究的深入，内耳给药方案的优化，使得该治疗方式的疗效提高，副作用风险降低。由于庆大霉素具有耳毒性，可损伤前庭的感觉上皮以降低前庭系统的敏感性，从而控制眩晕，同时也有着听力下降的风险，但小剂量使用庆大霉素对患者听力损伤小。在临床实践中，患者若保守治疗无效，可采用鼓室内注射地塞米松或30mg/mL 小剂量庆大霉素的治疗方案。

5. 手术治疗 5%～10% 的梅尼埃病患者在采用上述治疗方式后，眩晕控制效果仍不佳，可考虑手术治疗。目前临床上常用的手术方式为内淋巴减压术、半规管栓塞术、迷路切除术和前庭神经切断术等。由于梅尼埃病诊断更加精准，内耳局部给药的效果明显，梅尼埃病的治疗趋势是微创化，对患者外科手术干预的治疗正逐渐减少。

五、预后

梅尼埃病在自然病程中具有自限性，临床预后较好。临床研究发现，57% 的梅尼埃病患者眩晕发作在 2 年内会自行缓解，71% 的患者眩晕发作 8 年内自行缓解，这一现象的发生可能同眩晕反复发作后前庭功能下降和患者对前庭刺激敏感性降低有关。

内耳局部给予激素对患者听力的影响小，是梅尼埃病眩晕控制的首选方案。但地塞米松内耳药代动力学研究发现其在内耳存在的时间极短，甚至无法到达耳蜗顶圈，对内耳的药理作用弱；相反，庆大霉素内耳药代动力学研究表明，鼓室庆大霉素给药后庆大霉素在前庭中的药物浓度最高，能有效作用于前庭毛细胞，改善患者的眩晕发作。临床研究表明患者鼓室内地塞米松给药后眩晕控制率约为 70%，而庆大霉素鼓室内给药后难治性眩晕控制率可达 90%。也有研究比较鼓室庆大霉素和鼓室甲泼尼龙注射对梅尼埃病眩晕的疗效控制，发现两种治疗方式无统计学意义，这可能同疗效评估体系有关。目前疗效评估需观察 2 年，而在 2 年内多数患者有自愈倾向，因此导致两种治疗的效果差异不明显。根据动物实验结果提出小剂量（30mg/mL）鼓室内庆大霉素注射治疗难治性梅尼埃病眩晕，取得明显疗效，即鼓室内庆大霉素注射 1 次后，患者 3 周后随诊，根据患者眩晕控制情况决定是否需要再次注射。庆大霉素内耳局部给药后多数患者会出现平衡不稳的现象，如给药前充分告知并积极指导前庭康复训练，患者的平衡不稳现象在治疗后 1 个月左右可得到改善。

六、要点和讨论

梅尼埃病的病理基础为内耳内淋巴积水。内耳内淋巴不断增加可使前庭膜扩张移位，当前庭膜张力达到极限时，前庭膜破裂，内外淋巴混合后刺激毛细胞，引起眩晕发作。基于梅尼埃病内淋巴积水后外淋巴空间减少的病理特点以及钆造影剂无法通过血迷路屏障的组织特性，鼓室内或者静脉注射钆造影剂后内耳显影影像学技术可观察到梅尼埃病患者内耳内淋巴积水程度，为梅尼埃病的诊断提供直接的依据。但这一诊断依据并不能成为诊断梅尼埃病的“金标准”。临床研究表明 97.2% 的梅尼埃病患者证实有内淋巴积水，但少数患者行内耳显影，未见内淋巴积水的征象。另外，我们在临床上可观察到有的患者内耳显影结果显示内淋巴积水，但缺乏梅尼埃病的临床表现。因此，梅尼埃病的诊断仍依赖于患者详尽的病史。

在本病例中，首先明确患者眩晕发作的诱因、每次持续时间、发作强度、发作频率和伴随的症状，该患者多次出现自发性眩晕，每次持续 2 小时，伴左耳波动性听力下降及左耳鸣，眩晕发作时伴有恶心呕吐、不能睁眼，与体位变化无关，无意识障碍。不伴有高热、视力下降、头痛、耳痛、耳流脓、面瘫等症状。根据病史可诊断左梅尼埃病。辅以听力学检查示全频的感音神经性听力下降，内耳显影 MRI 示左侧耳蜗、前庭内淋巴积水可能，前庭功能检查均提示左侧前庭功能的异常，进一步明确诊断。根据梅尼埃病的阶梯治疗原则，由改变生活习惯及药物治疗等保守治疗开始，若保守治疗无效，可考虑鼓室内给药的治疗方式控制眩晕发作。对于梅尼埃病的诊治流程详见图36-3。

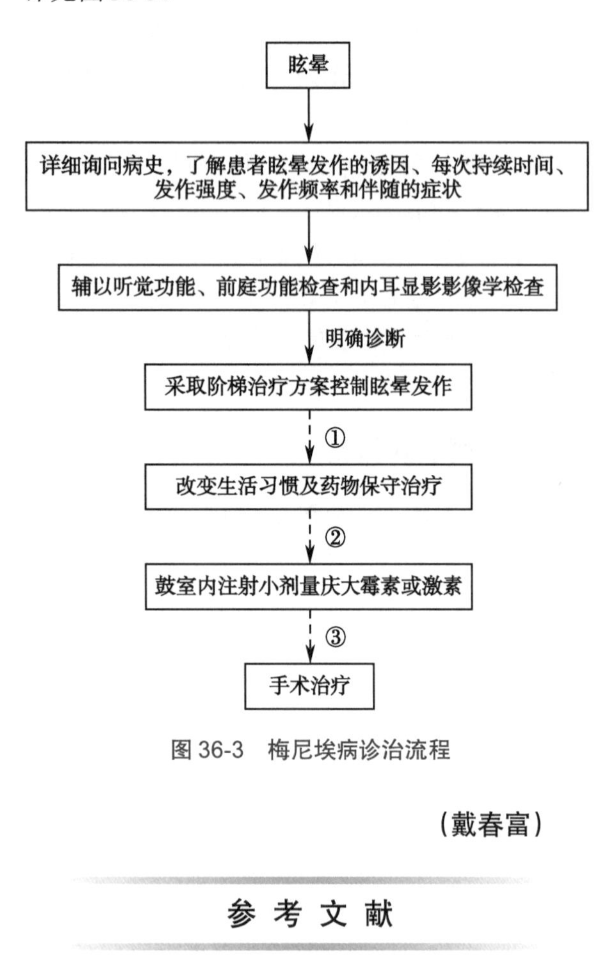

图36-3　梅尼埃病诊治流程

（戴春富）

参考文献

[1] LOPEZ-ESCAMEZ J A，CAREY J，CHUNG W H，et al. Diagnostic criteria for Meniere's disease[J]. J Vestib Res，2015，25（1）：1-7.

[2] 戴春富，李轩毅. 梅尼埃病临床诊治中的思考[J]. 临床耳鼻咽喉头颈外科杂志，2019，33（3）：196-199.

[3] WU Q，DAI C，ZHAO M，et al. The correlation between symptoms of definite Meniere's disease and endolymphatic hydrops visualized by magnetic resonance imaging[J]. The Laryngoscope，2016，126（4）：974-979.

[4] PATEL M，AGARWAL K，ARSHAD Q，et al. Intratympanic methylprednisolone versus gentamicin in patients with unilateral Meniere's disease：a randomised，double-blind，comparative effectiveness trial[J]. Lancet，2016，388（10061）：2753-2762.

[5] SALT A N，Plontke S K. Pharmacokinetic principles in the inner ear：Influence of drug properties on intratympanic applications[J]. Hear Res，2018，368：28-40.

案例37　鼻　咽　癌

一、病历资料

1. 病史采集　男性，55岁。因"鼻咽癌放疗后9年，张口受限，左面部麻木感，左眼视力下降2个月"就诊。患者9年前无明显诱因下出现耳闷，回吸涕血，不伴进行性鼻塞，无黏脓涕，无鼻腔活动性出血。在当地医院就诊，鼻咽镜检查发现鼻咽肿物，行鼻咽肿物活检术，病理结果提示鼻咽癌。在当地医院行放射治疗及化疗（具体剂量及方案不详），治疗后定期复查，鼻咽部无异常新生物。2个月前出现张口受限，左面部麻木感，左眼视力下降。发病以来，患者一般情况好，无发热、头痛、头晕等症状，饮食、睡眠佳，两便正常，体重无明显下降。

既往史：否认高血压、心脏病、糖尿病等慢性病史，否认传染病史，否认食物药物过敏史，否认手术外伤史。

个人史：足月顺产，生长发育同正常同龄儿。吸烟史15年，半包/d，无饮酒嗜好。

家族史：父母均健在，否认恶性肿瘤及遗传病史。

2. 体格检查　T36.9℃，HR 87次/min，BP144/88mmHg，体重68kg。神志清，精神欠佳，面色略苍白，双侧瞳孔等大等圆，对光反射灵敏。双侧胸廓对称，呼吸音双侧清晰。心律齐，心音有力，未闻及杂音。腹软，未扪及包块，肝脾肋下未扪及。四肢无水肿，活动自如。

3. 专科情况　左上眼睑下垂，左眼球运动障碍，外展受限（图37-1、图37-2）。咽部无充血，软腭上抬不对称，左软腭上抬受限（图37-3）双侧扁桃体Ⅰ度肿大，无渗出，颈软，气管居中。双侧声带光滑，活动对称，左颈深上部可扪及约3.0cm×2.5cm×2.0cm包块，质地中等，无压痛，边界不清，活动受限（图37-4）。

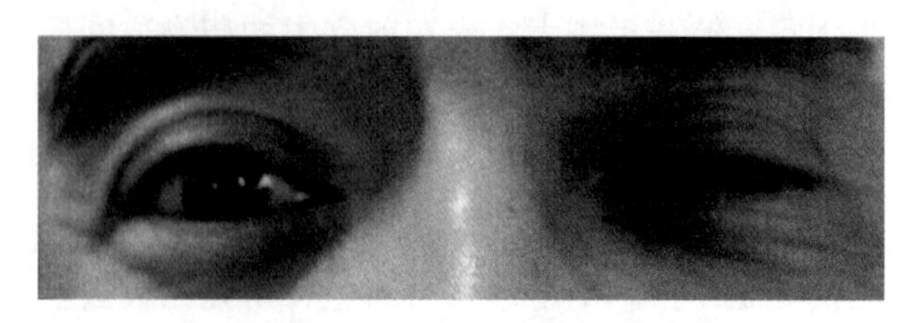

图37-1　患者左上眼睑下垂

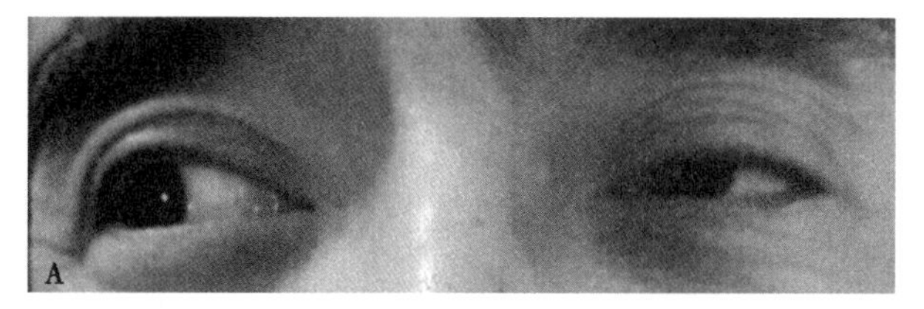
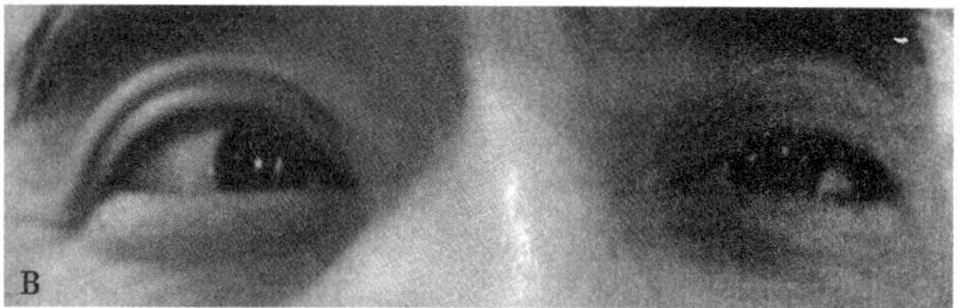

图 37-2　左眼球活动障碍，外展受限

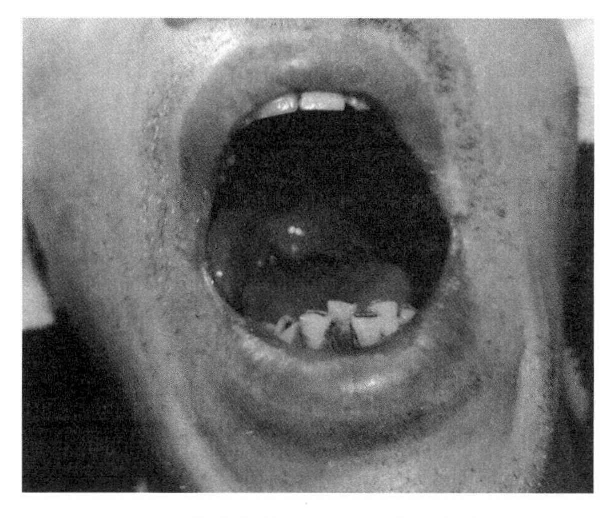

图 37-3　软腭上抬不对称，左软腭上抬受限

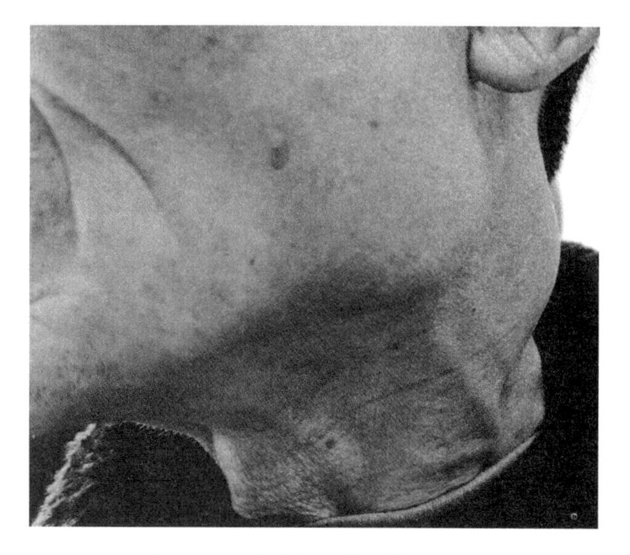

图 37-4　左颈深上部可扪及包块

4. 实验室及影像学检查

（1）血常规：WBC 12.52×10^9/L，N 77.2%，L 15.4%，M 6.7%，RBC 5.40×10^{12}/L，Plt 227×10^9/L，Hb 101g/L。

（2）血生化：BUN 3.6mmol/L，Scr 61μmol/L，BUA 0.13mmol/L，ALT 8U/L，AST 15U/L，TBIL 5μmol/L，γ-GT23U/L，TC 3.41mmol/L，TG 0.87mmol/L，Glu 5.3mmol/L。

（3）血电解质：Na^+ 145mmol/L，K^+ 4.0mmol/L，Cl^- 105mmol/L。

（4）鼻 CT：复发性鼻咽癌病例，鼻咽部左侧壁软组织增厚，边界模糊，前达左后鼻孔、向外侵犯左侧咽隐窝及咽旁间隙，左侧翼腭窝及眶下裂轻度受累（图 37-5）。

（5）鼻颅 MRI：鼻咽癌放疗后，鼻咽腔变形，

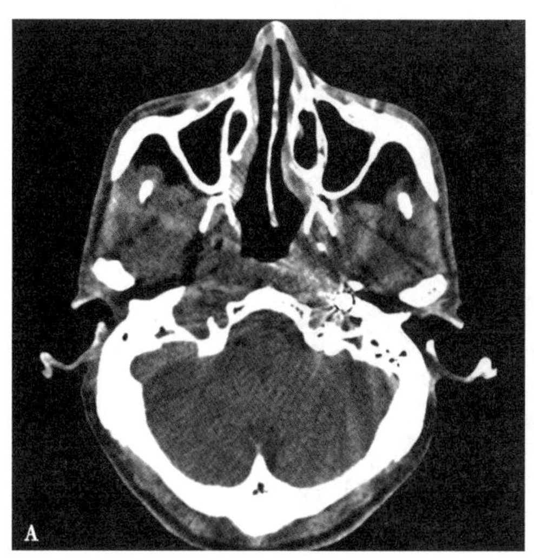
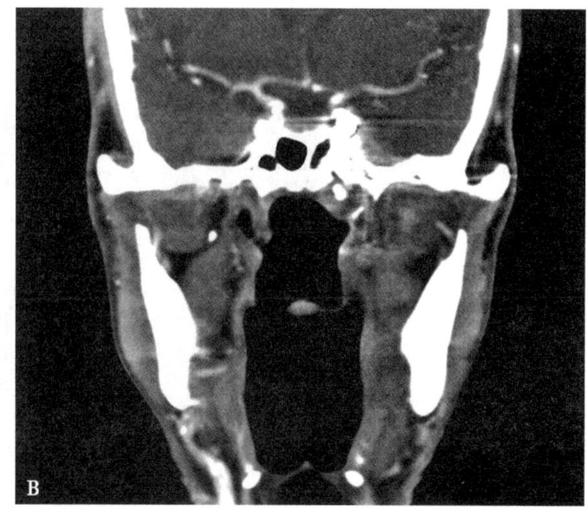

图 37-5　鼻 CT

A、B. 鼻 CT 示左鼻咽占位

左侧鼻咽深部、中颅底（蝶窦底壁、翼突根部）、鞍旁海绵窦区弥漫性异常信号病灶，T_1WI 呈等信号，T_2WI 呈等稍高信号，增强扫描不均匀强化，伴少许低信号坏死，边界不清晰，病灶累及左眶下裂、翼腭窝顶、颈动脉管周围，左侧翼突、蝶骨体、斜坡、岩尖颈动脉管脂肪髓信号广泛缺失，增强扫描不均匀强化。扫描所及双侧咽后区、颌下、颈部散在小淋巴结，未见明显肿大淋巴结。结合 MRA 示左侧颈内动脉未见显影，左椎动脉较细，基底动脉、右侧颈内动脉、双侧大脑前中后动脉显示如常，大脑动脉环完整。双侧额窦、筛窦、上颌窦、左侧蝶窦黏膜增厚及少许积液（图 37-6）。

二、诊治经过

患者 9 年前患鼻咽癌，此次张口受限，左面部麻木感，左眼视力下降 2 个月，考虑鼻咽癌复发。因患者曾行放射治疗，为避免放射性损伤，不宜再次放疗，拟经鼻行鼻咽颅底肿瘤切除手术，手术以切除病灶为目标，切除组织送病理检查，按鼻颅底手术进行术前准备。

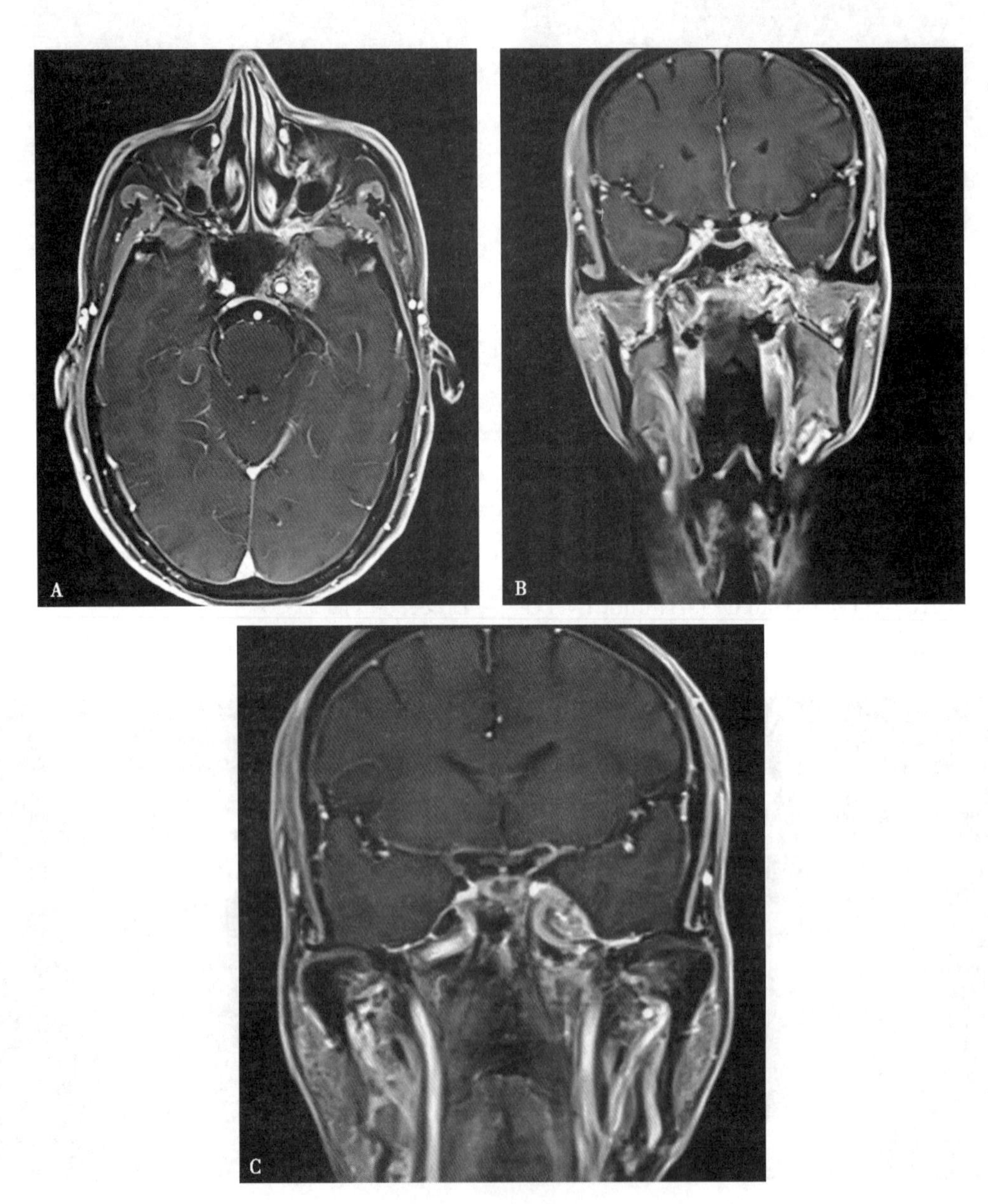

图 37-6 鼻颅 MRI
A～C. 鼻咽占位，病灶侵及左侧海绵窦

思考 1：作为接诊医生，如何向上级医师汇报病情及与患者及家属沟通？

向上级医生汇报病情的要点：患者主诉及既往鼻咽癌病史和治疗情况、主要阳性体征包括脑神经受损的征象、影像学检查提示鼻咽占位及颅内受侵表现。

与患者及家属谈话要点：告知患者和家属鼻咽癌复发可能，既往曾行放射治疗，目前不宜再次放疗以避免放射性损伤，考虑手术切除病灶并送病理检查的治疗方案。根据病情有进一步治疗的可能。说明手术可能产生的风险及并发症，由于病灶侵及颅内，并且包绕大血管，手术风险很大，且存在病灶不能完全切除的可能。手术需要输血，说明输血可能产生的并发症。

思考 2：患者 9 年前曾患鼻咽癌，做过放、化疗。治疗后定期复查，鼻咽部无异常新生物。此次出现张口受限，左面部麻木感，左眼视力下降，是否与鼻咽癌有关？若考虑鼻咽癌复发，应做哪些检查？是否必须作活检以明确诊断？

患者近 2 个月出现张口受限，左面部麻木感，左眼视力下降，考虑到 9 年前曾有鼻咽癌病史，鼻咽癌可以侵及脑神经引起上述症状，因此首先要考虑鼻咽癌复发可能。要明确诊断，应当行鼻咽镜检查，如有可疑病灶，应行组织活检，送病理诊断。如果鼻咽部无明确病灶，且影像学检查提示病灶深在，不易取活检，则不必勉强活检，因为有取不到所需病灶的可能（取到的组织病检结果阴性），且局部损伤较大。还应行影像学检查包括 CT 与 MRI，了解病变范围及受累部位与周围组织器官的关系。影像学检查有鼻内镜检查不可替代的作用。CT 扫描对了解病变部位、范围，以及邻近器官组织受累及情况均有帮助。CT（骨窗）能较好地显示骨组织形态改变；CT（软组织窗）对组织学鉴别诊断有一定帮助，增强造影有助于鉴别肿瘤及炎症。血供丰富的组织如血管瘤和部分肿瘤增强明显。MRI 检查能较好地显示软组织病变，了解病变部位、范围，与周围组织的关系。MRA（磁共振血管成像）可显示血管如颈内动脉等，了解肿瘤与大血管的关系。增强造影和 DWI 弥散加权成像有助于肿瘤与其他组织的鉴别。此外，应摄胸部 CT 以了解有无肺部转移病灶；行腹部 B 超检查以了解肝脾有无转移病灶。

思考 3：患者有张口受限，左面部麻木感，左眼视力下降等症状，及上眼睑下垂、同侧眼球运动障碍、软腭上抬不对称、颈深上部包块等体征，应考虑哪些组织结构受累及？

基于鼻咽癌的发病部位及生长特性，肿瘤可经咽隐窝破坏周围骨质，沿破裂孔向颅内发展，进而侵及脑神经，常先侵犯Ⅴ、Ⅵ脑神经，继而累及Ⅱ、Ⅲ、Ⅳ脑神经，瘤体直接侵犯或由转移淋巴结压迫，可导致后组脑神经Ⅸ、Ⅹ、Ⅺ、Ⅻ受损。本病例具有较为典型的病灶累及脑神经的表现，包括三叉神经受累致面部麻木感、张口受限，动眼神经、外展神经受累致上眼睑下垂、眼球运动障碍，视神经受累致视力下降，以及舌咽神经、迷走神经受累致软腭麻痹上抬不对称。此外，鼻咽癌易致颈部淋巴结转移，综合患者病况，其颈深上无痛性包块应考虑为鼻咽癌淋巴结转移。

患者入院后行鼻咽镜检查，结果显示鼻咽部表面光滑。入院后复查鼻颅 MRI 示：鼻咽癌放疗后病例，目前左鼻咽顶黏膜下、中颅底、鞍旁海绵窦区弥漫性软组织肿块，涉及左眶下裂、翼腭窝顶、颈动脉管周围，同 2 个月前 MRI 大致相仿，考虑复发可能，请结合临床。

胸部 CT 平扫：未见占位性病灶。

腹部 B 超检查：肝、脾、肾未见占位性病灶。

患者鼻咽部无明确病灶，鼻咽 MRI 检查提示病灶深在，不易取到组织送病理活检，考虑到患者曾行放射治疗，不宜再行放射治疗，故准备在全身麻醉下手术切除病灶，一并送病理活检。

思考 4：根据患者症状、体征及影像学检查结果，考虑为鼻咽癌复发，请给出鼻咽癌 TNM 分类及分期。

患者肿瘤侵及颅内和脑神经，应为 T_4，单侧小于 6cm 颈深上淋巴结，属于 N_1，无远处转移征象，是为 M_0，故 TNM 分类为 $T_4N_1M_0$，分期为Ⅳ期 A 期。

思考 5：鼻咽癌复发与首次诊断的鼻咽癌相比，治疗上有何不同？是否首选放射治疗？

鼻咽癌大多属于低分化鳞癌，对放射治疗敏感，故放射治疗为首选方案。该患者 9 年前因鼻咽癌曾行放化疗，考虑到放射治疗的副作用，且首次放射治疗总剂量不详，放射线对身体器官组织的不良影响不得不考虑，故放射治疗不作为首先考虑的选项。化疗一般作为次选治疗选项，还要看肿瘤对化疗是否敏感，以及患者的耐受情况。鼻咽癌化疗疗效不高，目前多采用诱导化疗与同期放化疗以增强放疗敏感性。手术作为备选治疗方案，主要应用于放疗后残留或局部复发，作为挽救性手术对于该患者应该可以考虑。

患者有脑神经受损的征象，影像学检查提示病灶侵及左侧海绵窦，包绕颈内动脉。手术风险很大，为尽可能完全切除肿瘤及避免损伤颈内动脉引发致命性大出血，故拟先行左颈内动脉栓塞，再行肿瘤切除术。为避免颈内动脉栓塞可能引起的严重并发症，栓塞前先行颈动脉球囊闭塞试验又称 BOT 试验，该患者试验结果为阴性，故在全身麻醉下施行了左颈内动脉栓塞术。术后 3 天在全身麻醉下行鼻颅底肿瘤切除术，过程中采用了导航指引及超声检测等措施，避免损伤重要结构，尽可能全切除病灶，术腔以同侧颞肌瓣修补充填。同期行左颈淋巴结清扫术。

思考 6：患者术后应注意哪些事项？

患者为鼻颅底手术，术后应入监护室观察，除常规手术后护理外，应注意保持半卧位，观察生命体征及神志瞳孔和精神状态，记录 24 小时出入液量。预防术后感染应选用能够通过血脑屏障的抗生素如头孢曲松，给予激素以增强机体应激能力，减轻颅内组织水肿反应，同时注意观察伤口渗血情况。颈淋巴清扫术后应注意局部引流管通畅与否，引流液数量、性状的观察。注意辅料的更换。

患者术后入监护室观察，予半卧位，心电监护，监测呼吸、血压、脉搏、体温等生命体征，观察神志、瞳孔、精神状态及伤口渗血情况，记录 24 小时出入量。给予头孢曲松（罗氏芬）静脉滴注，于术后第二天行 MRI 检查（图 37-7），并转回病房护理。

术后 MRI：左鼻咽扩大切除术后，左侧鼻甲、上颌窦、筛窦、蝶窦、鼻咽、翼腭窝、翼突、颞下窝、中颅底部分结构缺损，目前左鼻术腔填塞中，术腔后部翼腭窝、颞下窝、蝶窦区见皮瓣影，T_1WI 中等信号为主，T_2WI 呈不均匀等高信号，增强后呈不均匀轻 - 中度强化。Gd-DTPA 增强后明显强化，局部未见明显强化肿块影。斜坡、左侧岩尖、颈静脉孔区部分骨髓脂肪信号减低，增强扫描轻 - 中等强化。左侧中耳乳突少量积液。双侧额窦、筛窦、右侧上颌窦黏膜增厚积液。双侧中上颈部多发小淋巴结。咽部及周围间隙水肿。左侧部分颈内动脉造影剂未充盈。

术后病理：

（1）（左侧三叉神经）非角化性癌，未分化型，组织有挤压。并见神经组织。

IHC（I19-0672）：CKpan（+），P63（+），EBER（部分 +），Ki67（60%+），S100（少量 +）。

（2）（左侧斜坡）非角化性癌，未分化型，组织有挤压。

IHC（I19-0672）：CKpan（+），P63（+），EBER（部分 +），Ki67（50%+），S100（少量 +）。

（3）（左侧鼻咽底右侧切缘）纤维结缔组织，间见少数异型细胞有挤压。

IHC（I19-0672）：CKpan（−），P63（−），EBER（−），Ki67（1%+），S100（−）。

患者半卧位观察中，生命体征平稳，未发生术后并发症，检查脑神经受损征象未见改善也未见加重，于术后第 13 天，抽除鼻腔填塞物，拆除切口缝线，于术后 14 天平安出院。

三、病例分析

1. 病史特点

（1）患者，男性，55 岁，张口受限，左面部麻木感，左眼视力下降 2 个月。9 年前曾因鼻咽癌行放化疗。

（2）体格检查：T36.9℃，HR 87 次 /min，

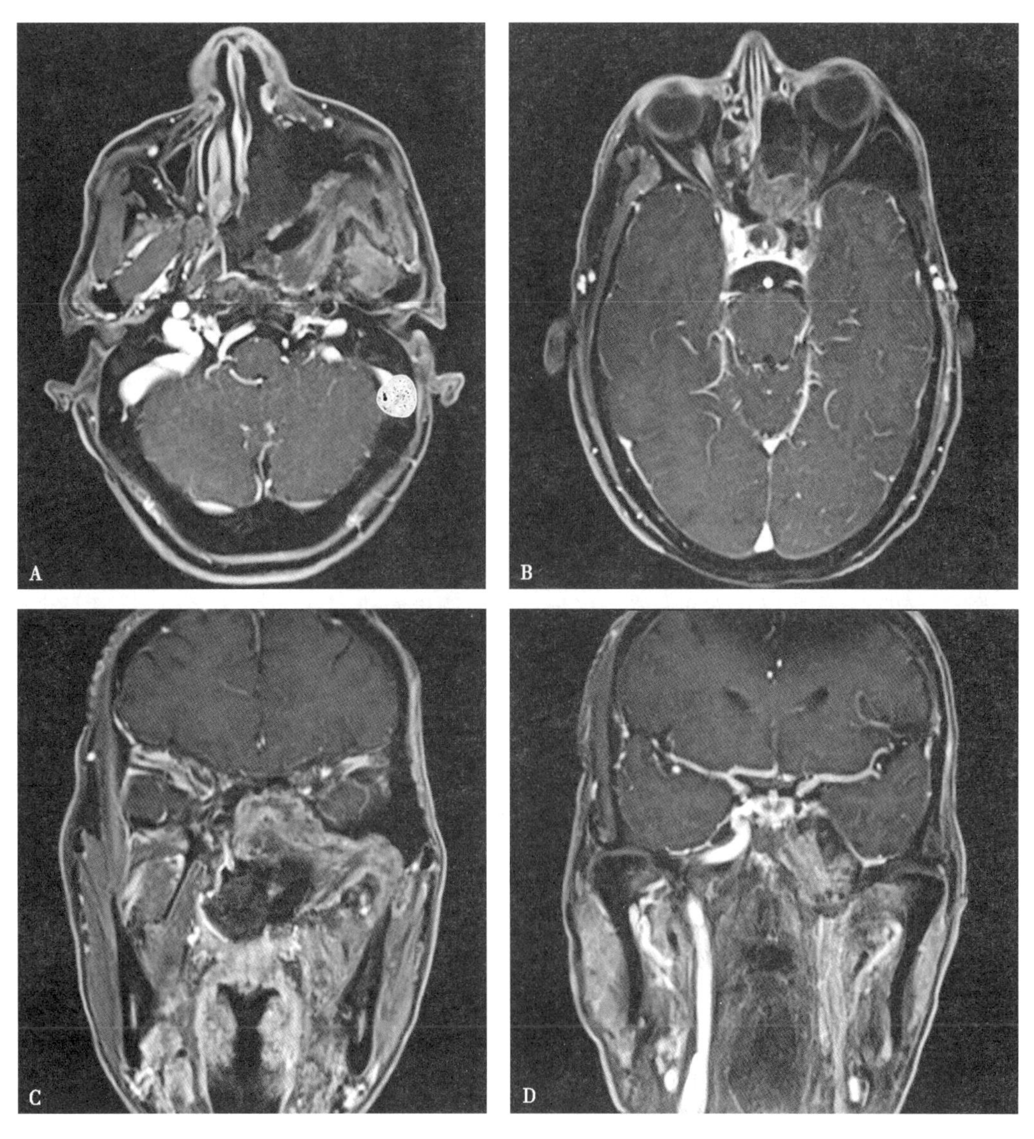

图 37-7　术后 MRI
A～D. 鼻咽颅底肿瘤基本全切除，术腔以同侧颞肌瓣修补充填

BP144/88mmHg，体重 68kg。神志清，精神欠佳，面色略苍白，双侧瞳孔等大等圆，对光反射灵敏，左上眼睑下垂，左侧眼球外展受限。咽部无充血，软腭上抬不对称，双侧扁桃体Ⅰ度肿大，无渗出。颈软，气管居中。双侧胸廓对称，呼吸音双侧清晰。心律齐，心音有力，未闻及杂音。腹软，未扪及包块，肝脾肋下未扪及。四肢无水肿，活动自如。

（3）专科情况：左上眼睑下垂，左眼球运动障碍，外展受限。咽部无充血，软腭上抬不对称，左软腭上抬受限。双侧声带光滑，活动对称，左颈深上部可扪及约 3.0cm×2.5cm×2.0cm 包块，质地中等，无压痛，边界不清，活动受限。

（4）鼻颅 MRI：鼻咽癌放疗后病例，目前左鼻咽顶黏膜下、中颅底、鞍旁海绵窦区弥漫性软组织肿块，涉及左眶下裂、翼腭窝顶、颈动脉管周围，同 2 个月前 MRI 大致相仿，考虑复发可能，请结合临床。

2. 诊断与诊断依据

（1）患者 9 年前曾患鼻咽癌，此次张口受限，左面部麻木感，左眼视力下降 2 个月，查体左颈深上部扪及淋巴结，左眼球运动障碍，外展受限，左上眼睑下垂。咽部无充血，软腭上抬不对称，左软腭上抬受限，以上均为脑神经受损表现。鼻咽癌可以发生颈部淋巴结转移以及病灶侵及颅内，产生上述脑神经受损症状及体征。

（2）鼻颅 MRI：鼻咽癌放疗后病例，目前左鼻咽顶黏膜下、中颅底、鞍旁海绵窦区弥漫性软组织肿块，涉及左眶下裂、翼腭窝顶、颈动脉管周围，提示鼻咽癌复发可能。

3. 鉴别诊断 该患者主要为脑神经受损症状及体征和单侧颈深上包块，影像学检查示左鼻咽顶黏膜下、中颅底、鞍旁海绵窦区弥漫性软组织肿块。应考虑同以下疾病鉴别：

（1）颅底占位病变：应考虑颅底其他良、恶性肿瘤的可能。如侵袭性垂体瘤、脑膜瘤、软骨肉瘤、腺样囊性癌及恶性淋巴瘤等。患者 9 年前曾患鼻咽癌，此次病变部位为一侧鼻咽，并侵及周围翼腭窝、颈动脉管、中颅底及鞍旁海绵窦区，且伴同侧颈淋巴结转移，鼻咽癌复发可能性大（详见要点和讨论中诊治要点及讨论）。

（2）颈部包块：颈淋巴结炎、结核及头颈部肿瘤（神经鞘瘤、神经纤维瘤、淋巴瘤及转移癌）以及胸、腹部转移癌均可产生颈部包块。颈淋巴结炎及结核产生的包块可有压痛，质地较软，且多数境界不清，抗炎治疗有效；该患者颈深上有无痛性包块，质地中等、境界清晰，同时有鼻咽及中颅底病灶，且既往有鼻咽癌病史，故神经鞘瘤、神经纤维瘤、淋巴瘤及转移癌可能性小，鼻咽癌导致的颈淋巴结转移可能性大。

四、治疗方案

鼻咽癌大多属于低分化鳞癌，对放射治疗敏感，故首诊鼻咽癌患者放射治疗为首选方案。

该患者 9 年前因鼻咽癌曾行放化疗，放射治疗总剂量不详，考虑到放射线对身体器官组织的不良影响，应避免进一步放射线照射。鼻咽癌化疗疗效不高，目前多采用诱导化疗与同期放化疗以增强放疗敏感性。该患者属于鼻咽癌复发病例，作为挽救性手术对于该患者适用。患者病灶深在，术前不易取到病灶组织送病理诊断，故考虑手术全切除病灶一并送病理检查。影像学检查提示病灶侵及左侧海绵窦，包绕颈内动脉。手术风险很大，为尽可能完全切除肿瘤及避免损伤颈内动脉引发致命性大出血，故应先行左颈内动脉栓塞，再行肿瘤切除术。手术应采用导航指引及超声检测等措施，避免损伤重要结构，尽可能全切除病灶，术腔以同侧颞肌瓣修补充填以避免术后术腔组织坏死致大血管裸露引发致命性大出血。考虑到患者左颈淋巴结肿大疑为颈淋巴结转移，同期行左颈淋巴结清扫术。

五、要点和讨论

1. 诊治要点及讨论 鼻咽癌是我国南方的一种常见恶性肿瘤。除了回吸涕血 / 鼻出血及鼻塞等鼻部症状，也表现为耳部症状如耳闷、听力下降等；颈部症状如颈部无痛性包块等；眼部症状如复视、视力下降、上睑下垂等；以及头痛、面部感觉异常、吞咽困难和声音嘶哑等神经受累症状。故对出现上述症状的患者，应引起警惕，注意鼻咽部检查，鼻咽癌诊治流程参见图 37-8。本病例诊断难点在于病灶深在，患者呈现的多为脑神经受损征象，既往鼻咽癌病史及颈部包块虽有助于联想到鼻咽癌等疾病，但鼻咽镜检查示鼻咽部光滑，无明确病灶可取活检，即使颈部包块穿刺发现肿瘤细胞，很大可能为转移性癌细胞，并不能确定原发病灶。因此，影像学诊断及鉴别诊断尤显重要。该例影像学检查显示左鼻咽顶黏膜下、中颅底、鞍旁海绵窦区弥漫性软组织肿块，涉及左眶下裂、翼腭窝顶、颈动脉管周围。中颅底、鞍旁海绵窦区弥漫性软组织肿块，除考虑鼻咽癌复发外，还应考虑侵袭性垂体瘤、脑膜瘤、软骨肉瘤、腺样囊性癌及恶性淋巴瘤等的可能。

侵袭性垂体瘤 CT 显示肿瘤呈现不均匀密度影，增强扫描明显强化，强化不均匀，可见鞍底骨质下陷、鞍底坍塌及骨质吸收，斜坡骨质破坏。MRI：肿瘤 T_1WI 呈现等或低信号，T_2WI 呈等或高信号，常见坏死、囊变、出血等，增强扫描明显不均匀强化。向上可穿破鞍膈突入鞍上池，形成“束腰征”，视交叉可受压移位，向下生长可侵入蝶窦，向两侧生长可侵及海绵窦。侵袭性垂体瘤一般不伴颈淋巴结肿大。

鞍旁脑膜瘤可起源于鞍膈、鞍结节、鞍背、蝶骨平板或前床突等部位，也可涉及视神经管。CT 平扫呈椭圆形稍高密度肿块影，内可见钙化，边界清楚，肿块以广基底与脑板或脑膜相连，附着处颅骨可见骨质增生性改变，部分侵袭性脑膜瘤可见骨质破坏，增强扫描呈较显著强化，强化均匀。

鞍旁软骨肉瘤主要发生于颅底软骨结合处，

一般生长缓慢，可向颅内及颅外侵犯，多伴有黏液样变。CT可见颅底区偏心性广泛溶骨性骨质破坏，肿块内见散在多发小片骨化钙化影或团块状骨化影，增强后肿块不均质轻度强化，伴有多房囊性低密度无强化区。软骨肉瘤质地不均匀，MRI T_2WI内见多发囊样分房样改变，信号较高，增强扫描轻度强化；软骨肉瘤常见广泛性骨质破坏，肿块内可见骨化钙化影。

上颌窦腺样囊性癌向海绵窦区侵犯，需与鞍旁脑膜瘤鉴别。腺样囊性癌CT平扫可见斑点状、片状、囊状低密度区，周围骨质可见虫蚀样破坏，而脑膜瘤CT平扫一般密度均匀、稍高，周围骨质破坏少见；腺样囊性癌MRI T_2WI信号不均匀，增强后强化也不均匀，而脑膜瘤T_2WI信号均匀，强化均匀；此外，脑膜瘤可有脑膜尾征，以宽基底与颅骨或硬脑膜相连，腺样囊性癌无此特征。

淋巴瘤MRI平扫呈现等信号，增强扫描多呈握拳样强化或团块样强化，可伴有血管周围间隙的强化，淋巴瘤贴近脑表面时，需与脑膜瘤鉴别。淋巴瘤为脑实质内肿瘤，不伴有脑外肿瘤的间接征象，而脑膜瘤为脑外肿瘤，常常伴有皮层内移、邻近蛛网膜下腔增宽和邻近脑膜强化等征象。

影像学检查为病变的部位、范围、血供情况以及与周边重要解剖结构的毗邻关系提供了重要信息，为该疾病的诊断及鉴别诊断提供了重要参考，然而确定诊断最终依靠病理结果。病理诊断为"金标准"，一般病例应取活检以明确诊断，但该患者鼻咽表面光滑，无明确病灶可取活检，此鼻咽病灶位置深在，如要取到病变组织，必须切开表面组织，创伤较大，且有时一次活检并不能确定诊断，故可以考虑直接手术切除病灶组织送病理检查。

治疗方案的选择：病理类型、肿瘤分期、淋巴结转移、颅内侵犯、原发灶肿瘤体积是影响鼻咽癌预后的重要因素。鼻咽癌大多（95%～98%）属于低分化鳞癌，对放射治疗敏感，对于首次确诊治疗的鼻咽癌病例，鼻咽癌诊治指南指出以放疗为主，辅助以化疗。鼻咽癌放疗5年总生存率70%以上，首程放疗后10%～13%有局部病变残留，复发率达20%～40%。鼻咽癌病灶残留或复发再次放疗后，1年生存率73%，5年生存率为12.4%～29.9%。再程放疗有较高的并发症：口干、永久性听力损害、张口困难、黏膜坏死、大脑颞叶坏死、颅底骨质坏死、骨髓炎和大出血等，复发性鼻咽癌再程放疗后主要死因为颅底骨质坏死和颈内动脉大出血。该患者为复发性鼻咽癌，曾行放射治疗，不宜再进行放射治疗以避免引起不可逆的放射性损伤。目前复发性鼻咽癌已作为手术的适应证，一是切除放疗不敏感的病灶，二是避免/减少放射性损伤，故本病例选择手术切除复发病灶。由于该患者病灶深在，范围较广并向颅内发展，包绕颈内动脉等重要结构，为尽可能全部切除肿瘤组织，术前应行颈内动脉栓塞，栓塞前要先行颈动脉球囊闭塞试验又称BOT试验，试验阴性者方可行颈内动脉栓塞。术中导航及超声多普勒血流探测仪的应用为提高手术的安全性提供保障。肿瘤切除后术腔的修复对术后恢复起重要作用。然而，究竟是一期修复还是二期修复尚未取得一致意见，一期修复有利于保护创面，减少术后并发症，但缺点是如果肿瘤未全切或术后复发则修复归于失败。二期修复为等待病情稳定无肿瘤复发或残留再行修复，但术腔组织坏死、感染等并发症发生的可能性增加。考虑到该患者病变范围较广，切除肿瘤后术腔深处组织（脑膜、颈内动脉等）裸露，易致组织坏死、感染，故术中采取一期同侧颞肌瓣修补充填术腔。术后MRI显示肿瘤已基本全切除，术后应定期随访，如有复发，可选择减量放疗或质子重离子治疗。（图37-8）

2. 诊治进展 鼻咽癌是我国高发肿瘤之一，发病与遗传因素、EB病毒和环境因素有关。现场流行病学研究发现，鼻咽癌高危人群鼻咽部存在持续性EBV激活。可将EBV DNA作为监测指标之一，用于对鼻咽癌治疗后复发风险评估。近年来鼻咽癌治疗有了不少进展，包括近距离放疗、三维适形放疗、立体定向放疗、调强放疗以及手术治疗/手术结合放疗，加或不加同步化疗等。除了X线（常规光子）调强放疗（包括调强放射、X刀、伽马刀、赛博刀、TOMO刀等），还有质子重（碳）离子刀，后者对照射病灶周围组织影响小，是高度精确的放射治疗，其疗效更好，并发症也少。根据拥有我国唯一质子重离子治疗仪的上海质子重离子医院新近总结资料显示，质子重

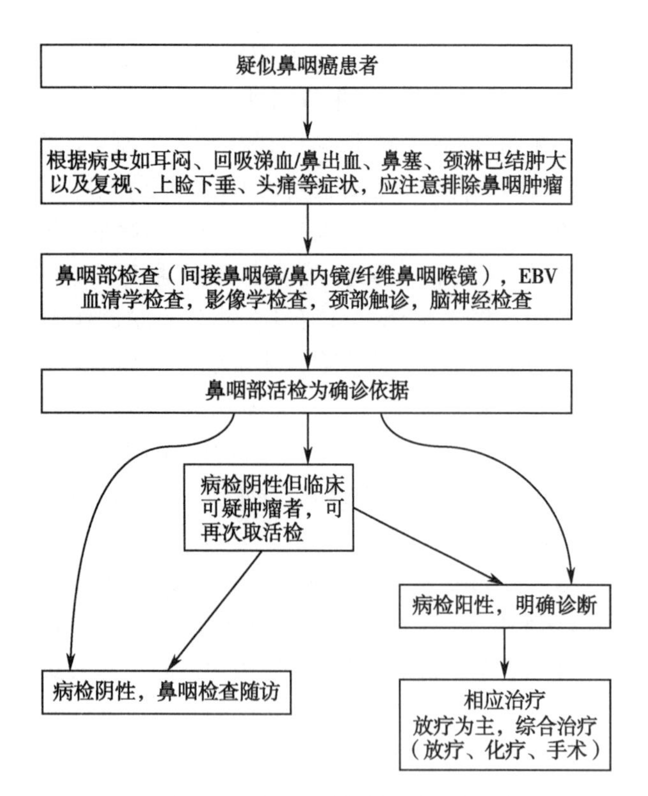

图 37-8 鼻咽癌/疑似鼻咽癌诊治流程

离子放疗治疗复发性鼻咽癌 112 例，2 年总生存率达 85%（其中Ⅲ/Ⅳ期 68%），黏膜坏死 16%，颞叶坏死 0.8%；而普通光子放疗 2 年总生存率 68%（其中Ⅲ/Ⅳ期 46.1%），黏膜坏死 40%，脑神经损伤 26%，颞叶损伤 9.1%；由此可见质子重离子放疗在治疗复发性鼻咽癌方面更具优越性，而且质子重离子放疗与免疫治疗（如 PD1 抗体）具有更好的协同效应，其疗效正在进一步验证中。缺点是费用较高且目前全国仅此一家质子重离子医院。

对于复发性鼻咽癌病例，挽救性手术作为手术适应证已得到越来越多学者的认同。复发性鼻咽癌手术适应证包括①根治性放疗后 3 个月鼻咽部原发灶残留，病变局限；②根治性放疗后，颈淋巴结残留或局部复发。随着鼻内镜手术技术的发展，已经有越来越多的医疗单位开展了鼻咽癌手术治疗工作。鼻咽癌手术的适应证也在实践中不断地被探索，有学者提出对于原发部位肿瘤体积大并侵犯颅底或海绵窦等部位的局部晚期鼻咽癌，在常规放疗前最大程度地减小肿瘤体积，以提高放化疗疗效。也有学者提出对于首发于鼻咽的局限性肿瘤尤其是角化型癌，可以直接采用手术切除的方法，术后减量放疗，以减轻放射性损伤。尽管目前还未有统一认识，但随着医疗实践的不断进行，最终会逐步达成比较一致的意见。

（郑春泉）

参考文献

[1] Chan A T，Grégoire V，Lefebvre J L，et al. Nasopharyngeal cancer：EHNS-ESMO-ESTRO Clinical Practice Guidelines for diagnosis，treatment and follow-up. Ann Oncol，2012，Suppl 7：vii83-85.

[2] Xu T，Tang J，Gu M，et al. Recurrent nasopharyngeal carcinoma：a clinical dilemma and challenge. Curr Oncol，2013，20（5）：e406-419.

[3] Chen Y，Hu XF，Wang Y，et al. Is maximum primary tumor diameter still a prognostic factor in patients with nasopharyngeal carcinoma treated using intensity-modulated radiotherapy? .BMC Cancer，2015，15：305.

[4] Sze H，Blanchard P，Ng W T，et al. Chemotherapy for Nasopharyngeal Carcinoma-Current Recommendation and Controversies. Hemato! Oncol Clin North Am，2015，29（6）：1107-1022.

[5] Zong J，Huang Q，Guo Q，et al. Evolution of the Chinese staging system for nasopharyngeal carcinoma. Chin Clin Oncol，2016，5（2）：19.

[6] Simo R，Robinson M，Lei M，et al. Nasopharyngeal carcinoma：United Kingdom National Multidisciplinary Guidelines. J Laryngol Otol，2016，130（S2）：S97-S103.

[7] Kim K Y，Le Q T，Yom S S，et al. Clinical Utility of Epstein-Barr Virus DNA Testing in the Treatment of Nasopharyngeal Carcinoma Patients. Int J Radiat Oncol Biol Phys，2017，98（5）：996-1001.

案例 38 喉 癌

一、病历资料

1. 病史采集 男性，57 岁。因“声嘶 4 个月余，加重 1 个月”就诊。患者 4 个月余前无明显诱因下出现声嘶，不伴发热、咽部异物感、咽痛、咳嗽咳痰、咯血、呼吸不畅、胸闷，饮水无呛咳，进食无梗阻，无颈部包块。近 1 个月来声嘶渐加重。外院就诊活检示：左声带中分化鳞癌。近期来我院就诊，辅助检查结果：左声带全程新生物，外院活检病理会诊结果:(左声带)鳞状上皮不规则增生伴中至重度不典型增生,小区癌变。门诊以“喉癌”收入院,拟行手术治疗。患者病程中一般情况好,饮食、睡眠佳,大小便正常,体重无明显下降。

既往史:否认慢性病史,否认传染病史,预防接种按时按序,否认食物药物过敏史,否认手术外伤史及输血史。

个人史:生于原籍,否认疫区、疫情、疫水接触史。吸烟史:吸烟30年,平均20支/d,未戒烟。饮酒史:饮酒30年,平均白酒150g/d,未戒酒。

婚育史:已婚已育,家人体健。

家族史:父母身体健康,否认恶性肿瘤及遗传病家族史。

2. 体格检查 T 36.4℃,HR 78次/min,R 18次/min,BP 126/76mmHg,体重68kg。神志清楚,精神可,面色如常,无皮疹及出血点。颜面无肿胀,双侧瞳孔等大等圆,对光反射灵敏。气平,胸廓饱满,双肺呼吸音稍低,可闻及少量吸气相及呼气相喘鸣音。心律齐,心音有力,未及杂音。腹软,未及包块、压痛,肝脾肋下未及,质中,无压痛。双下肢无水肿,四肢活动正常,肌力及肌张力正常,末梢循环正常,毛细血管充盈时间 <2秒。神经系统查体无异常体征。

3. 专科体检 咽稍红,双侧扁桃体Ⅱ度肿大,无渗出;舌根淋巴组织稍增生,会厌(-),左侧声带全程淡红色菜花状新生物,右声带中份小片白色增生隆起,双侧梨状窝(-)。颈软,左颈部Ⅱ区可及1cm×1cm左右淋巴结,质中,活动度可,无明显压痛;气管居中,甲状腺未扪及明显肿大。

4. 实验室及影像学检查(门诊检查)

(1)实验室相关检查

血常规:M 10.4%,N 48.2%,RBC 5.69×10^{12}/L,余正常。其余检查结果均在正常范围。

肝肾功能:BUN 7.0mmol/L,TC 5.21mmol/L,TG 2.75mmol/L,余正常。

尿常规、电解质、乙肝相关抗原抗体、RPR、HIV-Ab、血凝、血糖检查均正常。

(2)心电图:正常心电图。

(3)电子喉镜:舌根光滑,会厌光滑,右披裂光滑、左披裂略红肿,右室带光滑、左室带前段突起,右声带充血、中段白色小突起、左声带近全程新生物、双声带活动好,双梨状窝光滑、无积液(图38-1,见文末彩插)。

(4)颈部增强CT:左声带癌病例,目前见左侧声带中前段增厚隆起伴强化,涉及前联合、左侧喉旁间隙,左颈Ⅱa区一小淋巴结,请结合临床。左侧上颌窦小囊肿。右上肺少许陈旧性病灶,伴双上肺肺大疱,请结合胸部CT(图38-2)。

(5)胸部CT:两肺气肿伴两上肺肺大疱形成;两肺肺纹理增多增粗,请随访(图38-3)。

(6)病理报告会诊结果:(左声带)鳞状上皮不规则增生伴中至重度不典型增生,小区癌变。

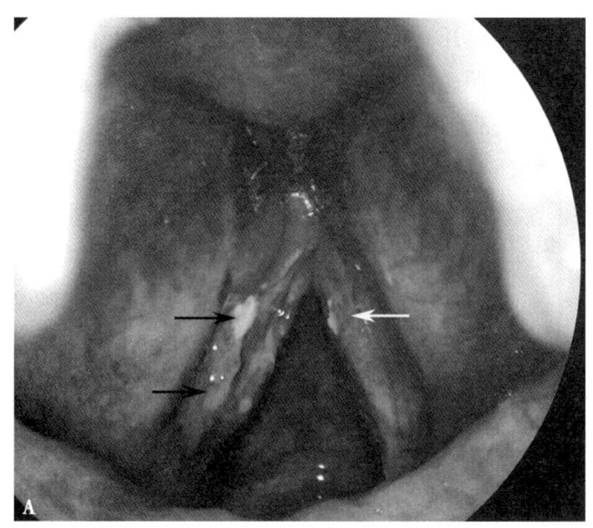

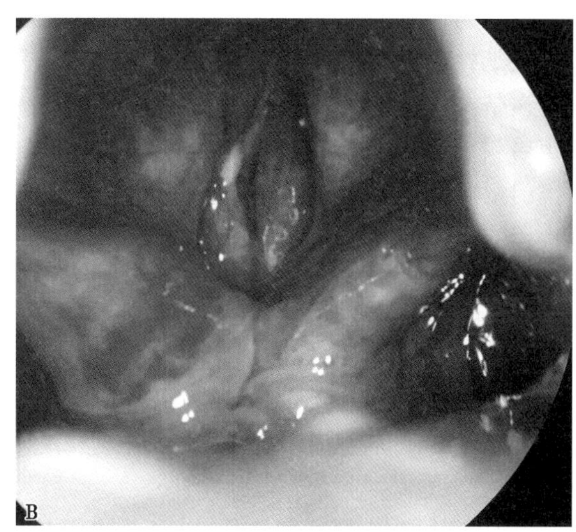

图38-1 电子喉镜照片

A、B. 声带开放及闭合时左声带全程菜花状鳞癌(黑箭)及右声带中份白色斑片状新生物(白箭)

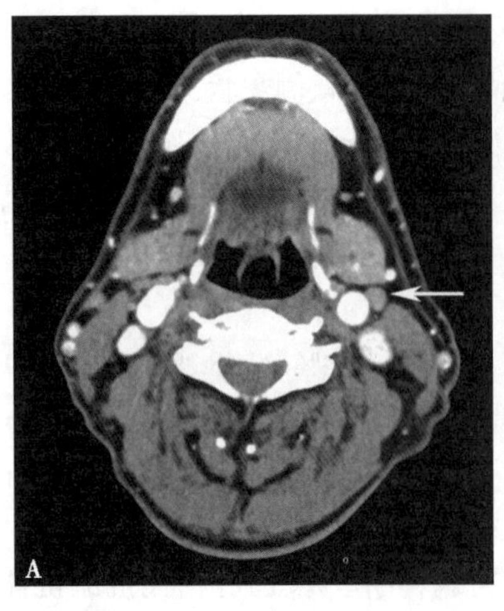
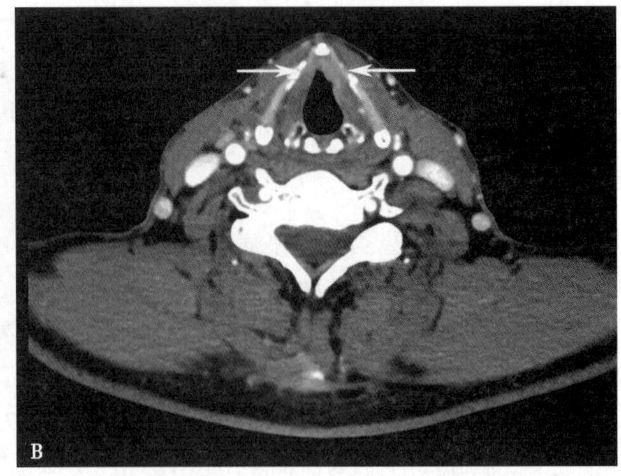

图 38-2 颈部增强 CT
A、B. 左侧Ⅱa 区可疑淋巴结（箭）及左侧声带、前联合新生物（箭）

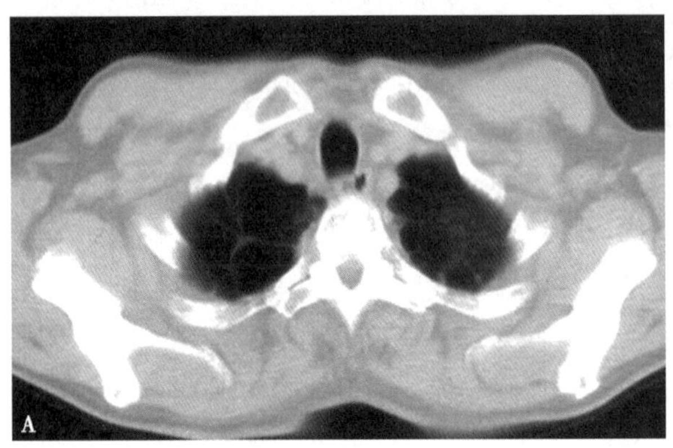
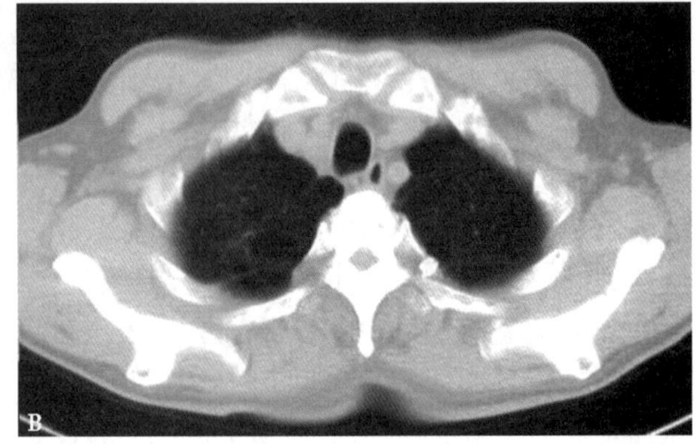

图 38-3 胸部平扫 CT
A、B. 显示双上肺肺大疱

二、诊治经过

患者为中年男性，因声嘶逐渐加重就诊；有长年吸烟饮酒史，电子喉镜及颈部增强 CT 均提示左声带全程新生物，外院活检及病理会诊提示左声带鳞癌，故左声带鳞癌诊断已明确，需要按照声门型喉癌进行诊治。因喉镜和影像学检查另外提示右声带前中份可疑病变，涉及手术切除范围甚至手术方式的改变，需进一步跟上级医生汇报，制定进一步诊疗方案。

思考 1： 作为接诊医生，应如何快速整理思路，明确入院诊断，抓住主要矛盾，制定初步的治疗方案？

向上级医生汇报病情的要点：患者的基本情况和生命体征，入院主诉和重要查体结果，主要的辅助检查结果（尤其是病理学报告，其次为喉镜和颈部增强 CT，如门诊未查入院后也需要开具检查）。该患者左声带鳞癌已确诊，可按照声门型喉癌进行治疗（手术或放疗）。但对侧声带也发现有局灶白色斑片样新生物，尚不能确定性质，需要进一步考虑诊疗方案。此外，头颈部肿瘤患者常发生肺转移，少数有肝转移等，一般建议术前做胸部 CT 和腹部 B 超，该患者未发现肺转移，但有肺气肿和肺大疱，是否存在手术禁忌还需要进一步检查明确。

与患者及家属谈话的要点：患者目前病情平稳，左侧声带鳞癌诊断明确，可以行手术治疗并告知可选择放疗作为替代方案，确认其选择手术。由于术前检查发现右侧声带病变性质待定，且其性质影响诊疗方案的确定，可能需要进一步检查先行明确右声带病变性质。另外患者术前胸部CT肺大疱需要进一步检查及麻醉科评估有无全麻禁忌。

患者入院时喉癌诊断明确，为手术治疗入院，原则上应该尽早予以手术治疗、积极行各项术前实验室及影像学检查，血液学检查未见明显异常。入院前喉镜提示右声带新生物，肺部CT提示双侧肺气肿及双上肺肺大疱（图38-3）。行肺功能检查提示：轻度限制性通气障碍，经麻醉科评估认为双侧肺气肿及肺大疱暂时不影响手术。行肝胆胰脾双肾B超检查均未发现可疑转移病灶及明显异常。

思考2：对于右声带病变的鉴别诊断有哪些？

（1）喉角化症及喉白斑：表现为音哑喉内不适，中年以上男性多发，喉镜见声带增厚，呈粉红色或白色斑块，周围组织常有炎性反应，多为单侧，亦可累及双侧声带，容易复发，有恶变倾向。病理活检可确诊。

（2）喉癌（声门型）：多发生于老年男性，通常有长期吸烟史，声嘶症状为进行性加重。喉镜检查可见位于声带的菜花样或结节状肿物，表面不光滑或粗糙不平，可附着假膜或有溃疡形成，触之质脆，较易出现，可向周围组织浸润，继续发展可有声带固定。晚期可发生呼吸困难、转移性颈淋巴结肿大，终末可出现恶病质等全身症状。

（3）喉结核：早期喉癌须与之相鉴别，声带癌多原发于声带的前2/3，喉结核多位于喉的后部，表现为喉黏膜苍白、水肿、多个浅表溃疡。喉结核的主要症状为声嘶和喉痛，胸片、痰结核菌检查等有利于鉴别诊断，但最终确诊需要活检。

（4）喉乳头状瘤：表现为声嘶，也可出现呼吸困难。其外表粗糙，呈淡红色，肉眼较难鉴别；尤其成人喉乳头状瘤是癌前病变，须活检鉴别。

（5）喉淀粉样变：非真性肿瘤，可能是由于慢性炎症、血液及淋巴循环障碍、新陈代谢紊乱所致喉组织的淀粉样变性，表现为声嘶，检查可见喉室、声带或声门下暗红色肿块，光滑，活检不易钳取。需病理检查以鉴别。

（6）喉梅毒：病变多位于喉的前部，常有梅毒瘤，继而出现深溃疡，愈合后有瘢痕组织形成导致喉畸形。患者声嘶但有力，喉痛较轻。一般有性病史，可行梅毒相关检测，活检可证实。

思考3：喉癌等头颈部鳞癌患者通常为具有长期烟酒史的中老年男性，往往伴有心肺功能障碍、高血压、糖尿病等慢性合并症，其诊治策略是什么？

应掌握“积极控制合并症，及早施治”的原则，喉癌等头颈部鳞癌为限期治疗的疾病，严重影响患者的吞咽、呼吸和发音功能，大部分患者确诊时已为晚期，5年生存率<50%。即使存在多种合并症，也应该积极予以治疗。对于病情相对稳定的患者，尽量将心肺功能、血压、血糖等合并症调整控制在麻醉及手术能耐受的安全范围后进行手术，术前心肺功能不佳预计难以耐受喉部分切除术后呛咳的患者需考虑全喉切除术，以免术后出现严重的吸入性肺炎甚至危及生命。对于全身情况差，难以耐受手术治疗的患者，可以考虑同步放化疗或者单纯放疗等相对保守的替代方案治疗，最后考虑姑息治疗的方案。而对于病情危重甚至需要抢救的，如肿瘤压迫呼吸道引起三度以上喉梗阻的患者，并没有绝对的手术及治疗禁忌，可以尽早施行气管切开手术后再行肿瘤治疗。

患者排除手术禁忌证后，结合入院前后相关检查（电子喉镜，颈部增强CT，肺部平扫CT，腹部B超）评估病情并行肿瘤TNM分期诊断为：喉癌（声门型，$cT_1aN_1M_0$，Ⅲ期），右声带新生物，肺气肿，肺大疱。拟全麻下行显微支撑喉镜下右声带新生物活检术（术中冰冻病理）+左侧择区性颈淋巴结清扫术+喉垂直部分切除术（备环状软骨上喉部分切除术-环舌会厌固定术），术前充分告知病情及手术方案的可能变化、术中术后风险及并发症，完善术前准备。

思考 4：患者诊断明确为中晚期声门型喉癌，其治疗策略是什么？术前谈话告知的要点是什么？

肿瘤 TNM 分期对于患者的诊疗方案制定和预后判断提供了极强的循证医学依据，患者为确诊的单侧声带鳞癌，临床怀疑有患侧淋巴结转移，术前分期为中晚期（$cT_1aN_1M_0$，Ⅲ期），可以选择手术或者同步放化疗，因为原发灶局限，两种方式均可保留喉功能。充分告知患者两种治疗方式利弊后，患者及家属选择手术治疗。因患侧有可疑转移的淋巴结（N_1），按照喉癌外科治疗指南行患侧择区性颈淋巴结清扫术＋喉部分切除术。

该患者治疗关键问题在于右侧声带病理性质不明且影响手术方案（如患者选择放疗，因放疗野常规包括对侧声带，则无需另行活检），故术中先行活检送冰冻病理检查，如病理提示阴性，则行喉垂直部分切除术，术后发音功能更好；如病理提示阳性或不典型增生等癌前病变，则改行环状软骨上喉部分切除术 - 环舌会厌固定术，尽可能保证足够的安全切缘。

对患者 / 家属行术前告知时，重点需要强调根据右侧声带冰冻病理的结果可能要改变喉部分切除的术式以及不同术式的优缺点，此外任何喉部分切除的手术都需要告知可能会根据术中实际情况改行全喉切除，虽然可能性小，但是喉功能丧失对于患者的生活质量来说影响巨大，必须反复告知患者，使其有充分的心理准备；同时，需要告知冰冻病理由于客观技术限制，有结果不符造成治疗过度或者不足的可能；最后，一定要强调肿瘤都可能存在复发、转移，需要定期随访，以及术后需要综合治疗的可能性。

思考 5：当患者高龄（>70 岁），或者肺功能检测较差时治疗策略有何不同？

喉癌目前的外科治疗原则是在保证安全切缘的基础上尽可能保留喉功能，提高患者的生活质量。该患者原发病灶局限，可以保留喉功能；但喉切除过多时（如环状软骨上喉部分切除术）术后呛咳明显，对于高龄有重大合并症、肺功能不佳的患者往往引发吸入性肺炎甚至危及生命。在这种情况下会与患者及家属充分沟通利弊，更建议行全喉切除以免引发严重的肺部并发症或者持续呛咳被迫行二次全喉切除，当然最终手术方案需要结合患者及家属的保喉意愿共同决定。

患者完善术前准备后，在全身麻醉下行显微支撑喉镜下右声带新生物活检术，术中冰冻提示右声带中 - 重度不典型增生，遂行左侧择区性颈淋巴结清扫术＋环状软骨上喉部分切除环舌会厌固定术，手术顺利，术中置负压引流管 2 根，气管切开处置入一次性带气囊气管套管，并留置鼻饲管。术后当天进监护室，鼻饲饮食，常规抗炎对症处理；次日换药及查血常规、电解质无特殊后转出监护室，伤口每日换药，术后更换 9mm 金属气管套管，并于第 3、4 天分别拔除颈清及皮下引流管，至第 6 天病理报告提示：（部分喉）鳞癌，分化中等；肿瘤位于左声带前中段，向前达前联合，深达肌层，肿瘤体积为 1.2cm×1.0cm×0.8cm，距上、下、左后外侧切缘分别为 0.6cm、0.8cm、0.8cm；右声带中段黏膜增厚区 0.3cm×0.3cm×0.2cm，切片示黏膜鳞形上皮增生，伴中重度不典型增生。（左颈）淋巴结慢性炎；脂肪结缔组织中找见淋巴结 18 枚，2.0cm×0.8cm×0.5cm～0.5cm×0.3cm×0.3cm，切片均示慢性炎。（左上切缘、左下切缘、左后切缘、右后切缘）黏膜慢性炎。

思考 6：喉癌术后围手术期处理的要点？需要注意哪些并发症？

喉癌患者术后需要常规抗炎对症处理，提倡鼻饲肠内营养而非肠外营养，每天换药以保持气管套管及负压引流等各导管通畅，在引流量稳定减少到一定量后可酌情拔除引流管。术后 48 小时内尤其需注意术后出血，如遇切口活动性渗血、负压吸引出血量明显增加、血肿等情况，需积极对症处理并及时手术探查。颈清侧引流量增加且有混浊乳白色渗出提示可能出现乳糜漏，需低脂饮食、加压包扎，无明显好转需及时考虑手术探查。伤口每日换药并观察有无感染及咽瘘发生以利于及时处理，此外还要注意吸入性肺炎、电解质失衡等全身并发症。

思考7: 喉癌术后综合治疗的策略是什么？

早期喉癌一般仅单一手段治疗就可以获得满意的疗效，而晚期喉癌通常需要联合术后放疗或放化疗。术后辅助放疗应在术后4～6周进行，具有一般高危因素者（$T_{3\sim4}$、淋巴结转移、脉管侵犯、周围神经侵犯）建议术后单纯放疗，切缘阳性 / 不足或淋巴结包膜外侵者建议同期放化疗。研究显示，有淋巴结包膜外侵犯和 / 或镜下手术切缘距离病灶 <1mm 者接受了术后同期放化疗较单纯放疗者有明显的生存获益。

该患者因术后病理证实为淋巴结阴性，则为早期喉癌（$pT_1bN_0M_0$，Ⅰ期），且切缘均阴性，故无需术后综合治疗。

患者术后1周拆线并练习堵管后经口进食，术后第9天进食无特殊，予拔除鼻饲管出院，嘱其定期复诊。门诊复诊后再酌情拔除气管套管。

思考8: 喉癌术后随访策略？

喉癌术后一般第1～2年，每2～4个月复查一次；第3～5年，每3～6个月复查一次。5年以上，每年复查一次。

三、病例分析

1. 病史特点

（1）患者，男，57岁。因“声嘶4个月余，加重1个月”就诊。

（2）体格检查：咽稍红，双侧扁桃体Ⅱ度肿大，无渗出；舌根淋巴组织稍增生，会厌（-），左侧声带全程淡红色菜花状新生物，右声带中份小片白色增生隆起，双侧梨状窝（-）。颈软，左颈部Ⅱ区可及1cm×1cm左右淋巴结，质中，活动度可，无明显压痛；气管居中，甲状腺未扪及明显肿大。

（3）实验室及影像学检查：电子喉镜：舌根光滑，会厌光滑，右披裂光滑、左披裂略红肿，右室带光滑、左室带前段突起，右声带充血、中段白色小突起、左声带近全程新生物、双声带活动好，双梨状窝光滑、无积液。喉部增强CT：左声带癌病例，目前见左侧声带中前段增厚隆起伴强化，涉及前联合、左侧喉旁间隙，左颈Ⅱa区一小淋巴结，请结合临床。左侧上颌窦小囊肿。右上肺少许陈旧性病灶，伴双上肺肺大疱，请结合胸部CT。胸部CT：两肺气肿伴两上肺肺大疱形成；两肺肺纹理增多增粗，请随访。病理报告会诊结果：（左声带）鳞状上皮不规则增生伴中至重度不典型增生，小区癌变。

2. 诊断与诊断依据

（1）声门型喉癌：患者声嘶逐渐加重，有长年吸烟饮酒史，喉镜、颈部增强CT均提示左声带新生物，病理已明确癌变，故诊断成立。

（2 右声带新生物：患者喉镜提示右声带中份白色局灶斑点样新生物，与左侧声带鳞癌无明显连续，故诊断明确，其性质待病理确定。

（3）肺大疱、肺气肿：患者长期吸烟，胸部CT提示双侧上肺大疱样改变，整体肺野透亮度增高，听诊呼吸音减弱，故诊断基本明确。

3. 鉴别诊断　本病例在诊疗过程中主要围绕“右声带病变”进行鉴别诊断：见思考2。

四、治疗方案

喉癌临床治疗目前主要采取以手术为主的多学科综合治疗。单纯手术或单纯放疗是治疗早期喉癌的首选方法，可以获得较好且相近的疗效，中晚期喉癌通常需要综合治疗。在彻底根除肿瘤病变的同时尽量保留和重建喉的功能，在治愈肿瘤的同时提高患者的生存质量，是近年来学者们公认的诊疗原则和理想目标。

1. 手术方案　对于支撑喉镜下肿瘤暴露完全的早期喉癌，可以采用经口 CO_2 激光完整切除肿瘤；对于支撑喉镜暴露困难的早期喉癌或者病灶相对局限的 T_3、T_4a 患者可以应根据肿瘤的发病部位（声门上区、声门区、声门下区）、侵犯范围（T分期）采取喉垂直部分切除术、喉水平部分切除术、喉水平加垂直（3/4）部分切除术、环状软骨上喉部分切除环 - 舌骨 - 会厌固定术、环状软骨上喉部分切除环 - 舌骨固定术；对于病灶范围较大的 T_3、T_4a 和 / 或治疗前喉功能已经很差的患者，全喉切除术可以获得相对更好的生存期和生活质量。

对于临床考虑颈部淋巴结转移（N_+）的患者需要行颈淋巴结清扫术，其中，声门上型喉癌建议行双侧颈淋巴结清扫术；声门型和声门下型喉癌建议行同侧择区性颈淋巴结清扫术，当病灶过中线或者淋巴结考虑对侧转移时行双侧颈淋巴结清扫术。对于临床无淋巴结转移的患者，由于声门上型喉癌易于发生颈淋巴结转移，建议早期声门上喉癌至少做同侧择区性颈清扫术，对于中晚期声门上癌建议做双侧颈淋巴结清扫术。对于淋巴结阴性的早期声门型或声门下型喉癌可以仅做观察，中晚期病例建议行同侧择区性颈淋巴结清扫术。

2. 化疗方案 化疗方案主要框架包括：

（1）诱导化疗：推荐以铂类药物为基础，可选铂类单药（如顺铂）或顺铂＋多西他赛+5-Fu方案，也可联合靶向药物（如EGFR单克隆抗体西妥昔单抗）。

（2）同步放化疗：化疗药物有以下选择，仍以铂类药物为基础，包括：顺铂单药（I类推荐），西妥昔单抗（I类推荐），卡铂/5-Fu（I类推荐），顺铂/紫杉醇，顺铂/5-Fu。

（3）姑息化疗：对无法治愈的复发、转移病变可采用联合或单药方式的姑息化疗。联合化疗推荐顺铂或卡铂+5-Fu+/−西妥昔单抗，顺铂或卡铂＋多西他赛或紫杉醇，顺铂＋西妥昔单抗。单药化疗可根据需要选用顺铂、卡铂、5-Fu、西妥昔单抗、多西他赛、紫杉醇、博来霉素、甲氨蝶呤、异环磷酰胺等。

3. 放疗方案 放疗方案主要框架包括：

（1）根治性放疗：依据患者不同的临床分型分期，给予原发灶及受侵淋巴结早期病灶的放射总量应≥63Gy，中晚期病灶≥70Gy（2Gy/次）。

（2）术前后放疗：术前给予放射总量40～50Gy（2Gy/次），2～3周后手术；术后4～6周内进行放疗（2Gy/次），原发灶给予60～66Gy，颈部受侵区域60～66Gy，未受侵区域。

五、预后

声门型喉癌常常是高分化或中分化，因常伴有声嘶较易发现，大多在早期（$T_{1\sim2}$）就能发现。与声门上及声门下癌不同，声门区黏膜下淋巴管很少，也很少发生区域转移。早期声门癌可以通过经口CO_2激光、喉部分切除术或放疗治疗，疗效相当且5年生存率可达90%以上。治疗失败的病例可以通过喉部分切除术或全喉切除术进行挽救，92%～100%的患者可以保留喉功能。单纯放疗的局控率在77%～89%，通过喉部分切除术或全喉切除术进行挽救后，75%的患者可以保留喉功能。中晚期声门癌预后明显下降，已有的研究提示局控率在65%～77%。

声门上喉癌较声门癌更容易发生淋巴结转移，约30%的N_0患者伴有隐匿性颈淋巴结转移。有研究指出早期声门上喉癌通过CO_2激光或者喉部分切除术的方案5年生存率76%，手术的局部控制率（95%）优于放疗（77%）。在喉癌相关的各类研究中，淋巴结转移几乎都是影响预后的决定性因素，即使通过手术为主的综合治疗或者同步放化疗＋挽救性手术，中晚期声门上喉癌5年生存率往往不超过50%。

声门下喉癌发病率很低，约占喉癌的1%，常侵犯环状软骨及甲状腺，并伴有Ⅳ区和Ⅵ区淋巴结转移，发现时多已属晚期，往往采取全喉切除术治疗，5年生存率<50%。

六、要点和讨论

1. 诊治要点 对于本病例，诊治的难点和关键在于喉新生物性质待定时的诊治方案和喉癌患者的个性化手术方案制定。

喉新生物（laryngeal neoplasm）泛指生长在喉腔的各种良恶性肿瘤，尤其是指病理性质不明、不能排除恶性的肿物。本病例患者右声带新生物鉴别诊断详见思考2；此外，对于喉腔其他部位的新生物，我们还需要考虑喉血管瘤、声带接触性肉芽肿、喉囊肿、纤维瘤、淋巴瘤等良恶性肿瘤。除去血管瘤一般不宜做活检以外，其余肿瘤尤其是临床考虑恶性的情况均建议先取活检，明确病理性质后再行制定诊疗方案。对于术前检查和病史均提示良性疾病的患者可以直接手术治疗，如声带息肉/囊肿、声带白斑、声带接触性肉芽肿、喉乳头状瘤、会厌囊肿以及一些考虑为良性肿瘤且位置深在不易活检的病例。

该患者实为双侧声带新生物，左侧声带考虑恶性已在外院行活检，病理确诊鳞癌后拟行进一步手术治疗。因右侧声带仍不能排除恶性肿瘤，拟定此次术中活检并行冰冻病理检查，可根据术中病理报告制定同期手术方案。

喉癌的治疗目前国内外普遍是以手术为主的

尽量保留喉功能的综合治疗，具体方案可治疗方案相关内容。对于本例患者，术前检查发现有肺大疱，不过肺功能基本正常，考虑术后可以耐受饮食功能恢复期的呛咳，故首选喉部分切除术。患者左侧声带肿瘤浸润范围为声带全长，可行喉垂直部分切除术，必要时切除一侧杓状软骨；如右声带前端也为恶性或待定，为保证安全切缘可以直接行环状软骨上喉部分切除术＋环－舌骨－会厌固定术；如右声带明确为良性，患者可建议观察随访或同期手术治疗。

最后需要强调，喉癌的治疗需要系统考虑患者全身情况、术前肿瘤范围评估（TNM分期）、术后病理解读及制定综合治疗方案。尽可能地在保证生存时间的基础上保留喉功能，最大程度地改善患者生活质量。

2. 分析讨论　喉癌（laryngeal carcinoma）是头颈部常见的恶性肿瘤，96%～98%为鳞状细胞癌，其他病理类型少见。近年全球癌症分析资料显示，2018年新发177 000例，95 000例死亡。男性患病优势，约占男性肿瘤的3.6%，男女比例（7～9）：1。近年来喉癌的发病率有明显增加的趋势，发病年龄以40～60岁最多。喉癌的发病情况有种族和地区的差异。我国虽然缺乏大规模流行病学调查资料，但学者公认，华北和东北地区的发病率远高于江南地区。

喉癌的病因至今仍不十分明确，流行病学资料证实与吸烟与饮酒、病毒感染、环境与职业因素、放射线、微量元素缺乏、性激素代谢紊乱等因素有关，常为多种致癌因素协同作用的结果。根据肿瘤发生部位和所在区域，喉癌临床上分为声门上型、声门型和声门下型等三种类型，具有局部浸润和扩散转移等特点。

喉癌诊断不难，结合声嘶、呼吸困难或吞咽障碍的症状，借助于电子喉镜及颈部增强CT/MRI检查，多能发现喉部肿瘤，继而通过活检病理明确诊断并进行肿瘤TNM分期。临床治疗目前主要采取以手术为主的多学科综合治疗。在彻底根除肿瘤病变的同时尽量保留和重建喉的功能，在治愈肿瘤的同时提高患者的生存质量，是近年来学者们公认的诊疗原则和理想目标。

3. 研究进展　喉癌严重影响患者的言语、呼吸和吞咽功能，早期喉癌和晚期喉癌的生存率和喉功能保留率差异显著。近年来，随着动态频闪喉镜和窄带成像技术的开展应用，喉癌的早期诊断率不断提高，诸多学者对于中晚期喉癌的综合治疗也做了一系列的临床研究，为喉癌的系统治疗提供了循证依据。

早期喉癌应采用手术或单纯放疗的单一治疗模式，系统性综述显示二者的总体疗效相近。治疗方式的选择应基于肿瘤的大小、位置（如肿瘤累及前连合多采用放疗）、手术后可能的功能障碍、手术或放疗医生的治疗水平和经验，强烈建议多学科综合治疗团队对发音功能、生活质量和治疗结果做出完整评估（治疗的有效性、功能维持、并发症等）后决定。手术方式可选择开放或经口入路切除原发灶，经口手术能够提供更好的功能保护，有条件可选择经口激光显微手术或机器人手术，以便更精准地切除肿瘤和保留喉功能。

早期声门型喉癌极少发生颈部淋巴结转移，因此无需进行颈部淋巴结清扫；而对于声门上型喉癌，则需要进行双颈部Ⅱ～Ⅳ区的选择性颈部淋巴结清扫。患者术后病理或组织学检测提示有高危因素时，需行术后放疗或放化疗，术后放疗的剂量通常为60～66Gy。

根治性放疗前患者应进行饮食、言语和口腔的评估，放疗剂量通常为66～70Gy。放疗靶区勾画应基于增强CT，MRI扫描是很好的辅助参考。早期声门型喉癌放疗靶区原则上包括原发灶即可，无需行预防性颈淋巴结引流区的照射。对于声门上型喉癌，放疗靶区包括原发灶和双颈部Ⅱ～Ⅳ区淋巴结。放疗计划应至少采取三维适形，推荐调强放疗（IMRT）。

对于晚期喉癌患者，除了$T_{1\sim2}$和部分T_3病灶以外（手术治疗参照治疗方案），大部分患者的手术治疗需要包括全喉切除术，通常需要联合术后放疗或放化疗。颈部手术应根据淋巴结转移部位采用选择性或根治性双颈部淋巴结清扫，至少包括Ⅱ～Ⅳ区，必要时（如T_4）包括Ⅴ区。术后辅助放疗应在术后6周内进行，具有一般高危因素者（$T_{3\sim4}$、淋巴结转移、脉管侵犯、周围神经浸润）建议术后单纯放疗，切缘阳性/不足或淋巴结包膜外侵者建议同期放化疗。研究显示，有淋巴结包膜外侵和/或镜下手术切缘距病灶＜1mm者接受了术后同期放化疗较单纯放疗者有明显的生存获益。

对于原发灶分期 T_4 的患者，由于放疗的保喉和治疗效果欠佳，对于有手术切除可能的患者，强烈建议手术治疗。此外，近期发表的 ASCO 指南建议对于广泛的 T_3、T_4 病灶或者治疗前已经有喉功能严重受损的患者，全喉切除术可能具有更好的生存率和生活质量。而对于其他有保喉意愿的患者，放疗联合顺铂是常用的治疗模式。对于不适宜使用顺铂的患者，可采用放疗联合西妥昔单抗。放疗剂量通常为 66～70Gy，可分别联合顺铂（100mg/m^2，每 3 周 1 次，连续 3 次）或每周 1 次的西妥昔单抗（400mg/m^2，第 1 周，250mg/m^2，第 2～8 周）。对于不适宜接受同期药物治疗的局晚期患者可接受单纯放疗，特别是对于同期治疗生存获益不明确的高龄患者（> 70 岁）。对于接受根治性放疗的 $N_{2\sim3}$ 患者，如果放疗后 3 个月的 PET-CT 显示完全缓解，则无需进行颈部淋巴结清扫。对于放疗 / 同期放化疗后肿瘤残留或局部复发的患者，推荐有条件者接受挽救性手术，手术方式通常为全喉切除术。

诱导化疗是另一种喉保留的治疗策略，如果化疗后肿瘤达到完全或部分缓解，这部分患者后续接受单纯放疗或同期联合西妥昔单抗，否则接受全喉切除术。标准的诱导化疗方案是 TPF（多西他赛 75mg/m^2，第 1 天；顺铂 75mg/m^2，第 1 天；5-FU 750mg/m^2，第 1～5 天；每 3 周重复，连续 3 个周期）。此外，对于肿瘤负荷太大无法切除或分期 T_4 或 N_2c～N_3 的患者，也可以考虑行诱导化疗联合放疗的序贯治疗，缩小肿瘤负荷的同时有可能降低远处转移的风险。常用的化疗方案仍然是 TPF，但随机研究并未证明其生存结果优于同期放化疗。

（周 梁）

参考文献

[1] 中华耳鼻咽喉头颈外科杂志编辑委员会头颈外科组，李晓明．喉癌外科手术及综合治疗专家共识[J]．中华耳鼻咽喉头颈外科杂志，2014，49（8）：620-626.

[2] 中国抗癌协会头颈肿瘤专业委员会．头颈部肿瘤综合治疗专家共识[J]．中华耳鼻咽喉头颈外科杂志，2010，45（7）：535-541.

[3] 中华耳鼻咽喉头颈外科杂志编辑委员会头颈外科组，中华医学会耳鼻咽喉头颈外科学分会头颈外科学组，中国医师协会耳鼻喉分会头颈外科学组．头颈部鳞状细胞癌颈淋巴结转移处理的专家共识[J]．中华耳鼻咽喉头颈外科杂志，2016，51（1）：25-33.

[4] Forastiere A A，Ismaila N，Lewin J S，et al. Use of Larynx-Preservation Strategies in the Treatment of Laryngeal Cancer：American Society of Clinical Oncology Clinical Practice Guideline Update[J]. Journal of Clinical Oncology，2018，36（11）：1143-1169.

[5] Forastiere A A，Goepfert H，Maor M，et al. Concurrent chemotherapy and radiotherapy for organ preservation in advanced laryngeal cancer[J]. N Engl J Med，2003，349（22）：2091-2098.

[6] Forastiere A A，Zhang Q，Weber R S，et al. Long-term results of RTOG 91-11：a comparison of three nonsurgical treatment strategies to preserve the larynx in patients with locally advanced larynx cancer[J]. J Clin Oncol，2013，31（7）：845-852.

[7] Pointreau Y，Garaud P，Chapet S，et al. Randomized trial of induction chemotherapy with cisplatin and 5-fluorouracil with or without docetaxel for larynx preservation[J]. J Natl Cancer Inst，2009，101（7）：498-506.

[8] Bernier J，Cooper J S，Pajak T F，et al. Defining risk levels in locally advanced head and neck cancers：a comparative analysis of concurrent postoperative radiation plus chemotherapy trials of the EORTC（#22931）and RTOG（# 9501）[J]. Head Neck，2005，27（10）：843-850.

[9] Lefebvre J L，Pointreau Y，Rolland F，et al. Induction chemotherapy followed by either chemoradiotherapy or bioradiotherapy for larynx preservation：the TREMPLIN randomized phase Ⅱ study[J]. J Clin Oncol，2013，31（7）：853-859.

[10] Posner M R，Hershock D M，Blajman C R，et al. Cisplatin and fluorouracil alone or with docetaxel in headand neck cancer[J]. N Engl J Med，2007，357（17）：1705-1715.

[11] Strome M, Solares C A. Neoplasms of the Larynx. Ballenger S &. Ballenger's Otorhinolaryngology, Head & Neck Surgery [M]. 17th Ed. BeiJing: People's Medical Publishing House-USA, 2009: 1127-1129.

[12] Mehanna H, Wong W L, Mcconkey C C, et al. PET-CT Surveillance versus Neck Dissection in Advanced Head and Neck Cancer[J]. N Engl J Med, 2016, 374(15): 1444-1454.

[13] Bray F, Ferlay J, Soerjomataram I, et al. Global cancer statistics 2018: GLOBOCAN estimates of incidence and mortality worldwide for 36 cancers in 185 countries [J]. CA Cancer J Clin, 2018, 68(6): 394-424.

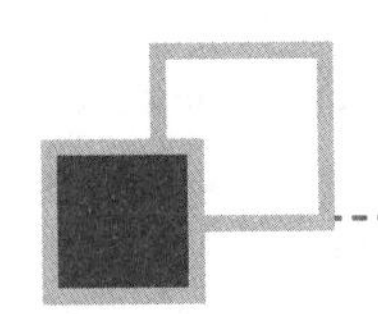

第八章　精神病与精神卫生学示范案例

案例39　双相障碍

一、病历资料

1. 病史采集　男性，19岁，汉族，学生，无宗教信仰，因“言行紊乱2年，加重1个月”入院。

2017年5月无明显诱因下缓慢起病，主要表现为上课注意力难以集中，不能按时完成老师布置的作业，情绪低落，行为缓慢，觉得脑子变笨，听不懂老师上课内容故而不愿意上课，学习成绩明显下降(由460分降到230分)，认为老师和同学针对自己，嘲笑自己，感觉周围人看自己的眼神怪异，要求家人换学校。2017年7月末办理转学，但患者在新学校仍然觉得同学及老师针对自己，有时走在路上认为路人议论自己，情绪低落，兴趣下降，不愿意上学，夜间睡眠差，家属感觉患者说话跑题，词不达意，动作怪异，摇头晃脑等。于2017年9月在当地医院住院治疗，诊断为“精神分裂症”，服用药物奥氮平片20mg/d，病情有改善，出院后坚持服药，能够坚持上学，按时完成功课，但总觉得疲乏无力，不愿外出与人交往，个人卫生可自行料理。2018年1月起患者无明显诱因下出现兴奋话多，精力充沛，整天对镜子做投篮动作，诉自己要好好练习篮球，以后去NBA当球星，在学校上课期间与老师起争执，认为老师讲的东西都是“小儿科”，制定了很多计划，要干一番事业，在学校经常请同学吃饭，花钱大手大脚，一个月花去2万余元(平素生活费约3 000元/月)，每天只睡3～5个小时但不觉得疲惫。近3天患者整夜不睡，晚上在家不停地唱歌，因一些小事对父母发脾气，殴打母亲，摔砸物件，大吼大叫，被邻居多次投诉。家属觉其异常，今带来我院诊治，门诊以“躁狂发作”收治入院。

既往史：否认重大躯体疾病史。

个人史：家中独子。母孕期无异常，足月顺产，母乳喂养，儿时生长发育可，适龄入学，同学关系可，学习成绩较好，目前为高三学生。婚育史：未婚。否认烟酒等不良嗜好，否认不洁性行为史，否认疫水疫区接触史，否认毒物、粉尘接触史，否认精神活性物质滥用史。病前性格：内向。

家族史：否认二系三代精神异常史。

2. 体格检查　未及明显躯体及神经系统阳性体征。

3. 实验室及辅助检查　血常规，肝肾功能，电解质，甲状腺功能均未见明显异常；心电图、脑电图、头颅CT平扫未见明显异常。

4. 精神检查

(1) 意识：清晰。

(2) 定向：对时间、地点、人物定向完整。

(3) 仪态：衣着适宜，面部表情及肢体动作丰富。

(4) 接触：主动合作，对答切题，语速增快，言语流畅，主动性言语增多。

(5) 注意力：集中，未见随境转移。

(6) 感知觉：未引出错觉、幻觉及感知觉综合障碍。

(7) 情感

1) 情感性质改变：情绪高涨，自我感觉良好，洋洋得意。承认既往存在情绪低落，闷闷不乐，自罪自责的表现。

2) 情感波动性改变：情绪易激惹。

3) 情感协调性改变：情感反应协调。

(8) 思维：思维连贯，逻辑顺畅，思维联想速度增快，存在音联，未及思维内容及思维属性障碍，既往存在基于情绪症状之上的猜疑，关系妄想，未及强迫性思维及强制性思维。

（9）意志行为：行为增多，意志增强，精力充沛，睡眠需求减少，食欲未见明显改变，有冲动毁物行为。承认既往存在行为减少，无精打采，意志减退等表现。

（10）智能：记忆力，计算力，常识，判断，理解及抽象概括能力可。

（11）自知力：部分存在，承认既往有情绪低落，兴趣减退，但觉本次住院没病。

二、诊治经过

患者存在兴奋话多，精力充沛，自我感觉良好，睡眠需求减少，情绪易激惹，冲动毁物行为，自知力无，考虑目前患者处于急性期，存在一定的冲动风险，符合收治入院的指征，建议患者住院治疗。

思考1：作为首诊医生，如何向家属解释病情及向上级医生汇报病情？

与家属沟通要点：应充分告知家属患者目前症状的严重性，患者目前兴奋话多，情绪易激惹，有冲动毁物行为，暴力风险较高，为避免患者做出伤害自己及他人的行为，建议收入院进行治疗。

向上级医生汇报病情的要点：患者一般情况，首次发病年龄及症状要点，既往诊疗经过及药物疗效，既往服药依从性，本次发病的突出症状群，既往史及个人史的特殊点，阳性家族史，接诊时精神检查的主要发现。

向家属充分解释病情后家属同意住院治疗，签订非自愿住院知情同意书，经上级医生查房后诊断为“双相障碍，目前为不伴有精神病性症状的躁狂发作”。

思考2：患者目前症状是否符合非自愿住院的标准？

患者有冲动毁物行为，目前无自知力，既往考虑诊断“精神分裂症”，门诊诊断“躁狂发作”，符合《中华人民共和国精神卫生法》第三十条第二款有关非自愿住院治疗的规定：诊断结论、病情评估表明，就诊者为严重精神障碍患者并有下列情形之一的，应当对其实施住院治疗：

（一）已经发生伤害自身的行为，或者有伤害自身的危险的。

（二）已经发生危害他人安全的行为，或者有危害他人安全的危险的。

思考3：患者在当地医院诊断为精神分裂症，入院后诊断为双相障碍，目前为不伴有精神病性症状的躁狂发作，两次诊断不一致带来怎样的临床思考？

患者首次发病存在两个症状群。一是以妄想为主的精神病性症状群，首先需要鉴别症状的性质是原发还是继发。患者的精神病性症状出现在情绪低落、思维迟缓等症状后，觉得别人针对自己及嘲笑自己为主，这些精神病性症状与患者当时的心境是协调的。二是以情绪低落为主的情绪症状群，具体表现为情绪低落，同时伴有思维迟缓，意志行为减退。患者的精神病性症状与情绪症状的出现存在一定的先后顺序，同时症状群之间存在一定的内在联系，需对症状进行横向分析及纵向观察。对于同时存在精神病性症状与情绪症状的患者，临床需考虑精神分裂症，分裂情感性障碍，心境障碍的可能。该患者首次就诊诊断为精神分裂症，在后续纵向观察中，患者出现了典型的躁狂发作，同时不伴有精神病性症状，结合两次病史和病程特点，诊断为“双相障碍，目前为不伴有精神病性症状的躁狂发作”。

思考4：如何理解DSM-5中双相Ⅰ型和双相Ⅱ型的概念？

双相Ⅰ型：必须符合躁狂发作诊断标准。躁狂发作可能先于轻躁狂或抑郁发作，也可发生于轻躁狂或抑郁发作之后。

双相Ⅱ型：必须符合目前或既往轻躁狂发作标准及符合目前或既往抑郁发作标准。从未出现符合躁狂发作标准的发作。

明确诊断后，予以丙戊酸钠缓释片500mg/d，富马酸喹硫平片100mg/d起始治疗，1周后逐渐加至治疗剂量丙戊酸钠缓释片1 000mg/d，富马酸喹硫平片800mg/d。维持治疗8周。患者入院前3天因兴奋躁动状态，无法配合治疗，予以地西泮10mg肌内注射3天辅助改善症状。

思考5：该患者药物治疗的选择需考虑哪些方面？

对该患者的治疗，首先可考虑参考《2018版CANMAT/ISBD双相障碍治疗指南》(表39-1)、《中国双相障碍防治指南》第二版对躁狂急性期药物治疗推荐。该患者为年轻男性，目前处于躁狂发作期，有冲动行为，心境稳定剂可考虑选择丙戊酸盐，抗精神病药物在治疗起始1周内加至治疗剂量。对于兴奋躁动的患者，可考虑联合苯二氮䓬类药物控制症状，待症状控制后停药。

表39-1 《2018版CANMAT/ISBD双相障碍治疗指南》躁狂急性期药物治疗推荐

	单药	联合
一线推荐	锂盐、双丙戊酸钠、双丙戊酸钠缓释剂、利培酮、喹硫平、喹硫平缓释片、阿立哌唑、阿塞那平、帕潘立酮缓释片、卡立拉嗪	利培酮、喹硫平、阿立哌唑、阿塞那平等，辅助锂盐或双丙戊酸钠治疗
二线推荐	卡马西平、卡马西平缓释片、ECT、氟哌啶醇、奥氮平、齐拉西酮	锂盐+双丙戊酸钠、奥氮平+锂盐/双丙戊酸钠
三线推荐	氯丙嗪、氯硝西泮、氯氮平、他莫昔芬、重复经颅磁刺激	他莫昔非、氟哌啶醇、卡马西平、奥卡西平联合锂盐或双丙戊酸钠
不予推荐	单独使用别嘌醇、艾司利卡西平、利卡西平、加巴喷丁、托吡酯、拉莫三嗪、Omega-3脂肪酸、唑尼沙胺	
对于激越症状的控制	能够配合口服药物，优先口服抗躁狂药物；不能依从或者口服药物效果不明显，可考虑肌内注射制剂，如奥氮平针剂、阿立哌唑针剂、劳拉西泮等苯二氮䓬类药物	

思考6：使用心境稳定剂治疗的注意事项有哪些？

使用心境稳定剂时应关注药物的浓度是否在有效浓度范围内，同时需注意药物不良反应及药物过量中毒等情况，该患者使用丙戊酸钠进行治疗，以丙戊酸盐和锂盐为例介绍注意事项介绍见表39-2，其他心境稳定剂如卡马西平、拉莫三嗪等可致剥脱性皮炎等少见不良反应，仍需临床重视。

表39-2 丙戊酸盐及锂盐治疗注意事项

	丙戊酸盐	锂盐
药物浓度	有效浓度：50～100μg/mL 有效浓度上限：125μg/mL	急性期浓度：0.6～1.2mmol/L 维持治疗浓度：0.5～0.8mmol/L 有效浓度上限：1.4mmol/L
常见不良反应	恶心、呕吐、厌食、腹泻。少数可出现嗜睡、震颤、共济失调、脱发、异常兴奋与烦躁不安。偶见过敏性皮疹、血小板减少症或血小板凝聚抑制、白细胞减少或中毒性肝损害	多尿、烦渴、体重增加、认知问题、震颤、镇静或嗜睡、共济失调、胃肠道症状、脱发、良性白细胞增多、痤疮及水肿
药物过量	早期表现为恶心、呕吐、腹泻、厌食等消化道症状，继而出现肌无力、四肢震颤、共济失调、嗜睡、意识模糊或昏迷	早期表现为不良反应加重，如频发的呕吐和腹泻、无力、淡漠，肢体震颤由细小变得粗大，反射亢进。血锂浓度2.0mmol/L以上可出现严重中毒，表现为意识模糊、共济失调、吐字不清、癫痫发作乃至昏迷

三、病例分析

1. 病史特点

（1）患者，男，19岁，学生，因“言行紊乱2年，加重1个月”入院。

（2）患者的全病程特点为发作-缓解-发作，缓解期社会功能保持尚完整。首次发病为抑郁症状群，表现为情绪低落，思维迟滞，意志要求减退，伴有猜疑，关系妄想的精神病性症状群。本次病程特点为躁狂症状群，以情绪高涨及易激惹，言行增多，存在冲动行为，睡眠需求减少为主要表现。

（3）既往史及个人史：足月顺产，否认药物及毒物滥用病史。

（4）风险评估：患者有打母亲和砸物的行为，故存在冲动风险，暂无消极风险。

2. 诊断与诊断依据

（1）诊断：双相障碍，目前为不伴有精神病性症状的躁狂发作。

（2）诊断依据：目前发作符合"躁狂，不伴精神病性症状"的诊断标准：①心境高涨、精力充沛、活动增多、言语迫促、睡眠需要减少、自我评价膨胀；②既往有过抑郁发作史；③不伴有精神症状；④本次躁狂发作超过1周，并且达到住院指证；⑤社会功能严重受损；⑥排除精神活性物质和其他某种药物或物质所致的躁狂发作。

3. 鉴别诊断

（1）精神分裂症：患者首次发病存在精神病性症状，于当地医院诊断为精神分裂症，本次发病存在言语行为紊乱，故需与精神分裂症相鉴别。但精神分裂症病程多呈持续进展型，发病间期残留社会功能受损，且症状以思维、情感与周围环境的不协调为主，与该患者症状不符合，故不考虑精神分裂症。双相障碍与精神分裂症的鉴别要点见表39-3。

表39-3　双相障碍与精神分裂症鉴别要点

	双相障碍	精神分裂症
主导症状	以情绪高涨及低落为主，伴有思维及行为的异常	以特征性幻觉、妄想和言行紊乱为主
情感协调性	思维、情感与周围环境相对协调	思维、情感与周围环境不协调
病程特点	发作性病程，发作间期社会功能相对完整	多呈持续性病程，发作间期残留不同程度社会功能受损
自知力	非急性发作期大部分患者具有较好的自知力，或部分自知力	大部分患者自知力不全

（2）人格障碍：患者起病于18岁前，故需考虑人格障碍，人格障碍是以人格发展的内在不协调为主要特征，多起病于儿童或青少年，至成年期18岁以后才给予诊断，具有一定的持续性，造成个人苦恼或社会及职业上的问题，该患者症状呈发作性，发作间期社会功能可，人格保持完整，能应对自身、学业及社会事件，故不考虑人格障碍的诊断。

四、治疗方案

双相障碍的治疗应遵循安全、共同参与、综合治疗、联合用药原则。根据患者病情的发展，分为急性期治疗、巩固（继续）治疗期和维持期治疗。

1. 急性期治疗　目的是在确保患者安全的前提下迅速控制症状，缩短病程，以达到症状的完全缓解，避免复燃或恶化。急性期治疗需全面评估患者的躯体及精神状况，及时监测和处理患者的躯体问题，例如：因兴奋躁动而致的肌酸激酶升高，进食差所致的低钾血症等。同时需积极处理各类药物所致的不良反应。急性期治疗一般需6～8周，在治疗开始的1～2周应将药物调整至患者可耐受的治疗剂量。该例患者目前是躁狂发作急性期，根据躁狂急性期治疗相关指南，制定急性期用药方案，在1～2周内将药物调整到可耐受的治疗剂量：丙戊酸钠缓释片1 000mg/d，联合喹硫平800mg/d，以尽快控制症状，该期一般需要6～8周治疗以达到临床痊愈的目的。除此之外，该患者处于躁狂发作期，饮食睡眠欠佳，行为躁动，言语增多，容易出现水、电解质紊乱和肌酸激酶升高，需要注意监测，如有异常需及时对症处理。

2. 巩固（继续）治疗期　目的是防止已消除的各种精神症状的复燃，同时促进患者社会功能的康复。此期药物治疗的种类与剂量应与急性期大抵相同，治疗强度相当，治疗时间应持续2～3个月。巩固期患者的症状已控制，自知力和社会功能基本恢复，因此巩固期为心理治疗和社会康复治疗的黄金时期。结合该例患者，将在急性期之后，继续给予2～3个月丙戊酸钠缓释片1 000mg/d+喹硫平800mg/d治疗。临床上需要注意监测患者的药物不良反应和病情波动情况，必要时可适当减少剂量。同时，此期患者容易出现一些心理问题，如对疾病的过度担忧或者不认为自己患病、自暴自弃、对药物不良反应顾虑重重、生活节奏紊乱等，需要根据患者存在的问题，辅以心理健康教育和心理治疗，以减少病耻感，加强治疗依从性和促进社会功能康复。

3. 维持期治疗 目的是预防疾病的复发，维持良好的社会功能，提高患者生活质量。此期治疗的重点应为对药物不良反应的监测及处理，可适当调整药物的剂量或逐渐将联合治疗调整为单药治疗。维持期的治疗时间个体差异较大，对于2次以上的发作者，维持期治疗3～5年后才可考虑停药，对于停药后出现复发迹象的患者，应及时恢复原治疗方案。维持期治疗需对患者及家属做好疾病的宣教，治疗依从性的重要性宣教，规避可使疾病复发的诱发因素，同时使患者和家属了解疾病复发的早期表现，做好自我监测及积极就诊。此期可坚持心理治疗，以提高抗复发效果。结合该病例，患者本次是第二次发作，需要继续维持治疗3～5年。根据患者病情和不良反应等因素，考虑丙戊酸钠缓释片维持原剂量和适当减少喹硫平剂量，或考虑逐渐调整成单药治疗，同时需要定期检测肝功能、血常规、血糖、血脂、体重、心电图等指标。该例患者目前年仅19岁，后续3～5年可能经历大学生活、就业、婚恋等重要事件，应根据需要辅以必要的心理干预，以促进功能康复和保障生活质量。

五、预后

双相障碍是一种慢性迁延性疾病，早期观点认为双相障碍与精神分裂症相比，总体预后较好，缓解期功能多能完全康复，社会功能保持良好。近几年的研究认为，超过50%的双相障碍患者一生中会经历疾病的复发，随着复发次数的增多，缓解期功能多不能恢复至正常水平。即使在未复发的患者身上，也往往能察觉到社会心理功能下降，其中影响较大的为职业的不稳定性。有研究者发现只有41%的患者在4.5年以后有较好的总体功能恢复，虽总体功能随着时间推移而有显著的改善，但仍有60%的患者仍需经历一个甚至多个功能的比较差的调整期。除外疾病的复发，自杀也是影响双相障碍预后的重要问题。文献报道，双相障碍患者最终死于自杀者接近20%。结合该例患者，首先，需要做到疾病的全病程治疗，防止复燃和复发；其次，加强残留症状或者问题的解决，比如认知功能损害、睡眠不规律、生活节奏紊乱等；再次，根据患者存在的心理问题，强化心理干预；最后，做好病情变化和不良反应的监测。

六、要点和讨论

1. 诊断要点 对于该患者，诊疗的难点和关键点在于对症状的判别，进而明确诊断，选择有效的治疗方案。对于症状的把握需全面了解人口学特征，纵向及横向的临床症状群，选择适当的筛查量表，同时具备一定的问诊技巧。

双相障碍目前病因仍不清楚，现有的证据多认为遗传因素、生物学因素、心理和社会因素均参与疾病的发生。年龄、性别、人格特征等均为双相障碍发病的危险因素。双相障碍主要发病于成人早期，一般早于抑郁障碍。有研究显示双相障碍Ⅰ型的平均起病年龄为18岁，双相障碍Ⅱ型平均起病年龄22岁。综合国内外的调查数据，大多数患者初发年龄为20～30岁，25岁以前发病更为多见，少数患者更早或更晚发病。双相障碍的患者中，男性患者首次发病以躁狂发作多见，女性患者则抑郁发作多见。

对双相障碍患者的诊断应重点把握该类患者的“情绪不稳定性”的特点。双相障碍患者的临床表现为躁狂发作，或抑郁发作和躁狂发作交替发生，纵向病史具有发作 - 缓解 - 发作的特点，缓解期较少无残留症状和/或功能的损害，这也是双相障碍与精神分裂症的区分点之一。横向症状群需明确本次发病为躁狂发作还是抑郁发作，是否具有典型的躁狂发作的特点，重点把握躁狂发作和轻躁狂发作的区别和联系。

对于临床症状不明确，尤其无法区别躁狂发作或轻躁狂发作的患者，可以选择心境障碍问卷（mood disorder questionnaire，MDQ）、轻躁狂症状自评量表（32-item hypomania checklist，HCL-32）进行评定。

对于该患者，首发年龄<20岁，首次发病以抑郁相为主，对于鉴别诊断双相障碍（抑郁发作）与抑郁症（单相）有一定的指导意义。该患者本次发病以情绪高涨，自我评价高，病理性意志行为增强为主，社会功能受损，超过了轻躁狂的诊断标准，达到了躁狂发作的诊断标准。以该患者为例，临床医生问诊需把握症状出现的次序，问诊时注意语言过渡，避免使患者困惑为什么要改

变话题或为什么会这么询问，重点问诊症状的发生、发展、性质、强度、频度、加重和缓解因素。

2. 治疗要点　对于双相障碍的治疗，目前参考的指南有《2018 版 CANMAT/ISBD 双相障碍治疗指南》（详见思考 5）及 2014 年出版的《中国双相障碍防治指南》第二版，其中《中国双相障碍防治指南》第二版双相躁狂急性期治疗规范化程序具有一定的临床参考价值（图 39-1）。

第一步骤评估阶段中，医生应首先评估患者兴奋程度、发生暴力攻击或自杀行为的风险、自知力及治疗依从性等因素，并进行躯体检查及实验室检查，综合上述结果后确定患者的治疗环境，考虑是门诊治疗还是住院治疗，同时要注意排除或停止不利于躁狂发作治疗的因素。

第二步骤中的治疗方案，首选推荐药物中的单用药物或合用方案。若患者此步骤之前未服药或已服用符合本步骤推荐的药物，则按本步骤推荐开始。若患者已服药且不符合本步骤推荐，则停用之前治疗方案并按本步骤推荐开始治疗。若兴奋症状突出，也可在第二步骤中加用苯二氮䓬类药物，如劳拉西泮或氯硝西泮口服或肌内注射，控制症状后逐渐减量直至停用。对于严重的躁狂发作患者，为尽快控制症状，可以在治疗的第二或第三步骤即施行电休克或无抽搐电休克治疗（ECT 或 MECT）。

第三步骤是换用首选推荐中的其他方案或次选推荐的治疗方案。该步骤可细分为 2 个小步骤。第一步，药物选择局限于首选推荐药物。在继续沿用第二步骤所选择的方案基础上加用另一种药物进行联合治疗。也可在首选推荐药物中选择，换用其中一种药物。第二步，药物选择改为次选推荐药物。在继续沿用以上步骤所选择的方案基础上加用另一种药物进行联合治疗，或在次选推荐药物中选择，换用其中一种药物。

第四步骤是换用次选推荐治疗方案或在原方案中替换或增加 1～2 种药物。该步骤也可细分为 2 小步骤。首先，药物局限于次选推荐药物。若治疗仍无效，在综合分析患者的治疗经过后，可在原方案中替换或增加 1～2 种药物，药物选择范围包括首选及次选推荐。

第五步骤是重新评估与分析阶段。如果经上述治疗仍无效的个别病例，应组织专家会诊，分析治疗无效的原因，给予妥善处理。

经药物治疗病情缓解者，应继续原治疗方案

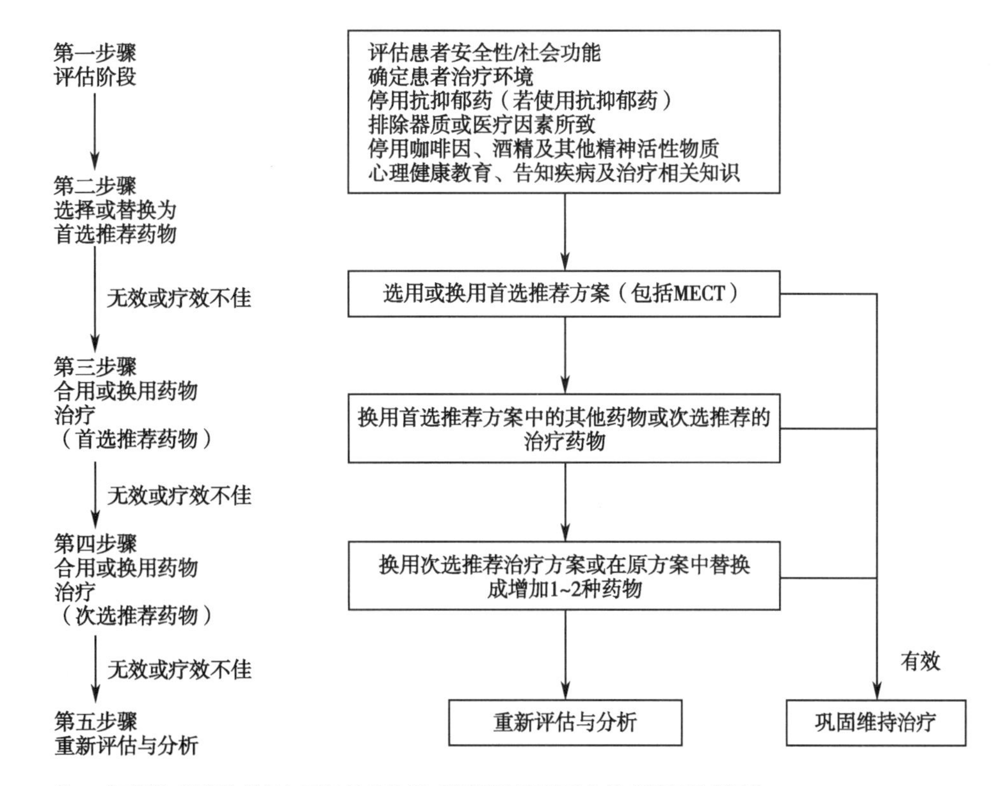

图 39-1　躁狂发作或轻躁狂发作急性期规范化治疗程序

2～3个月，以防复燃。然后予以维持治疗以防复发。此期可在密切观察下适当减少药物剂量或药物种类，但仍以包括心境稳定剂的联合治疗为宜，因为联合治疗较单药预防复发效果更好。

3. 研究进展　近年来，随着对双相障碍的研究深入，越来越多的临床医生能够认识到双相障碍是一种常见的严重精神疾病，具有高患病率、高复发率、高致残率、高共病率和低龄化的特点。双相障碍常因其临床复杂性而导致识别困难，诊断不明确及治疗困难。有研究表明，69%的双相障碍患者被误诊为单相抑郁、焦虑障碍、精神分裂症、人格障碍和精神活性物质滥用等疾病，其中有半数以上的原因为医生对双相障碍的认识不够。

双相障碍是一类遗传与环境交互作用的疾病，具有较高的遗传度，中-重度双相障碍在人群中的终身患病率约0.5%，而双相障碍先证者亲属的患病率高出一般人群的10～30倍。大量的分子遗传学研究认为双相障碍为多基因遗传疾病，候选基因关联研究发现5-HT转运体，多巴胺转运体，多巴胺-β-羟化酶基因等与双相障碍的发病有密切关系，但基因研究因其涉及基因种类多，结果准确性及重复性不高等原因，目前仍缺乏有效的结论。近年来，有研究认为生物节律及神经免疫在双相障碍疾病发病中起重要作用，经历更多的生物节律紊乱事件可促发躁狂发作，且有研究学者认为双相障碍极大可能是一类自身免疫功能失调的疾病，观点集中于自身免疫功能的失调参与起病后的神经损伤过程。

但现有的对病因学的研究，对双相障碍的治疗指导效果甚微，对于双相障碍的药物治疗目前仍主要基于心境稳定剂单药或联合抗精神病药物治疗，某些物理治疗手段如MECT、rTMS可用于双相障碍的治疗。部分研究认为光照疗法、调整节律、调节肠道微生物、抗炎治疗等新型治疗手段对双相障碍有效，但仍停留在研究阶段。

（洪　武　何燕玲）

参考文献

[1] 方贻儒．实用精神医学丛书——抑郁障碍[M]．北京：人民卫生出版社，2012.

[2] 方贻儒，刘铁榜．双相障碍抑郁发作药物治疗专家建议[J]．中国神经精神疾病杂志，2013，39(7)：385-390.

[3] 于欣，方贻儒．中国双相障碍防治指南[M]．第2版．北京：中华医学电子音像出版社，2015.

[4] Yatham L N，Kennedy S H，Parikh S V，et al. Canadian Network for Mood and Anxiety Treatments（CANMAT）and International Society for Bipolar Disorders（ISBD）2018 guidelines for the management of patients with bipolar disorder[J]. Bipolar Disord，2018，20(2)：97-170.

[5] Huang Y，Wang Y，Wang H，et al. Prevalence of mental disorders in China：a cross-sectional epidemiological study[J]. Lancet Psychiatry，2019，6(3)：211-224.

案例40　强　迫　症

一、病历资料

1. 病史采集　患者，女性，21岁，学生，未婚，本次因“反复怕脏和清洗六年余，加重半年”于2015年6月初诊。

2009年患者就读初三时，渐渐出现怕脏，担心碰到脏的东西而生病，故每天都花大量的时间用于反复清洗，比如碰过东西后都要用肥皂洗手近5～6遍，放学回家洗澡需一个半小时，以致每天很晚才能睡觉。尽量减少外出和触碰东西。患者深感烦恼痛苦，但无法摆脱。就读高中后，患者症状有所减轻，每次洗手1～2遍，洗澡半小时。2012年患者临近高考，症状加重，在宿舍的卫生间里反复洗手和洗澡，每天累计约2小时，以致不得不走读，为此感到痛苦。后患者坚持参加了高考，但考试成绩不理想，进入大专学校学习。随着学习压力减轻，患者反复清洗的时间和次数减少，每次洗澡半小时，洗手1～2遍。其间能通过各门学科考试。2015年1月患者实习期间，渐渐地怕脏，反复清洗又变得严重。碰过东西后都要按固定程序用肥皂洗手20余遍，心中同时进行计数，最后还需酒精消毒。清洗过程中如果有其他人经过或在自己旁边，就会觉得受到了干扰，整个清洗的动作要从头再来一遍。双手都洗得皮肤发白、甚至龟裂。洗澡的时间需2小时。每天花在清洗上的时间有六七个小时，以致没办法实习，休息在家。在家中，也会要求家人回家时按自己的清洗步骤和标准来洗手。此种情况严重影响患者的生活、学习和家庭关系，因此在父母陪同下来本院门诊就诊，并收治入院。

本次起病以来，患者神清，多数时间睡眠可，但因反复清洗而睡眠时间少，胃纳可，体重无明显变化，大小便无异常，否认消极言行。

既往史：本次发病期间无发热、外伤、骨折、意识丧失等，否认重大躯体疾病史，否认药物过敏史，否认输血史和疫源地接触史。

个人史：独女，自幼生长发育可，读书成绩中等偏上，目前读大专三年级，实习工作期间病情加重，目前休息在家，未婚未育，否认不洁性生活史，月经规律。

家族史：否认两系三代神经精神疾病、遗传疾病及性格异常者。家族成员均体健。

2. 体格检查 双手皮肤发白，有龟裂，余躯体及神经系统未查及阳性体征。

3. 实验室及影像学检查 入院常规检查包括血常规、生化常规、心电图未见异常。

4. 精神检查 意识清晰，定向力完整，仪态整洁，接触交谈合作，主动，对答切题，未引出明显错觉、幻觉及感知综合障碍，思维连贯，存在强迫性怀疑和怕脏，强迫性担心，情感反应协调，显焦虑，感到自己的生活和学习受疾病所累，深觉痛苦，有反复清洗、计数和仪式性动作等强迫行为，言语表达流畅、有序，语速无明显加快，但对自己的病情演变叙述甚为详细，甚至对某些细节也要说得非常清楚，智能正常，自知力存在。

二、诊治经过

患者入院当天，作为病房床位医生，进一步完善病史。

思考1：作为床位医生，还需向患者和家属询问并补充哪些病史？

需询问是否有烟酒嗜好以及精神活性物质使用史，以进行物质使用障碍导致强迫症状的鉴别诊断。还需询问患者的个性特点、家庭关系、社会关系、心理社会支持资源、潜在的心理压力源、既往诊治经历。

患者及家属否认烟酒嗜好以及精神活性物质使用史。患者病前性格内向，仔细认真，追求完美。患者在读高中之前一直与父母同住，父母平素管教甚严。患者较少与他人来往，没有亲密朋友。患者最主要的心理社会支持来自父母。患者发病和病情加重都和应激性事件（如考试、实习等）有关，否认其他重大生活事件和创伤经历。患者父母担心至精神科就诊，被他人知晓后会被歧视，影响患者的升学和就业，故一直拖延至病情已严重影响患者的生活、学习和家庭关系，才陪同患者来就诊。

思考2：还需进一步完善哪些辅助检查以明确诊断？

还需完善头颅CT、脑电图、甲状腺功能、性激素、尿妊娠试验、尿毒品筛查、RPR和HIV抗体、耶鲁布朗强迫症状量表（Y-BOCS）、汉密尔顿焦虑抑郁量表（HAMA）、汉密尔顿焦虑抑郁量表（$HAMD_{24}$）、社会功能损害量表（SDSS）。

患者辅助检查结果示头颅CT、脑电图正常，甲状腺功能、性激素、尿毒品筛查、RPR和HIV抗体等未见异常，尿妊娠试验阴性。Y-BOCS 30分，HAMA 14分，$HAMD_{24}$ 13分，SDSS 6分。

思考3：精神检查还需进行哪方面的评估？

还需完善安全性评估，即患者是否有潜在的自伤或自杀以及攻击他人的行为。尽管患者极少对干扰到其进行强迫性仪式动作的人使用暴力，但是暴力行为还是存在于一定的案例，需要引起关注。

精神检查安全性评估提示患者目前无消极、冲动和外跑风险。

思考4：根据DSM-5诊断标准，患者的诊断是什么？

根据DSM-5诊断标准，诊断强迫症。依据：

1. 具有强迫思维或强迫行为，或两者皆有：

强迫思维：强迫性怀疑和怕脏，强迫性担心。

强迫行为：反复清洗、计数和仪式性动作。

2. 强迫性思维或强迫行为每天超过1小时，造成临床明显的痛苦，对社会交往、学习和生活功能造成损害。

3. 强迫症状不能归因于某种物质的生理效应或其他躯体疾病。

4. 此障碍不能用其他精神障碍的症状来更好地解释。

思考5：需要与哪些疾病进行鉴别诊断？

1. 抑郁症　抑郁症患者可以出现强迫症状，本案例情绪以焦虑为主，未发现有心境低落，不符合抑郁症诊断标准。

2. 广泛性焦虑障碍　广泛性焦虑障碍患者表现的是持续的担忧、紧张、预期焦虑不安、一种"漂浮"样的困扰，担心的内容广泛、多不固定，很少有自我抵抗的感觉。而本案例患者强迫思维有明确的内容，采用强迫行为这一种不恰当的应对方式以自我减轻强迫思维带来的焦虑，不符合广泛性焦虑障碍的焦虑特征。

明确诊断和评估后，病房医生需要和患者及家属沟通住院治疗方案和注意事项。

思考6：病房医生与患者及家属沟通住院治疗方案的关键点是？

1. 明确治疗目标　出院时强迫症状明显改善，社会功能基本恢复，能有效地应对压力，减少今后复发可能。

2. 沟通治疗原则　建立有效的医患治疗联盟，定期评估，药物治疗和心理治疗综合，个体化治疗，药物治疗的选择与序贯性，关注治疗的依从性。

首选一线治疗药物中的选择性5羟色胺再摄取抑制剂（SSRIs）氟西汀，从20mg/d起始，根据患者的耐受情况，逐渐增加治疗剂量。

思考7：药物治疗过程中需注意哪些可能的不良反应？

1. 全身　过敏，如瘙痒、皮疹等。

2. 消化系统　胃肠道功能紊乱，如腹泻、恶心、呕吐、口干等。

3. 神经系统　头痛、睡眠异常等。

4. 5羟色胺综合征等。

患者服药无不适，第2周氟西汀剂量增量至40mg/d，第3～4周根据疗效和耐受性，第4周增至60mg/d，患者服药仍无不适，该剂量持续治疗至出院（12周末）。

患者心理治疗过程：

1）暴露反应预防（ERP）治疗：健康教育，制定暴露等级，进行逐级暴露和中断强迫行为。每周1次，每次90分钟，持续12周。

2）认知治疗：帮助患者认识与症状形成相关的负性自动想法，识别核心信念，并进行认知重建，从而改善情绪和应对方式。每周1次，每次50分钟，持续12周。

3）团体心理治疗：从心理动力学角度理解患者，并以支持性技术进行团体干预，使患者进一步理解自己的疾病，发展社交技巧。每周2次，每次90分钟，持续12周。

思考8：患者和家属的健康教育需要包括哪些方面？

1. 正常化教育　强迫症是常见的精神障碍之一，在普通人群中的终身患病率为0.8%～3.0%。目前病因和发病机制尚不明确。

2. 提高患者和家属协同治疗的能力，使任何治疗的不利影响最小化，帮助患者培养解决压力源的方案。

三、病例分析

1. 病史特点

（1）患者，女性，21岁，学生，未婚，本次因"反复怕脏和清洗六年余，加重半年"于2015年6月门诊初诊。

（2）起病于青少年，呈慢性病程，应激性事件（如考试、实习等）发生后，强迫思维和强迫行为加重，目前每天至少六七个小时，严重影响患者的生活、学习和人际关系。

（3）既往史：无特殊。

（4）个人史：父母平素管教甚严。病前性格内向，仔细认真，追求完美。

（5）家族史：无特殊。

（6）体格检查：双手皮肤发白，有龟裂，余无特殊。

（7）精神检查：存在强迫性怀疑和怕脏，强迫性担心，情感显焦虑，有反复清洗、计数和仪式性动作等强迫行为。

2. 诊断与鉴别诊断要点　在明确患者存在强迫症状之后，进行进一步诊断的诊断要点在于，首先要根据病史、体格检查和辅助检查明确强迫症状不能归因于某种物质的生理效应或其他躯体疾病，其次要和其他可能的精神障碍进行鉴别诊断，比如本案例中相鉴别的抑郁症、广泛性焦虑障碍和疑病症等。除了明确诊断，相关的评估比如安全性评估和强迫症状严重程度评估，为后续治疗方案的制定和指导起到关键作用。

四、治疗方案

1. 治疗目标和原则

（1）治疗目标：根据强迫症的严重程度和治疗情况，决定适合患者的治疗目标。

1）强迫症状显著减轻，社会功能基本恢复，能够有效地应对压力，减少复发（正如本案例的治疗目标）。

2）强迫症状减轻到对社会功能和生活质量影响较小；强迫症状伴随的焦虑在可以耐受的范围内或几乎没有焦虑；能够带着“不确定感”生活；强迫症对日常生活的影响很小或几乎不造成痛苦；患者能够应对压力，防止症状有大的波动。

3）对于难治性强迫症患者，应最大限度减少症状的频率和程度，尽可能让患者接受带着症状生活，尽量减少疾病对生活质量和社会功能的影响。

（2）治疗原则：见思考6。

2. 治疗方案　目前强迫症的常用治疗方法为一种一线治疗药物（SSRIs药物，如氟西汀、帕罗西汀、舍曲林和氟伏沙明）和/或认知行为治疗（CBT，以ERP为主）。若疗效欠佳，可以换用另一种一线或二线药物，还可以联合非典型抗精神病药物增效治疗。（图40-1）

患者入院时强迫症状严重程度为重度（YBOCS 30分），严重影响患者的生活、学习和家庭关系，加上心理社会因素在患者的个性特点、家庭关

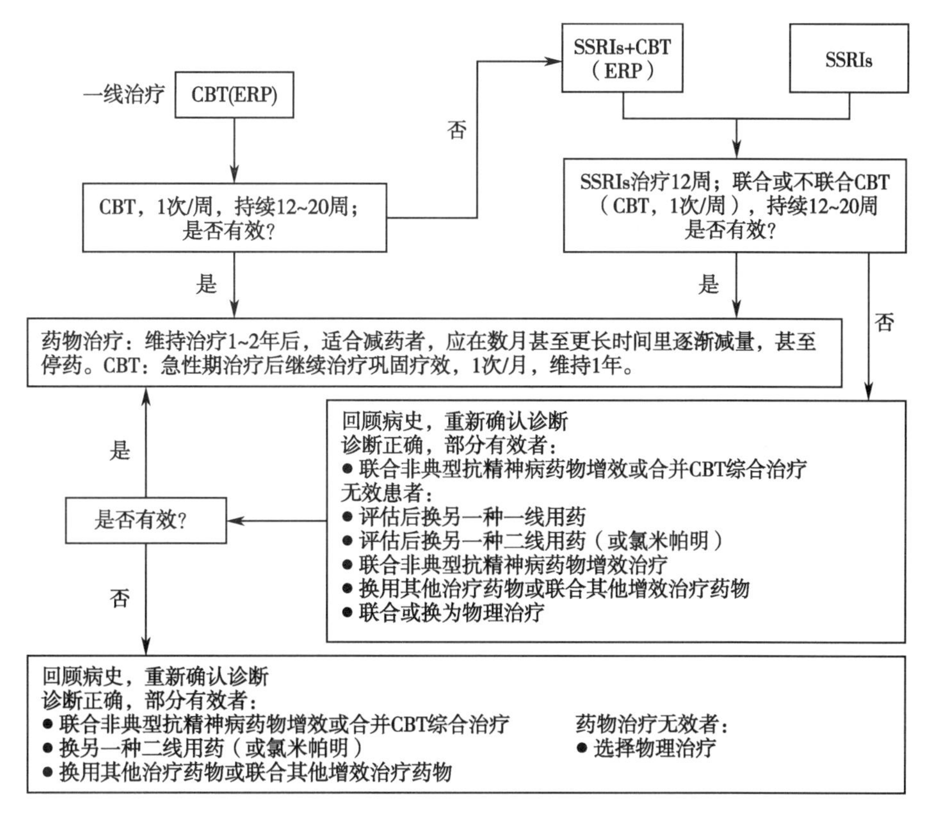

图40-1 《中国强迫症防治指南》中强迫症的治疗流程

系、社会关系、心理社会支持资源、潜在的心理压力源、既往诊治经历中起到重要作用，故制定了药物结合心理治疗的综合长期治疗方案。

五、预后及讨论

1. 预后 患者出院时根据评估结果，可按以下情况了解疾病预后：

（1）症状缓解：YBOCS 减分率 73%（基线分 30 分，出院前一天 8 分），反复洗手 1～2 遍。

（2）生活质量：症状基本缓解后，空余时间培养兴趣爱好。

（3）社会功能改变：患者打算出院后继续实习和参加一些社会活动。

（4）人际关系改变：学会人际交往过程中，识别可能的负性自动思维，并用适切自动思维替代，学会社交技巧，患者对人际交往更有自信和主动。

出院后，患者长期门诊随访，YBOCS 评分保持在 8～10 分。在家休息 1 个月后，回实习单位继续完成实习，能胜任实习要求。不再要求家人回家时按自己的清洗步骤和标准来洗手，能保持和同学、老师的交往。

2. 讨论 强迫症以反复的、难以控制的强迫思维和强迫行为为主要临床表现，在普通人群中的终身患病率为 0.8%～3%，是世界十大致残性疾病之一。目前病因和发病机制尚不明确，和生物学因素、心理学因素以及社会学因素有关。

《中国强迫症防治指南》显示 CBT 和 SSRIs 是目前治疗强迫症的一线治疗，推荐用于初始治疗。患者需要采用单独的 CBT 或 SSRIs 治疗，还是联合两种治疗方式，取决于以下情况：强迫症状的严重程度；是否伴发精神或躯体疾病；既往治疗情况；是否可获得及时的 CBT；可供选择的药物治疗；患者个人对治疗的偏好。临床证据显示，SSRIs 联合 CBT 对一部分患者的疗效优于单一治疗。这类患者可能具有下述特征：单一治疗效果不佳，共病可被 SSRIs 有效治疗的精神疾病，患者希望缩短 SSRIs 治疗疗程等。有研究显示，CBT 可以延迟或减少 SSRIs 治疗停药后疾病的复发风险。联合治疗也可用于症状严重的强迫症患者，因为药物可以有效减轻症状的严重程度，帮助患者进行 CBT。

六、研究进展

目前强迫症的临床治疗主要依赖于药物治疗和心理治疗，但仍有 30%～40% 的患者采用药物治疗和心理治疗后疗效不佳。不少研究者尝试将物理治疗的方法用于强迫症的治疗，尤其是药物治疗和心理治疗疗效不佳者。目前常用的物理治疗包括经颅磁刺激（TMS）等。

重复经颅磁刺激（repeated transcranial magnetic stimulation，rTMS）作为一项无创神经调控技术，通过直接置于头颅上的刺激线圈将磁刺激传导至大脑皮层，并在某一特定皮质区域给予重复刺激。目前较多的随机对照研究（randomized controlled trail，RCT）及荟萃分析证实 rTMS 是可供选择治疗 OCD 的安全、有效的物理治疗技术，且被指南推荐用于难治性 OCD 的治疗。也有些临床研究未能发现 rTMS 治疗 OCD 有效。rTMS 对 OCD 的疗效研究结果不一致，除了研究设计和患者的临床特征存在差异外，还和 rTMS 有效治疗 OCD 所涉及的脑区、皮层功能、神经递质和认知功能等不明有关。总之，rTMS 对 OCD 的神经网络机制尚不明确。

（何燕玲 范 青）

参 考 文 献

[1] 司天梅，杨彦春. 中国强迫症防治指南. 北京：中华医学电子音像出版社. 2016

[2] Veale D，Roberts A. Obsessive-compulsive disorder. British Medical Journal，2014，348：2183.

[3] Ma Z，Shi L. Repetitive transcranial magnetic stimulation（rTMS）augmentation of selective serotonin reuptake inhibitors（SSRIs）for SSRI-resistant obsessive compulsive disorder（OCD）：a meta-analysis of randomized controlled trials. International Journal of Clinical and Experimental Medicine，2014，7（12）：4897-4905.

[4] Berlim M T，Neufeld N H，Eynde FVd. Repetitive transcranial magnetic stimulation（rTMS）for obsessive-

compulsive disorder (OCD): An exploratory meta-analysis of randomized and sham-controlled trials. Journal of Psychiatric Research, 2013, 47: 999-1006.

[5] Zhou D D, Wang W, Wang G M, et al. An updated meta-analysis: Short-term therapeutic effects of repeated transcranial magnetic stimulation in treating obsessive-compulsive disorder. Journal of affective disorders, 2017, 215: 187-196.

[6] Katzman M A, Bleau P, Blier P, et al. Canadian clinical practice guidelines for the management of anxiety, posttraumatic stress and obsessive-compulsive disorders. BMC Psychiatry, 2014, 14 Suppl 1: S1.

[7] Sarkhel S, Sinha V K, Praharaj S K. Adjunctive high-frequency right prefrontal repetitive transcranial magnetic stimulation (rTMS) was not effective in obsessive-compulsive disorder but improved secondary depression. Journal of Anxiety Disorder, 2010, 24: 535-539.

[8] Mansur C G, Myczkowki M L, de Barros Cabral S, et al. Placebo effect after prefrontal magnetic stimulation in the treatment of resistant obsessive-compulsive disorder: a randomized controlled trial. International Journal of Neuropsychopharmacology, 2011, 14 (10): 1389-1397.

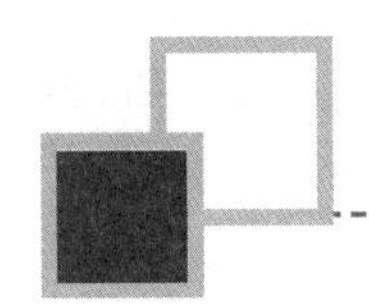

第九章 皮肤病与性病学示范案例

案例41 特应性皮炎

一、病历资料

1. 病史采集 患者，男，75岁，因“全身红斑、斑块伴瘙痒3年余，加重半年”就诊。

患者3年前无明显诱因下头颈部、背部、双下肢伸侧出现散在红斑、丘疹，伴瘙痒，给予抗过敏药口服及外用皮质激素药膏后，可稍有好转，但仍反复发作。1年前无明显诱因下开始出现躯干大片潮红斑伴渗出、脱屑，迅速蔓延至头面部、四肢，遂于当地医院以“泛发性湿疹”收治入院，行皮肤病理提示湿疹可能性大（未见报告），给予左西替利嗪、枸地氯雷他定口服，脱氧核苷酸钠及中药外用后，皮疹逐渐加重。患者遂于2018年8月于外院住院治疗，行皮肤活检及病理示“慢性皮炎，真皮浅中层明显嗜酸性细胞浸润”，诊断为“泛发性湿疹、特应性皮炎”，予莫西沙星400mg静脉滴注，环孢素150mg 2次/d，盐酸西替利嗪片10mg每晚一次，盐酸非索非那定片120mg每晚一次及加巴喷丁0.3g每晚一次口服，硼酸溶液、去氯乳膏外用后皮疹明显好转，遂予以出院。出院后继续口服环孢素及多种抗组胺药物。患者皮疹并未明显改善，遂环孢素逐渐减量。2019年1月于外院以“红皮病”收治入院，入院后患者出现高热、畏寒伴咳嗽、咳痰，血培养提示金黄色葡萄球菌感染，考虑合并“血行感染”，予以万古霉素（稳可信）、头孢他啶（凯复定）、头孢呋辛、左氧氟沙星（可乐必妥）、乐松抗感染治疗，同时停环孢素，给予沙利度胺25mg，2次/d口服×3d，复方多黏菌素B、硼锌糊、苯霜、甘油洗剂外用，体温渐恢复正常，好转后出院。患者此后自行外用激素药膏，具体不详，皮疹未有明显好转，现为进一步诊治，以“红皮病，特应性皮炎”收治入院。

追问病史，患者既往胸部CT发现有胸腔积液，左肺多发结节，右肺钙化结节，右肺中叶及双肺下叶斑片索条影。有活动后气促史4个月余。患者于2018年11月开始发现血压升高，最高达178/111mmHg，现诉环孢素停药后血压渐恢复正常，平素约130/80mmHg。否认心悸、胸闷、胸痛。患者于2018年9月发现血肌酐升高，最高达154μmol/L，未予特殊处理。患者1个月出现过短暂脑缺血发作，给予阿司匹林、波立维、立普妥、金纳多等治疗后好转。

患者自起病来，胃纳可，睡眠差，二便正常，体重无明显改变。

既往史：否认传染性疾病史。诉有保泰松、水杨酸软膏过敏史，否认药物、食物过敏史。患者于2000年因颅脑外伤行开颅手术，否认其他外伤史、手术史。否认输血史。

个人史：生于原籍，一直在原籍学习和工作，否认有血吸虫等疫水接触史；吸烟史40余年，饮酒史50余年，现已戒酒1年余。否认有冶游史。

婚姻史：适龄结婚，配偶体健。

家族史：否认家族性遗传性疾病史。

2. 体格检查 T 36.6℃，HR 88次/min，R 18次/min，BP 127/65mmHg，体重70kg。神志清楚，发育正常，营养可，回答切题，自主体位，查体合作，步入病房，全身皮肤未见黄染、出血点，未见肝掌及蜘蛛痣，余详见专科检查。双侧腹股沟各触及一蚕豆大小淋巴结，表面光滑，移动度可。头颅无畸形，眼睑正常，睑结膜未见异常，巩膜无黄染，双侧瞳孔等大等圆，对光反射存在。耳郭无畸形，外耳道无异常分泌物，乳突无压痛。外鼻无畸形，鼻通气良好，鼻中隔居中，副鼻窦区无压痛，口唇无发绀，黏膜完整，伸舌居中，牙龈无出血，咽不红，双扁桃体无肿大。颈软，气管居中，颈静脉无怒张，甲状腺无肿大。胸廓对称无畸形，胸骨无压痛，双侧呼吸音清，双肺未闻及干湿啰音。心率 88 次 /min，心律齐。腹平，无压痛、反跳痛。肝脾肋下未及，肝脾区无叩击痛。肠鸣音 3 次 /min。肛门直肠、外生殖器未见异常。脊柱四肢无畸形，关节无红肿。双下肢无水肿。四肢肌力Ⅴ级，两侧肌张力对称，生理反射正常，病理反射未引出。

3. 专科情况　全身弥漫性红斑、斑块及色素沉着，上覆细鳞屑，局部见抓痕，四肢伸侧及躯干局部浸润性斑块，呈苔藓样变。

4. 实验室及影像学检查　入院前未检查，详细检查结果见下文诊治经过。

二、诊治经过

患者，男，75 岁。因“全身红斑、斑块伴瘙痒 3 年余，加重半年”就诊，予住院治疗。患者表现为全身皮肤潮红、脱屑，面积超过体表面积的 90% 以上，入院诊断为“红皮病”。

思考 1：成人红皮病的病因与鉴别诊断？

皮肤泛发潮红和脱屑，炎症性红斑面积达到体表面积的 90% 以上，称为红皮病，常有发热等全身症状。红皮病并不是一个特定的疾病，而是很多疾病的临床表现。本病发生于任何年龄，以 40 岁以后居多，但由于引起红皮病的原发疾病不同，初发年龄不定，男性多于女性，患病率之比为 2～4∶1，种族无差异。引起红皮病的病因很多，常见有以下疾病：皮炎、湿疹、银屑病、淋巴瘤、白血病、内脏恶性肿瘤、药疹、先天性鱼鳞病样红皮病、毛发红糠疹、落叶性天疱疮及其他皮肤病。虽然有 50% 的患者在红皮病起病之前有过局限性皮损的病史，但要明确红皮病原有的疾病仍是一个难题。通过疾病纵向研究可能会找到明确病因，但仍有约 1/4 的红皮病病因不明，这时称为特发性红皮病。据 746 例红皮病病因分析，其原发疾病依次为皮炎（24%）、银屑病（20%）、药物反应（1%）、皮肤 T 细胞淋巴瘤（8%）。皮炎中以特应性皮炎为主（9%），其次为接触性皮炎（6%）、脂溢性皮炎（6%）和慢性光化性皮炎（3%）。

药物引起的红皮病并不少见，药物种类很多，常见有卡马西平、别嘌呤醇、苯巴比妥、苯妥英、磺胺类药（柳氮磺胺吡啶等）、青霉素、氨苄西林、阿莫西林、氨苯砜、万古霉素、奥美拉唑，其次有甲氟喹、硝苯地平、米诺环素、抗疟药、异烟肼、顺铂、金制剂、砷、碘、汞剂、沙利度胺、卡托普利。较少见者有胺碘酮、西咪替丁、雷尼替丁、地尔硫䓬、红细胞生成素、氟尿嘧啶、丝裂霉素 C、匹罗昔康、利福平、特比萘芬、罗布霉素、氯法齐明、可待因、曲马多、齐多夫定等。

恶性淋巴瘤引起的红皮病，除塞扎里综合征（Sézary syndrome）和蕈样肉芽肿（MF）外，尚有其他类型 T 细胞淋巴瘤。副肿瘤性红皮病伴有其他脏器恶性肿瘤，红皮病往往出现在肿瘤后期，可出现恶病质状态。

引起红皮病的其他皮肤病包括大疱性皮肤病（落叶性天疱疮、副肿瘤性天疱疮、家族性慢性良性天疱疮、类天疱疮等）、扁平苔藓、皮肤癣菌病、挪威疥疮、皮肌炎、结节病。其次为中毒性休克综合征、金黄色葡萄球菌烫伤样皮肤综合征、红斑狼疮、血管免疫母细胞性淋巴结病、移植物抗宿主反应、艾滋病等。

特发性红皮病病程长，治疗反应差，病情反复波动不定，其中有部分病例可能为早期淋巴瘤或被忽略的药疹，因此要详细询问病史和系统地进行体格检查，寻找原因。

患者入院后首先完善相关检查，明确病因，完善实验室及影像学检查如下：

（1）血常规：CRP 11mg/L↑，WBC 6.8×10^9/L，L 32%，E 23.3%↑，嗜酸性细胞计数 1 584×10^6/L，Hb 100g/L↓，Plt 194×10^9/L。

（2）血生化：Scr 128μmol/L↑，BUN 9.67mmol/L↑，BUA 480μmol/L↑，ALT 24U/L，AST 37U/L，TBIL 5.8μmol/L，DBIL 2.0μmol/L，LDH 452U/L↑，ALB 31.2g/L↓。

（3）血电解质：Na^+ 145.7mmol/L，K^+ 4.08mmol/L，Cl^- 112.0mmol/L↑，Ca^{2+} 1.83mmol/L↓，P 0.87mmol/L，Mg^{2+} 0.98mmol/L。

（4）血免疫球蛋白：IgG 9.72g/L，IgA 1.05g/L，

IgM 0.71g/L，IgE 1 350IU/mL↑。

（5）总 25- 羟维生素 D：13.70nmol/L↓。

（6）肿瘤标志物：AFP 3.45μg/L，CEA 5.34μg/L↑，CA19-9 6.41U/mL，PSA 0.94ng/mL，游离 PSA 0.16ng/mL，F-PSA/T-PSA 0.17，CA125 14.20U/mL，CA15-3 9.43U/mL，CA72-4 1.82U/mL，CA211 3.82ng/mL↑，NSE 24.40ng/mL↑，SCC >70.00ng/mL↑，CA242 1.92IU/mL。

（7）炎症因子：IL-8 测定 33.40pg/mL，IL-1β 测定 <5.00pg/mL，IL-6 测定 4.24pg/mL，IL-10 测定 <5.00pg/mL，TNF-α16.10pg/mL↑，IL-2R 5 613.0U/mL↑。

（8）ESR：5mm/h。

（9）ANA 系列：阴性。

（10）NT-proBNP：504.00pg/mL

（11）吸入性＋食物性特异性 IgE 检测：鸡蛋白、牛奶、花生、蟹、虾、蟑螂、龙虾 / 扇贝、苋、黄豆、菠萝、腰果、芒果、贝、桑树、鳕鱼、混合草、树花粉组合、屋尘螨 / 粉尘螨、猫毛皮屑、狗毛皮屑、霉菌组合、葎草、牛肉、羊肉、鲑鱼、矮豚草、艾蒿、屋尘均阴性。

（12）24 小时尿蛋白定量：383.68mg/24h，24 小时尿量 3 200mL。

（13）尿蛋白电泳分析：TUB 19.7%，GLO 0.0%，ALB 80.30%，结论为肾小管型。

（14）药基因 - 甲氨蝶呤：1F MTHFR（C667T）TT。

（15）心脏彩色多普勒超声：室间隔基底部稍增厚，升主动脉及主动脉根部稍增宽，轻度三尖瓣反流，左室收缩功能正常，心率慢。

（16）24 小时动态心电图：窦性心律，房性期前收缩（时呈三联律伴室内差异性传导），房早伴未下传，短阵房速，室性期前收缩（时呈二联律）。

并行皮肤活检病理检查示：浅表结痂，角化不全，棘层肥厚，细胞内及细胞间水肿，局灶海绵形成，真皮浅中层血管周围大量嗜酸性粒细胞及淋巴细胞、组织细胞浸润，考虑皮炎湿疹改变。结合病史、皮疹、实验室检查和病理，考虑红皮病的原因为继发于特应性皮炎。

思考 2：特应性皮炎的诊断？

目前国内外公认的诊断标准主要为 Hanifin&Rajka 标准以及 Williams 诊断标准等。

1. Hanifin & Rajka 诊断标准　国际上最早公认的诊断标准。

（1）必需标准：≥3 项	
1）瘙痒	2）典型的皮损形态和分布（成人屈侧苔藓化或条状表现 / 婴儿和儿童面部及伸侧受累）
3）慢性或慢性复发性皮炎	4）个人或家族遗传过敏史
（2）次要标准：≥3 项	
1）干皮症	2）鱼鳞病 / 掌纹症 / 毛周角化症
3）即刻型（I 型）	4）血清 IgE 增高
5）早年发病	6）皮肤感染倾向 / 损伤的细胞中介免疫
7）非特异性手足皮炎倾向	8）乳头湿疹
9）唇炎	10）复发性结合膜炎
11）Dennie-Morgan 眶下褶痕	12）锥形角膜
13）前囊下白内障	14）眶周黑晕
15）苍白脸 / 面部皮炎	16）白色糠疹
17）颈前皱褶	18）出汗时瘙痒
19）对羊毛敏感	20）毛周隆起
21）食物不耐受	22）病程受环境或情绪因素影响
23）白色划痕 / 延迟发白	

以上必须条件中符合 3 项或 3 项以上，加之次要条件中的 3 项或 3 项以上，便可诊断为特应性皮炎。

2. Williams 诊断标准　简单易行，特异性和敏感性与 Hanifin & Rajka 标准相似，适用于临床实践，2014 年我国特应性皮炎诊疗指南推荐使用。

（1）主要标准：必须具有皮肤瘙痒史（6 个月内）
（2）次要标准：≥3 项
1）屈侧皮炎湿疹史：包括肘窝、腘窝、踝前、颈部（10 岁以下儿童包括颊部皮疹）
2）哮喘或过敏性鼻炎史（或在 4 岁以下儿童的一级亲属中有特应性疾病史）
3）全身皮肤干燥史
4）屈侧湿疹：4 岁以下儿童还包括面颊部 / 前额和四肢伸侧湿疹
5）2 岁前发病（适用于 4 岁以上患者）

思考3：特应性皮炎的实验室检查和病理特点是什么？

1. 实验室检查

（1）血清总IgE水平：约80%的特应性皮炎患者血清总IgE水平较高，有研究认为其与严重程度显著相关。

（2）血嗜酸性粒细胞计数：嗜酸性粒细胞见于血液和皮损组织中，但不是所有患者的血和皮损组织中可见嗜酸性粒细胞增多。由于它的变化比IgE更快，因此可作为评估病情变化的一个指标。

（3）特异性IgE抗体：特应性皮炎患者对螨类、食物以及其他吸入物等多种过敏原均易产生IgE抗体，且对多种过敏原均呈阳性反应。

（4）血清TARC水平：TARC是一种Th2趋化因子，能敏感地反映特应性皮炎的短期病情，可作为评估特应性皮炎严重程度的辅助指标。

（5）其他：比如乳酸脱氢酶（LDH），与疾病严重程度有相关性；可溶性IL-2R水平在皮肤淋巴瘤中较高，也是一种有用的评估工具。

2. 组织病理检查　特应性皮炎不同阶段皮损的组织学表现有所不同。急性皮炎的表皮内有明显水肿，液体聚积形成微水疱，或肉眼可见的水疱及大疱，真皮上部血管周围淋巴细胞浸润，并侵入表皮。临床皮损持续存在，进入亚急性期，此时仍有海绵水肿，但较轻，不形成水疱；表皮增生，可有角化不全；真皮及表皮仍有淋巴细胞浸润，但数量较少。在慢性期，表皮增生更显著，可以是规则的银屑病样增生，也可以是不规则增生。炎症及海绵水肿轻微或没有。颗粒层的改变不定，有摩擦时（如慢性单纯性苔藓时）可以增厚，当出现类似于银屑病的改变时可以变薄（常见于钱币状湿疹）。不可能通过组织学的改变来确定一种湿疹性皮炎的特异病因，虽然个别坏死的角质形成细胞可提示刺激性皮炎的诊断。组织学检查一般是用来排除其他疾病，如皮肤T细胞淋巴瘤或移植物抗宿主病，这些疾病可能出现类似皮炎的表现。

明确诊断后，对于特应性皮炎患者的教育必不可少，尤其是对于本例发展成红皮病的严重病例。

思考4：如何对患者进行宣教？

患者教育十分重要，医生应向患者和家属说明本病的性质、临床特点和注意事项。医生和患者应建立起长期和良好的医患关系，互相配合，以获得尽可能好的疗效。患者内衣以纯棉、宽松为宜；应避免剧烈搔抓和摩擦；注意保持适宜的环境温度、湿度，尽量减少生活环境中的变应原，如应勤换衣物和床单、不养宠物、不铺地毯、少养花草等；避免饮酒和辛辣食物，避免食入致敏食物，观察进食蛋白性食物后有无皮炎和瘙痒加重。医生还应向患者解释药物使用的方法、可期望疗效和可能的副作用，并提醒患者定期复诊等。良好的患者教育可明显提高疗效。

基础护理：

①沐浴：基础皮肤护理对特应性皮炎的治疗非常重要，沐浴有助于清除或减少表皮污垢和微生物，在适宜的水温（32～37℃）下沐浴，每日1次或两日1次，每次5～10min。推荐使用低敏无刺激的洁肤用品，其pH最好接近表皮正常生理（pH约为6）。皮肤明显干燥者应适当减少清洁用品的使用次数，尽量选择不含香料的清洁用品。沐浴结束擦干皮肤后即刻外用保湿剂、润肤剂。

②恢复和保持皮肤屏障功能：外用润肤剂是特应性皮炎的基础治疗，有助于恢复皮肤屏障功能。润肤剂不仅能阻止水分蒸发，还能修复受损的皮肤，减弱外源性不良因素的刺激，从而减少疾病的发作次数和严重度。每日至少使用2次润肤剂，沐浴后可立即使用保湿剂、润肤剂，建议患者选用合适自己的润肤剂。

思考5：特应性皮炎的临床并发症有哪些？

1. 感染　特应性皮炎患者易发生皮肤感染，并使皮损加重。

（1）细菌感染：几乎所有严重的急性特应性皮炎患者，其渗出性皮损的拭子培养均有金黄色葡萄球菌生长。金黄色葡萄球菌产生的外毒素能作为超抗原，驱动一系列炎症反应，从而引发急性皮炎。特应性皮炎也是感染性心内膜炎的危险因素之一。全身抗生素应仅在明显和广泛细菌感染的情况下使用。

（2）病毒感染：特应性皮炎患者皮肤屏障缺陷，易患病毒性皮肤病，如疣及传染性软疣。大多数泛发性传染性软疣患儿患有特应性皮炎。特应性皮炎患者也容易出现泛发的HSV感染，即疱疹样湿疹，多发的形态一致的痘状丘疹、水疱、血痂和糜烂提示此诊断，患者往往有发热等系统症状，需口服或静脉抗病毒药物治疗。

（3）真菌感染：有报道称主要发生在头部及身体上部的特应性皮炎患者局部或系统使用抗真菌药物治疗有效，可能是因为特应性皮炎患者存在对皮肤微生物如马拉色菌或念珠菌属的IgE介导的变态反应。

2. 水肿　急性水肿的皮肤外观苍白，常伴严重瘙痒，易引起表皮剥蚀。慢性水肿的皮损可逐渐出现色素沉着。严重的慢性皮肤水肿可导致机体重力区域出现凹陷性水肿，常见于小腿。这又会导致湿疹泛发累及其他部位皮肤，类似于淤积性皮炎患者的“疹性反应”。特应性皮炎患者出现下肢水肿时，应穿支撑性长袜，并尽可能抬高下肢。

3. 红皮病　特应性皮炎患者皮损加重时可能发展为剥脱性红皮病。红皮病患者可出现体温维持功能障碍，偶可发生高输出量性心力衰竭。

考虑到患者Scr 128mol/L↑，BUN 9.67mmol/L↑，24小时尿蛋白定量：383.68mg/24h，尿蛋白电泳分析示肾小管型，请肾脏内科会诊，建议慎用肾毒性药物及检查，监测肾功能、电解质及血气变化，注意血压、尿量及水肿情况，注意维持水、电解质、酸碱平衡。

思考6：环孢素的治疗方案与副作用有哪些？

免疫抑制剂治疗适用于病情严重且常规疗法不易控制的患者，以环孢素应用最多。

1. 治疗方案　起始剂量2.5～3.5mg/(kg·d)，分2次口服，一般不超过5mg/(kg·d)，病情控制后可渐减少至最小量维持。环孢素起效较快，一般在治疗6～8周可使患者疾病严重程度减轻55%，但停药后病情易反复。治疗不应超过连续两年的治疗方案。一旦达到临床疗效，建议每2周减少0.5～1.0mg/(kg·d)的剂量，应根据临床疗效考虑减少剂量。

2. 不良反应　高血压、感染（细菌、病毒、真菌、原虫以及条件致病菌）、肿瘤（淋巴瘤、皮肤肿瘤）、肾脏毒性[尤其是计量>5mg/(kg·d)，治疗>2年]、肝脏毒性（胆汁淤积、黄疸、肝炎、肝衰竭）、牙龈增生（与硝苯地平合用时更常见）、皮肤副作用（多毛、表皮囊肿、毛周角化、痤疮、毛囊炎、皮脂腺增生）、震颤。

3. 监测指标和注意事项　应用免疫抑制剂时必须注意适应证和禁忌证，并且应密切监测不良反应。使用前应筛查血压、HIV、病毒性肝炎、肾功能、肝功能、血常规、血清镁、钾、尿酸和血脂等，如能监测血药浓度更好，用药的前3个月每2周进行1次监测，之后是每月1次。如果调整剂量或合用非甾体抗炎药应增加监测频率。用药期间不推荐环孢素与紫外线联合治疗，应采取有效的紫外线防护措施。在接种疫苗前2周和接种后4～6周停止治疗可能是可取的。

本例患者曾服用环孢素治疗，出现过高血压与肌酐升高，考虑与环孢素的副作用有关。环孢素的副作用包括高血压、肝毒性、肌炎、高脂血症、多毛症、齿龈的过度增生和肾衰竭。大部分与短期治疗相关的副作用随着停药是可逆的。环孢素对肾和血管系统的直接血管收缩效应是导致暂时性血压升高的原因。环孢素造成的高血压是时间和剂量相关的。目前，保守的用药剂量方案已有效地预防了绝大多数短期治疗患者出现明显的肾损害。然而，即使在无实验室检查异常的服用合适剂量并定期监测的患者中，组织学上显示仍有肾间质纤维化。来自长期治疗的患者的肾活检标本显示有包括肾小管萎缩、微小动脉透明变性、肾小球废弃和间质纤维化的不可逆性改变。事实上，所有使用环孢素超过2年的患者都显示有上述异常中的某些改变。虽然使用大剂量和长时间环孢素治疗的移植受体患特定恶性肿瘤的风险增加（如皮肤鳞状细胞癌和淋巴瘤），但对于因皮肤疾病接受少于2年和较小“皮肤科”剂量环孢素治疗的患者，并未观察到有类似的风险。

思考7：特应性皮炎的外用药物治疗有哪些？

1. 糖皮质激素　局部外用糖皮质激素（以

下简称激素)是特应性皮炎的一线疗法。外用激素种类多,经济、方便,疗效肯定,但应在医生指导下进行。根据患者的年龄、皮损性质、部位及病情程度选择不同剂型和强度的激素制剂,以快速有效地控制炎症,减轻症状。外用激素强度一般可分为四级,如氢化可的松乳膏为弱效激素,丁酸氢化可的松乳膏、曲安奈德乳膏为中效激素,糠酸莫米松乳膏为强效激素,卤米松和氯倍他索乳膏为超强效激素。一般初治时应选用强度足够的制剂(强效或超强效),以求在数天内迅速控制炎症,一般为每日 2 次用药,炎症控制后逐渐过渡到中弱效激素或钙调神经磷酸酶抑制剂;面部、颈部及皱褶部位推荐使用中弱效激素,应避免长期使用强效激素。激素香波或酊剂可用于头皮。儿童患者尽量选用中弱效激素,或用润肤剂适当稀释激素乳膏。肥厚性皮损可选用封包疗法,病情控制后停用封包,并逐渐减少激素使用次数和用量。急性期病情控制后应逐渐过渡到维持治疗,即每周使用 2 次,能有效减少复发。长期大面积使用激素应该注意皮肤和系统不良反应。

2. 钙调神经磷酸酶抑制剂　此类药物对 T 淋巴细胞有选择性抑制作用,有较强的抗炎作用,对特应性皮炎有较好疗效,多用于面颈部和褶皱部位。钙调神经磷酸酶抑制剂包括他克莫司软膏和吡美莫司乳膏,吡美莫司乳膏多用于轻中度特应性皮炎,他克莫司软膏用于中重度特应性皮炎,其中儿童建议用 0.03% 浓度,成人建议用 0.1% 浓度。0.1% 他克莫司软膏疗效相当于中强效激素。钙调神经磷酸酶抑制剂可与激素联合应用或序贯使用,这类药物也是维持治疗的较好选择,可每周使用 2 次,以减少病情的复发。不良反应主要为局部烧灼和刺激感,可随着用药次数增多而逐步消失。

3. 外用抗微生物制剂　由于细菌、真菌定植或继发感染可诱发或加重病情,对于较重患者尤其有渗出的皮损,系统或外用抗生素有利于病情控制,用药以 1～2 周为宜,应避免长期使用。如疑似或确诊有病毒感染,则应使用抗病毒制剂。

4. 其他外用药　氧化锌油(糊)剂、黑豆馏油软膏等对特应性皮炎也有效,生理盐水、1%～3% 硼酸溶液及其他湿敷药物对于特应性皮炎急性期的渗出有较好疗效,多塞平乳膏和部分非甾体抗炎药物具有止痒作用。

思考 8: 特应性皮炎的系统治疗有哪些?

1. 抗组胺药和抗炎症介质药物　对于瘙痒明显或伴有睡眠障碍、荨麻疹、过敏性鼻炎等合并症的患者,可选用第一代或第二代抗组胺药,其中第一代抗组胺药由于可通过血脑屏障有助于患者改善瘙痒和睡眠。其他抗过敏和抗炎药物包括血栓素 A_2 抑制剂、白三烯受体拮抗剂、肥大细胞膜稳定剂等。

2. 系统抗感染药物　对于病情严重(特别是有渗出者)或已证实有继发细菌感染的患者,可短期(1 周左右)给予系统抗感染药物,可选用红霉素族、四环素族或喹诺酮类抗生素,尽量少用易致过敏的抗菌药物如青霉素类、磺胺类等。合并疱疹病毒感染时,可加用相应抗病毒药物。

3. 糖皮质激素　原则上尽量不用或少用此类药物。对病情严重、其他药物难以控制的患者可短期应用,病情好转后应及时减量,直至停药,对于较顽固病例,可将激素逐渐过渡到免疫抑制剂或紫外线疗法。应避免长期应用激素,以防止激素的副作用,病情控制后减量勿过快,减药或停药过快可导致病情反跳。

4. 免疫抑制剂　如前所述环孢素应用最多。甲氨蝶呤为常用免疫抑制剂,方法为每周 10～15mg,顿服。硫唑嘌呤每日 50～100mg,可先从小剂量开始,用药期间严密监测血象,若有贫血和白细胞减少,应立即停药。应用免疫抑制剂时必须注意适应证和禁忌证,并且应密切监测不良反应。

5. 生物制剂和小分子药物　这类药物可用于病情严重且常规治疗无效的患者,目前已经上市并被 FDA 批准应用于特应性皮炎治疗的药物主要为 Dupilumab,一种 IL-4/IL-13 单抗。

6. 光疗　光疗是特应性皮炎的二线治疗,可作为慢性病患者的维持疗法。光的剂量和时间安排应基于最小红斑剂量和 / 或 Fitzpatrick

皮肤类型。包括窄波 UVB(NB-UVB)和 UVA 等，有利于疾病和症状的控制。

7. 其他 静脉用免疫球蛋白(IVIg)、特异性免疫治疗即脱敏治疗、中药等均有不少的小型研究报告。

患者予外用中药湿敷、醋酸地塞米松乳膏、糠酸莫米松乳膏、尿囊素乳膏，葡萄糖酸钙静脉滴注抗过敏，头孢吡肟静脉滴注抗感染，利多卡因静脉封闭治疗，口服补充维生素 D_3，皮疹逐渐改善，并建议患者加用甲氨蝶呤治疗。

三、病例分析

1. 病史特点

(1) 患者，男，75 岁。全身红斑三年余伴瘙痒，加重半年余。

(2) 体格检查：T 36.6℃，HR 88 次 /min，R 18 次 /min，BP 127/65mmHg。神志清，精神可，双侧呼吸音清，双肺未闻及干湿啰音，心率 88 次 /min。腹平，无压痛、反跳痛，肝脾肋下未及。双下肢无水肿。全身弥漫性红斑、斑块及色素沉着，上覆细鳞屑，局部见抓痕，四肢伸侧及躯干局部浸润性斑块，呈苔藓样变。双侧腹股沟各及一蚕豆大小淋巴结，表面光滑，移动度可。

(3) 实验室检查：CRP 11mg/L↑，WBC 6.8×10^9/L，L32%，嗜酸性粒细胞计数 1 584×10^6/L↑，Hb 100g/L↓，Plt 194×10^9/L。Scr 128μmol/L↑，BUN 9.67mmol/L↑，BUA 480μmol/L↑，ALT 24U/L，AST 37U/L，TBIL 5.8μmol/L，DBIL 2.0μmol/L，LDH 452U/L↑，ALB 31.2g/L↓。总 25- 羟维生素 D 13.70nmol/L↓。Ca^{2+} 1.83mmol/L↓。IgE 1 350IU/mL↑，SCC >70.00ng/mL↑，肿瘤坏死因子(TNF-α) 16.10pg/mL↑，白介素 2 受体测定 5 613.0U/mL↑，吸入性 + 食物性特异性 IgE 检测均阴性，24 小时尿蛋白定量：383.68mg/24h，24 小时尿量 3 200mL。尿蛋白电泳分析：肾小管型。

(4) 皮肤活检病理：浅表结痂，角化不全，棘层肥厚，细胞内及细胞间水肿，局灶海绵形成，真皮浅中层血管周围大量嗜酸性粒细胞及淋巴细胞、组织细胞浸润，考虑皮炎湿疹改变。

2. 诊断与诊断依据

(1) 红皮病，特应性皮炎：患者全身泛发潮红和脱屑达到体表面积的 90% 以上，伴剧烈瘙痒，外周血嗜酸性粒细胞计数、血清总 IgE 升高，病理活检示皮炎湿疹改变，符合 Williams 诊断标准，故诊断。

(2) 肾功能不全：患者 Scr 128mol/L↑，BUN 9.67mmol/L↑，24 小时尿蛋白定量：383.68mg/24h，尿蛋白电泳分析示肾小管型，故诊断。

3. 鉴别诊断 本病例在诊疗过程中主要围绕“红皮病”进行鉴别诊断：见思考 1。

四、治疗方案

1. 基础治疗 足量、多次外用润肤剂，每日至少两次。清洁和沐浴选用无刺激和低致敏性清洁剂，可含抗菌成分，沐浴水温 32～37℃，时间 5～10 分钟。补充液体，保持水与电解质平衡，补充营养和多种维生素，特别要保证摄入足够的蛋白质和足够热量。

2. 外用药物治疗 局部外用中强效糖皮质激素，每日 1～2 次。病情控制后，可逐渐改为每周 2 次的维持治疗，或改用弱的糖皮质激素制剂。面部、颈部及皱褶部位使用中弱效激素或钙调神经磷酸酶抑制剂。关于计算糖皮质激素外用制剂使用量。文献中推荐使用“指尖单位”(finger tip unit，FTU)，即直径 5mm 软管挤出从成人示指腹面指尖至第一指关节横缝处的量为 1FTU。约 2 个 FTU=1g。若以皮损面积计算，4 个成人手掌大小需 2FTU。

3. 系统治疗

(1) 抗组胺制剂：减轻瘙痒。

(2) 利多卡因静脉封闭治疗：研究发现利多卡因具有抗炎和减轻瘙痒的作用，排除禁忌后，4mg/(kg·d)静脉滴注治疗。

(3) 保护肾脏药物等。

4. 光疗 UVA、UVB、长波长的 UVA1，窄谱 UVB、复合的 UVA 和 UVB 以及补骨脂素光化学疗法(PUVA)治疗特应性皮炎均有效。

5. 抗感染治疗 有继发感染时加用抗生素软膏或系统应用抗生素。

6. 其他 补充维生素 D_3 等。

五、预后

红皮病是严重疾病，预后取决于以下因素：

①原发疾病性质：恶性肿瘤引起者，预后差；②并发症情况：有严重内脏损害和不能控制的感染，预后差；③红皮病治疗是否合理、正确、积极。

红皮病死亡率国内报道为 11.4%，常见死亡原因：①原发疾病恶化，如恶性肿瘤扩散、转移；②脏器功能衰竭（心、肝、肾等）；③严重并发症（败血症、肺部感染等）。

六、要点和讨论

1. 诊治要点　对于本病例，本例为老年发病的特应性皮炎患者，皮疹泛发全身，表现为红皮病，既往环孢素治疗效果一般。诊治的难点和关键在于成人红皮病的鉴别诊断复杂，以及特应性皮炎作为慢性复发性炎症性皮肤病，重症病例治疗困难。（图 41-1）

目前，重度和顽固性特应性皮炎治疗困难，往往需要在个体化的基础上采取综合疗法。一线外用药首选糖皮质激素，皮肤薄弱部位或不适用激素者可选用钙调磷酸酶抑制剂，或二者序贯使用。紫外线光疗作为中、重度 AD 的二线疗法，能调节 T 细胞功能及相关炎症介质，适用于 > 12 岁的儿童及成人患者。通常需要坚持照射 1～2 个月，每周 3 次，但长期光疗应注意远期皮肤癌的风险。当以上治疗方法均无效时，在除外严重感染、活动性结核、肿瘤等疾病的情况下，可尝试使用免疫抑制剂和新型生物制剂治疗。

2. 分析讨论　特应性皮炎是最常见的慢性炎症性皮肤病，在非致死性皮肤病中疾病负担最重。特应性皮炎的特征是湿疹、弥漫性干燥、强烈瘙痒和复发性金黄色葡萄球菌感染。特应性皮炎患者常有过敏症状，包括哮喘、变应性鼻炎、环境和食物过敏。临床表现随年龄的不同而不同。根据不同年龄的湿疹病灶的出现和定位，已经确定了三组特应性皮炎患者：婴儿型、儿童型、青少年和成人型。在婴儿中，特应性皮炎通常表现为头面部的急性湿疹损害，以渗出结痂为突出表现；儿童型特应性皮炎的特征是亚急性至慢性湿疹病变，有典型的四肢屈侧和皱褶部位的受累；而成人型特应性皮炎则以苔藓化湿疹为主要的表现，可在四肢屈侧皱褶部位、头部和颈部出现弥漫性的苔藓样斑块。

3. 研究进展

（1）流行病学：全世界有超过 2.3 亿人被诊断患有特应性皮炎，是一种在儿童（15%～30%）和成人（2%～10%）中发病率均较高的疾病。在我国，20 年来特应性皮炎的患病率也在逐步上升，2014 年流行病学调查发现 12 个城市 1～7 岁儿童特应性皮炎的患病率为 12.94%。

（2）发病机制

1）遗传学机制：特应性皮炎属多基因疾病，遗传是构成特应性皮炎易感性的重要因素。特应

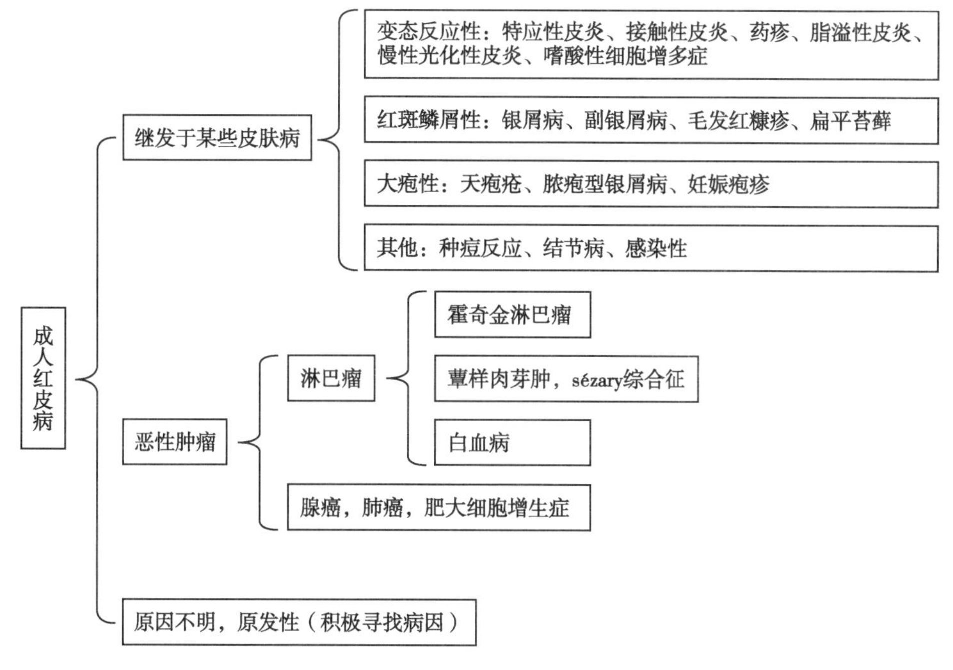

图 41-1　成人红皮病鉴别诊断思路

性皮炎发病有母系遗传倾向：母方患特应性皮炎，子女出生后3个月发病的概率为25%，2岁内超过50%；父亲有特应性疾病史，子女罹患特应性皮炎的概率约为22%；父母双方有特应性疾病史，其子女特应性皮炎患病概率高达79%。特应性皮炎患儿父亲和母亲中特应性皮炎的发生率分别为37%和63%，即母方患病的子女患特应性皮炎的风险高于父方患病的子女。此外，特应性皮炎患者的同卵双胞胎兄弟或姐妹特应性皮炎发生率为80%，异卵双生者特应性皮炎发生率为20%。目前已发现32个与特应性皮炎相关的易感区域，候选易感基因包括与皮肤屏障功能相关的基因[如中间丝聚合蛋白（*FLG*）基因、丝氨酸蛋白酶抑制剂Kazal5型（*SPINK5*）基因等]以及与免疫机制相关的基因如编码高亲力IgE受体α链的*FCER1A*基因、Toll样受体2基因等。其中，编码关键表皮结构蛋白的*FLG*基因突变是已知最强的遗传危险因素。

2）免疫学机制：特应性皮炎患者皮肤屏障功能存在障碍，金黄色葡萄球菌、病毒、尘螨等抗原可经皮肤进入机体。暴露于抗原后，机体产生的IgE与其受体FcεRI结合诱导肥大细胞脱颗粒，释放多种炎症介质，导致特应性皮炎急性炎症反应；抗原激活树突细胞等抗原提呈细胞，后者迁移至局部淋巴结，诱导初始T淋巴细胞分化为以Th2细胞为主的效应T淋巴细胞；同时，初始T淋巴细胞的分化也受到角质形成细胞分泌的胸腺基质淋巴细胞生成素的诱导等。免疫细胞与细胞因子网络般交织并相互作用，触发一系列免疫反应，Th2型细胞因子白细胞介素5（IL-5）可诱导嗜酸性粒细胞活化，损伤组织，IL-31引发炎症和瘙痒，Th1型细胞因子干扰素γ（IFN-γ）与特应性皮炎的慢性化相关，Th2型细胞因子在成人特应性皮炎中发挥重要作用。失衡的免疫状态加剧皮肤炎症，诱发搔抓行为，进一步破坏皮肤屏障功能，形成恶性循环，促使特应性皮炎不断进展。

3）皮肤屏障功能：皮肤屏障功能受损通常表现为皮肤pH上升，经表皮水分丢失增加，水含量下降以及皮脂含量降低。皮肤屏障缺陷主要表现为角质层原始结构异常，这与FLG缺乏相关，在正常人群中该基因的突变频率 < 10%，而在特应性皮炎患者中为10%～50%，在中国特应性皮炎患者为26%～31.4%。*FLG*基因功能缺失突变及局部皮损内炎症因子的调控均能导致该蛋白缺乏。屏障功能受损导致变应原易于入侵，诱导特应性皮炎炎症反应发生。特应性皮炎的皮肤屏障功能缺陷还与编码其他表皮分化复合物、角质层糜蛋白酶、角蛋白16、紧密连接蛋白的基因等有关。

（3）生物制剂靶向治疗

1）Dupilumab：是一种全人单克隆抗体，针对IL-4受体亚单位α（IL-4Rα），即2型细胞因子IL-4和IL-13的共同亚基，阻断这两种细胞因子的信号传导，从而抑制整个Th2通路。Dupilumab已在Ⅲ期临床试验中获得了成效，2017年3月28日，美国食品和药物管理局批准局部注射Dupilumab可用于治疗成人中度至重度特应性皮炎，是目前唯一获批治疗AD的生物制剂，我国也在进行广泛的临床试验。

2）其他生物制剂：乌司奴单抗（Ustekinumab）、CIM331（Nemolizumab）、阿来西普（Alefacept）及依法珠单抗（Efalizumab）等都在进行临床研究。

3）其他治疗：磷酸二酯酶抑制剂已完成了治疗成人AD的Ⅱ期临床试验，疗效和安全性俱佳，但仍需大量的临床研究来验证。人脐血干细胞疗法经Ⅰ/Ⅱa期临床研究证实有效。

（郭一峰 姚志荣）

参考文献

[1] 中华医学会皮肤性病学分会免疫学组，特应性皮炎协作研究中心．中国特应性皮炎诊疗指南（2014版）．中华皮肤科杂志，2014；47（7）：511-514.

[2] 赵辨．中国临床皮肤病学．南京：江苏科学技术出版社，2009.

[3] 博洛格尼（Bolognia，J.L），等著；朱学骏，等译．皮肤病学．2版．北京：北京大学医学出版社，2014.

[4] Katayama I，Aihara M，Ohya Y，et al. Japanese guidelines for atopic dermatitis 2017. Allergology International，2017，66（2）：230-247.

[5] Wollenberg A，Barbarot S，Bieber T，et al. Consensus-based European guidelines for treatment of atopic eczema（atopic dermatitis）in adults and children：part I.J Eur Acad Dermatol Venereol，2018，32：657-682.

[6] Wollenberg A，Barbarot S，Bieber T，et al. Consensus-based European guidelines for treatment of atopic

eczema (atopic dermatitis) in adults and children: part II. J Eur Acad Dermatol Venereol, 2018, 32: 850-878.

[7] Liu P, Zhao Y, Mu Zhang-L, et al. Clinical Features of Adult/Adolescent Atopic Dermatitis and Chinese Criteria for Atopic Dermatitis. Chin Med J, 2016, 129: 757-762.

[8] Williamson S, Merritt J, De Benedetto A. Atopic Dermatitis in the Elderly: A review of clinical and pathophysiology hallmarks. Br J Dermatol, 2020, 182 (1): 47-54.

[9] 中华医学会皮肤性病学分会儿童皮肤病学组. 中国儿童特应性皮炎诊疗共识(2017 版). 中华皮肤科杂志, 2017, 50(11): 784-789.

[10] Hotze M, Baurecht H, Rodriguez E, et al. Increased efficacy of omalizumab in atopic dermatitis patients with wild-type filaggrin status and higher serum levels of phosphatidylcholines. Allergy, 69 (1): 132-135.

[11] Simon D, Hosli S, Kostylina G, et al. AntiCD20 (rituximab) treatment improves atopic eczema. J Allergy Clin Immunol, 2008, 121 (1): 122-128.

[12] Armario-Hita J C, Pereyra-Rodriguez J, Silvestre J F, et al. Treatment of moderate-to-severe Atopic dermatitis with dupilumab in real clinical practice. A multicentre, retrospective case series. Br J Dermatol, 2019, 181 (5): 1072-1074.

[13] Guo Y, Zhang H, Liu Q, et al. Phenotypic analysis of atopic dermatitis in children aged 1-12 months: elaboration of novel diagnostic criteria for infants in China and estimation of prevalence. J Eur Acad Dermatol Venereol, 2019, 33: 1569-1576.

[14] Pagliarello C, Scrivani S, Fabrizi G, et al. An under-recognized, life-threatening complication of atopic dermatitis. Clin Exp Dermatol, 2017, 42: 831-832.

[15] Michael A-J, Philip H, RuthAnn V, et al.Handbook of Dermatology Treatments. London: JP Medical Ltd, 2017.

[16] Sidbury R, Davis D M, Cohen D E, et al. Guidelines of care for the management of atopic dermatitis: section 3. Management and treatment with phototherapy and systemic agents. J Am Acad Dermatol, 2014, 71: 327-349.

[17] Del Rosso James Q.Monoclonal Antibody Therapies for Atopic Dermatitis: Where Are We Now in the Spectrum of Disease Management?. J Clin Aesthet Dermatol, 2019, 12: 39-41.

[18] Moyle M, Cevikbas F, Harden Jamie L, et al. Understanding the immune landscape in atopic dermatitis: The era of biologics and emerging therapeutic approaches. Exp. Dermatol., 2019, 28: 756-768.

案例 42　银　屑　病

一、病历资料

1. 病史采集　患者，男，19 岁，因“躯干、四肢斑块、鳞屑 7 年”就诊。

患者 7 年前无明显诱因出现头皮、躯干、四肢散在红斑、丘疹、脓疱，局部融合成脓湖，伴双髋关节肿痛、发热，于我院住院治疗，诊断为“泛发性脓疱性银屑病”，予头孢曲松钠抗感染、利多卡因静脉封闭治疗，并予阿维 A 胶囊 30mg/d 治疗。阿维 A 胶囊口服治疗 2 个月后脓疱消退，皮疹大部分好转，但 4 个月后患者新发红色斑块，上覆鳞屑。阿维 A 胶囊口服治疗 8 个月后逐渐减量停用，继续外用卡泊三醇及外用糖皮质激素药膏治疗。2 年后，患者皮疹复发，表现为面部、躯干、四肢散在红色斑块，上覆鳞屑，无糜烂、脓疱等，遂予以甲氨蝶呤（MTX）15mg 每周 1 次口服，连续 5 个月，累积剂量为 265mg，仍未见明显好转。随后，再次予阿维 A 胶囊 40mg/d 口服治疗，患者皮疹稍好转，此后阿维 A 胶囊口服治疗约 1 年并逐渐减量停用，后继续外用药物治疗，皮疹均无明显好转，半年前再次予 MTX15mg 每周 1 次口服，连续 5 个月，累积剂量为 530mg，皮疹未见好转。现为求进一步诊治，拟“寻常性银屑病”收治入院。

患者自发病来，神清，精神可，二便可，胃纳可，体重无明显改变。

既往史：否认慢性病史，否认传染病史，预防接种按时按序，否认食物药物过敏史，否认手术外伤史及输血史。

个人史：G_1P_1，足月顺产，生长发育同正常同龄儿。

家族史：父母身体健康，否认恶性肿瘤及遗传性疾病家族史。

2. 体格检查　T 36.8℃，HR 76 次 /min，R 18 次 /min，SpO_2 100%（未吸氧情况下），体重 72kg。神志清楚，精神可，全身浅表淋巴结未及肿大。双侧瞳孔等大等圆，对光反射灵敏，咽不红，双侧扁桃体无肿大。颈软，气管居中。呼吸节律、频率正常，双侧呼吸运动对称，双肺呼吸音清，未闻及干湿啰音。心律齐，心音有力，未及杂音。腹软，未及包块、压痛，肝、脾肋下未及。双下肢无水肿，四肢活动正常，肌力及肌张力正常，末梢循环正常，毛细血管充盈时间 <2 秒。正常男性外生殖器外观，神经系统查体无异常体征。

3. 专科检查 躯干、头皮见大片红斑、斑块，四肢散在斑块，上覆厚层银白色鳞屑，蜡滴现象、薄膜现象、奥斯皮茨征（Auspitz sign）阳性，边界清楚，无明显破溃、渗出等，未及脓疱或脓湖，指甲可见点针状凹陷。

4. 实验室及影像学检查 门诊未进行检查，入院后检查详见诊治经过。

5. 初步诊断 寻常性银屑病。

二、诊治经过

患者，男，19 岁，因“躯干、四肢斑块、鳞屑 7 年”，拟“寻常性银屑病”入院进行治疗。

思考 1: 寻常性银屑病的诊断与鉴别诊断？

特征性皮损为境界清楚、表面有复层银白色鳞屑的红色斑块，可见薄膜现象及点状出血现象；好发于头皮及四肢伸侧，头皮损害可见束状发；病程慢性，反复发作。应与下列疾病鉴别：

（1）脂溢性皮炎：损害边缘不十分鲜明，基底部浸润较轻，鳞屑少而薄，呈油腻性，带黄色，刮除后无点状出血。好发于头皮、胸、背、颈及面等部位。无束状发，但常伴有脱发。但需注意脂溢性皮炎可与银屑病同时发生。

（2）玫瑰糠疹：好发于躯干及四肢近端，为多数椭圆形小斑片，其长轴沿肋骨及皮纹方向排列，鳞屑细小而薄。病程仅数周，消退后不易复发。

（3）扁平苔藓：皮疹为紫红色的多角形扁平丘疹，密集成片状或带状，表面有蜡样光泽，可见威克姆纹（Wickham striae），鳞屑薄而紧贴，不易刮除。常有剧烈瘙痒。

（4）毛发红糠疹：在斑片周围常能见到毛囊角化性丘疹，其损害表面覆盖密集的细小鳞屑，不易剥脱，掌跖部往往有角化过度。

（5）副银屑病：鳞屑较薄，基底炎症轻微，发病部位不定，长期存在，多无自觉症状。

（6）慢性湿疹：尤其发生于小腿的慢性肥厚性银屑病，应与小腿慢性湿疹相鉴别。湿疹往往有剧烈的瘙痒，鳞屑不呈银白色，有皮肤浸润肥厚、苔藓样变及色素沉着等同时存在。

患者儿童期即发病，当时诊断为“泛发性脓疱性银屑病”，病程长。

思考 2: 泛发性脓疱性银屑病有何特点？

泛发性脓疱性银屑病大多急性起病，发病前 1～2 日可出现高热、寒战、关节痛、皮肤灼痛及白细胞增多等。一般在寻常性银屑病的基础损害上出现密集的针头至粟粒大小黄白色无菌性小脓疱，脓疱可迅速增多，融合成脓湖。皮损可累及全身，但以四肢屈侧及褶皱部位多见。经 2～3 周脓疱干涸结成脓痂。皮损成批出现，脓疱破裂后出现糜烂、渗液及结痂。口腔颊黏膜也可出现小脓疱。病情减轻后可出现寻常性银屑病皮损。病程数月或更久，周期性反复发作，也可发展为红皮病性银屑病。病理学的典型特征为 Kogoj 微脓疡。其发病与 *IL36RN* 和 *CARD14* 基因突变相关。

思考 3: 对于儿童起病的慢性银屑病患者，需定期进行哪些合并症的筛查？

（1）超重和肥胖：建议从 2 岁起每年监测 BMI 指数。

（2）Ⅱ型糖尿病：如果患者肥胖，建议从 10 岁起每 3 年检测一次空腹血清血糖。

（3）血脂异常：在 9～11 岁及 17～21 岁两个年龄段应常规进行血脂检测，在此年龄段外，若患者有额外的心血管危险因素，同样建议进行血脂检测（包括：总胆固醇、低密度脂蛋白胆固醇、高密度脂蛋白胆固醇、甘油三酯）。

（4）高血压：3 岁起每年监测血压。

（5）非酒精性脂肪肝：所有肥胖的儿童需从 9～11 岁监测 ALT。

（6）关节炎：儿童银屑病患者需要通过直接的系统回顾和体格检查监测关节炎的发生。

（7）心理问题及药物滥用：每年监测是否有抑郁或者焦虑，从 11 岁起监测是否存在药物滥用。

患者既往曾系统性予以维 A 酸类、MTX、抗生素、利多卡因等进行治疗，皮疹控制不佳，拟予以生物制剂进行治疗。

思考 4：对于传统治疗方法疗效不佳的银屑病患者，拟予以生物制剂进行治疗，谈话要点有哪些？

首先告知患者其属于重度银屑病患者，且已使用各类一线药物进行治疗，但目前皮疹仍控制不佳。生物制剂属于银屑病治疗的二线药物，目前国内应用的生物制剂已在国外银屑病的临床治疗中显示出较好的疗效和安全性。但生物制剂的价格较高，需根据家庭经济能力进行选择。可能的不良反应有重度感染、神经功能影响以及淋巴系统的某些恶性肿瘤等。

与患者及其家属谈话后，表示愿意接受生物制剂治疗。

思考 5：生物制剂使用前需完善哪些相关检查？常见生物制剂的使用剂量及疗程？

全血细胞计数、肝炎病毒学、结核(T-SPOT)、HIV 等。

生物制剂	作用通路	方式	剂量
依那西普	TNF-α	皮下注射	起始剂量为 50mg，每周 2 次，连续 12 周
英夫利昔单抗	TNF-α	静脉注射	第 0、2、6 周 5mg/kg，维持剂量每 8 周 5mg/kg
阿达木单抗	TNF-α	皮下注射	初始剂量 2×40mg，1 周后 40mg，维持剂量每 2 周 40mg
司库奇尤单抗	IL-17	皮下注射	起始剂量为 300mg，第 0～4 周，维持剂量每 4 周 300mg
乌司奴单抗	IL-12/23	皮下注射	起始剂量为 45mg，第 1、4 周 45mg 维持剂量每 12 周 45mg（体重低于 100kg）

完善相关检查：

（1）血常规：CRP 10mg/L↑，WBC 5.30×10^9/L，L 39.70%，RBC 4.81×10^{12}/L，Hb 143g/L，Plt 250.00×10^9/L。

（2）血生化：Scr 82μmol/L，BUN 3.9mmol/L，UREA 725.8μmol/L，ALT 12U/L，AST 17U/L，TBIL 20.2μmol/L，DBIL 6.3μmol/L，LDH 228U/L↑。

（3）血电解质：Na^+ 141.4mmol/L，K^+ 4.42mmol/L，Cl^- 106.0mmol/L，Ca^{2+} 2.39mmol/L，HPO_4^- 1.41mmol/L，Mg^{2+} 1.01mmol/L。

（5）HIV 初筛试验：阴性。

（6）肝炎病毒学检测：HCV-Ab-IgG（-）0.3S/CO，HBsAg（-）0 IU/mL，HBsAb（-）1.02mIU/mL，HBeAg（-）0.406S/CO，HBeAb（-）1.75S/CO，HBcAb（-）0.06S/CO，HBcIgM（-）0.08S/CO。

（7）T-SPOT：（-）。

（8）炎症因子检测：白介素 -8 测定 10.90pg/mL，白介素 -1β 测定 <5.00pg/mL，白介素 -6 测定 2.96pg/mL，白介素 -10 测定 <5.00pg/mL，肿瘤坏死因子（TNF-α）9.23pg/mL↑，白介素 2 受体测定 524.0U/mL。

（9）腹部 B 超：肝、胰、脾、双肾未见明显异常，胆囊内未见结石。

（10）心电图：窦性心律；T 波：V_1 正负双相。

（11）胸片正位数字化摄影：两肺未见明显活动性病变。

排除使用禁忌后，予阿达木单抗 80mg 皮下注射。

思考 6：生物制剂治疗的不良反应、注意事项和处理？

不良反应	注意事项和处理
激活肝炎感染	治疗前行肝炎筛查 治疗中进行肝功能、肝炎病毒监测 行抗病毒治疗
结核感染	治疗前评价结核感染 活动性结核病患者严禁使用 开始治疗前应治疗潜伏性结核 治疗时及治疗后应密切监测活动性结核的体征和症状
恶性肿瘤风险	目前或近期有恶性肿瘤史（非黑色素瘤皮肤癌除外）者，应避免进行生物治疗 与相关专家进行个体化讨论，基于癌症的类型和分期，复发的风险以及患者的疾病负担共同决策
超敏反应	终止治疗，针对过敏进行处理
头痛和肌肉/骨骼疼痛	一般无需处理
注射局部反应	平均持续 3～5 天，消失后无需处理

治疗后，患者无不适，予出院，嘱定期复诊进行治疗。

患者在第3剂时获得银屑病面积和严重程度指数（psoriasis area and severity index，PASI）75好转，第4剂获得PASI 90好转。

三、病例分析

1. 病史特点

（1）患者，男，19岁，躯干、四肢斑块、鳞屑7年。外用药物及传统系统治疗无效。

（2）体格检查：躯干、头皮见大面积片状斑块，四肢散在斑块，上覆厚层银白色鳞屑，蜡滴现象、薄膜现象、Auspitz征阳性，边界清楚，无明显破溃、渗出等，指甲见点针状凹陷。

（3）实验室及影像学检查

1）血常规：CRP 10mg/L↑，WBC 5.30×10^9/L，L% 39.70%，RBC 4.81×10^{12}/L，Hb 143g/L，Plt 250.00×10^9/L。

2）血生化：Scr 82μmol/L，BUN 3.9mmol/L，UREA 725.8mmol/L，ALT 12U/L，AST 17U/L，TBIL 20.2μmol/L，DBIL 6.3μmol/L，LDH 228U/L↑。

3）HIV初筛试验：阴性。

4）肝炎病毒学检测：HCV-Ab-IgG（-）0.3S/CO，HBsAg（-）0IU/mL，HBsAb（-）1.02mIU/mL，HBeAg（-）0.406S/CO，HBeAb（-）1.75S/CO，HBcAb（-）0.06S/CO，HBcIgM（-）0.08S/CO。T-SPOT：（-）。

5）炎症因子检测：白介素-8测定10.90pg/mL，白介素-1β测定<5.00pg/mL，白介素-6测定2.96pg/mL，白介素-10测定<5.00pg/mL，肿瘤坏死因子（TNF-α）9.23↑pg/mL，白介素2受体测定524.0U/mL。

6）腹部B超：肝、胰、脾、双肾未见明显异常；胆囊内未见结石。

7）心电图：窦性心律；T波：V_1正负双相。

8）胸片正位数字化摄影：两肺未见明显活动性病变。

2. 诊断与诊断依据 斑块状银屑病：患者有反复躯干、四肢斑块、鳞屑病史7年。体格检查示躯干、头皮见大面积片状斑块，四肢散在斑块，上覆厚层银白色鳞屑，蜡滴现象、薄膜现象、Auspitz征阳性，边界清楚，无明显破溃、渗出等，指甲见点针状凹陷。故诊断明确。

3. 鉴别诊断 本病例在诊疗过程中主要围绕红斑鳞屑性疾病进行鉴别诊断：见思考1。

四、治疗方案

本病治疗的总体原则为①规范：根据指南，使用目前皮肤科学界公认的治疗药物和方法；②安全：各种治疗方法均以确保患者的安全为首要，不能为追求近期疗效而忽视发生严重不良反应；③个体化：在选择治疗方案时，要全面考虑银屑病患者的病情、需求、耐受性、经济承受能力、既往治疗史及药物的不良反应等，综合并合理地制定治疗方案。

1. 外用药治疗 皮损<体表面积3%的局限型银屑病，可单独采取外用药治疗；对于严重、受累面积大者，除外用药外，还可联合物理疗法和系统治疗。糖皮质激素、维生素D_3衍生物、他扎罗汀联合和序贯疗法常为临床一线治疗。替换疗法即一种外用药使用一段时间，在其出现不良反应之前换用另一种药；如先用超强效糖皮质激素，炎症改善后再换用低级别的糖皮质激素，可避免快速耐受。

注意事项：急性期应使用温和无刺激性的外用药物，稳定期和消退期可应用作用较强的药物，且从低浓度开始；同时加强润肤剂的应用，可减少局部刺激症状和药物用量。

2. 物理疗法 窄谱UVB主要波长为311nm，目前已成为治疗银屑病的主要物理疗法。窄谱UVB的有效性与光化学疗法（PUVA）的早期阶段相同，但缓解期较短。窄谱UVB可单独使用，亦可与其他外用制剂或内用药联合应用。治疗中重度寻常性银屑病每周照射3～4次，有效率可达80%左右。PUVA主要治疗中重度银屑病，包括泛发性斑块状、红皮病性和脓疱性银屑病。注意：长期应用PUVA可致皮肤老化、色素沉着和皮肤癌；有增加白内障的危险性。

3. 系统治疗 一线药物包括MTX、环孢素、维A酸类；二线药物包括硫唑嘌呤、羟基脲、来氟米特、麦考酚酯、糖皮质激素、抗生素。

MTX：主要用于红皮病性、关节病性、急性泛发性脓疱性银屑病及严重影响功能的手掌和足跖、广泛性斑块状银屑病。可以每周单次或分3

次口服、肌内注射或静脉滴注。用药4～12周临床显效，16周后60%患者PASI评分下降75%。起始剂量5～10mg/周；平均剂量10～15mg/周；随着皮损改善，逐渐减量，每4周减2.5mg；老年人初始剂量2.5～5mg/周（不超过30mg）；剂量必须根据个体来决定；必须进行血液学监测，每周应用1次MTX，24小时后服用叶酸5mg，之后每日1次，在不影响疗效的情况下可降低不良反应。

环孢素：对银屑病有确切的疗效。主要用于其他传统治疗疗效不佳的患者。通常短期应用2～4个月，间隔一定时期可重复疗程，最长可持续应用1～2年。如严格遵照皮肤科的应用剂量<5mg/（kg·d），是相对安全的。肾毒性是其主要的不良反应，因此要认真监测。严重银屑病患者在环孢素停止治疗后2个月左右可能复发。

维A酸类：阿维A治疗斑块状、脓疱性、掌跖性、滴状、红皮病性银屑病有效。12周时观察，银屑病皮疹和严重度下降57%。严重的患者中，70%经过1年的治疗有明显的改善。长期使用安全且有效。阿维A首选治疗泛发性脓疱性银屑病、红皮病性银屑病，单独或与其他治疗联合应用于掌跖脓疱病、泛发性斑块状银屑病。

4. 生物制剂 根据作用机制不同，可分为拮抗关键细胞因子和针对T细胞或抗原提呈细胞两大类。目前国内已用于银屑病临床治疗或正在进行临床试验的生物制剂主要包括肿瘤坏死因子α拮抗剂（依那西普Etanercept、英夫利昔单抗Infliximab、阿达木单抗Adalimumab）和白介素12/23拮抗剂（Ustekinumab）。上述各个生物制剂在国外银屑病的临床治疗中，均显示出较好的疗效和安全性。值得注意的是，生物制剂治疗银屑病临床应用的时间尚短，其长期的疗效及安全性需进一步观察。

五、预后

本病治疗方法虽多，但目前大多数只能达到近期临床效果。往往只是暂时地缓解而难以根治，也不能防止复发。定期筛查相关并发症具有重要意义。

六、要点和讨论

1. 诊治要点 对于本病例，诊治的难点在于慢性银屑病病史，传统治疗方案效果不佳。

患者起病于儿童期，初发为泛发性脓疱性银屑病，该病大多需要系统治疗。阿维A、MTX、环孢素是一线药物，可根据患者的病情和个体情况进行选择。国外文献报告生物制剂对各种脓疱性银屑病均有效。患者既往对于阿维A治疗反应良好，但数年后再次复发，并转化为斑块状银屑病。对于斑块状银屑病，外用糖皮质激素使用最广泛，且超强效的糖皮质激素疗效最好；维生素D_3衍生物临床起效比糖皮质激素慢，但不良反应相对较少，可使用序贯疗法，即分别使用糖皮质激素与维生素D_3衍生物联合使用，或使用复方制剂来提高疗效；维A酸类药物可单独治疗轻度斑块状银屑病；中重度斑块状银屑病患者需要使用系统治疗、光疗、联合其他外用药物治疗；口服阿维A对斑块状银屑病有效，通常需与外用药联合，可加快起效时间，提倡从小剂量开始逐渐增加剂量，寻找最佳耐受量；MTX是目前治疗斑块状银屑病最经济有效的药物，但长期使用可导致肝脏纤维化及急性骨髓抑制；环孢素治疗斑块状银屑病的特点是起效快，一般用于短期诱导治疗。该患者病程迁延，经MTX、阿维A、抗生素等系统治疗仍无法控制，故建议其进一步使用生物制剂进行治疗。

2. 分析讨论 目前国内已用于银屑病临床治疗或正在进行临床试验的生物制剂主要包括肿瘤坏死因子α拮抗剂（依那西普、英夫利昔单抗、阿达木单抗）、白介素17拮抗剂（司库奇尤单抗）和白介素12/23拮抗剂（尤特克单抗）。依那西普是通过重组DNA技术从中国仓鼠卵巢细胞获取的一种融合蛋白，仅与循环中的TNF-α结合；英夫利昔单抗是一种嵌合蛋白，与可溶性和跨膜的TNF-α结合；阿达木单抗是一种人源性抗TNF的单克隆抗体，可与TNF-μ结合；司库奇尤单抗是中国仓鼠卵巢细胞系中获取的，具有高亲和性的全人源单克隆抗体，可选择性结合人白介素-17A（IL-17A）并中和该细胞因子的生物活性；尤特克单抗是人源性阻断p40活性的单克隆抗体，p40

是一个 IL-12 和 IL-23 公有的蛋白亚基。在进行生物制剂治疗前，需完善 PPD 试验、电解质、肝功能、血常规、肝炎病毒学、HIV 等检查。该患者排除禁忌后，予阿达木单抗进行治疗，无明显不适，出院后定期复诊进行后续治疗。需注意的是，目前生物制剂治疗银屑病临床应用的时间尚短，其长期的疗效及安全性需进一步观察。

3. 研究进展 近年来，关于银屑病的研究流行病学和临床研究、免疫学、基因和基因组学的研究取得了重大的进展。

（1）银屑病流行病学和临床研究进展

1）心血管合并症：2006 年一项研究发现银屑病与代谢综合征及心血管疾病的正向相关性。主要猜想认为银屑病患者强烈的系统性炎症状态增加了患病的风险，或是银屑病与这些疾病共有疾病易感基因。2015 年一项横断面研究发现重度银屑病患者糖尿病和心肌梗死的风险轻度升高。2016 年一项研究发现 GlycA，系统炎症的一个新型生物标志物，与银屑病的严重程度和亚临床心血管疾病相关。

2）银屑病患者的个体化治疗：关于个体化治疗的生物标志物探寻是研究热点。2016 年一项大型的药物基因学研究发现 *HLA-C*06：02* 阳性的患者对尤特克单抗的治疗反应率优于阴性的患者。

（2）银屑病免疫学研究进展

1）抗菌肽 - 从被动的旁观者到主动的抗原：抗菌肽如 β- 防御素、LL-37 在银屑病皮损中大量表达，研究发现调控抗菌肽表达的复杂调控机制；表明其诱导朗格汉斯细胞、皮肤树突状细胞分泌 IL-23 的可能作用；介绍了 LL-37 的新型结构及其作为银屑病自身抗原的可能机制。

2）皮肤炎症通路与脂肪细胞功能失常的共同通路：通过检测对比银屑病皮损下方和非炎症部位下方脂肪组织的 mRNA，发现 miR-26b 的差异性表达，miR-26b 可作用于 NCEH1 影响胆固醇运输。

3）银屑病的皮肤抗原引发自身免疫反应：LL-37 来源的多肽可能作为 T 细胞的自身抗原，在 *HLA-*C06：02* 依赖的途径中起作用。

（3）银屑病遗传学和基因组学研究进展

1）遗传学研究进展：欧洲和中国人群的 GWASs 研究共发现了 86 个与银屑病相关的基因座，其中 11 个为欧洲和中国人群共有，55 个为欧洲人群独有，20 个仅见于中国人群。16 个基因座为银屑病性关节炎的易感位点，12 个仅与皮肤型银屑病相关。进一步的研究强调了 DNA 甲基化的影响。

2）基因组学研究进展：两项研究运用微阵列技术通过检测转录组学数据探究中重度银屑病，其中一项对比了亚洲和欧洲银屑病的差异，另一项对比了欧洲人群的中度银屑病和重度银屑病的差异。结果表明银屑病的炎症处于正向免疫和负向免疫的互相调节状态，二者的平衡可能决定了疾病的严重程度。另外在提取转录组学信息的技术和数据处理方面均有新的进展。另有研究深入探究了 lncRNAs 在银屑病皮损和正常皮肤组织间的差异性表达，银屑病皮损中由 IL17+TNF 诱导角质形成细胞分泌的 lncRNAs 显著增加。

（郭一峰 姚志荣）

参 考 文 献

[1] 中华医学会皮肤性病分会银屑病学组. 中国银屑病治疗专家共识（2014 版）[J]. 中华皮肤科杂志，2014，47（3）：213-215.

[2] Boehncke W H，Schon M P. Psoriasis. Lancet，2015，386（9997）：983-994.

[3] Hwang S T，Nijsten T，Elder J T. Recent Highlights in Psoriasis Research. J Invest Dermatol，2017，137（3）：550-556.

[4] Osier E，Wang A S，Tollefson M M，et al. Pediatric Psoriasis Comorbidity Screening Guidelines. JAMA Dermatol，2017，153（7）：698-704.

[5] Dogra S，Mahajan R. Biologics in pediatric psoriasis-efficacy and safety. Expert Opin Drug Saf，2018，17（1）：9-16.

[6] Gisondi P，Altomare G，Ayala F，et al. Italian guidelines on the systemic treatments of moderate-to-severe plaque psoriasis. J Eur Acad Dermatol Venereol，2017，31（5）：774-790.

第十章　口腔医学示范案例

案例 43　牙周 - 牙髓联合病变

一、病历资料

1. 病史采集　患者，男，46 岁。因“左下后牙疼痛不适 1 个月，加重 1 周”来我院就诊。1 年前，患者发现左下后牙牙齿轻度松动，未经治疗。1 个月前发现左下后牙自发性疼痛，夜间疼痛加剧，偶伴有左面部放射性疼痛，于当地医院就诊，给予抗生素治疗，后疼痛缓解，当地医院诊断为“左下第一磨牙牙髓炎”，建议拔除患牙，而患者坚持要求保留患牙，故当地医院建议来我院会诊。患者每日刷牙两次，无使用牙线、牙缝刷等习惯，自觉有口腔异味，牙龈偶有肿痛，喜嚼坚果类食品，无夜磨牙、口呼吸等不良习惯。

既往史：否认慢性系统性疾病史，否认传染病史，否认食物、药物过敏史，否认口腔疾病治疗史。

家族史：父母身体健康，否认牙周病相关家族史。

2. 临床检查　T 36.8℃，BP 128/83mmHg。神志清楚，精神欠佳。空腹血糖：5.4mmol/L。

下颌轻度前突，开口型开口度正常，颞下颌关节无弹响，头面部未触及肿大淋巴结。

牙列（图 43-1，见文末彩插）：17—13，11—28，38—47。11、13、14 反殆。全口牙石Ⅱ度，菌斑Ⅱ度，龈缘充血水肿，BOP 阳性率 46%（图 43-2，见文末彩插）。

36（图 43-1）松动Ⅱ度，26、36 扪及侧方咬合震颤，36、37 食物嵌塞，叩痛（+）。36 探诊深度：（颊侧近中 - 正中 - 远中）3mm、8mm、10mm，（舌侧近中 - 正中 - 远中）2mm、7mm、8mm。36 附着丧失：（颊侧近中 - 正中 - 远中）0mm、10mm、13mm，（舌侧近中 - 正中 - 远中）1mm、8mm、11mm。36 颊侧根分叉处探及Ⅲ度釉突。36 牙髓活力检测显示较 46 活力迟钝。

3. 实验室及影像学检查

（1）血液检查：WBC 5.1×10^9/L，RBC 5.6×10^{12}/L，Plt 215×10^9 /L，Hb 134g/L，Hct 39.3%，MCV 92.1fL，MCHC 340g/L，MCH 31.3pg，N 50%，L 46%，M 6.3%，E 0.9%，B 0.6%，中性粒细胞数 2.5×10^9/L，淋巴细胞数 1.69×10^9/L，单核细胞数 0.26×10^9/L，嗜酸性粒细胞数 0.26×10^9/L，

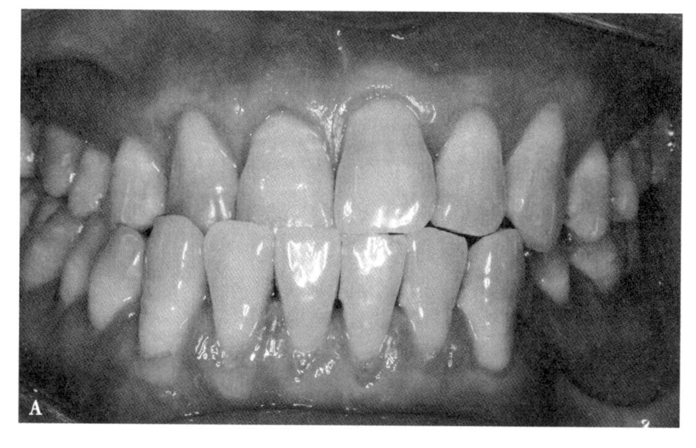

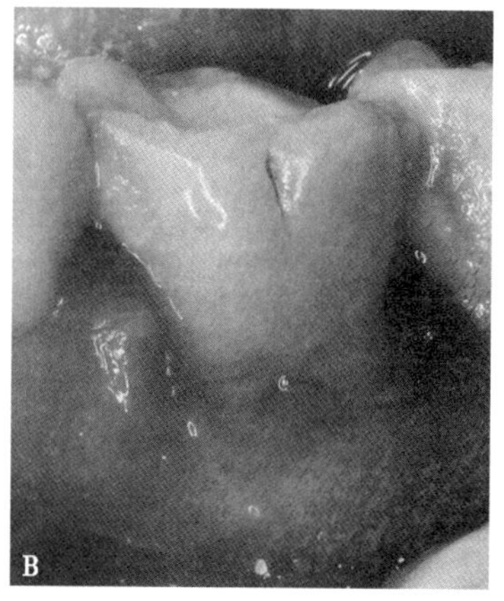

图 43-1　初诊临床照片

A. 牙列 17—13，11—28，38—47；B. 36 松动Ⅱ度

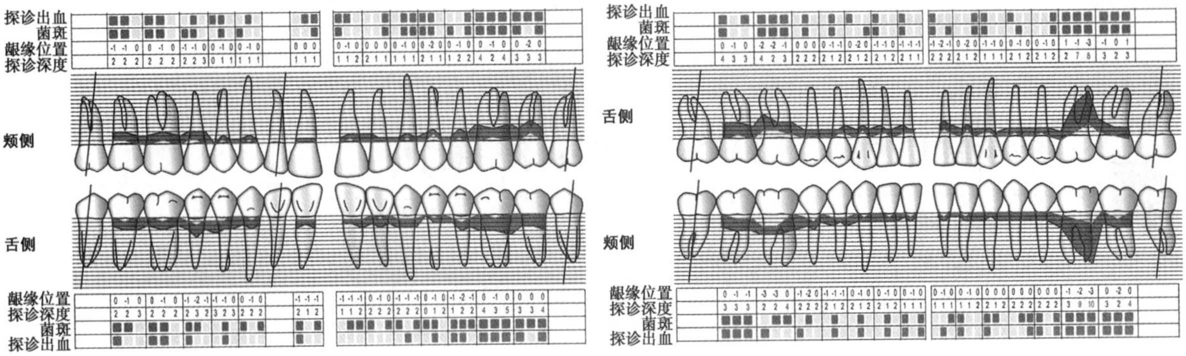

图 43-2 全口牙周组织检查记录表

嗜碱性粒细胞数 0.04×10^9/L，红细胞分布宽度 13.0%，血小板分布宽度 15.9%，血小板平均体积 9.4fL，血小板压积 0.23%，PT 10.1s，APTT 20.6s 。

（2）36 根尖片显示远中牙槽骨垂直吸收达根尖，根分叉区牙槽骨吸收，根尖区低密度影像，近中牙根牙周膜增宽影像（图 43-3）。

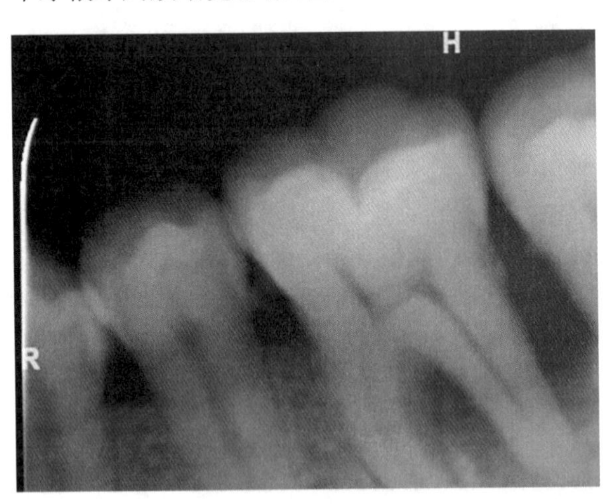

图 43-3 初诊 36 根尖片

二、诊治经过

患者自述在 1 个月前发生自发性疼痛，并且伴有夜间痛的病史，偶伴有左面部放射性疼痛，于当地医院就诊。

思考 1： 作为接诊医生，应当为该名患者做出何种初步诊断？

患者有较为明显的自发痛病史，并且自述有夜间痛病史，首先应当考虑牙髓炎可能。

继续询问病史可以发现，患者在一年前就发现 36 牙齿有松动，但并未引起重视，平时喜嚼坚果类食品。

思考 2： 作为接诊医生，在有了更详细的病史后应当做何种检查？

询问病史，患者说明了牙齿的松动情况以及松动时间，并有咀嚼硬物的习惯，此时应该检查牙体有无折裂或隐裂情况，以帮助诊断是否是牙齿开裂、龋齿等原因引起的牙髓炎急性发作，此外还应当考虑是否为牙周炎引起的逆行性牙髓炎。因此，还需对该牙齿做详细地牙周探诊检查。

询问完整病史后对患者进行详细的牙周专科检查，其中 36 的探诊深度显示：（颊侧近中 - 正中 - 远中）3mm、8mm、10mm，（舌侧近中 - 正中 - 远中）2mm、7mm、8mm。36 附着丧失：（颊侧近中 - 正中 - 远中）0mm、10mm、13mm，（舌侧近中 - 正中 - 远中）1mm、8mm、11mm。36 的根尖片显示：远中牙槽骨垂直吸收达根尖，根分叉区牙槽骨吸收，根尖区低密度影像，近中牙根牙周膜增宽影像。

思考 3： 有了详细的牙周检查结果以及辅助检查结果后，应当对该疾病做出何种诊断，其鉴别诊断有哪些？

此时根据检查结果，可以对该疾病做出较为明确的诊断：36 牙周 - 牙髓联合病变和广泛型慢性牙周炎。牙周 - 牙髓联合病变在临床上有较多的类型，该患者破坏类型属于长期牙周病变逆行性对牙髓的活力产生影响。该种类型在临床上较为常见，由于深牙周袋内的细菌、内毒素通过根尖孔或者侧支根管进入牙髓组织，引起了根尖处的牙髓充血和炎症，患牙

1个月前由于慢性牙髓炎急性发作，从而引起剧烈的自发痛等典型的牙髓症状。根据临床检查以及放射学检查不难与牙髓炎和根尖周炎等进行鉴别诊断。

患者在我院就诊之前就已经在外院就诊，外院建议消炎后拔除。现患者来我院就诊，表示有较强意愿保留患牙。

思考4：作为患者的治疗医生，此时是否应该保留该患牙？

首先根据临床检查以及放射学检查，可以观察到该患牙远中牙周组织破坏非常严重，但是该患牙近中根牙周组织破坏较轻，远中牙槽骨余留形态为二壁骨袋-三壁骨袋。如果患牙仅做牙周基础治疗，很难解决远中深牙周袋。但是可以在牙周基础治疗、牙髓根管治疗，待炎症消除后考虑进行牙周再生性手术，重建破坏的牙周组织。该名患者本身对患牙有着较强的保留意愿，因此可以考虑尝试此方案。

患者有较为强烈的患牙保留意愿，并且心情比较急躁，此时医生应安抚患者，告知患者该患牙的具体情况，并用委婉的语气向患者说明患牙的最坏预后情况，告知风险，也应当为患者36进行开髓处理，减轻患者的疼痛。

思考5：该患牙的预后如何，经过治疗后可能出现哪些结果？

牙周炎的预后判断需要考虑很多因素，对于单个牙齿来说，探诊深度、牙槽骨吸收程度和类型、牙齿本身的松动度、牙齿的解剖形态等都是临床医生在患牙预后判断时应当考虑的因素。一般来说探诊深度和牙槽骨的吸收程度是相应的，其可以部分反映牙周组织的附着丧失程度，若附着丧失大于5mm，则属于重症状态。牙槽骨的吸收类型对患牙的远期疗效有一定相关性，垂直型吸收比水平型吸收的治疗效果好。而牙齿的松动度反映了牙齿的破坏程度，牙齿不良的解剖形态则会增加治疗难度。

对于该患者，除了临床医生的治疗以外，还要考虑患者的自身依从性。从该患牙本身的情况来看，影响其牙周组织破坏的主要因素为菌斑微生物，其促进因素包括牙石、颈部釉突、咬殆创伤、食物嵌塞等。通过牙周基础治疗可以清除牙石、解除咬殆创伤，通过牙周手术可以磨除颈部釉突，而菌斑、食物嵌塞等需靠患者自身通过日常的口腔卫生维护来清理。当然还要考虑到患牙远中根的骨形态为二壁骨袋-三壁骨袋，属于牙周再生性手术的适应证。该患牙在治疗之前就应当告知患者可能的并发症以及预后结果。可能的预后结果包括：根管治疗、牙周治疗均有较好的效果，而且牙周组织再生效果佳，深牙周袋消除，患牙得以保留，后行定期牙周维护；根管治疗失败，拔除患牙；牙周治疗失败，拔除患牙。

患者在听取医生意见后，完善36的根管治疗以及牙周基础治疗（图43-4，见文末彩插，图43-5），根管治疗完成3个月后，根尖片可见远中根尖区低密度影像较治疗前范围缩小。告知患者后续治疗方案，可行牙周再生性手术治疗（图43-6～图43-8，见文末彩插，图43-9）。

思考6：牙周再生性手术治疗过程中应当注意哪些因素？

牙周再生性手术在术前应当注意炎症的控制，待完善的基础治疗结束后再实施。手术前也应当评估患牙是否仍有松动，以及引起松动的原因是否消除，Ⅱ度以上松动的牙齿，再生手术前应当行松牙固定术。术中注意切口的设计，尽可能保留健康牙龈组织。龈瓣的减张要充分，这样才能保证缺损区域的无张力关闭，避免挤压下方植骨材料，破坏材料稳定，影响组织愈合。术中清创注意彻底去除袋内所有肉芽组织、根面牙石等刺激物，平整根面。在放置屏障膜时应当注意膜与健康骨面的紧密贴合，不要使膜折叠。骨材料的移植应当注意充填紧密，避免留有空腔，以免屏障膜后期塌陷。缝合时应当注意彻底关闭创面，不留缝隙，这样才能减小术后感染的可能。术后嘱患者按时服用抗菌药物，保持口腔卫生。

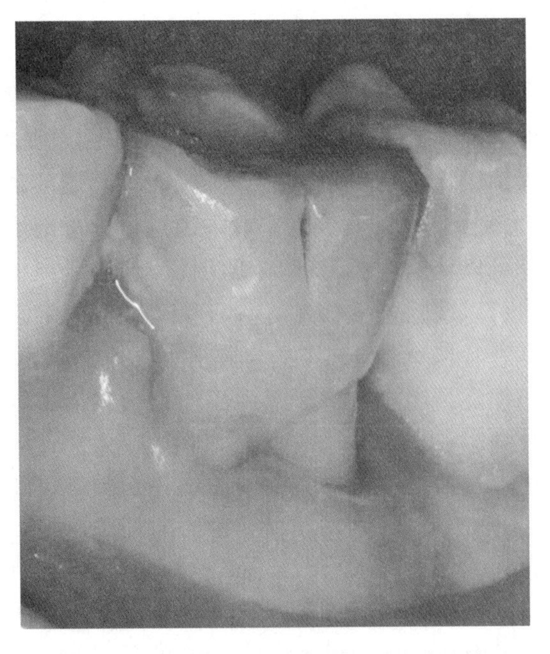

图 43-4　根管治疗及基础治疗后临床照片

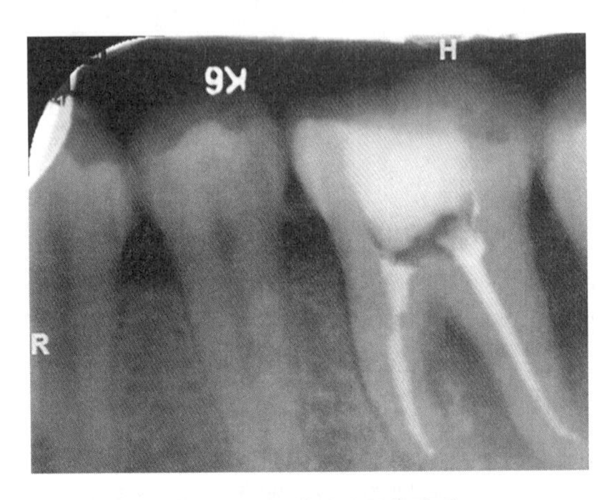

图 43-5　根管治疗后根尖片

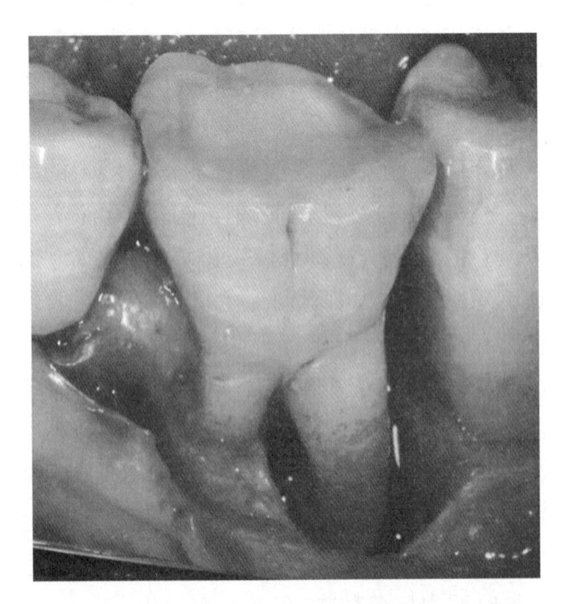

图 43-6　翻瓣后可见 36 远中根周垂直型骨缺损

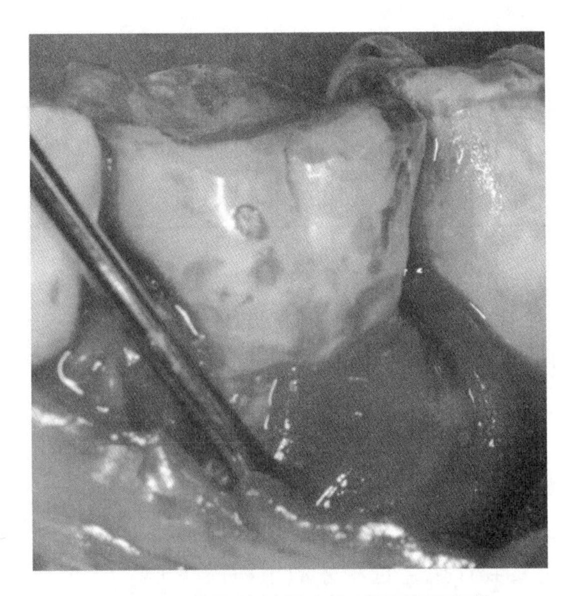

图 43-7　骨移植材料充填后放置屏障膜

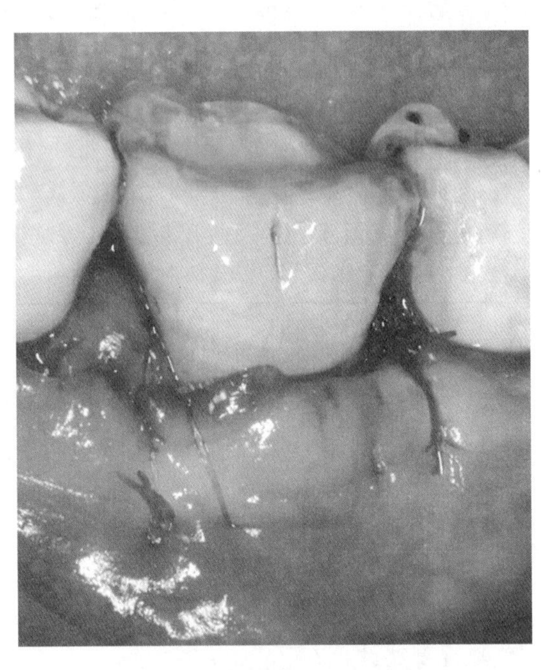

图 43-8　紧密缝合，关闭创面

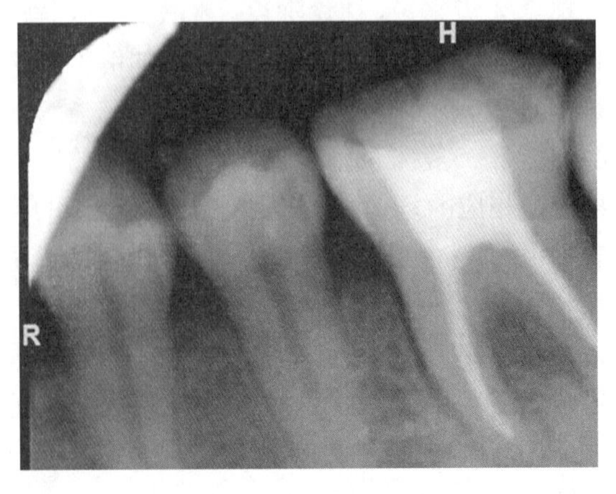

图 43-9　术后即刻根尖片

患者经过牙周手术治疗后，坚持定期复查，牙周维护（图43-10，见文末彩插，图43-11）。术后6个月复查，检查结果：36松动Ⅰ度，远中牙面少量菌斑附着，36探诊深度：（颊侧近中-正中-远中）3mm、4mm、4mm，（舌侧近中-正中-远中）2mm、3mm、5mm。36附着丧失：（颊侧近中-正中-远中）0mm、5mm、8mm，（舌侧近中-正中-远中）1mm、5mm、7mm。

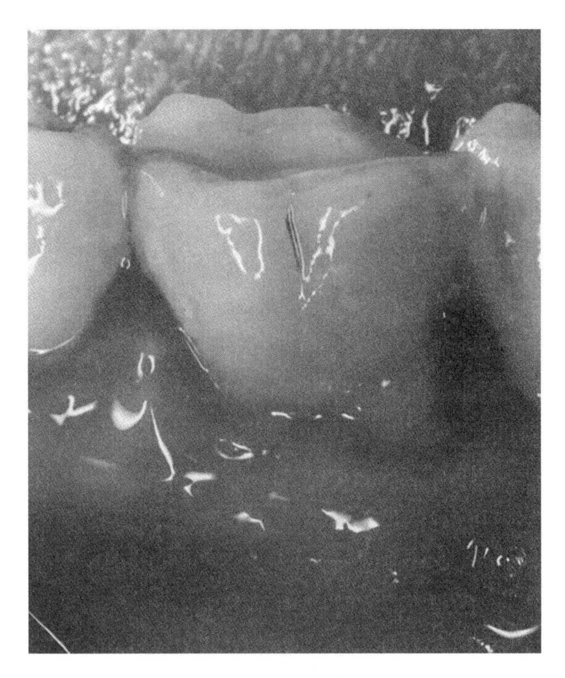

图43-10　术后6个月复查

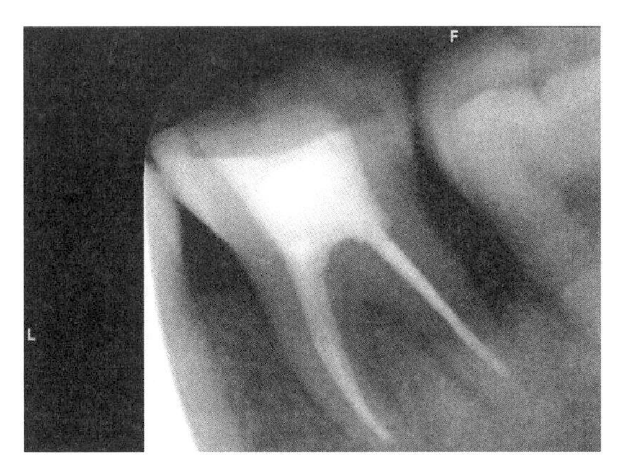

图43-11　术后6个月X线片

三、病例分析

1. 病史特点

（1）患者1个月前发现左下后牙自发性疼痛，夜间疼痛加剧，偶伴有左面部放射性疼痛。

（2）1年前，患者发现左下后牙牙齿轻微松动，且自觉长期有口腔异味，牙龈偶有肿痛，喜嚼坚果类食品。

（3）36松动Ⅱ度，26、36扪及侧方咬合震颤，36、37食物嵌塞，叩诊（+）。36探诊深度：（颊侧近中-正中-远中）3mm、8mm、10mm，（舌侧近中-正中-远中）2mm、7mm、8mm。36附着丧失：（颊侧近中-正中-远中）0mm、10mm、13mm，（舌侧近中-正中-远中）1mm、8mm、11mm。36颊侧根分叉处探及Ⅲ度釉突。36牙髓活力检测显示其较46活力迟钝。

（4）放射线检查：36根尖片显示远中牙槽骨垂直吸收达根尖，根分叉区牙槽骨吸收，根尖区低密度影像，近中牙根牙周膜增宽影像。

2. 诊断与诊断依据　牙周-牙髓联合病变：患者有长期的牙周炎病史，现病史可见自发性疼痛，夜间疼痛加剧，偶伴有左面部放射性疼痛。临床检查发现局部有咬合创伤、食物嵌塞，加上临床牙周检查数据以及放射线检查，故诊断明确。

3. 鉴别诊断　主要的鉴别诊断为慢性牙髓炎急性发作以及急性根尖周炎，根据病史以及临床检查不难鉴别。

牙周-牙髓联合病变的患牙一般有长期的牙周炎病史，且近期才出现牙髓炎的症状，患牙并未检查到引起牙髓病变的牙体硬组织破坏，但是可见深牙周袋，而牙髓炎患牙常常可见接近髓腔的牙体硬组织病损，如深龋、深楔状缺损等。根据上述几点可以将牙周-牙髓联合病变与慢性牙髓炎相鉴别。

急性根尖周炎患牙一般多有典型的咬合痛症状，对叩诊和扪诊有疼痛反应。牙周-牙髓联合病变患牙一般无典型咬合痛，只呈现出叩诊不适。

四、治疗方案

1. 根管治疗　是牙周-牙髓联合病变中逆行性牙髓炎急性发作的首要治疗步骤。患者的牙髓炎症状为急性症状，应当首先行开髓引流处理，以缓解患者自发痛，再对患牙的牙周情况进行详细评估，以确定是否保留患牙，在制定后续治疗方案后应当完成根管治疗。

2. 牙周治疗　牙周基础治疗以及牙周手术

治疗是牙周-牙髓联合病变是否保留患牙的关键步骤，牙周基础治疗包括口腔卫生宣教、龈上洁治术、龈下刮治术和咬合调整等，患牙在基础治疗及根管治疗结束后观察三个月到半年，无牙髓炎症，牙周炎症得到控制，此时可行牙周手术治疗。牙周手术治疗为再生性牙周手术——引导组织再生术（guided tissue regeneration，GTR）联合植骨术（bone grafts）。GTR是在牙周手术中利用膜性材料作为屏障，阻挡牙龈上皮在愈合过程中沿根面生长，阻挡牙龈结缔组织与根面的接触，并提供一定的空间，引导具有形成新附着能力的牙周膜细胞优先占领根面，从而形成牙周组织的再生。植骨术是指采用骨或者骨替代材料来修复由于牙周炎导致的牙槽骨的缺损，适用于二壁骨袋、三壁骨袋或Ⅱ度根分叉病变。目前，植骨术所选用的植骨材料多为自体骨或者异种骨。常规消毒铺巾后，切开牙龈组织，翻开全厚瓣，刮除根面残余牙石，清除肉芽组织，平整根面，将骨材料放置入缺损区域，覆盖屏障膜，将龈瓣冠向复位，关闭缝合。

3. 药物治疗 患者在基础治疗和手术治疗时合并药物治疗控制刮治器械难以到达区域的菌斑及防止术后感染。牙周炎的药物治疗包括全身和局部药物治疗，全身用药包括抗菌类药物（硝基咪唑类、四环素类、青霉素类、大环内酯类等）和宿主免疫调节类药物（非甾体类抗炎药、多西环素和化学修饰性四环素等），局部用药包括含漱类药物、涂布类药物、冲洗药物、缓释和控制药物等。该患者在术后使用了硝基咪唑类药物和青霉素类药物，并配合使用0.12%氯己定含漱液，以减少菌斑的形成，预防术后感染。

4. 术后处理 患者在手术完成后常规拆线，并需定期复查，在患者牙周炎症得到控制后建议患者行正畸治疗，矫正前牙反𬌗，建立平衡。

在手术治疗结束后，应当嘱咐患者进行必要的牙周支持治疗（supportive periodontal therapy，SPT），术后早期建议1～2个月复查，以了解治疗效果以及患者口腔卫生维护情况，牙周稳定后建议3～6个月复查。术后6个月复查内容包括菌斑控制情况、探诊深度、探诊出血、牙槽骨高度、牙槽骨密度、咬合状况、牙齿松动度、危险因素。若患者口腔卫生维护不佳，则需重新行牙周基础治疗。

五、预后

牙周-牙髓联合病变的预后很大程度上取决于根管治疗疗效、牙周组织炎症的控制情况以及牙周手术的效果。对于该名患者，首先应当判断其根管治疗的效果是否稳定，在根管治疗结束后观察3个月到半年，若无牙髓症状，则可以行牙周手术治疗。该名患者牙周炎的预后判断较为复杂，首先应当考虑到全口牙周炎的类型，患者由于是广泛型轻度慢性牙周炎，因此只要定期牙周支持治疗，其治疗效果可以巩固。临床上，面对该患牙时，临床医生应当有初步的预后判断，该患牙颊侧远中探诊深度达到10mm，附着丧失达到13mm，松动度达到Ⅱ度，X线片显示远中牙槽骨吸收达到根尖，并且该患牙颊侧根分叉处还存在釉突，上述各种因素均严重影响患牙的预后，因此属于重症破坏，此类型患牙的预后一般较差，甚至有拔除可能。临床上不同的人群对牙周病的易感性有所不同，表现为对局部刺激的危险因素、临床症状轻重以及治疗后的反应均不相同，对于该患牙来说，解决了局部刺激因素，观察到骨缺损为二壁-三壁骨袋，可以为骨材料提供稳定的再生环境，因此决定对患牙进行保留。

临床中若发现骨缺损为一壁骨袋，则意味着患牙仅有邻牙一侧的骨壁残留，此时非牙周组织再生手术的适应证，因为一壁骨袋无法提供骨材料的稳定性以及良好的血供，此时可以考虑拔除患牙。而若患牙为多根牙时，一壁骨袋仅累及单个牙根，其余牙根完好，在彻底的根管治疗完成后，可以行截根术，保留患牙。

牙周病治疗的整体计划以及其治疗效果与患牙的预后判断有非常密切的关系，因此在牙周病治疗前应当对患者的全身健康状况做详细的检查和判断，并在充分了解其危害程度、可能消除程度并与患者解释清楚后开始系统治疗，这样才能保证治疗效果。患者本人无吸烟史，全身情况佳，无糖尿病、心脏病、高血压等系统性疾病，家庭美满，因此没有不利预后的各方面环境因素。

最后，患牙是否能长期留存不仅取决于医生的治疗过程，患者本人的口腔卫生维护意识及措施也起到非常重要的作用。医生应当帮助患者建立起口腔健康意识，培养患者的口腔保健措施，指导患者行良好的自我菌斑控制方法。患者的长期预后与此密不可分。

六、要点和讨论

1. 诊治要点　对于本病例患者提出的主诉以及后续询问病史和临床检查，不难做出正确的诊断。该病例的难点在于患牙是否保留，如何保留以及保留效果（图 43-12）。

牙周 - 牙髓联合病变的患牙首先应当找出病因，彻底消除感染源，同时进行牙周、牙髓的治疗。病因多为以下几种情况：

（1）大多数的死髓牙均为感染性的，其中的细菌毒素及其代谢产物可以通过根尖孔或根管侧支引起根尖周组织的病变，当牙髓根尖周病变急性发作时可引起牙周脓肿，此时可能影响到牙周组织。

（2）深的牙周袋内有大量的细菌、毒素等，这些物质可能通过根尖孔或者侧支根管进入牙髓，引起牙髓充血和炎症，长期的慢性炎症在某些刺激因素下可急性发作。

（3）某些不正确的牙周治疗也会对牙髓产生影响，在根面刮治时，常会将根面的牙骨质刮去，使牙本质暴露，从而造成根面的敏感以及牙髓的反应性改变。

牙周袋内的用药，如碘液、枸橼酸等也会通过牙本质小管或根管侧支影响牙髓。因此在治疗前应当认清感染来源以及病变原因，以便准确地消除感染。

牙周 - 牙髓联合病变在临床上分为三种类型：牙髓根尖周病对牙周组织的影响、牙周病变对牙髓的影响、牙周病变与牙髓病变并存。一般情况下，牙周炎对牙髓的影响较小，袋内的毒素等可以通过牙本质小管或根管侧支对牙髓形成慢性、少量的刺激，轻者仅仅引起局限性的炎症反应和修复性牙本质的形成，重者会引起牙髓的炎症反应、变性、钙化甚至坏死。本病例属于牙周病变对牙髓的影响，为逆行性牙髓炎，该病变在临床较为常见。

常规的牙髓感染在经过完善的根管治疗后大多预后较好。牙周组织的病损疗效不确定因素较多，预测性不如牙髓病，因此，牙周 - 牙髓联合病变的预后很大程度上取决于牙周病损的预后。GTR 和植骨术在术中翻开全厚瓣后应当充分减张，骨粉充填要适当，屏障膜裁剪合适后放入缺损区域，覆盖缺损边缘应为 2～3mm，屏障膜与余留骨组织紧密贴合，也可以使用可吸收缝线将屏障膜固定在余留的骨膜上，将瓣行冠向复位，紧密缝合，保证颊舌侧瓣的闭合，避免屏障膜的暴露。手术后 1～2 周内预防性使用抗生素，并用 0.12% 氯己定含漱 4～12 周，控制菌斑，防止感染。手术中龈瓣的减张不充分，屏障膜不能完全盖住缺损骨组织，手术后菌斑控制不佳、牙周维护阶段的依从性差、不按期复查和清除菌斑、吸烟等因素都会影响 GTR 和植骨术的术后效果。因此只有在术中以及术后各方面注意才能避开不利因素，获得较理想的术后效果。

2. 分析讨论　1999 年牙周病国际分类研讨会中，把牙周 - 牙髓联合病变定为第Ⅶ类牙周疾病，其定义为："同一个牙并存着牙周病变和牙髓病变，且相互融合贯通，感染可来源于牙周，也可源于牙髓，或两者独立发生，然而是相通的。"但是将所有牙周 - 牙髓联合病变分在"与牙髓病变相关的牙周炎"下并不理想，因为这些病变可能发生在有或没有牙周炎的患者中，并且仅提出单一的"牙周牙髓病变"，范围过于宽泛不足以帮助临床医生确定特定病变的最有效的治疗方法。因此，2017 年最新的牙周疾病新分类中，建议牙周 - 牙髓联合病变应当根据对其预后和治疗有直接影响的体征和症状进行分类，第一类为有牙根病损的病变：根折或根裂、根管或髓室穿孔、牙根外吸收，这一类疾病预后无望，建议的治疗是拔除患牙；第二类为无牙根损伤的病变：分为是否为牙周炎患者两个亚类，再根据牙周袋情况分为三级。新分类可以更好地指导临床医生进行临床治疗。

牙周 - 牙髓联合病变在临床上分为三种类型，包括牙髓根尖周病对牙周组织的影响；牙周病变对牙髓的影响；牙周病变与牙髓病变并存。

牙髓根尖周病变引起的牙周病变的患牙，牙髓多已坏死，应当尽早进行根管治疗。病程短者，单纯进行根管治疗后，牙周病损即可完全愈合。若病程长久，牙周袋已经存在多时，则应当在根管治疗后，同时或尽快开始常规的牙周治疗，消除袋内的感染，促进组织愈合，当然，这种根管治疗必须要做到彻底消除感染源，并严密封

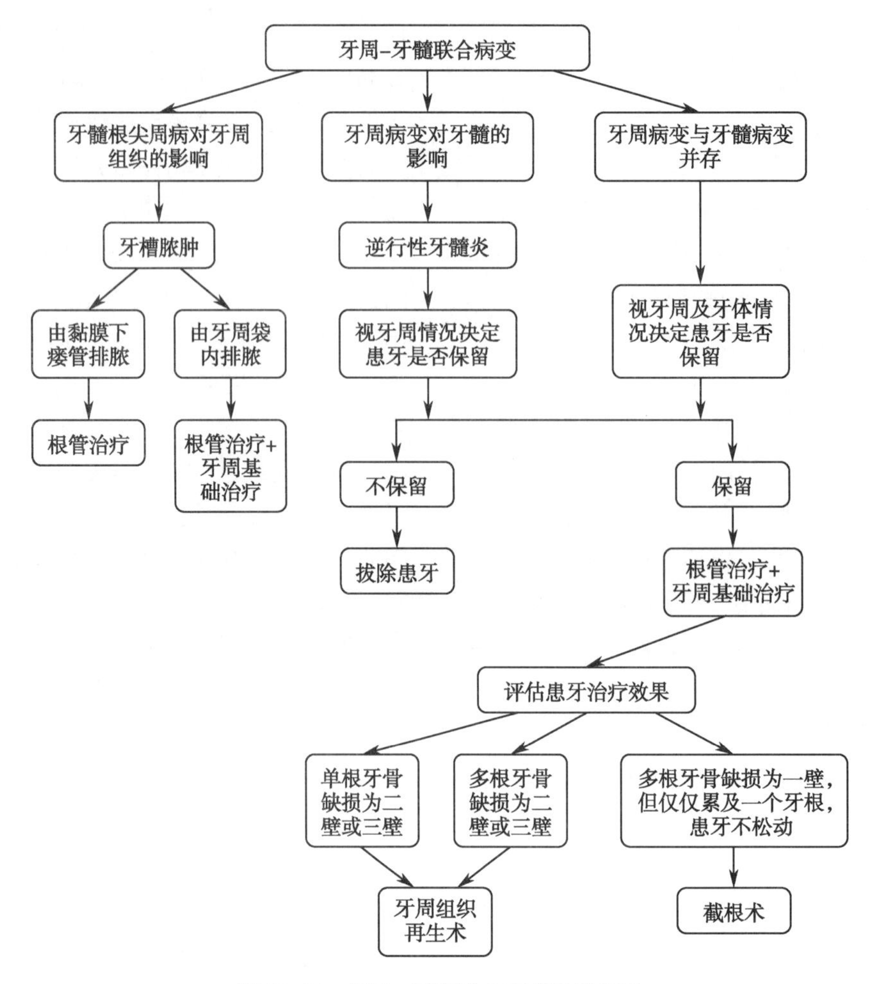

图 43-12 牙周 - 牙髓联合病变治疗流程

闭根管系统。在根管治疗和牙周治疗后观察数月至半年，若骨质无任何修复，或者牙周袋仍然较深且炎症无法完全控制，则可进行翻瓣清创手术或牙周再生手术。

有一部分患牙虽有深牙周袋，但是牙髓活力尚佳，这种患牙可以先行牙周治疗，消除袋内的感染，必要时行牙周翻瓣清创手术。若经过治疗病变仍有反复发作，则需要进一步测试牙髓活力，以确定是否进行牙髓治疗。但是牙髓活力测试仅能作为一项参考，尤其是多根牙，可能某一根髓坏死，而其他根髓仍生活，因此，对于牙周袋较深而牙髓活力虽尚存但已迟钝的牙齿，不宜过于保守，应同时做牙髓治疗，这才有利于牙周病变的愈合。

逆行性牙髓炎的患牙是否保留主要取决于牙周病变的程度，若牙周治疗可以使牙周袋变浅或消除，则可以先行牙髓治疗，若多根牙只有一个牙根有深牙周袋引起的牙髓炎，且患牙不太松动，则可在根管治疗和牙周炎得到控制后将患牙牙根截除，保留患牙。

牙周 - 牙髓联合病变患牙的预后不仅要观察患牙牙周组织破坏的程度，还要询问检查患者的全身健康情况，近年来牙周炎与全身疾病和健康的关系也越来越被关注，其中Ⅱ型糖尿病被证明与牙周炎症的发展密切相关。诸多炎症因子可以通过激活核因子 κB 抑制物激酶等多种通路使得胰岛素受体底物 -1 出现异常的丝氨酸磷酸化，抑制正常的酪氨酸磷酸化，从而干扰胰岛素和受体的结合，影响进一步的信号传导，抑制糖原的合成，导致胰岛素抵抗，升高血糖，这些炎症有一部分可来自被感染的牙周组织。

总之，牙周 - 牙髓联合病变的患牙应当尽快查清病源以便确认治疗的主次，死髓牙先行根管治疗，后配合规范的牙周治疗；活髓牙应当做系统的牙周治疗，随访过程密切关注牙髓活力变化，必要时做髓病治疗。

3. 研究进展 牙周 - 牙髓联合病变的治疗至

今仍是一项极具挑战的工作。牙周-牙髓联合病变不仅破坏牙体内部结构，而且损伤牙周支持组织（牙周膜、牙槽骨）。治疗的关键在于询问详细的病史、做出准确的检查和诊断，并给出详细的治疗计划。

在牙周-牙髓联合病变中，病变的起因是牙髓炎症或牙周炎症，若病变来源于牙体组织，那么患者应当首先接受根管治疗，因为牙髓感染可以促使上皮沿牙根面向根方退缩，加重牙周组织的破坏。在根管治疗结束后可以对患牙进行观察，一般在完善的根管治疗后，患牙的牙周组织破坏也会得到一定恢复。目前关于牙髓治疗和牙周手术治疗的时间间隔尚有争议，很多学者的研究表明根管治疗后10周、3个月、6个月开始牙周手术治疗均对牙周的愈合没有影响。

牙周再生性手术的愈合涉及细胞增殖、细胞诱导和细胞分化，再生过程由骨移植材料、屏障膜、生长因子等共同促进。理想的屏障膜材料应当具备以下几点：①材料安全；②生物相容性好，无毒副作用；③操作简单，易于根面骨面亲和；④形态坚固，不易塌陷；⑤分子可以渗透，细胞无法传入；⑥易与组织结合，易固定；⑦在一定时间内维持牙周膜细胞的生长空间；⑧其降解性可以控制；⑨含有抑菌剂，易于控制感染。目前，骨移植材料的种类较多，其选择要视临床实际情况进行，有学者使用合成骨移植材料结合釉基质蛋白衍生物（enamel matrix derivative，EMD），结果显示获得较好的成骨效果，也有学者使用重组人成纤维细胞生长因子（recombinant human fibroblast growth factor，rhFGF-2）结合脱蛋白牛骨矿物质（deproteinized bovine bone mineral，DBBM）治疗骨缺损，可获得较好的治疗效果，同样的效果也出现在β-磷酸三钙（β-tricalcium phosphate，β-TCP）的使用中。无论使用何种骨移植材料，都要经历骨结合的过程，骨结合是指骨移植材料与机体成骨区的相互作用，由新骨形成而获得一定机械性能的过程，它包括受骨区血肿的形成，释放细胞因子和生长因子的炎症反应，以及宿主对植骨材料的炎症反应或免疫反应。在骨结合的过程中，间叶细胞发生在增殖、迁移、分化，最终移植物和成骨区之间获得血管的再形成，破骨细胞迁移至移植物表面吸收移植材料，产生的空间由形成的新骨充填替代。如果植骨材料没有获得足够的机械稳定性，在成骨区和移植物之间就会形成肉芽组织和纤维变性，无法实现骨结合。最后，无论选择何种植骨材料，都需要在手术中严密缝合，确保移植材料位置稳定，避免感染，保障手术的成功。

目前，对于牙周-牙髓联合病变的认识和治疗均已较之前有很大进步，当然，在临床治疗中，仍有许多不足等待完善。诸如根管治疗的完善度，根管治疗后的牙体脆性，牙周膜的再生等问题有待进一步研究和解决。

（朱亚琴　谢玉峰）

参考文献

[1] 孟焕新. 牙周病学[M]. 北京：人民卫生出版社，2000.

[2] Eun-Young K，Yunjung C，Ju-Youn L，et al. Endodontic treatment enhances the regenerative potential of teeth with advanced periodontal disease with secondary endodontic involvement[J]. Journal of Periodontal & Implant Science，2013，43(3)：136-140.

[3] De Miranda J L C，Santana C M M，Santana R B. Influence of Endodontic Treatment in the Post-Surgical Healing of Human Class II Furcation Defects[J]. Journal of Periodontology，2013，84(1)：51-57.

[4] Alnemer N A，Alquthami H，Alotaibi L. The use of bone graft in the treatment of periapical lesion. Saudi Endodontic Journal，2017，7(2)：115-118.

[5] Bashutski J D，Wang H L. Periodontal and Endodontic Regeneration[J]. Journal of Endodontics，2009，35(3)：321-328.

[6] Lin L，Chen M Y，Ricucci D，et al. Guided tissue regeneration in periapical surgery[J]. Journal of Endodontics，2010，36(4)：618-625.

[7] 束蓉. 临床牙周病治疗学[M]. 上海：世界图书出版公司，2011.

[8] Pietruska M，Pietruski J，Nagy K，et al. Four-year results following treatment of intrabony periodontal defects with an enamel matrix derivative alone or combined with a biphasic calcium phosphate[J]. Clinical Oral Investigations，2012，16(4)：1191-1197.

[9] Saito A，Bizenjima T，Takeuchi T，et al. Treatment of intrabony periodontal defects using rhFGF-2 in combination with deproteinized bovine bone mineral or rhFGF-2 alone：A 6-month randomized controlled trial

[J]. J Clin Periodontol, 2019, 46(3): 332-341.

[10] Maroo S, Murthy K R. Treatment of Periodontal Intrabony Defects Using β-TCP Alone or in Combination with rhPDGF-BB: A Randomized Controlled Clinical and Radiographic Study[J]. The International Journal of Periodontics and Restorative Dentistry, 2014, 34(6): 841-847.

案例 44 牙列缺损的固定-活动联合修复

一、病历资料

1. 病史采集 女性，35 岁，教师，因“上、下牙齿逐渐缺失 2 年”就诊，要求进行缺失牙修复。患者两年来由于工作压力大，口腔卫生维护不佳，造成口腔多颗牙齿逐渐松动、脱落。2 个月前在牙周科诊治，拔除松动严重的患牙，并进行了牙周基础治疗和牙周手术治疗。结合系统的口腔卫生宣教，患者目前余留牙状况和牙周状况得到改善，到我科室要求修复缺失牙齿。患者否认吸烟史，刷牙 2 次 /d，每次约 3 分钟，竖刷习惯。

既往史：否认慢性疾病史，否认传染病史，否认食物或药物过敏史，否认手术外伤史及输血史。

家族史：父母身体健康，父亲曾被诊断“慢性牙周炎”，目前口腔多颗牙齿缺失，并已行活动义齿修复。

2. 口腔检查 17、16、22、36、34、31、44、46、47 缺失，缺牙间隙充足，剩余牙槽嵴狭窄、低平。35、45 远中倾斜，松动Ⅰ度，无叩痛，牙龈退缩 4～5mm，无明显红肿。口内其他剩余牙无明显牙体缺损，无松动或叩痛，牙龈普遍退缩 2～3mm，无明显红肿、溃疡等病变。前牙正常覆𬌗覆盖，后牙咬合关系无明显异常，𬌗曲线正常，下颌运动无偏斜，非正中𬌗无明显早接触或𬌗干扰。口腔卫生状况良好，菌斑少量。口腔颌面部无明显畸形，双侧颞下颌关节区无明显压痛或运动弹响。

3. 实验室及影像学检查

（1）曲面体层片显示：口腔剩余牙齿牙槽骨普遍吸收至根中 1/3 左右水平，根尖区无明显病变。下牙槽神经管位于下颌骨中位水平，距离下颌磨牙根尖 3～5mm；上颌窦底水平较低，距离上颌磨牙根尖 2～3mm（图 44-1）。

（2）根尖片显示：35 牙槽骨吸收至根中 1/3 与根尖 1/3 交接处，45 牙槽骨吸收至根中 1/3 水平，两颗牙均经过完善根管治疗，根充状况可，根尖区无明显阴影（图 44-2）。

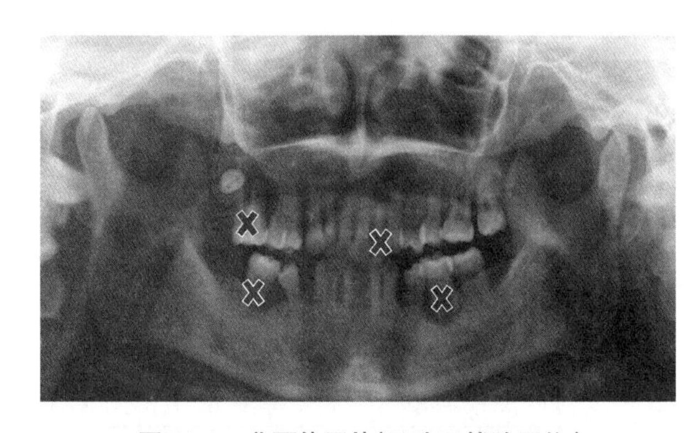

图 44-1 曲面体层片（X 为已拔除牙位）

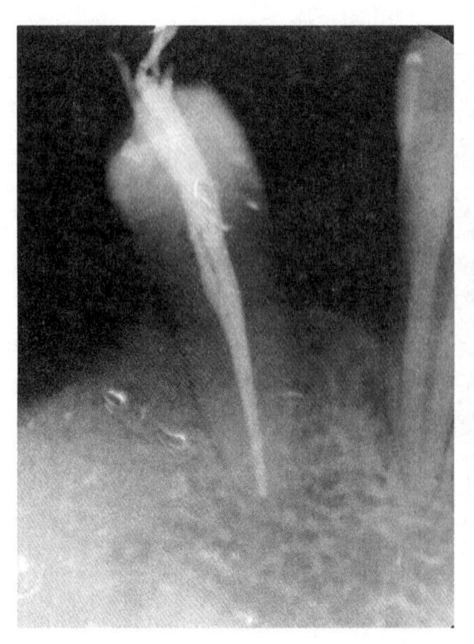

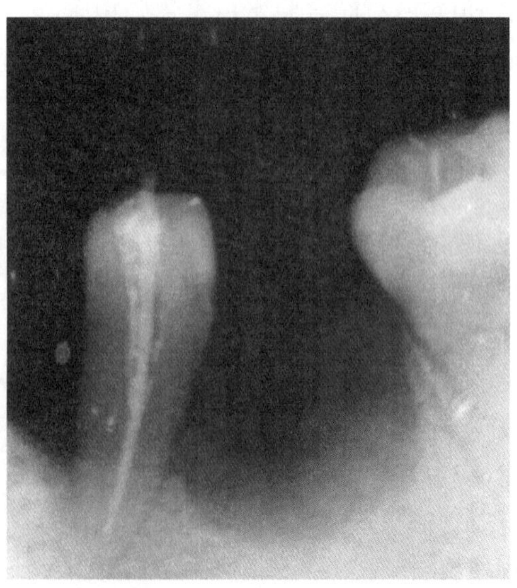

图 44-2 35、45 根尖片

二、临床诊断

根据患者临床情况及口腔检查，可诊断为上、下颌牙列缺损和慢性牙周炎。

思考 1：牙周病的修复治疗要注意哪些事项？

牙周病的修复治疗是牙周病综合治疗的一个重要环节，通过修复治疗方法来改善牙列中患牙的松动、移位和牙周创伤，以及咀嚼无力等症状，恢复患者的完整牙列，维持牙周病综合治疗的远期疗效。牙周病修复治疗的远期效果和牙周病的基础治疗密切相关，在修复治疗前必须遵循牙周基础治疗的原则，应消除致病因素，控制牙周炎症和牙周支持组织破坏，在修复治疗后应给予牙周支持治疗，在复查中如发现问题应作及时处理。

牙周病应遵循综合治疗原则，修复治疗前通过临床检查，制定牙周病基础治疗和牙周病修复治疗计划。牙周病经过基础治疗可以减缓牙周组织的破坏和吸收，控制牙周炎症，结合修复治疗可提高牙周病治疗的远期疗效，增强患者的咀嚼效能，保留患牙或延长患牙的使用年限。牙周修复治疗的方法较多，临床针对牙周病不同病情、远期疗效的预测以及患者的要求，可以选择不同的修复治疗方法。

三、治疗方案

思考 2：对于牙列缺损的修复方案，临床上可以选择的治疗方式有几种：

有以下几种：

1. 种植义齿修复　随着人们生活水平的提高，种植义齿在牙列缺损的修复中占有越来越高的比例。种植义齿具有感觉舒适、咀嚼效率高、不磨损健康牙体组织的优点，被称为人类的“第三副牙齿”。但是，种植义齿本身存在一定的修复禁忌和缺陷，使其应用范围受到局限。其中包括：

（1）患有全身疾病，如心脏病、血液病、糖尿病、高血压、肾病、代谢障碍等，并且未得到有效控制者；不能忍受手术创伤、不能与医生合作者。

（2）缺牙区有颌骨囊肿、骨髓炎、鼻旁窦炎及较严重的软组织病变的患者和有严重牙周病并未系统治疗的患者。

（3）严重错𬌗、紧咬合、夜磨牙症、偏侧咀嚼等不良咬合习惯并且未做治疗者。

（4）缺牙区骨量不足和骨密度低，并且通过特殊种植外科手术仍不能满足种植体植入要求的患者。

本病例中患者，本身由于严重牙周疾病造成的牙齿松动和缺失，虽然经过了完善的牙周基础治疗，但是余牙牙周情况尚不稳定，对其远期牙周健康评估也欠缺依据，这不利于种植义齿设计。同时，患者剩余牙槽嵴狭窄、低平，如采用种植义齿修复则必须大量植骨操作，其远期疗效依然存在不确定性。最终患者否定该治疗方案。

2. 可摘局部义齿修复　可摘局部义齿的适用范围极其广泛，从个别牙缺失到上颌或下颌仅余留单个牙的大范围缺损，甚至同时伴有软硬组织缺损时均可采用。可摘局部义齿具有磨除牙体组织少，患者自行摘戴，便于洗刷清洁，制作较简便，费用相对较低，便于修理等优点。但是，可摘局部义齿的体积大、部件多，初戴时患者常有异物感，有时影响发音，引起恶心，其稳定性和咀嚼效能均不及固定义齿，还可能对患者带来基牙损伤、黏膜溃疡、牙周疾病、牙槽骨加速吸收等后果。另外，常规可摘局部义齿由于卡环、支托结构暴露，存在影响美学的问题。

对于牙周病患者，特别是经过完善牙周治疗后仍有松动牙需要固定的患者，临床上可采用牙周夹板固定的方法。其中可摘式恒久性牙周夹板是最常用的修复形式，其本质也是一种可摘局部义齿，但与常规可摘义齿有所区别。在其设计中，对松动患牙的固定，常采用各类卡环、间隙钩、切端邻间钩、唇弓等。牙周夹板修复体设计应考虑在牙列中选择牙周组织健康与相对健康的基牙或某一组牙上放置起主要固位作用的固位体，而牙周组织破坏吸收的患牙上放置固定松动牙的固位结构。修复体基托伸展范围和常规可摘局部义齿相同，基托与牙接触区应位于外形高点线处并接触密合，在牙龈乳头处基托组织面要有足够缓冲。

本例患者由于牙周疾病和缺牙位置的限制，无法采用常规固定义齿修复方式，仅可选择可摘局部义齿，但患者希望能够尽量达到美观的修复效果，以适应其职业要求。因此治疗目的是为患者提供一种兼顾功能和美观的修复方式，同时不影响患者的牙周健康和远期进一步的牙周治疗。

思考 3：以附着体为固位方式的固定 - 活动联合修复

附着体（attachment）通常由阴性和阳性两部分结构组成，一部分与基牙或种植体结合，另一部分与义齿的可摘部分结合，为义齿提供良好的固位、稳定和美观效果。

固定 - 活动联合修复义齿的固位力由附着体阴性和阳性结构结合形成，其形式包括机械嵌合作用、机械锁结作用、弹簧珠嵌合作用或磁性吸引作用，其固位效果相对常规可摘局部义齿利用卡环与天然牙摩擦力产生的固位效果更强，并有更长的持续性。因此附着体义齿的应用范围较广，根据其各类型结构和原理差别在义齿设计中有更多的选择性。牙列缺损选择附着体固位的覆盖义齿，能为义齿提供良好的固位力，特别有利于剩余牙槽骨的保存。

附着体义齿的制作精度要求高、制作工艺复杂，需要使用相关的设备，如平行研磨仪确定义齿的共同就位道，义齿制作周期长、费用较高；另外附着体义齿的维护要求高，需要患者更细致的口腔卫生清洁以及相对频繁的定期复查。这些都是影响附着体义齿普及的因素。

在本病例中，患者 35、45 两颗下颌双尖牙为孤立牙，由于其本身倾斜位及牙槽骨吸收程度，不利于作为可摘局部义齿的固位基牙。另外，患者相对年轻，经历了完善的牙周基础治疗和口腔卫生宣教，已经掌握良好的口腔卫生习惯和意识。因此，我们提出将 35、45 两颗基牙进行根管治疗，使用磁性附着体方式为可摘局部义齿提供固位和支持，以减少金属卡环和𬌗支托的设计，使最终义齿达到更好的功能和美观效果，患者最终选择此方案修复。

四、治疗过程

第一次复诊：患者 35、45 在前期治疗中已经进行完善根管治疗，先对其进行根面帽修复（含磁性附着体中衔铁）。在操作中对 35，45 牙冠沿其龈上 1mm 水平磨除冠方牙体组织，暴露健康的根面牙本质和充填牙胶。按照桩核预备要求用 peeso 车针逐级预备桩道宽度达到牙根宽度的 1/3，保留根尖区 4mm 的牙胶作为根尖封闭区。在根面预备 2mm×3mm 凹槽以便衔铁定位，同时在桩道侧壁预备 2mm 深度沟槽作为防旋转结构（图 44-3，见文末彩插）。硅橡胶取模，灌注超硬石膏模型，转技工室加工。

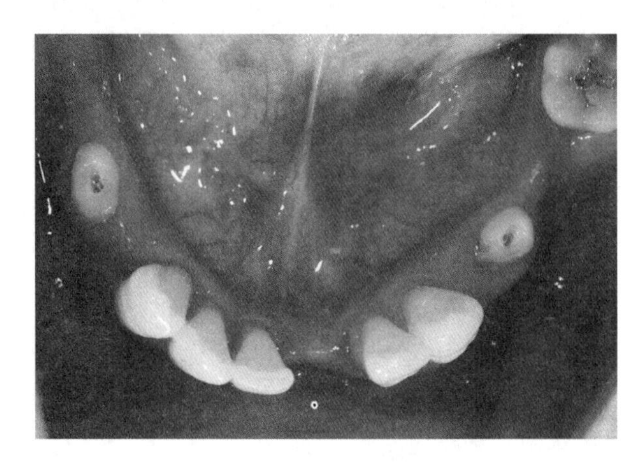

图 44-3　35，45 桩道预备形态

第二次复诊：临床试戴 35、45 根面帽至边缘合适，同时保证衔铁表面距离对颌牙至少 4mm 修复距离，用玻璃离子粘固剂将 35、45 根面帽黏入 35、45 根管中（图 44-4、图 44-5，见文末彩插）。按照可摘局部义齿设计方案进行基牙牙体预备，并将磁铁吸至 35、45 衔铁表面，采用进口藻酸盐

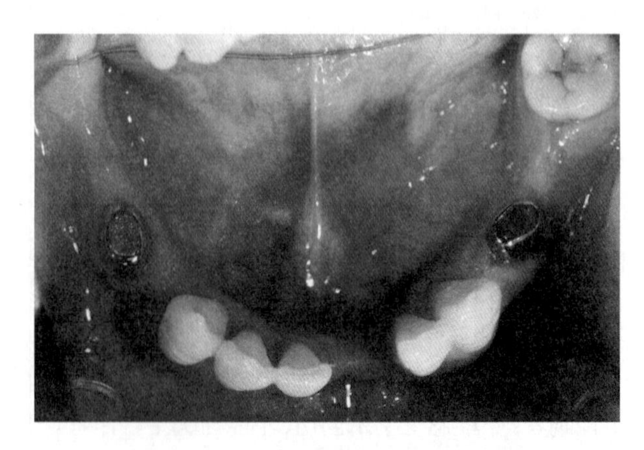

图 44-4　35、45 根面帽粘固效果𬌗面观

印模材＋红膏进行二次法印模制取，灌注超硬石膏模型，转技工室加工可摘局义齿支架。

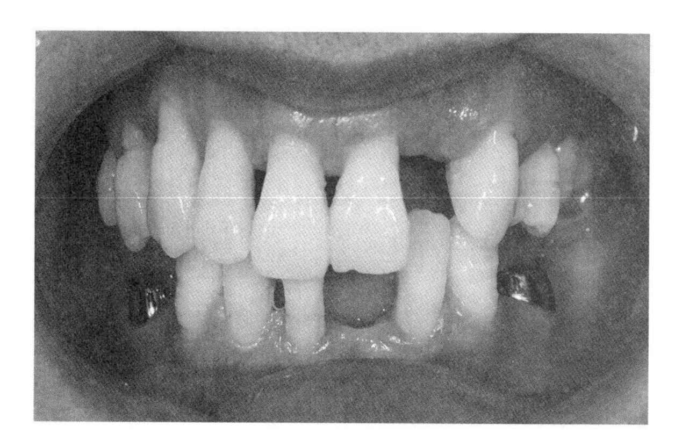

图 44-5 35、45 根面帽粘固效果正面观

思考 4： 可摘局部义齿支架制作的工艺进展

可摘局部义齿支架包括卡环、间接固位体、连接体、网状结构等。传统可摘局部义齿制作工艺是集制造业技术、自动化控制、材料科学等为一体的精密加工过程，需要先按照设计制作支架熔模，再经过包埋、去蜡、熔铸金属、打磨抛光等工艺流程最终完成。支架通常采用整体铸造法，也可以采用先分段铸造，再用高熔合金焊接连成一整体。利用熔模精密铸造法制作修复体的过程分为带模铸造法和脱模铸造法两种。

随着科学技术的发展，人工智能、大数据、三维打印等与先进制造相关的新技术应用到可摘局部义齿支架制作过程中，对传统加工技术产生了革命性的影响。利用图形技术将牙列缺损模型甚至患者口腔环境直接扫描获得三维数字模型，在三维软件中通过大数据、人工智能交互、虚拟现实技术等实现模型观测、导线绘制、就位道确定、倒凹充填等操作，并依次设计可摘局部义齿支架的各个组件，最后通过图形软件计算获取整体支架的三维图形。通过三维打印技术快速、精密、直接加工出可摘局部义齿支架实体，并且提供不同金属类型和机械性能的材料选择。新技术较传统技术更加简便、精确、快捷，同时受人为因素影响微小，具有很大的应用前景。目前国内外多家公司陆续推出了可摘局部义齿数字化设计和加工模块，可预计将来这项新技术将代替传统加工工艺成为可摘局部义齿制作的主要方法。

第三次复诊：临床试戴上、下颌可摘局部义齿支架（图 44-6、图 44-7，见文末彩插），调改至卡环、𬌗支托、大连接体等结构紧密贴合口腔软硬组织。用红蜡板制作后牙区𬌗堤，嘱患者佩戴可摘局部义齿支架并在牙尖交错位咬合，记录上、下颌位关系，上半可调𬌗架，转技工室排列人工牙。

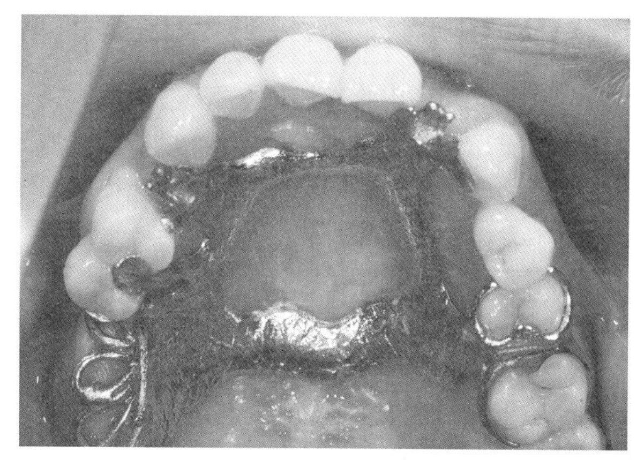

图 44-6 上颌支架试戴情况

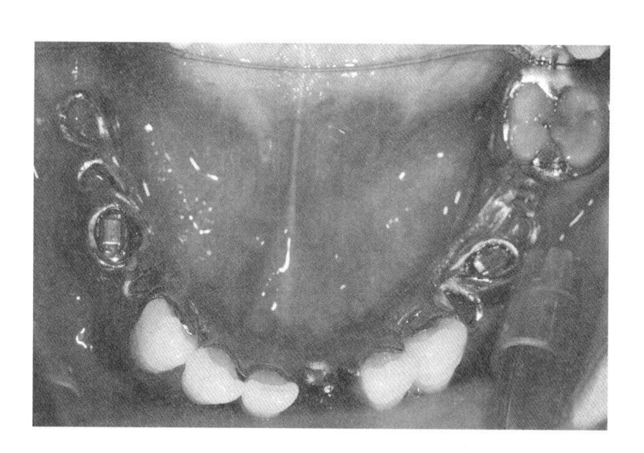

图 44-7 下颌支架试戴情况

思考 5： 牙列缺损患者确定颌位关系的方法及本患者的适用方法

确定颌位关系是制作可摘局部义齿不可缺少的重要步骤之一，由于缺牙数目和位置不同，确定颌位关系的难易程度和操作方法也不一样，但必须在模型和𬌗架上准确反映上下颌牙的𬌗关系。确定正中咬合关系的方法有三

种：①在模型上利用余留牙确定上下颌牙的关系，适用于缺牙不多，余留牙的𬌗关系稳定、正常的患者；②利用蜡𬌗记录确定上下颌关系，适用于口内仍有可以保持上下颌垂直关系的后牙，但在模型上难以准确确定𬌗关系的患者；③利用𬌗堤记录上下颌关系，适用于单侧或双侧游离端缺失，每侧缺失两颗牙以上，或上下牙列多牙缺失仅个别牙维持上下颌垂直距离甚至垂直距离及正中关系丧失的患者。

本病例中患者右上后牙区及右下后牙区属于游离缺失区域，且右侧后牙咬合关系丧失；左侧后牙区及前牙区剩余牙齿有咬合关系。因此应当利用𬌗堤记录上下颌关系，并且在临床操作中最好进行面弓转移和前伸、侧方等非正中𬌗关系记录，以便更加精确地模拟和调整患者在义齿佩戴后的咬合关系。

第四次复诊：临床试排牙，检查上、下颌咬合关系、𬌗位是否正确，前、后人工牙及天然牙覆𬌗覆盖关系有无异常，牙龈蜡型是否伸展充分。患者对义齿美观性确认无误，转技工室装胶。

第五次复诊：在患者口内试戴最终义齿前，先检查是否有基托树脂深入软硬组织倒凹影响义齿就位，应予以调改。按照就位道方向对义齿轻轻施压，使义齿在患者口内就位（图 44-8、图 44-9，见文末彩插）。义齿就位后应达到的要求：①基托与牙槽嵴黏膜贴合无空隙（缓冲区除外）；②卡环臂尖端位于基牙倒凹区并与基牙密合，具有适当固位力；③𬌗支托位于支托凹内并与基牙完全密合，具有一定厚度而不影响咬合关系；④卡环体不影响咬合关系，与基牙密合，无磨损现象；⑤修复体在口内保持平稳，无翘动或摆动，便于摘戴。口内调整咬合，患者对活动义齿外形满意后将义齿交付，向患者介绍可摘局部义齿戴牙须知（图 44-10，见文末彩插）。

第六次复诊：患者佩戴义齿达到两周左右时间，已经充分适应义齿形态，达到一定的咀嚼功能后，为患者粘接磁性附着体。在下颌义齿组织面相对于 35、45 根面帽的位置磨除适量的基托树脂，达到不干扰磁铁就位程度。将磁铁吸附于根面衔铁表面，用自凝树脂材料填充至下颌义齿组织面对于 35、45 的位置并在患者口内就位，用手按压义齿人工牙，至自凝树脂基本硬固后取出下颌义齿（图 44-11，见文末彩插）。在粘接操作中切忌下颌义齿取出过晚，防止过硬的自凝树脂延伸至基牙软硬组织倒凹而阻碍义齿脱位。将最终义齿打磨、抛光后完成，嘱患者半年至一年时间定期复查，适时对下颌义齿组织面重衬以防止义齿翘动而损伤 35、45 基牙。

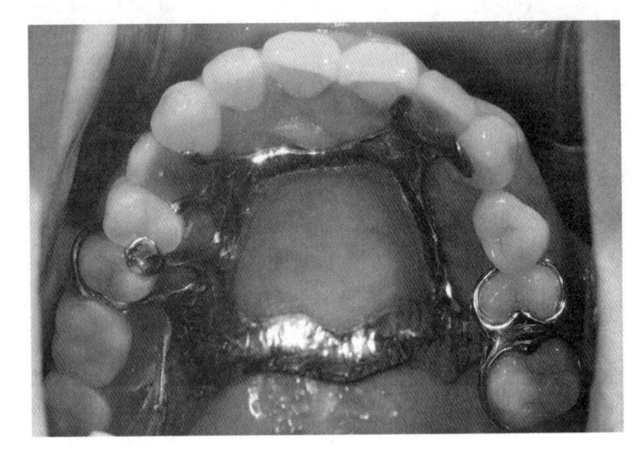
图 44-8 上颌义齿就位情况

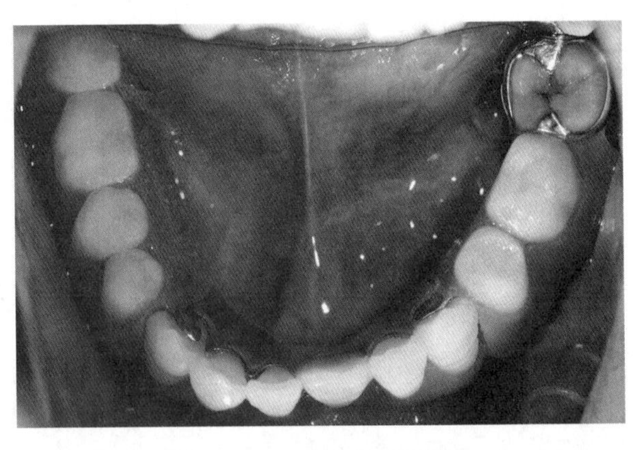
图 44-9 下颌义齿就位情况

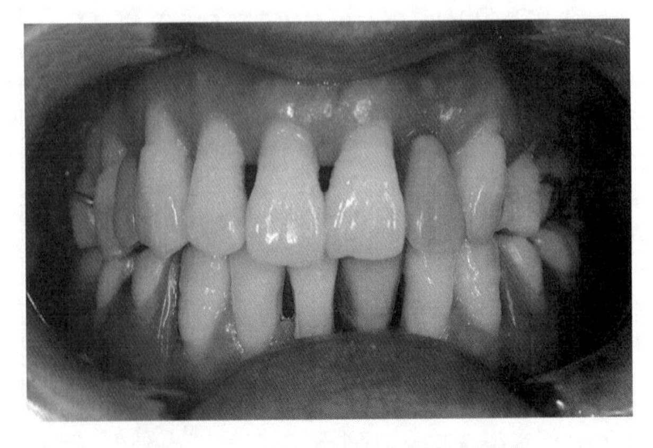
图 44-10 可摘局部义齿戴牙正面观

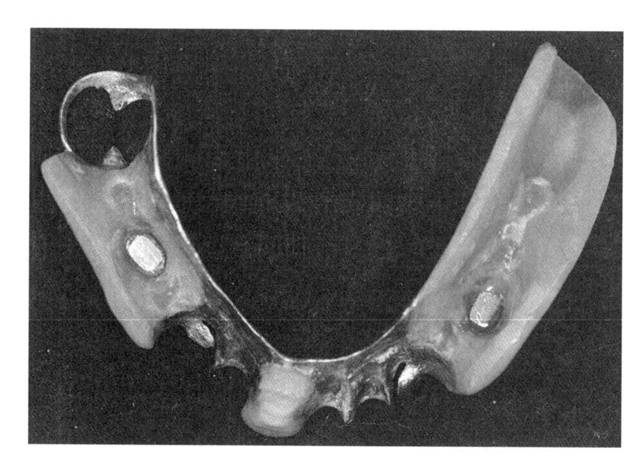

图 44-11　下颌义齿粘接磁性附着体后效果

五、病例讨论

1. 临床修复方案设计　对于本患者的可摘局部义齿设计，既要符合基本设计要求，又要兼顾美观和功能，有利于患者的牙周健康维护。同时，35、45 磁性附着体的设计为其提供更多的选择。

患者上颌 17、16、22 缺失，23、24 之间存在 4mm 左右间隙，也作为一颗缺牙修复，从牙列缺损分类上属于 Kennedy Ⅱ类第 2 亚类。按照修复原则，游离缺隙侧末端基牙 15 上设计 RPA 卡环组，以减少义齿功能状态下对其向远中的扭力；由于 24 为扭转牙，选择 25、26 之间联合卡环为非游离缺隙侧固位体；义齿支点线为连接 15 近中𬌗支托和 26 近中𬌗支托之间连线；由 22 缺牙间隙向 23 设计舌隆突支托，作为间接固位体。这样双侧上颌固位体设计于第二双尖牙，不影响前牙区的美观，为最适宜的设计方案。在上颌大连接体选择上，选择前 - 后腭杆和侧腭杆组成的大连接体，具有足够的强度，而且覆盖牙龈面积小，不侵犯游离牙龈，有利于牙周健康。17、16 缺失侧鞍基按照设计要求延伸至右侧上颌结节。

患者下颌 36、34、31、44、46、47 缺失，35、45 设计磁性附着体覆盖基牙，也作为缺失牙修复，这样下颌牙列缺损分类上属于 KennedyⅡ类第 2 亚类。在固位体设计上除 35、45 磁性附着体外，设计 37 上卡环，不设计 33、43 上卡环，以减少对前牙美观影响。由于 37 近中倾斜，模型观测结果为 2 类导线，因此设计为圈形卡环，固位臂设计于基牙舌侧面。同时，在 33、43 设计舌隆突支托，增加义齿的支持力，也起到间接固位效果。在下颌大连接体选择上，由于患者下前牙舌侧牙龈退缩明显，口底距离不足，设计为舌板大连接体。44—47 游离缺失侧鞍基按照设计要求延伸至磨牙后垫 1/2 位置处。

2. 磁性附着体修复的临床应用　磁性附着体是利用磁性材料间的磁力将义齿吸附到基牙或种植体上，使义齿获得固位和稳定的一种装置，目前已经被应用于全口覆盖义齿、可摘局部义齿、种植义齿、颌面赝复体等各种口腔颌面部修复体中。磁性附着体具有其他机械式附着体不具备的突出优点：基牙受侧向力和旋转力较小，有利于基牙的健康；不露金属，美观性好；固位力恒定，咀嚼效率高；对义齿就位道无严格要求，取戴方便；操作较简单，易清洁，容易修理等，尤其在多基牙时优势更明显。因此，许多学者认为磁性附着体优于杆式附着体和球帽附着体等，是有效的修复方法。同时经过临床研究，磁性附着体义齿修复可能出现的问题包括：义齿基托折断、磁性附着体脱落、衔铁根帽脱落、基牙牙周疾病、继发龋、磁性附着体腐蚀、磁性附着体固位力下降等。

目前大多数磁性附着体采用闭合磁路设计，将磁性附着体置于义齿中，将不具有磁性的衔铁置于牙根或种植体中，形成闭合磁路，产生较大的吸引力，同时磁场不会对邻近组织造成伤害。磁性附着体的吸引力只在垂直于吸附面的方向上最强，当磁性附着体与衔铁之间发生侧向移位或成夹角脱开时显著下降。因此，在临床应用中应该增加义齿的稳定性，基牙选择应尽量分散并对称分布，数量以 2～4 个为佳。许多学者认为，覆盖义齿粘固磁性附着体时，必须使根帽与磁性附着体间保留约 0.1mm 的缓冲间隙，避免义齿承受𬌗力时，𬌗力过于集中于基牙而导致基牙损伤。但也有学者提出这样操作会产生不良影响：①降低义齿的固位力；②对基牙和支持组织产生远期的不良影响。因此建议临床操作中，粘固磁性附着体时应避免磁性附着体与根帽之间产生间隙，医生用手指压迫义齿确认完全就位后保持义齿位置稳定即可，不可用力加压或让患者紧咬。

游离端基牙远中骨吸收是一个发生率较高，应引起重视的问题。由于磁性附着体覆盖义齿的基牙多为尖牙和前磨牙，而咬合功能最强的部位是第一磨牙区，因此容易形成以附着体根帽为支点，远中义齿游离端下沉，导致基牙远中牙槽骨吸收。因此，应在义齿佩戴1～2周后再粘接磁性附着体，这时义齿已有一定下沉，与黏膜贴合更紧密，位置也相对稳定，这时再放置磁性附着体可以尽量避免基牙成为支点。同时，随着义齿使用时间延长及牙槽骨吸收，义齿会产生均匀性下沉，致使磁性附着体与衔铁间产生应力集中点，咬合不平衡。除对基牙造成创伤外，义齿在此处易产生反复隐裂或折断，是造成修复体失败的重要原因。因此在磁性附着体义齿修复后应定期复查，如有牙槽骨吸收及时对义齿进行重衬处理。

3. 预后评估 国内外大量文献报道利用磁性附着体固位形式在余留牙或种植体支持式覆盖义齿的临床应用，结果显示义齿固位力及咀嚼效率显著提高，基牙松动度和牙周指标明显好转，不良反应发生率较低。证明这是一种非常有效，可行的临床修复方式，值得在口腔修复临床推广使用，但是应注意对患者口腔卫生宣教以及义齿定期复查。

（蒋欣泉）

参考文献

[1] 赵铱民. 口腔修复学. 7版. 北京：人民卫生出版社，2013.

[2] 徐军. 总义齿与可摘局部义齿的设计（下册）. 北京：中国大百科全书出版社，2007.

[3] Carr A B，McGivney G P，Brown D T. McCracken's Removable Partial Prosthodontics.11th ed. Amsterdam：Elsevier，2005.

[4] 肖雪，冯海兰. 磁性附着体在下颌全口覆盖义齿中的临床应用. 华西口腔医学杂志，2000，18（4）：232-234.

[5] 赵铱民，林丽红. 磁性附着体固定的固定—可摘式部分义齿. 华西口腔医学杂志，2002，20（2）：115-117.

[6] Takahashi T，Gonda T，Tomita A，et al. Effect of AttachmentType on Implant Strain in Maxillary Implant Overdentures：Comparison of Ball，Locator，and Magnet Attachments. Part 2：Palateless Dentures. The International journal of oral & maxillofacial implants，2018，33（2）：357-364.

[7] Kim H Y，Lee J Y，Shin S W，et al. Attachment systems for mandibular implant overdentures：a systematic review. The journal of advanced prosthodontics，2012，4（4）：197-203.

[8] Vere J，Deans R F. Tooth-supported，magnet-retained overdentures：a review. Dental update，2009，36（5）：305-308，310.

案例45 口腔颌面部多间隙感染

一、病历资料

1. 病史采集 男性，44岁，因“右侧面部肿痛1周，加重3日”入院。患者10日前出现右下后牙疼痛，后逐渐出现右侧面部肿痛，自行口服抗生素3日，症状无缓解，遂至当地医院门诊就诊，行抗炎补液治疗，症状无明显改善，3日前出现右侧面部肿痛症状加重。遂来我院夜间急诊就诊，急诊诊断为“右侧面部多间隙感染”（图45-1、图45-2，见文末彩插）。患者自起病来，右侧牙痛、牙龈肿痛、否认咽喉痛史，神志清，睡眠饮食较差，两便正常，体重略减轻。

既往史：Ig A肾病（口服甲泼尼龙片一年），否认高血压、心脏病、糖尿病等系统疾病史。

手术及外伤史：否认。

输血史：否认。

个人史：否认吸烟史。

药物过敏史：否认。

2. 体格检查 神清，气略促，对答切题，视物无异常，右侧下颌下区、颏下区肿胀明显，表皮潮红，皮温升高，压痛（+），扪诊局部有凹陷性水肿，双侧颌面部扪诊未及肿块，张口度1.5cm，张口型“↓”，恒牙列，上颌17—27，下颌37—47，咬合关系正常，口内47松动Ⅱ～Ⅲ度，叩痛（+），颊侧舌侧牙龈红肿，触痛（+），扪及波动感，37牙体组织缺损至龈下2mm，叩痛（-），无松动，牙龈无红肿。右侧口底黏膜水肿，轻压痛，未及波动感，舌体略抬高。右颈部至锁骨上皮肤轻度潮红，扪诊压痛，未扪及凹陷性水肿。

3. 实验室与影像学检查（入院当天检查）

（1）血常规：WBC 5.7×10^9/L，N 78.8%，Hb105g/L，Plt 100×10^9/L，Hct 38%；CRP 36.56mg/L，PT 13.7s，APTT 21.2s，纤维蛋白原：5.57g/L。

（2）电解质：Na^+ 142mmol/L，K^+3.01mmol/L，Cl^-100.0mmol/L。

（3）血生化：Scr 55μmol/L，BUN 7.1mmol/L，BNP 125pg/mL，PCT 3.89ng/mL；TP 55g/L，PA 0.14g/L。

（4）EKG：正常。

（5）颌面部 CT 增强：右侧颌面部多个液化腔形成（图 45-3、图 45-4），47 根尖周阴影，下颌骨舌侧骨皮质不连续（图 45-5）。

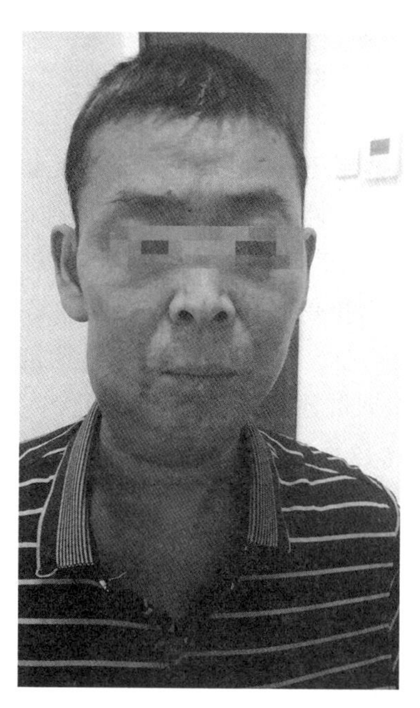

图 45-1　急诊体检（正面）
患者正面见右侧颌下区颏下区肿胀，体格检查右侧颌下区颏下区皮肤潮红，有压痛，扪及凹陷性水肿

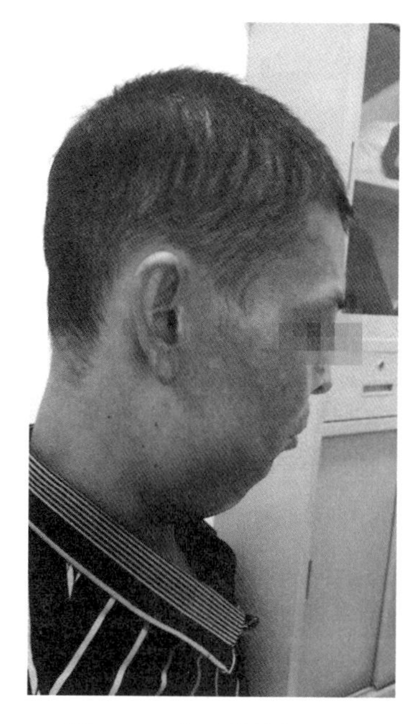

图 45-2　急诊体检（侧面）
右侧颌下区颏下区肿胀

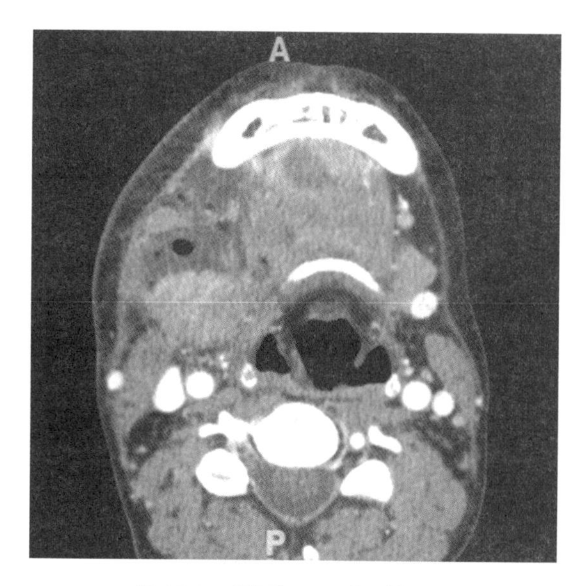

图 45-3　颌面部 CT 增强横断位
右侧颌面部多间隙脓腔形成

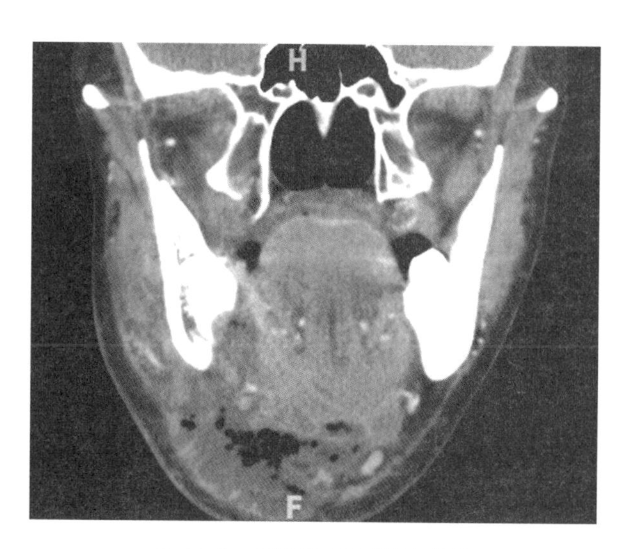

图 45-4　颌面部 CT 增强冠状位
颌面部多间隙脓腔形成

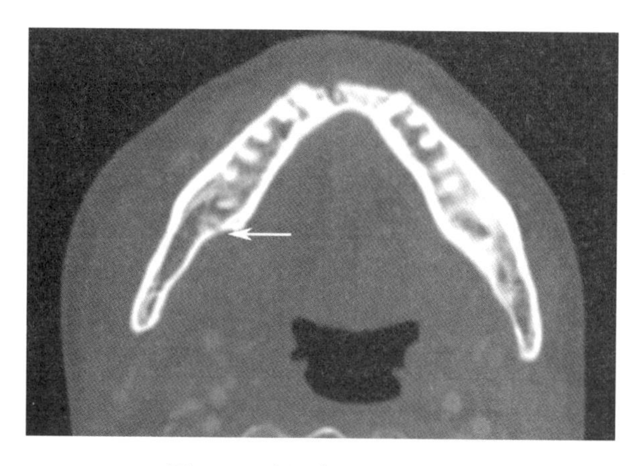

图 45-5　颌面部 CT 增强骨窗
47 根尖阴影，47 舌侧皮质骨不连续（箭）

二、诊治经过

初步诊断：右侧颌面部多间隙感染。

治疗经过：患者入院后完善各项术前常规检查，排除手术禁忌。入院当天全麻下行颌面部多间隙感染脓肿切开引流术。术后患者带管安返病房，两日后拔管，予以抗炎营养支持治疗，切排口每日冲洗换药。十日后颌面部肿胀消退，张口度略改善，顺利出院。

思考 1：作为接诊医生，应该如何判断感染病情的严重性，并与患者沟通？

判断患者病情严重性的要点：生命体征，有无呼吸困难，感染部位脓腔是否形成，实验室检查中炎症指标的表现及全身情况。此病例中由于患者长期口服免疫抑制剂，处于免疫抑制状态，不能被实验室检查中白细胞计数正常所迷惑，认为患者病情不严重，必须结合临床表现做出正确判断。

与患者沟通要点：

（1）告知患者病情情况：右侧颌面部多间隙感染，目前脓腔形成，若不及时治疗，感染病情可危及生命。

（2）需告知患者治疗方案：目前颌面部脓腔形成，单纯抗炎治疗无效，建议手术切开脓肿引流。

思考 2：如果没有针对患者病情进行正确处理，可能会发生什么情况？

如果该患者病情没有得到及时处理，感染可以沿翼下颌间隙扩散至咽旁，引起气道狭窄而造成呼吸困难。或者舌下间隙感染引起舌体抬高，舌后坠，继发机械性气道梗阻。感染还可以沿颈部扩散，向下扩散至胸部纵隔，引起下行性坏死性纵隔炎，甚至是心包炎。同时患者由于肾病长期口服免疫抑制剂，当全身免疫无法耐受感染，可能继发脓毒血症，肝肾衰竭而导致死亡。

思考 3：引起颌面部多间隙感染的原因有哪些？

（1）牙源性感染：临床常见由根尖周病变、牙周病、智齿冠周炎引起，是颌面部多间隙感染的主要病因。

（2）腺源性感染：感染多见于腮腺炎，颌下腺炎、扁桃体炎、淋巴结炎等引起，当炎症加重，腺体内脓肿突破包膜扩散至相邻间隙可引起多间隙感染。

（3）损伤性感染：病原菌通过损伤后的创口进入机体，可以引起筋膜蜂窝织炎，严重时继发颌面部多间隙感染。

（4）血缘性感染：机体部位的其他化脓性炎症通过血液循环形成的口腔颌面部化脓性炎症。

（5）医源性感染：医务人员操作时未严格遵照无菌要求操作引起的继发感染。患者颌面部既往有接受麻醉、手术、穿刺的治疗过程。

（6）肿瘤继发感染：由于机体抵抗力下降，病原菌进入肿瘤内或者肿瘤内液化坏死，脓肿突破肿瘤包膜后扩散至相邻各个间隙形成颌面部多间隙感染。

思考 4：对于颌面部多间隙感染，治疗方案有哪些？

（1）外科引流：打开各个脓腔，充分引流。

（2）全身应用抗生素，包括初期广谱抗生素的应用和后期根据药敏结果的针对性用药。

（3）全身支持治疗，包括蛋白补充营养等。

（4）多学科联合诊治，颌面部多间隙感染患者往往合并其他系统疾病，如心脑血管疾病、糖尿病，需要相关专科医生支持治疗。本病例中，患者由于 IgA 肾病长期口服免疫抑制剂，还需要请专科医师协助治疗。

思考 5：颌面部多间隙感染手术中可能出现哪些并发症？

（1）麻醉意外，危及生命，如麻醉术中心律失常、心搏骤停、高热等。

（2）术中可能出现大出血，应激性休克，死亡。

（3）手术可能会损伤神经，导致面瘫、麻木等相应部位功能障碍、感觉障碍。

（4）手术刺激可能导致心脑血管意外、消化道溃疡等应激反应。

思考6：颌面部多间隙感染术后可能出现哪些并发症？

（1）术后头颈部肿胀加剧，如压迫上呼吸道可导致窒息。

（2）切开引流术后需要长期换药，急性感染演变成慢性感染，如颌骨骨髓炎等。

（3）术后感染无法控制，向邻近重要脏器扩散，如颅内、纵隔、胸腔、心包等，重者危及生命。

（4）术后感染无法控制，向全身扩散，导致败血症、脓毒血症等，可能诱发多脏器衰竭。

（5）长期药物治疗导致肝肾损伤，甚至引起肝肾衰竭。

（6）感染长期不愈合，治疗时间长，费用高昂。

（7）手术部位组织缺损，瘢痕挛缩，影响外形及功能。

思考7：颌面部间隙感染术后需要注意哪些事项？

（1）根据病因对患者进行随访，如是牙源性感染引起的，需要对病灶牙进行治疗处理。

（2）由于颌面部多间隙感染累及咀嚼肌群，术后组织瘢痕挛缩，易出现张口困难，术后需要积极进行张口训练，也易于术后随访中口腔检查及治疗。

（3）该患者术前有IgA肾病，术后需要继续在专科门诊就诊治疗。

三、病例分析

1. 病史特点

（1）男性，44岁，主诉右侧面部肿痛1周，加重3日。

（2）患者10日前先出现右下后牙疼痛，后逐渐出现右侧面部肿痛，抗炎治疗无效。急诊诊断为“右侧面部多间隙感染”，患者自起病来，诉右侧牙痛史，牙龈肿痛史（提示感染可能为牙源性），否认咽喉痛史（排除扁桃体感染可能）。

既往史：IgA肾病（口服甲泼尼龙片1年），否认其他系统疾病史。（提示需要重视肾功能的检查）

（3）体格检查：右侧下颌下区、颏下区肿胀明显，表皮潮红，皮温升高，压痛明显（+），扪诊局部有凹陷性水肿（提示有脓肿形成可能），中度张口受限（张口度1.5cm，提示感染累及张闭口肌群），口内47松动Ⅱ～Ⅲ度，叩痛（+），颊侧舌侧牙龈红肿，触痛（+），扪及波动感（提示感染可能为47引起）；37牙体组织缺损至龈下，叩痛（-），无松动，牙龈无红肿。右侧口底黏膜水肿，轻压痛，未及波动感，舌体略抬高（需要注意舌体抬高有无影响气道）。右颈部至锁骨上皮肤轻度潮红，扪诊压痛，未扪及凹陷性水肿（需要在影像学上排除感染扩散至颈部的可能）。

（4）实验室及影像学检查

1）白细胞计数正常，但其他炎症指标升高。血常规：WBC 5.7×10^9/L，N 78.8%，CRP 36.56mg/L，PCT 3.89ng/mL。

2）肾功能指标略偏高：Scr 55μmol/L，BUN 7.1mmol/L，BNP 125pg/mL，TP 55g/L，PA 0.14g/L。

3）颌面部CT增强：右侧颌面部多间隙（右侧翼下颌间隙、右侧颌下间隙、颏下间隙）多个液化腔形成（图45-3、图45-4），47根尖周阴影（图45-5），47舌侧下颌骨骨皮质不连续。

2. 诊断及诊断依据

诊断：右颌面部多间隙感染。

诊断依据：患者发病原因明确（右下后牙疼痛），临床查体右侧颌面部感染表现[颌面部肿胀，表皮潮红，皮温升高，压痛（+），扪诊及凹陷性水肿]，口内47松动Ⅱ～Ⅲ度，叩痛（+），牙龈红肿，触痛（+），实验室检查炎症指标明确（中性粒细胞、C反应蛋白、降钙素原升高），结合CT增强检查提示右侧颌面部多间隙液化脓腔形成，故诊断为右侧颌面部多间隙感染（47根尖周炎来源）。

3. 鉴别诊断 在诊断过程中，应注意鉴别下列疾病：

（1）颌面部肿瘤继发感染：颌面部良恶性肿瘤一般患病时间较长，继发感染后可能出现颌面部肿胀、疼痛，并出现由于肿瘤压迫呼吸道导致呼吸困难；影像学检查可发现占位性病变。本病例中实验室检查多项指标升高，结合患者病程时间较短，病史（右下后牙疼痛史），影像学检查（CT显示未见明显占位影像），故暂不考虑颌面部肿瘤继发感染。

（2）腺源性颌面部感染：感染多见于腮腺、颌下腺及扁桃体等位置，感染严重时扩散至相邻间隙可以引起颌面部肿痛，实验室检查中炎症指标升高，CT影像学检查颌面部脓腔形成。结合患者病史（右下后牙肿痛史，否认咽喉痛史），临床检查[口内47松动Ⅱ～Ⅲ度，叩痛(+)，牙龈红肿，压痛(+)，扁桃体无肿大]，故目前暂不考虑。

四、处理方案及基本原则

1. 手术治疗及随访 颌面部多间隙感染手术治疗：脓肿切开引流术。颌面部化脓性炎症已经形成脓肿或脓肿已经破溃但引流不畅者，必须行切开引流或者扩大引流术。通过抽脓方式的闭式引流，只会造成迁延病程，增加患者痛苦及并发症发生的机会，是不可取的。炎症区肿胀局限，该区皮肤发红、发亮、压痛明显、有波动感是脓肿形成的指征，应立即切开引流，以利于炎症区毒性物质、坏死组织和气体的排出，达到减轻局部及全身症状，阻止感染继续扩散的目的。该患者采用口外切口，第一切口距离下颌骨下缘一指，切开皮肤、皮下组织、颈阔肌后，分离至颌下腺表面筋膜，然后向上向内侧钝性分离至下颌骨下缘表面，分别向下颌骨内外侧钝性分离至脓腔，向内分离至咽旁间隙，沿下颌骨内侧分离至翼颌间隙，见脓液后取样送细菌培养及药敏试验，第二切口选择在颈部正中舌骨水平，切开皮肤、皮下组织、颈阔肌后，然后钝性分离至颏下间隙，向上至口底间隙，向后至下颌下间隙，与之贯通。然后在各个间隙留置引流管引流，引流管固定于皮肤上，术后在保证引流通畅的情况下可以每日用双氧水及氯霉素交替冲洗引流管。待引流渗出液变为清亮液体，引流量减少，影像学检查证实感染脓腔消失后依次拔除引流管。

对于牙源性颌面部多间隙感染的患者为了防止感染再次发生，需要在感染治愈后及时复诊处理病灶牙。在保证有足够张口度的情况下，对病灶牙行根管治疗或者直接拔除病灶牙，并需要对口腔内其他可能存在问题的牙进行治疗处理。牙源性颌面部多间隙感染的患者往往会忽视对自身口腔卫生的维护，在治疗后需要进行口腔卫生健康宣教，加强患者口腔卫生维护的意识。

2. 并发病的治疗 患者感染后出现颌面部肿胀，如不及时进行脓肿切开引流或由于切口较小或术中未分离至每个脓腔，从而导致术后引流不畅，引流不到位，可能出现颌面部感染扩散，向下发展为下行性纵隔炎，向上发展为颅内感染。手术中需要注意将颌面部感染的各个间隙打通，确保引流到位通畅，术后及时进行影像学复查，观察引流管的位置是否到位。患者术前由于颌面部感染引起轻度呼吸困难，张口困难，导致无法采用常规的经口腔插管麻醉，应考虑采用纤支镜经鼻插管，并随时做好紧急气管切开准备，防止术中由于插管失败，麻醉插管对声门反复刺激引起喉头水肿，发生上呼吸道梗阻的危急情况。由于手术及麻醉插管的刺激，会造成术后口咽腔软组织水肿，如果术后没有及时观察气道情况贸然拔管，都可能会出现上呼吸道梗阻窒息的危险。因此需要术后密切观察气道通畅情况，如果出现拔管困难，必要时需行气管切开术。脓肿切开引流术中可能会损伤面神经的下颌支，因此颌下切口应设计在距离下颌骨下缘1.5～2cm，避免损伤面神经的下颌支。同时在分离组织时尽量避免将下颌下腺腺体包膜打开，避免过度结扎为下颌下腺供血动脉的腺支，减少术后颌下腺腺体暴露坏死的发生。对于颌下腺没有脓腔形成的患者应考虑保留颌下腺的完整性，避免影响颌下腺的功能。

3. 对症抗炎支持治疗 临床医师不能仅凭经验，开始时就选择对革兰氏阳性球菌和对厌氧菌有效的抗生素，而是要根据病情，考虑覆盖革兰氏阴性杆菌。有条件时，尽早及多次做脓液、引流液、痰液的细菌学培养及药敏试验，以获得病原菌资料，针对性地应用敏感抗生素。这样既能有效地控制炎症，又防止了抗生素的滥用。同时，在治疗过程中，由于机体氧气环境的改变，抗生素应用等因素影响，病原菌群会发生改变，需要定期做细菌培养及药敏试验，针对性用药。

由于患者因感染造成张口受限，进食困难，且切开引流会使蛋白质大量丢失，出现低蛋白血症，需要及时补充蛋白质，如果不及时补充蛋白质，势必出现患者全身抵抗力下降，加上低蛋白血症本身就不利于炎症的控制和伤口愈合。因此需要进行补充蛋白及营养的支持治疗。

该患者因患有IgA肾病，服用免疫抑制剂，因此在治疗过程中需要选择肾毒性小的抗生素，避免使用万古霉素等肾毒性大的药物加重肾脏负担引起肾衰，同时需要根据eGFR（估算的肾小球滤过率）来调整药物剂量。在整个治疗过程中需要定期进行尿常规、尿蛋白定量、肝肾功能等检查，密切关注患者肝肾功能变化。

此外，颌面部多间隙感染患者往往会合并许多全身疾病，如心脑血管问题、内分泌疾病、自身免疫疾病等。临床医师在处理此类疾病时，单一专科医师往往会束手无策，这需要相关专业的专科医师协助治疗，形成多学科诊疗模式。

五、预防及预后

颌面部多间隙感染往往累及气道，脓肿切开引流术后应及时检查气道通畅情况，并视情况适量给予患者糖皮质激素抗炎消肿，对术前出现呼吸困难或插管困难的患者，建议术后带管观察，等肿胀消退，气道恢复通畅后拔管；对于可能出现术后拔管困难的患者应考虑术后行气管切开术。

颌面部多间隙感染患者如果就诊治疗及时，一般均可痊愈。但颌面部多间隙感染一旦发生严重并发症，如感染扩散，发生下行性坏死性纵隔炎，则可危及生命。文献报道病死率为25%～55%。因此颌面部多间隙感染的治疗以早期诊断和治疗为目的，并视病情变化适时调整治疗方案。

六、要点和讨论

（一）诊治要点

颌面部多间隙感染的常规治疗方法为足量有效的抗生素抗炎治疗、加脓肿切开引流，同时需注意对患者全身情况的监测，进行营养支持治疗，专病治疗，多学科诊疗。

颌面部多间隙感染中脓肿切开引流的目的：①迅速排出脓液和坏死组织，消炎解毒。②解除局部疼痛、肿胀和张力，防止窒息。③颌周间隙脓肿引流，以避免边缘性骨髓炎发生。④提高局部氧气浓度，抑制厌氧菌生长。⑤预防感染向周围扩散或侵入血液循环，防止严重的并发症发生。

口腔颌面部脓肿切开引流手术原则：①为达到体位自然引流的目的，切口应在脓肿低位，使引流道短、通畅、容易维持。②切口应尽力选择在愈合后瘢痕隐蔽的位置，切口长度以能保证引流通畅为准则。③颜面切口应顺皮纹切开，勿损伤重要解剖结构：面神经、血管和唾液腺导管等。④切开至黏膜下或皮下即可，按脓肿位置用血管钳直达脓腔后，再钝性分离扩大引流口。避免在不同组织层次中形成多处腔隙或通道，以减少感染扩散，保证引流通畅。⑤颜面“危险三角区”的脓肿切开后，严禁挤压，以防感染向颅内扩散。

颌面部多间隙感染的术后评价和处理：颌面部多间隙感染患者的康复表现为术后感染症状消失，实验室各项炎症指标恢复正常，切排口处无脓性分泌物渗出，影像学检查证实脓腔消失。

（二）分析讨论

1. 解剖 口腔颌面部位于消化道与呼吸道的起端，通过口腔和鼻腔与外界相通。由于口腔、鼻腔、鼻旁窦的腔隙，牙、牙龈、扁桃体的特殊解剖结构和这些部位的温度、湿度均适宜细菌的寄居、滋生与繁殖，因此，正常情况下即有大量微生物寄居存在。当人体局部或全身防御功能削弱，或病原菌数量、毒力过大时才会发病，而口腔颌面及颌骨周围存在较多相连通的潜在性筋膜间隙，其疏松的蜂窝结缔组织，形成感染易于蔓延的通道（图45-6）。翼下颌间隙位于翼内肌与下颌支之间，其前界为颞肌及下颌骨冠突；后界为下颌支后缘与腮腺；内侧界为翼内肌及其筋膜；外侧界为下颌支的内侧面及颞肌内面；上界为翼外肌；下界为下颌支与翼内肌相贴近的夹缝。翼下颌间隙位于多个间隙交通的位置，如发生感染可向上扩散至颞下窝和翼腭窝；向内沿翼内肌后缘可扩散至咽旁间隙；向下可扩散至下颌后窝。本病例中，患者由于47根尖周炎，脓肿突破舌侧骨壁扩散至翼下颌间隙，然后通过翼下颌间隙扩散至下颌下间隙及舌下间隙，向前下至颏下间隙。

2. 病因 口腔颌面部感染的病因主要有以下5个：牙源性，腺源性，损伤性，血源性，医源性。

3. 临床表现

（1）局部症状

1）化脓性炎症的急性期：局部表现为红、肿、热、痛和功能障碍，引流区淋巴结肿大。炎症累及咀嚼肌部位导致不同程度的张口受限；病变位于口底、咽旁可导致进食、吞咽、语言功能障碍，甚至出现呼吸困难；腐败坏死性蜂窝织炎的局部皮肤弥漫性水肿，无弹性，有凹陷性水肿。

2）化脓性炎症的慢性期：局部形成较硬的炎性浸润块，并出现不同程度的功能障碍。有的脓肿形成未及时治疗而自行破溃，形成长期排脓的瘘口。

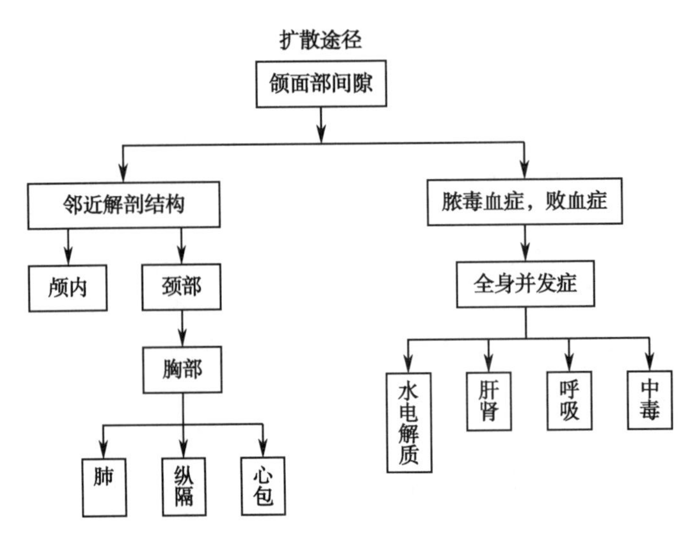

图 45-6 颌面部感染扩散途径

3）当机体抵抗力减弱或治疗不彻底时，慢性感染可能再度急性发作。

（2）全身症状

1）局部反应较轻的炎症，可无全身症状。

2）局部反应较重的，全身症状亦较明显。包括畏寒、发热、头痛、全身不适、乏力、食欲减退、尿量减少、舌质红、舌苔黄、脉数等。实验室检查白细胞总数升高，中性粒细胞比例升高，核左移等；甚至出现水、电解质平衡失调，中毒性休克，多器官功能障碍综合征。

4. 诊断 口腔颌面部感染可根据发病的原因和临床表现加以判断。如诊断及时、治疗得当，可获得满意的疗效。本病例中，患者主诉起病为右下后牙疼痛，后发生为面部疼痛，否认咽喉痛，再结合影像学表现不难做出正确诊断。

5. 治疗 颌面部间隙感染的常规治疗方法为抗生素抗炎治疗、加脓肿切开引流，同时需注意对患者全身情况的监测，进行营养支持治疗。

抗生素应用在无条件做细菌培养或尚未有细菌培养结果时，可根据感染来源、临床表现、脓液性状及脓液涂片等估计病原菌的种类来选择抗菌药物，并宜选用抗菌谱较广的抗菌药物，或两种以上的抗菌药物联合应用。而后根据治疗效果、病情演变、细菌培养及药物药敏试验结果，调整抗菌药物种类。抗菌药物的剂量应该足够，同时需要注意其副作用。颌面部间隙感染中，常有多种细菌混合感染，各致病菌间能够产生生物协作，使病情更复杂，治疗更困难。文献报道，大部分严重牙源性感染为混合菌群感染，尤以草绿色链球菌、普氏菌、微小单胞菌和放线菌为主。国内研究也报道，链球菌为主的混合感染占据颌面部间隙感染来源的第 2 位。混合感染时，需氧菌在其中扮演重要的角色，这些细菌消耗了环境中的氧气，为厌氧菌的生长创造了有利条件。本病例中，患者右下后牙疼痛，体格检查可见右侧颌面部肿胀，扪诊可见凹陷性水肿，结合 CT 表现颌面部多间隙有气腔形成，考虑病原菌为有厌氧菌的混合性感染。因此首先采用了覆盖革兰氏阳性菌、阴性菌和厌氧菌的抗生素，然后根据细菌及药敏酌情调整抗生素。术后由于机体氧气环境的改变，全身抗生素的应用，会导致感染菌群的改变，需要定期多次进行细菌学检查，酌情调整用药。

本病例中，如果感染仅仅局限在咽旁，并未扩散的话，可以考虑在张口器辅助下从口内入路切开引流。但当感染扩散，仅仅口内切口无法做到彻底引流通畅，所以考虑口外切口。此外，脓肿切开引流时应尽量避免口内外切口贯通，避免口内唾液食物等进入切口。

6. 并发症 年长者和伴随全身系统性疾病的口腔颌面部多间隙感染患者，更易发生严重并发症。糖尿病、血液系统性疾病等全身系统性疾病可能导致细胞免疫和中性粒细胞功能紊乱，从而使免疫系统功能下降，增加感染风险。此外，中老年患者对抗急性炎症的能力可能较弱。此时需要多学科会诊协同处理，监测调控患者全身情况，减少术后其他全身疾病的并发。由于颌面部感染导致张口受限，吞咽疼痛，影响进食，减少了钾离子的摄入，此类老年患者易出现低钾状态，应注意对电解质紊乱的及时纠正。同时由于感染及手术的影响，会造成患者全身蛋白质的丢失，需要及时补充蛋白，增加营养，促进伤口愈合。由于心脑血管问题长期口服抗凝药物的患者，由于手术需要停服抗凝药物，加之术后需要较长时间卧床，可能出现高凝状态，要酌情使用低分子肝素抗凝，防止深静脉血栓形成。

7. 术后处理 术后根据患者的气道情况选择拔管时机，在判断困难时，可结合术后CT检查气道情况。如术前预估术后可能出现拔管困难的情况应考虑术后即刻行预防性气管切开术。术后每日需对切排口进行冲洗换药，对暴露坏死组织进行清创，减少毒素的产生和积蓄。同时需注意对气管插管或气管套管的护理，定期吸痰清理，防止术后痰痂形成堵塞气管插管或套管，引起突发性窒息。此外还需密切注意患者全身情况，予以相应处理。颌面部多间隙感染患者康复表现为术后感染症状消失，实验室检查各项炎症指标恢复正常，切口处无脓性分泌物渗出，影像学检查证实脓腔消失。术后感染控制后需对患者发病诱因进行追溯并进行相应处理，如牙源性感染需及时对病灶牙进行处理等，防止感染再次发生。同时颌面部多间隙感染往往累及到咀嚼肌群，造成张口受限，而手术创伤对咀嚼肌群也会产生刺激，造成肌肉瘢痕挛缩，引起术后张口度无法自然恢复。此时患者术后需要及时进行张口训练，改善张口度，为去除病灶牙和改善生活质量创造条件。

（三）研究进展

目前口腔颌面部多间隙感染的病原菌检出率不高是临床上的一个难点。由于口腔颌面部多间隙感染往往是混合性感染，其中的厌氧菌培养对环境及送检时间均有严格要求，且临床送检样本多为脓液，而脓液中包含大量坏死细胞、细菌代谢产物，采用分离培养法培养检测的细菌不一定能代表感染中病原菌群。因此临床对厌氧菌的实际检出率偏低。生物芯片作为近年来一种新兴的检测技术，可以在DNA分子水平对细菌进行鉴定，同时具有检测时间短的优势，其应用前景广阔。

临床口腔颌面部多间隙感染的常规治疗方法是脓腔切开引流联合抗生素治疗。近年来，许多学者也在不断探索新的方法。有学者采用闭式冲洗留置负压引流治疗口腔颌面部间隙感染，治疗后总体有效率高于常规治疗组。鉴于高压氧可以促进组织新陈代谢和提高局部组织愈合和修复速度，有学者采用脓肿切开引流术联合高压氧治疗感染，明显提高了治疗疗效，其治疗机制是通过高压氧所具有的α-肾上腺素样的作用使血管收缩，减少局部的血容量，减轻组织水肿，使得伤口的愈合时间和肉芽组织生长时间大为缩短。

由于现代人对美观的重视及追求，整形美容外科技术原则也被用于口腔颌面部感染治疗中，要求医师在手术时操作尽量轻柔。在保证引流通畅的情况下，减少切排口的长度和数量。切排口在引流治疗结束后，早期用小针细线对切排口进行修整缝合，尽可能缩小术后瘢痕。

（张 瑛）

参考文献

[1] Sánchez R，Mirada E，Arias J，et al. Severe odontogenic infections：epidemiological，microbiological and therapeutic factors［J］. Med Oral Patol Oral Cir Bucal，2011，16（5）：e670-e676.

[2] Yamaoka M，Ono Y，Takahashi M，et al. Acute inflammation in horizontal incompletely impacted third molar with radiolucency in the elderly［J］. Clin Interv Aging，2009，4：337-342.

[3] Tzermpos F，Iatrou I，Papadimas C，et al. Function of blood monocytes among patients with orofacial infections［J］. J Craniomaxillofac Surg，2013，41（2）：88-91.

[4] 蔡协艺，黄林剑，姜滨，等，549例头颈部多间隙感染严重并发症分析［J］. 中国口腔颌面外科杂志，2015，13（6）：539-543.

[5] 周龙女，蔡佩佩，童小宇，等，重症口腔颌面部多间隙感染的综合处理［J］. 中国口腔颌面外科杂志，2006，4（3）：198-200.

案例46 骨性Ⅲ类错骀畸形

一、病历资料

1. 病史采集 患者，女，20岁。因“地包天伴咬合不佳10余年”就诊。自诉自乳牙期开始牙齿反殆，青春期开始下颌前突加重，近两年基本稳定。

既往史：否认慢性病史，否认传染病史，否认食物药物过敏史，否认手术外伤史及输血史，否认正畸史。

家族史：父母身体健康，否认恶性肿瘤及遗传病家族史。

2. 临床检查 颌面检查（图 46-1、图 46-2，见文末彩插）：

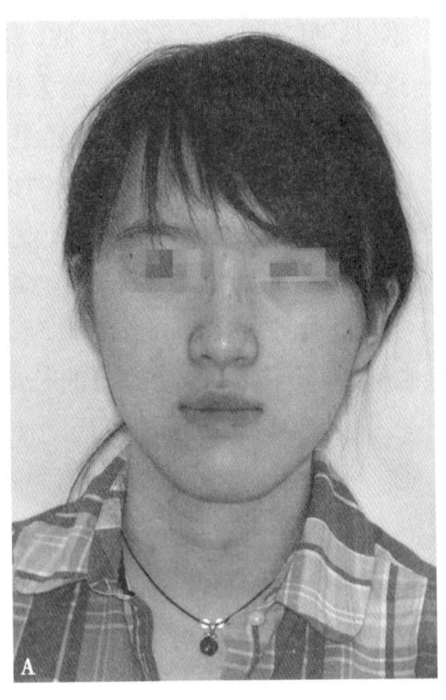

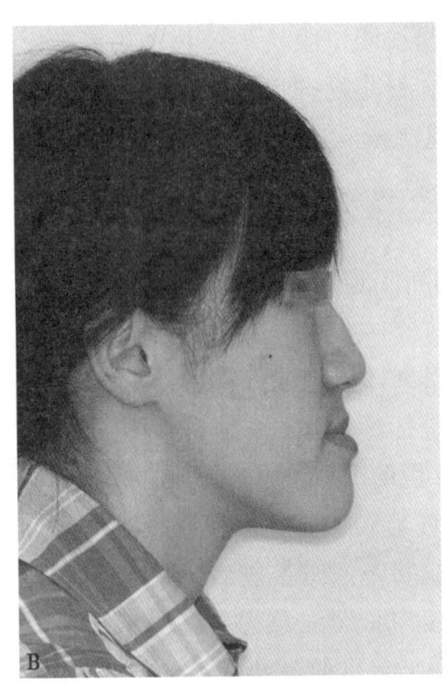

图 46-1 治疗前面像

A、B. 口内检查，双侧磨牙超近中关系，前牙反殆，反覆盖 10mm，反覆殆 2mm，下牙列中线左偏 1mm。16、26、27 龋坏，18、28 埋伏阻生

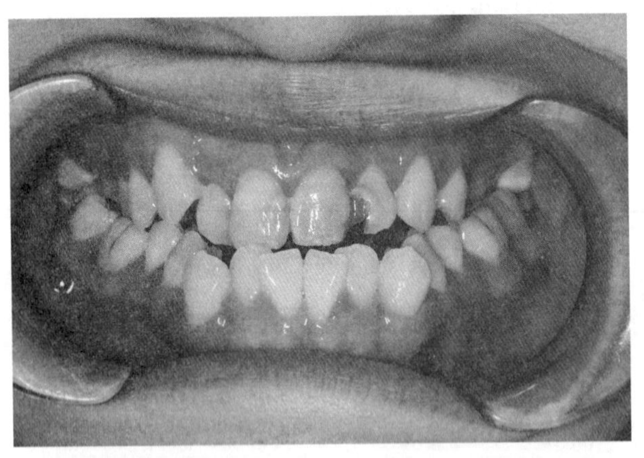

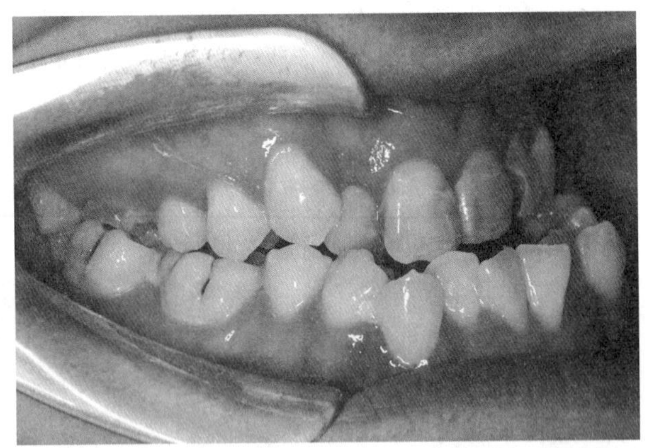

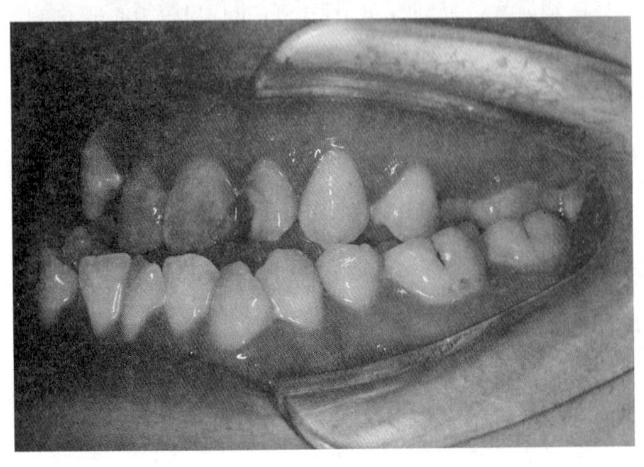

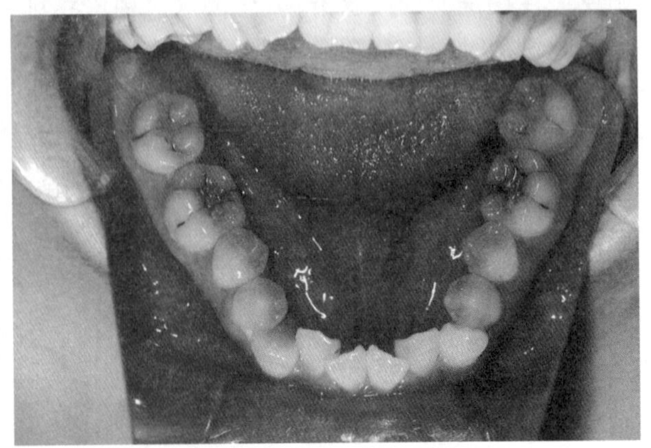

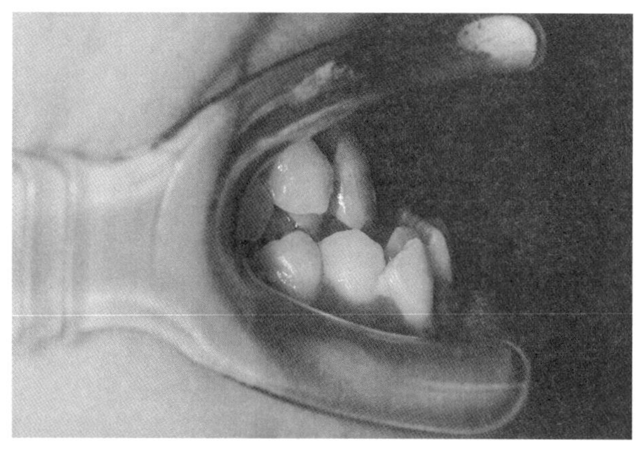
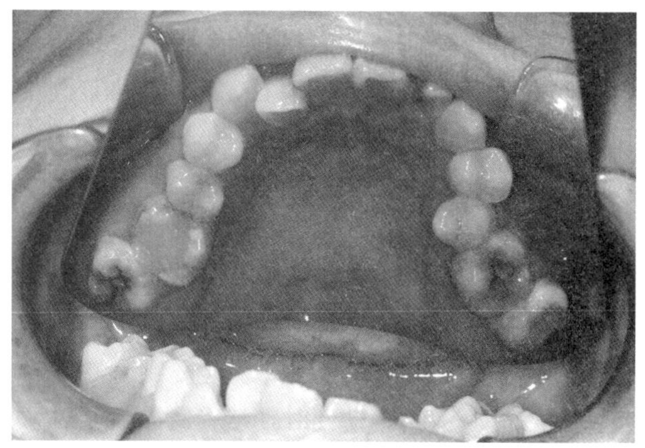

图 46-2 治疗前口内像

正面观：左右面型不对称，颏点左偏 2mm，静态露齿 0mm，微笑露齿 6mm；

侧面观：凹面型，鼻唇角<90°，下颌前突。

3. **影像学检查**（图 46-3～图 46-5）

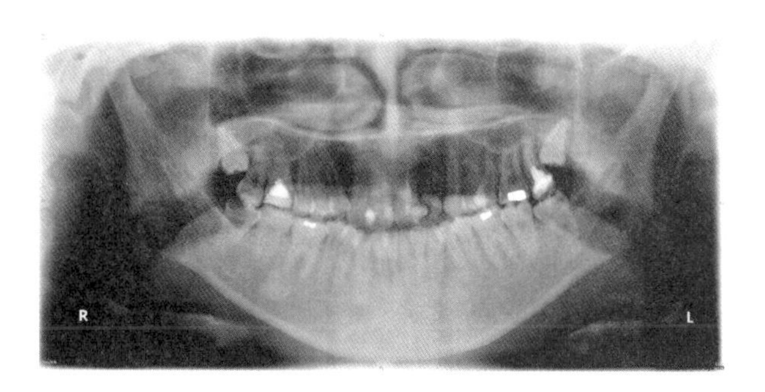

图 46-3 全景片

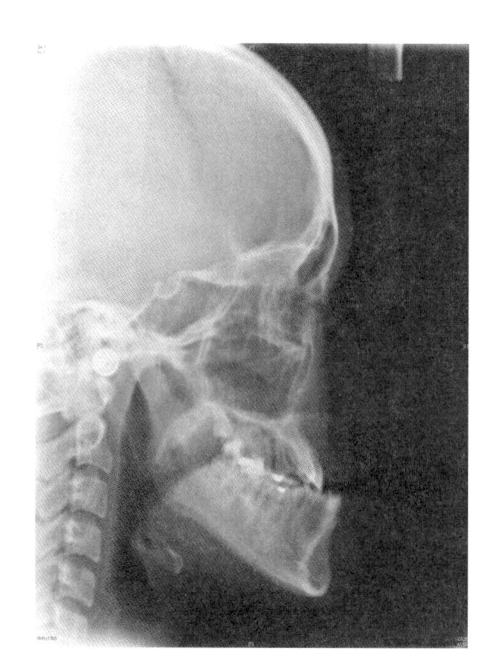

图 46-4 头颅侧位片

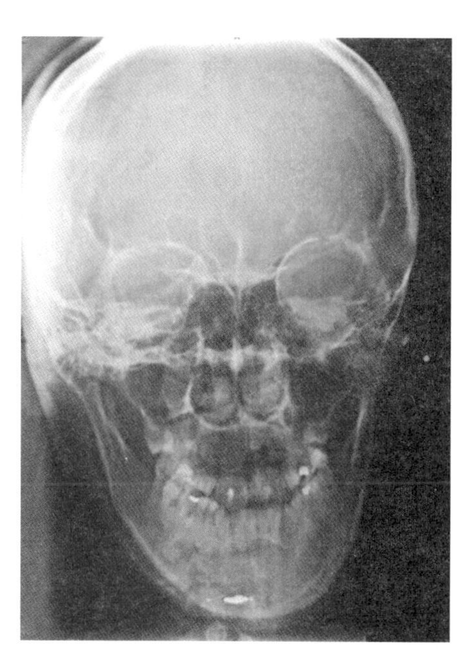

图 46-5 头颅正位片

二、诊治经过

患者因“地包天”伴咬合不佳 10 余年来门诊求治。自述幼年时出现地包天，青春期开始加重。无外伤史，无不良习惯史，无正畸史，平时比较自闭内向。

> **思考 1：**作为接诊医生，从上述病史可以得到哪些重要信息，为什么要了解外伤史、家族史及喂养史等信息？
>
> 该患者是一位成年女性，病史较长，因地包天发病因素复杂，需要详细追问现病史、外伤史、遗传史等问题，以便做出明确诊断。

骨性Ⅲ类错𬌗畸形通常是由遗传或环境因素，或由两者联合影响所致，其中遗传可能占主导地位。

1. 上颌骨前后向发育不足　颌骨发育不足的病因既有先天性发育因素、遗传因素，也有后天获得性因素。某些颅面发育异常综合征（如Apert综合征或Crouzon综合征）可伴有严重的上颌骨发育不足。腭裂继发颌骨畸形也是一个典型例子，幼儿时期接受腭裂修补术后的患者常常继发严重的上颌甚至面中份发育不足。外伤等后天因素如面中份与颌骨骨折错位愈合等也可导致上颌后缩畸形。

2. 上颌骨横向发育不足　上颌骨横向发育不足的病因是多方面的，主要包括先天性、发育性、创伤性与医源性等因素。例如长时间的吮吸拇指、张口呼吸等不良习惯可以导致上颌牙弓狭窄；医源性因素最常见于腭裂修补术后的患者，由于腭部手术的创伤、术后瘢痕的挛缩，影响并限制了上颌骨左右向的生长发育，从而导致严重的上颌骨横向发育不足。

3. 上颌骨垂直向发育不足　上颌骨垂直向发育不足是遗传与环境因素共同作用的结果，这类患者常有家族史，面部生长型与此有关系。

4. 下颌骨发育过度　下颌骨发育过度与遗传因素有关，其中遗传可能占主导地位。

思考2：为什么患者发病从青春期开始，而且越来越严重，直到身体发育完成？

1. 上颌骨的生长发育

（1）三维生长

1）长度增长

①四条骨缝：额颌缝、颧颌缝、颧颞缝、翼腭缝。

②骨表面生长：唇侧增生新骨，舌侧吸收陈骨。

③上颌结节后壁区增生新骨。

④后鼻棘新骨增生。

2）宽度增生

①腭盖的宽度增加及上颌骨表面增生。

②颧骨宽度增加。

③上颌骨前部随恒牙的唇侧萌出使宽度增加。

3）高度增加

①颅基底及鼻中隔的生长。

②牙齿的萌出和牙槽骨的表面增生。

③腭盖表面增生，鼻底表面吸收使腭盖下降。

（2）鼻部生长：以骨表面增生、内面吸收为主，鼻整体向前移动，鼻变高。

（3）眼窝底部生长：骨表面增生，使眼窝间分离，鼻腔增宽，上颌向前移动。

2. 下颌骨的生长发育

（1）三维生长

1）长度增长：下颌支前缘吸收陈骨和后缘增生新骨而增加长度。

2）宽度增长：外侧面增生新骨，内侧面吸收陈骨。

3）高度增长：髁突及冠突、牙槽突生长及下颌下缘少量新骨增生使下颌骨高度增加。

（2）关节部：下颌髁突呈V字形向后上方移动。

（3）下颌冠突：冠突顶端向上侧向移动。下方侧向唇颊侧移动。

（4）颏部：随着发育慢慢突起。

（5）下颌角变化：随年龄及功能发生变化。

3. 上下颌骨生长发育快速期　颌面部的生长发育基本和身体一致，有四个快速生长期，与牙的萌出密切相关：

第一快速期：3周～7个月，乳牙萌出。

第二快速期：4～7岁，第一恒磨牙萌出。

第三快速期：11～13岁，第二恒磨牙萌出。

第四快速期：16～19岁，第三恒磨牙萌出。

10岁儿童的颅颌面生长发育已经完成约90%。此后在11～13岁和16～19岁期间，还有两次生长快速期：颅颌面骨缝的生长高峰期在13～14岁，16～17岁完成，青春期下颌骨的生长多于上颌骨，使得下颌相对于上颌生长加速，从而产生不同于以前的颌间差异生长。面上1/3的额头以及面下1/3的下颌骨一直生长到18岁左右，而鼻子的生长却止于16岁左右，上颌骨的发育结束的更早，有时在青春发育高峰期就结束了。髁突的生长完成最晚，其生长高峰在14岁左右，但直到20岁左右才完成。

该患者在青春发育高峰期，下颌骨有明显生长，上颌骨发育速度减慢，因此情况越来越严重。

思考3: 该类患者的常见心理问题有哪些？

常见的心理问题：治疗前①自尊性下降，自卑性格形成；②焦虑；③抑郁。治疗后①对手术结果不满意导致的情绪变化；②术后形象改变带来的心理问题。

该患者需继续完善的相关辅助检查：

模型分析：上牙弓拥挤10mm，下牙弓拥挤9mm；上下颌牙弓宽度不调，相差4mm。

颞下颌关节（TMJ）检查：张口度45mm，开口型向下，双侧TMJ区无压痛，未及弹响。

临床检查及辅助检查和头影测量分析诊断为①骨性Ⅲ类错𬌗畸形（下颌骨发育过度，上颌骨发育不足）；②安氏Ⅲ类错𬌗畸形（全牙列反𬌗，牙列拥挤Ⅲ度）。（图46-6）

思考4: 骨性Ⅱ类错𬌗畸形与骨性Ⅲ类错𬌗畸形的鉴别诊断？

骨性Ⅱ类错𬌗畸形的主要特征：多伴口周肌张力不足，开唇露齿，闭唇颏肌紧张，凸面型，下颌后缩，多为上前牙唇倾，表现为深覆𬌗、深覆盖，部分患者上前牙舌倾，磨牙为轻远中或完全远中，头影测量ANB角通常>5°。

骨性Ⅲ类错𬌗畸形的主要特征：面中部凹陷，下颌前突，上下颌骨生长不均衡，上颌发育不足，下颌发育过度，上前牙唇倾，下前牙舌倾，前牙反𬌗，磨牙近中、超近中关系，头影测量ANB角<0°。

思考5: 该类错𬌗畸形的矫治时机如何？为什么要等到成年才能进行正颌正畸联合治疗？

乳牙列期间，使用2×4固定矫治器等方法可早期阻断反𬌗的发展；生长高峰期前1～2年，针对上颌骨发育不足的患者使用面具前牵引促进上颌发育；成年后：根据畸形程度和患者诉求进行正颌正畸联合治疗或单纯正畸掩饰性治疗。

一般说来，只要颌骨发育稳定了就可以接受正颌正畸联合治疗，目前主张最早在18周岁左右接受手术治疗，术前正畸可适当提前1～2年。由于青春期颌骨存在生长发育潜力，若此时接受正颌手术则存在较高的术后复发风险。

思考6: 骨性Ⅲ类错𬌗畸形和牙性及功能性Ⅲ类错𬌗畸形的鉴别诊断？

牙性Ⅲ类错𬌗的主要特征：上下颌骨形态和位置正常，错𬌗仅是由牙和牙槽错位而形成，

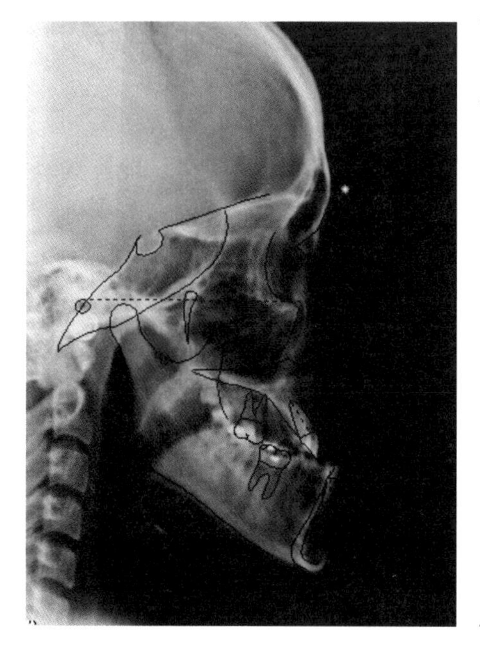

测量	T0	正常
SNA	79.6	82.8 ± 4.1
SNB	85.5	80.1 ± 3.9
ANB	–5.9	2.7 ± 2.0
MP–FH	32.6	27.3 ± 6.1
MP–SN	38.7	30.4 ± 5.6
Upper OP–FH	13.2	9.3 ± 1.0
y–axis	60.7	64.0 ± 2.3
U1–SN	108.0	105.7 ± 6.3
L1–MP	75.3	96.7 ± 6.4
0–Meridian	11.7	0.0 ± 2.0

图46-6　治疗前头影测量分析

常表现为上切牙较直立或舌倾，下切牙较直立或唇倾，磨牙关系多为下颌近中移动而呈Ⅲ类磨牙关系，下颌平面角较平或低，面型较直；而骨性Ⅲ类错𬌗有明显的切牙代偿，表现为上切牙唇倾，下切牙舌倾。

功能性Ⅲ类错𬌗的主要特征：功能性Ⅲ类错𬌗前牙反𬌗者常有下颌功能性移位，即正中𬌗位时前牙反𬌗，正中关系位时，下颌可以后退至前牙对刃关系，一般没有家族史，磨牙关系为中性或轻度Ⅲ类关系，下颌后退以后，往往表现为中性关系；而骨性Ⅲ类可以有明显的家族遗传史，下颌不能后退至对刃关系，或者不能完全后退到前牙对刃关系。

思考7：骨性Ⅲ类错𬌗畸形如何分类？

根据颌骨的大小与位置特征，骨性Ⅲ类错𬌗畸形可分为：

1. 上颌骨发育不足，下颌骨发育正常　上颌骨前后向发育不足又称为上颌后缩，是临床上常见的一种牙𬌗面畸形，亦可合并垂直方向及水平方向上的发育不足。上颌垂直向发育不足表现为颜面垂直高度不足，特别是面下份短，上颌前牙唇齿关系失调，下颌角开张度与下颌平面角变小，颏唇沟深，颏部突出。上颌骨横向发育不足表现为上下颌横向关系失调，一侧或双侧后牙反𬌗。

2. 上颌骨发育正常，下颌骨发育过度　下颌骨发育过度是指下颌骨向前生长过度引起的咬合关系错乱和下部畸形，又称为下颌前突，是临床常见的牙颌面畸形之一。下颌骨相对于颅底位置的过分向前生长，造成前牙反𬌗或开𬌗、后牙的安氏Ⅲ类错𬌗关系以及面下1/3容貌结构间协调关系的破坏。

3. 上颌骨发育不足伴下颌骨发育过度　上颌后缩合并下颌前突是同时累及上下颌骨，影响整个面中、面下颜面软组织的复合牙颌面畸形，这种影响常表现在三维方向上的发育异常。

经过详细的检查分析，正颌正畸联合会诊后制定了下述治疗方案，术前与患者及其家属进行充分的沟通并签订知情同意书。治疗计划如下：

1. **正畸前准备**　拔除14、24、35、45、18、28、38、48。

2. **术前正畸**　解除牙列拥挤，上前牙内收，下前牙去代偿，协调牙弓宽度。

3. **正颌手术**　Le Fort Ⅰ手术前移上颌骨，摆正𬌗平面，下颌支矢状劈开（BSSRO）后退下颌骨。

4. **术后正畸**　精细调整，建立磨牙和尖牙的Ⅰ类咬合关系，建立正常覆𬌗覆盖关系。

5. **修复治疗**　全冠修复牙体缺损（图46-7～图46-9，见文末彩插）。

思考8：正畸过程中牙齿怎样移动？

因颌骨具可塑性、牙槽骨具抗压性、牙周膜内环境稳定，矫治力施加于牙齿上，才可引起牙周组织、颌骨在生理限度内的组织改建，产生牙移动。牙周膜一侧受牵引，另一侧受压迫，在压力侧组织受挤压而紧缩，牙周间隙变窄，血管受压血流量减少，胶原纤维和基质降解吸收，并分化出破骨细胞。张力侧的牙周膜纤维拉伸变长，牙周间隙增宽，胶原纤维和基质增生，成纤维细胞增殖，成骨细胞分化，牙有一定的松动，牙周膜的方向也有变化。

牙槽骨中，在张力侧成骨细胞活动，有新骨沉积，在压力侧牙槽骨的牙周膜面，亦即固有牙槽骨将被吸收，表面出现蚕食状吸收陷窝，其陷窝区的牙周膜中常见破骨细胞。骨组织的变化甚至涉及牙槽内外骨板，也进行相应的增生和吸收，以维持原有的牙槽结构和骨量。松质骨内还出现新的骨小梁，顺矫治力的方向横向排列，称过渡性骨。

矫治力适宜时，牙根尖部血管受轻压，牙髓组织可发生轻度充血，对温度的变化敏感，有时可出现牙髓活力下降，一般可在矫治完成后恢复。

思考9：为什么要进行术前正畸和术后正畸？

术前正畸的目标："牙代偿"定义为下颌前突病例的下颌骨在发育过程中，前后向比例逐渐失调，为了防止过度向前生长的颌骨造成的咬合关系错乱以维持咬合功能，常表现为上前牙代偿性唇倾，下前牙代偿性舌倾，上颌后牙

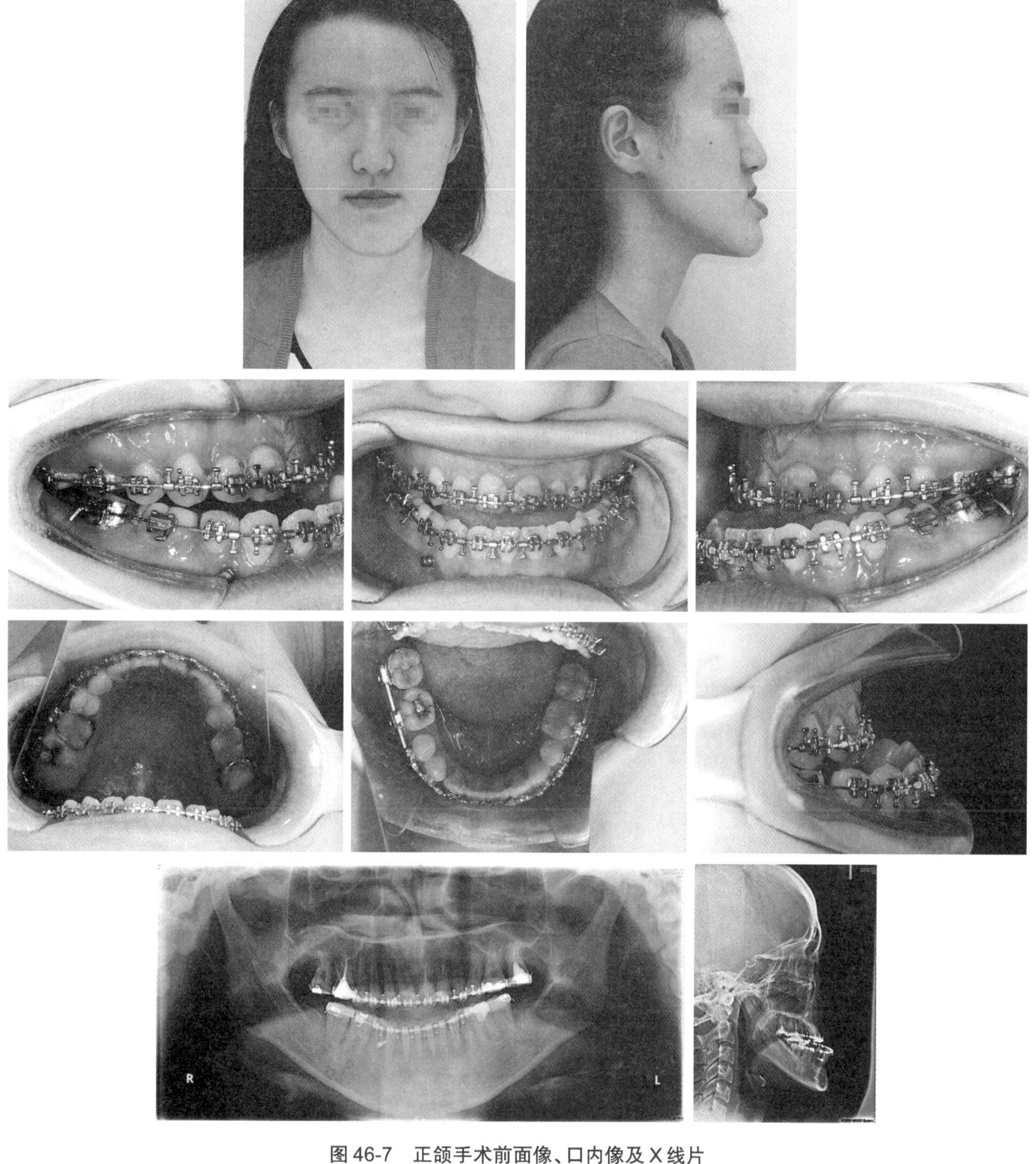

图 46-7　正颌手术前面像、口内像及 X 线片

颊向倾斜，下颌后牙舌向倾斜，是一种功能性的牙 - 牙槽骨代偿机制。因此对于骨性Ⅲ类错𬌗畸形，将上前牙舌向移动，下前牙唇向移动，即“去代偿”，成为术前正畸的主要目标。充分去除牙代偿，使上下前牙直立于上下颌骨中合适位置，才能在术后将颌骨再定位到理想位置，获得正常的咬合关系以及侧貌。

术后正畸治疗的目标是小幅度调整牙位，建立最终正常的咬合关系，维持骨块稳定，防止术后畸形复发。术后正畸前正畸医师需要关注咬合关系及颌骨相对位置的稳定，患者出院时需进行牵引引导。术后正畸基本等同于常规正畸治疗，包括进一步排齐和整平牙列，关闭剩余间隙，协调上下牙弓宽度及关系的精细调整，最终建立起稳定良好的牙颌关系，避免或减少术后复发。

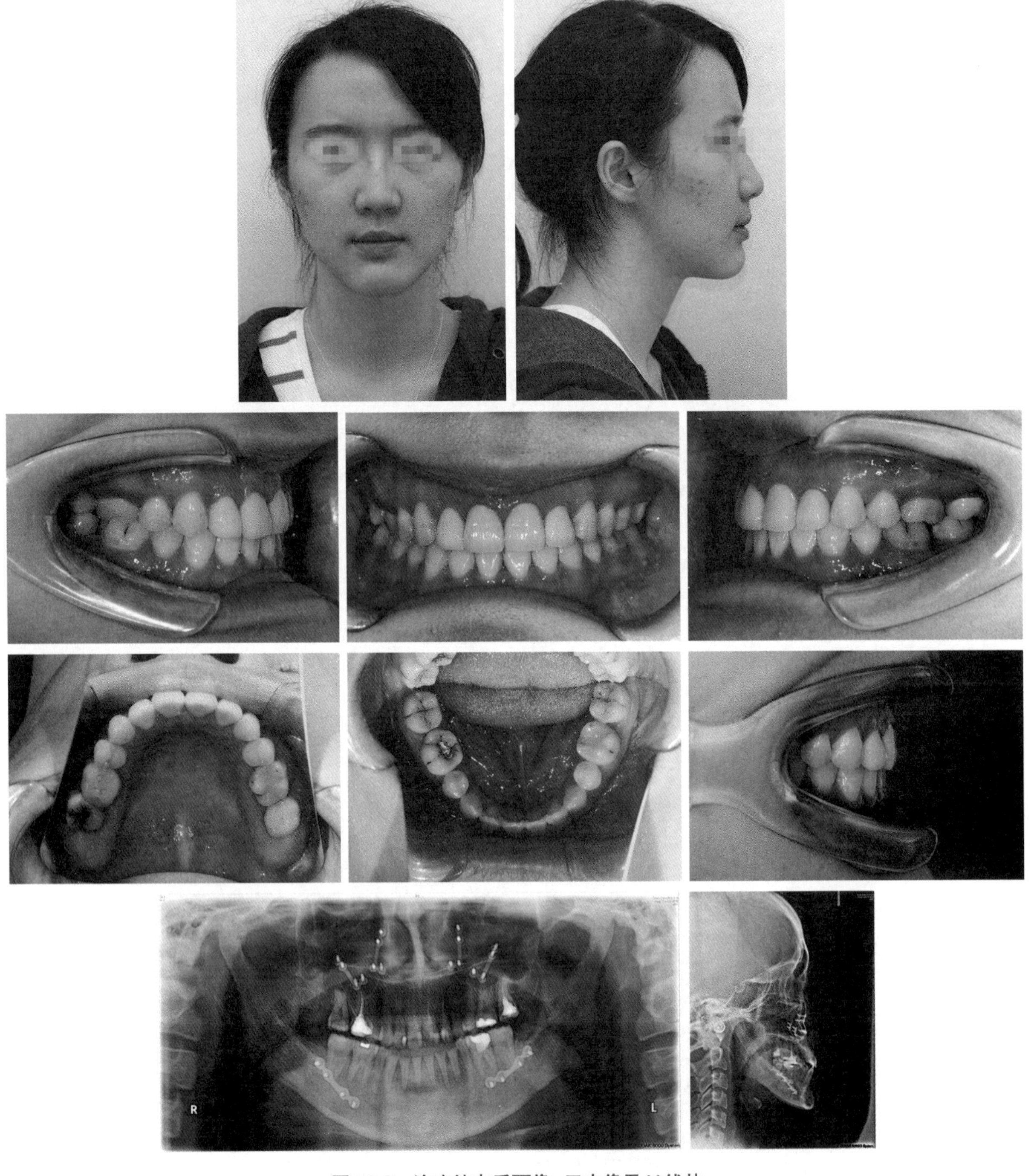

图 46-8　治疗结束后面像、口内像及 X 线片

思考 10：术前正畸的常见拔牙模式有哪几种？

1. 拔除 14、24　适用于上颌牙齿拥挤程度较大，上切牙代偿唇向倾斜度过大，鼻唇角较小，而下颌轻度拥挤、施佩曲线（curve of Spee）不深者。拔牙内收上前牙至牙槽合适的位置，使手术中上颌骨充分前移，保证术后侧貌。下颌在排齐过程中去除代偿。

2. 拔除 14、24、35、45　对上颌满足上述情况，下颌拥挤且殆曲线较深，拔牙间隙用来解除拥挤的同时整平殆曲线，又防止下切牙过度唇倾。

3. 非拔牙　适用于上下颌牙齿较直立，或下颌牙槽皮质骨较薄，或存在散在间隙，经测量分析，这些间隙足够用来去代偿、直立牙齿。

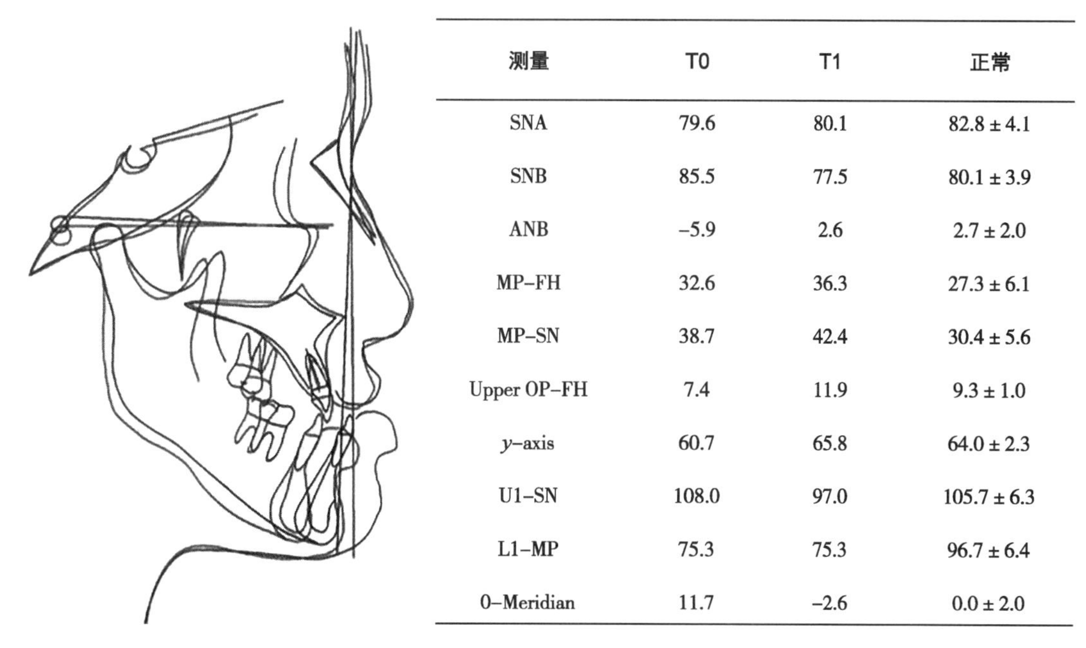

测量	T0	T1	正常
SNA	79.6	80.1	82.8 ± 4.1
SNB	85.5	77.5	80.1 ± 3.9
ANB	–5.9	2.6	2.7 ± 2.0
MP–FH	32.6	36.3	27.3 ± 6.1
MP–SN	38.7	42.4	30.4 ± 5.6
Upper OP–FH	7.4	11.9	9.3 ± 1.0
y–axis	60.7	65.8	64.0 ± 2.3
U1–SN	108.0	97.0	105.7 ± 6.3
L1–MP	75.3	75.3	96.7 ± 6.4
0–Meridian	11.7	–2.6	0.0 ± 2.0

图 46-9 治疗前、后头影测量重叠图及对比

思考 11：正颌手术中，上下颌骨为什么可以实现如此“移动”？

1. 颅颌面骨生物力学 从生物力学角度看，骨为多种生物力学特点差异极大的组织（皮质骨、松质骨、血管、神经、骨膜等）构成的复合材料，其中皮质骨和松质骨是承受生理应力的主要部分。由于皮质骨的机械强度远高于松质骨，在生理状态下，骨皮质承受了绝大部分生理应力。就上、下颌骨而言，骨骼上还有负载咀嚼力的牙齿存在，牙齿、皮质骨和松质骨共同承担了上、下颌骨发挥功能时的生理应力。在实施坚固内固定时，皮质骨将是承担应力的主要解剖部位，颌骨内固定也因而分为单侧皮质骨固定和双侧皮质骨固定，前者主要应用于简单骨折的固定，后者则适于粉碎性、伴缺损及无牙颌骨折以及颌骨重建等，以获得可靠的全负载式骨内固定。

骨承受的生理应力对骨的生长、发育和改建有重要影响，其作用主要通过细胞内外离子浓度改变和第二信使分子激活两个途径来实现。据此学者们研发了动力加压接骨板行下颌骨固定，在骨断端之间产生压应力，促进骨折迅速愈合。此外，也可采用牵张成骨技术对骨段持续牵引，使骨断端之间产生持续而稳定的拉应力，促进新骨形成，从而延长骨段或修复骨缺损。

颅颌面骨骼上有多处应力轨迹，这些应力轨迹多为骨质较强之处，并形成骨支柱，如颧上颌支柱、鼻旁支柱等。骨折破坏了骨组织连续性，从力学角度是破坏了骨传递应力的连续性，从而导致受伤骨失去其正常生理功能。骨折治疗的首要目的是重建骨应力传递的轨迹，实现生理应力的顺利传递。因此，颅颌面骨折内固定时应选取上述骨支柱部位放置接骨板，以修复生理应力的轨迹，实现生理应力传送途径的重建。

2. 颅颌面骨的愈合 截骨后骨间愈合是一个复杂的生物学过程，包括干细胞分化及增殖、血管增生、钙质沉积、骨质吸收及改建等，受患者全身情况、局部力学环境、血液供应等诸多因素的影响，其中局部应力是主要影响因素之一。骨断端间的愈合过程可分为间接骨愈合和直接骨愈合。

（1）间接骨愈合：又称二期骨愈合，通常在截骨后骨间连接不理想或固定不够稳定时出现。间接骨愈合分为 4 个阶段，即血肿形成期、血肿机化期、骨痂形成期和骨痂改建期。基本组织学过程为骨断端之间形成血肿，随后逐渐发生机化，并出现钙盐沉积。在此基础上，通过骨断端承受生理应力的刺激，骨质不断发生吸收和改建，逐渐恢复成为成熟的骨组织。

（2）直接骨愈合：又称为一期骨愈合，是随着坚固内固定技术的发展而发现的，组织学表现为骨间的愈合局限于骨内，无明显的外骨痂，在骨断端之间直接发生的血管生长和延伸，然后出现成骨钙化，修复骨组织。直接骨愈合的临床特点为骨组织愈合快，X 线表现为没有外骨痂形成。

正颌手术类似于造成颅颌面骨“人为骨折”，相关生物学基础应参照颅颌面骨的生物力学及骨折愈合。

思考 12：上下颌骨解剖特点是什么？骨性Ⅲ类正颌手术术式有哪些？

1. 上下颌骨的解剖结构特点与手术截骨线的关系　上颌骨分为一体四突。其中，体为上颌体，其前外面有眶下孔、尖牙窝等重要解剖结构，后面的下部有上颌结节，上面之后部中份有眶下沟，内面上颌窦裂孔之后方，由向下前的沟与蝶骨翼突、腭骨垂直部共同组成翼腭管。四突分为额突、颧突、腭突、牙槽突。上颌骨的截骨线主要分为三型：Le Fort Ⅰ型截骨线：从梨状孔水平、牙槽突上方向两侧水平延伸到上颌翼突缝。Le FortⅡ型截骨线：自鼻额缝向两侧横过鼻梁、眶内侧壁、眶底和颧上颌缝，再沿上颌骨侧壁至翼突。Le Fort Ⅲ型截骨线：自鼻额缝向两侧横过鼻梁、眶部，经颧额缝向后达翼突。下颌骨分为水平部和垂直部，水平部称下颌体，垂直部称下颌支。下颌体外面正中有骨嵴称正中联合，因在胚胎时期原系由左右两份合成。在外斜线上方，下颌第二前磨牙的下方或第一、第二前磨牙之间的下方下颌骨上、下缘之间的稍上方有颏孔，孔内有颏神经、血管穿行。下颌支分为髁突、冠突、内、外两面。下颌骨结构上的薄弱部位为：正中联合、颏孔区、下颌角、髁突颈部。下颌支矢状骨劈开术截骨线，自下牙槽神经孔的下颌小舌之上，即下牙槽神经血管束入孔处之外上方，平行切开下颌支内侧骨密质层，后界止于下颌小舌后 0.5cm 左右处，沿下颌支前缘截骨使截骨线之上界与下颌支内侧骨板的水平骨切开线相连，转而由矢状截骨线之下端垂直向下延伸，经下颌第二磨牙相应颊侧骨外板直达下颌下缘内侧。

2. 骨性Ⅲ类正颌手术常见的术式　包括双侧下颌支矢状劈开术（bilateral sagittal split ramus osteotomy，BSSRO）、下颌支斜行和 / 或垂直骨切开术（oblique/vertical ramus osteotomy）、上颌骨 Le Fort I 型截骨术、颏成形术等术式。

三、病例分析

1. 病史特点

患者，女，20 岁，因“地包天 10 余年”就诊。患者自诉自乳牙开始牙齿反𬌗，青春期开始下巴前突加重，近两年基本稳定。

既往史：否认慢性病史，否认传染病史，否认食物药物过敏史，否认手术外伤史及输血史，否认正畸史。

家族史：父母身体健康，否认恶性肿瘤及遗传病家族史。

2. 临床检查

颌面检查：正面观左右不对称，颏部左偏 2mm，静态露齿 0mm，微笑露齿 6mm；侧面观凹面型，鼻唇角<90°，下颌前突。

口内检查：双侧磨牙超近中关系，前牙反𬌗，反覆盖 10mm，反覆𬌗 2mm，下牙列中线左偏 1mm。16、26、27 龋坏，18、28 埋伏阻生。

模型分析：上牙弓拥挤 10mm，下牙弓拥挤 9mm；上下颌牙弓宽度不调，相差 4mm。

颞下颌关节（TMJ）：张口度 45mm，开口型向下，双侧 TMJ 区无压痛，未及弹响。

头影测量分析：见图 46-5。

3. 诊断与诊断依据

（1）诊断依据：该患者鼻旁及眶下区凹陷，上颌后缩呈凹面形，磨牙关系近中，前牙反𬌗或对刃𬌗，鼻唇角小于正常，面下 1/3 向前突出，尤其是下唇位置明显靠前。根据临床检查与 X 线头影测量分析可得出诊断。A 点位置后移，SNA 角小于正常，B 点位置后移，SNB 角大于正常，ANB 角为负值，上颌骨长度变短，下颌骨长度变长，符合骨性Ⅲ类错殆畸形的诊断。

（2）鉴别诊断：骨性Ⅲ类错殆需与牙性及功能性Ⅲ类错殆区分。牙性Ⅲ类错殆的主要特征：上下颌骨形态和结构正常，错殆仅是由牙和牙槽错位而形成，常表现为上切牙较直立或舌倾，下切牙较直立或唇倾，磨牙关系多为下颌近中移动而呈Ⅲ类磨牙关系，下颌平面较平或低的下颌平面角，面型较直；而骨性Ⅲ类错殆有明显的切牙代偿。

功能性Ⅲ类错殆的主要特征：功能性Ⅲ类错殆前牙反殆者常有下颌功能性移位，即正中殆位时前牙反殆，正中关系位时，下颌可以后退至前牙对刃关系，一般没有家族史，磨牙关系为中性或轻度Ⅲ类关系，下颌后退以后，往往表现为中性关系；而骨性Ⅲ类有明显的家族遗传史，下颌不能后退至对刃，或者不能完全后退到前牙对刃关系。

四、治疗方案

该患者采用正颌正畸联合治疗方案。

1. 术前正畸

（1）术前正畸的目标：上前牙舌向移动，下前牙唇向移动，即“去代偿”，为术前正畸的主要目标。拔除 14、24、35、45、18、28、38、48，上前牙内收，下前牙去代偿，协调牙弓宽度。

（2）术前正畸中的注意点

1）上下切牙的唇和 / 或舌侧骨壁菲薄：在临床中可以发现有些骨性Ⅲ类错殆上下颌前牙唇舌侧牙槽骨菲薄甚至缺如，尤其以下前牙唇舌侧最为常见。上下颌前牙长期不能接触，无咬合功能刺激而使牙周支持组织产生失用性萎缩，导致上下颌前牙唇舌侧牙槽骨菲薄；也可能是由于有些骨性Ⅲ类畸形在替牙期即出现反殆伴前牙创伤，长期的前牙创伤会造成唇舌侧牙槽骨吸收。对于这种牙周支持组织条件较差、牙槽骨厚度薄的情况，术前正畸过程中如果完全靠牙齿唇倾移动去代偿，牙根很容易穿破皮质骨，增加牙根吸收或骨穿孔的概率。下前牙区牙槽骨发育不足主要表现为下前牙唇腭侧牙槽骨宽度较正常牙槽骨宽度小，侧位片或 CBCT 上可见上前牙牙根表面仅一层薄薄的骨质包绕，某些部位甚至仅覆盖骨膜和增厚的牙龈。一旦正畸加力于下前牙，牙冠发生唇舌向移动，容易使牙根接触甚至突破牙槽皮质骨骨板，导致皮质骨的吸收和牙根的暴露，或发生牙根吸收和牙槽突高度下降。对于颊舌向骨量失调的牙齿，正畸治疗中应尽量使用轻力矫治。牙齿的移动可以借助分块手术或根尖下截骨手术完成，从而达到排齐牙列、整平施佩曲线和补偿曲线、改变牙轴倾度的目的。治疗完成后会保留一部分牙齿的代偿。如果因正畸或正颌手术需要必须大幅度移动颊舌向骨量失调的牙齿，使牙齿直立于牙槽窝时，如颊舌侧牙槽骨菲薄，或存在骨开窗、骨开裂，正畸前需与牙周科会诊。

2）殆干扰的检查及处理：术前正畸过程中，由于牙轴倾斜度及牙齿位置的改变，不可避免地产生早接触、干扰，矫治时需定期取分析模，模拟术后要达到的咬合关系即可发现干扰点，可改变托槽位置，多次少量调磨等方法去除干扰，以免造成牙周组织损伤，增加正颌术后咬合的稳定性。

3）下颌第三磨牙的术前处理：通常骨性Ⅲ类错殆畸形的手术治疗需将下颌骨大幅度后退，下颌第三磨牙通常位于手术区域或附近，若不进行处理，术后因为软组织堆积在磨牙附近，可能会影响手术切口愈合，造成长期感染。

下颌埋伏第三磨牙的存在会影响下颌矢状劈开截骨，易导致术中意外骨折。而部分萌出的智齿术中拔除时因拔牙创的存在，容易引起拔牙创与截骨线的联通，钛板排异感染。因此，一般要求术前 3 个月提前拔除。

2. 正颌手术 高位 Le Fort I 手术前移上颌，摆正殆平面，BSSRO 后退旋转摆正下颌。

术前须告知：

（1）鼻外形改变：上颌骨的移动必然导致覆盖在其表面的软组织的形态改变，也会对鼻形态产生影响，常表现为鼻孔变大，双侧鼻翼间距增大。因此，近年来常提倡上颌截骨按术前设计移动固定后，需加强对鼻翼宽度控制的缝合，以减少这种不良影响。

（2）下颌骨后退对面型的影响：关于 BSSRO 后退术后下颌骨变宽已有报道，由于 BSSRO 主要目的是改善反𬌗的咬合关系，以及上下颌矢状向的不调，甚至垂直向的不调，术中行大幅度颌骨后退使面下 1/3 产生非常明显的变化，多数患者对面型的变化是满意的，目前国内外研究显示幅度在 2mm 左右，对整个面型美观的影响是微小的。下颌宽度增加对于窄面容者来说有利，对一些面下 1/3 稍宽的患者将更增加面下 1/3 宽度，术前进行良好的沟通和预先告知非常重要，可以考虑辅助截除下颌角区骨外板及外翻的下颌角或二期修整。

（3）对气道的影响：Guilleminault 首次提出正颌手术对睡眠通气是有影响的，Riley 也证实了该结论。上气道容积与患者的睡眠呼吸有着密切的联系，骨性Ⅲ类患者正颌手术会使得下颌骨在短时间内后退，引起上气道前后径及横截面积、容积均显著减小，术后上气道通气阻力增加。Kobayashi 等就下颌后退术后对骨性Ⅲ类患者呼吸功能的影响进行了研究，分别在术前，术后第 1、3、5、7 天，术后 6 个月对患者进行夜间睡眠检测。发现这些 BMI 指数均在正常范围内的患者，在下颌后退术后的头几天血氧饱和度较术前下降最多，甚至个别患者出现了暂时性的呼吸功能紊乱症状。但随术后时间增加，血氧饱和度逐渐恢复正常。目前的研究都认为，骨性Ⅲ类患者下颌后退会增加上气道阻力，导致呼吸参数恶化，必须在治疗方案中考虑下颌后退的影响。建议尽可能双颌手术，避免下颌单颌手术大幅后退。

3. 术后正畸 术后正畸治疗的目标是小幅度调整牙位，建立最终正常的咬合关系，维持骨块稳定，防止术后畸形复发。术后正畸前正畸医师需要关注咬合关系及颌骨相对位置的稳定，患者出院时便需进行牵引引导。开始时复诊较频繁，2～3 天 / 次，直到颌骨位置相对稳定时可以延长复诊时间，1～2 周 / 次，牵引以短Ⅱ类、Ⅲ类或箱状为主。术后何时开始正畸因人而异，只要颌骨关系处于相对稳定，术后 4～6 周即可开始正畸治疗。术后正畸基本等同于常规正畸治疗，包括进一步排齐和整平牙列，关闭剩余间隙，协调上下牙弓宽度及关系的精细调整，最终建立起稳定良好的牙颌关系，避免或减少术后复发。正畸治疗完成后还应仔细观察 4～6 周，若无复发倾向，再拆除固定矫正器，并制作保持器，稳定治疗效果。

五、预后

经正畸 - 正颌联合治疗后，面部容貌会随着面部骨骼和牙齿位置的改变而改善。虽然颜面部软组织厚度在不同部位存在差异，软、骨组织的改建也不同步，但软组织对骨骼形态结构具有补偿作用，因此在进行正颌外科手术设计与效果预测时，单纯分析硬组织变化是不充分的，必须综合考虑颜面部软组织变化规律及各结构间的协调性。Carlotti 等报道，上颌前移术中，软硬组织比为 0.9∶1；而上颌后退术中，软硬组织比 0.5∶1。Robinson 等评价了 10 例下颌手术患者的疗效，结果表明下唇凹点与软组织颏前点随着下齿槽座点与颏前点而变化，变化比约为 1∶1。Bell 对 25 例正颌手术患者追踪 25.6 个月，发现颏部软硬组织相关系数为 0.6，上唇与上切牙运动相关系数为 0.7。但 Stella 等分析了 21 例上颌前移患者术后 6 个月的软组织变化后，发现软、硬组织之间不存在可靠的相关性，只是发现患者唇的厚度不同，术后唇的变化也不同。Hack 等分别对 2 例患者同时施行上颌 Le Fort I 型截骨术和下颌手术，与只施行上颌 Le Fort I 型截骨术的骨性Ⅲ类患者进行了 6.1 年的追踪，认为术后软组织水平向与垂直向变化主要集中在术后 1 年之内，在其后 5 年间只有鼻下点、上唇凹点、下唇凸点、下唇凸点和面凸度存在大于 10% 的持续性变化，说明软组织完全稳定与平衡需要较长时间。术后 5 年软硬组织间的变化会随时间推移，相关性逐渐减小，软组织随时间延续有更强的独立性。

正畸 - 正颌联合治疗严重骨性Ⅲ类错𬌗，可最大限度恢复患者口腔生理功能，改善面部美观与协调性。伴随正畸 - 正颌临床技术的成熟与设备的完善，越来越多的骨性Ⅲ类错𬌗患者在完成正畸 - 正颌联合治疗后，获得了理想而稳定的效果。

六、要点和讨论

1. 诊治要点 严重骨性Ⅲ类错𬌗是临床上骨性错𬌗畸形最为常见的一种，不仅存在牙性问题，同时还伴有颌骨形态、位置的异常，这不仅影响患者面部美观和口颌功能，而且对患者心理健康也会带来一定的不良影响。对于生长发育期的严重骨性Ⅲ类错𬌗，可以利用患者自身的生长潜力，通过前方牵引联合快速扩弓等方法进行矫形矫治，以改善骨骼大小、位置的畸形程度。而对于成人严重骨性Ⅲ类错𬌗患者，生长改良或掩饰性治疗难以达到患者的要求以及功能外观的改善，因此，临床上口腔正畸 - 正颌联合治疗成为骨性Ⅲ类错𬌗行之有效的手段。

该骨性Ⅲ类患者的手术方案设计关键点在于上颌骨，该患者上颌骨𬌗平面存在轻度倾斜，𬌗平面的选择确定和预测要结合临床检查和头颅定位侧位片分析。摆正上颌𬌗平面关键在于𬌗平面的确定，是以左侧上颌第一磨牙到上颌中切牙为准，还是右侧上颌第一磨牙到上颌中切牙为准，还是两者之间？临床检查中患者微笑时两侧后牙及前牙露齿的测量要准确。该患者上下牙弓宽度不调，相差 4mm，术前正畸过程中，通过拔牙及维持下前牙位置，以丧失支抗前移磨牙来缩窄牙弓，协调牙弓宽度，可避免分块手术。术后正畸过程中为获得精细的尖窝锁结关系，可通过片切来协调 Bolton 比。最后通过和口腔修复科的联合治疗，将牙体缺损进行冠修复来达到更加精美的治疗效果。

2. 研究进展 通过手术方法治疗严重骨性Ⅲ类错𬌗始于 20 世纪初，但当时只是单纯的下颌骨手术，在下颌骨体部、升支部或髁突处后退下颌骨，以矫正下颌前突；而目前治疗下颌前突的正颌手术方法，主要有双侧下颌支矢状劈开截骨术（BSSRO）、双侧下颌支垂直截骨术和下颌体部截骨术。20 世纪 60 年代，随着上颌 Le Fort Ⅰ、Le FortⅡ和 Le Fort Ⅲ型手术的临床应用，使得伴有上颌后缩的骨性Ⅲ类错𬌗外科治疗范围更广，也更为有效。但单纯的外科手术具有一些局限性，往往会由于牙颌关系的限制而无法手术截骨，或因术后肌肉等软组织牵拉作用而复发。20 世纪 70 年代，正颌外科与口腔正畸联合治疗严重骨性Ⅲ类错𬌗，即成为现代正颌外科的开始。术前正畸治疗的主要目的是去除牙齿代偿，排齐整平牙列，以消除牙齿异常关系对手术截骨的干扰，并利于手术截骨后的稳定性。同时，随着口腔正畸学的发展与成熟，口腔正畸医生和颌面外科医生通过良好的合作，有效地将口腔正畸学与颌面外科学紧密地结合起来，形成现代的正颌外科学，从而使骨性Ⅲ类错𬌗的诊断、设计和治疗更为精确、有效。正颌正畸联合治疗程序包括术前正畸、正颌手术和术后正畸。术前正畸包括去除牙齿代偿、排齐牙齿、调整牙弓宽度等；术后正畸包括牙齿的精细调整，以达到良好牙齿尖窝交错的协调关系。

（沈国芳　于洪波）

参考文献

[1] Zhou Y，Sun Y. The long-term stability of dentition in skeletal class Ⅲ malocclusion following orthodontic-orthognathic surgery [J]. Zhonghua Kou Qiang Yi Xue Za Zhi，2002，37(5)：381-384.

[2] Jakobsone G，Stenvik A. Three-year follow-up of bimaxillary surgery to correct skeletalclass Ⅲ malocclusion：stability and risk factors for relapse [J]. Am J Orthod Dentofac Orthop，2011，139(1)：80-89.

[3] Kurt G，Altug-Atac A T，Atac M S，et al. Stability of surgically assisted rapid maxillary expansion and orthopedic maxillary expansion after 3 years follow-up [J]. Angle Orthod，2010，80(4)：425-431.

[4] Pereira M D，Prado G P. Classification of midpalatal suture opening after surgically assisted rapid maxillary expansion using computed tomography [J]. Oral Surg Oral Med Oral Pathol Oral Radiol Endod，2010，110(1)：41-45.

[5] 王兴，张震康，张熙恩．正颌外科手术学[M]．济南：山东科学技术出版社，1999.

[6] 胡静，王大章．正颌外科[M]．北京：人民卫生出版社，2006.

[7] 傅民魁．口腔正畸学专科教程[M]．北京：人民卫生出版社，2007.

[8] 曾祥龙．现代口腔正畸学诊疗手册[M]．北京：北京医科大学出版社，2000.

[9] 邱蔚六．口腔颌面外科学[M]．4 版．北京：人民卫生出版社，2002.

[10] 罗颂椒．当代实用口腔正畸技术与理论[M]．北京：北京医科大学 - 中国协和医科大学联合出版社，1995.

案例 47　年轻恒牙慢性根尖周炎

一、病历资料

1. 病史采集　患儿，男，9 岁。患者家长诉一年前患儿下前牙区曾出现自发性疼痛和咬合痛并伴有颌面部肿胀，当地医院予以抗炎治疗及牙髓治疗，具体不详。现当地医院 X 线摄片显示下前牙根尖大面积低密度影，遂转诊。

既往史：有既往牙科治疗史，否认系统性疾病和家族遗传史，否认药物不良反应及过敏史。

个人史：G_2P_1，足月顺产，生长发育同正常同龄儿。

家族史：父母身体健康，否认恶性肿瘤及遗传性疾病家族史。

2. 临床检查

（1）全身检查：患儿神清气平，对答流利，躯体运动自如。

（2）口外检查：患儿面部对称，颏部皮肤正常，未及凹陷性水肿。颏下区、双侧颌下区及颈部未及肿大淋巴结。双侧颞下颌关节无扪痛、无弹响，开口型垂直、开口度 3cm。

（3）口内检查：全口牙列 $\frac{6EDCB1 | 1BCDE6}{6EDC21 | 12CDE6}$，41 舌侧可见充填物，41 轻叩痛、无松动，牙龈未见肿胀等异常。41 牙髓活力测试无反应，邻牙电活力测试正常。

前牙浅覆𬌗、浅覆盖，未及早接触。

余牙未见龋坏、扭转等异常。口内其余黏膜未见异常。（图 47-1，见文末彩插）

3. 影像学检查

（1）根尖片显示（图 47-2）：41 牙体组织向根方内陷，牙根发育约 Nolla8 期，根尖周硬骨板消失，根尖低密度影，42、83 根尖硬骨板完整。

（2）锥形束 CT（CBCT）显示（图 47-3）：41 根方可见一 1.5cm×1cm 的卵圆形透射区，周围可见清晰骨白线包绕。

二、诊治经过

患牙 41 牙根发育约 Nolla8 期，为年轻恒牙。患牙有自发性疼痛、咬合痛及颌面部肿胀史，X 线检查显示 41 根尖区骨质破坏；41 牙髓活力测试无反应，而邻牙牙髓活力测试正常，故可排除 41 非牙髓源性根尖区病损。综上，可临床诊断 41 为慢性根尖周炎。此外，根尖片及 CBCT 影像均显示 41 牙体向根方内陷，因此 41 另一诊断为牙内陷。

> **思考 1**：41 是慢性根尖周炎中的哪种类型？
>
> 慢性根尖周炎病变类型有根尖肉芽肿、慢性根尖脓肿、根尖囊肿及根尖周致密性骨炎，而不同类型的慢性根尖周炎在 X 线片上各有特点。本病例中，X 线片显示：41 根尖有一约 1.5cm×1cm 大小的卵圆形低透区，边界清晰，周围有骨白线包绕，此为根尖囊肿特征性 X 线表现，因此可临床诊断 41 为根尖囊肿。

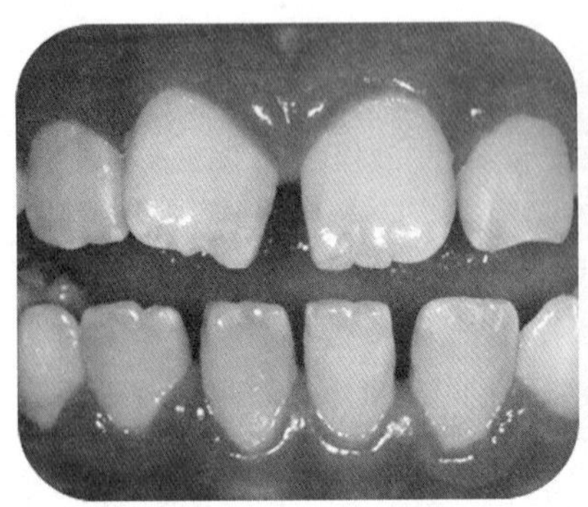
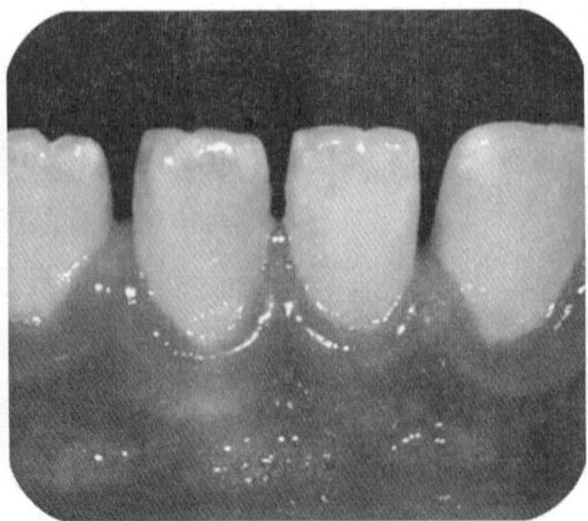
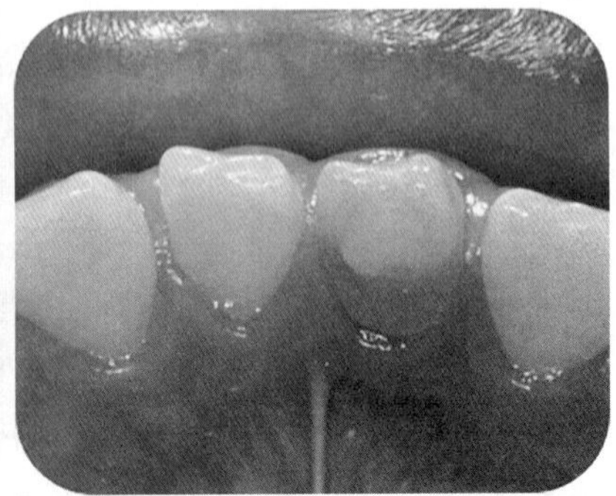

图 47-1　初诊患儿口内照

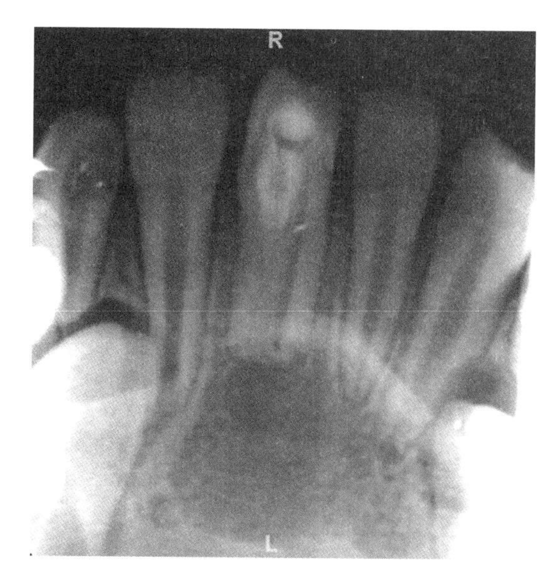

图 47-2　初诊 41 根尖片

思考 2: 对于 41 根尖囊肿的治疗，制定治疗计划时应考虑哪些方面？

如前所述，根尖囊肿属于慢性根尖周炎。对于慢性根尖周感染患牙的治疗，首先要综合考虑患者全身状况、患牙剩余牙体组织量等因素，明确患牙是否可以保留。但需强调的是，在无牙髓治疗禁忌时，应尽量通过牙髓治疗保留患牙。如患牙可保留，则应考虑选择何种牙髓治疗方法；此外，还需考虑根尖囊肿是否需手术治疗。

思考 3: 年轻恒牙的牙髓治疗，可能的治疗方案有哪些？

对于年轻恒牙慢性根尖周炎患牙，如可保留，可通过根尖诱导成形术或根尖屏障术在患牙根尖部形成屏障，再进行完善的根管充填和患牙修复，或进行牙髓再生治疗以促进牙根继续发育。

但在本病例中，41 根尖周囊肿，不宜进行牙髓再生治疗（详见讨论部分）。而就根尖诱导成形术和根尖屏障术而言，二者疗效相似，但前者需多次复诊，对患儿及家长依从性较高。

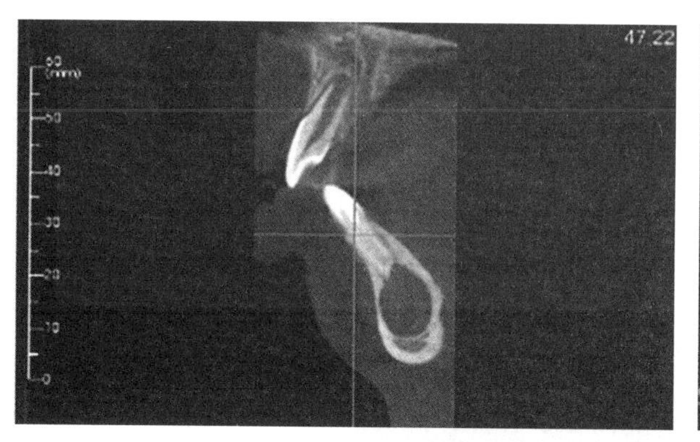

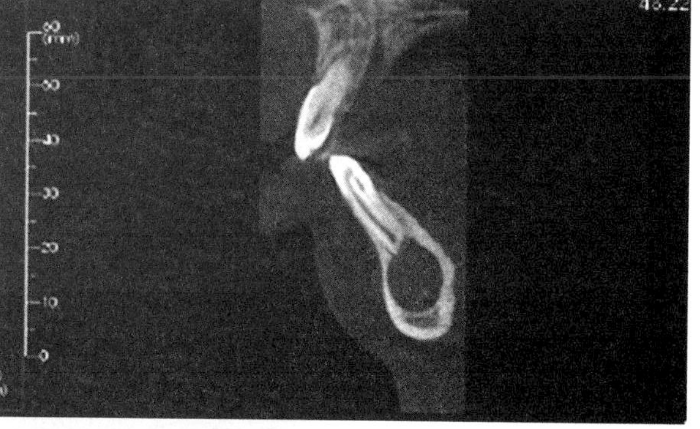

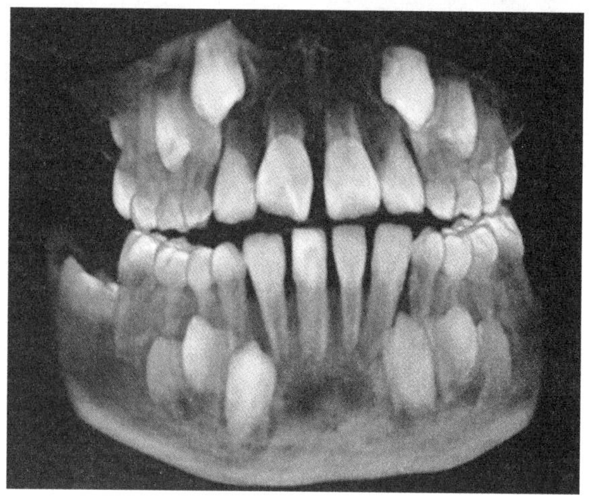

图 47-3　初诊 41CBCT

思考 4: 在牙髓治疗的同期是否进行根尖周囊肿手术治疗?

对于根尖囊肿的治疗原则，可概括为综合序列治疗，即从保守治疗到根尖手术，或是两种方法相配合。根尖手术可以即刻消除病灶，疗程短，见效快，但是我们不能忽略手术带给患者的创伤和感染机会。因此应严格掌握适应证，遵循微创理念。同时，鉴于根尖囊肿的临床特点和发病机制，有大量文献报道了在根管治疗消除了根管内的感染源后，患牙即可获得良好的临床疗效。因此，临床中对于根尖周囊肿的治疗，尤其对于儿童，可在牙髓治疗后进行密切随访，若发现根尖囊肿范围无缩小，可再行外科手术治疗。

思考 5: 作为接诊医生应如何与患儿及其家长沟通并确定治疗方案?

在制定治疗方案时，除了要充分考虑患儿全身状况、患牙状态外，还需考虑患儿及家长的治疗意愿、接受度、依从性，以及治疗和随访的可行性等。主诊医生应将各种治疗方案的优缺点与患儿及家长进行充分的解释和沟通，在知情同意后确定治疗方案。

在本病例中，在与患儿及家长充分解释和沟通后，拟对 41 进行根尖屏障术后再进行根管充填，随后密切随访观察，若发现根尖囊肿范围无缩小，可再行外科手术治疗。

第一次治疗：局麻、橡皮障隔离 41，去除 41 舌侧充填体（图 47-4），探查根管内无内容物。使用镍钛系统根管预备，NaClO 与 EDTA 溶液交替冲洗。根管预备完成后，可以清晰地看到主根管和牙内陷部位的根管口形态（图 47-5）。消毒纸尖干燥根管，氢氧化钙糊剂根管封药。

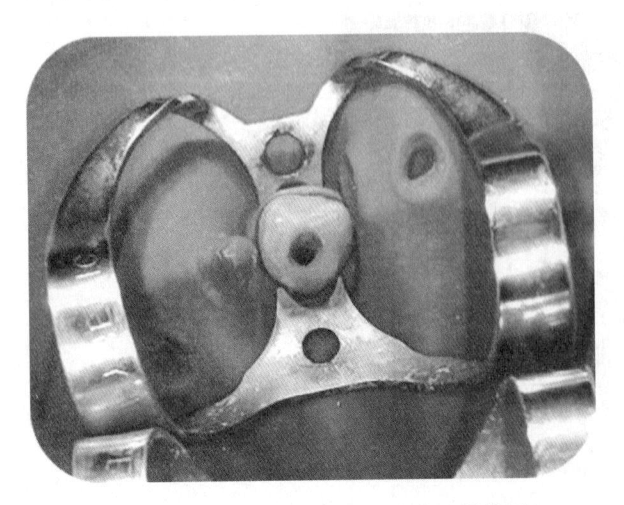

图 47-4 第一次治疗去除 41 舌侧充填体后

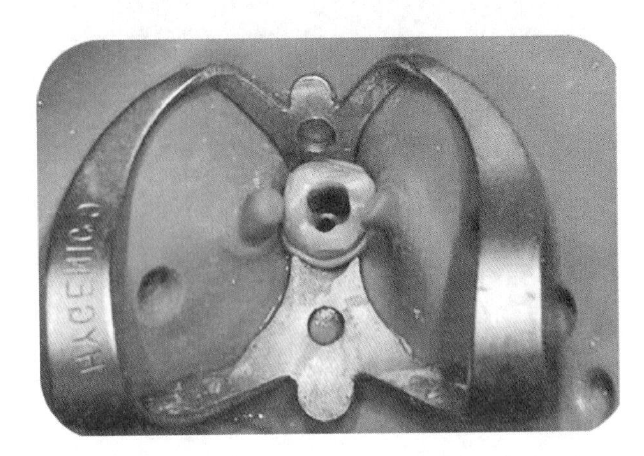

图 47-5 第一次治疗 41 根管预备完成后

思考 6: 牙内陷患牙根管如何预备和消毒?

根管预备分为两步进行：

首先是牙内陷部位，患牙内陷部位的空腔形态类似于一个锥形根管。因此只需常规预备即可。而主根管的预备相对复杂，由于其呈现出不规则的根管形态，我们使用了不同型号和锥度的根管挫，而有一些极其狭窄的部位，由于没有任何根管器械可以进入，则使用化学冲洗来完善根管消毒。

第二次治疗：根管封药 1 个月后，临床检查：41 暂封物完整，无叩痛、无松动。局麻、橡皮障隔离 41，去暂封物及根管内封药，根管内无囊液或渗出。NaClO 与 EDTA 溶液交替冲洗根管，消毒纸尖干燥根管，使用 iRootBP 进行根尖封闭，热牙胶根管充填，根管口使用树脂封闭。术后定期随访。（图 47-6）

思考 7: 患牙根尖区有大面积阴影，是否还可以实施根尖屏障术?

我们来看一下根尖屏障术的治疗时机：

已经过严格的根管预备和消毒的恒牙，在临床检查中若患牙无疼痛或其他不适且暂封材料完整；去除暂封物后，根管无异味、无明显渗出物，在这种情况下，对患牙进行严密隔湿

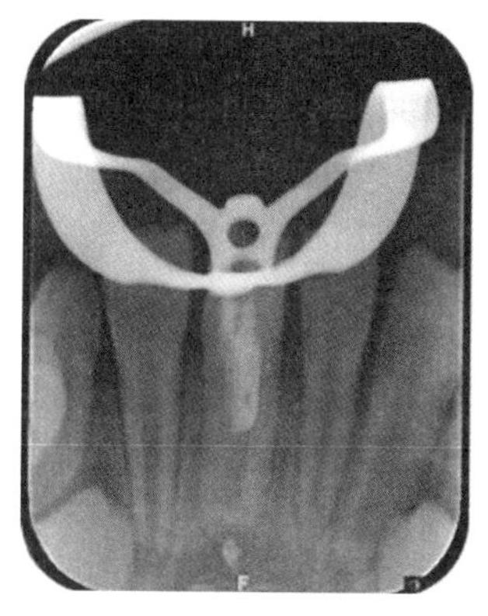
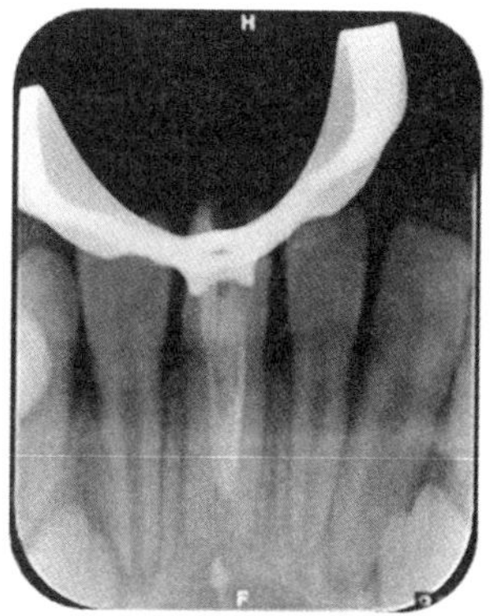
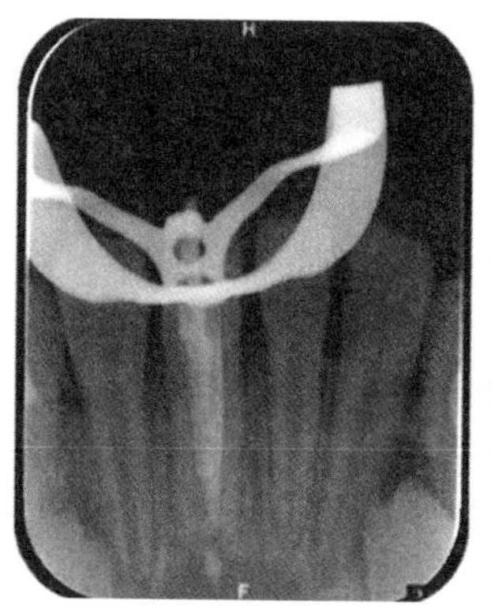
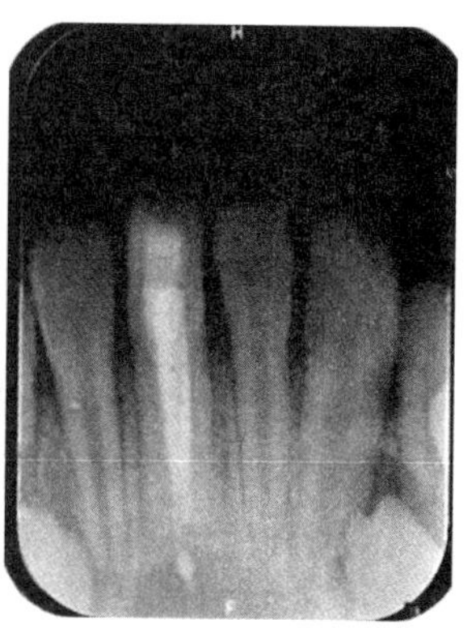

图 47-6 第二次治疗 41 根尖屏障术及根充根尖片

后方可施行根尖屏障术，本病例中 41 术前和术中检查均符合以上要求。因此可以施行根尖屏障术。

思考 8： 牙内陷患牙根管如何实施根尖屏障？

由于 41 的牙内陷部位和主根管部位的根尖区都未闭合，因此也需要分别对这两个区域实施根尖屏障术。

其治疗顺序是，先难后易。也就是先封闭具有不规则的根管形态的主根管，再行牙内陷锥形根管部位的根尖封闭。

术后嘱患者 3 个月、6 个月复查拍片。

三、病例分析

1. 病史特点

（1）患儿，男，9 岁。患儿家长诉一年前患儿下前牙区曾出现自发性疼痛和咬合痛并伴有颌面部肿胀，当地医院予以抗炎治疗及牙髓治疗，具体不详。现当地医院 X 线摄片显示下前牙根尖大面积低密度影，遂转诊。

（2）临床检查

1）全身检查：患儿神清气平，对答流利，躯体运动自如。

2）口外检查：患儿面部对称，颏部皮肤正常，未及凹陷性水肿。颏下区、双侧颌下区及颈部未及肿大淋巴结。双侧颞下颌关节无扪痛、无弹响，开口型垂直、开口度 3cm。

3）口内检查：全口牙列 $\frac{\text{6EDCB1}\,|\,\text{1BCDE6}}{\text{6EDC21}\,|\,\text{12CDE6}}$，41 舌侧可见充填物，41 轻叩痛、无松动，牙龈未见肿胀等异常。41 牙髓活力测试无反应，邻牙电活力测试正常。

前牙浅覆𬌗、浅覆盖，未及早接触。

余牙未见龋坏、扭转等异常。口内其余黏膜未见异常。

（3）影像学检查

1）根尖片显示：41 牙体组织向根方内陷，牙根发育约 Nolla8 期，根尖周硬骨板消失，根尖低密度影，42、83 根尖硬骨板完整。

2）CBCT 显示：41 根方可见一 1.5cm×1cm 的卵圆形透射区，周围可见清晰骨白线包绕。

2. 诊断与诊断依据

（1）41 慢性根尖周炎：41 舌侧可见充填物，41 轻叩痛、无松动，牙龈未见肿胀等异常。41 牙髓活力测试无反应。根尖片显示 41 牙根发育约 Nolla8 期，根尖低密度影像。CBCT 显示 41 根方可见一 1.5cm×1cm 的卵圆形透射区，周围有骨白线包绕。故诊断明确。

（2）X 线根尖片及 CBCT 均显示 41 牙体组织向根方内陷，故诊断明确。

3. 鉴别诊断

（1）根尖周肉芽肿和慢性根尖周脓肿：根尖肉芽肿和慢性根尖周脓肿：尽管慢性根尖周炎的各种类型单纯依靠临床表现很难区别，即使借助影像学检查，也不容易准确分辨，但不同类型的慢性根尖周炎在 X 线片上有特征性表现（详见牙体牙髓病学教科书）。在本病例中，CBCT 显示 41 根方可见一 1.5cm×1cm 的卵圆形透射区，边界清晰，周围有骨白线包绕，可明确临床诊断为 41 根尖囊肿，诊断时亦可称为“慢性根尖周炎”。

（2）急性根尖周炎：患牙有典型的咬合疼痛症状，对扪诊和叩诊反应明显，根尖区黏膜可有肿胀，与本病例中临床检查不符，予以鉴别。

（3）非牙源性颌骨内囊肿：在X线片上的表现与慢性根尖周炎的影像类似，尤其是与较大的根尖周囊肿的影像极为相似。但是病变所涉及的患牙牙髓活力多为正常，且根尖部牙周膜间隙连续、规则，与本病例中临床检查不符，予以鉴别。

四、治疗方案

详见思考1～思考5。

五、预后

图47-7和图47-8是术后3个月和6个月的根尖片，可以看到，原来的根尖部位的低透区已被正常骨组织所替代。

CBCT（图47-9）上也可以观察到，41根尖阴影消退，钙化。

六、要点和讨论

对于本病例，诊治的关键在于年轻恒牙牙髓治疗方法的选择，操作难点在于牙内陷复杂的根管系统，很难将根管内的炎症完全清除。

1. 诊治要点　年轻恒牙的牙髓治疗主要有根尖诱导成形术、根尖屏障术、牙髓再生治疗和炎性活组织保存治疗。

由于本病例中的41病程较长，并且已有根尖囊肿的形成，根尖周组织大面积的破坏会导致牙根周围的间充质干细胞数量减少，无法进入到根管内进行生物学修复，因此大面积根尖阴影或根尖囊肿为牙髓再生治疗的禁忌证，故该治疗方法不予考虑，而相对更为保守的炎性活组织保存治疗同样不予考虑。

此外，41牙体结构异常，OehlersⅢ型牙内陷根管系统复杂，我们无法保证根管的每一个角落都能得到有效的化学冲洗，同时根管封药也无法完善，然而根管消毒是治疗根尖周炎的重中之重，这种错综复杂的根管系统并不利于根管内感染和炎症的控制，这也会大大增加血管再生和炎性活组织保存的治疗难度。对于同为过渡性治疗的根尖诱导成形术与根尖屏障术，根尖诱导成形术治疗周期长，复诊次数多并且需要多次更换根管内封药，考虑到该患者非居住在本地，和患者及家长沟通后，我们最终选择了根尖屏障术，并在术后直接实根管充填，以控制根管内的炎症。从复诊情况来看，该治疗取得了良好预后。

2. 操作难点　牙内陷临床上应用最广泛的是Oehlers分类，根据X线片牙体向根方内陷的程度命名，分为三类：

Ⅰ类：内陷的程度最小，仅累及冠部的牙釉质，不超过釉牙骨质界。

Ⅱ类：内陷从牙釉质到牙骨质以下延伸到根管内，和牙周韧带不相通。

Ⅲ类A型：内陷从牙釉质延伸到根管内，在

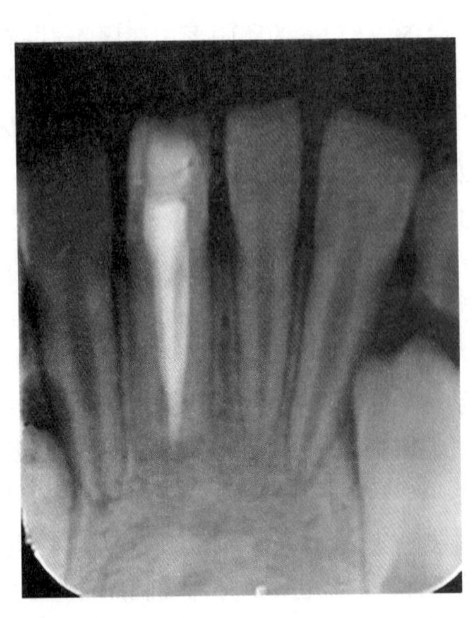

图47-7　术后3个月复查41根尖片

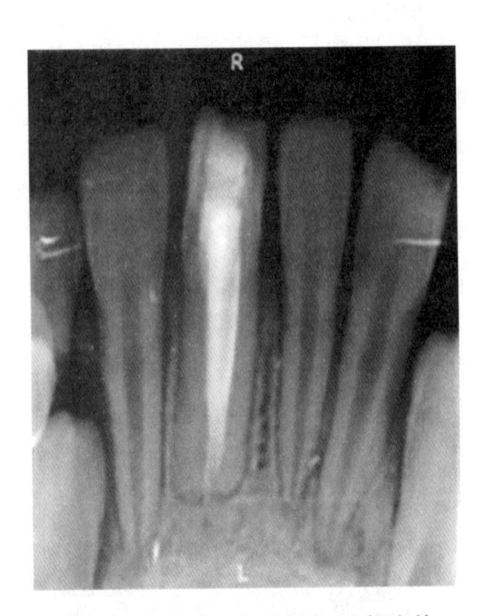

图47-8　术后6个月复查41根尖片

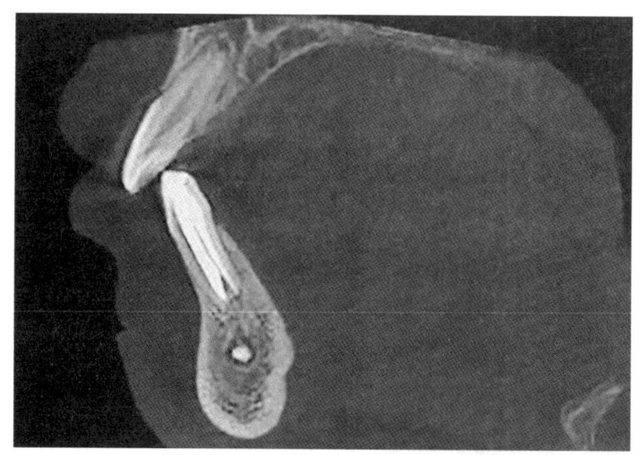
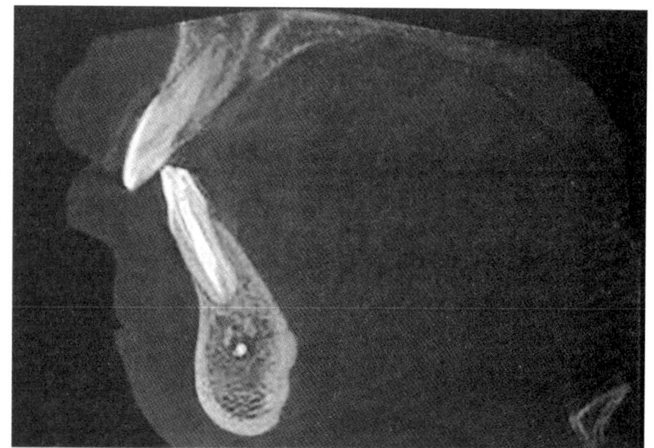
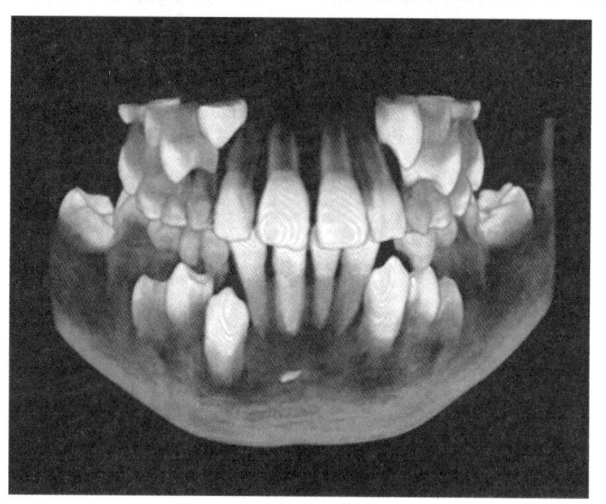

图 47-9 术后 6 个月复查 41CBCT

牙根侧方形成新的根尖孔与牙周韧带相通。

Ⅲ类 B 型：内陷从牙釉质延伸到根尖部，在根尖部形成新的根尖孔与牙周韧带相通。

本病例中患牙比较特殊，从根尖片上看，41 舌侧釉质内陷贯穿整个牙根，在根尖部与牙周组织相通，因此，根据牙内陷的 Oehlers 分类，本病例属于 OehlersⅢ型牙内陷。同时该患牙是牙根发育不完全的年轻恒牙，因此，在牙髓治疗的操作上又复杂了许多。

3. 分析讨论及研究进展

（1）年轻恒牙牙髓治疗方法的选择：对于年轻恒牙牙内陷发生牙髓感染，传统的方法是去除感染根髓后行根尖诱导形成术。但由于去除了大部分根髓，牙根侧壁没有牙本质继续沉积，根管壁薄，有继发性根折的风险；对于根尖屏障术，也不存在根尖的继续发育，因此有同样的问题产生。这两种方法都有很高的治疗成功率，但是不能使牙本质厚度增加 。

近几年来，牙髓血管再生和炎性活组织保存是年轻恒牙感染牙髓治疗的新选择。牙髓血管再生是用于治疗牙髓坏死的年轻恒牙的方法。此方法不仅能消除根尖周病损，还能获得不同程度的牙根发育和根管壁增厚的临床结果。目前已有基于不同的材料、药物、因子和技术的多种牙髓血管再生的方法。而牙髓炎性活组织保存是比牙髓血管再生更为保守的治疗手段，他的生物学基础是：年轻恒牙牙髓组织具有很强的再生修复能力，即使牙髓炎症已扩散到根尖周组织，仍然有部分牙髓保存活力，在感染充分控制的基础上，这些炎性牙髓组织可以恢复功能，临床中应充分利用这一特性，进行年轻恒牙炎性活组织的保存，以促进牙根生理性发育。

由于本病例中 41 病程较长，并且已有根尖囊肿的形成，根尖周组织大面积的破坏会导致牙根周围的间充质干细胞数量减少，无法进入根管内进行生物学修复，因此大面积根尖阴影或根尖囊肿为牙髓再生治疗的禁忌证，故该治疗方法不予考虑，而相对更为保守的炎性活组织保存治疗同样不予考虑。

此外，41 牙体结构异常，OehlersⅢ型牙内陷根管系统复杂，我们无法保证根管的每一个角落都能得到有效的化学冲洗，同时根管封药也无法完善，然而根管消毒是治疗根尖周炎的重中之重，这种错综复杂的根管系统并不利于根管内感染和炎症的控制，这也会大大增加血管再生和炎性活组织保存的治疗难度。因此我们直接实施了根尖屏障术后根管充填，以控制根管内的炎症。从复诊情况来看，该治疗取得了良好预后。

（2）根尖屏障术的材料选择：未成年人恒牙根尖孔未闭合为临床上较为常见的一种疾病，根尖屏障术是采用生物相容性较好的材料对根尖部充填来形成人工止点。当前 MTA 为临床最常用的根尖屏障材料，其全称为三氧矿物聚合物。早在 20 多年前便应用于临床对恒牙根尖孔未闭合的治疗中，使用时以 3∶1 的蒸馏水配对调匀即可。MTA 具有良好的生物相容性，且细胞毒性小，但是在使用过程中需要人工调拌，且调制出的膏体性状易受到人为因素的影响。

iRoot BP plus 为近年来应用于临床的一种新型生物陶瓷，其主要成分为氧化锆、氢氧化钙、硅酸钙及磷酸钙等，是一种预混合膏状的即用型材料。iRoot BP plus 具有良好生物相容性、根尖封闭性及低细胞毒性，其成分及 pH 和 MTA 相似，适合作为根尖屏障材料。其最大优势是即用型材料每次应用的材料形状可以保持一致，其操作性能会好于手工调拌的材料。由于操作性能是临床应用的重要衡量指标，在本病例中我们选择了新型生物陶瓷材料。

（汪　俊　朱亚琴）

参考文献

[1] 葛立宏. 儿童口腔医学[M]. 4 版. 北京：人民卫生出版社，2012.

[2] 于世凤. 口腔组织病理学[M]. 7 版. 北京：人民卫生出版社，2012.

[3] 樊明文. 牙体牙髓病学 [M]. 4 版. 北京：人民卫生出版社，2012.

[4] 马绪臣. 口腔颌面医学影像诊断学[M]. 6 版. 北京：人民卫生出版社，2012.

[5] 汪俊. 年轻恒牙活髓保存治疗[J]. 中国实用口腔科杂志，2015，9(8)：518-521.

[6] 王兴勃，詹福良. 超声冲洗在根管治疗术中应用[J]. 中国实用口腔科杂志，2015，8(11)：651-656.

[7] Hayashi M，Fujitani M，Yamaki C，et al. Ways of enhancing pulp preservation by stepwise excavation—a systematic review[J]. J Dent，2011，39(2)：95-107.

[8] American Academy of Pediatric Dentistry. Guideline on pulp therapy for primary and immaturepermanent teeth[J]. Reference Manual，2014，36(6)：242-250.

[9] Capar I D，Ertas H，Arslan H，et al. A retrospeCBCTive comparative study of cone-beam computed tomography versus rendered panoramic images in identifying the presence，types，and charaCBCTeristics of dens invaginatus in a Turkish population[J]. J Endod，2015，41(4)：473-478.

[10] Teixidó M，Abella F，Duran-Sindreu F，et al. The use of conebeam computed tomography in the preservation of pulp vitality in a maxillary canine with type 3 dens invaginatus and an associated periradicular lesion[J]. J Endod，2014，40(9)：1501-1504.

第十一章　多学科合作示范案例

案例 48　急性胰腺炎

一、病历资料

1. 病史采集　女性，33 岁。因“腹痛腹胀 3 天”于 2019 年 4 月 25 日入院。患者 3 天前进食油腻食物后出现腹部持续性胀痛，伴恶心、呕吐，呕吐物为胃内容物，腹痛呈进行性加重，2 天前至当地医院就诊，查 WBC 25×10^9/L，N 77%，AMS 1 380U/L，ALT/AST 96/123U/L，腹部 CT 提示“胰腺肿胀，胰周、十二指肠周围及右上腹大片状渗出及积液，右肺中叶及下叶局部膨胀不全”，给予禁食、胃肠减压、抗感染、抑酸、抑制胰酶分泌、补液支持治疗，并予生大黄、硫酸镁灌肠。病情无改善，腹痛、腹胀进一步加重，且伴胸闷及气促，为进一步诊治来我院。病程中患者无发热，神志清，精神欠佳，夜间睡眠较差，多汗，大便未解，肛门无排气，小便如常，体重无明显下降。

既往史：否认慢性病史和传染病史，否认食物、药物过敏史，平素无长期服用药物史，起病前 3 个月无药物服用史，否认输血史。

手术外伤史：10 年前在当地医院行“阑尾切除术”，5 年前在当地医院行“乳腺纤维瘤切除术”。

个人史：否认吸烟、饮酒史。

生育、月经史：G_1P_1，14 $\frac{5\sim7天}{28\sim32天}$ 2019 年 4 月 16 日

家族史：父母身体健康，否认恶性肿瘤及遗传病家族史。

2. 体格检查　T 37.3℃，P 142 次 /min，R 20 次 /min，BP 116/76mmHg，SpO_2 95%（未吸氧）。神志清楚，精神欠佳，营养中等。表情自如，发育正常，自主体位，应答流畅，查体合作。全身皮肤无黄染，无肝掌、蜘蛛痣，全身浅表淋巴结无肿大。巩膜无黄染、眼球无突出、瞳孔等大等圆、对光反射灵敏。颈软，气管居中，甲状腺未及肿大。胸廓无畸形，双肺叩诊清音，听诊呼吸音清。心前区无隆起，心界不大，心率 142 次 /min，律齐。腹部稍膨隆，腹肌软，上腹部压痛(+)，无反跳痛，肝脾肋下未及，肝肾区无叩击痛，肠鸣音 1 次 /min。肛门及生殖器未检，四肢脊柱无畸形，活动自如。神经系统检查(-)。

3. 实验室及影像学检查　门诊检查情况如下：

（1）血常规：WBC 25×10^9/L，N 96.1%，Hct 47.8%。

（2）AMS 676U/L，Ca^{2+} 1.55mmol/L，Glu 10.3mmol/L（随机）。

（3）TB/CB 和 ALT/AST 正常范围，CRP >90mg/L。

（4）血气报告：PaO_2 97.7mmHg（2L/min 吸氧）。

（5）腹部 CT 平扫（当地）：胰腺肿胀，胰周、十二指肠周围及右上腹大片状渗出及积液，右肺中叶及下叶局部膨胀不全。

二、诊治经过

患者入院后予复查血常规：WBC 13.46×10^9/L，N 90.3%，Hct 28.8%；完善 LDH 2 067U/L；血脂和 IgG4 正常。腹盆部增强 CT：急性胰腺炎（胰腺周围脂肪间隙见片絮状影，局部包裹与周围组织分界不清），胆囊炎，腹盆腔积液（图 48-1）。

思考 1：作为接诊医生，应如何向上级医生汇报病情？如何向家属解释患者当地医院治疗后效果不佳的疑问？

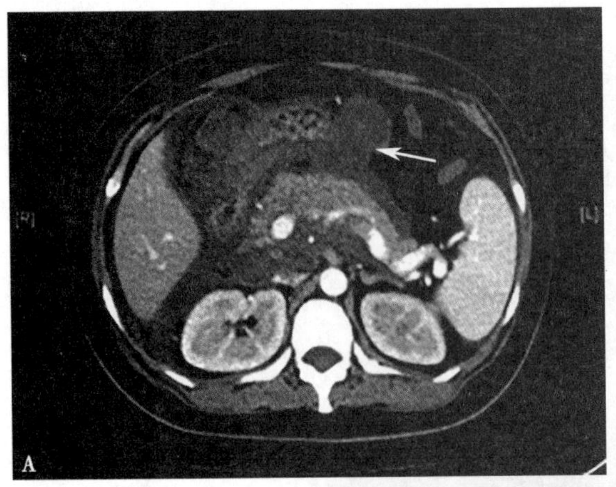

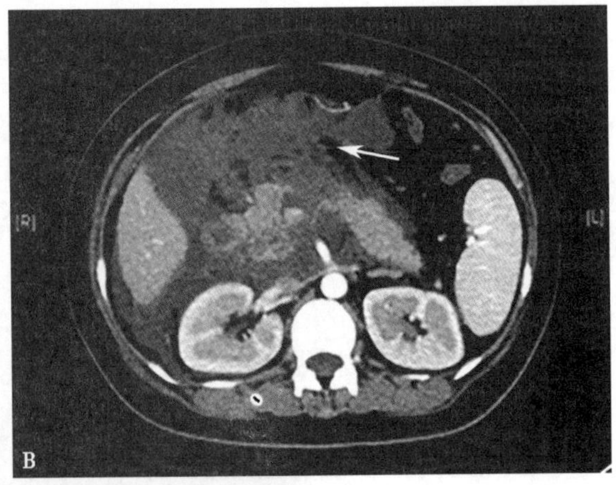

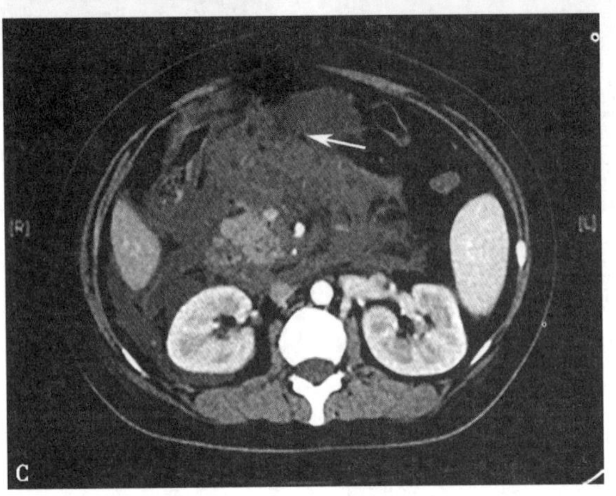

图 48-1 腹盆部增强 CT

A～C. 显示不同层面胰腺周围渗出、积液情况（箭）

向上级医生汇报病情要点：患者既往病史，腹痛起病，育龄女性月经史，患者的生命体征，腹部症状、体征，与诊断相关的实验室及影像学检查包括血常规、肝肾功能、血淀粉酶、血脂肪酶、血气、血糖、血钙、腹部 CT 等报告。同时说明病情变化，当前考虑的疾病诊断、处理措施。

向家属解释要点：患者目前的症状、体征、检查报告提示患者急性胰腺炎有重症倾向，疾病有一个发生、发展的过程，我们在努力阻止疾病恶化，让疾病向好转方向发展。

结合患者进食油腻后出现持续腹痛、腹胀，血淀粉酶高于正常上限 3 倍以及腹部 CT 提示胰周明显渗出，考虑急性胰腺炎诊断明确。患者 WBC>16×10^9/L，入院 48 小时内 Hct 下降 >10%，Ca^{2+}<2.0mmol/L，腹部 CT 提示腹盆腔积液，但无重要器官功能衰竭，考虑急性中度重症胰腺炎。患者无胆石症病史，腹部 CT 亦未提示胆石症，无长期饮酒史，无高脂血症，平素无特殊药物服用史，无可致胰腺炎手术史等，急性胰腺炎病因不明，考虑特发可能。

思考 2： 急性胰腺炎完整诊断包括哪几方面？急性胰腺炎的严重程度分级？

急性胰腺炎完整诊断包括病因、严重程度分级。常见的病因有胆石症（包括胆道微结石）、高脂血症、代谢性疾病、手术相关、药物、十二指肠乳头及周围疾病、自身免疫性疾病、感染等。

严重程度分级：

（1）轻症急性胰腺炎（mild acute pancreatitis，MAP）：无局部或全身并发症，无器官功能衰竭，通常在 1～2 周内恢复。MAP 占 AP 的 60%～80%，预后良好。

（2）中度重症急性胰腺炎（moderately severe acute pancreatitis，MSAP）：伴有局部或

全身并发症，可伴有一过性的器官功能衰竭（48 小时内可恢复）。MSAP 占 AP 的 10%～30%，病死率 <5%。

（3）重症急性胰腺炎（severe acute pancreatitis，SAP）：伴有持续的器官功能衰竭（持续 48 小时以上），可累及一个或多个脏器。器官功能衰竭的诊断标准依据改良 Marshall 评分系统，任何器官评分≥2 分可定义存在器官功能衰竭。SAP 占 AP 的 5%～10%，病死率高达 30%～50%。

思考 3：预测急性胰腺炎严重程度的评分系统繁多，常见几种评分系统优劣比较，如何选择？

Ranson 评分是第一个用于预测 AP 严重程度的评分系统。由 Ranson 等在 1974 年制定。Ranson 评分最大的缺点在于需要 48 小时的时间来完成评分，错过了潜在宝贵的治疗时间窗，影响了其在早期评估 AP 患者严重程度上的应用，且受治疗因素的影响，一些指标不能重复应用，影响其连续性与动态性。但尽管如此，Ranson 评分在临床工作中的价值仍不能否认，仍是临床中常用的评分系统之一。

APACHE Ⅱ评分由急性生理评分、年龄指数评分和慢性健康指数评分三者之和组成。Knaus 等于 1981 年首先提出 APACHE Ⅰ评分系统，旨在加强危重患者的监测，适用于大多数危重疾病严重程度的评价。后于 1985 年进行修改，得到 APACHE Ⅱ评分。当 APACHE Ⅱ评分≥8 分时提示 SAP。Dambrauskas 等认为其预测 SAP 的敏感性 97%，特异性为 100%。APACHE Ⅱ评分在入院 24 小时内即可完成，且不受治疗因素的影响，可以连续动态观察分值的变化。但其对于局部并发症的预见能力相对较弱，且由于其参数数据较为复杂，因此需要我们在临床工作中详细地了解患者的病史及相关资料，以免造成误差。

BISAP 评分是由 Wu 等于 2008 年提出的新型评分标准，BISAP 评分主要对 AP 病理生理过程中免疫反应所致损伤的评估及老年患者的病情严重度的预测方面较为精确，在预测 SAP、胰腺坏死、持续性器官功能障碍以及死亡率时并没有比其他评分系统更精确，且不易区分短暂的器官功能障碍和持续性器官功能障碍。

CTSI 评分是由 Balthazar 等在 1985 年提出的，根据胰腺及胰周情况将 AP 的 CT 改变分为 A～E 5 个等级，1990 年在 Balthazar 分级的基础上增加了胰腺坏死程度，形成了 CTSI 评分。目前公认的完善胰腺 CT 检查的最佳时间为 AP 发病后 48～72 小时，而胰腺增强 CT 检查被认为是评价 AP 严重程度、坏死范围、局部并发症及临床预后的“金标准”。CTSI 评分存在的问题在于部分患者存在肾功能不全或对造影剂过敏的情况，导致无法行胰腺增强 CT 检查，影响 CTSI 评分的应用和准确性。此外，由于胰腺坏死不能在 AP 早期出现，因此英国胃肠病学协会建议对 SAP 患者在入院后的 3～10 天行动态增强 CT 检查。

明确诊断后，给予禁食，林格液扩容，生长抑素抑制胰酶分泌，加贝酯抑制胰酶活性，质子泵抑制剂减少胃酸分泌和预防应激性溃疡，芒硝外敷减轻腹胀，清胰汤促进肠蠕动减少内毒素，对症支持治疗。患者腹痛、恶心、呕吐较前好转，腹胀减轻，肛门排气恢复。

思考 4：急性胰腺炎早期液体复苏的要点有哪些？

由于全身炎症反应综合征（systemic inflammatory response syndrome，SIRS）引起毛细血管渗漏综合征（capillary leak syndrome，CLS），导致血液成分大量渗出，造成血容量丢失与血液浓缩。在确诊之初应立即行液体复苏，复苏液首选乳酸林格液，对于需要快速复苏的患者可适量选用代血浆制剂。一般推荐的补液速度是 5～10mL/（kg·h）。液体复苏的目标为患者平均动脉压 65～85mmHg，心率 <120 次 /min，血乳酸显著下降，尿量 >1mL/（kg·h），Hct 下降到 30%～35%（满足 2 项以上）。亦可以通过动态监测中心静脉压（CVP）或肺毛细血管楔压（PWCP）避免液体复苏不足或过度。

思考5: 临床常见的中医药治疗急性胰腺炎的方法有哪些?

传统中医药理论认为AP与饮食不节、腑气不通、肝郁气滞等有关,治疗以疏肝理气、通里攻下、活血化瘀为主。清胰汤由柴胡、白芍、大黄、黄芩、胡黄连、延胡索和芒硝等药材组成,具有疏肝理气、清热通便等功效,是AP治疗中著名的方剂之一。药理学研究证实,清胰汤可以减轻急性胰腺炎后肠黏膜损伤和内环境紊乱,并且对肠屏障功能具有保护作用。《中药大辞典》记载芒硝味苦咸,苦能泄热,咸能软坚;性善消,入血分,故善消瘀血,能通化瘀滞。现代药理研究表明,芒硝有止痛消炎、改善局部循环、刺激肠蠕动、防止肠麻痹、松弛Oddi括约肌和降低胰胆管压力的作用;对网状内皮系统有明显刺激作用,可使其增生现象与吞噬能力有所增强,加强抗炎作用。其他的还有大承气汤、柴芩承气汤,以及一些单味中药或中药单体等。另可运用针灸改善胃肠道动力及镇痛治疗。

起病第5天置入小肠营养管,并予开放肠内营养,患者无腹痛、腹胀、腹泻不适;起病1周复查AMS、脂肪酶降至正常,血常规、肝功能、Ca^{2+}、CRP均较前好转。予补充胰酶肠溶胶囊。患者胰腺炎病因不详,因检查预约时间限制,起病2周时完善腹部MRCP:急性胰腺炎(出血坏死型),伴腹腔积液、积血(胆囊未见明显充盈缺损,胆管未见扩张)。

思考6: 急性胰腺炎何时启动肠内营养、如何启动肠内营养?

建议对MSAP患者尽早启动肠内营养。早期肠内营养对于维护重症患者的肠道功能、预防感染等并发症有重要作用。肠内营养需要及早实施(入院3~5天内),最晚不超过1周。目前国际指南认为早期肠内营养(48小时内)和后期肠内营养的效果近似。尽管相关研究的结果不一致,但对于MSAP患者仍建议早期实施肠内营养。

肠内营养的途径建议通过内镜引导或X线引导下放置鼻空肠管,但近期也有经鼻胃内营养和经鼻空肠内营养的疗效和安全性类似的报道,因部分患者存在胃流出道梗阻的情况,因此鼻空肠管仍为首选途径。肠内营养的能量需求一般初始为20~25kcal/(kg·d),逐渐过渡至30~35kcal/(kg·d)。肠内营养剂型可先采用短肽类制剂,再过渡到整蛋白类制剂,可根据患者血脂、血糖的情况调整剂型。肠内营养的实施时间需要根据胰周积液的范围和包裹情况来定,通常2~3周甚至更久。

思考7: 急性胰腺炎的局部并发症有哪些?局部并发症的处理原则?

急性胰腺炎局部并发症:

(1)急性胰周液体积聚(acute peripancreatic fluid collection,APFC):发生于病程早期,表现为胰周或胰腺远隔间隙液体积聚,并缺乏完整包膜,可以单发或多发。

(2)急性坏死物积聚(acute necrotic collection,ANC):发生于病程早期,表现为液体和坏死组织的积聚,坏死物包括胰腺实质或胰周组织的坏死。

(3)包裹性坏死(walled-off necrosis,WON):是一种包含胰腺和/或胰周坏死组织且具有界限清晰炎性包膜的囊实性结构,多发生于AP起病4周后。

(4)胰腺假性囊肿(pancreatic pseudocyst):有完整非上皮性包膜包裹的液体积聚,起病4周后假性囊肿的包膜逐渐形成。

以上每种局部并发症存在无菌性及感染性两种情况。其中ANC和WON继发感染称为感染性坏死(infected necrosis)。

局部并发症的处理原则:

(1)时限性:一般主张4周以后,即使是感染性胰腺坏死,如果患者能耐受,建议4周后处理,此时坏死物周围形成包裹,可以使引流或手术切除更简便且减少并发症。

(2)哪些需处理:胰腺假性囊肿和包裹性坏死原则上未并发感染和造成压迫症状,可不处理,并发感染首选抗生素保守治疗,效果不佳才考虑侵入性干预。

（3）干预措施按照升阶梯原则：经皮引流、经内镜引流、微创坏死物切除，如上述效果不佳，才考虑外科开腹手术。

起病3周时复查腹部CT提示：急性胰腺炎复查，较前片略吸收，仍有腹盆腔积液。考虑患者腹盆腔积液仍多，未形成假性囊肿，予携带小肠营养管出院。出院2周后返回门诊复查，腹部B超提示：急性胰腺炎复查，胰腺未见明显肿胀，胰周积液局限包裹，腹腔少量积液。予拔除小肠营养管，开放低脂饮食。

三、病例分析

1. 病例特点

（1）患者为青年女性，因“腹痛、腹胀3天”就诊。起病前进食油腻食物，症状表现为持续上腹部疼痛，伴恶心、呕吐，腹胀，排便、排气减少。

（2）既往：无胰腺炎病史，无特殊药物史，10年前在当地医院行“阑尾切除术”。

（3）查体：T 37.3℃，P 142次/min，R 20次/min，SpO_2 95%（未吸氧）。神清，精神软，心肺查体正常。腹部稍膨隆，上腹部压痛（+），无肌卫和反跳痛，肝脾肋下未及，肝肾区无叩击痛，肠鸣音1次/min。

（4）实验室及影像学检查

1）血常规：WBC 25×10^9/L，N 96.1%。

2）AMS 676U/L，Ca^{2+} 1.55mmol/L。

3）CRP >90mg/L，LDH 2 067U/L，胆红素、血脂、IgG4正常范围。

4）腹部CT增强：胰腺炎，胰腺肿胀、实质内密度不均，胰周、十二指肠周围及右上腹大片状渗出及积液，腹盆腔积液。右肺中叶及下叶局部膨胀不全。

2. 诊断和诊断依据

（1）疾病诊断：急性胰腺炎。

患者为青年女性，进食油腻食物后出现持续性腹痛、腹胀，起病急；查体腹部压痛明显；实验室检查血AMS明显升高；影像学提示胰腺炎，胰腺肿胀，胰周、十二指肠周围及右上腹大片状渗出积液，右侧胸腔积液。以上证据提示急性胰腺炎诊断明确。

（2）严重程度评估：中度重症。

1）根据Ranson评分：入院时患者WBC>16×10^9/L，LDH>350U/L，血糖>10mmol/L，入院48小时内Hct下降>10%，Ca^{2+}<2mmol/L，Ranson评分≥3，考虑SAP。

2）根据APACHEⅡ评分：患者心率得3分，Hct得1分，白细胞计数得2分，有免疫损害得2分，共计8分，评分≥8，考虑SAP。

3）根据Balthazar CT评分：胰腺形态得4分，胰腺外并发症得2分，共计6分，考虑SAP。

（3）病因诊断：患者无胆石症病史，影像学亦未提示胆石症，无长期饮酒史，无高脂血症，平素无特殊药物服用史，无可致胰腺炎手术史等，急性胰腺炎病因不明，考虑特发可能。

3. 鉴别诊断

（1）消化道梗阻：症状可表现为腹痛、腹胀、呕吐，低位梗阻可引起肛门停止排便、排气。患者有阑尾切除史，肠梗阻引起的腹痛、腹胀要考虑，腹部立卧位X线或腹部CT可明确鉴别。

（2）消化道穿孔：突发剧烈腹痛，常起始于右上腹或中上腹，持续而较快蔓延至全腹。体检腹肌强直，有压痛和反跳痛。腹部平片或者CT可见膈下游离气体。

（3）急性肠系膜血栓形成：可表现为腹痛、腹胀、呕吐、消化道出血等症状，查体可有腹部压痛，重者可出现腹膜刺激征，听诊肠鸣音减弱或消失。多发生于老年有动脉粥样硬化基础或易栓症患者。肠系膜动静脉血管CT可鉴别。

（4）腹主动脉夹层：突发激烈疼痛，表现为撕裂样、刀割样或搏动样，患者常烦躁不安、大汗淋漓，或诉濒死感，查体部分患者有休克体征，部分患者血压异常增高，实验室检查D-二聚体一般明显升高，血管CTA可明确诊断。

（5）妇科急腹症：患者育龄女性，宫外孕破裂出血、黄体破裂、卵巢肿瘤蒂扭转等妇科急腹症需考虑，可完善血HCG、腹盆影像学等鉴别。

（6）急性冠脉综合征：部分不典型病例以腹痛起病，尤其是伴高血压、糖尿病、动脉粥样硬化等疾病病史的老年患者。本例虽是年轻患者，但亦应排除急性冠脉综合征这种病死率极高的疾病，可完善心电图、心肌酶谱明确。

四、治疗方案

治疗分为急性期和恢复期治疗两部分。

1. 急性期治疗 重症胰腺炎起病凶险，急性期病死率高，通常伴有脏器功能衰竭，常累及循环、呼吸及肾脏，因此针对此类脏器功能维护至关重要，另外，需注意腹腔高压的处理。

（1）早期液体复苏：由于全身炎症反应综合征引起毛细血管渗漏综合征，导致血液成分大量渗出，造成血容量丢失与血液浓缩。在确诊之初应立即行液体复苏（具体见思考4），亦可以通过动态监测中心静脉压（CVP）或肺毛细血管楔压（PWCP）避免液体复苏不足或过度。当判断患者液体复苏过量或组织间隙水肿时，可以适当提高胶体液输注比例，加用利尿剂以减轻组织和肺水肿。

（2）呼吸功能支持：SAP发生急性肺损伤时可给予鼻导管或面罩吸氧，维持血氧饱和度在95%以上，要动态监测患者血气分析结果。当进展至ARDS时，可予以有创机械通气。当患者病情好转时尽早脱机，避免出现呼吸机相关性肺炎、气压伤等呼吸机相关并发症。

（3）肾功能支持：持续性肾脏替代疗法（CRRT）的指征是SAP伴急性肾衰竭，或经积极液体复苏后持续12h以上尿量≤0.5mL/（kg·h）。可根据病情选用合适的血液净化方式。

（4）针对SIRS的治疗：经过早期积极液体复苏、支持治疗，多数情况下可终止机体的SIRS反应。如效果不佳，条件允许时也可采用血液滤过措施，能很好地清除血液中的炎性介质，同时调节体液、电解质平衡。中药复方制剂（如清胰汤、大柴胡汤、柴芍承气汤等）和芒硝外敷被临床实践证明有效，可通过降低血管通透性、抑制巨噬细胞和中性粒细胞活化、清除内毒素达到治疗功效。

（5）营养支持：建议对MSAP患者尽早启动肠内营养。早期肠内营养对于维护重症患者的肠道功能、预防感染等并发症有重要作用。肠内营养需要及早实施（入院3～5天内），最晚不超过1周。肠内营养的能量需求可采用初始20～25kcal/（kg·d），逐渐过渡至30～35kcal/（kg·d）。肠内营养剂型可先采用短肽类制剂，再过渡到整蛋白类制剂。肠内营养的实施时间需要根据胰周积液的范围和包裹情况来定，通常2～3周甚至更久。

2. 恢复期治疗 恢复期治疗的重点是肠道功能维护和感染的防治。

（1）病因治疗：我国AP的常见病因依次为胆源性、高脂血症性、酒精性和ERCP相关性胰腺炎。

1）胆源性胰腺炎：合并有急性胆管炎的AP患者应在入院24～72小时内行ERCP治疗；胆源性MAP恢复后应尽早行胆囊切除术，以防AP复发；胆源性MSAP或SAP患者，为预防感染，应推迟胆囊切除术至炎症缓解、液体积聚消退或稳定后实施。

2）酒精性胰腺炎：戒酒，建议补充维生素和矿物质，包括静脉补充复合维生素B、叶酸等。

3）高脂血症性胰腺炎：甘油三酯的代谢产物会加重炎症反应，因此需要尽快将甘油三酯降至5.65mmol/L以下。大部分轻度高脂血症可以通过禁食和限制静脉脂肪乳剂的使用来纠正。对于重度高脂血症可用低分子肝素5 000IU每日1次或每12小时皮下注射1次，增加脂蛋白酶活性，加速乳糜微粒降解；必要时可采用血脂吸附和血浆置换疗法迅速有效降低血浆甘油三酯浓度。

4）ERCP术后胰腺炎（post-ERCP pancreatitis，PEP）：我国发生率约为4.3%，但90%以上的PEP属于轻、中度。在高危患者中，术前或术后给予非甾体抗炎药栓剂纳肛可以预防PEP。生长抑素也有明确的预防作用。

（2）肠道功能维护：对MSAP患者需动态观察腹部体征和肠鸣音改变，同时观察排便情况。因肠黏膜屏障的稳定对于减少全身并发症有重要作用。可及早给予促肠道动力药物，包括生大黄、硫酸镁、乳果糖等，应用谷氨酰胺制剂保护肠道黏膜屏障。病情允许情况下，尽早恢复饮食或实施肠内营养对预防肠道衰竭具有重要意义。益生菌可调节肠道免疫和纠正肠道内菌群失调，从而重建肠道微生态平衡，但目前对AP患者是否应该常规使用益生菌治疗尚存争议。建议对于出现肠功能障碍、肠道菌群失调（如粪便球杆菌比例失调）的MSAP患者酌情给予益生菌类药物。

（3）感染预防：MSAP的胰周液体积聚是否

会合并感染很难预测，可能和急性期肠道的缺氧、细菌易位有关，且胰周积液范围越大越容易感染。前期临床研究证实，预防性应用抗生素不能显著降低AP病死率，不能减少胰腺外感染，不能降低外科手术率，并且容易导致耐药菌播散和二重感染。因此，对于非胆源性AP不推荐预防性使用抗生素。但近期的荟萃分析提出早期使用抗生素可以减少伴有胰腺坏死AP患者的病死率及胰腺感染的发生率，因此建议对于MSAP患者合理使用抗生素，但应避免抗生素使用等级过高、时间过长导致的肠道菌群失调。

（4）感染治疗：一旦MSAP患者出现持续高热（T>38.5℃）、血白细胞计数显著升高等迹象，应高度怀疑血源性感染或胰周感染合并的脓毒血症，可通过静脉血培养、血清PCT或C反应蛋白检测、CT提示胰周气泡征等证实。脓毒血症可引起感染性休克，导致第2个病死率高峰，必须采取积极措施加以干预。

1）抗生素使用：胰腺感染的致病菌主要为革兰氏阴性菌和厌氧菌等肠道常驻菌。抗生素的应用应遵循“降阶梯”策略，选择抗菌谱为针对革兰氏阴性菌和厌氧菌为主、脂溶性强的药物。推荐方案：碳青霉烯类；青霉素+β-内酰胺酶抑制剂；第三代头孢菌素+β-内酰胺酶抑制剂+抗厌氧菌药物；喹诺酮类。针对耐药菌感染可选用万古霉素（替考拉宁）、利奈唑胺、替加环素等药物。疗程为7～14天，特殊情况下可延长应用时间。要注意真菌感染的诊断，临床上无法用细菌感染来解释发热等表现时，应考虑到真菌感染的可能，可经验性应用抗真菌药，同时进行血液或体液真菌培养。伴有难以控制的腹泻时要怀疑艰难梭菌感染，可予以口服万古霉素或甲硝唑，条件允许时考虑粪便移植治疗（FMT）。

2）微创穿刺引流：胰周感染时建议采用“升阶梯”引流策略，首选B超或CT引导下经皮穿刺置管引流，可根据脓肿范围放置多根引流管，建议对于坏死组织较多的脓肿采用双套管引流+冲洗，也可采用经皮硬镜或软镜直视下清除胰周坏死组织。如胰周脓肿不具备经皮穿刺路径，可采用超声内镜引导下经胃壁穿刺引流术，放置支架或行鼻囊肿引流管冲洗，必要时行经自然腔道内镜手术（NOTES）清除胰周坏死组织。引流的时间长短取决于胰周脓肿的范围、坏死组织的多少、是否合并胰瘘等因素。

3）外科手术治疗：随诊微创引流技术的发展，外科手术在急性胰腺炎中的运用明显减少。微创引流效果不好时，宜考虑行外科手术。手术方式可分为微创手术和开放手术。胰腺感染性坏死病情复杂，手术方式必须遵循个体化原则单独或联合应用。

（5）胰酶替代治疗：研究数据显示，在中度重症以上AP恢复期4周时，几乎所有患者均存在胰腺外分泌功能不足，12～18个月后仍有80%以上患者存在胰腺外分泌功能不足，尤其是急性期伴有胰腺坏死的患者。因此，MSAP患者开始肠内营养时可早期补充胰酶，可有效治疗胰腺外分泌功能不足，提高患者生活质量。

（6）恢复期并发症的处理

1）胰腺假性囊肿：由完整非上皮性包膜包裹的液体积聚，内含胰腺分泌物、肉芽组织、纤维组织等，多发生于AP起病4周后。大多数胰周液体积聚和坏死物积聚可在发病后数周内自行消失，无需干预。无菌的假性囊肿及坏死物包裹大多数可自行吸收，少数直径>6cm且有压迫症状等临床表现，或持续观察见直径增大，可考虑行微创穿刺引流或外科手术。

2）胰周血管并发症：有20%的AP在影像检查时发现脾静脉血栓形成，后期可出现胰源性门脉高压（左侧门脉高压），导致胃底静脉曲张，甚至导致消化道出血，可考虑行脾切除术。炎性假性动脉瘤并非罕见，会在4%～10%的病例中引起严重并发症，包括腹腔或囊肿内出血，腹腔血管造影+动脉栓塞是一线治疗手段，如造影未明确出血部位或栓塞失败者可考虑积极手术止血。

3）消化道瘘：以十二指肠瘘与结肠瘘最为常见，可能与缺血、坏死、胰液渗出或感染侵蚀有关，基本治疗原则为保持消化液引流通畅。十二指肠瘘可经空肠行肠内营养，有较高的自愈率，通常不需要手术治疗。空肠瘘可行胃肠外营养，或经跨瘘口的喂养管行肠内营养，管状瘘通常可以自愈，唇状瘘通常需要行肠瘘切除、肠吻合手术。结肠瘘腹腔污染严重，通常需要肠造口转流手术，较少自愈。

4）胰瘘：治疗主要以非手术治疗为主，包括禁食、空肠营养、生长抑素应用等措施，大多数患者经过3～6个月的引流可以自愈。经ERCP置入胰管支架有一定治疗作用，但长期不闭合或有并发症的胰瘘则应外科手术。胰管完全断裂者可行胰腺部分切除和瘘管空肠吻合术。

五、预后

临床轻症急性胰腺炎多见，呈自限性，预后佳。15%～25%的AP会发展为SAP。SAP住院时间长、并发症较多，病死率较高（30%～50%）。随着当前医疗技术的进步，处理及时，SAP的病死率已明显下降。

六、要点和讨论

1. 诊疗要点 急性胰腺炎的诊治需要考虑疾病的严重程度、病因、局部和全身并发症情况、患者的依从性和社会经济状况等；对于本病例，诊治的难点和关键在于起病的早期诊断和疾病严重程度的早期评估。

（1）急性胰腺炎的早期诊断：急性胰腺炎早期症状常表现为腹痛、恶心、呕吐，如果程度不剧烈往往被患者忽视，未及时诊治，易延误病情。急性胰腺炎的预后取决于病变严重程度及有无并发症，轻型急性胰腺炎经过短期禁食、补液对症支持治疗后，可尽早恢复，但无法预测哪些患者会发展为重症胰腺炎，早期确诊尤为重要。急性胰腺炎的诊断须符合下列指标中的至少2项：典型腹痛；符合胰腺炎的生化证据（血淀粉酶或脂肪酶升高超过3倍正常值上限）；和/或影像学断层扫描提示有胰腺炎表现。

（2）急性胰腺炎严重程度的评估：除思考2以外，症状、体征、实验室及影像学检查能够协助判断急性胰腺炎病情的严重程度。

1）症状和体征：MAP仅有腹痛，或伴有腹部压痛。中度重症以上AP可伴有腹胀、腹部膨隆、发热等。SAP患者可出现口唇发绀、四肢湿冷、皮肤花斑、腹腔高压、尿量减少、格雷•特纳征（Grey-Turner征）、卡伦征（Cullen征）等，甚至出现意识模糊或胰性脑病。

2）实验室检查：

①血淀粉酶和脂肪酶：血淀粉酶和脂肪酶大于正常值3倍是AP的诊断指标，但不能反映AP的严重程度。

②肝肾功能及血常规：肝功能检测可明确AP是否由胆源性因素引起，并判断是否存在肝功能损伤，血肌酐检测可以评估是否存在肾功能损伤。血常规中的白细胞计数和分类对于判断感染和全身炎症反应综合征（SIRS）有一定价值，血细胞比容（Hct）可反映AP是否伴有血容量不足。

③血糖、血脂和电解质：血糖水平可以反映胰腺坏死程度，血脂检测可明确AP是否由高脂血症引起，电解质检测（包括血钙）可在一定程度上反映AP的严重程度。

④炎症指标：C反应蛋白（CRP）、IL-6等可以反映全身炎症情况；血清降钙素原（PCT）是反映AP是否合并全身感染的重要指标，PCT > 2.0ng/mL常提示脓毒血症。血清乳酸水平对于判断AP合并感染也有一定价值。

⑤动脉血气分析：动脉血气分析可以反映血液pH、动脉血氧分压、二氧化碳分压等指标，对于判断AP是否存在缺氧、成人呼吸窘迫综合征（ARDS）或肺水肿有重要价值，从而有助于判断AP的严重程度。

3）影像学检查：胰腺CT扫描是诊断AP并判断AP严重程度的首选影像学方法。建议在急诊患者就诊后12小时内完成CT平扫，可以评估胰腺炎症的渗出范围，同时亦可鉴别其他急腹症。发病72～96小时后完成增强CT检查，可有效区分胰周液体积聚和胰腺坏死范围。

2. 多学科合作 轻症胰腺炎通过禁食、胰腺休息、液体复苏营养支持等在短期内可恢复。而中度重症尤其重症胰腺炎往往合并局部或全身并发症，需要多学科联合处理。预测重症胰腺炎建议转入ICU。胰腺假性囊肿一般可以自行吸收，如胰周感染内科药物治疗效果不佳首选B超引导下经皮穿刺置管引流，如胰周脓肿不具备经皮穿刺路径，可采用超声内镜引导下经胃壁穿刺引流术，放置支架或行鼻囊肿引流管冲洗，必要时行经自然腔道内镜手术（NOTES）清除胰周坏死组织。微创引流效果不好时，宜考虑行外科手术。全身并发症严重，合并肾衰竭或SIRS严重的情况下，需要肾内科协助血液净化。合并呼吸窘迫综合征患者需要呼吸机辅助通气等。可见，急性胰腺炎处理是集消化科、ICU、影像科、介入科、外科、营养科、血液净化相关科室等多学科诊治的疾病。

3. 研究进展　一项包括 3 个 RCT 研究纳入 157 名患者的 meta 分析发现鼻胃管和鼻空肠管用于急性重症胰腺炎肠内营养在死亡率、误吸、腹泻、腹痛、营养平衡等方面无明显差异。进一步研究发现，经口进食和经鼻胃管营养的疗效和安全性类似。这些研究颠覆了我们以往对急性胰腺炎的认识和处理。尽管如此，上述研究的样本量有限，期待规模更大的多中心临床研究比较证实。

一项多中心 RCT 研究发现药物保守治疗（起病 3 周内如果患者出现胆道梗阻或败血症时会给予 ERCP）和早期 ERCP（症状出现 72 小时内）下乳头切开 + 胆总管结石取出术在急性胆源性胰腺炎总的并发症方面无明显差异，然而 ERCP 组并发症较保守治疗组明显严重。另一项 RCT 研究发现保守治疗和早期 ERCP 在急性胆源性胰腺炎不伴急性胆管炎患者的 CTSI、器官衰竭、局部并发症发生率、总死亡率等方面无明显差异。故早期 ERCP 在胆源性胰腺炎不伴梗阻性黄疸和急性胆管炎患者中并非必要。

目前对于胰腺坏死伴感染的处理建议采用“升级梯”方式，即经皮或内镜引流、微创坏死组织切除，最后外科开腹清扫。但微创侵入性治疗的时机及入路方式仍需更多的研究完善、改进。

（陈世耀　姚群燕）

参考文献

[1] 中华医学会消化病学分会胰腺疾病学组，中华胰腺病编辑委员会，中华消化杂志编辑委员会. 中国急性胰腺炎诊治指南（2013 年，上海）[J]. 中华消化杂志，2013，33（4）：217-222.

[2] 中国医师协会胰腺病学专业委员会. 中国急性胰腺炎多学科诊治（MDT）共识意见（草案）[J]. 中华医学杂志，2015，95（38）：3103-3109.

[3] Crockett S D，Wani S，Gardner T B，et al. American Gastroenterological Association Institute Guideline on Initial Management of Acute Pancreatitis[J]. Gastroenterology，2018：S0016508518300763.

[4] Marianna A Endoscopic management of acute necrotizing pancreatitis：European Society of Gastrointestinal Endoscopy（ESGE）evidence-based multi-disciplinary guidelines. Endoscopy，2018，50（5）：524-546.

[5] Liao W C，Tu T C，Lee K C，et al. Taiwanese consensus recommendations for acute pancreatitis. J Formos Med Assoc，2019，pii：S0929-6646（19）：30319-30315.

[6] 王东旭，林连捷，郑长青. 急性胰腺炎的评分系统. 世界华人消化杂志，2013，21（10）：880-885.

[7] 闫龙超，潘吉勇. 中药治疗急性胰腺炎研究进展. 亚太传统医药. 2019，15（01），207-209.

案例 49　原发性淀粉样变性

一、病历资料

1. 病史采集　女性，51 岁，主因“反酸、腹胀 1 年，间断黑便 3 个月余”于 2016-05-04 入院。患者 1 年前开始出现反酸、腹胀，多于进食后出现，不伴恶心、呕吐、呕血、腹痛、腹泻、黑便等，服用 PPI 等药物治疗无明显好转。3 个月前无明显诱因间断排黑便 2 次，量中等，不伴恶心、呕吐、呕血、腹痛、头晕、心悸等。就诊当地医院，血常规：WBC 5.6×10^9/L，Hb 90g/L，MCV 79fL，MCHC 301.2g/L，Plt 208×10^9/L；2 个月前于当地医院胃镜示：胃窦至胃角巨大溃疡性浸润性病灶，大量血性胃内容物；病理示：慢性炎症伴溃疡形成。遂就诊某三甲医院，复查胃镜示：胃体中部至胃窦部多处凹陷，上覆污苔，病变部位胃腔狭小，幽门部狭窄；病理示：胃黏膜慢性炎症改变。PET/CT 示胃体下部至胃窦部黏膜水肿增厚，代谢增高，考虑恶性病可能性大；邻近脂肪间隙、小网膜囊、腹膜后多发淋巴结转移；伴回肠不全梗阻。行超声内镜检查：胃体中部至胃窦部多发散在凹陷上覆白苔，周边散在颗粒样隆起，局部活动性出血；超声示胃壁明显增厚，胃壁结构消失；胃活检病理：黏膜慢性炎，未见明确肿瘤性病变。患者住院期间反复消化道出血，予内科保守治疗无明显改善。于 1 个月前拟行全麻下开腹探查及胃切除术，术中见胃肠道黏膜弥漫水肿、糜烂，触之极易出血，随行全胃切除 + 食管 - 空肠 Roux-en-Y 吻合 + 末端回肠部分切除术。术后病理示：胃、空肠平滑肌层、回肠黏膜下广泛均匀的嗜伊红性物质。病理标本送我院病理科会诊示：胃及小肠黏膜慢性炎（CD20+，CD3+，CD138+，VS38c+），伴上皮糜烂，黏膜肌层及小血管壁增厚、变性，可见大量粉染淀粉样物质沉积，免疫组化示MUC1-，刚果红染色阳性，高锰酸钾刚果红阳性，符合AL型淀粉样变性。患者术后曾有2次消化道出血史，予止血、输血等对症治疗。患者术后1周余拔除上腹引流管，窦道未愈合。患者盆腔引流量约500mL /d，无发热、腹痛等，下腹引流管未能拔除。患者近3个月精神差，术后进食差，近1周余间断腹泻，为深褐色糊样便，200～400mL/d。体重近3个月下降约10kg。

既往史：1年半前因双下肢水肿就诊，查UTP 3～4g/24h，肾穿病理提示微小病变，服用足量激素治疗，尿蛋白有所减少，规律减量激素，半年前复查UTP 1g/24h，加用环孢素A治疗，3个月余前因消化道出血停药。7年因“宫颈上皮不典型增生”行子宫全切术。6年前行左乳癌根治术，后完成4个疗程化疗。5年前因卵巢良性肿物行双附件切除术。有输血史，无药敏史。个人史、家族史无特殊。

家族史：否认家族遗传病史，且家族成员中无类似病史。

2. 体格检查 T 36.4℃，P 116次 /min，R 16次 /min，BP 90/70mmHg，恶病质，全身浅表淋巴结未及肿大，巩膜无黄染，结膜苍白，舌质乳头正常，咽无充血，扁桃体不大。颈无抵抗，未见颈静脉怒张及异常颈动脉搏动，气管居中，甲状腺不大。胸廓无畸形，胸骨无压痛，双肺叩诊清音、未闻及干湿啰音及胸膜摩擦音。心前区无隆起，叩诊心界不大，HR116次 /min，律齐，心尖区可闻及2/6收缩期杂音。腹低平，无压痛，肝脾肋下未及，移动性浊音(−)。脊柱四肢无畸形，双下肢无水肿。双侧膝腱反射对称引出，双侧Babinski征(−)。贫血貌，全身浅表淋巴结未触及明显肿大；双下肺呼吸音低，双肺未闻及明显干湿性啰音；心界不大，心律齐，各瓣膜区未闻及明显杂音及附加音；剑突下腹壁可见一窦道，窦口皮肤红肿，窦口可见少许淡黄色分泌物，下腹部可见盆腔引流管，管周皮肤红肿，引流液淡血性较清亮；全腹未见肠型及蠕动波，腹软无明显压痛，肝脾肋下未触及，肠鸣音稍活跃；双下肢不肿。

3. 实验室及影像学检查

（1）血常规：WBC 4.3×10^9/L，Hb 71g/L，MCV 89.3fL，MCHC 329g/L，Plt 188×10^9/L，NE 3.1×10^9/L，LY 0.8×10^9/L；

（2）生化：ALT 10U/L，TP 45.4g/L，ALB 24.4g/L，GGT 17U/L，TBIL 12.7μmol/L，假性胆碱酯酶（PCHE）982U/L，PA 15.9mg/L，Scr 25.2μmol/L，K^+ 3.03mmol/L，LDH 145U/L；Ca^{2+} 2.12mmol/L，P 1.38mmol/L。

（3）心肌酶谱正常，cTnI 0.001mg/L，BNP 63pg/mL。

（4）凝血因子X活性：34.6%。

（5）血免疫球蛋白：IgG 7.94g/L，IgA 1.04g/L，IgM 0.66g/L，轻链λ 307mg/dL，轻链κ 578mg/dL。

（6）血免疫固定电泳：未见单克隆免疫球蛋白区带。

（7）尿免疫固定电泳：可见单克隆轻链κ。

（8）血游离轻链：κ 590mg/L，λ 8.38mg/L，κ/λ 70.405 7。

（9）血 β_2 微球蛋白：2.74μg/mL。

（10）UTP：1g/24h。

（11）引流液常规：外观黄色透明，黎氏试验(+)，比重1.020，细胞总数490/mm³，有核细胞数83/mm³，单个核细胞72%，多个核细胞11%。

（12）引流液生化：TP 20g/L，ALB 11.8g/L，LDH 131U/L，ADA 6.4U/L。

（13）引流液培养：铜绿假单胞菌。

（14）骨髓涂片：浆细胞2%，偶见灶性分布浆细胞；骨髓流式：检出克隆性浆细胞，限制性表达cκ；骨髓活检：间质内浆细胞散在或小灶性浸润（CD138+，κ+，λ散在+），未见明确淀粉样物沉积。

（15）UCG：未见明显异常。

（16）肺CT：双侧胸腔积液，左侧著，左肺下叶不张。

（17）腹部超声：肠壁广泛水肿增厚，最大厚度1.1～1.2cm。

（18）腹部增强CT：结直肠及部分节段小肠管壁弥漫增厚、强化，腹腔少量积液。

思考1：患者以消化系统常见症状反酸、腹胀、黑便起病，你会考虑哪些病因？

（1）慢性胃炎：患者反酸、腹胀1年，多于进食后出现，后又出现间断黑便，不伴恶心、呕吐、腹痛、腹泻等，服用PPI等药物治疗无明显好转，应该考虑有慢性胃炎。

（2）溃疡病：患者反酸、腹胀1年，多于进食后出现间断黑便3个月余，首先应考虑有无溃疡病，但典型的溃疡病一般伴有规律性腹痛，可以是饥饿性疼痛，也可餐后疼痛，伴反酸腹胀，也可伴有黑便，但患者一直没有明显腹痛，应该不是典型的溃疡病，其后多次胃镜也证实不是溃疡病。

（3）胃癌：早期可以出现不典型症状，包括反酸、腹胀等，随着病变发展可伴有便血，一般都有无规律的腹痛表现，常规止酸或抑酸药无效，本患者应该考虑除外胃癌的可能性，但几次胃镜未发现胃内有肿瘤表现，活检病理也不支持。

（4）克罗恩病：也称阶段性肠病，主要累及回肠，也可到胃，右下腹痛、腹泻、少有血便，患者临床表现不像克罗恩病，且病理也无克罗恩病的典型表现，即全层肠壁炎症、裂隙状溃疡伴肉芽肿增生，因而不考虑本病。

（5）少见病：如胃肠道淀粉样变性，如果临床表现及内镜、病理检查排除常见病变，应该考虑一些少见或罕见病。但患者临床表现无提示淀粉样变性的线索，此时更需要病理检查给临床医生一些提示。从本例患者最终术后病理结果看，普通病理检查很容易见到可疑淀粉样物质，推测之前的胃镜活检病理也应该有所提示，关键就是病理科医生有没有淀粉样变性的诊断经验及警惕性。实际上淀粉样变性的诊断并非十分困难，只要在患者出现常见病变无法解释的临床表现时，想到淀粉样变性这个病，选择适当的病变部位做活检，如普通病理检查HE染色下可见粉红色无结构物质，进一步做刚果红染色，如出现典型的阳性表现，即偏光显微镜下呈苹果绿双折光，即可明确诊断。

思考2：患者出现黑便后血常规：WBC 5.6×10^9/L，Hb 90g/L，MCV 79fL，MCHC 301.2g/L，Plt 208×10^9/L，请分析贫血原因。

患者间断黑便，且长期反酸、腹胀，血常规示贫血，白细胞及血小板计数正常，平均红细胞体积及平均红细胞血红蛋白浓度均低于正常，属于小细胞低色素贫血，常见于缺铁性贫血、海洋性贫血、慢性病贫血和铁粒幼细胞贫血，结合患者有长期泛酸、腹胀，间断黑便，考虑缺铁性贫血可能性大。明确诊断需进一步做血常规、红细胞计数、白细胞显微镜分类、铁蛋白及肝肾功能等检查，如网织红细胞不高、铁蛋白减少，则基本上可以确诊为缺铁性贫血。如网织红细胞增高，或伴有间接胆红素增高，则应该考虑有海洋性贫血的可能性，进一步应询问家族史、做血红蛋白电泳及海洋性贫血相关基因检查以明确诊断。如网织红细胞不增高，而铁蛋白增高，则应该考虑有慢性病贫血或铁粒幼细胞贫血的可能性，应询问和做相应检查以除外慢性感染性疾病、风湿免疫病及肿瘤，用以判断是否存在慢性病贫血的可能性。如上述检查除外缺铁性贫血、海洋性贫血和慢性病贫血，就需要做骨髓检查，通过常规骨髓细胞形态学、铁染色剂相关基因检查以明确是否有铁粒幼细胞贫血的可能性。

思考3：患者因黑便，两次胃镜均为慢性炎症，未见肿瘤性病变，后行全胃切除＋食管-空肠Roux-en-Y吻合＋末端回肠部分切除术。手术选择是否合理？

患者间断黑便，几次胃镜检查未能明确出血病因，且内科手段治疗出血效果不佳，应考虑有潜在肿瘤的可能性，手术探查有其合理性。但联系到最终诊断为淀粉样变性，回过头来想一想手术的风险极大，实际上由于患者的胃肠道黏膜弥漫水肿、糜烂，触之极易出血，因而患者最终的手术范围远远超过了预期，从这一角度看此患者手术探查并不是一个合理的选择。问题是如何能在实施手术前想到淀粉样变性，首先，不论是消化内科或是外科医生，都不要有非此即彼的临床思维，认为胃肠道出血性疾病除了炎症性疾病外就要考虑肿瘤。其次，临床医生及病理科医生要有罕见性疾病，包括淀粉样变性的基本概念，实际上如果临床医生考虑到有此病的可能性而提示病理科医生，或者病理科医生有淀粉样变性的病理检测经验，应该能在几次胃镜病理检查中确诊本病，从而避免手术带来的风险。

思考 4： 如何从普通病理检查想到淀粉样变性的可能性？

淀粉样变性中的淀粉样物质在组织细胞间沉积，普通病理标本做 HE 染色时可见有数量多少不一的粉红色无结构物质，有经验的病理科医生会想到淀粉样变性（图 49-1，见文末彩插），进一步做刚果红染色，阳性即可明确诊断为淀粉样变性（图 49-2，见文末彩插），再下来就是做免疫组化、电镜等检查来明确淀粉样变性的种类（图 49-3，见文末彩插）。

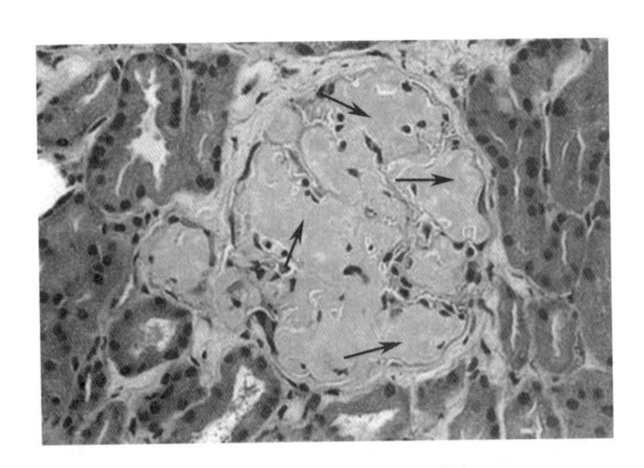

图 49-1 淀粉样变性 HE 染色

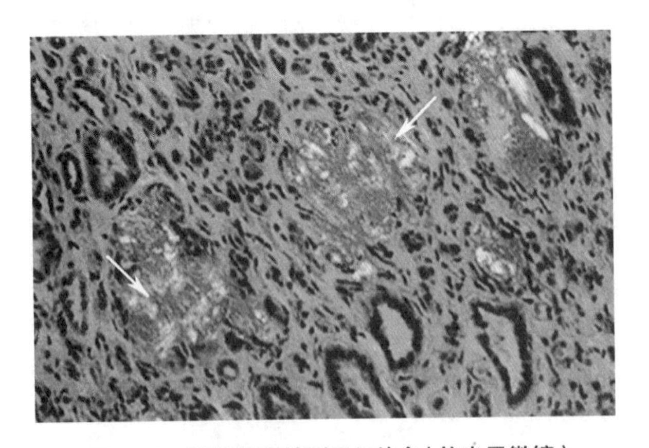

图 49-2 淀粉样变性刚果红染色（偏光显微镜）

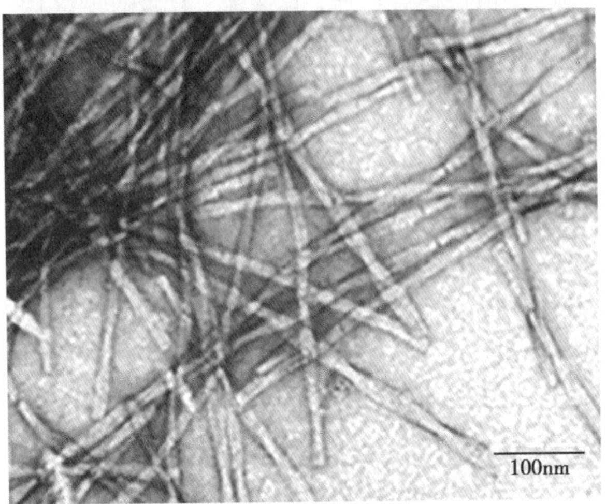

图 49-3 淀粉样变性电镜检查

思考 5： 1 年半前因双下肢水肿就诊，查 UTP 3～4g/24h，肾穿病理提示微小病变。肾病与淀粉样变性有关系吗？

1 年前的肾病和本次的胃肠道疾病有可能是一个病，即都是淀粉样变性造成的。淀粉样变性，尤其是原发性淀粉样变性，最易受累的器官就是肾脏，而肾脏受累的最常见的表现就是蛋白尿，甚至是肾病。但典型的淀粉样变性肾脏病理为淀粉样物质在肾小球、毛细血管基底膜沉积，而此患者肾脏病理为微小病变，并非典型的淀粉样变性的肾脏改变，且肾脏病理未做刚果红染色，因而无法做出明确诊断。

电镜在早期的淀粉样变性肾病的诊断中非常重要，在淀粉样变性早期沉积阶段，光镜检查表现可不明显，刚果红染色也可为阴性，但此时电镜检查可见淀粉样纤维，此时可推断淀粉样变性肾病。该患者肾脏病理报告为

"微小病变"，若为微小病变，一般对激素反应良好，蛋白尿很快就可以转阴，但该患者使用激素和免疫抑制剂后，蛋白尿仍未转阴，治疗反应非微小病变的典型反应，而患者不能提供初诊的外院肾脏病理光镜、免疫荧光及电镜等结果，难以做出明确诊断，但从临床分析，患者肾脏病变以淀粉样变性肾病可能性大。

二、诊治经过

入院后出现发热伴腹痛，查体腹部压痛（+），PCT（+），复查腹部超声示腹腔积液增多，结合盆腔引流液培养结果，考虑腹腔感染，根据药敏结果予美罗培南 + 环丙沙星抗炎治疗 2 周，体温恢复正常，超声示腹腔积液明显减少，后拔除腹腔引流管。

患者营养状况差，入院后每日滴注脂肪乳氨基酸（17）葡萄糖（11%）注射液 1 440mL+ 复方氨基酸注射液 500mL+ L- 丙氨酰 -L- 谷胺酰胺 20g，间断滴注人血白蛋白、新鲜血浆，口服爱伦多肠内营养支持，但患者进食困难，间断呕吐，每日仅可进食 30mL 左右营养液，遂于行内镜引导下空肠营养管置入术，术后鼻饲肠内营养液，每日可进食 1 瓶肠内营养粉剂，进食稍多仍感腹胀，无明显腹泻；体重逐渐增加至 44kg，较入院时增长 6kg。

原发病方面，患者腹腔感染控制且腹部手术创口愈合后，经积极营养支持，一般状况明显好转，遂开始 BD（硼替佐米 + 地塞米松）方案化疗，1 疗程化疗完成后复查腹部超声，肠壁水肿较前减轻，最厚处 0.6cm。其后又给予 3 个疗程 BD 方案化疗，患者血和尿免疫固定电泳转阴，血清游离轻链比值正常，肝肾功能正常，B 超示肠壁水肿较前明显好转，患者可自行食用流食，配合口服营养液，体重增至 58kg。

思考 6：有哪些临床表现可以提示淀粉样变性？

中年以上，如出现以下临床表现，要考虑淀粉样变性，尤其是两条以上的表现同时出现时，更应该考虑：

（1）不明原因舌体肥大、打鼾以及原有高血压不用降压药恢复正常甚至血压低于正常。

（2）出现不明原因的蛋白尿、肾功能不全，肾脏不小甚至增大。

（3）出现不明原因的心功能不全、心律失常、心肌不对称肥厚尤其是室间隔增厚。

（4）出现不明原因肝功异常尤其胆红素（BIL）和 ALP、GGT 升高、肝大及消瘦伴大便规律变化，便秘和 / 或腹泻或伴便血。

思考 7：患者胃肠术后病理为原发性淀粉样变性，进一步应该做哪些检查？

从病理结果可知，患者确诊为原发性淀粉样变性，现称之为轻链型淀粉样变性。轻链型淀粉样变性属于恶性浆细胞病，因而需要进一步做骨髓检查、血和尿免疫固定电泳、血清游离轻链、免疫球蛋白 IgG、IgA 和 IgM 定量、血和尿常规、肝肾功能、24 小时尿蛋白定量、血和尿 β_2 微球蛋白等检测，还应做心电图、超声心动图及心脏核磁、腹部 B 超、胸部 CT 等检查，有条件应该做全身 PET-CT 检查。上述检查目的，主要是明确浆细胞病的类型及病变累及范围。

思考 8：病理诊断轻链型淀粉样变性，骨髓检查需要做哪些项目？

轻链型淀粉样变性属于恶性浆细胞病，常见恶性浆细胞病包括：多发性骨髓瘤（MM）、POEMS 综合征、意义未明的单克隆丙种球蛋白血症 / 有肾脏意义的单克隆丙种球蛋白血症（MGUS/MGRS）及单纯的轻链型淀粉样变性等，其中，MM、POEMS 综合征及 MGUS/MGRS 均可伴发轻链型淀粉样变性。

骨髓检查的目的，主要是明确是否达到诊断 MM 的标准，即骨髓中克隆性浆细胞超过 10%，再者就是通过相应的基因检查来帮助判断预后、指导治疗方案的选择。

因此，恶性浆细胞病的骨髓检查项目应该包括以下 4 项：①骨髓细胞形态学；②流式细胞检测；③荧光原位杂交（FISH）；④骨髓活检病理检测。

三、病例分析

1. 病史特点

（1）中年女性，慢性病程。

（2）反酸、腹胀、便血为主要表现。

（3）既往1年半前因双下肢水肿就诊，查UTP 3～4g/24h，肾穿病理提示微小病变。

（4）查体恶病质及贫血表现，剑突下腹壁可见一窦道，窦口皮肤红肿，窦口可见少许淡黄色分泌物，下腹部可见盆腔引流管，管周皮肤红肿，引流液淡血性较清亮；双下肢不肿。

（5）辅助检查：贫血、白蛋白降低，凝血因子X活性降低，血免疫球蛋白定量正常尿免疫固定电泳可见单克隆轻链κ，血β_2微球蛋白2.74μg/mL，UTP：1g/24h；引流液常规：外观黄色透明，黎氏试验（+），比重1.020，细胞总数490/mm^3，有核细胞数83/mm^3，单个核细胞72%，多个核细胞11%；引流液生化：TP 20g/L，ALB 11.8g/L，LDH 131U/L，ADA 6.4U/L；引流液培养：铜绿假单胞菌；骨髓涂片：浆细胞2%，骨髓流式：检出克隆性浆细胞，限制性表达cκ；骨髓活检：间质内浆细胞散在或小灶性浸润（CD138+，κ+，λ散在+），未见明确淀粉样物沉积；UCG：未见明显异常；肺CT：双侧胸腔积液，左侧著，左肺下叶不张；腹部超声：肠壁广泛水肿增厚，最大厚度1.1～1.2cm；腹部增强CT：结直肠及部分节段小肠管壁弥漫增厚、强化，腹腔少量积液。

2. 诊断与诊断依据 轻链型淀粉样变性：患者以反酸、腹胀、便血为主要表现，多次胃镜检查未见典型的胃溃疡、慢性胃炎、肿瘤等表现，黏膜活检病理多为慢性炎症，术中见胃肠道黏膜弥漫水肿、糜烂，触之极易出血，术后病理示：胃、空肠平滑肌层、回肠黏膜下广泛均匀的嗜伊红性物质，伴上皮糜烂，黏膜肌层及小血管壁增厚、变性，免疫组化示CD20+，CD3+，CD138+，VS38c+，刚果红染色阳性，高锰酸钾刚果红阳性，从而明确诊断为轻链型淀粉样变性。

患者骨髓涂片示浆细胞2%，为克隆性浆细胞，未达到诊断MM的标准，且患者免疫球蛋白定量正常、肝肾功能及血钙正常，因而基本排除MM；患者无POEMS的临床表现，尤其无多发神经炎的表现，POEMS综合征也不予考虑；因病理已证实胃肠道淀粉样变性，所以排除MGUS，至于是否为MGRS，因本次无肾穿病理检查而无法确诊。

综上，患者确诊轻链型淀粉样变性。

轻链型淀粉样变性多为全身多器官受累，最易受累器官或组织依次为肾脏、心脏及血管、肝脏、舌体及胃肠道、泌尿系统、外周神经及皮肤，多伴有血和尿免疫固定电泳阳性（即可见单克隆免疫球蛋白和/或轻链，也称M蛋白），血清游离轻链比值异常，称之为系统性轻链型淀粉样变性；也可以局限于某一器官或组织，称之为局限性轻链型淀粉样变性，局限性轻链型淀粉样变性较多见于胃肠道、外周神经、泌尿系统及皮肤，血和尿中多无M蛋白证据，只有活检病理才能证实诊断。此患者尿免疫固定电泳可见单克隆轻链，血游离轻链κ/λ 70.4057，骨髓检查有克隆性浆细胞存在，非局限性轻链型淀粉样变性的典型表现，因此最终诊断：轻链型淀粉样变性，主要累及胃肠道。

3. 鉴别诊断 患者以反酸、腹胀、黑便为主要表现，相关疾病鉴别详见思考1。

轻链型淀粉样变性无特异性临床表现，临床表现因受损器官的不同、器官受累程度不同而不同，且淀粉样变性为罕见病，年发病率8/1 000 000左右，所以，很少能发病初始就想到本病，就像本患者的诊治过程一样，直到最终手术后病理提示有广泛均匀的嗜伊红性物质才想到有淀粉样变性。有鉴于此，结合文献总结几点临床表现以助早期诊断淀粉样变性，详见思考5。

四、治疗方案

轻链型淀粉样变性属于恶性浆细胞病，其治疗方案多取自多发性骨髓瘤的治疗方案，但由于发病机制的不同、器官及组织损害的不同，有些用于治疗MM的方案轻链型淀粉样变性疗效很差或不能耐受，如MP方案，对于轻链型淀粉样变性的有效率很低，完全缓解率（CR）几乎为0，而VAD方案对于轻链型淀粉样变性的患者很难耐受。自新药应用于MM及轻链型淀粉样变性后，显示出与以往普通化疗极为不同的结果，即在MM取得满意疗效的新药，同样在轻链型淀粉样变性的治疗中显示出很好的疗效。具有代表性的新药为蛋白酶体抑制剂和免疫调节剂，如硼替佐米和来那度胺。大剂量马法兰加自体造血干细胞移植也显示出非常好的治疗效果，但需严格按照移植的适应证与禁忌证选取病例。马法兰加大剂量地塞米松治疗轻链型淀粉样变性也取得了很满意的疗效，国外将之列为推荐方案之一，国内使用较少，主要是患者很难耐受大剂量地塞米松。近年来治疗浆细胞病的新药还在不断出现，某些新药也在试用于轻链型淀粉样变性，结果令人期待。

由于轻链型淀粉样变性患者在诊断时多已有重要器官的损害，主要包括肾脏、肝脏、心脏、肺等，器官功能有不同程度的损害，因此，在开始治疗前一定要给患者做全面的器官功能评估，再结合患者骨髓浆细胞相关基因检测结果才能给患者选取最适合的治疗方案。

本例患者由于病变集中在胃肠道，且经历了较大范围胃肠道切除手术，术后伤口愈合差，合并腹腔引流感染，患者长期进食差，胃肠道由于广泛淀粉样变性导致长壁增厚，肠道吸收功能极差，从而导致患者呈恶病质状态，根本无法承受任何针对淀粉样变性的化疗。因此，我们首先给予患者对症支持治疗，主要包括：①抗感染治疗，入院后针对患者出现发热伴腹痛，查体腹部压痛(+)，PCT(+)，腹部超声示腹腔积液增多，结合盆腔引流液培养结果，考虑腹腔感染，根据药敏结果予美罗培南＋环丙沙星抗炎治疗2周，体温恢复正常，超声示腹腔积液明显减少，后拔除腹腔引流管。②营养支持，入院后每日滴注脂肪乳氨基酸(17)葡萄糖(11%)注射液1 440mL+复方氨基酸注射液500mL+L-丙氨酰-L-谷胺酰胺20g，间断滴注人血白蛋白、新鲜血浆；口服肠内营养支持，由于患者进食困难，间断呕吐，每日仅可进食30mL左右营养液，给予内镜引导下空肠营养管置入术，术后鼻饲肠内营养液，每日可进食1瓶肠内营养粉剂，无明显腹泻，4周后患者体重逐渐由入院时的38kg增加至44kg，一般状况明显好转。其后给予患者全面评估，患者肝肾心功能均正常，无肺部感染，但营养状态较差，且腹腔感染刚刚得以控制，因此判定患者暂不适宜大剂量化疗加自体造血干细胞移植及马法兰加大剂量地塞米松等方案治疗，从而给患者选定新药治疗方案，考虑硼替佐米方案较来那度胺毒副作用更小，最终选定BD(硼替佐米＋地塞米松)方案化疗，1疗程化疗完成后复查腹部超声，肠壁水肿较前减轻，且无明显副作用，其后又给予3个疗程BD方案化疗，患者血和尿免疫固定电泳转阴，血清游离轻链比值正常，肝肾功能正常，B超示肠壁水肿较前明显好转，患者可自行食用流食，配合口服营养液，体重增至58kg。

五、预后

轻链型淀粉样变性预后较差，如不治疗，患者中位生存期2年左右，如确诊时患者有明显心脏受累，中位生存只有半年。根据患者的病情选取适当治疗后，超过40%的患者可达到完全缓解，治疗达到CR的患者60%～70%可达5年以上的总生存，其中部分患者甚至达到10年以上。影响患者预后的主要因素包括主要器官是否受累、受累程度及受累器官数目，其中心脏是否受累是决定预后最为重要的因素，再者就是3个以上器官明显受累也是重要影响因素。

六、要点和讨论

1. 诊治要点　对于本病例，诊治的关键在于如何能尽早明确诊断轻链型淀粉样变性，如能早期诊断，就可能避免手术给患者带来的创伤与潜在风险，尽早给予针对性的治疗，患者的预后可能更好。但患者起病为反酸、腹胀及便血等常见胃肠道疾病表现，确实很难想到淀粉样变性，唯一的诊断线索就是病理检查。初步提示有淀粉样变性可能性的病理表现就是HE染色下可见数量不等的嗜伊红性粉红色无结构物质，如能考虑到淀粉样变性，进一步行刚果红染色，阳性即可明确诊断，再进一步做相关检查来明确淀粉样变性的类型。

2. 分析讨论　最早我们只知道两类淀粉样变性，分别为浆细胞病导致的原发性淀粉样变性和风湿免疫病、肿瘤及慢性感染导致的继发性淀粉样变性。随着对淀粉样变性研究的不断深入，逐渐清楚了导致淀粉样变性的物质是一种特殊的蛋白质，总称为淀粉样物质，每种淀粉样物质都是由淀粉样多肽和P物质组成的空间构象呈β折叠状的细纤维丝，直径 8～10nm，淀粉样物质经由糖胺聚糖和载脂蛋白 E 引导而沉积在各个组织器官的细胞间，从而造成组织器官结构异常或破坏，器官功能受损。

由于发现的淀粉样变性种类越来越多，最初的淀粉样变性分型早已不能适应 30 多种淀粉样变性的分类，因此目前淀粉样变性的分类原则，是根据组成淀粉样物质的淀粉样多肽来进行分类的，如原来的原发性淀粉样变性，其淀粉样多肽是免疫球蛋白轻链，就称之为轻链型淀粉样变性；原来的继发性淀粉样变性，由于其淀粉样多肽是 AA 蛋白，就称之为 AA 型淀粉样变性，相应地还有 ATTA 型、Aβ_2 微球型等，目前已知有 36 种，其中最常见的就是轻链型淀粉样变性，约占淀粉样变性的 80% 以上。

轻链型淀粉样变性是由患者体内恶性浆细胞分泌单克隆免疫球蛋白轻链与肝脏产生的 P 物质结合形成的淀粉样物质，广泛沉积在肝、肾、心脏、肺、皮肤、肠道等，逐步导致多脏器功能损伤乃至衰竭，危及生命。20 年前国外文献统计的各种治疗方法均疗效不佳，5 年总生存率（OS）只有 16%。近 10 年来，各种新的治疗方法取得了一定疗效，其中疗效较好的治疗方案包括：

（1）大剂量马法兰加自体造血干细胞移植，治疗轻链型淀粉样变性的完全缓解率（CR）从 0 提高到 40%～60%，70% 达 CR 者可获得 5 年以上长期生存，且受累器官功能改善明显，5 年总生存率从 16% 提高到 60%，移植相关死亡率（TRM）从最初的 30% 降到了目前的不超过 10%。选择大剂量马法兰加自体造血干细胞移植需严格遵循入选标准或排除标准，入选标准包括：①年龄小于 70 岁；②心脏室间隔厚度小于 15mm；③左室射血分数大于 55%；④血肌酐小于 176.8μmol/L；⑤碱性磷酸酶不超过正常值的 3 倍；⑥直接胆红素小于 34μmol /L。排除标准包括：①cTnT≥60mg/L 和 NT-proBNP≥332ng/L；②室间隔增厚≥15mm 或 LVEF<30%；③血肌酐大于 176.8μmol/L；④ALP 超过正常值的 3 倍或 DBIL 大于 34μmol /L；⑤年龄≥70 岁；⑥超过 3 个器官受累。

（2）马法兰加大剂量地塞米松，国外一项随机对照临床试验结果表明，CR 也达到了 40% 以上。

（3）硼替佐米加地塞米松，即所谓的 BD 方案，治疗轻链型淀粉样变性，尤其是那些不适合自体造血干细胞移植的老年患者、心脏明显受累的患者、多器官受累患者，显示出明显优势，副作用小，耐受性高，治疗 CR 也达到了 40% 以上。

（4）来那度胺，为二代免疫调节剂，治疗轻链型淀粉样变性 CR 多达 20% 以上。

（5）新药治疗，临床试验。CD38 单克隆抗体单独或与硼替佐米等药物联合应用，治疗复发或新诊断的轻链型淀粉样变性，取得了卓越的治疗效果，有条件的患者推荐使用。

随着有效治疗方案的增多，如何选取治疗方案就成了初治轻链型淀粉样变性患者的首要问题，目前国内外尚无明确指南，基本的共识为：根据患者治疗前的全面评估结果来决定治疗方案的选取，因心脏受累与否及受累程度是决定轻链型淀粉样变性预后的最重要因素，因此目前临床多采用梅奥诊所轻链型淀粉样变性 2004 年或 2012 年分期来指导治疗。2004 分期：Ⅰ期：肌钙蛋白 I<0.035μg/L 及 NT-proBNP < 332ng/L；Ⅱ期：肌钙蛋白 I≥0.035μg/L 或 NT-proBNP≥332ng/L；Ⅲ期：肌钙蛋白 I≥0.035μg/L 及 NT-proBNP≥332ng/L，按照 NT-proBNP 是否≥8 500ng/L 将Ⅲ期进一步分成Ⅲa 期和Ⅲb 期。2012 分期包括 3 个危险因素：①肌钙蛋白 I≥0.025μg/L；②NT-proBNP≥1 800ng/L；③血清游离轻链差值（dFLC）≥180mg/L。按照危险因素数目分成：1 期，无危险因素；2 期，1 个危险因素；3 期，2 个危险因素；4 期，3 个危险因素。一般 2004 分期的 I 期或 2012 分期的 1 期和 2 期患者，如无移植禁忌证，治疗可首选大剂量马法兰加自体造血干细胞移植，2 期以上的患者不推荐首选自体干细胞移植治疗，因移植相关死亡率明显增高，推荐硼替佐米为主的化疗或马法兰加地塞米松化疗方案，也可选择其他化疗方案，一般 3～4 个疗程后若患者分期好转，也无其他移植禁忌证，则可序贯自体造血干细胞移植。妙佑医疗国际（一般称为梅奥诊所）推荐的轻链型淀粉样变性治疗流程（2014 年）见图 49-4。

轻链型淀粉样变性疗效判定标准，包括血液学疗效标准和器官治疗反应标准，血液学疗效标

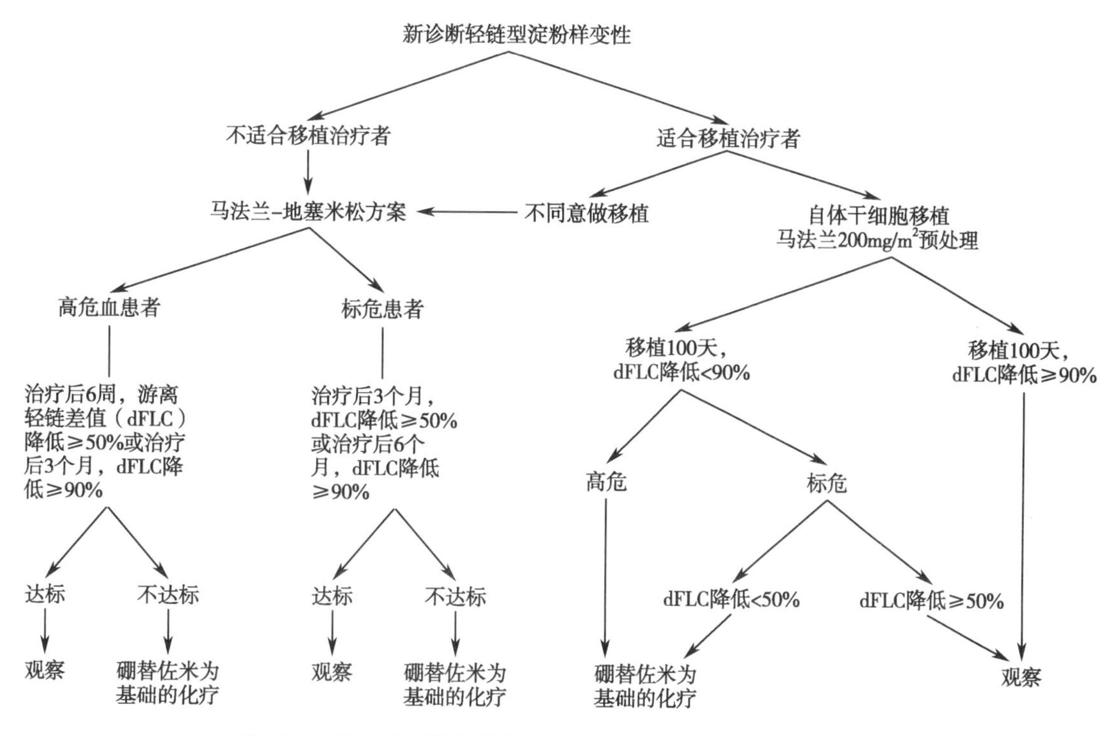

图 49-4　梅奥诊所推荐的轻链型淀粉样变性治疗流程（2014 年）

准（2011 年）：①完全缓解（CR），血和尿免疫固定电泳转阴，血清游离轻链比值正常；②非常好的部分缓解（VGPR），血清游离轻链的差值小于40mg/L；③部分缓解（PR），血清游离轻链差值较前下降超过 50%；④不缓解（NR），没有达到部分缓解标准。器官治疗反应标准：①肾脏，24 小时尿蛋白量减少 50% 以上或血肌酐降低 25% 以上；②心脏，心室间隔厚度减少 2mm 以上或左室射血分数增加 20% 以上；③肝脏，ALP 降低超过50%；④神经，传导速度较前增加。

3. 研究进展　近 10 年来，新的治疗方法及新药不断出现，使得轻链型淀粉样变性的治疗效果发生了翻天覆地的变化，让患者从最早的确诊即等于宣布“死刑”，到如今 5 年生存率达到 70% 左右，很多患者甚至生存超过 10 年。但就目前所应用于患者的治疗方案，基本上都是针对轻链型淀粉样变性的病因而治疗的，即通过各种化疗去消灭患者体内的恶性浆细胞，使之不能产生单克隆轻链，继而无法再形成淀粉样物质，从而保证受损器官不再进一步受到损害，但却无法保证已受损器官的功能恢复，这样的话，已经出现器官功能损伤的患者，本身器官功能的损伤对于某些治疗方案的选取就造成了限制，并且即使化疗使疾病得到控制，但如果器官功能不能恢复也会极大地影响生活质量。因此就需要医学工作者积极寻找新的治疗方法，尤其是能够清除组织器官沉寂的淀粉样物质的新疗法，如将新的清除淀粉样物质的治疗方法与针对恶性浆细胞的化疗结合起来，必将极大改善轻链型淀粉样变性患者的预后，从而使治疗的总体疗效上升到一个新的高度。

我们知道，轻链型淀粉样变性的淀粉样物质包括 2 个组分，一个是恶性浆细胞产生的单克隆轻链，另一个是肝脏产生的 P 物质，单克隆轻链与 P 物质相结合才能组成完整的淀粉样物质，因此可以通过阻止单克隆轻链与 P 物质结合，让淀粉样物质不能生成，也可达到治疗淀粉样变性的目的。目前国外已有应用 P 物质的单克隆抗体或类似物来阻止淀粉样物质的生成的基础及临床试验，取得了满意的效果，最让人惊奇的是，这种治疗的结果，不仅减少了淀粉样物质的生成，还神奇地把已沉积在组织器官中的淀粉样物质清除掉，开辟了淀粉样变性新的治疗途径。还有就是应用小分子丁酸盐可以有效地阻止 GAGs 与淀粉样物质结合，从而阻止淀粉样物质组织器官沉积。一些临床观察表明多西环素能分解淀粉样纤维，并防止淀粉样物质沉积。

（邱志祥）

参考文献

[1] Kyle. Systemic Light-Chain Amyloidosis: Advances in Diagnosis, Prognosis, and Therapy. Blood, 1999, 93, 1062-1066.

[2] 邱志祥. 自体造血干细胞移植治疗原发性淀粉样变性的临床研究. 中华血液学杂志, 2012, 33(3): 187-190

[3] Jaccard A, Moreau P, Leblond V, et al. Highdosemelphalan versus melphalan plus dexamethasone for AL amyloidosis[J]. N Engl J Med, 2007, 357(11): 1083-1093.

案例50 肺 癌

一、病历资料

1. 病史采集 患者，男，65岁。因"咳嗽、咳痰2个月"就诊。患者2个月前无明显诱因出现咳嗽、咳痰，多为白色黏痰，偶有痰中带血丝，无发热、盗汗，无胸痛、胸闷、呼吸困难，无声嘶、头痛等不适。在当地医院接受头孢类抗生素抗感染治疗2周，症状无明显缓解，后至我院行胸部增强CT提示"右肺上叶不规则结节，纵隔淋巴结增多增大"，为进一步明确诊断及治疗来我院，门诊以"右上肺占位性病变，肺癌可能性大"收入院。起病以来，患者精神、睡眠、食欲如常，大小便正常，体力及体重未见明显改变。

既往史：否认慢性病史，否认传染病史，否认食物药物过敏史，否认手术外伤史及输血史。

个人史：吸烟30年，20支/d。

家族史：父亲因肺癌去世，否认其他恶性肿瘤及遗传病家族史。

2. 体格检查 T 36.5℃，HR 82次/min，R 20次/min，BP 131/67mmHg，神志清楚，精神可，双侧颈部及锁骨上区未扪及肿大淋巴结。颈软，气管居中，胸廓饱满，双肺呼吸音清晰，叩诊为清音。心律齐，心音有力，未及杂音。腹软，未及包块、压痛。双下肢无水肿，四肢活动正常，肌力及肌张力正常，神经系统查体无异常体征。

3. 实验室及影像学检查（门诊检查） 胸部CT增强：右上肺不规则结节，边缘可见多发长短毛刺，大小约12mm×10mm，纵隔淋巴结增多增大，较大者大小约14mm×15mm。

二、诊治经过

患者有咳嗽、咳痰等症状，抗感染治疗后无效，胸部CT增强提示右上肺不规则结节灶，纵隔淋巴结增大增多，有长期吸烟史，家族史，故考虑肺癌可能性大，现收入院进一步完善检查，明确诊断、分期和制定治疗方案。

思考1： 作为接诊医生，初步怀疑的临床诊断是什么，有何判断依据，为明确诊断还需做哪些检查？

1. 初步的临床诊断为右上肺癌伴纵隔淋巴结转移可能，依据：

（1）患者年龄>45岁，有家族肿瘤病史。

（2）长期吸烟史，吸烟指数>400。

（3）咳嗽、咳痰病程>2周，经抗感染治疗后无效。

（4）胸部CT增强见右上肺不规则、毛刺状结节，纵隔淋巴结增多增大。

2. 还需要完善以下检查，进一步明确诊断

（1）肺癌肿瘤标志物CEA、NSE、Cyfra21-1、SCC、ProGRP；结核鉴别指标：T-SPOT，ESR；炎性鉴别指标：血常规、C反应蛋白、降钙素原；真菌鉴别指标：G试验、GM试验；结节病检查：ANCA检查。

（2）纤维支气管镜。

（3）病理学检查：痰找癌细胞，经皮肺穿刺肺结节活检或EBUS-TBNA纵隔淋巴结活检。

（4）影像学检查：头部MRI、颈部增强CT/颈部B超、腹部B超、骨扫描等（有条件者可PET-CT）。

患者入院后进一步完善相关检查，血尿常规、肝肾功能等化验检查结果正常，肿瘤标记物CEA、NSE、Cyfra21-1、SCC、ProGRP未见升高，结核及相关炎性指标未见异常；PET-CT提示右肺上叶近胸膜处大小约1.2cm×1.0cm结节影，与邻近胸膜呈牵拉状，放射性摄取轻度

增高，SUV_{max} 3.3，纵隔（2R、4R、4L）及右肺门（10R）淋巴结增多并肿大，放射性摄取增高，SUV_{max} 5.1，身体其他部位未见明显异常（图 50-1，见文末彩插）。痰细胞学（-）。超声支气管镜双侧支气管未见明显异常，可探及第 11R 组淋巴结大小约 5.3mm×7.1mm，第 10R 组淋巴结多个融合，大小约 14.5mm×7.3mm，第 10L 组淋巴结大小约 7.2mm×8.1mm，第 7 组淋巴结大小约 3.2mm×4.7mm，第 4L 组淋巴结多个融合，大小约 13.6mm×16.7mm；穿刺第 2R、4R、4L 及 10R 组淋巴结，其中第 4L 大小约 3.7mm×5.3mm，第 2R、4R 淋巴组淋巴结活检未见癌细胞，2R、4R、10R 细胞学及组织病理学诊断为肺腺癌。

综合病史和辅助检查结果，诊断为右上肺腺癌伴肺门及纵隔淋巴结转移，根据 UICC 第八版肺癌 TNM 分期标准，分为 c T_1b N_2 M_0 ⅢA 期。

思考 2： 在下一步治疗前如何与患者及家属进行沟通？

首先告知患者及家属相关病情：诊断为右上肺腺癌伴肺门纵隔淋巴结转移，为局部晚期 NSCLC（ⅢA 期）。病情特点是肺部原发病灶虽小，但多站（2R、4R、10R）淋巴结增大，病理证实多站 N_2 淋巴结转移，提示肿瘤有容易转移特征，不排除目前检查手段发现不了的微转移。根据最新中国临床肿瘤学会肺癌诊疗指南推荐采用多学科综合治疗的方案。

目前治疗上可选择方案一：先行术前新辅助治疗（化疗、放疗、靶向治疗及免疫治疗），或方案二：直接手术后再行辅助治疗（化疗、放疗、靶向治疗及免疫治疗）。选择方案一的优点为：若新辅助治疗有效，纵隔淋巴结明显缩小或消失，消灭潜在微转移灶，则总体疗效佳，选择合适时机手术，可减少手术创伤；缺点是存在新辅助治疗无效，病情进展，失去手术机会的风险。选择方案二的优点为：直接手术切除原发灶及转移淋巴结，后期行辅助治疗，缺

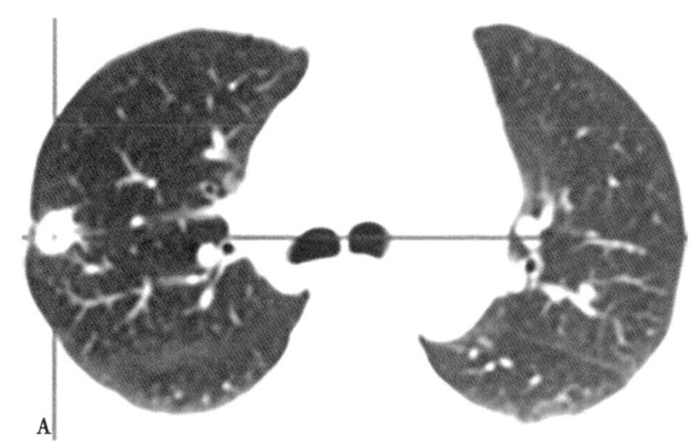

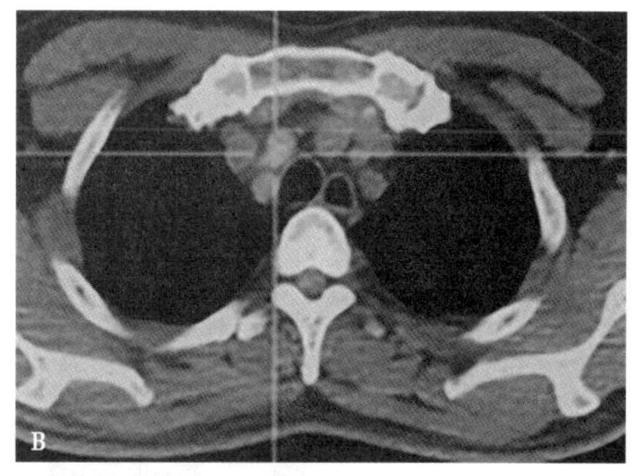

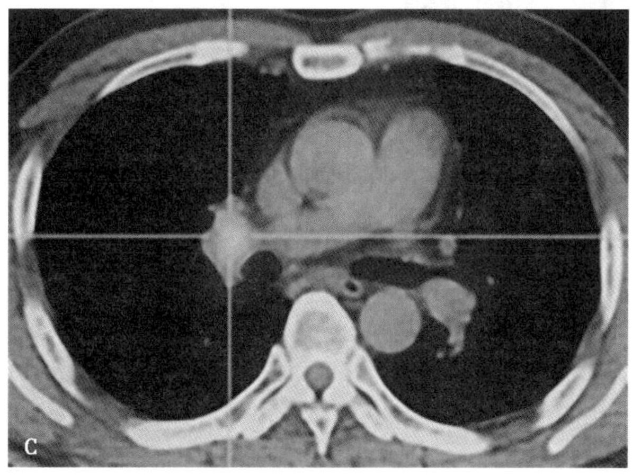

图 50-1　PET-CT

A～C. 右上肺原发病灶及增大的肺门纵隔淋巴结

点是存在手术创伤相对较大，若转移淋巴结外侵，甚至累及上腔静脉或气管，则可能无法达到完全性切除或仅姑息切除。与患者及家属充分沟通后，决定术前新辅助治疗后再行手术治疗。

在沟通过程中要向患者及家属如实交代病情及治疗方案的选择，在结合临床治疗指南和最新研究进展的基础上，为患者提供最合适的治疗策略。另外对于患者及家属要体现医者的人文关怀，安抚患者及家属的紧张情绪。

思考 3：如何选择新辅助治疗的方案？如何实施？

术前诱导治疗可增加手术完全切除肿瘤的概率、降低手术风险及不完全手术切除的可能性。传统的术前新辅助治疗模式包括单纯化疗、序贯化放疗、同步放化疗等，但最佳模式尚未确定，并且这些方案存在疗效不确定、毒副作用大、缺乏有效指标预测其疗效等缺点。

近年来新兴的分子靶向治疗能针对其特异分子变化进行精准靶点治疗，疗效优于传统放化疗，且毒副作用更小，安全性和耐受性更好，已被指南列为伴有敏感基因突变的晚期 NSCLC 一线治疗。同时靶向治疗也为新辅助治疗模式增添了新的策略和方案，2018 年欧洲临床肿瘤学会（European Society for Medical Oncology，ESMO）公布了我国随机对照多中心临床研究 CTONG1103 数据，针对ⅢA-N_2期 NSCLC 术前新辅助靶向治疗[表皮生长因子受体酪氨酸激酶抑制剂（epidermal growth factor receptor-tyrosine kinase inhibitor，EGFR-TKI）]相较于传统化疗（铂类）具有更好的疗效和更少的毒副作用，此外已有众多真实世界临床研究报道支持这种治疗模式，显示了靶向治疗在新辅助治疗中的重要作用。

向患者及家属详细交代相关病情及各种治疗方案后，决定下一步拟用穿刺组织做指南推荐的包括 *EGFR* 基因在内的 NSCLC 8 个常见基因突变位点（*EGFR*、*ALK*、*ROS-1*、*BRAF*、*KRAS*、*HER2*、*MET*、*RET*）检测，如果存在敏感突变则采用新辅助靶向治疗，如果没有敏感突变则选择传统放化疗。

患者肿瘤组织基因检测（ARMS 法）存在 *EGFR* 敏感突变：*21exon L858R*（+），选择口服 EGFR-TKI 类靶向药物“吉非替尼”250mg/d，靶向治疗 2 个月后，再一次复查 PET-CT 提示右肺上叶病灶缩小至 0.6cm×0.5cm，与邻近胸膜呈牵拉状，放射性摄取稍增强，SUV_{max} 1.7，纵隔区淋巴结缩小，放射性摄取未见增高，双侧肺门未见肿大淋巴结（图 50-2，见文末彩插）；新辅助治疗后临床分期：$cT_1a\ N_0M_0$ ⅠA 期。

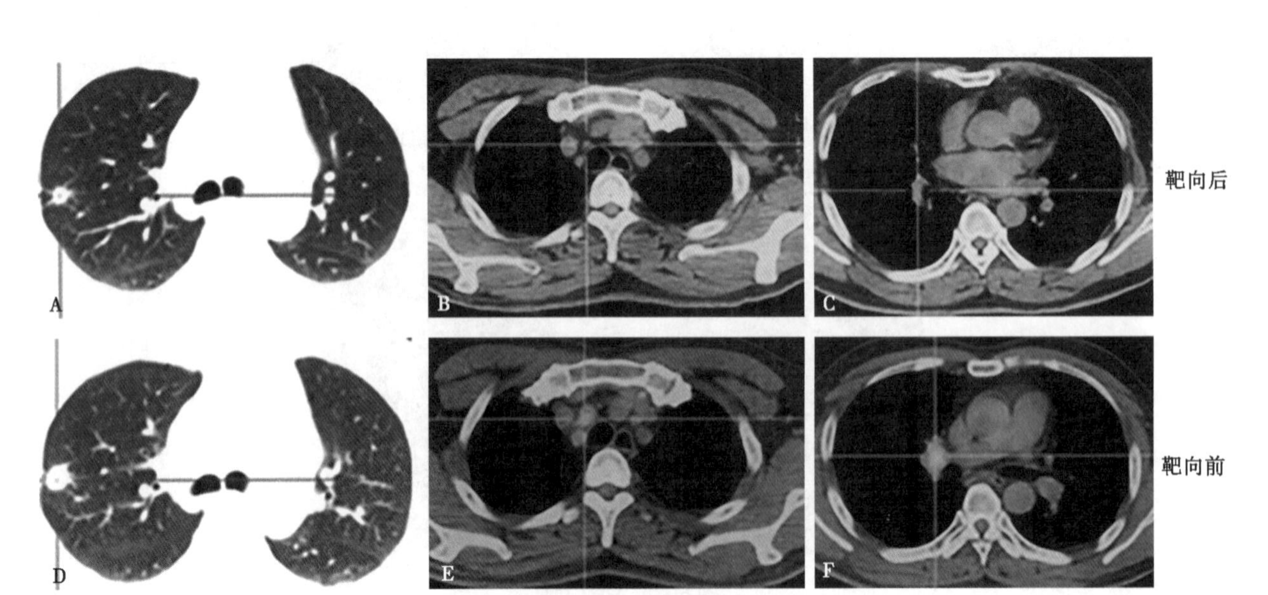

图 50-2 靶向治疗前后 PET-CT 对比

思考4：什么是肺癌根治术，清扫哪几组淋巴结？

肺癌根治术应做到肺癌原发灶及其淋巴引流管道的完全、完整切除（如肺叶切除）；所有切缘阴性（R_0 切除）：包括支气管及周围组织、血管和肿瘤附近的组织；系统性淋巴结清扫至少包含6组淋巴结：其中3组来自肺内 N_1 淋巴结（必须包括肺门淋巴结），3组来自纵隔 N_2 淋巴结（必须包括隆突下淋巴结），建议右胸纵隔淋巴结清扫范围为：2R、3a、3p、4R、7、9组淋巴结；左胸淋巴结清扫范围为：4L、5、6、7、9组淋巴结。

患者进行了胸腔镜下右上肺叶切除＋系统性淋巴结清扫微创手术，术中探查见肿瘤位于右肺上叶，大小约0.5cm×0.5cm，质地硬；肺门和纵隔淋巴结直径<1cm，无外侵。

送检支气管残端、“2组淋巴结”2枚、“4组淋巴结”3枚、“7组淋巴结”3枚、“9组淋巴结”1枚，“10组淋巴结“3枚、“11组淋巴结”1枚，“12组淋巴结”2枚、“13组淋巴结“1枚镜下未见癌。术后病理分期为 $ypT_1a\ N_0M_0R_0$ IA期。

思考5：术后应该注意哪些临床问题？

1. 监测生命体征等指标　术后24小时应密切监测心率、血压、血氧饱和度、动脉氧分压等。观察胸腔闭式引流情况，了解胸腔内是否有迟发性出血。

2. 肺部感染的预防　由于术中术侧肺的萎陷，气道分泌物淤积，术后易合并肺部感染，应早期鼓励患者坐起做深呼吸运动及排痰，促进余肺复张，预防继发性肺部感染的发生。

3. 肺不张及漏气　气道分泌物的淤积、咳嗽排痰无力等可导致术后肺不张，术后应早期行胸部X线检查，了解余肺复张情况。持续肺不张可继发肺部感染，出现发热、胸闷、呼吸困难等症状，此时，需行纤支镜吸痰，加强抗感染，甚至气管切开。余肺创面漏气是肺癌术后另一常见并发症，应加强营养支持治疗，促进肺创面愈合。

4. 支气管胸膜瘘　是肺切除术后严重并发症之一，一般发生在术后7～10天，其临床症状与瘘口大小有关。

5. 心功能不全及心律失常　肺叶切除术离断相应肺叶肺动静脉，导致肺动脉压力增加，右心负荷增加，术后可出现心功能不全表现，特别是高龄及术前行新辅助放化疗患者更易发生心功能不全及心律失常，应密切监测，及时予以相应药物治疗。

6. 术后肺动脉栓塞　是肺癌术后易发生的并发症之一，已越来越受到重视，术后应鼓励患者早期活动，预防血栓；此外，术后应用低分子肝素钠在肺动脉栓塞的预防中起着重要的作用。

7. 切口愈合不良　有文献报道行术前新辅助靶向治疗后，切口愈合不良发生率稍升高。

患者术后恢复顺利，病理分期为 $ypT_1a\ N_0M_0R_0$ IA期，肿瘤组织再次 *EGFR* 基因检测依然存在L858R（+）敏感突变。中国临床肿瘤学会肺癌诊疗指南中指出，基于ADJUVANT（CTONG1104）研究和EVAN研究，N_2 患者术后辅助靶向治疗能有明显的生存获益，肯定了EGFR-TKI在ⅢA期NSCLC辅助治疗中的价值。经多学科讨论和充分告知患者及家属术后辅助可选方案后，决定继续口服EGFR-TKI靶向药辅助治疗。术后第6天出院，定期门诊随访。

思考6：在该例患者的诊疗过程中得到了哪些启示？

对于局部晚期非小细胞肺癌（local advanced non-small cell lung cancer，LANSCLC），经过国内外学者的大量探索与实践总结，已经不再是讨论有无手术适应证的时代，而是要思考如何根据个体和病情的特点通过包含外科手术在内的多学科综合治疗进一步提高治疗的有效率、长期生存率和更高的生活质量。本例患者为肺腺癌，分期为 $cT_1bN_2M_0$，ⅢA期，原发灶虽小，但2R及4R组淋巴结转移，凸显腺癌易转移的生物学特性，临床实践证明单一治疗方案易复发转移，因此，必须采用多学科治疗模式（MDT 理念）。但是多学科治疗模式并不是简单多种治疗手段的叠加，而是应该分析病情特点，结合最新研究进展，应用现代分子生物学的理论和技术，实现对 LANSCLC 的个体化治疗（精准治疗理念）。因此，本例在明确病理诊断的同时，进行包括 *EGFR* 在内的多基因突变检测，为患者新辅助靶向治疗提供了有力的证据。尽管新辅助靶向治疗模式较传统新辅助治疗显示出更大的优势，但仍然存在不少问题有待解决，如：新辅助靶向治疗多久手术最合适、术后辅助靶向治疗该持续多久等，尚需我们进一步探索（不断探索理念）。

三、病例分析

1. 病史特点

（1）患者，男，65 岁。咳嗽、咳痰 2 个月，偶伴痰中带血丝，抗感染治疗无效。有家族肿瘤病史。

（2）体格检查未发现阳性体征。

（3）实验室检查：结核、炎性、真菌鉴别指标、结节病检查等未见异常。

（4）影像学检查：胸部 CT 增强示右肺上叶胸膜下形态不规则结节，大小约 12mm×10mm，边缘可见多发长短毛刺，可见血管穿行，牵拉周围胸膜，增强可见轻度强化，纵隔淋巴结增多增大。

2. 诊断与诊断依据 本病例诊断为右上肺腺癌伴纵隔淋巴结转移 $cT_1b\ N_2\ M_0$ ⅢA 期。

依据包含：①老年男性患者，有咳嗽、咳痰症状，病程>2 周，痰中偶伴血丝，抗感染治疗无效；②大量吸烟史，有家族肿瘤病史；③胸部 CT 增强提示右肺上叶胸膜下见大小约 12mm×10mm 不规则形结节，边缘多发长短毛刺，牵拉周围胸膜，可见血管穿行，增强可见轻度强化，纵隔淋巴结增多增大；④EBUS-TBNA 穿刺 2R、4R 组淋巴结活检诊断为肺腺癌转移；⑤头部磁共振、骨扫描、PET-CT 等检查未发现远处转移。

3. 鉴别诊断 本病种鉴别诊断参见思考 7。

思考 7：肺癌需与哪些疾病相鉴别？

（1）肺部良性肿瘤：肺癌需要与肺部良性肿瘤相鉴别，如硬化性血管瘤、肺错构瘤、肺炎性假瘤、肺软骨瘤等。肺部良性肿瘤多无明显临床症状，病程较长，影像学上多为类圆形占位影，直径较小，边缘光滑、轮廓较为规则，密度均匀，可以有钙化点，多无恶性征象。

（2）肺结核：肺癌需要与肺结核瘤相鉴别，该病常见于 40 岁以下的年轻人，一般病程较长，多有结核病史或接触史。部分患者可以出现结核中毒症状，发病部位多见于双肺上叶尖后段或下叶背段。影像学上肺结核瘤多边缘光滑 / 密度均匀，多伴有钙化灶，肺内尚另有散在结核卫星灶；偶有病变出现干酪样坏死排空，形成薄壁中心型空洞，内壁较为光滑。

（3）肺炎性病变

1）肺癌合并阻塞性肺炎需要与支气管肺炎相鉴别：支气管肺炎常有上呼吸道感染史，起病较急，感染症状较重，X 线表现为边界模糊片状影或斑点状阴影，密度不均，CT 可见不局限于一个肺段或肺叶实变影。

2）肺癌性空洞需要与肺脓肿相鉴别：该病在急性期常有明显的感染中毒症状，痰量较多，呈脓性。影像学多表现为中心型空洞，周围伴有炎症（如胸膜增厚），常有液平面。

（4）其他疾病：肺占位性病变尚需要与肺真菌感染、肺内结节病、纵隔淋巴瘤、肺内转移瘤等疾病进行鉴别。

四、治疗方案

肺癌是一种复杂的全身性疾病，应重视多学科综合治疗，应根据分期选择不同的治疗策略，常见治疗方法有：

1. 手术治疗 目前早期（Ⅰ、Ⅱ期）肺癌的治疗以手术为主，完全性手术切除是提高患者生存率的关键。最常见的术式为解剖性肺叶切除＋肺门纵隔淋巴结清扫。根据病变累及部位和范围还可能双肺叶切除、袖式切除、甚至全肺切除等其他术式。手术治疗也是部分局部晚期（Ⅲ期）和晚期（Ⅳ期）肺癌综合治疗的重要组成部分。

2. 放射治疗 放射治疗是通过射线对肿瘤细胞的 DNA 造成损伤，使肿瘤细胞丧失自我繁殖能力，最终使肿瘤死亡，大概 70% 的肺癌需要放疗。可作为部分可手术切除肺癌的术前新辅助治疗或术后辅助治疗。对于不能手术的部分局部晚期和晚期肺癌，放射治疗为综合治疗中经典的治疗手段。近 10 年的临床研究显示，放疗 / 化疗综合治疗是目前局部晚期肺癌的标准治疗模式，明显优于单纯放疗或单纯化疗。姑息性放疗是指应用放射方法治疗晚期恶性肿瘤的原发和转移病灶以减轻痛苦、改善症状。

3. 化疗　含铂双药方案是部分局部晚期、晚期肺癌的标准治疗方案，也可作为部分可手术切除肺癌的术前新辅助治疗或术后辅助治疗。目前 NP 方案是全球使用较多的辅助化疗方案，EP、GP、DP 等方案在辅助 / 新辅助治疗中的使用缺乏足够的证据，培美曲塞联合顺铂在辅助 / 新辅助治疗中的临床研究尚在进行中。ⅢA 期 NSCLC 是异质性很大的一组疾病，可以分成可完全性手术切除、可能完全性手术切除和无法完全性切除。新辅助治疗 + 手术就是通过新辅助放化疗，使临床分期降期，达到手术完全切除及生存时间延长的目的。其中，对 $T_{3\sim4}N_1$、T_4N_0 及临床 N_2 的患者，指南都推荐新辅助治疗联合手术。

4. 靶向治疗　是特异性针对肿瘤细胞的恶性表型分子位点，使肿瘤细胞特异性死亡，而不会波及肿瘤周围的正常组织细胞，又被称为“生物导弹”，是近年肺癌治疗的重大突破，已得到广泛应用，根据相应基因突变位点选择对应靶向药物已成为肺癌治疗的重要策略。其中 *EGFR* 为最常见的突变基因位点，代表性靶向药物有第一代吉非替尼、厄洛替尼等和第三代奥希替尼。其确切的疗效、轻微的不良反应和口服给药的便利等特点，突破了传统化疗药物的瓶颈，已经成为晚期 NSCLC 治疗中不可或缺的重要手段。最新研究也表明 EGFR-TKI 靶向治疗可作为ⅢA 期可手术切除 NSCLC 的术前新辅助治疗或术后辅助治疗。

5. 免疫治疗　肿瘤的免疫治疗旨在激活人体免疫系统，依靠自身免疫功能杀灭癌细胞。目前肺癌免疫治疗以 PD-1/PD-L1 免疫检查点抑制剂为主，PD-L1 高表达从而抑制 T 细胞作用（T 细胞免疫功能主要是抗细胞内感染、瘤细胞与异体细胞等），利用抗体关闭 PD-1/PD-L1 通路，使 T 细胞作用正常化，发现并攻击癌细胞，打破肿瘤免疫逃逸机制，从而抑制肿瘤。2018 年 *New England Journal of Medicine*（《新英格兰杂志》）公布的一项 Nivolumab 研究也显示了免疫治疗在新辅助治疗中应用潜力和广阔前景。

6. 中医中药治疗　中医药防治恶性肿瘤历史悠久，具有独特的优势与特色。在术后调节机体功能，减少放化疗、靶向药物的毒副作用，提高患者生活质量，预防肿瘤复发转移，延长患者生命等方面具有独特的作用。

五、预后

肺癌是目前世界范围内发病率和死亡率最高的恶性肿瘤，NSCLC 占全部肺癌的 80%，其中约 1/3 的患者在最初诊断时已处于局部晚期（Ⅲ期）。局部晚期 NSCLC 患者的可切除率只有 14%～20%，对于可手术切除的Ⅲa/N_2 期 NSCLC，虽然近年来手术技术的进步使围术期并发症大大降低，但单纯手术切除术后 5 年生存率仍为 20%～35%。单站 N_2 患者的 5 年生存率为 23.8%～32. 2%，而多站 N_2 患者 5 年生存率为 14.7%～19%。

对于 LANSCLC 特别是异质性较大的Ⅲa/N_2 期 NSCLC，国内外指南均推荐采用手术联合化疗、放疗等多学科治疗模式。大量研究也证明，与术后辅助治疗类似，新辅助治疗也可显著改善可切除 NSCLC 患者的预后，并不增加化疗及手术相关的并发症。NSCLC 新辅助化疗对比单纯手术生存获益显著，相对的死亡风险降低 13%，绝对 5 年生存获益大约在 5%，无复发生存率以及远处转移的时间均显著提高，同时局部复发的时间也有延长趋势。

六、要点和讨论

1. 诊治要点　对于本病例诊治的难点和关键在于肿瘤分期判断以及治疗方案的选定。

目前 NSCLC 仍以分期为依据进行治疗方式的选择，准确的分期判断是诊疗过程中的关键，进而根据分期选择最为合适的治疗方案。

2. 分析讨论　肺癌是目前世界上发病率和死亡率最高的恶性肿瘤，发病机制尚不完全明确，但吸烟与肺癌有着明确的相关性，同时慢性肺疾病史、肿瘤家族史也与发生相关。其中以NSCLC为主，早期肺癌可无明显的临床表现，其症状与肿瘤的位置、大小、是否侵犯周围器官组织、有无转移等情况密切相关。典型的肺部表现有咳嗽、咳痰、痰中带血、胸痛、支气管阻塞综合征（发热、寒战、脓痰等肺部感染表现）等；局部晚期可有胸痛、胸闷或呼吸困难、恶性胸腔积液、心包积液、上腔静脉阻塞综合征等表现；发生远处转移可有淋巴结肿大（锁骨上淋巴结多见）、皮下结节、骨痛、脊椎痛、肢体瘫痪等表现；另外也可存在骨关节病综合征、神经-肌肉损害、肌无力综合征等副瘤综合征的症状。在接诊患者时应进行详细的问诊和体格检查。

肺癌的诊断可包括以下几个方面：①临床诊断；②实验室诊断；③影像学和内镜诊断；④病理学诊断。其中临床诊断根据典型的临床表现，如较长的咳嗽、咳痰、痰中带血病程；实验室诊断包括肺癌肿瘤标志物（如CEA、NSE、Cyfra21-1、SCC、ProGRP）、基因检测（如*EGFR*）；影像学诊断包括胸片、胸部CT、PET-CT；内镜诊断如纤维支气管镜、超声支气管镜（EBUS）、电磁导航支气管镜（ENB）；病理学诊断包括经皮肺穿刺活检、超声内镜引导下经支气管针吸活检（EBUS-TBNA）、外科手术活检。

本病例有肺癌多见的刺激性咳嗽、痰中带血丝症状，这种症状常不能被抗感染治疗彻底缓解，或缓解后反复出现；实验室检测未能提供有助于诊断的阳性结果，但对肺癌诊断起不可或缺重要作用的胸部增强CT提示了原发灶位置、大小、形态和肺门及纵隔淋巴结肿大情况，而PET-CT除能提供上述信息外，还能提供病灶、淋巴结的代谢状况以及全身其他部位的信息，由此来达到鉴别良恶性病变及恶性肿瘤分期的目的。纤支镜检查同样是肺癌诊断不可或缺的手段，不仅能发现支气管内肿瘤病灶还能取活检；超声支气管镜则还能通过超声镜头探测支气管周围淋巴结并针吸活检（EBUS-TBNA），明确病变性质和有无淋巴结转移，更准确分期。本病例因肿瘤位于外周，虽纤支镜未能发现病灶，但通过超声内镜下肺门纵隔淋巴结针吸活检明确了肺腺癌诊断和淋巴结分期。肺癌的诊断除明确组织类型外，还需进行准确的临床分期，然后才能选择合适的治疗方案并且有助于判断预后。

本例病灶最大径1.5cm，分为T_1b，2R、4R纵隔淋巴结转移属于N_2，远处检查未发现转移，分为M_0，综合治疗前所有临床资料，本例临床分期为$cT_1bN_2M_0$，ⅢA期。

早期（Ⅰ、Ⅱ期）NSCLC以手术治疗为主，晚期（ⅢB-Ⅳ期）NSCLC以放化疗以及靶向治疗为主，而对局部晚期特别是N_2-ⅢA期NSCLC治疗有多种选择方案，原因在于局部晚期N_2-ⅢA期NSCLC是一组范围广泛的疾病，异质性较高。可分为可完全切除组、可能完全切除组和不可完全切除组。本例原发灶小，尚归属于T_1b，在T分期中属于早期；但肺门、纵隔淋巴结转移，尤其是2R、4R转移融合，已归属于N_2，伴有N_2淋巴结转移者至少为ⅢA期以上的中晚期病例。本例未发现远处转移灶，临床分期属于ⅢA期，表现出比较明显的转移倾向，目前常规检查不能排除全身存在潜在的微转移。我们根据最新的研究进展，通过多学科综合讨论，选择了新辅助靶向治疗方案，即术前服用靶向药物，目的在于消灭可能的微转移灶，同时使转移淋巴结缓解实现降期后进行外科手术，术后继续进行辅助靶向治疗。

本病例术后病理分期为yp T_1a N_0 M_0 R_0 ⅠA期。

3. 研究进展 肺癌的治疗是以外科手术为主的多学科综合治疗。近年来，随着对肺癌研究的逐步深入，其治疗日新月异，更精准、个体化的手术及治疗方案的实施在减少并发症同时改善了患者的预后。近年电视辅助胸腔镜外科（video assisted thoracoscopic surgery，VATS）迅速发展，逐步取代了常规开胸手术，在VATS下可完成解剖性肺叶切除、肺段切除、支气管成形、血管成形术等肺部手术。随着人工智能的开发，机器人辅助胸腔镜手术（robot assisted thoracic surgery，RATS）也已应用肺癌根治术。

新辅助治疗模式的诞生和发展进一步扩大了外科手术的价值。新辅助治疗有以下优势：①使肿瘤缩小、分期降低；②提高手术的可切除性；③消灭或预防术前可能存在的微转移；④较之术后患者提高了化疗的耐受性；⑤术前因肿瘤血供保持完整，化疗药物更有效地到达病灶；⑥可测量病灶的存在提供了活体药敏检测的效果。NCCN 指南推荐 NSCLC 新辅助治疗的主要适应人群是Ⅲa 期患者如 T_3 侵犯胸壁、T_4 侵犯纵隔结构或者气管、肺上沟瘤（$T_{3\sim4}N_{0\sim1}$）以及 $T_{1\sim3}/N_2$ 病变。有些临床试验也纳入较早期肺癌包括Ⅰb 期、Ⅱ期以及有纵隔淋巴结微小转移的“偶然性 N_2”的Ⅲa 期肺癌患者。对于局部晚期 NSCLC，大量研究已经证实术前新辅助治疗的多学科综合治疗能使患者获益。常规的术前新辅助治疗方式为放化疗，但毒副作用大，疗效有限，难以突破其治疗瓶颈，随着以 EGFR-TKI 为代表的分子靶向药物的推出和应用，传统治疗模式也发生了改变。

目前常用的 EGFR-TKI 药物如吉非替尼、厄洛替尼、埃克替尼等均已在我国广泛应用，在伴有外显子 19 缺失突变或外显子 21 L858R 突变的肺腺癌患者为敏感突变，治疗效果显著。IPASS、First-SIGNAL、OPTIMAL 和 EURTAC 等研究也确立了 EGFR-TKI 在 *EGFR* 突变的晚期或局部晚期 NSCLC 治疗中的地位，使之得到了广泛的一线应用。

2018 年 ESMO 大会公布了我国多中心随机对照临床研究 CTONG1103 的数据，结果显示术前新辅助治疗靶向组相比传统化疗组具有更好的客观缓解率（ORR 54.1% vs 34.3%），更长的无进展生存期（PFS 21.5 个月 vs11.9 个月），这提示对于具有 *EGFR* 突变的可切除ⅢA-N_2 期 NSCLC 患者，新辅助靶向治疗效果优于新辅助化疗。2018 年 P.M. Forde 等学者在 *New England Journal of Medicine*（《新英格兰杂志》）发布了免疫治疗在 NSCLC 新辅助治疗中的数据结果，显示新辅助免疫治疗副作用少，术后有显著的病理学缓解。

总之，在人类对抗肺癌的这场漫长而艰苦的战争中，肺癌基础研究的深入正在逐步揭开肺癌发生发展的神秘面纱，影像学检查、内镜检查、基因检测等多管齐下极大提高了肺癌的早期诊断，手术治疗、放化疗、靶向治疗和免疫治疗等多样化的肺癌治疗手段也取得了显著成果。目前肺癌的治疗已经步入个体化综合治疗时代，对肺癌的诊断和治疗也提出了更高的要求和挑战，如：识别新的驱动基因，拓展靶向治疗受益人群；探究靶向耐药机制，避免和克服耐药；发现免疫治疗更好的预测指标，提高免疫治疗效果；开发新药，合理设计联合用药方案。这些研究领域大有可为，等待年轻的肺癌研究者去探索，为人类最终战胜肺癌做出新的贡献！

（廖永德）

参考文献

[1] Veeramachaneni N K, Feins R H, Stephenson B J K, et al. Management of stage ⅢA non-small cell lung cancer by thoracic surgeons in North America. Ann Torac Surg, 2012, 94(3): 922-928.

[2] Le Péchoux C, Dunant A, Faivre-Finn C, et al. Postoperative Radiotherapy for Pathologic N2 Non-Small Cell Lung Cancer Treated With Adjuvant Chemotherapy: Need for Randomized Evidence. J Clin Oncol, 2015, 33(26): 2930-2931.

[3] Pless M, Stupp R, Ris H B, et al. Induction chemoradiation in stage ⅢA/N2 non-small-cell lung cancer: a phase 3 randomised trial. Lancet, 2015, 386(9998): 1049-1056.

[4] Wen-Zhao Zh, Qun W, Wei-Min M, et al. Geftinib versus vinorelbine plus cisplatin as adjuvant treatment for stage Ⅱ-ⅢA(N1-N2) EGFR-mutant NSCLC (ADJUVANT/CTONG1104): a randomised, open-label, phase 3 study. Lancet Oncol, 2018, 19(1): 139-148.

[5] Dong sheng Y, Shi dong X, Qun W, et al. Erlotinib versus vinorelbine plus cisplatin as adjuvant therapy in Chinese patients with stage ⅢA EGFR mutation-positive non-small-cell lung cancer(EVAN): a randomised, open-label, phase 2 trial. Lancet Respir Med, 2018, 6(11): 863-873.

[6] Huang Q, Li J, Sun Y, et al. Efficacy of EGFR Tyrosine Kinase Inhibitors in the Adjuvant Treatment for Operable Non-small Cell Lung Cancer by a Meta-Analysis. Chest, 2016, 149(6): 1384-1392.

[7] Forde P M, Chaft J E, Smith K N, et al. Neoadjuvant PD-1 Blockade in Resectable Lung Cancer. N Engl J Med, 2018, 379(9): 1976-1986.

[8] 非小细胞肺癌辅助治疗胸外科共识专家组. 非小细胞肺癌术后辅助治疗中国胸外科专家共识(2018版). 中国肺癌杂志, 2018, 21(10): 731-737.

案例51 乙状结肠癌合并急性肠梗阻

一、病历资料

1. 病史采集 男性，75岁，因“腹痛、腹胀、肛门停止排气、排便4天”入院。4天前患者进食后出现腹痛、呈阵发性绞痛，伴腹胀，恶心、欲吐及肛门停止排气、排便，症状呈进行性加重，就诊于当地医院，行腹部立卧位片检查，考虑“肠梗阻”，予禁食、低压灌肠及补液等治疗后上述症状无明显好转，为求进一步治疗，就诊于我院，急诊以“机械性肠梗阻”收入我科。病来患者精神、睡眠差，未进食，小便量少，大便未排。

既往史：否认“高血压、糖尿病、心脏病”病史，否认传染病史，5年前因急性阑尾炎行“开腹阑尾切除术”，既往无类似腹痛发作病史，无输血史、食物药物过敏史，预防接种史不详。

个人史：无烟酒嗜好。

婚育史：23岁结婚，夫妻关系和谐，育1子1女，均体健。

家族史：父母已故，否认肿瘤及遗传病家族史。

2. 体格检查 T 36.2℃，P 90次/min，R 24次/min，BP 140/92mmHg，急性病容，神清，查体配合，对答欠流利，全身浅表淋巴结未触及，皮肤、巩膜无黄染，皮肤弹性稍差，心肺未见异常，脊柱及四肢未见异常；专科查体：腹部明显膨隆，可见肠型及蠕动波，无腹壁静脉曲张，右下腹见6cm长手术切口瘢痕，全腹压痛，无明显反跳痛，伴轻度肌紧张，肝脾未触及，腹部叩诊呈鼓音，移动性浊音阴性，肠鸣音5次/min，可闻及气过水声，肛门指诊手指可及范围内未触及明显肿块、溃疡，退出指套血染。

3. 实验室及影像学检查

（1）血常规：WBC 8.56×10^9/L，N% 78%，Hb 109g/L，Plt 251×10^9/L。

（2）血生化：Scr 47μmol/L，BUN12.9mmol/L，UREA 425.8mmol/L，ALT 26U/L，AST 46U/L，TBIL 8.2μmol/L，DBIL 0，LDH 3 400U/L。

（3）血电解质：Na^+ 134mmol/L，K^+ 3.45mmol/L，Cl^- 96.0mmol/L。

（4）心电图：电轴左偏。

二、诊治经过

结合患者的症状、体征及外院腹部立卧位片检查结果，诊断考虑机械性肠梗阻。患者高龄、腹胀明显、呼吸急促、病来未进食，入院后给予心电监护、吸氧、胃肠减压、建立静脉通道补液及低压灌肠治疗。

思考1：作为接诊医生，应如何向上级医生汇报病情，并与患者及家属沟通下一步的检查及治疗？

向上级医生汇报病情的要点：75岁老年男性，腹痛性质，伴随症状；既往有腹部手术史，有无类似症状发作史；目前生命体征、腹部体征，以及外院腹部立卧位检查结果，初步诊断及处理。

与患者及家属沟通谈话的要点：目前患者诊断考虑机械性肠梗阻，导致梗阻原因不清楚，目前的处理，需进一步完善相关常规检查和明确梗阻原因的特殊检查。

思考2：引起该患者机械性肠梗阻的病因有哪些？

（1）术后肠粘连：肠粘连是引起机械性肠梗阻最常见的病因。患者既往曾因“急性阑尾炎”行“开腹阑尾切除术”，有引起术后粘连性肠梗阻的可能，进一步行腹部CT检查可以提示粘连梗阻部位，有助于诊断。

（2）结直肠肿瘤：老年患者，有发生结直肠肿瘤的可能性，特别是左半结肠癌，部分患者以肠梗阻为首发表现，腹部CT平扫+增强扫描检查及肿瘤标记物CEA、CA19-9检查有助于明确诊断。

（3）严重便秘：老年患者，长期严重便秘可能导致粪石性肠梗阻。腹部CT检查可见结肠腔内粪石影并近端肠管扩张。

进一步腹部及盆腔CT（平扫+增强）扫描提示：乙状结肠见肿瘤，突破肠管外膜，边界欠清，周围可见肿大淋巴结，肿瘤近端肠管明显扩张、积气积液（图51-1），肝脏未见肿瘤结节。胸部

CT 双肺间质性病变，未见肿瘤结节。肿瘤标记物：CEA 12.63μg/L（正常参考值，男性 <5μg/L）、CA19-9 78.91U/mL（正常参考值，< 35U/mL）。据此，该患者诊断乙状结肠癌（$cT_4bN_xM_0$）并急性肠梗阻。

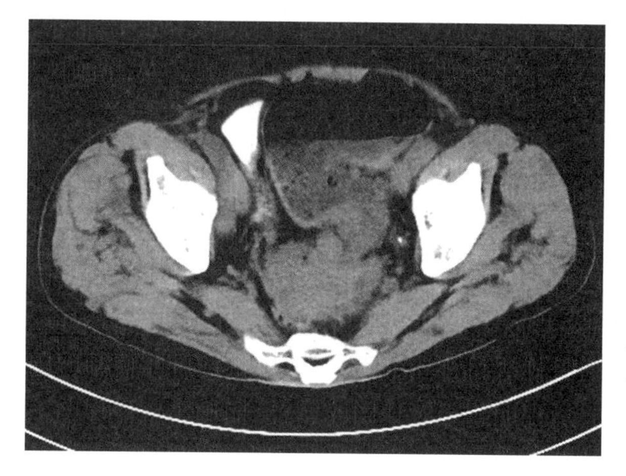

图 51-1 盆腔 CT 增强扫描

乙状结肠肿瘤致肠腔狭窄，近端肠管明显扩张，肿瘤边界欠清

思考 3：乙状结肠癌并急性肠梗阻的特点及治疗原则及方法是什么？

乙状结肠癌并急性肠梗阻为闭袢性梗阻，需积极治疗，解除梗阻，以免发生肠破裂及肠坏死。治疗方法包括：

（1）急诊手术治疗，方案包括：Ⅰ期切除吻合，或Ⅰ期切除吻合 + 近端保护性造口，或Ⅰ期肿瘤切除近端造口远端闭合，或造瘘术后Ⅱ期切除。

（2）支架植入术，Ⅱ期根治性手术。

思考 4：在治疗方法选择方面，与患者及家属沟通的要点是什么？

针对该患者治疗方法包括急诊手术及梗阻部位支架植入，两类治疗方法各有其优缺点，如：急诊手术的优势是解除梗阻的效果确切，而且术中可能根据具体情况决定是否切除肿瘤，不足是患者年龄较大，手术耐受力差，肠梗阻影响呼吸功能并存在一定程度的内环境紊乱，手术风险较大，术后可能需转重症监护室（ICU）监护治疗；支架植入的优点是创伤小，若解除梗阻后限期行肿瘤根治术一期吻合成功率高，不足是存在一定的失败率、可能导致穿孔等并发症。向患者及家属沟通时应充分说明不同治疗方法的优缺点，为其选择治疗方案提供参考。

与患者及家属沟通后，家属选择急诊手术治疗。

思考 5：急诊手术前需做哪些准备？

（1）完善术前相关检查及检验，如凝血功能、HIV、乙肝五项、丙肝抗体等。

（2）评估患者心脏、肺、肝脏等重要脏器功能状态，判断手术耐受性；备血；纠正水电解质平衡紊乱等。

患者术前检验、检查无绝对手术禁忌，急诊在全麻下行剖腹探查术。术中见乙状结肠肿瘤较大，突破浆膜，侵犯周围腹膜。考虑到一期切除肿瘤难度大、手术时间长、患者手术耐受力差，决定行近端肠管单纯造口术解除梗阻。

思考 6：结肠癌合并急性肠梗阻行单纯肠造口术的注意事项有哪些？

（1）肠造口的方式：环状造口。

（2）造口肠管的位置选择：一般选择肿瘤近端游离度较好的肠管，如乙状结肠、横结肠或盲肠。因造口距离肿瘤过远可能引起“盲袢综合征”，选择距离肿瘤较近的肠管造口为宜，若患者有再次行根治手术切除的可能，选择造口位置应方便Ⅱ期行根治手术时肠管的切除吻合。

患者术后因拔除气管插管困难，转 ICU 监护治疗。病情平稳后转回胃肠外科继续治疗。

思考 7：针对目前情况，如何向患者家属沟通下一步检查及治疗？

经手术治疗，急性肠梗阻已解除，需行肠镜及病理检查明确诊断。若肠镜及病理明确为乙状结肠癌，结合术前 CT 及术中所见，肿瘤为潜在可切除 T_4b 期，需进一步行根治性切除手术，实施根治手术前需行 MDT 讨论决定是否需要行新辅助化疗。

患者病情平稳后行肠镜及病理检查明确为乙状结肠中分化腺癌。针对CT及术中所见肿瘤为T_4b期，经胃肠外科、肿瘤科、影像科多学科诊疗（MDT）讨论后决定行新辅助治疗后行肿瘤根治手术治疗。于术后3周转肿瘤科按FOLFOX方案行新辅助化疗（每1疗程间隔2周），2疗程后复查CT提示肿瘤有缩小趋势，继续按该方案化疗。

思考8：何谓新辅助化疗？结肠癌的新辅助化疗方案有哪些？治疗时限为多久？如何评价其疗效？

新辅助化疗是在传统术后化疗的基础上逐渐发展起来的一种新型化疗模式，主要是通过化疗的方法来获得降低结肠癌患者临床分期的目的，从而为患者争取到接受根治性手术的机会，有利于改善患者的预后。

结肠癌的新辅助化疗方案有：FOLFOX（奥沙利铂＋氟尿嘧啶＋醛氢叶酸），或者CapeOx（卡培他滨＋奥沙利铂），或者FOLFIRI（伊立替康＋氟尿嘧啶＋醛氢叶酸），或者FOLFOXIRI（奥沙利铂＋伊立替康＋氟尿嘧啶＋醛氢叶酸）。治疗时限为2～3个月。

可采用全腹＋盆腔CT（平扫＋增强）扫描来评价新辅助化疗效果。

患者按FOLFOX方案行新辅助化疗6疗程，复查CT提示乙状结肠肿瘤明显缩小，边界清楚（图51-2），肝脏未见转移病灶。化疗结束1周后，患者于胃肠外科行腹腔镜探查、肠粘连松解、乙状结肠癌根治术。

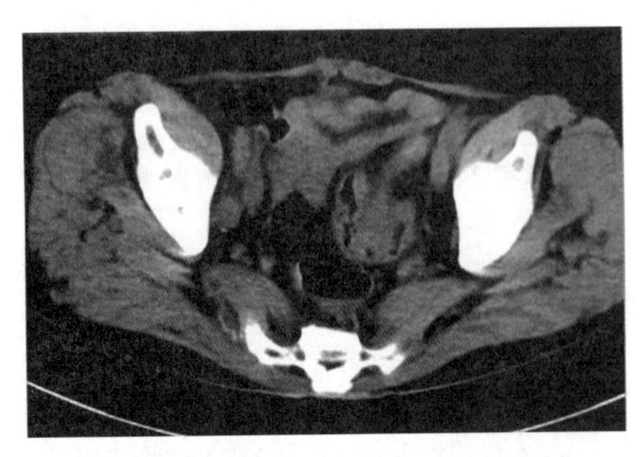

图51-2 新辅助化疗6疗程后盆腔CT增强扫描
肿瘤较化疗前明显缩小，边界清楚

思考9：患者行腹腔镜手术有哪些注意事项？

腹腔镜手术具有创伤小、视野清晰、术后并发症少等优点，符合快速康复外科（ERAS）理念，目前国内外指南针对无肠梗阻的结肠癌可行腹腔镜手术治疗，但患者既往曾行开腹阑尾切除术及剖腹探查乙状结肠造口术，两次腹腔手术后可能出现严重的肠粘连。按常规方法建立气腹有损伤腹腔脏器的可能，可采用直视方法开放式建立气腹及观察孔，分离粘连后实施乙状结肠癌根治术；若腹腔粘连严重，需中转开腹手术。

患者术后回胃肠外科病房继续治疗。术后病理结果：乙状结肠中分化腺癌，肿瘤侵及肠壁深肌层，伴淋巴结转移（2/15），无脉管及神经浸润，术后病理分期$pT_3N_1M_0$（Ⅲ期），术后恢复顺利，无吻合口瘘等并发症发生。

思考10：患者下一步治疗及随访内容有哪些？

患者按FOLFOX方案行新辅助治疗疗效较好，术后可继续按该化疗方案予辅助化疗10～12疗程。术后定期随访内容：①CEA、CA19-9监测，每3个月1次，共2年，然后每6个月1次，共5年，5年后每年1次；②胸部、腹部及盆腔CT或MRI，每半年1次，共2年，然后每年1次，共5年；③术后1年内行肠镜检查，如有异常，1年内复查；如未见息肉，3年内复查；然后5年1次，随诊检查出现的结直肠腺瘤均应切除。

三、病例分析

1. 病史特点

（1）男性，75岁。腹痛、腹胀、肛门停止排气、排便4天。基层医院按“肠梗阻”治疗后无缓解。既往有开腹阑尾切除手术史。

（2）T 36.2℃，P 90次/min，R 24次/min，BP 138/89mmHg，急性病容，神清，查体配合，腹部明显膨隆，可见肠型及蠕动波，无腹壁静脉曲张，右下腹见6cm长手术切口瘢痕，全腹压痛，无明显反跳痛，伴轻度肌紧张，肝脾未触及，腹部叩诊呈鼓音，移动性浊音阴性，肠鸣音5次/min，可闻及气过水声，肛门指诊手指可及范围内未触及明显肿块、溃疡，退出指套血染。

（3）实验室及影像学检查

1）肿瘤标记物：CEA 12.63μg/L、CA19-9 78.91U/mL。

2）全腹+盆腔CT（平扫+增强）扫描：乙状结肠见肿瘤，突破肠管外膜，边界欠清，周围可见肿大淋巴结，肿瘤近端肠管明显扩张、积气积液，肝脏未见肿瘤结节。胸部CT未见肺部转移病灶。

（4）患者急诊行剖腹探查术，术中证实乙状结肠肿瘤并急性肠梗阻，行单纯肠造口术解除梗阻，病情平稳后行肠镜及病理检查明确为乙状结肠中分化腺癌。

（5）病理检查明确诊断后经MDT讨论决定按FOLFOX方案行新辅助治疗，4疗程后肿瘤明显缩小，实施腹腔镜探查、肠粘连松解、乙状结肠癌根治术。术后拟继续按新辅助化疗方案化疗10～12疗程。

2. 诊断与诊断依据

（1）诊断：乙状结肠癌（$cT_4bN_xM_0$）合并急性肠梗阻。

（2）诊断依据

1）75岁男性，腹痛、腹胀、肛门停止排气、排便4天急诊入院。

2）急诊入院时查体：腹部明显膨隆，可见肠型及蠕动波，全腹压痛，无明显反跳痛，伴轻度肌紧张，肝脾未触及，腹部叩诊呈鼓音，移动性浊音阴性，肠鸣音5次/min，可闻及气过水声，肛门指诊手指可及范围内未触及明显肿块、溃疡，退出指套血染。

3）急诊手术前实验室及影像学检查：肿瘤标记物CEA、CA19-9均增高；全腹+盆腔CT（平扫+增强）扫描：乙状结肠见肿瘤，突破肠管外膜，边界欠清，周围可见肿大淋巴结，肿瘤近端肠管明显扩张、积气积液，肝脏未见肿瘤结节。胸部CT：未见肿瘤结节。

4）急诊手术中见乙状结肠肿瘤突破浆膜，侵犯周围腹膜。术后行肠镜及病理检查：乙状结肠癌。

3. 鉴别诊断　本病例在诊疗过程中主要围绕“肠梗阻”的病因进行鉴别诊断：见思考2。

四、治疗方案

乙状结肠癌（属左侧结肠癌）合并急性肠梗阻的治疗方法包括：急诊手术、支架植入、化疗及靶向治疗等。

1. 急诊手术　手术方式根据患者的手术耐受性、肿瘤能否切除而定。若肿瘤能切除，患者手术耐受性好，可根治性切除肿瘤，手术方式包括：①切除肿瘤、一期吻合；②切除肿瘤、一期吻合，近端肠管保护性造口；③Hartmann手术（切除肿瘤、远端肠管封闭、近端肠管造瘘术）；若患者手术耐受力差或肿瘤不能切除，则行单纯近端肠造口术解除梗阻。

2. 支架植入　通过介入或肠镜在肿瘤梗阻部位植入支架：若支架植入后成功解除梗阻，肿瘤可切除，则限期行根治性切除术；若支架植入不成功或发生支架并发症，如肠穿孔等，则需急诊手术处理。

3. 化疗　包括术后辅助化疗及术前新辅助化疗。对于肿瘤不能切除的患者，可实施术前新辅助化疗，目的是使肿瘤缩小、分期提前，为根治性手术创造条件。化疗方案有：FOLFOX（奥沙利铂+氟尿嘧啶+醛氢叶酸），或者CapeOx（卡培他滨+奥沙利铂），或者FOLFIRI（伊立替康+氟尿嘧啶+醛氢叶酸），或者FOLFOXIRI（奥沙利铂+伊立替康+氟尿嘧啶+醛氢叶酸）。

4. 靶向治疗　对于术前新辅助化疗或对于复发、转移型结肠癌患者，可根据不同的基因检测结果选用相应的靶向药物治疗：①对于*K-ras*、*N-ras*、*BRAF*基因野生型患者，推荐选用西妥昔单抗；②存在*BRAF*（*V600E*）突变者，推荐贝伐珠单抗治疗。

五、预后

结直肠癌合并急性肠梗阻的发生率为30%～40%，其急诊手术死亡率达7%～15%，若患者未发生围手术期死亡，其预后与其TNM分期有关。5年生存率是评价患者预后的主要指标，国外数据显示：结直肠癌患者的总体5年生存率约为50%，Ⅰ期超过90%，Ⅱ～Ⅲ期约为70%，Ⅳ期可根治性切除约为30%、姑息治疗为8%。

六、要点和讨论

1. 诊治要点 对于本病例，结合患者的症状、查体及肿瘤标记物、CT 检查，诊断不困难，关键在于根据患者的具体情况选择合理的治疗方案。

中国临床肿瘤学会（CSCO）结直肠癌诊疗指南（2018.V1）关于结肠癌合并肠梗阻的治疗建议：①Ⅰ级推荐手术治疗，手术方式包括：Ⅰ期切除吻合，或Ⅰ期切除吻合 + 近端保护性造口，或Ⅰ期肿瘤切除近端造口远端闭合，或造瘘术后Ⅱ期切除；②Ⅱ级推荐：支架植入，Ⅱ期根治性手术。

针对 T_4b 期结肠癌，中国结直肠癌诊疗规范（2017 年版）的治疗建议为：①对于初始局部不可切除的 T_4b 期结肠癌，推荐选择客观有效率高的化疗方案或化疗联合靶向治疗方案。必要时，在 MDT 讨论下决定是否增加局部放疗。②对于初始局部可切除的 T_4b 期结肠癌，推荐在 MDT 讨论下决定是否行术前化疗或直接手术治疗。

左侧结肠癌合并急性肠梗阻的处理流程，详见图 51-3。

2. 分析讨论 该患者以机械性肠梗阻表现起病，收住胃肠外科，结合 CT、肿瘤标记物检测及术中所见，考虑乙状结肠癌（$T_4bN_xM_0$）合并急性肠梗阻，急诊行肿瘤近端肠管单纯造口术解除肠梗阻；术后因拔除气管插管困难，转重症监护室（ICU）治疗；带患者病情好转后转回胃肠外科，行肠镜检查明确为乙状结肠中分化腺癌；之后胃肠外科、肿瘤科、影像科行 MDT 讨论后，决定按 FOLFOX 方案于肿瘤科行新辅助化疗，6 疗程后肿瘤明显缩小，化疗结束 1 周后于胃肠外科行腹腔镜探查、肠粘连松解、乙状结肠癌根治术，术后病理 $pT_3N_1M_0$（Ⅲ期），术后恢复顺利，无吻合口漏等并发症发生，拟于肿瘤科继续术后辅助化疗。

在病情的不同阶段，该患者接受了胃肠外科、ICU、肿瘤科多个学科的治疗。各学科在治疗过程中均遵循结直肠癌诊疗指南及诊疗规范，有效地解除患者肠梗阻并且根治性切除肿瘤，未发生围手术期死亡，是一个多个学科协作取得较好治疗效果的典型案例。

3. 研究进展 结直肠癌是临床上常见的恶性肿瘤，其发病率在世界范围内居恶性肿瘤的第

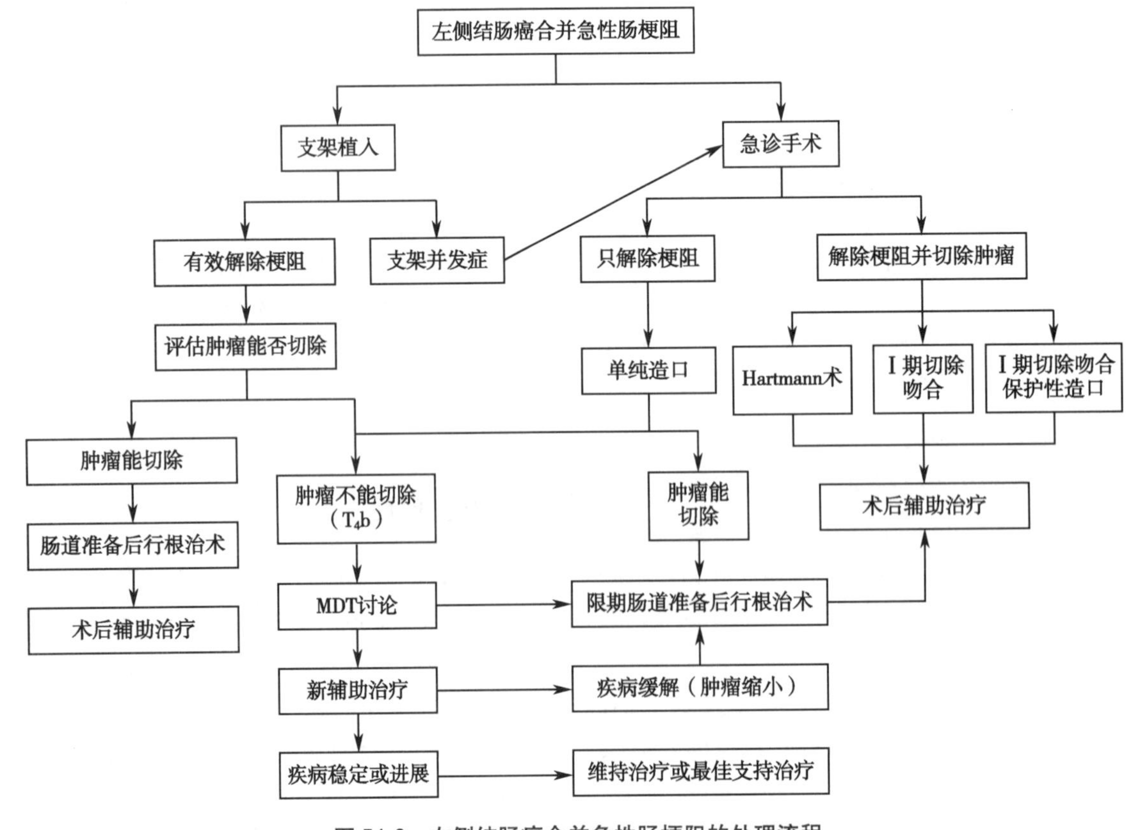

图 51-3 左侧结肠癌合并急性肠梗阻的处理流程

三位。大约有 30% 的患者会出现急诊情况，肠梗阻及穿孔是结直肠癌最常见的并发症，其中肠梗阻占 80%，穿孔占 20%。约 75% 的结直肠癌并发肠梗阻的部位位于结肠脾曲以远的左侧结肠，其中乙状结肠是最常见的。结直肠癌引起的肠梗阻在临床严重程度、诊断、治疗选择以及针对肿瘤的管理方面都是具有挑战性的。其治疗方式的选择需要根据肿瘤能否切除、患者的手术耐受性来综合考虑：

（1）针对肿瘤能切除的治疗：根据切除肿瘤的时机可分为Ⅰ期切除及Ⅱ期切除两种方式。根据Ⅰ期切除肿瘤后是否行Ⅰ期吻合，又可分为切除肿瘤、远端肠管封闭、近端造口的 Hartmann 术（Hartmann's procedure，HP），及Ⅰ期吻合的手术（resection and primary anastomosis，RPA）；Ⅱ期切除肿瘤的方式为Ⅰ期先解除肠梗阻，Ⅱ期行肿瘤根治术，解除梗阻的方式包括肿瘤近端肠管单纯造口术及梗阻部位植入自膨式金属支架（self-expanding metallic stents，SEMS）。

1）Ⅰ期切除肿瘤：HP 是左侧结肠癌急诊手术中常见的手术之一。传统观念认为肠道完全清洁是避免吻合口漏的必要条件，该手术不实施Ⅰ期吻合，避免了术后吻合口漏的发生。实施该手术后根据具体情况可能需要Ⅱ期手术闭合瘘口，但部分患者病情进展可能无法还纳造口需行永久造口，使得患者生活质量下降。

在没有吻合口漏发生的情况下，RPA 是左侧结肠癌梗阻的首选方案。该手术方式有效避免了第二次手术。现在越来越多的证据支持大肠中粪便的存在不影响吻合口漏的发生及发生后的严重程度。近年来，对于左侧结肠癌合并肠梗阻行 RPA 术的趋势越来越明显。无张力吻合和吻合口缘良好的血供是防治吻合口瘘发生的主要因素，近来有研究者术中使用吲哚菁绿来评估吻合口血供为 PRA 术提供了有效的证据。在直肠癌行低位直肠前切除的研究中发现，PRA 后对于存在高危吻合口瘘因素的患者实施回肠末端保护性造口，虽然不能降低吻合口漏的发生率，但可以减少严重吻合口漏（C 级漏）的发生；根据这一研究结果，在左侧结肠癌肠梗阻实施 RPA 手术时，可以考虑增加保护性造口以减少严重吻合口漏的发生。

一旦发生吻合口瘘，将给患者带来的灾难性的后果，其抵消了 RPA 术的优势。术中是采用 HP 还是 RPA 通常取决于手术医生的判断：年龄、ASA 分级、手术的紧迫性及肿瘤分期是决定 RPA 手术时参考的重要因素。此外，RPA 手术由专业的结直肠外科医生而非一般外科医生实施的吻合口瘘发生率和死亡率均较低。因此，当患者存在吻合口漏的高危因素时，若实施手术的医生是急诊科医生而非胃肠外科专科医生，采用 HP 手术可能更适合。

2）Ⅰ期解除梗阻、Ⅱ期根治性切除肿瘤：对于不能耐受根治性或长时间全身麻醉的重症患者，应行单纯结肠造口术。该手术能起到结肠道减压与最小手术创伤的作用，降低了未做肠道准备而手术污染的风险，允许患者做强化复苏，并在最终行根治术之前对患者进行更好的分期。

除了手术治疗，通过结肠镜将 SEMS 植入结肠肿瘤梗阻部位，可以有效地解除梗阻，而且避免肠造口，创伤比单纯造口更小，住院时间更短，由于没有实施造口手术带来的肠粘连问题，SEMS 还能增加根治手术时实施腹腔镜手术的概率。但有研究报道了 SEMS 增加肿瘤复发的机会：与近端结肠造瘘术组相比，SEMS 组肿瘤溃疡、神经浸润和淋巴结侵犯的百分比明显增高；放置 SEMS 后，存在一定的穿孔发生率，部分为隐匿性穿孔，并发支架穿孔的患者，术后 4 年 DFS 率明显低于无穿孔的患者。

近来有文献报道，相对于Ⅰ期切除肿瘤，采用Ⅰ期单纯肠造口或采用 SEMS 解除梗阻、Ⅱ期根治性切除肿瘤的方式，清扫的淋巴结更多，而且最终永久性造口的患者更少。这一研究显示了分期手术在治疗左侧结肠癌肠梗阻中的优势。

（2）针对肿瘤不能切除者：近端结肠造口术是解除局部晚期左侧结肠癌肠梗阻的传统手术方式。近年来，有较多关于 SEMS 植入该类患者治疗的报道。SEMS 植入具有创伤小、住院时间短的优点，因为没有结肠造口带来的心理影响，可以为患者提供更好的生活质量。但该方式存在以下问题：①存在一定的失败率，研究报道其成功率为 70%～90%；②可能引发支架所致的肠穿孔；③部分晚期患者需联合贝伐单抗治疗，有使用贝伐单抗与支架穿孔之间存在相关性的报道；④穿孔发生后需中断化疗，影响实施新辅助化疗的疗效。上述因素限制了SEMS植入在晚期左侧结肠癌肠梗阻患者中的应用。但随着研究的深入，相关问题的解决，SEMS因其自身的优势，将在左侧结肠癌肠梗阻的治疗中有更广阔的应用前景。

（文坤明）

参考文献

[1] 中华医学会肿瘤学分会. 中国结直肠癌诊疗规范（2017年版）[J]. 中国实用外科杂志，2018，38（10）：1089-1101.

[2] 中国临床肿瘤学会指南工作委员会. 结直肠癌诊疗指南（2018.V1）[M]. 北京：人民卫生出版社.

[3] Pisano M，Zorcolo L，Merli C，et al.2017 WSES guidelines on colon and rectal cancer emergencies：obstruction and perforation[J]. World Journal of Emergency Surgery，2018，13（1）：36.

[4] Bray F，Ferlay J，Soerjomataram I，et al. Global cancer statistics 2018：GLOBOCAN estimates of incidence and mortality worldwide for 36 cancers in 185 countries[J]. CA：a cancer journal for clinicians，2018，68（6）：394-424.

[5] Awotar G K，Guan G，Sun W，et al. Reviewing the Management of Obstructive Left Colon Cancer：Assessing the Feasibility of the One-stage Resection and Anastomosis After Intraoperative Colonic Irrigation[J]. Clinical Colorectal Cancer，2017，16（2）：89-103.

[6] Kagami S，Funahashi K，Ushigome M，et al. Comparative study between colonic metallic stent and anal tube decompression for Japanese patients with left-sided malignant large bowel obstruction[J]. World J Surg Oncol，2018，16（1）：210.

[7] Öistämö E，Hjern F，Blomqvist L，et al. Emergency management with resection versus proximal stoma or stent treatment and planned resection in malignant left-sided colon obstruction[J]. World J Surg Oncol，2016，14（1）：232.

[8] Köneş O，Kartal A，Akarsu M，et al. Colonic Stent Use in Patients With Malignant Flexure Tumors Presenting With Obstruction[J]. Journal of the Society of Laparoendoscopic Surgeons，2019，23（1）：2018.00088.

[9] Morita S，Yamamoto K，Ogawa A，et al. Benefits of using a self-expandable metallic stent as a bridge to surgery for right-and left-sided obstructive colorectal cancers[J]. Surgery Today，2018，49（1）：1-6.

[10] Kang S I，Oh H K，Yoo J S，et al. Oncologic outcomes of preoperative stent insertion first versus immediate surgery for obstructing left-sided colorectal cancer[J]. Surgical Oncology，2018，27（2）：216-224.

[11] Arezzo A，Passera R，Lo Secco G，et al. Stent as bridge to surgery for left-sided malignant colonic obstruction reduces adverse events and stoma rate compared with emergency surgery：results of a systematic review and meta-analysis of randomized controlled trials[J]. Gastrointestinal Endoscopy，2017，86（3）：416-426.

[12] Flor-LorenteB，Báguena G，Frasson M，et al. Self-expanding metallic stent as a bridge to surgery in the treatment of left colon cancer obstruction：Cost-benefit analysis and oncologic results[J]. Cirugia Espanola，2017，95（3）：143-151.

第十二章　医学伦理平行案例

案例52　医患沟通分析

一、病历资料

患者，女性，9岁，出生后3个月余于当地医院发现心脏杂音，心脏彩超提示为主动脉瓣狭窄，因年龄小，建议随访。为寻求进一步手术治疗，患儿被专科医院收治，入院完善各项检查后，确定行主动脉瓣置换术。术后患儿循环不稳定，延迟关胸，带体外循环的体外膜肺氧合（extracorporeal membrane oxygenation，ECMO）回胸外科重症监护室，并予以强心、利尿、抗感染等对症支持治疗。

二、沟通过程

思考1： 在诊断无误，治疗方案告知确定后，无论术后恢复如何，良好的医患沟通都是体现医学人文关怀的重要手段，不仅能够帮助患者和家属了解疾病信息，同时能够给予其必要的情感支持。为什么医患沟通中有效地告知“不利的消息”很重要？

（1）医患沟通中很多时候会涉及“坏消息”的告知，并且通常情况下告知不利消息会给医生带来较大的心理压力，因此提前了解有效告知的方法能够帮助医生从容应对医患沟通中的困难。

（2）患者以及家属希望被坦诚地告知信息。多项回顾性研究表明绝大多数患者希望被及时告知自己的疾病诊断和生存时间。

（3）患者知情权的考虑。有效告知疾病信息体现了尊重患者自主性的生命伦理原则。

（4）有效告知能够帮助患者和家属理解疾病信息，提升医疗满意度，有助于患者和家属对于疾病的心理适应。

1. 对可能出现困难的安排　考虑到患儿面临ECMO撤机困难，主刀医生计划召开家庭谈话，告知家长病情、解答困惑并就治疗中的困难与家属达成共识。

思考2： 医患沟通中的“不利消息”指的是什么？

不利消息指与患者和家属的预期相背离，使个人对其自身的未来看法产生消极影响的信息。主要包括：

（1）患者处于病危、病重甚至抢救无效面临死亡的情况。

（2）患者罹患预后不良的疾病。

（3）受到目前医疗条件的限制，尚不能明确诊断的疾病状态。

（4）涉及患者敏感隐私的疾病情况。

（5）涉及临床研究参与方出现研究方案所列各种风险。

（6）有合理理由将儿童青少年纳入的健康相关研究，出现的各种情况和信息变化。

2. 沟通的步骤　家庭谈话前，主刀医生转介个案给临床社工，希望了解其家庭功能、治疗期待、父母的心理状况以及支持系统等重要信息，并邀请治疗团队中的相关人员包括重症监护室医生、护士和临床社工共同商讨家庭会谈的目标和计划。

思考3： 有效的家庭谈话能够帮助患者和家属解答困惑，达成对某项医疗决策的共识，促进某项照顾计划的顺利执行，让患者和家属充分参与医疗过程，尊重患者的自主权，实践以患者为中心的医疗理念等。家庭谈话需要具备哪些要素？

（1）治疗团队的相关人员需要在谈话前对患者的疾病状况和诊疗方案达成一致，并确定由谁主持谈话。

（2）需要在安静且具有隐私性的环境进行谈话，建议谈话前治疗团队的成员向患者和家属进行自我介绍。

（3）允许患者和家属进行自我介绍并邀请其提出问题。

（4）主持人介绍会议目标，告知本次谈话需要讨论的具体议题。

（5）建立会议规则，例如每次一位进行发言。

（6）明确家庭的主要决策者，协助家庭所有成员达成共识。

（1）患儿的心理社会评估如下：包括家庭结构，如父35岁，高中文化，务农，贫血，无法从事重体力劳动；母35岁，初中文化，务农，体健；大姐14岁，小学文化，出生早产，患有脑瘫，目前休学在家；二姐10岁，小学，寄养在同村亲戚家，体健；弟6岁，幼儿园，体健。对疾病认知，父母对于患儿的疾病情况的基本了解，是否患儿成长过程中活动耐受低、反复感染等症状逐渐加重，患儿就诊情况和就诊的便捷度等。父母对安排患儿治疗的态度，表示即使“砸锅卖铁”，只要患儿的救治有“一线希望”都要尝试；父母同时表达希望医生能够坦诚告知疾病，希望知道孩子“能不能救”“救活的概率有多大”。母亲心理状况，可明显感到紧张和焦虑，表示担心患儿能否顺利出重症监护室；并表达出对患儿病情的不确定性是其最大的困扰，父母表示对于告知家人患儿的病情感到压力巨大。家庭和社会支持能力，家庭经济负担巨大，目前治疗已经花费的金钱占家庭可承受能力200%，在已发生的医疗费用中，50%为借款；患儿祖父母在家中照顾其他孩子，暂能够分担照顾上的压力；目前父母居住于医院附近，每日费用上能维持。

思考4：为什么在医疗谈话前需要评估家庭的心理社会状况？对于医患沟通有什么帮助？

疾病信息的告知以及医疗决策的共识不仅与患者疾病状况密切相关，同时受到患者及家属对于其疾病状况的理解程度、对治疗的期待、情绪状态、经济负担、家庭决策机制、价值观与信念等因素的影响。多团队的合作，特别是医务社工的参与能够更加全面地评估患者和家属的心理社会需求，在医患沟通过程中有利于实现医患合作并且提供以患者为中心的全体人员关怀，即“全人关怀”。

（2）沟通内容的确定：患儿主刀医生邀请患儿的父母参与谈话，同时告知时间和地点以及参与谈话的相关医疗团队成员，明确本次谈话的主要目标是讨论患儿ECMO撤机后可能遇到的困难，相应采取的措施以及家长对于抢救的态度。同时，给予家长在得知“不利消息”后充分的情感支持也是本次谈话的目的，帮助家属提前对于可能产生的危机进行充分的心理准备。

思考5：家庭谈话前需要做哪些准备？

家庭谈话前的准备工作遵循“3W”原则，分别是“Where”即准备谈话地点，“What”即准备谈话内容，以及“Who”即准备谈话人员。需要安排相对隐私的环境；准备可能用到的物品，例如椅子、纸巾、纸笔等；提前准备谈话所需的信息，特别是与疾病相关的信息；邀请医疗团队的成员以及重要的家庭成员参与谈话。

3. 沟通的实施 家庭谈话在病区的活动室进行，医疗团队和家长围坐在桌子的两旁。社工的座位靠近家长，能够及时提供情绪支持。主刀医生首先向患儿家长介绍参与谈话的医疗团队成员以及各自的角色，接下来告知家长本次谈话的主要目标。在告知病情和患儿预后状况之前，主刀医生询问患儿家长已经了解到的信息。父母表示知道患儿目前病情危重，希望了解手术是否顺利以及为什么要使用ECMO。主刀医生肯定父母的提问，通过使用绘图的形式帮助父母理解手术过程并明确告知手术顺利完成；其次，向父母解释什么是ECMO以及为什么需要使用ECMO进行辅助。主刀医生坦诚地表达了撤离ECMO可能遇到的风险以及医疗团队针对风险进行的预案。在这一过程中，主刀医生询问父母是否理解相关信息的告知并且给予父母同理性的反馈。

思考6：家庭谈话开始时需要注意什么？

谈话开始时，主持医生可以通过自我介绍等方式营造信任的氛围。通常医生会首先了解患者或家属对于病情的理解，例如“到目前为止，你知道哪些关于孩子病情的信息？”通过评估患者或家属的理解能够聚焦其疾病认知与客观病情不一致的地方，有针对性地提供信息。

思考7：家庭谈话过程中需要注意什么？

告知过程中可以做到以下几点：①信息明确扼要；②重要的信息放在前面，尝试使用“头条 - 停顿 - 正文”的告知顺序，即首先说出信息要点，进行停顿(此时患者或家属需要时间处理信息，医生同时观察其反应)，然后具体解释；③避免使用医疗术语，尽量使用对方能够理解的语言；例如，在使用“ECMO”时需要向家长解释，确保家长能够理解；④询问信息是否理解；⑤告知前加以善意的提醒，“我今天要告诉你一些不太乐观的消息”。

家庭谈话过程中能够告知实情同时让患者和家属保持希望是重要目标，可以运用“我希望……我担心……”的表述，例如“我希望你的孩子可以尽快从监护室出来，考虑到目前感染还没有控制，我担心孩子撤离呼吸机会比较困难”。

当听到孩子病情危重时，父母表现出难过和哀伤是可以预期的。此时，能够允许父母安全地表达感受十分重要。等父母情绪稍微平复一些，社工同理并正常化父母的感受，可反馈：“当听到孩子病重的消息时，你们很难过，也会感到担心和不知所措。很多家长也会经历同样的感受，这确实很不容易。能够告诉我是什么让你们感到担心吗？”这样的表述既直接，也容易得到明确的反馈。

父母表示预后的不确定性是其担忧的主要原因，同时表示术后在重症监护室的花费已经远远超出家庭准备的治疗费用。重症监护室医生一方面同理父母的感受，另一方面向父母解释当下的主要治疗以及如何分步骤评估和撤机，告知父母对于撤机后可能出现风险的应对措施，征求患儿家属对于可能抢救的意见，同时向父母确保会尽最大的努力救治患儿。社工可询问父母，患儿是否曾表达类似对于治疗的态度和想法，询问父母“认为孩子会希望如何被对待？”。父母表示对于是否抢救感到很为难，一方面不希望增加患儿痛苦，另一方面不希望“放弃”任何能够救治患儿的机会。

思考8：如何回应患者和家属出现的悲伤情绪？

富有同理心地回应患者和家属的感受是人文关怀的重要内容。回应患者和家属的情绪包括：

(1) 观察正在经历的情绪。

(2) 确认并说出情绪，例如“听到这个消息，你感到很悲伤。”

(3) 询问情绪原因，例如“能告诉我你有什么担心吗？”

(4) 允许情绪表达，例如“感到担心很正常。许多家长也会有同样的感受。”

一些富有同理心的表达：

✧ “我知道这对你来说不是一个好消息。”
✧ “我知道这个消息不是你所期待的。”
✧ “告诉你这个消息我感到抱歉。”
✧ “这对我来说也会感到很困难。”
✧ “我也希望会有更好的结果。”
✧ “我看到这使你很困惑。”

重症监护室医生了解到父母的困惑，向父母解释在危机能够挽回的情况下会积极抢救，同时一直给予患儿必要的镇静、镇痛治疗。重症监护室医生表示会及时与家长沟通病情，每天定时会向家属进行病情解答。社工分别询问父母是否能够同意医生目前给出的方案，双方均表示同意。社工向父母提供医疗救助的基金申请信息并与父母约定单独时间进行关于医疗救助的咨询。

思考9：医患沟通过程中怎样更加全面地了解患者和家属的需求？

医患沟通中医生不仅关注患者的生理需求，同时需要关注其心理、社会等方面的需求。医生兼具治疗者、整合者、倡导者等多重角色，医患沟通中多学科团队的配合也十分关键。通常情况下，疾病的告知是一个持续性的过程，这需要医疗团队关注到“沟通”是一个“双向”而非“单向”的过程。询问和倾听患者的信息与告知信息同等重要。

可以尝试询问一些探索性的开放式问题，询问患者和家属对于治疗的目标、担忧、意愿、态度以及支持性资源：

✧ “你提到……是什么意思？”
✧ “你能告诉我更多吗？”
✧ “这对你意味着什么？”
✧ “请告诉我你的担心是什么？”
✧ “什么支持对你最有帮助？”

思考10：家庭谈话结束时需要注意什么？

家庭谈话的结束，一般包括下列要素：

（1）总结会谈的要点和共识，可以邀请患者和家属进行复述。“你们能够告诉我这次会谈你了解到的信息吗？”

（2）提出建议并告知接下来的计划。

（3）询问反馈。“你们还有什么希望了解，或者希望让我们知道的吗？”

（4）做出承诺。“整个团队会与你们一起努力为孩子提供最好的照顾。”

4. 沟通结束的关注点　由主刀医生询问父母是否还有其他疑惑，总结本次谈话达成的共识，并告诉父母相应人员的联系方式。父母表示目前没有其他疑问，向医疗团队表达理解或支持。良好的沟通和人文关怀，会让家属表达“医生们的关心让自己觉得安心”。

三、病例总结

1. 沟通的重要性　医患沟通是医学临床实践的重要内容，也是医学人文关怀的集中体现。虽然每位医生的沟通风格迥异，患者和家属的教育水平、疾病状况等情况也不尽相同，然而循证医学的理念对于指导医患沟通能力的提升具有积极启示：首先，医患沟通需要关注“最佳的证据”，即“沟通什么”以及“如何沟通”，需要医疗团队在沟通前仔细查找相关的临床证据，团队内部能够达成一致的目标并且有意识地积累和实践有效的沟通方法；其次，需要充分了解“患者及其家属的价值观”，需要进行多学科干预，回应患者和家属的全面需求，倡导患者的权益最大化；最后，不断积累“临床实践经验”，需要医生根据患者的家庭动力、医疗团队氛围、当地的医疗环境与体制以及所处社会的文化与信念等系统性因素，持续性地学习和调整医患沟通模式以满足不同患者的个性化需求。

2. 沟通的必要途径　医患沟通中有效地告知“不利消息”可以总结为“六步骤”：第一步“准备”，准备环境、物品、信息、参与告知的成员；第二步“评估”，评估患者和家属对于病情的理解程度；第三步“告知”，告知患者和家属关于疾病治疗和预后的信息；第四步“回应”，积极地回应和同理患者和家属的情绪反应；第五步“询问”，询问患者和家属对于治疗的目标、担忧、意愿、态度以及支持性资源；第六步“计划”，执行并且评估会谈中达成的计划。

按照医学伦理的要求和患者安全理念，医患沟通和人文关怀，对所有住院患者都适用，必须引起医务人员，尤其是作为治疗团队负责人的主治医生的重视。重要的患者和未成年、老年患者，更是工作的重点。

（胡翊群　季庆英）

参考文献

[1] Buckman R. Breaking bad news：a guide for health care professionals. Baltimore：Johns Hopkins University Press，1992.

[2] Baile W F，Buckman R，Lenzi R，et al. SPIKES-A six-step protocol for delivery bad news：application to the patient with cancer. The Oncologist，2000，5：302-311.

临床常用辅助检查指标

一、体格检查

体温	T	℃
脉搏	P	次/min
心率	HR	次/min
呼吸	R	次/min
血压	BP	mmHg

二、实验室检查

检查项目	缩写	单位
白细胞	WBC	$\times10^9$/L
红细胞	RBC	$\times10^{12}$/L
血红蛋白	Hb	g/L
血细胞比容	Hct	%
红细胞平均体积	MCV	fL
红细胞平均血红蛋白浓度	MCHC	g/L
红细胞平均血红蛋白量	MCH	pg
血小板计数	Plt	$\times10^9$/L
中性粒细胞	N	%
淋巴细胞	L	%
单核细胞	M	%
嗜酸性粒细胞	E	%
嗜碱性粒细胞	B	%
嗜酸性粒细胞直接计数	EOS	$\times10^9$/L
网织红细胞计数	Ret	%
心肌肌钙蛋白I/T	cTnI/T	mg/L
超敏心肌肌钙蛋白I	hs-cTnI	pg/mL
脑钠肽	BNP	pg/mL
氨基末端脑钠肽前体	NT-proBNP	pg/mL
血糖	Glu	mmol/L
糖化血红蛋白	HbA1c	%
血淀粉酶	AMS	U/L
总胆固醇	TC	mmol/L
甘油三酯	TG	mmol/L

续表

检查项目	缩写	单位
高密度脂蛋白胆固醇	HDL-C	mmol/L
低密度脂蛋白胆固醇	LDL-C	mmol/L
丙氨酸转氨酶	ALT	U/L
天冬氨酸转氨酶	AST	U/L
谷氨酰转肽酶	GGT	U/L
总胆红素	TBIL	μmol/L
直接胆红素	DBIL	μmol/L
总蛋白	TP	g/L
白蛋白	ALB	g/L
球蛋白	GLB	g/L
碱性磷酸酶	AKP	U/L
γ- 谷氨酰转移酶	γ-GT	U/L
总胆汁酸	TBA	μmol/L
胆碱酯酶	ChE	U/L
乳酸脱氢酶	LDH	U/L
前白蛋白	PA	g/L
血肌酐	Scr	μmol/L
尿素氮	BUN	mmol/L
血尿酸	BUA	μmol/L
血钠	Na^{+}	mmol/L
血钾	K^{+}	mmol/L
血氯	Cl^{-}	mmol/L
血钙	Ca^{2+}	mmol/L
血镁	Mg^{2+}	mmol/L
血磷	P	mmol/L
血乳酸	Lac	mmol/L
肌酸激酶	CK	U/L
肌酸激酶同工酶	CK-MB	U/L
α- 羟丁酸脱氢酶	α-HBDH	U/L
凝血酶原时间	PT	s
凝血酶原时间比值	PTR	
国际标准化比值	INR	
凝血酶时间	TT	s
部分活化凝血活酶时间	APTT	s
血浆纤维蛋白原	FIB	mg/dL
D- 二聚体		mg/L
红细胞沉降率	ESR	mm/h
C 反应蛋白	CRP	mg/L
超敏 C 反应蛋白	hs-CRP	mg/L
酸碱度	pH	
碱剩余	BE	mmol/L
实际碳酸氢盐	AB	mmol/L
标准碳酸氢盐	SB	mmol/L
碳酸氢根	HCO_3^{-}	mmol/L

续表

检查项目	缩写	单位
二氧化碳结合力	CO_2CP	mmol/L
氧分压	PaO_2	mmHg
二氧化碳分压	$PaCO_2$	mmHg
尿肌酐	Ucr	mmol/L
尿酸	UA	mmol/L
甲胎蛋白	AFP	μg/L
癌胚抗原	CEA	μg/L
促肾上腺皮质激素	ACTH	pg/mL
促卵泡激素	FSH	IU/L
促黄体生成素	LH	IU/L
雌二醇	E_2	pmol/L
孕酮	P	nmom/L
17-羟孕酮	17-OHP	nmol/L
睾酮	T	nmol/L
催乳素	PRL	μg/L
降钙素原	PCT	ng/mL
铁蛋白	Fer	ng/mL
血氨	AMM	μmol/L
血浆氨测定	AMON	μmol/L
三碘甲状腺原氨酸	T_3	nmol/L
甲状腺素	T_4	nmol/L
甲状腺球蛋白抗体	TgAb	IU/mL
血清游离三碘甲腺原氨酸	FT_3	pmol/mL
血清游离甲状腺素	FT_4	pmol/L
促甲状腺激素	TSH	μIU/mL
高敏促甲状腺激素	STSH	μIU/mL
甲状腺过氧化物酶抗体	TPO-Ab	
免疫球蛋白	IgG、IgA、IgM	g/L
	IgE	IU/mL

检查项目	缩写	单位
动脉血氧饱和度	SaO_2	%
指端氧饱和度	SpO_2	%
中心静脉压	CVP	kPa
肺功能检查		
一秒用力呼气量	FEV1	
用力肺活量	FVC	
肺总量	TCL	
残气量	RV	
一氧化碳肺弥散量	DLCO	

中英文名词对照索引

登录中华临床影像库步骤

公众号登录 >>

扫描二维码

关注“临床影像库”公众号

点击“影像库”菜单

进入中华临床影像库首页

临床影像库

中华临床影像库内容涵盖国内近百家大型三甲医院临床影像诊断中所能见...

7位朋友关注

关注公众号

影像库

网站登录 >>

输入网址 medbooks.ipmph.com/yx

进入中华临床影像库首页

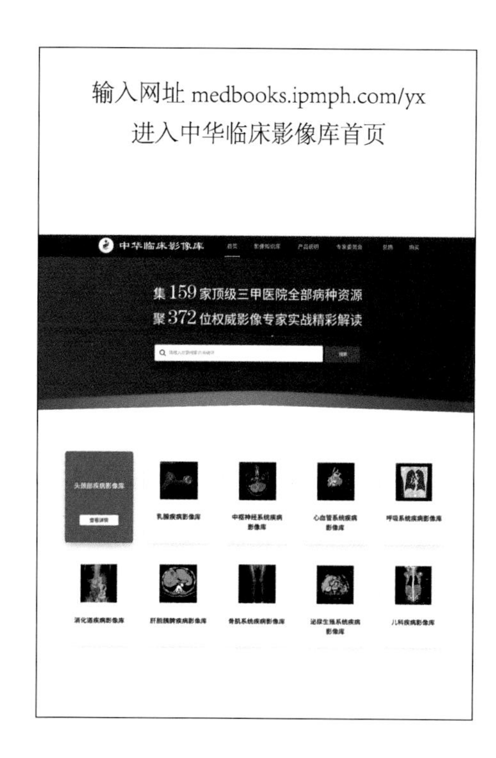

进入中华临床影像库首页

注册或登录

PC端点击首页“兑换”按钮

移动端在首页菜单中选择“兑换”按钮

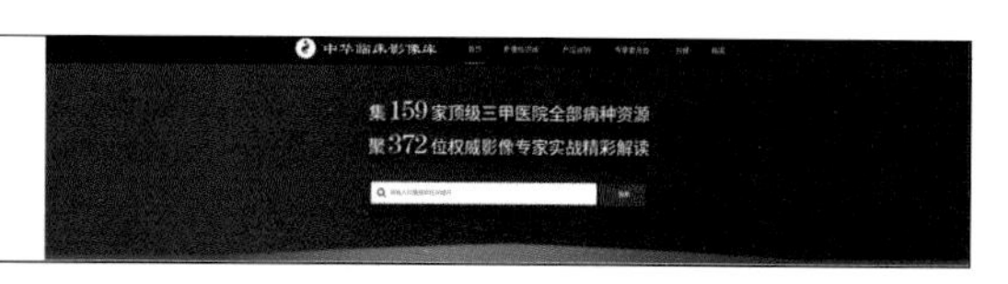

输入兑换码，点击“激活”按钮

开通中华临床影像库的使用权限

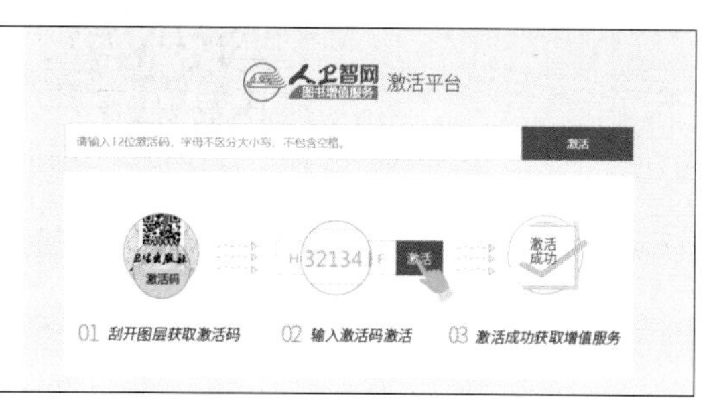

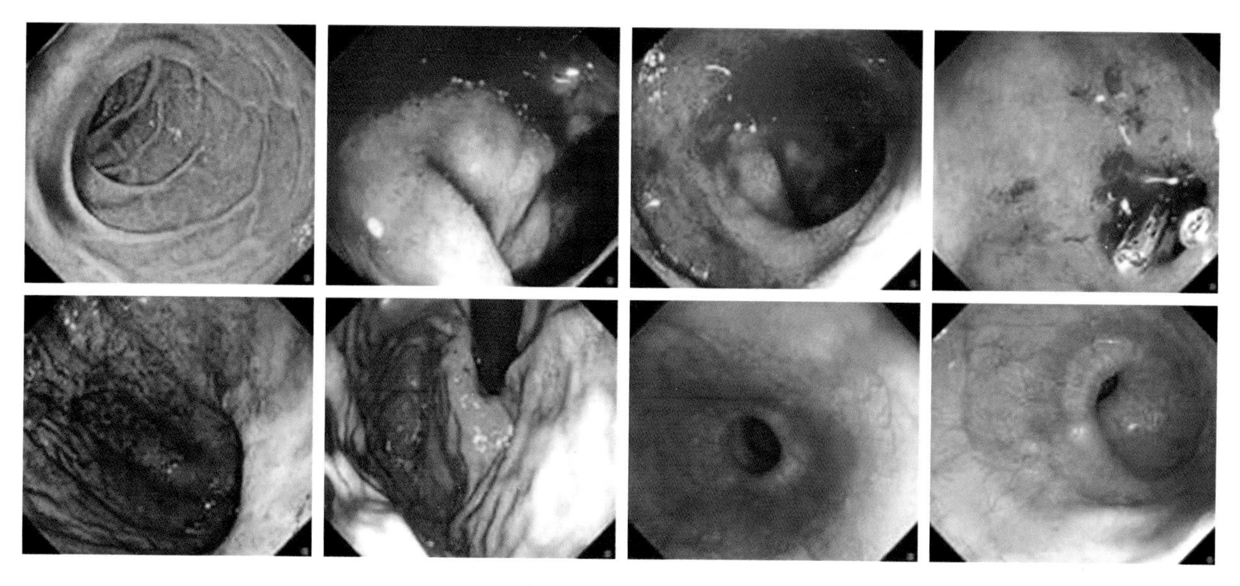

彩图 3-1　电子胃镜

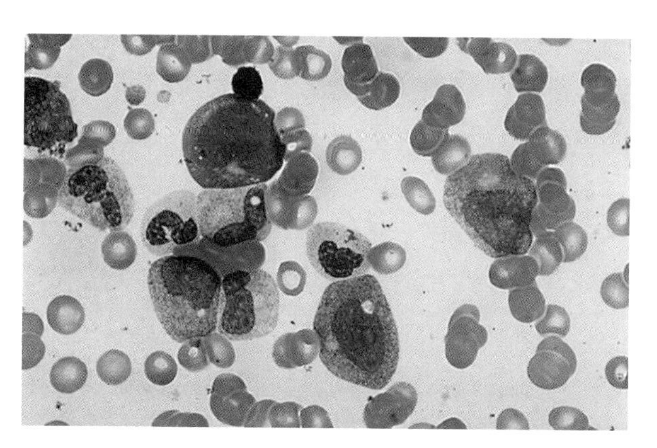

彩图 5-1　骨髓细胞学

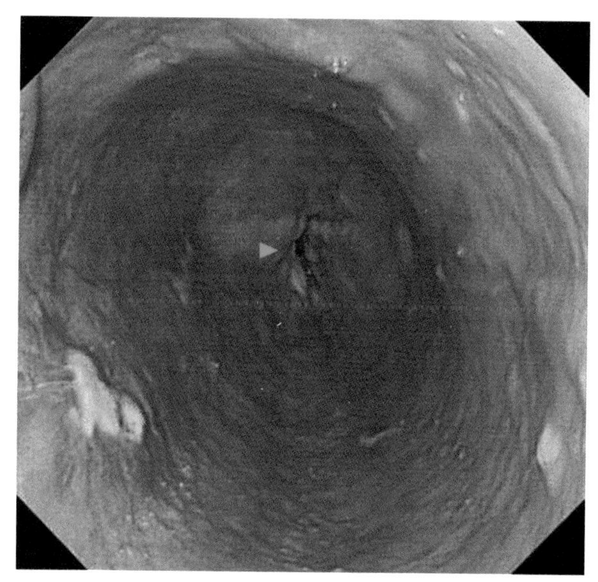

彩图 6-4　胃镜

反流性食管炎、胃潴留、幽门狭窄（箭头）

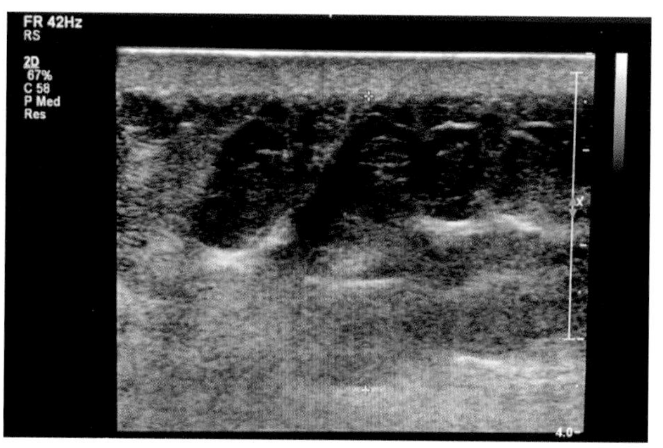

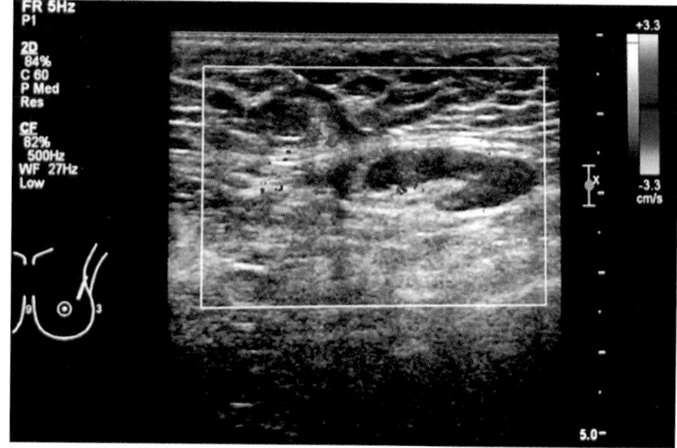

彩图 12-4　乳腺超声检查

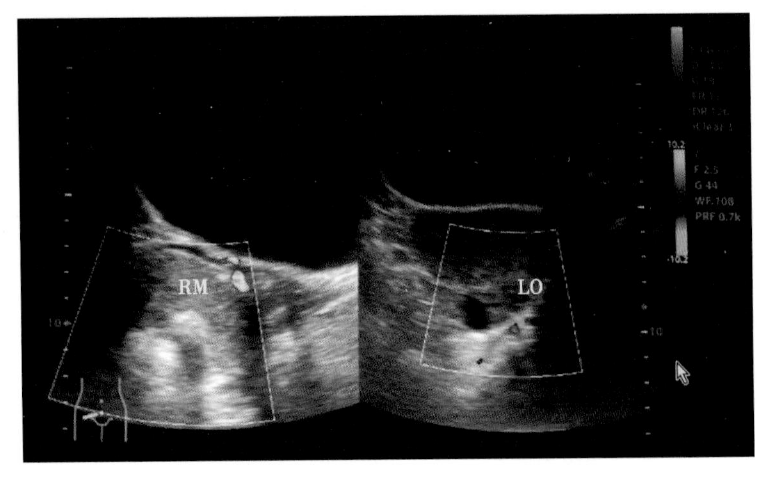

彩图 16-1　经腹盆腔彩超检查图像

RM. 右侧附件包块，LO. 左侧卵巢

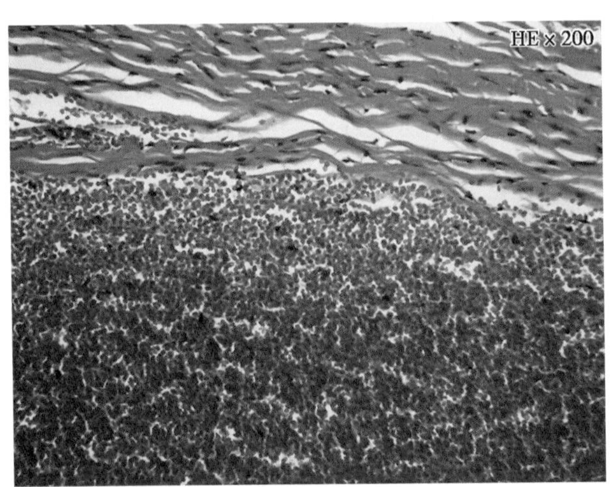

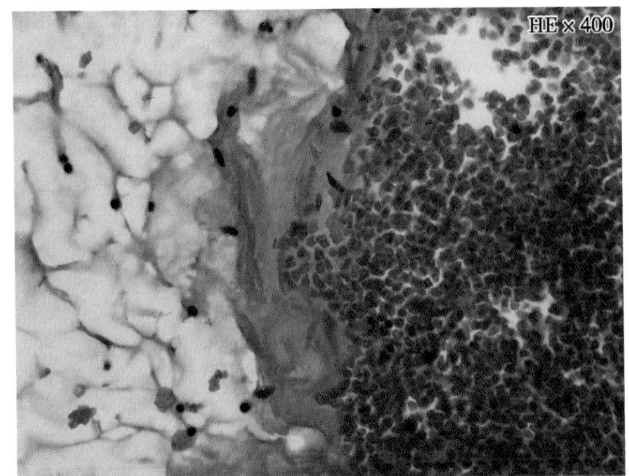

彩图 16-3　病理

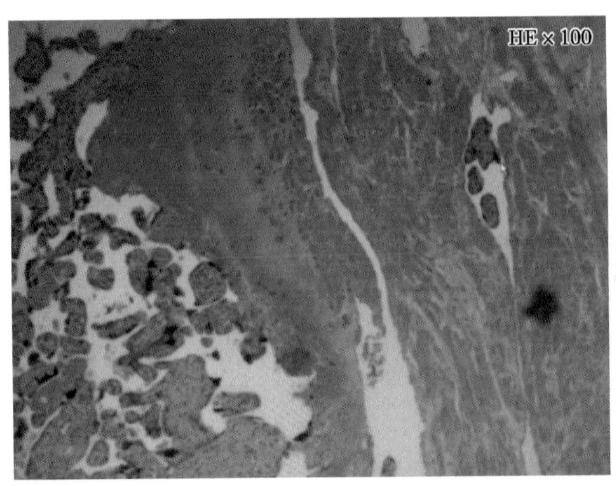

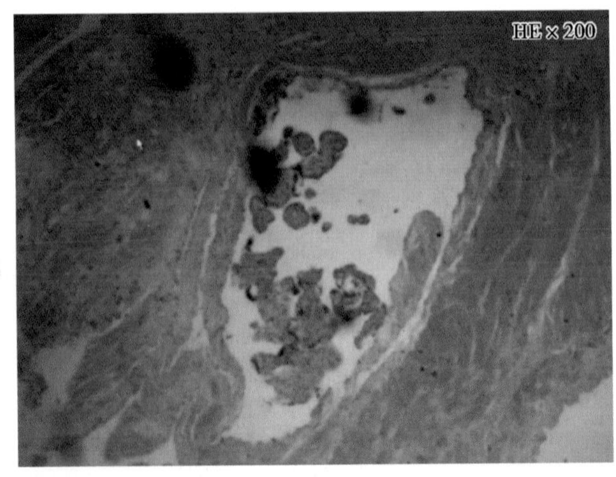

彩图 17-1　病理检查

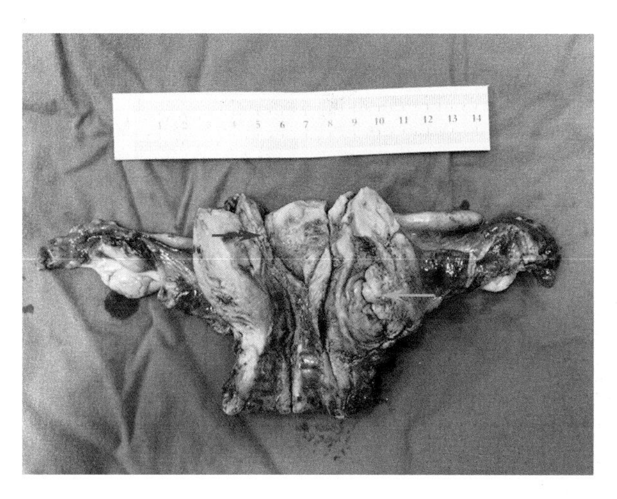

彩图 18-3　子宫、双侧附件病理标本

红箭示子宫内膜癌病灶，绿箭示子宫肌瘤

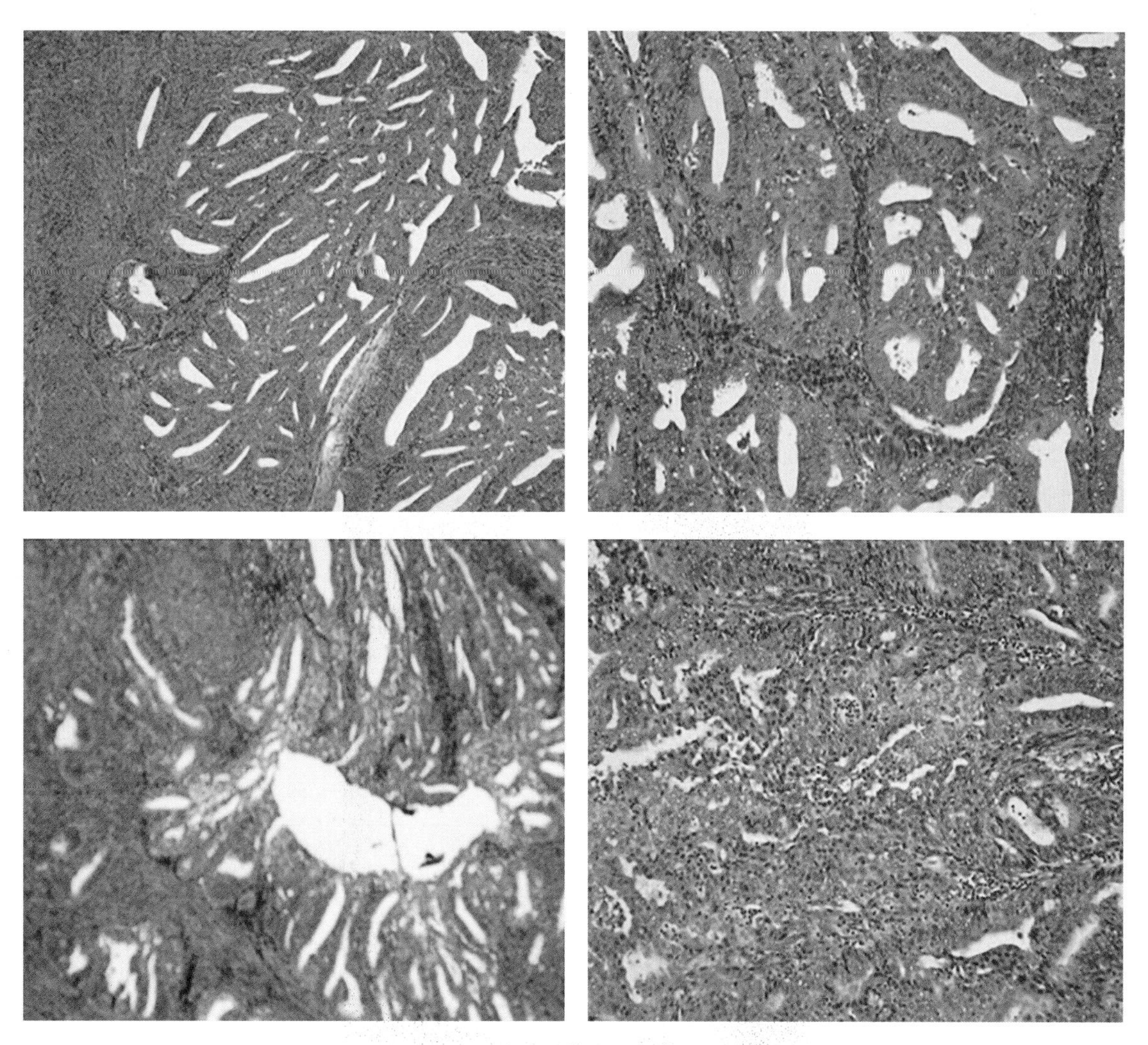

彩图 18-4　子宫内膜样腺癌病理切片（HE 染色）

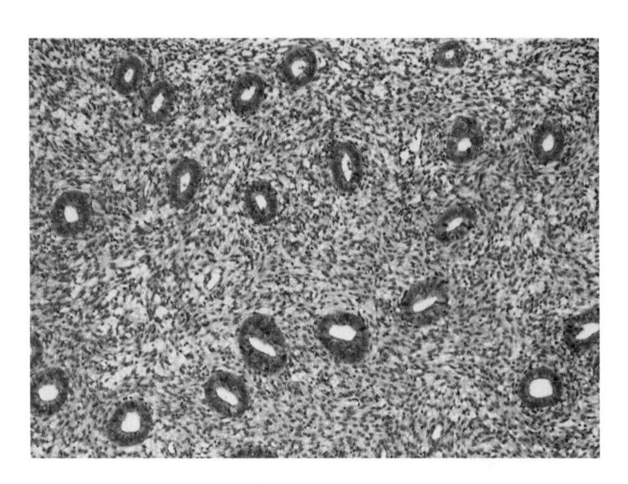

彩图 19-3　子宫内膜组织病理切片(HE 染色 ×100)

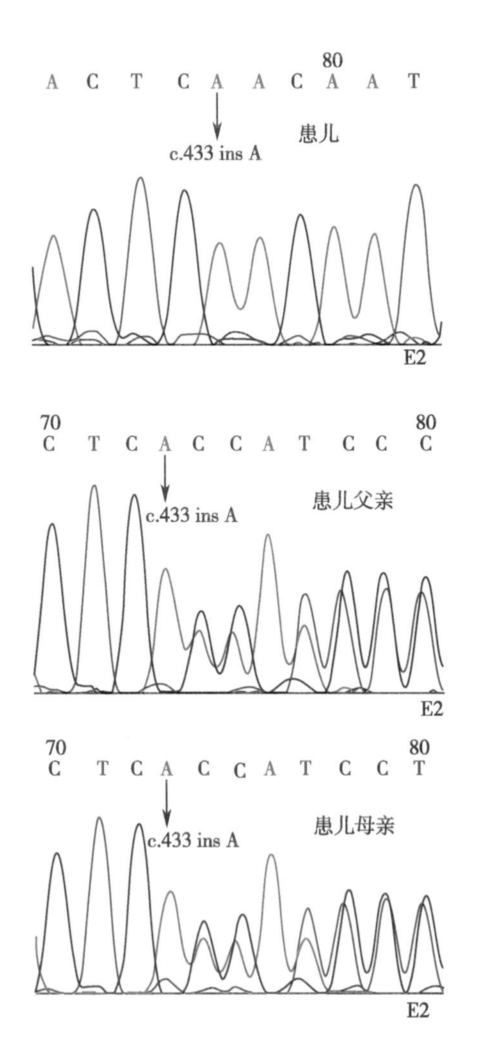

彩图 23-2　*SLC22A5* 基因检测结果

患儿携带 c.433 ins A(p.T145NfsX50)纯合突变,来源于父母

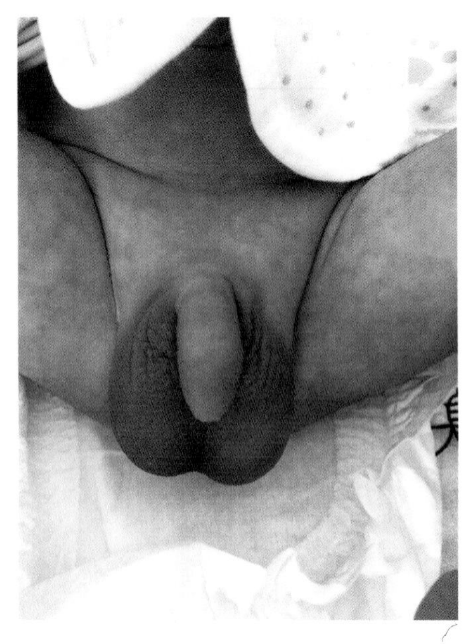

彩图 26-3　CAH 患儿皮肤色素沉着

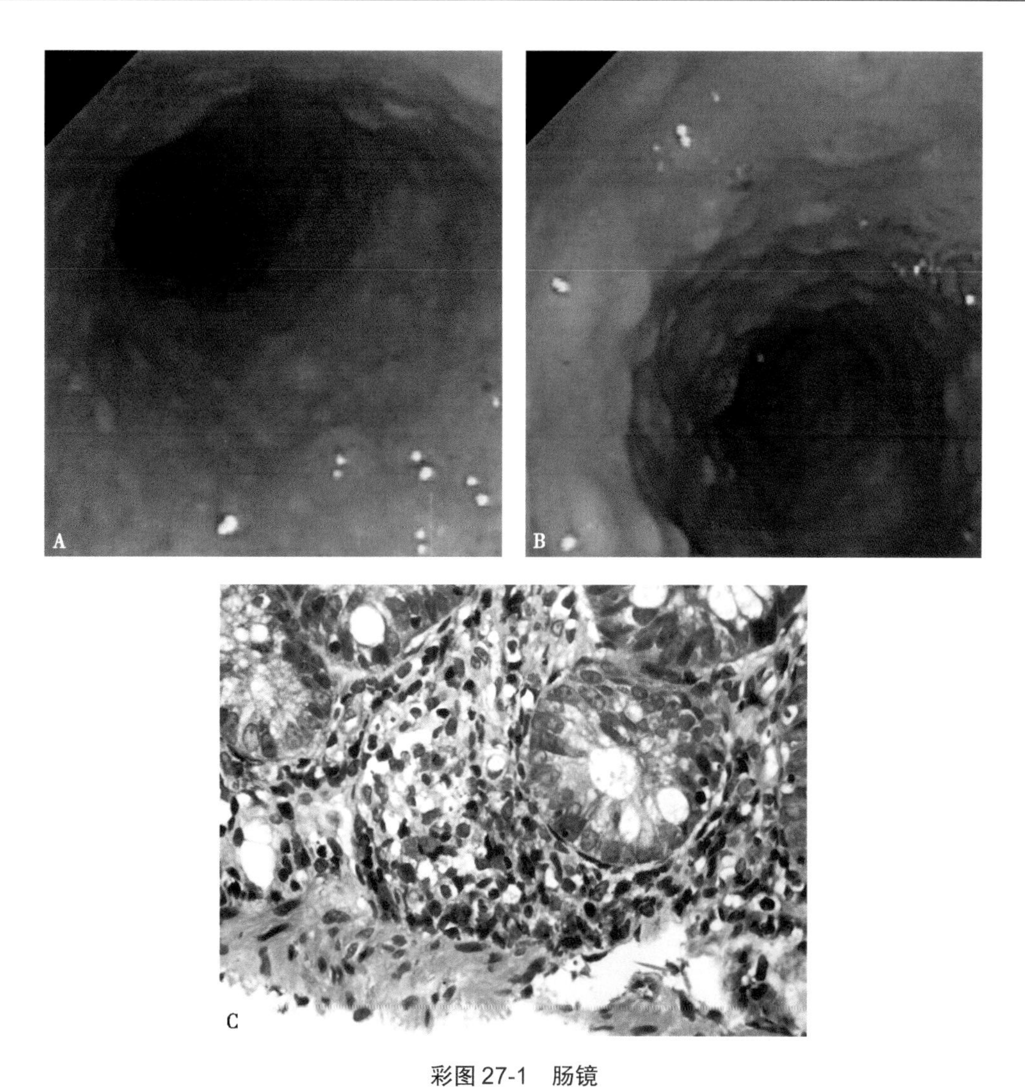

彩图 27-1　肠镜

A、B. 肠镜下改变，可见散在点片状红斑及弥漫性颗粒样隆起；

C. 黏膜组织病理为慢性炎症改变，灶性嗜酸性粒细胞浸润（>10/HPF）

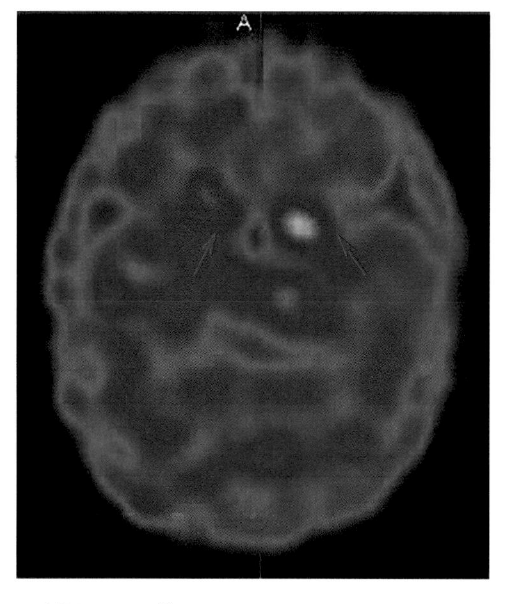

彩图 28-1　^{99m}Tc-TRODAT-1 DAT-SPECT

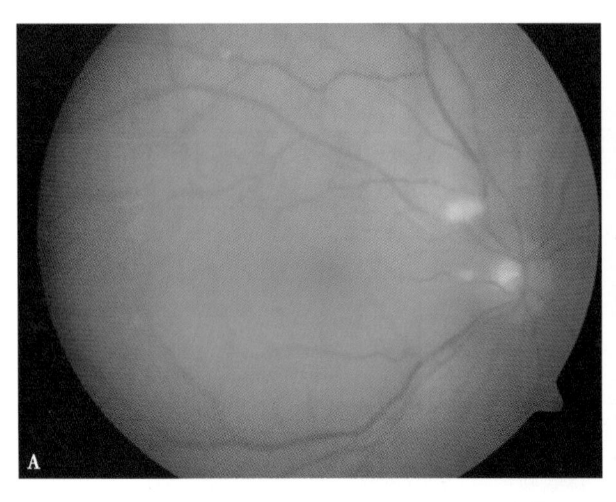

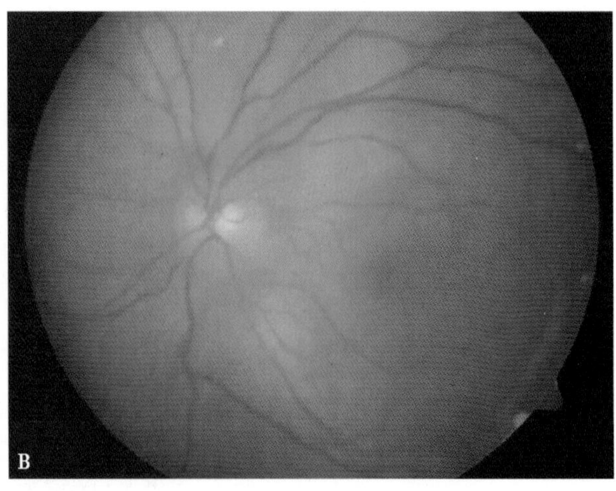

彩图 33-2　眼底照片

A. 右眼眼底照片；B. 左眼眼底照片

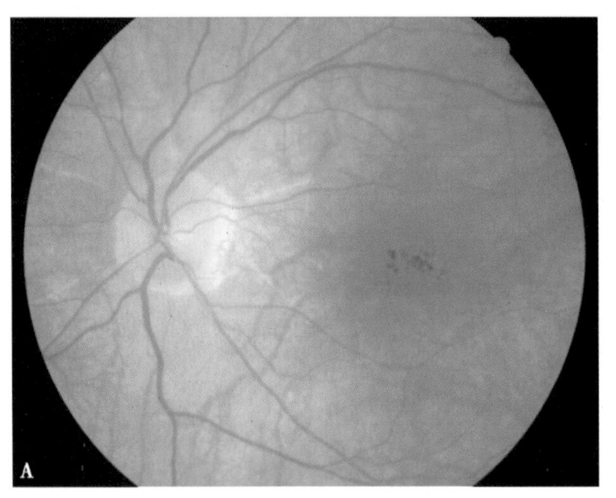

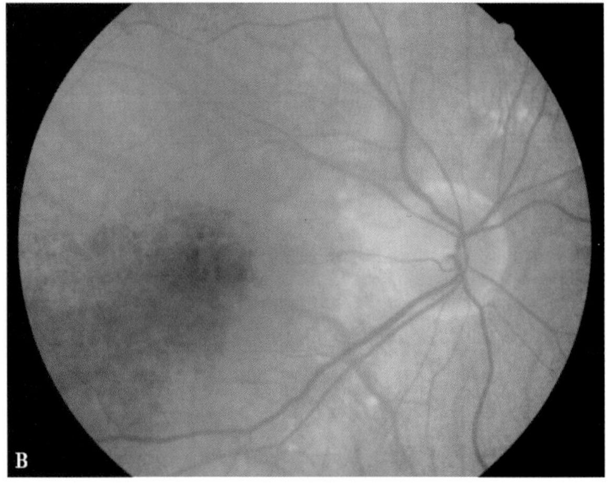

彩图 33-5　消退期眼底照片

A. 左眼眼底照片；B. 右眼眼底照片

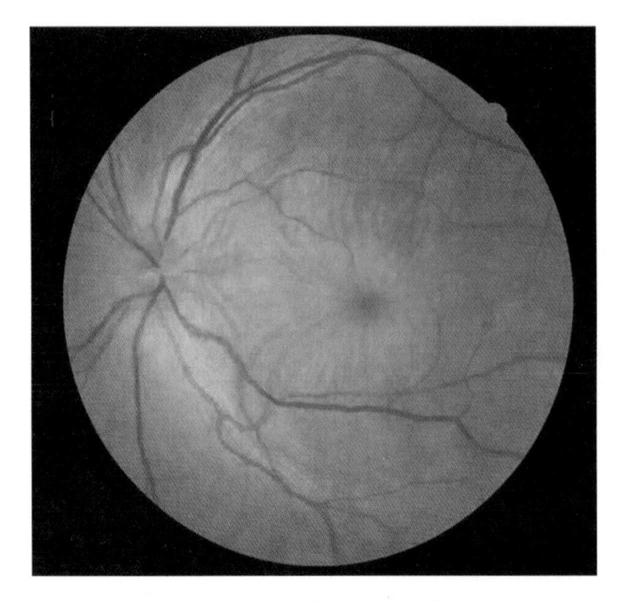

彩图 34-1　左眼眼底照片

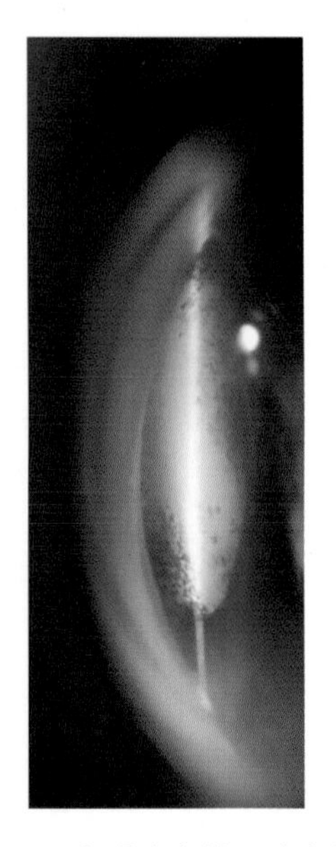

彩图 34-3　左眼房角镜下房角漏照片

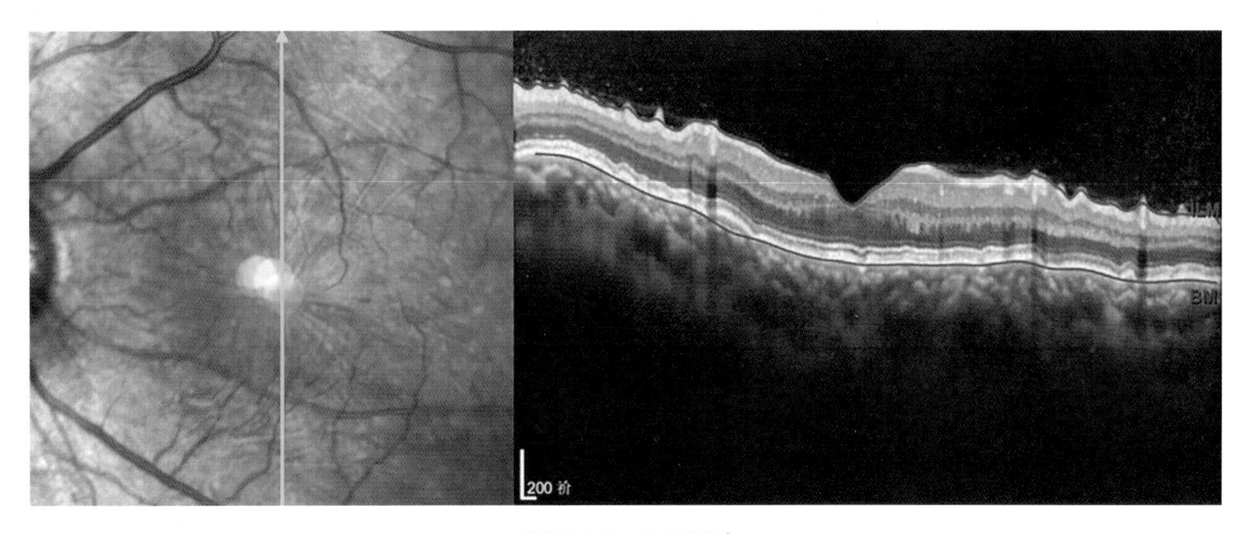

彩图 34-5　OCT 图像

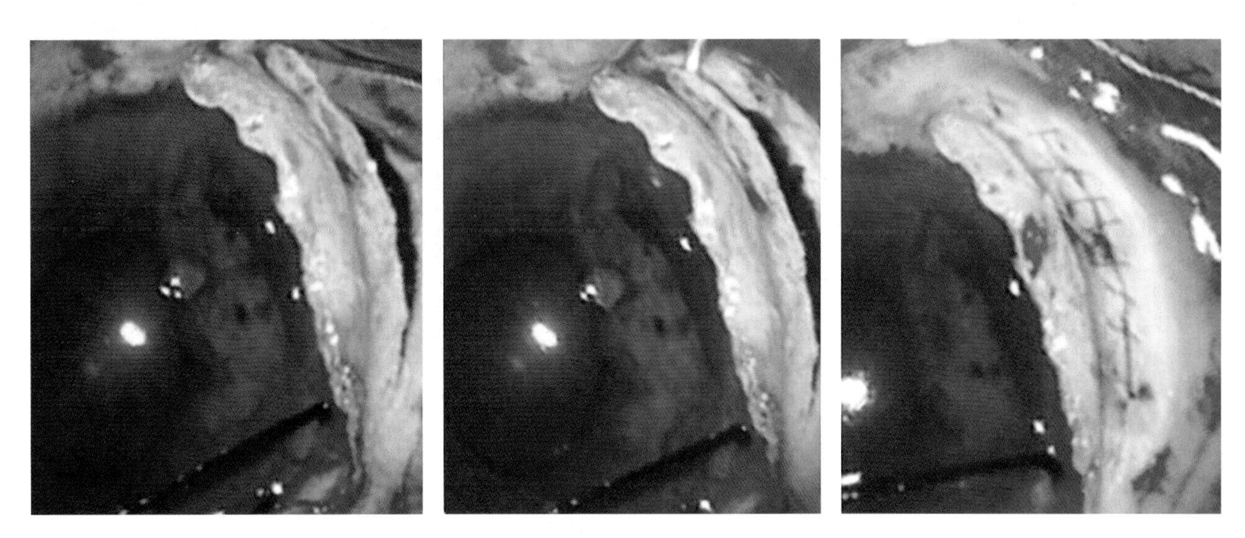

彩图 34-6　直接睫状体缝合手术视频截图

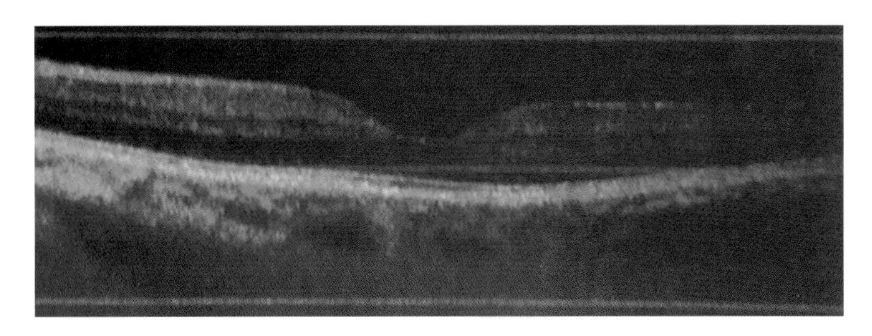

彩图 34-8　OCT 图像

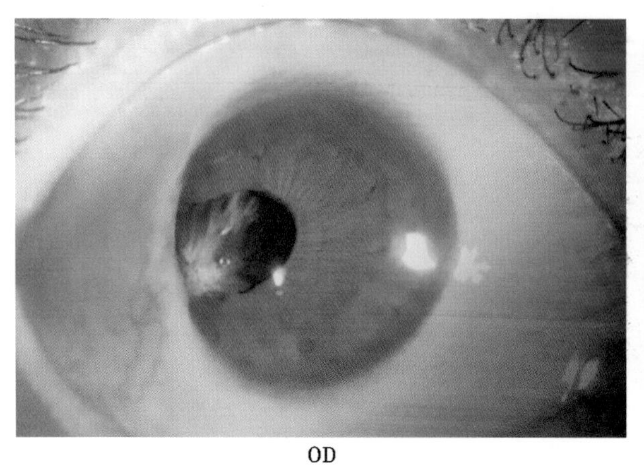

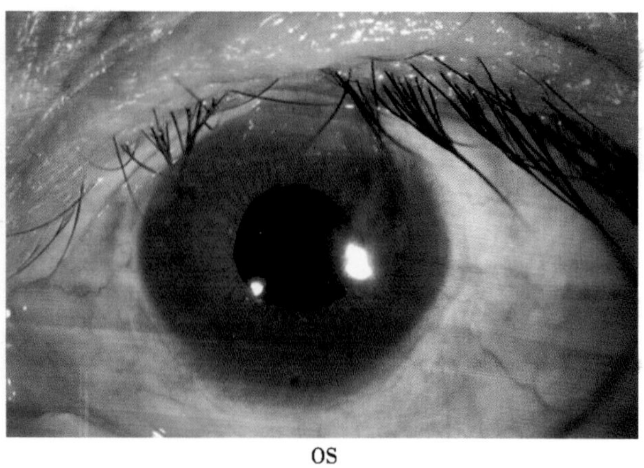

彩图 34-9　眼前节照片

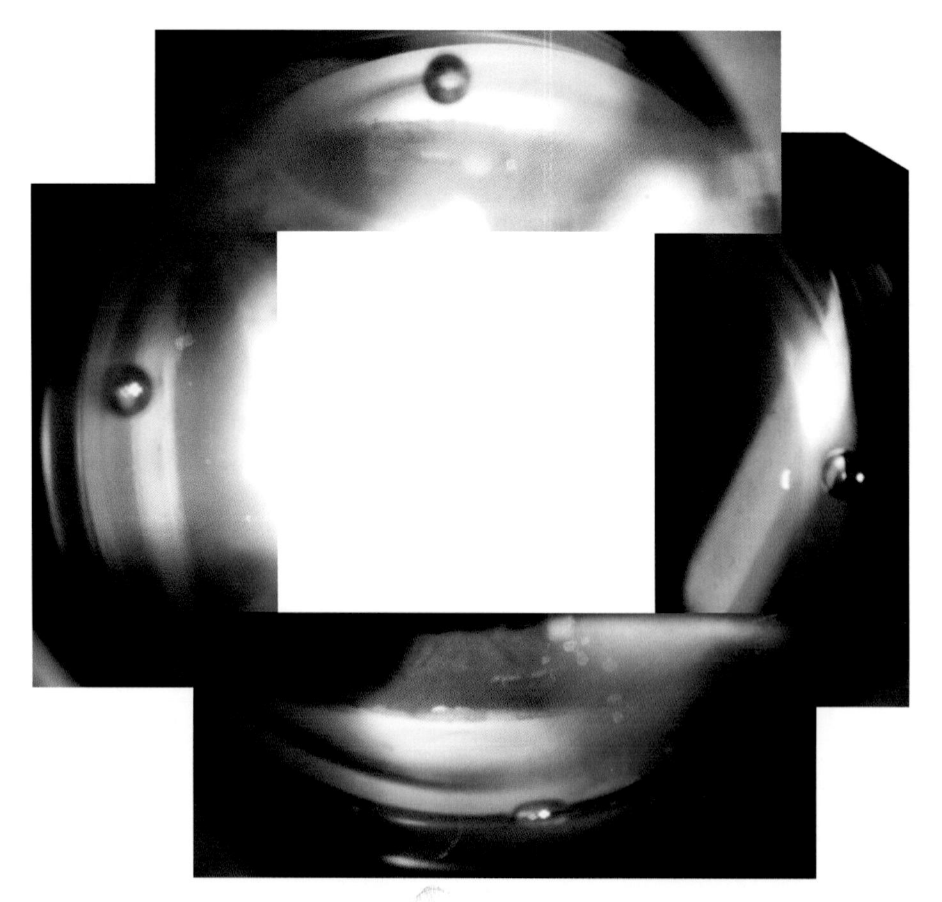

彩图 34-11　房角镜照片

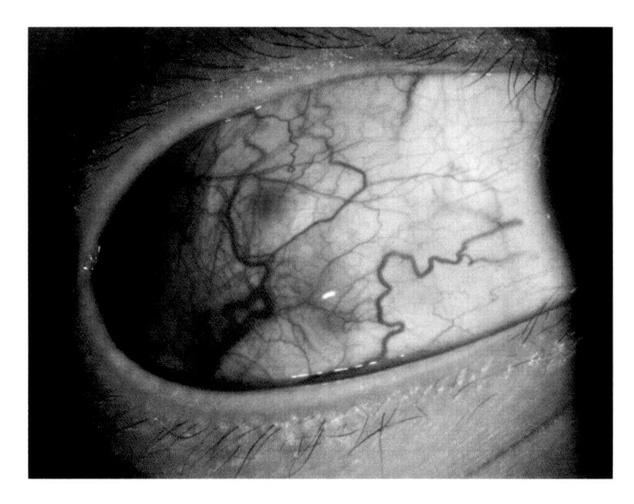

彩图 35-2　眼表外观照

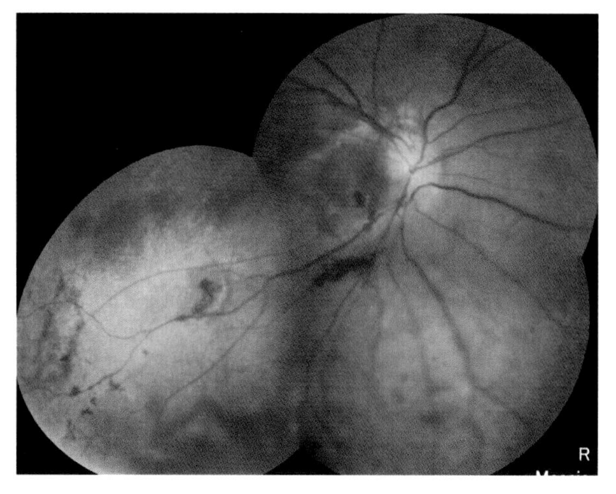

彩图 35-3　眼底照片

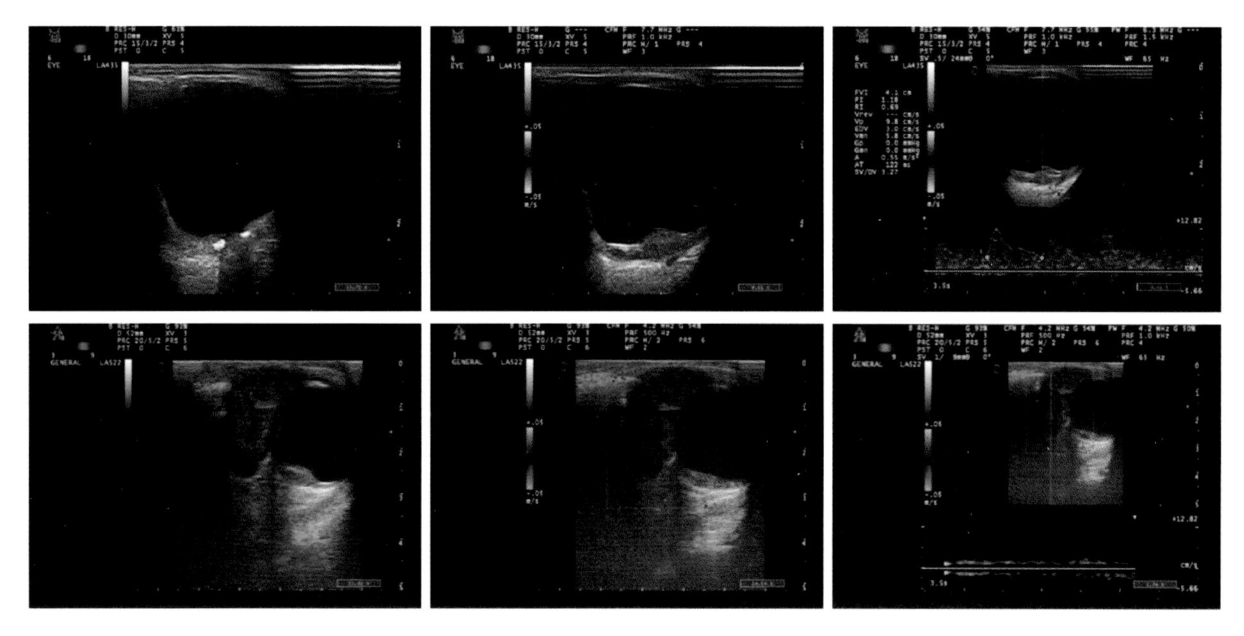

彩图 35-5　眼部彩超

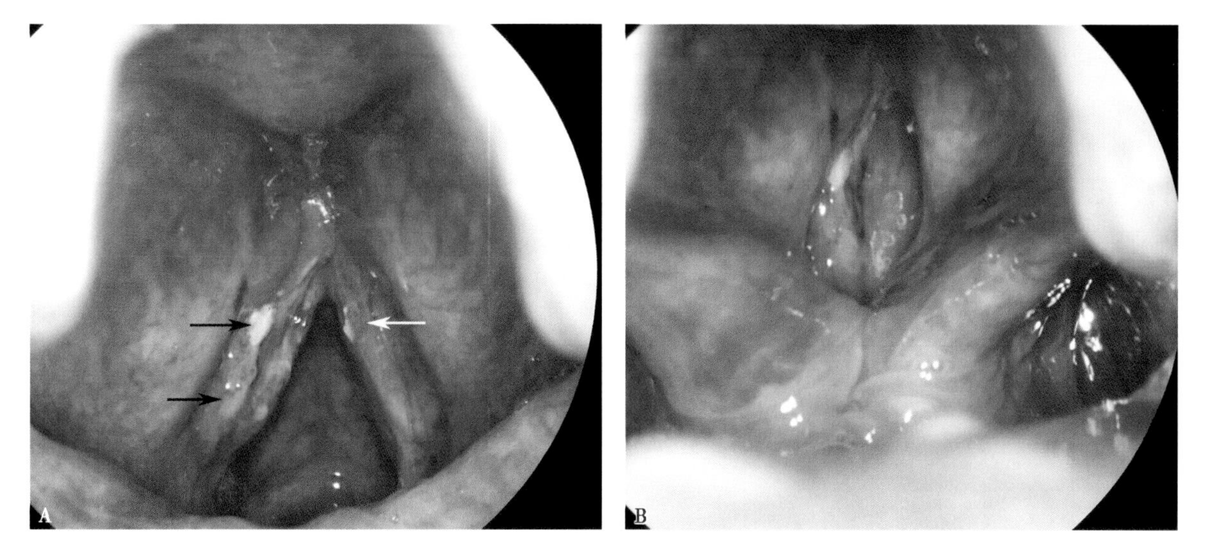

彩图 38-1　电子喉镜照片

A、B. 声带开放及闭合时左声带全程菜花状鳞癌（黑箭）及右声带中份白色斑片状新生物（白箭）

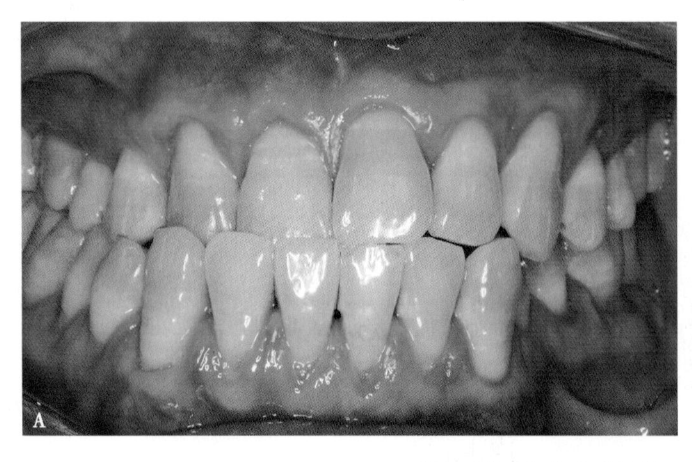

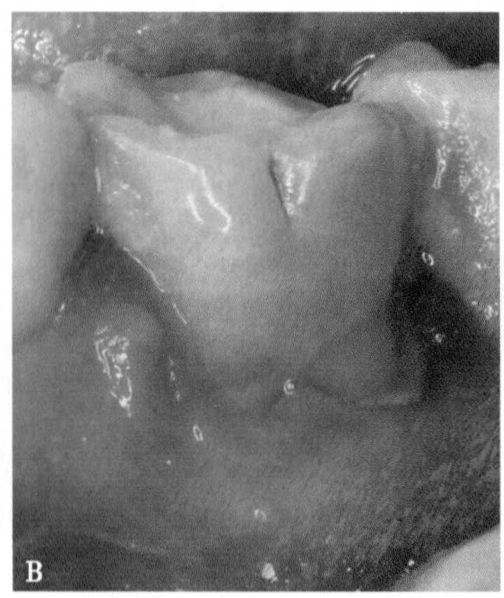

彩图 43-1　初诊临床照片

A. 牙列 17-13，11-28，38-47；B. 36 松动Ⅱ度

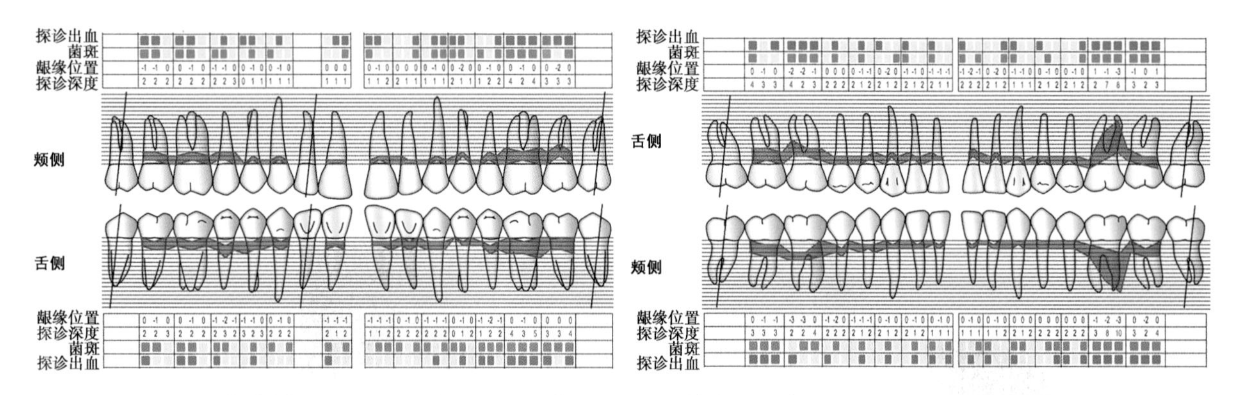

彩图 43-2　全口牙周组织检查记录表

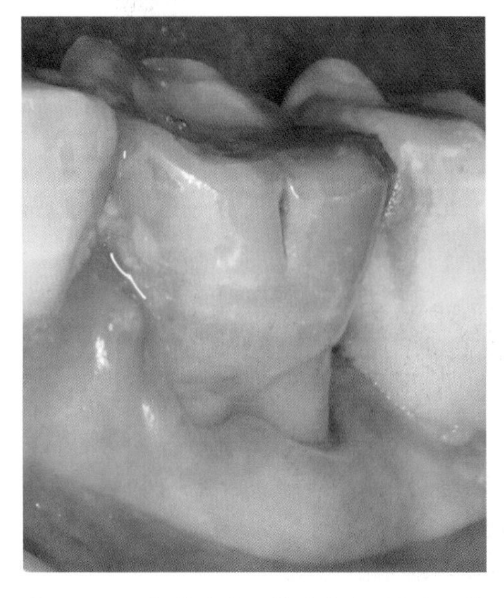

彩图 43-4　根管治疗及基础治疗后临床照片

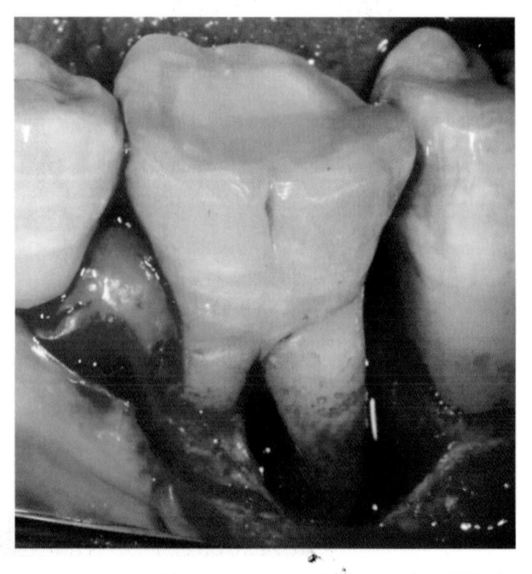

彩图 43-6　翻瓣后可见 36 远中根周垂直型骨缺损

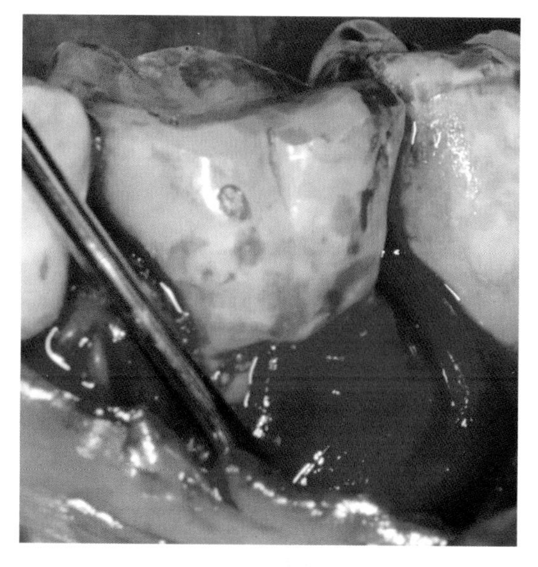

彩图 43-7 骨移植材料充填后放置屏障膜

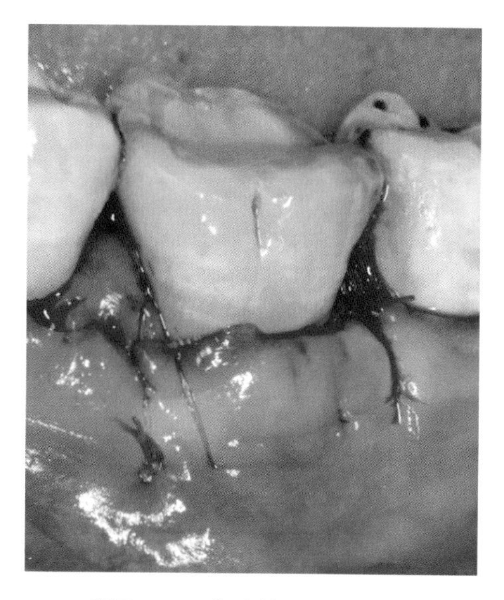

彩图 43-8 紧密缝合，关闭创面

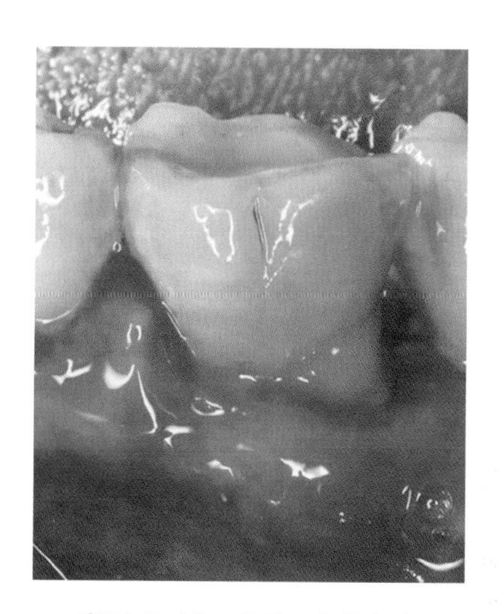

彩图 43-10 术后 6 个月复查

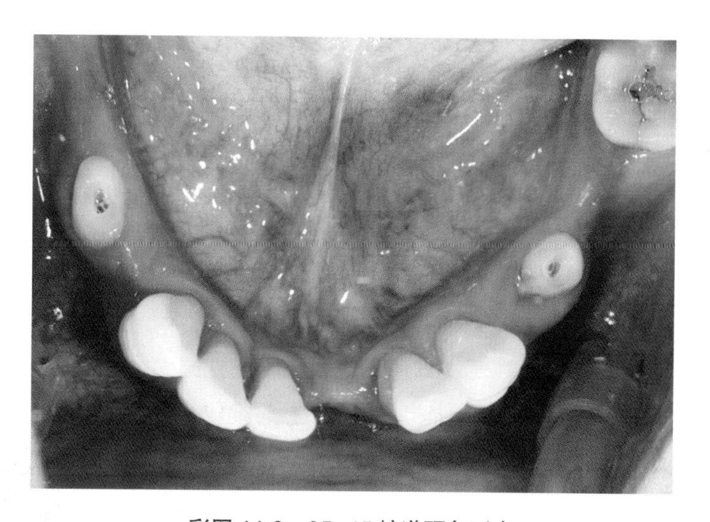

彩图 44-3 35，45 桩道预备形态

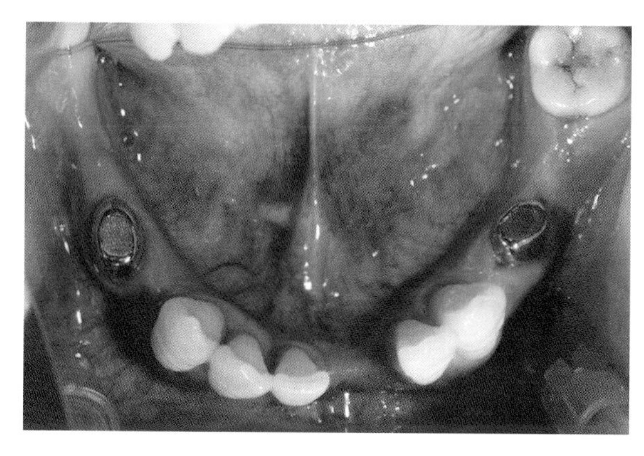

彩图 44-4 35，45 根面帽粘固效果殆面观

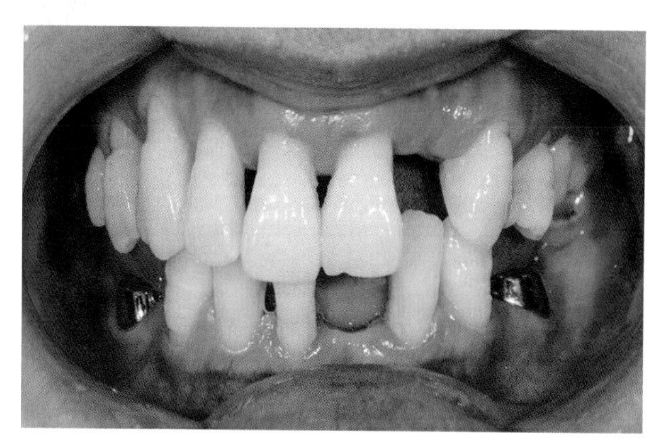

彩图 44-5 35，45 根面帽粘固效果正面观

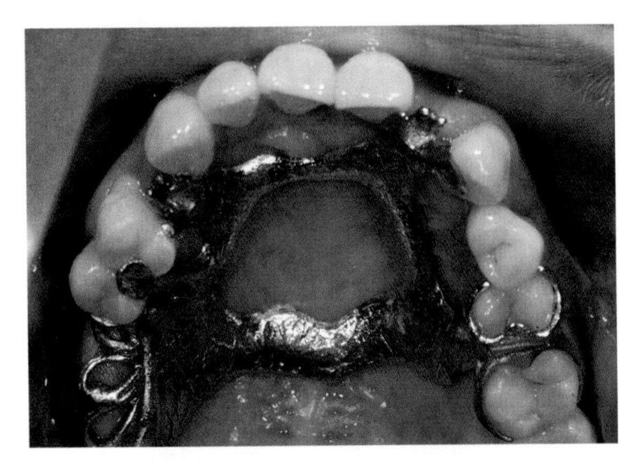

彩图 44-6　上颌支架试戴情况

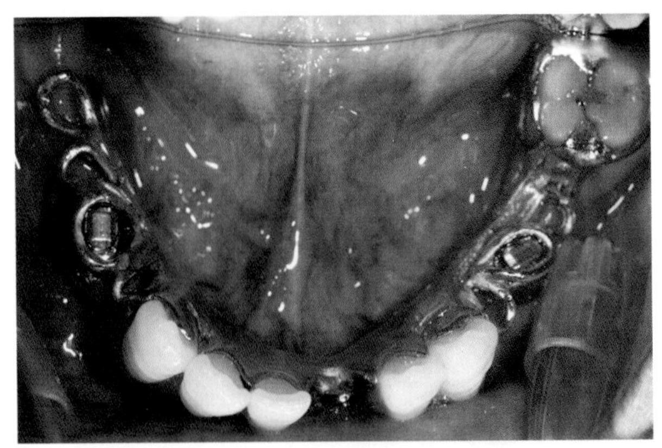

彩图 44-7　下颌支架试戴情况

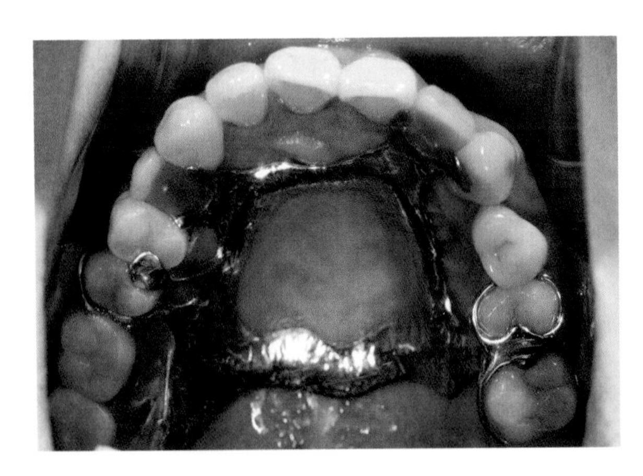

彩图 44-8　上颌义齿就位情况

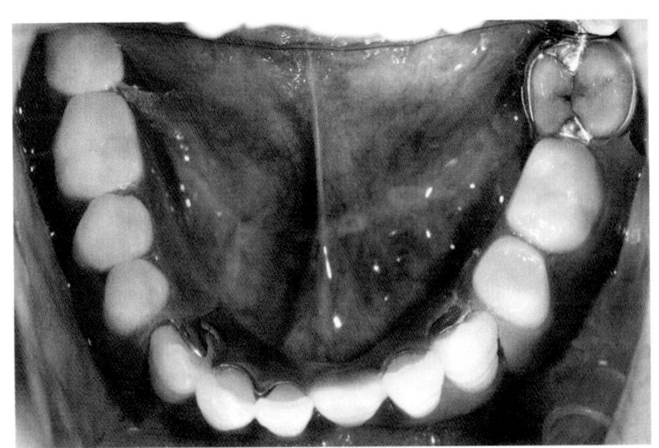

彩图 44-9　下颌义齿就位情况

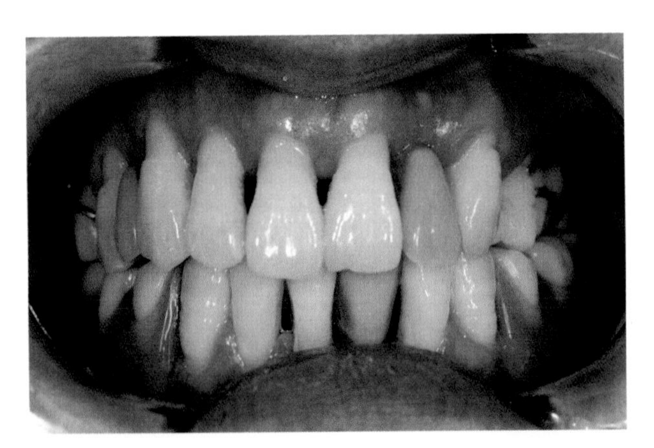

彩图 44-10　可摘局部义齿戴牙正面观

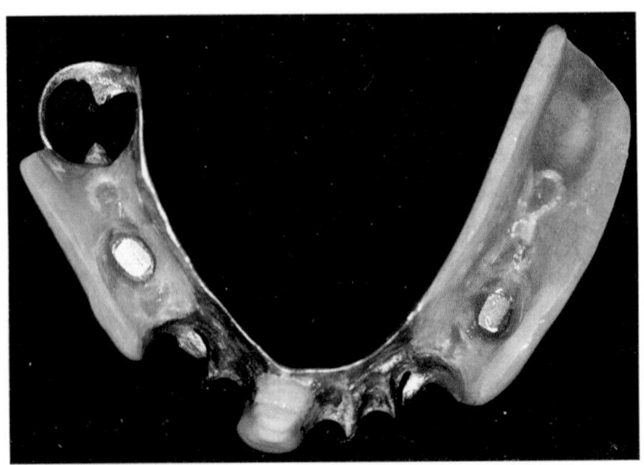

彩图 44-11　下颌义齿粘接磁性附着体后效果

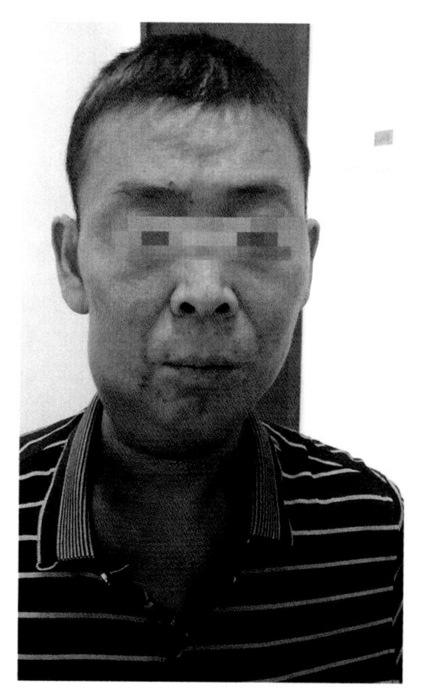

彩图 45-1　急诊体检(正面)

患者正面见右侧颌下区颏下区肿胀，体格检查右侧颌下区颏下区皮肤潮红，有压痛，扪及凹陷性水肿

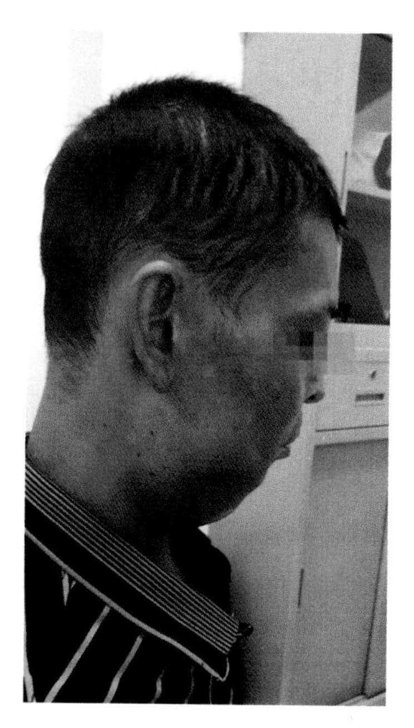

彩图 45-2　急诊体检(侧面)

右侧颌下区颏下区肿胀

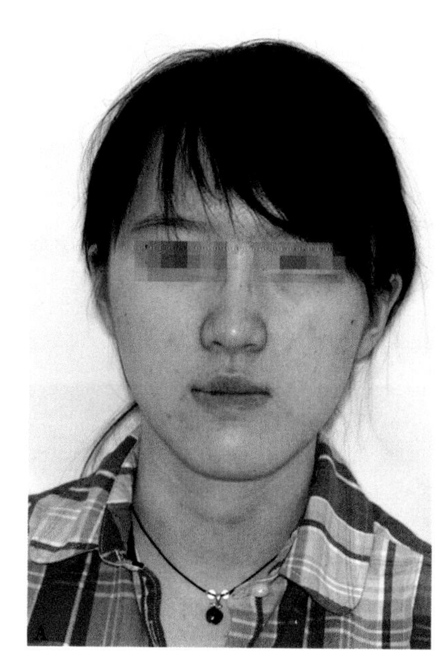

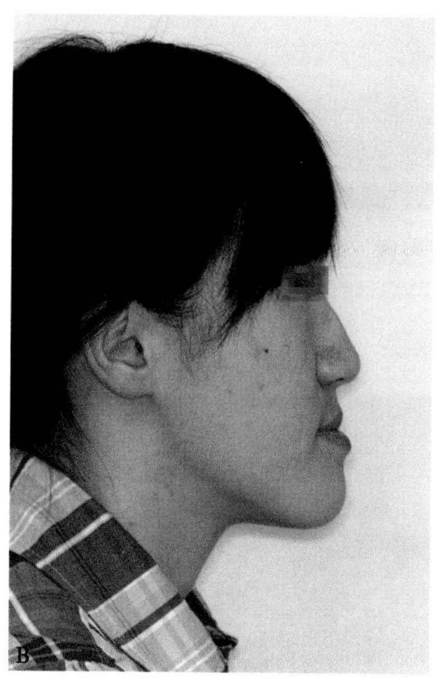

彩图 46-1　治疗前面像

A、B. 口内检查，双侧磨牙超近中关系，前牙反𬌗，反覆盖 10mm，反覆𬌗 2mm，下牙列中线左偏 1mm。16、26、27 龋坏，18、28 埋伏阻生

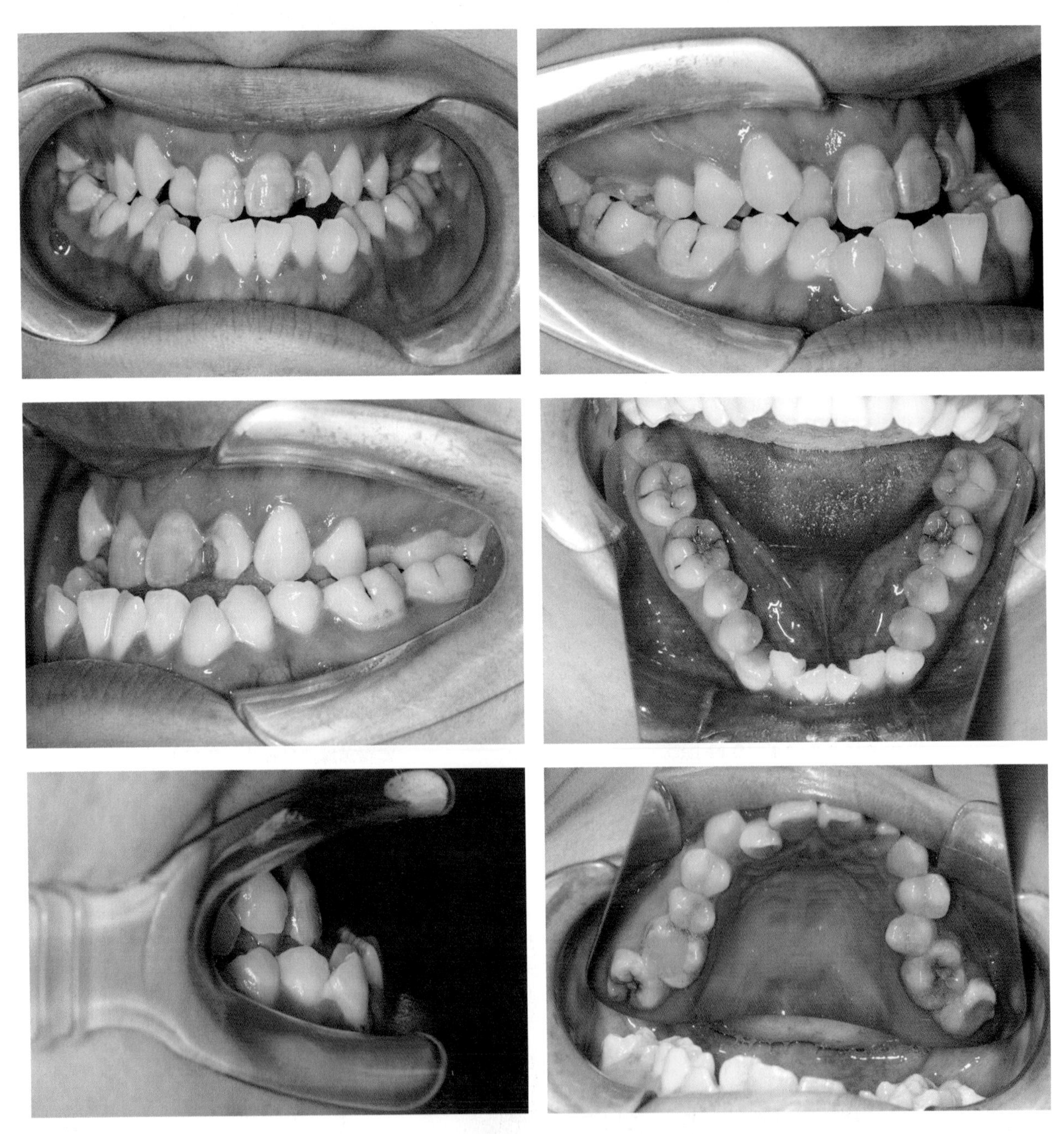

彩图 46-2　治疗前口内像

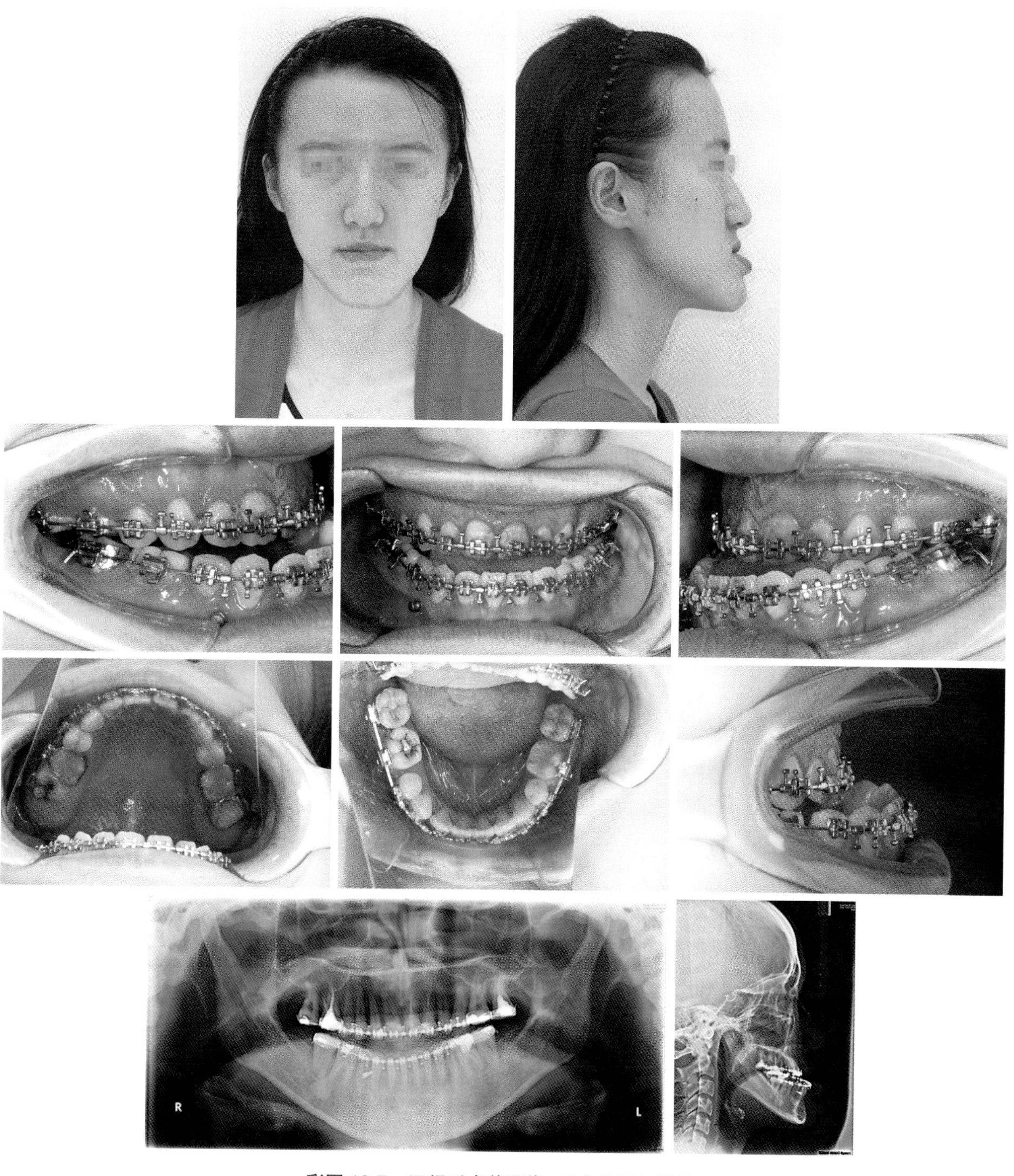

彩图 46-7　正颌手术前面像、口内像及 X 线片

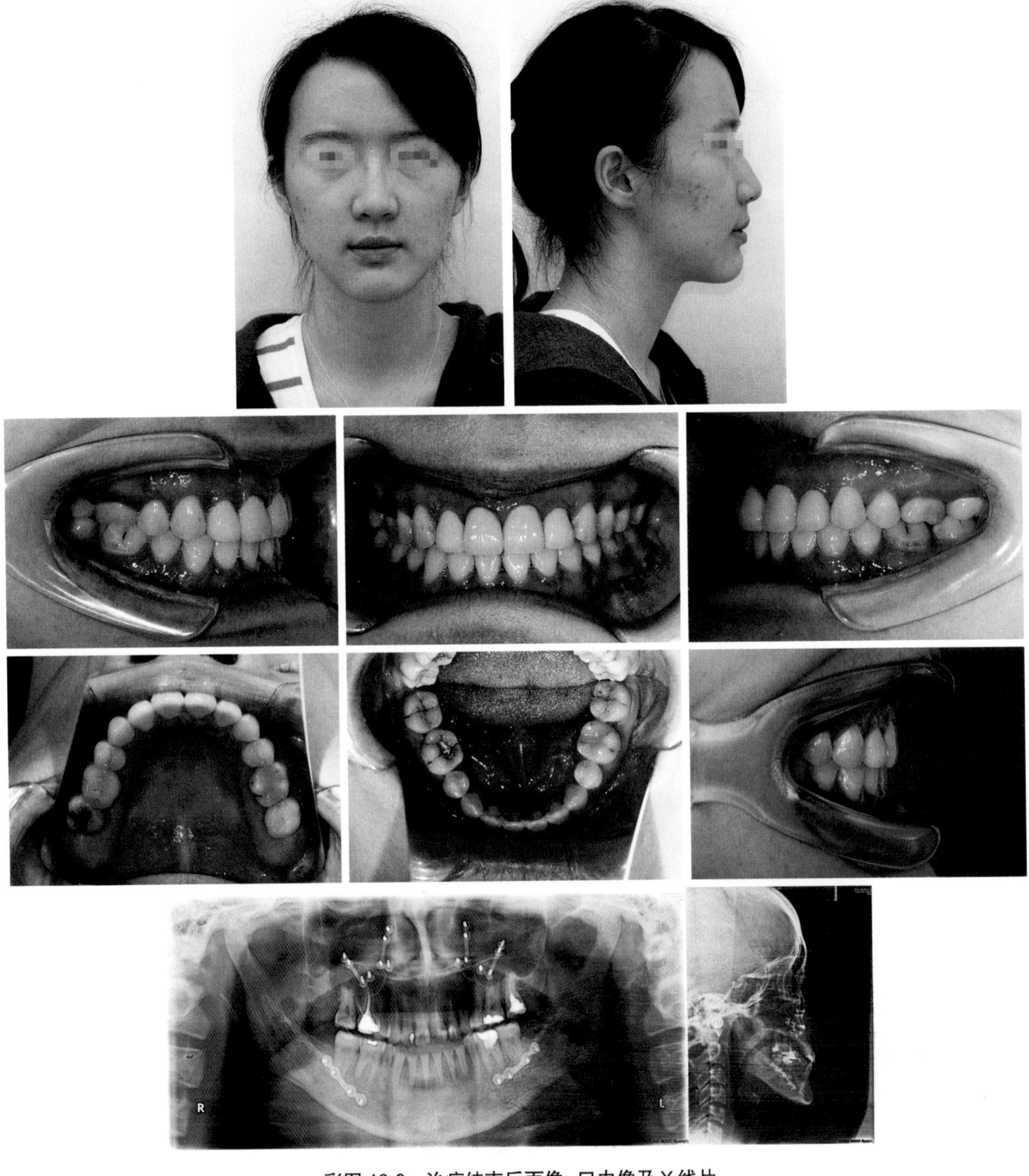

彩图 46-8　治疗结束后面像、口内像及 X 线片

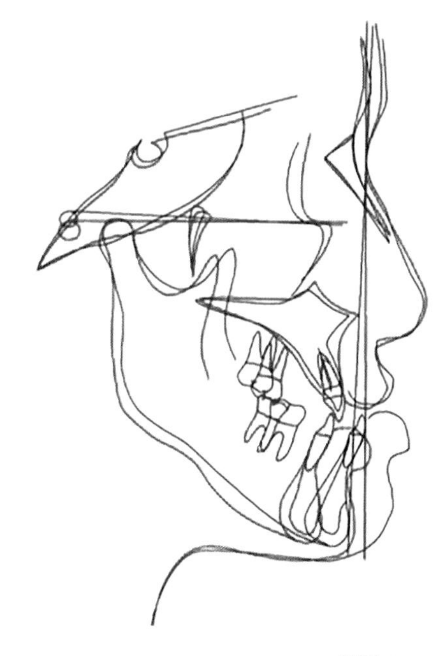

测量	T0	T1	正常
SNA	79.6	80.1	82.8 ± 4.1
SNB	85.5	77.5	80.1 ± 3.9
ANB	–5.9	2.6	2.7 ± 2.0
MP–FH	32.6	36.3	27.3 ± 6.1
MP–SN	38.7	42.4	30.4 ± 5.6
Upper OP–FH	7.4	11.9	9.3 ± 1.0
y–axis	60.7	65.8	64.0 ± 2.3
U1–SN	108.0	97.0	105.7 ± 6.3
L1–MP	75.3	75.3	96.7 ± 6.4
0–Meridian	11.7	–2.6	0.0 ± 2.0

彩图 46-9　治疗前、后头影测量重叠图及对比

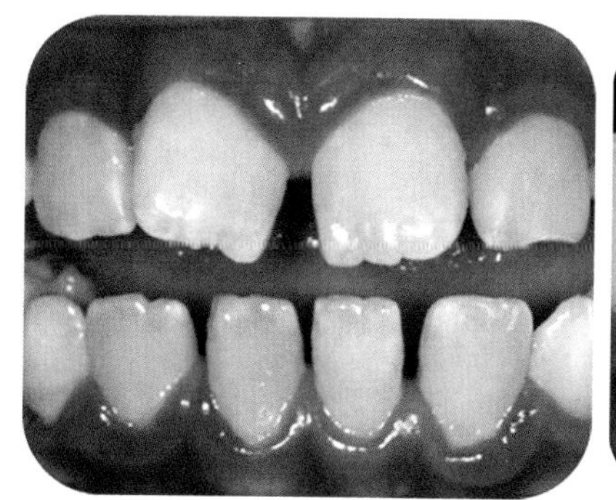
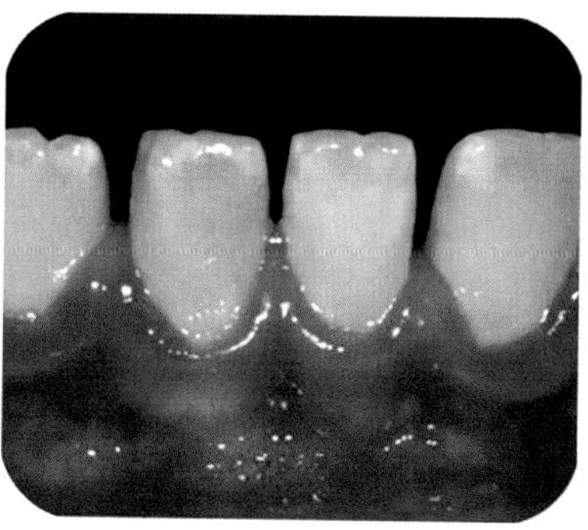
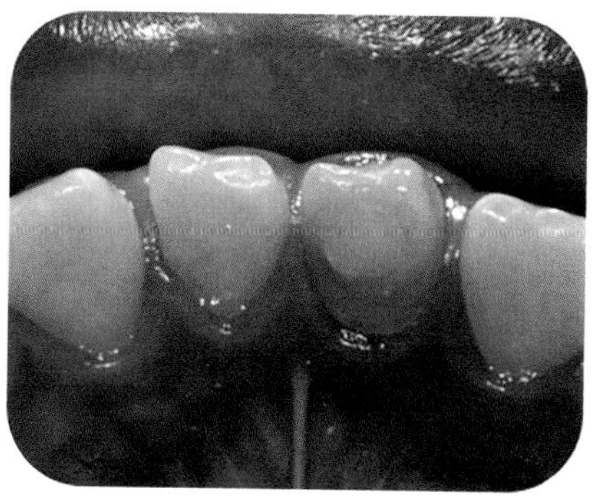

彩图 47-1　初诊患儿口内照

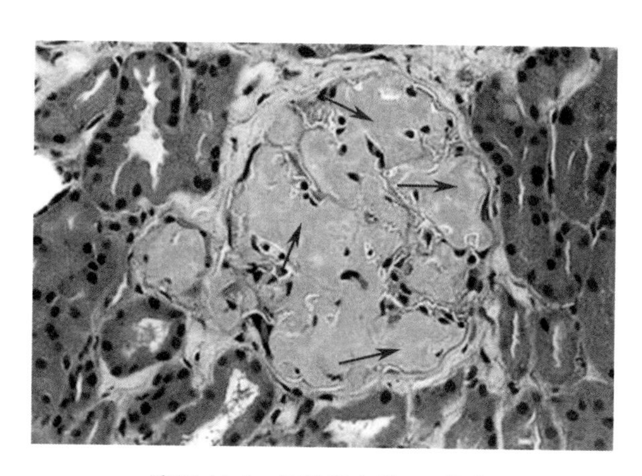

彩图 49-1　淀粉样变性 HE 染色

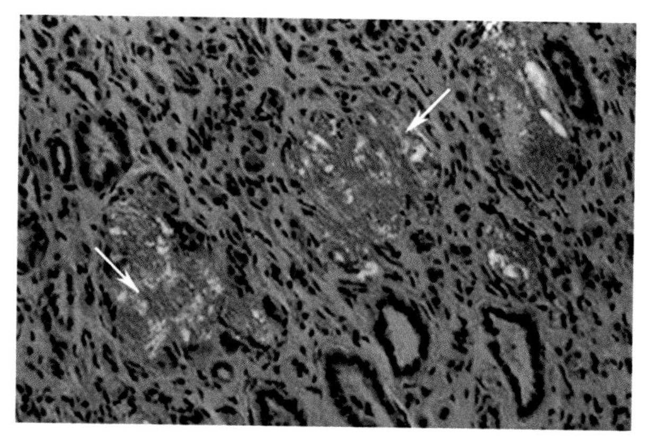

彩图 49-2　淀粉样变性刚果红染色（偏光显微镜）

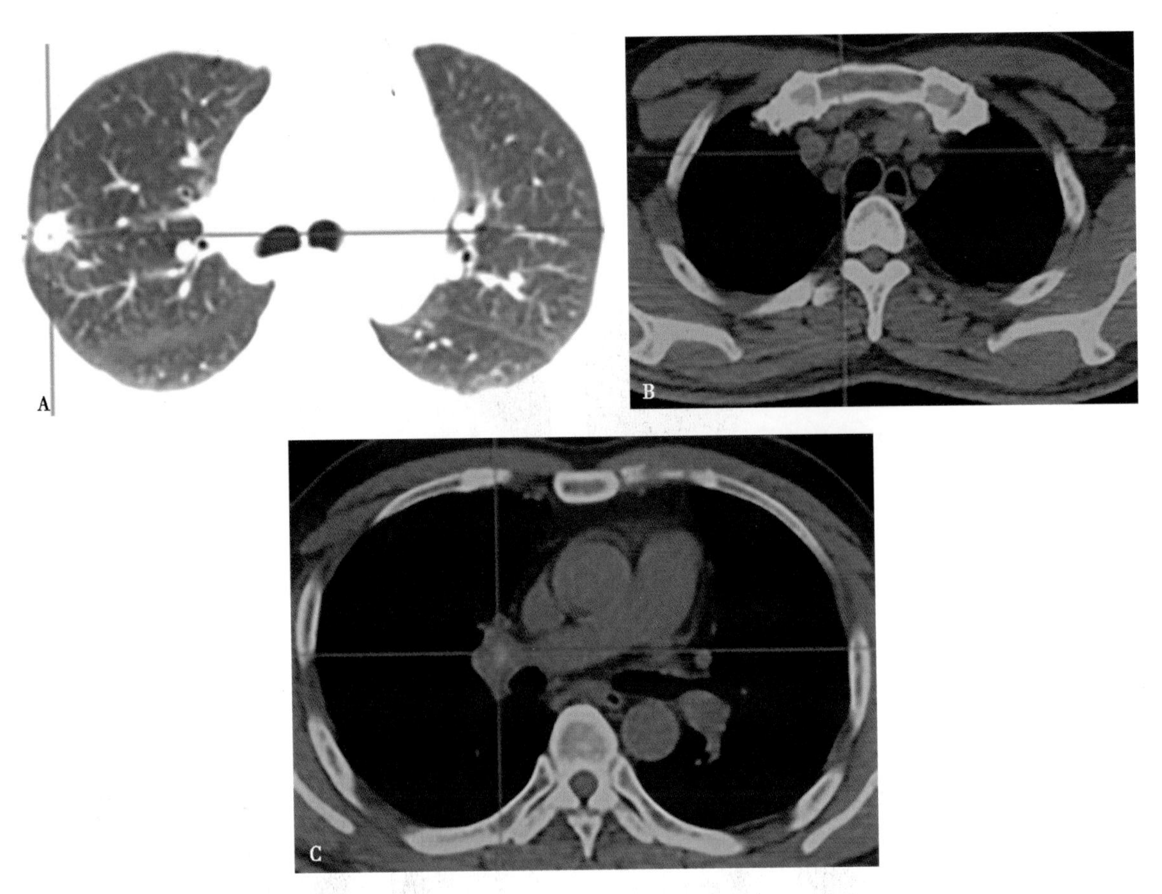

彩图 50-1　PET-CT
A～C. 右上肺原发病灶及增大的肺门纵隔淋巴结

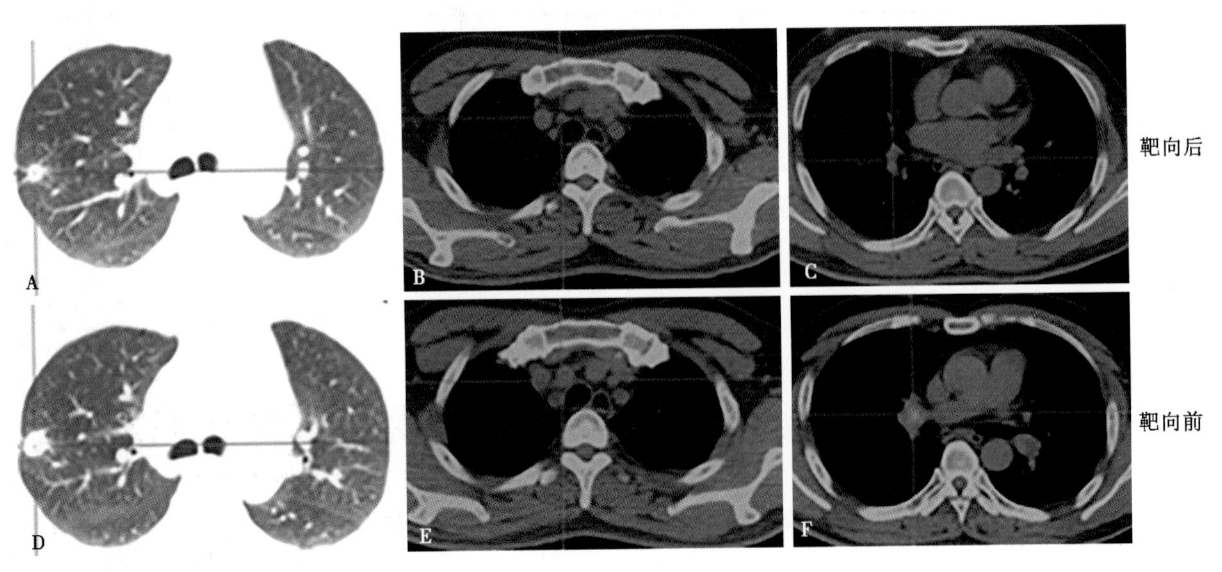

彩图 50-2　靶向治疗前后 PET-CT 对比